中华影像医学

心血管系统卷

第 2 版

U0300971

主　编　金征宇　吕　滨

副主编　王锡明　王怡宁　于　薇　夏黎明

编者名单（按姓氏笔画排序）

于　薇	首都医科大学附属北京安贞医院	余建群	四川大学华西医院
王　浩	中国医学科学院阜外医院	张龙江	东部战区总医院
王怡宁	北京协和医院	张永高	郑州大学第一附属医院
王照谦	大连医科大学附属第一医院	张佳胤	上海交通大学附属第六人民医院
王锡明	山东省立医院	金征宇	北京协和医院
方　纬	中国医学科学院阜外医院	郑敏文	空军军医大学西京医院
史河水	华中科技大学同济医学院附属协和医院	胡红杰	浙江大学医学院附属邵逸夫医院
吕　滨	中国医学科学院阜外医院	侯　阳	中国医科大学附属盛京医院
刘　辉	广东省人民医院	夏黎明	华中科技大学同济医学院附属同济医院
孙　凯	包头市中心医院	徐　磊	首都医科大学附属北京安贞医院
李　东	天津医科大学总医院	舒先红	复旦大学附属中山医院
杨有优	中山大学附属第一医院	戴　旭	中国医科大学附属第一医院

编写秘书

高　扬	中国医学科学院阜外医院
林　路	北京协和医院
马亚南	中国医学科学院阜外医院

人民卫生出版社

图书在版编目（CIP）数据

中华影像医学. 心血管系统卷/金征宇,吕滨主编
. —2 版. —北京:人民卫生出版社,2019
ISBN 978-7-117-28938-2

Ⅰ.①中… Ⅱ.①金…②吕… Ⅲ.①影象诊断②心
脏血管疾病-影象诊断 Ⅳ.①R445②R540.4

中国版本图书馆 CIP 数据核字(2019)第 210381 号

| 人卫智网 | www.ipmph.com | 医学教育、学术、考试、健康,购书智慧智能综合服务平台 |
| 人卫官网 | www.pmph.com | 人卫官方资讯发布平台 |

中华影像医学·心血管系统卷
第 2 版

主　　编：金征宇　吕　滨
出版发行：人民卫生出版社（中继线 010-59780011）
地　　址：北京市朝阳区潘家园南里 19 号
邮　　编：100021
E - mail：pmph @ pmph.com
购书热线：010-59787592　010-59787584　010-65264830
印　　刷：三河市宏达印刷有限公司（胜利）
经　　销：新华书店
开　　本：889×1194　1/16　印张：39
字　　数：1208 千字
版　　次：2007 年 3 月第 1 版　　2019 年 11 月第 2 版
　　　　　2019 年 11 月第 2 版第 1 次印刷（总第 2 次印刷）
标准书号：ISBN 978-7-117-28938-2
定　　价：288.00 元

打击盗版举报电话：010-59787491　E-mail：WQ @ pmph.com
（凡属印装质量问题请与本社市场营销中心联系退换）

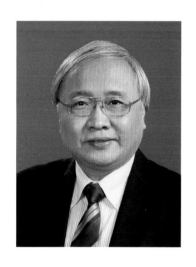

金征宇

　　主任医师、博士研究生导师,北京协和医院放射科主任、影像医学与核医学系主任。现任中华医学会放射学分会主任委员,中国医师协会放射医师分会候任会长,中国医学装备协会副理事长,中国医学装备协会磁共振应用专业委员会主任委员,中国医疗保健国际交流促进会放射学分会主任委员,《中华放射学杂志》总编辑,*Chinese Journal of Academic Radiology* 主编,北美放射学会荣誉会员,欧洲放射学会名誉会员,日本放射学会荣誉会员,法国放射学会荣誉会员,德国放射学会荣誉会员,美国伦琴放射学会荣誉会员等。

　　多年来承担北京协和医学院不同层次的教学工作,曾多次被评为院校级优秀教师,先后主编了三版八年制《医学影像学》教科书,分别获得北京市优秀高等教育精品教材奖和北京协和医学院精品教材奖,2018年获批"全国高校黄大年式教师团队"。在国内率先开展多项临床新技术研究、指南及行业标准制定、医师培训。先后承担国家科技支撑计划等科研课题20余项,累计科研经费四千余万元。国内外发表论文近500篇,参与编写专业著作19部,国家发明专利5项。因在医、教、研方面突出表现,曾被授予中央保健先进个人、突出贡献中青年专家、中国医师奖等荣誉称号,并于2018年荣获吴阶平-保罗·杨森医学药学奖。

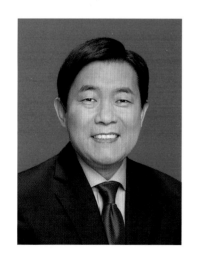

吕　滨

　　主任医师、博士研究生导师,中国医学科学院阜外医院放射影像科主任。国际心血管CT协会(SCCT)理事及中国区委员会主席,亚洲心血管影像协会(ASCI)副主席及执行委员会委员,中华医学会放射学分会心胸学组委员,北京医学会放射学分会副主任委员,中国青年科技工作者协会常务理事,中国医学科学院学术委员会委员,中国医学科学院阜外医院学术委员会委员。

　　从事心血管病影像诊断和结构性心脏病介入治疗工作20余年,目前主要从事各种心血管病的放射影像诊断及保健会诊专家工作,享受国务院政府特殊津贴专家。曾先后获得北京市科技新星称号、新世纪优秀人才支持计划、中国青年科技奖、百千万人才工程国家级人选、国家卫生健康委员会突出贡献中青年专家称号。牵头完成多项部级以上课题,包括国家"十一五"科技支撑计划项目、国家"重大慢性非传染性疾病防控研究"重点专项、国家自然科学基金、北京市首都发展重点项目等,参加多项美国国立卫生研究院(NIH)资助的国际多中心研究项目。发表SCI论文近70篇、指南及专家共识2篇。主编、参编专著10余部,包括国家级专业规划教材。获得部级以上科技成果奖6项,近两年第一完成人3项;获得国家发明专利1项。

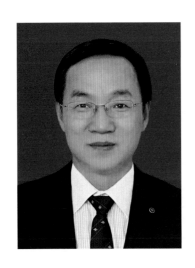

王锡明

　　山东大学教授(二级),博士研究生导师,山东省立医院影像科主任、主任医师,山东省泰山学者特聘专家。现任国际心血管CT协会(SCCT)会员及中国区委员会常务委员,中华医学会放射学分会心胸学组委员,山东省医学会放射学分会委员、心胸学组副主任委员,山东省医师协会肿瘤精准医疗医师分会副主任委员,山东省抗癌协会放射肿瘤学分会副主任委员,《医学影像学杂志》副主编,《中华放射学杂志》编委等。

　　承担山东大学本科生、七年制及研究生心血管影像教学工作近20年,主要研究方向为心脑血管疾病影像诊断及新技术研发。以第一作者或通讯作者发表论著110余篇,其中SCI论著40余篇,中华系列论著30余篇。主持国家及省、部级科研项目近20项,以首位完成人获得山东省科技进步二等奖3项、三等奖1项等。

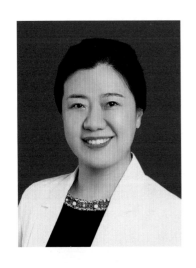

王怡宁

　　主任医师,博士研究生导师,临床博士后导师,北京协和医院放射科副主任。担任中华医学会放射学分会学术秘书及心胸学组委员,中国医师协会放射医师分会青年委员会副主任委员、心胸学专业委员会委员等数十个重要学术任职。

　　专业方向是心血管影像学和分子影像学。以第一或通讯作者发表中英文论著48篇,其中SCI论著18篇,总影响因子58.278。主持国家及省、部级科研项目7项。作为主要成员获得2013年国家科学技术进步奖二等奖,2013年中华医学科技奖一等奖,2015年中华医学科技奖三等奖,2013年江苏医学科技奖一等奖,2012年北京市科技新星等奖励。作为主要成员获得"全国高校黄大年式教师团队"和"国家级精品资源共享课,教改团队"等荣誉。参与编写中英文著作21部。

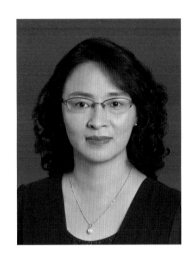

于 薇

　　主任医师,博士,硕士研究生导师,首都医科大学附属北京安贞医院医学影像科副主任。现任中国医师协会放射医师分会委员,中华医学会放射学分会磁共振学组委员,中国女医师协会医学影像专业委员会委员,中国医学影像技术研究会放射分会委员,中国医疗保健国际交流促进会放射学分会委员,北京医师协会理事,北京医师协会放射专科医师分会副会长兼总干事,北京医学会放射学分会委员。

　　主要从事心血管疾病影像诊断,研究方向为动脉粥样硬化疾病无创影像学。发表论文 80 余篇,其中 SCI 文章近 30 篇。获国家及省、部级科研资助近 10 项,其中国家自然科学基金资助 2 项。获 2013 年北京市卫生系统"215 工程"学科带头人,2013 年作为主要完成人获得国家科技进步奖二等奖。《中华放射学杂志》、*Korean Journal of Radiology*、*Acta Radiology* 等专业期刊审稿人。

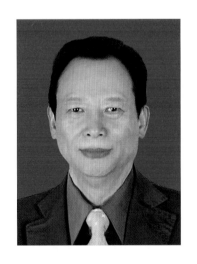

夏黎明

　　教授,博士研究生导师,华中科技大学同济医学院影像系学科建设委员会主任委员,附属同济医院放射科教授,放射教研室主任。中国医师协会放射医师分会常务委员兼人工智能专委会主任委员、心血管影像专委会副主任委员,国际心血管磁共振协会中国区委员会副主任委员,国际心血管 CT 协会(SCCT)中国区委员会副主任委员,中国研究型医院协会心血管专委会副主任委员,中国研究型医院学会肿瘤影像诊断学专业委员会常务委员,中国研究型医院感染与炎症放射学专业委员会常务委员,中国医疗保健国际交流促进会放射学分会常务委员,中国医学装备协会磁共振成像装备与技术专业委员会委员及心胸组副组长,中华医学会放射学分会磁共振学组委员,中华医学会心血管病学分会心血管病影像学组委员,武汉医学会放射学分会主任委员,湖北省医师协会放射医师分会候任主任委员。

　　从事医学影像临床、教学、科研 36 年,发表论文 100 多篇,主持国家自然科学基金等近 7 项,获省科技进步奖二等奖、三等奖,人民卫生出版社教材副主编 2 部,主编专著 2 部,副主编专著 7 部。

第3版修订说明

中华影像医学丛书是人民卫生出版社萃集国内影像医学一流专家和学科领袖倾心打造的学术经典代表作,其第1版和第2版分别代表了我国影像学界当时最高的学术水平,为国内医学影像学的学科发展、人才培养和临床诊疗水平的提升发挥了巨大的推动作用。作为医学的"眼睛",影像学的发展除了需要专家经验的积累外,还有赖于科学技术的不断进步和影像设备的不断更新。该套丛书第2版出版以来,医学影像学又取得了更多的进展,人工智能也越来越多地应用于医学影像学,书中的有些内容已经落后于时代需要。此外,近几年来,书籍的出版形式也在从传统的纸质出版向纸数融合的融媒体图书出版转变。

正是基于上述分析,本次修订在第2版的基础上与时俱进、吐陈纳新,并以"互联网+"为指引,充分发挥创新融合的出版优势,努力突出如下特色:

第一,权威性。本次修订的总主编由中华医学会放射学分会主任委员金征宇教授担任,各分卷主编由中华医学会放射学分会和中国医师协会放射医师分会的主要专家担任,充分保障内容的权威性。

第二,科学性。本次修订将在前一版的基础上,充分借鉴国内外疾病诊疗的最新指南,全面吸纳相应学科领域的最新进展,最大限度地体现内容的科学性。

第三,系统性。修订后的第3版以人体系统为基础,设立12个分卷,详细介绍各系统的临床实践和最新研究成果,在学科体系上做到了纵向贯通、横向交叉。

第四,全面性。修订后的第3版进一步发挥我国患者基数大、临床可见病种多的优势,全面覆盖与医学影像学诊疗相关的病种,更加突出其医学影像学"大百科全书"的特色。

第五,创新性。在常规纸质图书图文结合的基础上,本轮修订过程中将不宜放入纸质图书的图片、视频等素材通过二维码关联的形式呈现,实现创新融合的出版形式。同时,为了充分发挥网络平台的载体作用,本次修订将在出版纸数融合图书的基础上,同步构建中华临床影像库。

第六,实用性。相对于国外的大型丛书,该套丛书的内容以国内的临床资料为主,跟踪国际上本专业的新发展,突出中国专家的临床思路和丰富经验,关注专科医师和住院医师培养的核心需求,具有更强的临床实用性。

登录中华临床影像库步骤

▌公众号登录 >>

扫描图书封底二维码
关注"临床影像库"公众号

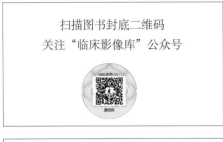

点击"影像库"菜单
进入中华临床影像库首页

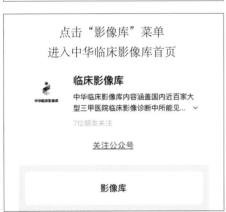

▌网站登录 >>

输入网址 medbooks.ipmph.com/yx
进入中华临床影像库首页

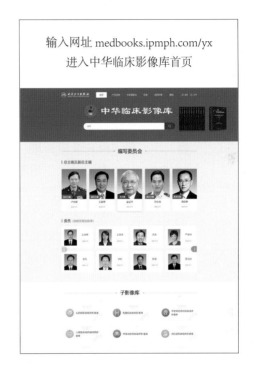

进入中华临床影像库首页

注册或登录

PC端点击首页"兑换"按钮
移动端在首页菜单中选择"兑换"按钮

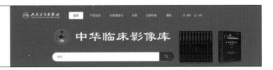

输入兑换码,点击"激活"按钮
开通中华临床影像库的使用权限

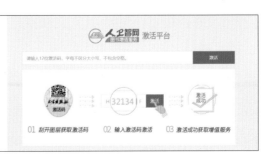

中华影像医学丛书（第3版）
编写委员会

顾　　问

刘玉清　戴建平　郭启勇　冯晓源　徐　克

主任委员（总主编）

金征宇

副主任委员（按姓氏笔画排序）

王振常　卢光明　刘士远　龚启勇

委　　员（按姓氏笔画排序）

王振常　王培军　王霄英　卢光明　吕　滨　刘士远

严福华　李　欣　宋　彬　陈　敏　邵剑波　金征宇

周纯武　郑传胜　胡道予　袁慧书　徐文坚　郭佑民

龚启勇　梁长虹　程英升　程敬亮　鲜军舫

目 录

分卷	主编			副主编				
头颈部卷	王振常	鲜军舫		陶晓峰	李松柏	胡春洪		
乳腺卷	周纯武			罗娅红	彭卫军	刘佩芳	汪登斌	
中枢神经系统卷	龚启勇	卢光明	程敬亮	马林	洪楠	张辉		
心血管系统卷	金征宇	吕滨		王锡明	王怡宁	于薇	夏黎明	
呼吸系统卷	刘士远	郭佑民		伍建林	宋伟	陈起航	萧毅	王秋萍
消化道卷	梁长虹	胡道予		张惠茅	李子平	孙应实		
肝胆胰脾卷	宋彬	严福华		赵心明	龙莉玲			
骨肌系统卷	徐文坚	袁慧书		程晓光	王绍武			
泌尿生殖系统卷	陈敏	王霄英		薛华丹	沈文	刘爱连	李震	
儿科卷	李欣	邵剑波		彭芸	宁刚	袁新宇		
介入放射学卷	郑传胜	程英升		孙钢	李天晓	李晓光	肖恩华	
分子影像学卷	王培军			王滨	徐海波	王悍		

前　言

　　《中华影像医学·心血管系统卷》是中华医学影像丛书中一部关于心血管系统的影像学专著。该套丛书定位为"最高层次、最高品味、最高水平、最具吸引力的影像医学大型参考书"。

　　自《中华影像医学·心血管系统卷》第1版出版以来，已经过去了10多年的时间。在这段时间中，心血管影像学领域取得了突飞猛进的发展，无论从设备成像能力、图像质量和精准化程度、后处理软件功能，以及基于影像学的大型临床循证医学研究证据等方面均获得了极大的提高和进步。因此，《中华影像医学·心血管系统卷》(第2版)的出版发行，已是势在必行。

　　在第1版基础上，第2版与时俱进，有了较大的改进。首先，心血管疾病的分类更加丰富和细致，采纳了更多的国际分类和诊断标准。如本书在各类心肌病和累及心肌的全身系统性疾病方面，有了明显的补充和完善；在先天性心脏病的疾病分类方面，更加科学，并更加契合临床需求。其次，增加了当今最先进的影像学技术，而且对临床常用的各类影像学技术都有所引用和描述。如在心脏计算机断层(CT)技术方面，增加了CT心肌灌注(CTP)和CT血流储备分数(CT-FFR)等新技术；在心脏磁共振(CMR)方面，增加了定量(mapping)技术、应变成像(strain)、四维血流(4D-Flow)等。再次，体现了心血管影像学技术对治疗策略的指导和预后随访的价值，如在每一章疾病诊断的后面都增加了影像学指导治疗和评估预后的内容。

　　另外，第2版增加了"心脏电生理疾病""累及心血管的系统性疾病""心力衰竭与影像学""创伤性心血管疾病""预防心脏病学与放射影像学""心血管病的循证放射学及其发展方向"等六章内容，这些内容是对国内心血管影像学著作系统性的完善和补充，不仅对丰富心血管影像学专业人员的知识体系有帮助，而且与临床心血管疾病的预防、风险评估、治疗和预后等整个体系实现了"接轨"，这是本书最显著的特色。

　　第2版编写严格按照本套丛书的统一规范及要求完成。在"系统性"上，本书力争做到涵盖最新的影像学新技术、实践新经验和最新指南或循证医学研究结果；在"全面性"上，本书包含了部分罕见病、少见病和复杂病例，包括了影像学在新的诊疗技术中的应用，以及影像学在疾病的风险分层、治疗方案和随访中的应用等；在"实用性"上，本书着重引用了国际权威的疾病分类、定义和诊断标准。因此，本书的另一特色就是系统和全面地结合临床需求，适合于所有从事心血管疾病临床工作的同道们阅读，也可用作指导教材及临床参考工具书。

　　全书共16章，纳入临床病例538例，各种图像近1 300幅。本书图文并茂，病例十分丰富，包括了疑难少见病例，这也是本书的特色之一。

　　全书历时一年半完成，从规划构思到完成初稿有30位专家编委领衔、分工编写并反复校对，参与编写的心血管影像专家更是多达数十位，大家都投入了巨大的精力和时间，付出了艰辛的劳动。在此，对参与本书工作的所有人员表示深深的感谢和敬意。

　　虽然本书的编写团队来自于全国知名大学的教学医院，编者也全部为全国知名的专家、教授，但是由于编写时间较为仓促、编者对编写理念的理解存在差异、各专家编写风格不同以及自身经验与水平所限，本书可能出现纰漏、瑕疵，甚至存在必须修正的错误，敬请同道们和读者们给予谅解和斧正，我们将加以修改完善。

主编　吕　滨　金征宇

2019年9月

目　录

第一章　心血管疾病影像设备与成像技术

第一节　超声心动图检查

一、超声心动图成像设备与技术

声波是由物体(声源)振动产生的一种机械波,每秒振动的次数称为频率,人耳可闻声波的频率范围为 16~20kHz。超过人耳听觉阈值,即频率大于 20kHz 的声波称为超声波,而频率小于 16Hz 的声波称为次声波。超声诊断应用较高频率超声作为信息载体,从人体内部获得某几种声学参数的信息后,形成图像、曲线或其他数据,用以分析临床疾病。医用超声常用频率范围约 2.5~30MHz,一般心血管系统常用频率为 2.5~10MHz。

超声诊断仪的基本组成包括超声探头、主机和显示器三大部分。超声探头:超声诊断仪用以产生超声辐射和接收超声的关键部件;主机:负责控制电脉冲激励换能器发射超声,同时接收探头获取的回波信号进行放大,检测处理输送到显示器;显示器与记录部分:显示器将主机获取的图像信号最后采用的标准电视光栅方式显示出来,以及将超声诊断仪生成的图像转变为数字信息加以存贮。

心血管超声检查技术主要包括 M 型超声心动图、二维超声心动图、多普勒超声心动图、经食管超声心动图、负荷超声心动图、超声造影、三维超声及血管内超声,各超声技术将在下一小节具体介绍。

二、超声心动图正常表现

(一) M 型超声

M 型超声心动图是以光点辉度来显示心脏与大血管各界面的反射,显示心脏各层组织对于体表(探头)的距离随时间变化的曲线,即超声心动图曲线。在二维超声心动图的引导下,M 型超声心动图取样变得简便快捷,可取得心脏大血管的径线、搏动幅度、瓣膜活动度及心功能或血流动力学数据,可用于分析室壁厚度、运动速度、幅度、斜率及瓣膜等高速运动的轨迹。

检查部位包括胸骨旁、剑突下、胸骨上窝等部位,主要采用胸骨旁部位,于胸骨旁 3~4 肋间探查,超声束在二维超声心动图胸骨旁左心室长轴观的引导下,由心尖向心底作弧形扫描可获得 5 个标准曲线。

1 区:曲线由上至下依次为右心室前壁、右心室腔、室间隔、左心室腔、后乳头肌及左心室后壁。此区不常用,通常不作为特殊测量的部位。

2A 区:从前到后依次为右心室前壁、右心室腔、室间隔、左心室腔与左心室后壁。该区系测量左心室腔前后径、室间隔与左心室后壁厚度的标准区。正常 M 型图像收缩期室间隔朝向后方、左心室后壁朝向前方运动,左心室后壁的运动幅度稍大于室间隔的运动幅度。测量采用舒张末期,即心电图 R 波的顶点,收缩末期采用心电图 T 波结束及左心室后壁前向运动的最高点。分别于舒张末期和收缩末期,测量室间隔左心室心内膜与左心室后壁心内膜间距离,即为左心室舒张末期和收缩末期内径。正常 2A 区 M 型曲线见图 1-1-1。

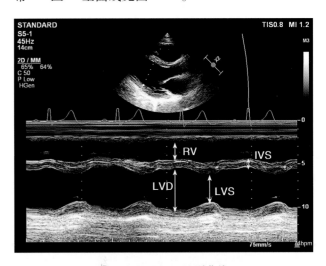

图 1-1-1　2A 区 M 型曲线
RV:右心室;IVS:室间隔;LVD:左心室舒张末内径;
LVS:左心室收缩末内径

2B区:重点显示左心室腔内二尖瓣前后叶的运动曲线。前叶曲线呈"M"形,后叶与前叶逆向运动呈"W"形。收缩期二尖瓣瓣叶关闭接合点呈一细线。此区主要用于测量右心室腔前后径,以及观察二尖瓣前后叶的运动关系。舒张期右心室心内膜面至室间隔右心室面垂直距离,即右心室前后径。正常2B区M型曲线见图1-1-2。

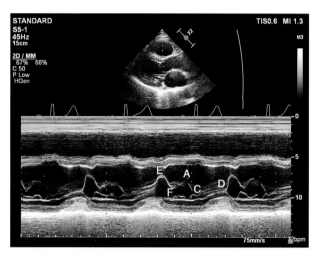

图 1-1-2　2B区 M 型曲线

E峰代表快速充盈期,曲线达到E峰后,迅速下降至F点,A峰代表舒张晚期左心房收缩,C点代表收缩期二尖瓣关闭点,D点标志二尖瓣即将开放

3区:声束依次通过右心室前壁、右心室腔、室间隔、左心室流出道、二尖瓣前叶与左心房后壁。可用于测量二尖瓣前叶运动幅度。二尖瓣收缩期略向前斜的关闭线称CD段。舒张期二尖瓣开放,二尖瓣前叶向前运动,形成双峰样曲线,第一峰称E峰,反映了左心室舒张期的快速充盈过程;第二峰称A峰,代表快速充盈后的缓慢充盈。

4区:即心底波群,由前至后声束依次通过右心室流出道、主动脉根部和左心房。主要用于测量主动脉瓣搏幅,以及主动脉和左心房的前后径。主动脉根部M型曲线为两条平行的强回声,主动脉瓣的M型超声,在舒张期表现为一条与主动脉壁平行的瓣叶闭合线,收缩期主动脉瓣开放,呈六边形盒样曲线,曲线回声纤细,前、后方细线分别代表主动脉右冠瓣和无冠瓣,盒的宽度相当于左心室射血时间,盒的高度代表瓣叶的开放幅度,正常值>15mm。

(二)二维超声心动图

二维超声心动图将从人体反射回来的回波信号以光点的形式组成切面图像,可从二维空间清晰、直观、实时显示心脏各结构的形态、空间位置及连续关系,是心脏超声的核心检查手段,适合于各种类型心血管疾病的检查。

检查部位包括胸骨旁、心尖、剑突下、胸骨上窝等部位,特殊病例可采用其他部位,如右位心患者可在胸骨右侧探查。

1. 胸骨旁左心长轴切面　探头常置于胸骨左缘第三、四肋间隙,探头标点指向9~10点钟,探测平面与右肩左腰方向平行。该图应清晰显示右心室、室间隔、左心室、左心房、主动脉、主动脉瓣以及二尖瓣等结构。左心房底部与二尖瓣后叶根部相邻的管腔为冠状静脉窦横断面。正常胸骨旁左心长轴切面图像见图1-1-3。

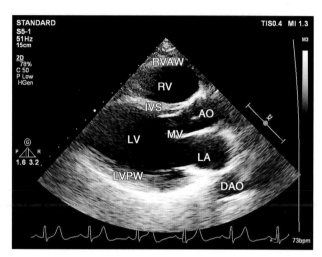

图 1-1-3　胸骨旁左心长轴切面

RV:右心室;RVAW:右心室前壁;LV:左心室;LVPW:左心室后壁;LA:左心房;MV:二尖瓣;AO:主动脉;DAO:降主动脉;IVS:室间隔

2. 心底短轴切面　探头置于胸骨左缘第二、三肋间,探查平面与左肩右腰方向平行。该切面主要显示主动脉根部及其瓣叶、左心房、右心房、三尖瓣、右心室流出道、肺动脉近端等结构。如切面稍向上倾斜,则可显示肺动脉主干及其左、右分支等。

3. 二尖瓣水平左心室短轴切面　在心底大动脉短轴切面基础上,将探头继续向下倾斜可显示此切面。该切面可显示半月形右心室、室间隔、圆形左心室和二尖瓣口等。在该切面基础上探头再向下倾斜可显示乳头肌水平左心室短轴切面。该切面同样显示半圆形右心室、室间隔、左心室,左心室内可见前后两组乳头肌的圆形断面回声。

4. 心尖四腔心切面　探头置于心尖,扫查方向指向右肩胛部,扫查平面中线经过心脏十字结构。该切面显示心脏的四个心腔、房间隔、室间隔、两组房室瓣及肺静脉。在该切面的基础上将探头轻度向前上方倾斜,即可获得心尖五腔心切面,心脏十字交叉结构被左心室流出道和主动脉根部管腔所代替,主动脉根部管腔位于左、右心房之间,近侧腔内有主动脉瓣回声。正常心尖四腔心切面图像见图1-1-4。

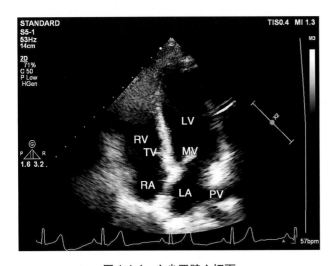

图1-1-4 心尖四腔心切面
LA:左心房;LV:左心室;MV:二尖瓣;RA:右心房;RV:右心室;TV:三尖瓣;PV:肺静脉

5. 心尖左心室两腔心切面 探头置于心尖部,在心尖四腔心切面基础上,逆时针旋转探头约60°直至右心完全从图像中消失,该切面可显示左心室、左心房、二尖瓣。在该切面基础上继续逆时针旋转探头直至主动脉根部长轴出现,即为心尖三腔心,此切面可显示心尖、左心室流入和流出道、二尖瓣及主动脉。

其余常用切面还包括右心室流入道长轴切面、剑突下四腔心切面、剑突下双心房及上、下腔静脉长轴切面、胸骨上窝主动脉弓长轴及短轴切面等,此外,还有一些非标准切面用以全方位探查心脏结构。

(三)多普勒超声心动图

多普勒超声心动图利用多普勒效应原理,探测心血管系统内血流方向、速度、性质、途径和时间等血流动力学信息。目前常用的超声多普勒包括脉冲多普勒、连续多普勒、彩色多普勒(CDFI)以及组织多普勒等,脉冲和连续多普勒是血流速度测定的主要方式。

1. 脉冲多普勒 脉冲多普勒(PW)由单一晶体片发射和接受超声波,晶体片在一定时间内间断发射超声脉冲信号,在一选择性时间延迟(Td)后才开始接受回声信号,并利用其频谱成分组成灰阶频谱。与二维超声结合,可选择心脏或血管内任意部位的小容积血流,显示血流实时频谱,频谱可显示血流方向(朝向探头的血流在基线上,背离探头的血流在基线下)、血流性质、血流速度、血流持续时间,可供定性、定量分析。其特点为所测血流速度受探测深度

及发射频率等因素限制,通常不能测高速血流。

(1)二尖瓣口血流频谱:心尖四腔心或两腔心切面,将取样容积放于二尖瓣下,可获得二尖瓣口典型的舒张期双峰频谱。第一峰为E峰,为舒张早期左心室快速充盈所致;第二峰为A峰,为心房收缩所致。两者均加速支频谱较窄,减速支频谱较宽。正常情况下,E峰>A峰,E峰和A峰均为层流。成人E峰最大流速平均为0.9m/s(0.6~1.3m/s),儿童为1.0m/s(0.8~1.3m/s)。正常二尖瓣口血流频谱见图1-1-5。

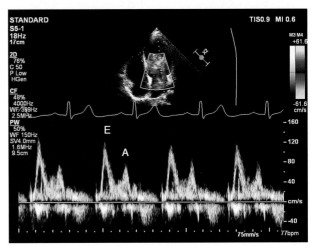

图1-1-5 二尖瓣口血流频谱
舒张期二尖瓣口血流频谱呈正向双峰波形,第一峰(E峰)较高,是心室舒张早期快速充盈所致;第二峰(A峰)较低,是心室舒张晚期左心房收缩所致

(2)三尖瓣口血流频谱:心尖四腔心或右心室流入道切面,将取样容积放于三尖瓣下,可获得舒张期双峰频谱,类似二尖瓣口频谱,但幅度较低,且受呼吸运动影响明显,吸气时峰值高,呼气时峰值低。成人E峰平均值为0.5m/s(0.3~0.7m/s),儿童E峰平均值为0.6m/s(0.5~0.8m/s)。

(3)主动脉瓣口血流频谱:取心尖五腔或三腔心,取样容积放置于主动脉瓣口,收缩期可见负向单峰频谱。与肺动脉瓣口血流频谱相比,主动脉瓣口血流频谱加速支陡峭,血流加速时间短。成人最大流速平均值为1.3m/s(1.0~1.7m/s),儿童最大流速平均值为1.5m/s(1.2~1.8m/s)。正常主动脉瓣口血流频谱见图1-1-6。

(4)肺动脉瓣口频谱:一般取胸骨旁心底短轴切面,显示肺动脉瓣及主肺动脉;将取样容积置于肺动脉瓣下,收缩期可见负向单峰频谱。频谱加速支的上升和减速支的下降均较缓慢,形成近于对称的圆钝形曲线。成人最大流速平均值为0.75m/s(0.6~0.9m/s),儿童最大流速平均值为0.7m/s

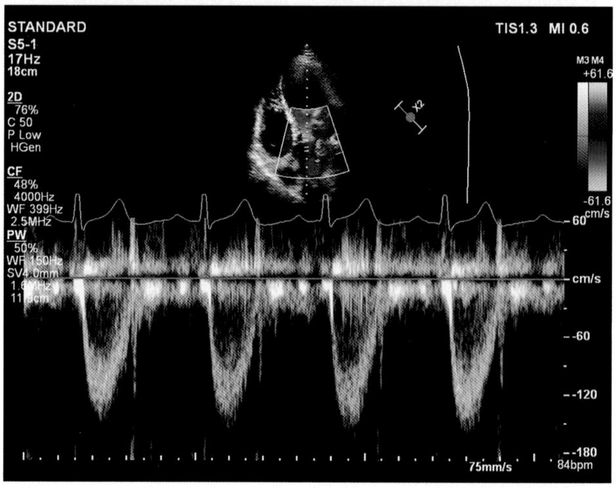

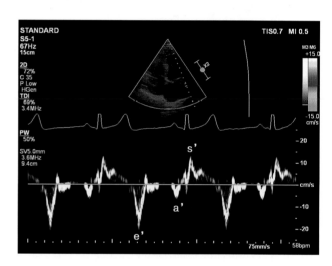

图1-1-6　主动脉瓣口血流频谱
收缩期主动脉瓣血流频谱呈负向单峰窄带波形,加速支较
陡峭,减速支较圆钝

(0.5~1.0m/s)。

频谱多普勒还可根据不同疾病的需要灵活选择
测量其他部位频谱,如肺静脉或下腔静脉等。

2. **连续多普勒**　连续多普勒(CW)采用双晶体
片探头,一晶体片连续发射超声脉冲信号,另一晶体
片同时连续接收回声信号。可单独使用,也可与二
维超声心动图结合。其优点为可以测定高速血流,
缺点为无距离分辨能力,无法对声束方向的任意一
点进行定点评价,可测血流流速一般大于7m/s,足
以满足临床需要。当某个瓣膜口或其他部位狭窄出
现高速血流时,可使用连续多普勒进行流速的测定。

3. **彩色多普勒血流显像**　彩色多普勒血流显
像(CDFI)采用多点选通技术(multi-gate),即在众多
超声声束上多点取样方法,利用自相关技术和彩色
数字扫描转换技术而实现,根据感兴趣区内血流流
速、方向和湍流程度,应用红、蓝、绿和三基色的混色
显示心腔内血流。红、蓝色显示血流速度及方向,颜
色色调表示速度大小。朝向探头的血流多普勒频移
编码为红色,远离探头的血流编码为蓝色,与扫描线
垂直的血流则不标色。在尼奎斯特极限内,颜色明
亮表示血流速度较快,而颜色黯淡表示血流缓慢。

正常情况下,在心尖四腔切面上,二尖瓣口舒张
期可见红色为主血流信号通过二尖瓣口进入左心
室,收缩期二尖瓣口关闭,无血流信号;三尖瓣口血
流信号类似于二尖瓣口,亦可见舒张期红色为主血
流信号通过三尖瓣口入右心室,收缩期瓣口关闭,无
血流通过。心尖五腔或三腔心切面上,收缩期主动
脉瓣开放时见蓝色为主的血流通过主动脉瓣口,舒
张期瓣口关闭,无血流信号。右心室流出道切面,收
缩期肺动脉开放时可见蓝色为主血流信号进入主肺

动脉,舒张期瓣口关闭,无血流通过。

4. **组织多普勒成像(TDI)**　传统的多普勒成像
以血流运动为观测目标,其最大限度地保留了血流
运动的频移信号,而滤除了运动较慢的心肌组织频
移信号。TDI采用相同原理,但其滤除高速度的血
流信号而保留了低速度的心肌组织运动信号。目前
临床常用TDI测量左心室二尖瓣环的运动速度,以
帮助判断左心室收缩和舒张功能。取心尖四腔心切
面,将取样容积置于二尖瓣环,记录二尖瓣环运动的
多普勒频谱,该频谱由收缩期s'峰、舒张早期e'峰
及舒张晚期a'峰组成。左心室舒张功能正常时,e'
峰>a'峰,舒张功能减退时,e'峰<a'峰,随着舒张功
能不断减低,e'峰进一步减低,a'峰增大。与二尖瓣
口舒张期血流频谱相比,该法可鉴定假性正常化。另
外,组织多普勒还可以指导和评价心脏再同步化治疗
效果。正常二尖瓣环组织多普勒频谱见图1-1-7。

图1-1-7　二尖瓣环组织多普勒频谱
二尖瓣环组织多普勒频谱由收缩期s'峰、舒张早期e'峰及
舒张晚期a'峰组成,左心室舒张功能正常时,e'峰>a'峰

(四) 经食管超声心动图

经食管超声心动图(TEE):将特殊的食管探头
置于食管或胃底,从心脏后方向前扫查心脏,避免了
肋骨、肺以及皮下组织的干扰,图像清晰度和分辨力
较高。

行TEE检查时,不同心脏切面是按照特定图像
采集所需旋转角度来描述的。每个位置探头均从0°
开始旋转,角度增加幅度为5°~15°直至180°,标准
水平面(横轴)定义为0°,心脏短平面在45°,纵切
(纵轴)面定义为90°,长轴图像定义为135°。各标
准切面角度因人而异。

通过探头的插入、调整位置和角度来获得不同
的平面从而观察心脏。经常使用的有四腔心切面、

多种短轴切面、左心室短轴切面。四腔心切面能清晰显示心房、心室以及房室瓣的情况。短轴切面能显示主动脉瓣以及邻近组织结构;左心室短轴切面,是最有用的通过乳头肌水平长程监测左心室功能的方法;在这些水平上通常能够观察节段性室壁运动变化、心脏功能以及左心室充盈情况。此外,还可显示升主动脉和降主动脉的长、短轴切面,可用来评价主动脉疾病如夹层和动脉瘤。

正常食管中段左心耳切面图像见图1-1-8。

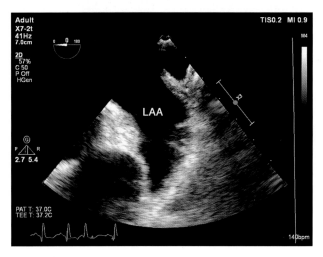

图 1-1-8　食管中段左心耳切面
显示左心耳呈楔形,尖端朝前,底部与左心房相连,其内有梳状肌回声

(五) 负荷超声心动图

负荷超声心动图是指在生理、药物和电生理等方法增加心脏负荷的情况下,应用超声检测心血管系统对负荷的反应状况,从而对其产生的相应心血管生理及病理状态做出判断的一种检查方法。自20世纪80年代早期负荷超声心动图开始应用以来,此技术已经逐渐成熟,并广泛应用于冠心病心肌缺血的诊断、危险性分层及判断心肌存活性等领域。

判断心肌缺血的主要标准,是在静息状态下运动正常的心肌,在负荷状态下运动减弱;判断心肌存活性的主要标准,是静息状态下运动异常的心肌,在负荷状态下运动改善。

负荷超声心动图根据负荷方式分为运动、药物、起搏及冷加压试验等。目前应用最多的是多巴酚丁胺、腺苷、踏车运动及活动平板负荷试验。

(六) 声学造影

声学造影,即通过外周静脉或心导管向心脏内注入可产生强烈超声波反射的制剂,从而显示出强烈的对比效果,以便观察心脏的解剖结构、心内膜边界及心功能、血流信息和心肌灌注等。近年来,超声造影已从单纯显示心腔内结构和血流信息,扩大至显示冠状动脉及其微动脉的充盈状态,从而反映局部心肌的血供,以评价冠心病的严重程度以及各种治疗措施的疗效,为当前超声领域发展极其迅速且前景广阔的一个分支。

现阶段声学造影主要包括右心声学造影、左心声学(分为左心室声学造影和心肌声学造影)。应用范围:①协助显示心内分流;②改善多普勒血流频谱的显示效果;③协助显示心内未知结构;④改善心内膜边界的显示效果;⑤显示心肌的灌注状态。

左心声学造影在心肌致密化不全诊断中的应用见图1-1-9。

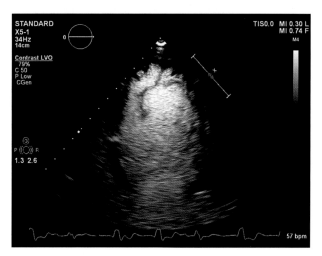

图 1-1-9　左心声学造影
显示心肌致密化不全患者左心造影图像,左心室内见造影剂回声,心尖肌小梁隐窝内可见造影剂充填

(七) 三维超声心动图

心脏结构复杂,随着计算机技术的飞速发展,图像处理速度与数据存储量的极大提高,利用三维成像技术实时显示心脏立体结构、空间关系成为现实。自20世纪70年代推出三维超声成像概念以来,迄今已经历了静态三维、动态三维、实时三维超声心动图三个阶段。

三维超声心动图可以显示心脏整体形态及各结构的毗邻关系,确定心脏瓣膜病变,帮助诊断先天性心脏疾病,在心脏手术时进行实时监测以及测定腔室内径。

三维超声心动图换瓣术后应用见图1-1-10。

(八) 血管内超声

血管内超声(intravascular ultrasound, IVUS)是无创性超声心动图技术和有创性心导管技术相结合的一种新方法。通过心导管或导引钢丝将超声换能器插入心血管腔内进行探查,再经过电子成像系统

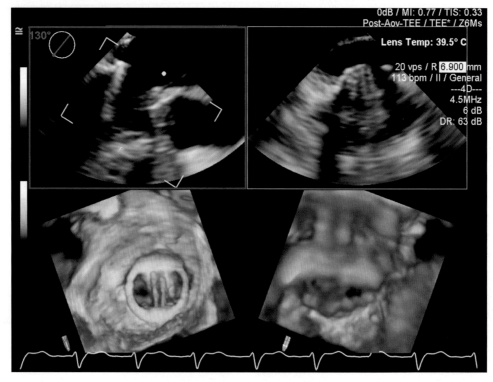

图 1-1-10 三维超声心动图
显示三维条件下二尖瓣换瓣术后二尖瓣位机械瓣图像

显示心血管断面的形态和血流图形。目前有两大功能：一是血管内超声显像，能反映血管和心脏内膜下各层结构的解剖形态；二为血管内多普勒血流速度描记，能记录血管内的血流速度。

IVUS 主要应用于冠状动脉病变的诊断，可以诊断经导管冠状动脉造影不能明确的病变。IVUS 也可以用于其他血管病变的诊断，如应用于观察肺动脉高压患者肺动脉壁结构，从而对疾病进行评估。

三、超声心动图的临床应用价值

自 20 世纪 70 年代超声心动图问世以来，发展迅猛，应用广泛，已成为诊断各种心脏疾病不可缺少的手段。

其中，M 型超声心动图可以帮助测量各腔室大小和心功能，以及观察二尖瓣及主动脉瓣等瓣膜运动情况等。二维超声心动图更是诊断各类心脏疾病的核心，是各种类型超声心动图发展的基础，如超声造影、经食管超声等均要建立在二维超声心动图像的基础上。多普勒超声心动图能够提供心脏内血流方向、血流性质、血流速度、血流量、异常血流束的途径、异常分流时相等信息。经食管超声心动图能够清晰显示心脏细微结构，大大提高了对某些心脏疾患的敏感性和特异性，如左心耳血栓、卵圆孔未闭等。负荷超声心动图目前在临床上主要用于冠心病心肌缺血和心肌梗死后心肌存活性的检测，通过观察负荷前后室壁节段运动变化，判断缺血心肌和存活心肌。其他超声心动图新技术，如超声造影、三维超声、血管内超声，也均在各自领域发挥着巨大的作用。

第二节 X 线检查

一、X 线胸片检查技术

X 线是一种波长很短的电磁波，其波长范围在 0.006~500nm，用于诊断的 X 线波长范围通常为 0.08~0.31nm，相当于球管在 40~150kV 时产生的 X 线。X 线的穿透性是其成像的主要基础。为了获得 X 线图像，除 X 线的穿透力之外，还需要被透射组织结构具有一定的密度或厚度的差异，以能够形成 X 线的灰阶对比度。

心脏位于纵隔内，分别与两侧胸腔相邻，X 射线透射胸部时，由于心脏与肺组织对 X 线的吸收不同，心脏的边缘与含气的肺组织可形成良好的自然对比度，十分有利于进行 X 线检查。因此，在伦琴发现 X 射线之后不久，即将之用于心脏检查，以后随着设备的不断改进，逐渐得到广泛的临床应用。近年来随着许多新的影像学技术（包括超声心动图、CT、放射性核素显像、MRI 等）相继问世，X 线心脏检查的临床应用范围大为缩小,检查数量也显著减少;但是,由于普通 X 线检查设备的普及率高,价格比较低廉,简便易行,能同时观察胸部其他器官和结构,显示肺循环敏感、准确,所以作为心脏的常规影像学检查方法之一,目前临床仍在广泛应用。心脏方面 X 线检查,主要包括 X 线胸部检查和心血管造影两大类,前者又可进一步分为透视和摄影两种。

(一)心脏的 X 线透视检查

透视是心脏普通 X 线检查的重要方法。X 射线穿透胸部,经人体组织吸收衰减后照射到荧光屏上成像;现代设备多应用影像增强器,获取数字化的图像呈现在显示器上。透视检查可转动患者,从不同角度观察心脏大血管的轮廓及其搏动状况,有利于进行病变定位,重点观察心脏形态,分析病变与周围结构的关系,必要时还可取最佳位置摄影,以便纠正因体位不正、吸气不足等因素所致的摄影失真。普通 X 线透视检查简便易行,价格低廉,在我国曾经广泛应用。

X 线心脏透视检查时间以分计,因此接受透视检查者所遭受的射线辐射量较大,透视影像欠清晰,检查结果与操作者的经验有关,不利于前后两次检查的对比,为其主要缺点。目前,其心脏影像学首选检查方法的地位已经被超声心动图取代,心脏透视检查的临床应用正在逐年减少,已经成为一种特殊的补充检查手段。

(二)心脏的 X 线摄影检查

心脏 X 线摄影检查通常称为 X 线胸片,曝光时间仅为数十毫秒,患者接受的 X 线辐射剂量比透视小得多,所获图像的空间分辨率高,摄影检查使用标准检查位置,有利于多次摄影图像的前后对比观察,还具有可供多人阅览、利于保存的优点。在发达国家,常规应用心脏 X 线胸片检查,必要时辅以透视,我国也逐渐在向此方向发展。

二、心血管正常 X 线表现

根据心腔及大血管与周围组织的密度差异,只有与肺组织相邻的心脏边缘能够显示出来。因此,为了最大限度显示心脏和大血管的轮廓变化,临床上心脏和大血管的普通 X 线检查采用了不同的体位。X 线胸片常规应用的体位包括后前位、左侧位、右前斜位和左前斜位。

(一)后前位 X 线胸片

在后前位 X 线胸片上,右心缘可以分为两段,两者高度大致相当,之间常以一切迹分割。右心缘的

下段为右心房,呈向右隆凸的弓状,密度均匀。上段为上腔静脉和升主动脉的复合投影。在儿童和青壮年,升主动脉通常位于上腔静脉外缘的内侧。因此,心缘的上段由上腔静脉构成,较平直,可一直延续到锁骨水平。在老年人,由于主动脉迂曲延长,升主动脉向外凸出,从而全部或部分位于上腔静脉轮廓之外,构成右心缘的上段,这时右心缘上段也呈弓状突出,并可见与主动脉弓相延续。右心缘与横膈的交角为右心膈角,有时可在右心膈角见到垂直或斜向外侧的阴影,为下腔静脉的投影,在深吸气或垂位心的情况下更明显。

左心缘由三段组成。上段通常呈球形突出,由主动脉弓和降主动脉的起始部构成,称作主动脉弓或主动脉结。主动脉弓在儿童和青壮年通常仅轻度突出,而在老年人同样由于主动脉的迂曲延长,可以明显向左侧肺野突出。左心缘的中段由主肺动脉干的外缘和部分左肺动脉构成,称为肺动脉段。肺动脉段通常较平直,可以轻度凹陷或膨隆。左心缘的下段为最长的一段,呈向左下延伸的弧形影,由左心室构成,其下端内收,与横膈呈锐角或直角关系,为心尖部。在成人心尖部外侧常可见到三角形密度较淡的阴影,为心包脂肪垫(图 1-2-1、图 1-2-2)。

(二)左侧位 X 线胸片

左侧位 X 线胸片可用于观察左、右心室,左心房,主动脉升、弓部及主肺动脉干。在左侧位 X 线胸片上,心脏大血管位于中部偏前,后上到前下斜行,心前间隙呈倒三角形。心前缘的下部为右心室,其上部连接漏斗部,主肺动脉干发出后向后并略向上延伸。升主动脉位于主肺动脉的上方,呈垂直走行,或略向前膨隆,然后连接主动脉弓,并延续为垂直向下走行的降主动脉。升主动脉与降主动脉间可见上腔静脉、头臂血管和气管,部分与升主动脉阴影重叠。

在左侧位 X 线胸片上,心后缘与脊柱亦不重叠,

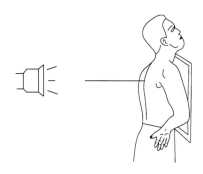

图 1-2-1 后前位 X 线胸片摄片示意图

患者直立,前胸壁贴近胶片-暗盒,X 线由后向前水平穿过人体胸部

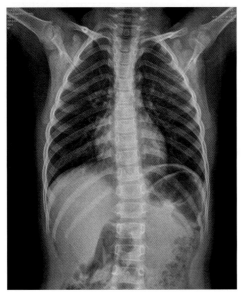

图 1-2-2　后前位 X 线胸片

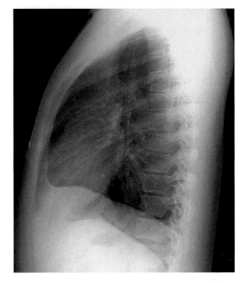

图 1-2-4　左侧位 X 线胸片

可见到窄长的心后间隙。心后缘的上段为左心房，仅占心后缘的一小部分。大部分为下段的左心室，可轻度后凸。后心膈角区可见三角形的下腔静脉阴影。左侧位 X 线胸片，心脏的膈面主要为左心室，仅前端一小部分为右心室，室间隔位于心膈面的前中三分之一处。主动脉窗在左侧位上比左前斜位小，主动脉弓亦显示较窄。主动脉窗内气管分叉前缘的圆形阴影为右肺动脉横断面，其下为右肺下动脉，左肺动脉在左主支气管上缘向后下走行并发出分支（图 1-2-3、图 1-2-4）。

（三）右前斜位 X 线胸片

右前斜位 X 线胸片利于观察左心房、主肺动脉干和右心室漏斗部的增大、扩张，也有助于显示右心房的增大。

在右前斜位 X 线胸片上，心后缘的上段由升主动脉后缘、主动脉弓、气管及上腔静脉组成，各结构互相重叠。心后缘的下段由心房构成，上部为左心房，占主要部分，轻度向后隆凸，膈上小部分为右心房。后心膈角有时亦可见到斜行向后的三角形影，为下腔静脉的投影。降主动脉和食管位于心后缘与脊柱间的心后间隙内，食管与左心房的后缘相邻。

因此，在右前斜位 X 线胸片采用吞钡的方法，可以显示食管并观察食管有无移位，从而判断左心房有无增大。

心前缘自上而下为升主动脉、主肺动脉干左前缘和右心室漏斗部，下段大部分为右心室，左心室只占据膈上的小部分，为心尖部（图 1-2-5、图 1-2-6）。

（四）左前斜位 X 线胸片

左前斜位 X 线胸片是观察左、右心室，右心房及胸主动脉全貌的最重要体位，此外，对于了解左肺动脉、左心房与左主支气管的关系及头臂血管的情况也有帮助。

常规采用 60°左前斜位 X 线胸片，室间隔接近与 X 线方向平行，两心室明确区分。心前缘上段主要为升主动脉，其前缘略凸，上腔静脉与升主动脉重叠。主动脉弓部上端可见一稍向后凹的弧形无名静脉的投影。心前缘下段为右心室，其边缘接近垂直，或略向前膨隆。右心房耳部位于升主动脉与右心室之间，为斜行弧状影。心前缘与胸壁之间为心前间隙，左前斜位 X 线胸片心前间隙正常为斜行的长方形。

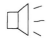
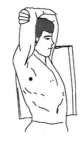

图 1-2-3　左侧位 X 线胸片摄片示意图
患者取侧位，左侧胸壁贴近胶片-暗盒

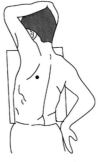

图 1-2-5　右前斜位 X 线胸片摄片示意图
患者直立向左旋转 45°，右肩贴近胶片-暗盒

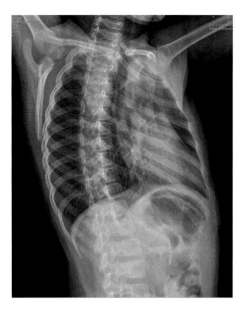

图 1-2-6　右前斜位 X 线胸片

心后缘正常情况下与脊柱并不重叠。心后缘可分为两段，上段主要为血管阴影，下段为心脏房室阴影。心后缘上段的上部为主动脉弓，在左前斜位展开，弓下为主动脉窗，其中有气管分叉、左主支气管及伴行的左肺动脉。左肺动脉又将主动脉窗分为两部分，上方由左肺动脉上缘及主动脉弓降部下前缘构成，下方为左心房及其上方的左主支气管，两部分间常可见透明间隙。主动脉弓上可见透明的三角区，称为主动脉三角，其前缘为左锁骨下动脉，下缘为主动脉弓，后缘为脊柱。主动脉自弓部以下为降主动脉，垂直走行于心后缘与脊柱间的心后间隙内。心后缘的下段主要为向后膨出的左心室，其上一小部分为左心房，两者间偶可见到房室沟形成的小切迹，但多数情况下并不显示，需借助观察搏动来区分心房与心室。左心室段的下端常可见到室间沟形成的切迹，为左、右心室分界的标志。室间沟一般与膈面重叠，深吸气有助于显示。心后缘近膈面常可见到前上向外下的斜行阴影，为下腔静脉的投影（图 1-2-7、

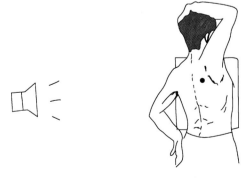

图 1-2-7　左前位 X 线胸片摄片示意图
患者直立向右旋转 60°，左肩贴近胶片-暗盒

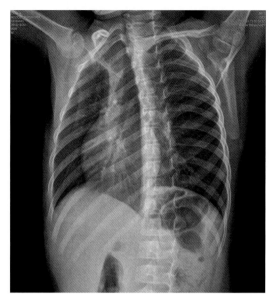

图 1-2-8　左前位 X 线胸片

图 1-2-8）。

三、X 线胸片的临床应用价值

X 线胸片是心血管疾病最基本的检查方法，历时百年之久，具有价廉便捷、心肺兼顾的优点。近十几年来，随着其他影像手段的迅速发展，其临床应用价值有所降低，但并不意味着可以忽略。在 2010 年北美放射学年会（RSNA）上甚至发出了"X 线胸片——即将消失的艺术"的感叹。事实上，X 线胸片虽非万能，但的确不可或缺。

X 线胸片仍然是目前一体化观察心脏整体大小及肺血变化等不可替代的方法。虽然无法直接观察心内结构变化，但会提示心脏各房室大小的变化，更重要的是多数心血管疾患会影响肺循环，导致肺血异常。因此，X 线胸片能够心肺同时兼顾，简单直观。在通过心影形态和大小的观察，对于心脏疾病的诊断具有"分类导向"的作用。

正常心脏位于胸部中线偏左，大部分位于左侧胸腔。但是很多先天性心脏病常出现心脏位置的异常，其中以右位心和左旋心最为常见。判断心脏大小常参考心胸比，即心胸比率＝心脏横径/胸廓横径，正常值为 0.5。但心胸比只能大致地反映心脏大小的变化，而且受年龄、体型、体位及呼吸运动影响，因此只是一个粗略的参照参数。心胸比大于 0.50～0.55 被认为是轻度增大，0.60 以上被认为是高度增大，两者之间为中度增大。在临床实践中，应当全面综合分析，特别要排除呼气不足的影响。

第三节 CT检查

一、CT设备及成像特点

计算机断层扫描（computed tomography，CT）简称CT。自20世纪70年代初推出并应用于临床以来，CT技术取得了巨大进展。心脏时刻在跳动，这是早期CT临床应用的盲区，直至20世纪80年代中期电子束CT（electron bean CT，EBCT）问世，CT才开始应用于心脏检查。EBCT采用电子束扫描，替代X线球管的机械运动，扫描速度更快、时间分辨力更高（50ms），主要为心血管尤其心脏成像设计，但EBCT是层面采集，不能实现真正意义的容积扫描，而且扫描层厚最薄1.5mm（当代CT到达0.5mm），CT图像的空间分辨率偏低，其临床应用受到制约。

1998年推出的多排探测器CT（multi-detector CT，MDCT）简称多排CT，其使用旋转的X线球管和多排探测器阵列，在扫描床连续进动过程中完成容积扫描。近二十年来，MDCT技术的快速进展，推动了心脏CT临床应用的普及。MDCT经历了由4层至8、16、32、40、64、128、256、320和640层螺旋CT，以及32、64和92排探测器双源CT的快速发展，螺旋扫描速度由0.5s/r逐步提升至0.25s/r，其时间分辨力逐步提升（例如，256排探测器螺旋CT和92排探测器双源CT，采用单扇区图像重建的时间分辨力分别为135ms和66ms），减轻或消除了心脏运动伪影，心脏包括冠状动脉CT检查，可适用的心率范围更大；探测器宽度逐渐加大使单位时间内的扫描覆盖范围更大，心脏CT扫描时间更短；实现了更薄层厚（0.5~0.625mm）采集，提高了Z轴的空间分辨力；图像各向同性，使多平面及曲面重组图像与原始横断面图像几乎一致，心脏尤其冠状动脉CT图像质量满足诊断要求。

迭代重建算法（iterative reconstruction，IR）经过更新换代，已成为CT图像常规的重建算法，基本取代了传统的滤波反投影（filtered back projection，FBP）重建算法，提高了低管电压和/或低管电流条件下CT扫描的图像质量，有效降低了CT扫描的辐射剂量。另外，随着更宽探测器和更高转速螺旋扫描以及多能量CT扫描技术的开发和应用，双能量CT心血管成像的临床应用正逐年增多，负荷心肌灌注CT成像已初步进入临床应用。

如何降低心血管CT检查的辐射剂量备受关注。

低管电压和/或低管电流技术在"后64排"MDCT上已成为主流，迭代重建算法在一定程度上弥补了低管电压和/或低管电流CT扫描在显著降低辐射剂量时导致图像噪声增加的缺陷。对于心脏包括冠状动脉而言，更宽（320排）探测器CT和64排以上探测器双源CT实现了单心动周期心脏采集，辐射剂量很低。大螺距扫描是64排及以上探测器和双源CT独有的心脏扫描模式，CT扫描时间很短（<0.3s），辐射剂量很低（0.5~1mSv）。

近十年来，随着"后64排"MDCT的技术逐渐成熟，以及性价比的提升，其临床应用越来越普及，64排以下的CT正逐步被淘汰。

二、心血管CT检查方法

由于心血管（包括心房室壁）与心血管腔（血池）的CT密度接近，平扫CT用于评价心血管形态学的价值有限。目前，心脏平扫CT主要用于冠状动脉钙化积分的定量评价。在绝大多数情况下，心血管检查需碘造影剂增强CT扫描，以区分心血管壁与心血管腔，评价心血管结构和功能的变化。

（一）心血管CT检查方法

1. **冠状动脉钙化CT检查方法** 一般采用前瞻性心电触发序列扫描模式，心室舒张期采集数据。迄今仍沿用Agatston于20世纪90年代初在EBCT上创立的冠状动脉钙化积分量化方法，以评估冠状动脉粥样硬化程度。CT值≥130Hu，面积≥1mm^{2}的冠状动脉病变定义为钙化。依冠状动脉每个钙化病变的CT密度峰值确定钙化密度因子（f）（f=1：130Hu≤CT密度峰值<199Hu；f=2：200Hu≤CT密度峰值<299Hu；f=3：300Hu≤CT密度峰值<399Hu；f=4：400Hu≤CT密度峰值），钙化密度因子与钙化面积的乘积即为钙化积分。可分别测量和计算左冠状动脉主干、左前降支（包括对角支）、左回旋支（包括钝缘支）和右冠状动脉的钙化积分，四者的钙化积分之和为钙化总积分。在CT工作站上通过使用冠状动脉钙化分析软件，能快捷、准确地识别和测量钙化，并计算单支冠状动脉钙化积分和钙化总积分。

由于冠状动脉钙化积分结果与CT扫描参数（管电压、管电流以及扫描层厚等）有一定相关性，为保证冠状动脉钙化积分定量评价的可重复性，建议使用MDCT厂商推荐并默认的CT扫描参数实施冠状动脉钙化检查。

2. **冠状动脉CT血管成像（coronary computed tomography angiography，CCTA）检查方法** 冠状

动脉 CT 扫描主要有三种模式。①回顾性心电门控螺旋扫描:在整个心动周期采用小螺距连续螺旋扫描,采集全时相即整个心动周期的数据,然后重建心动周期任何时相的心脏图像。即使采用心电图管电流调制技术,其辐射剂量仍很高。该模式已不被国内外的指南所推荐使用。②前瞻性心电触发序列扫描(简称序列扫描):作为冠状动脉 CT 检查的主流扫描模式,采用"步进-扫描"轴面数据采集技术、适应性心电触发移床技术以及心律不齐补偿技术(适用于室性期前收缩等患者),在心电图 R-R 间期内的固定时相触发心脏 CT 扫描和数据采集,避免了螺旋扫描过程中的重叠扫描,辐射剂量较低。该模式被国内外的指南推荐使用。CT 扫描仪的时间分辨率越高,对被检者心率的要求越低。按中国指南的建议,64 排探测器 CT 适用的心率<70 次/min,128 排和 320 排探测器 CT 适用的心率<75 次/min,多排探测器双源 CT 适用的心率<90 次/min。高心率被检者需服用酒石酸美托洛尔注射液(倍他乐克)25~50mg 或氨酰心胺 12.5~25mg 等药物,以达到上述心率要求。在频发期前收缩和房颤等心律失常患者,时间分辨率偏低的 CT 扫描仪,也许不能获得满足诊断要求的冠状动脉图像质量。③心电触发单心动周期扫描或大螺距扫描:宽探测器(320 排)CT 能实施单心动周期心脏采集,避免了心率波动时多个心动周期数据采集的"阶梯样"伪影。大螺距扫描作为 64 排及以上探测器和双源 CT 特有的扫描技术,以 75ms 或 66ms 的单扇区重建的时间分辨率实施大螺距(3.4)无间隙扫描(第二套探测器的数据可以填补第一套探测器的间隙),心脏图像采集时间约为 0.3s,可在一个心动周期内完成整个心脏扫描,尤其适用于心率≤65 次/min 且心率稳定的被检者。

迄今"后 64 排"MDCT 的时间分辨率仍不能完全满足冠状动脉成像的要求。由于冠状动脉运动的复杂性,在高心率被检者,一般难以在单一重建时间窗获得所有血管段均能满足诊断要求的 CT 图像,仍需选择其他重建时间窗。因此,在临床工作中,对于高心率被检者,适当控制心率仍不失为提高冠状动脉 CT 图像质量的简便和有效的手段。

3. **主动脉及外周动脉 CT 检查方法**　MDCT 螺旋扫描模式(包括多排探测器双源 CT 的大螺距扫描模式)适用于主动脉及外周动脉 CT 检查。对于重点显示升主动脉尤其主动脉根部病变的患者,可考虑采用前瞻性心电触发序列或大螺距扫描模式,以减轻或消除心脏和主动脉搏动伪影,改善升主动

脉尤其主动脉根部的 CT 图像质量,尤其有助于主动脉瓣的形态学评价以及升主动脉夹层的诊断。

对于外周动脉而言,双能量 CT 成像技术通过去除骨骼和钙化等能够改善血管腔的评价,低能量 CT 成像能够改善了外周动脉细小分支的显示。

4. **肺血管 CT 检查方法**　MDCT 螺旋扫描模式(包括多排探测器双源 CT 的大螺距扫描模式)适用于肺血管包括肺动脉和肺静脉的 CT 检查。对于重点观察肺动脉细小分支血管的患者,可考虑采用前瞻性心电触发序列,或大螺距扫描模式以减轻或消除心脏搏动伪影,肺动脉细小分支血管的显示更清晰,尤其有助于肺动脉细小分支栓塞的诊断。

双能量 CT 肺动脉成像通过对两种能级 X 线扫描时肺组织碘造影剂分布进行分析,评价肺组织的血流灌注情况,既提供了形态学信息,也提供了功能学信息。

(二) 碘造影剂的使用方法

除冠状动脉钙化 CT 检查外,心血管 CT 检查需使用碘造影剂。离子型碘造影剂早已被淘汰。非离子型碘造影剂的安全性已得到大规模临床试验的验证,且被广泛用于心血管 CT 和增强 CT 检查。目前,临床上使用的非离子型碘造影剂依每毫升碘含量不同有多种规格,均可用于心血管 CT 检查。为降低碘造影剂肾病的发生率,原则上在满足心血管 CT 诊断要求的情况下应尽量降低碘负荷量。

1. **碘流率(iodine delivery rate,IDR)的设定**　碘流率是指单位时间内经静脉注射的造影剂碘量(gI/s),即碘造影剂浓度(gI/ml)和注射流速(ml/s)的乘积。在进行 CT 检查时,心血管腔强化程度与碘流率密切相关。在设定碘流率时,既要考虑心血管 CT 检查的部位和目的,又要结合患者的心功能、肾功能、体质量指数以及静脉情况等,通过调整碘造影剂注射速率和用量制订适宜的碘流率,以便获得满足诊断要求的心血管 CT 强化效果。例如,显示心脏疾病(如先天性心脏病)的心房和心室形态结构时可选择较低的碘流率,显示冠状动脉等细小血管建议采用较高的碘流率。随着低管电压 CT 扫描和迭代重建算法的普及应用,为实现更低碘流率和碘负荷量的心血管 CT 检查创造了有利条件,降低了碘造影剂肾病的发生率。另外,随着宽探测器 CT 和多排探测器双源 CT 的广泛使用,以及机架旋转速度的提升,单位时间内的心血管 CT 扫描覆盖范围更大,采集时间更短,碘负荷量更低。

2. **碘造影剂和生理盐水注射期相的设定**　依

心血管 CT 检查的部位和目的,经静脉注射碘造影剂和生理盐水的方式有多种选择:①碘造影剂注射结束后立即注射 20~30ml 生理盐水;②碘造影剂以正常流速注射结束后立即以低流速注射碘造影剂,然后以正常流速注射 20~30ml 生理盐水。少数高压注射器可注射碘造影剂与生理盐水的混合液,还可做如下设定:碘造影剂注射结束后立即注射混合液,然后注射 20~30ml 生理盐水。对于心脏 CT 检查而言,与第一种注射方案相比,第二种注射方案的优点是上腔静脉和右心房室高浓度碘造影剂所致条状伪影明显减轻,延长了心脏各房室的强化时间,左心房室与右心房室的强化程度在同一时间窗上更为均衡,在优良显示冠状动脉的同时,也能清晰显示心脏各房室形态和结构,尤其有助于心房和心室壁病变以及先心病的诊断。

3. 碘造影剂增强 CT 延迟扫描及其时间的设定 碘造影剂增强 CT 延迟扫描主要用于明确心腔附壁血栓及其与心脏肿瘤(如心脏黏液瘤)相鉴别,而且通过延迟 CT 扫描评估其血供情况。

依检查目的确定 CT 扫描延迟时间。例如,在心房颤动患者,为了明确左心房耳部是否有血栓形成,建议 CT 扫描延迟时间设定在 30s 以上,而且 CT 扫描范围仅设定在左心房耳。

(三)心血管 CT 图像重建算法和图像后处理方法

迭代重建算法已基本取代传统的滤波反投影重建算法,并用于 CT 图像重建,心血管 CT 图像质量较以往有了显著提高。在临床工作中,应根据心血管 CT 检查的部位和目的选择适宜的 CT 图像重建参数(显示野、图像矩阵、层厚、层间隔及图像重建卷积核(reconstruction kernel)等,以获得满足诊断要求的心血管 CT 图像。例如,评估冠状动脉支架时,选择锐利卷积核进行图像重建,也许有助于改善支架腔的显示。

心脏属运动器官,心脏和冠状动脉 CT 图像的采集及重建有其特殊性。冠状动脉在一个心动周期内并非匀速运动。一般而言,一个心动周期的心室舒张中末期或收缩末期通常为冠状动脉大多数血管段的慢速运动期,将图像重建时间窗置于该时段时,获得满足诊断要求的冠状动脉各支或各节段的比例更高。

由于 MDCT 实现了更薄层厚(0.5~0.625mm)的数据采集,Z 轴的空间分辨力很高,实现了 CT 图像像素在三维空间的各向同性,经过图像后处理能够获得优良的二维和三维心血管 CT 图像。心血管 CT 扫描获得数百至数千幅原始横断面图像,原始图像的阅读和分析不可或缺。多平面重组(multi-planar reformation,MPR)在二维平面(如心室长轴和短轴)上,显示心脏各房室解剖结构;曲面重组(curved planner reformation,CPR)沿血管轴线,在二维平面上显示血管,对血管腔的评价优良;最大密度投影(maximum intensity projection,MIP)显示最大 CT 密度的像素,可做出类似于插管法血管造影的图像;容积再现(volume rending,VR)以三维模式直观和整体显示心脏和血管。

三、心血管 CT 新技术

(一)双能量 CT 血管成像

64 排及以上探测器 CT 的普及应用推动了双能量 CT 血管成像的临床应用。宽探测器 CT 的 X 线球管具备低能级(低管电压)和高能级(高管电压)X 射线瞬时切换技术,可获得两种能级 X 线的扫描数据,64 排及以上探测器双源 CT 的两套 X 线球管,能分别以低能级和高能级 X 线获得扫描数据,实现了双能量 CT 血管成像。在图像工作站上通过专门的软件,对高和低能级 X 线扫描数据进行后处理,利用碘与人体其他物质(如钙化)在两种不同能级 X 线扫描时的衰减系数差异,通过多种算法获得虚拟的平扫 CT 图像,通过去除骨质和钙化改善血管狭窄程度的 CT 评价。另外,双能量 CT 血管成像通过检测动脉粥样硬化斑块成分,在不同能级 X 线扫描时的衰减变化,对斑块评价具有潜在的应用价值。

(二)CT 心肌灌注成像(CT myocardial perfusion imaging,CT-MPI)

MPI 尤其负荷 MPI,作为心肌微循环的评估方法具有重要的临床价值。随着 MDCT 的更新换代尤其宽探测器(256、320 排)CT 和 92 排探测器双源 CT 的问世,CT-MPI 已初步进入临床应用。256、320 排探测器 CT 的 Z 轴覆盖范围更大,甚至可实现全心灌注成像,但 X-Y 平面的时间分辨率偏低,对被检者心率要求较高,MPI 的辐射剂量偏高。92 排探测器双源 CT 的穿梭式扫描模式同样可实现较大 Z 轴覆盖范围,由于 X-Y 平面的时间分辨率很高(66ms),更利于实施负荷 CT-MPI,而且 MPI 的辐射剂量较低。动态增强 CT-MPI 的方法是经静脉注射碘造影剂后,随时间重复扫描心脏并获得一系列心肌影像,利用数学模型计算心肌血流量(MBF)、心肌血容量(MBV)及平均通过时间(MTT)等参数评估心肌血流动力学变化。双能量 CT-MPI 通过采用两种能级 X 线实施扫描,采集心肌组织与碘在两种能级 X 线扫描时获取的衰减信息,通过图像后处理软件,能够获得心肌碘图并测量心肌碘含量,心肌碘图反映了心肌微循环状况,能准确评价心肌灌注异常,有望成为心脏"一站式"CT 检查的重要组成部分。

第四节　MRI 检查

一、MRI 设备及成像特点

MRI 在心血管领域的应用价值日益提升,心脏磁共振(cardiac magnetic resonance,CMR)扫描不仅无电离辐射,且与超声、CT 及核素等常见的无创性检查相比,其空间和时间分辨率的组合堪称最佳。CMR 具有大视野、多成像序列、高度的组织分辨力及不断呈现的新方法、新技术,能对心脏形态、功能、心肌灌注、血管造影、动脉斑块及分子显像等进行较为全面检查。

二、心血管 MRI 检查技术

(一)心血管 MRI 的基本序列

心脏本身快速跳动,成像时间有限,要采集清晰、动态的影像常用梯度回波脉冲序列,包括扰相梯度回波(spoiled gradient echo,SGRE)脉冲序列和平衡稳态自由进动脉冲序列;同时,由于快速自旋回波脉冲序列具有优良的软组织对比,且不易发生磁敏感伪影,具有良好的静态成像效果。

1. 快速自旋回波序列　在传统的自旋回波脉冲序列的采集过程中,通过紧随 90°激发脉冲的一个 180°重聚脉冲产生一个自旋回波信号。快速自旋回波脉冲(fast spin echo,FSE)序列,则在 90°脉冲后应用多个 180°重聚脉冲产生多个回波。每个自旋回波由于磁场不均匀性而失相位,这种失相位又被下一个 180°脉冲反转,产生另一个相应的自旋回波。施加不同的相位编码给每个回波后进行数据采样,进行一条 k 空间线的填充。每个激发脉冲得到的回波数即为回波链长度,也称为加速因子,可以定义脉冲序列加速的程度。在心脏大血管成像时,FSE 序列常联合双反转黑血磁化准备方案,来获得心脏和大血管的解剖像。

2. 扰相梯度回波脉冲序列　采用梯度回波成像进行心脏大血管成像时,重复时间(repetition time,TR)往往很小,远小于血液或心肌组织的 T_2 弛豫时间。这也就导致每个激发脉冲产生的横向磁化被采集后,在下个激发脉冲施加时仍然存在,这就会导致下一个 TR 信号采集被增强或者减弱。在扰相梯度回波脉冲序列中,在每个 TR 末期施加扰相梯度或使用激发脉冲扰相技术使得信号失相位,避免残余横向磁化矢量对随后的 TR 内信号造成干扰。

在 SGRE 脉冲序列中,激发脉冲的可变翻转角与 TR、回波时间(echo time,TE)共同决定了图像的对比。翻转角对于梯度回波技术来说非常重要,能够使 TR 降低到比自旋回波 TR 小得多的值。通常选择小的翻转角(常小于 30°)。虽然在磁化矢量翻转过程中,仍有部分 Z 轴矢量偏移至 X-Y 平面,但只有最初产生很少的横向磁化矢量,Z 轴的残余磁化矢量能够很快回到均衡值,这样降低了 TR。这种小偏转角的成像方式是 SGRE 脉冲序列的成像基础。

3. 平衡稳态自由进动序列　平衡稳态自由进动序列(balanced steady state free precession,bSSFP)脉冲序列是在每个 TR 的末期设计确保下一个激发脉冲施加前,横向磁化矢量不被损毁而回到原来相位。之后它被带到下一个 TR,叠加于下一个激发脉冲产生的横向磁化矢量中。这样在一定数量的重复后,磁化状态达到稳态,来自数个连续的 TR 的横向磁化矢量组成强大的信号。

bSSFP 脉冲序列的对比度和组织的 T_2/T_1 比值有关,液体和脂肪组织相对于其他组织呈现高信号。由于横向磁化矢量来源于几个 TR 的叠加,bSSFP 脉冲序列的信号幅值比 SGRE 脉冲序列大得多,但这也造成图像的信号噪声比(signal-to-noise,SNR)和对比噪声比(contrast-to-noise,CNR)均高于 SGRE 脉冲序列。如果磁场不均匀,则来自不同 TR 的横向磁化矢量会产生相互抵消,从而在图像中易形成黑色的条带。因此,在 bSSFP 脉冲序列中,提高感兴趣区(ROI)的磁场均匀度十分重要。这可以利用个体特异性的动态匀场来完成,它可以利用梯度磁场来校正由患者个体诱发的磁场不均匀。

(二)黑血成像序列和亮血成像序列

1. 黑血成像序列　可以用来观察先心病和胸主动脉疾病的心脏和大血管形态。一般采用快速自旋回波或反转恢复技术来获得心脏的图像,在心肌或大血管内没有运动的或者缓慢运动的质子表现为高信号,而心腔和大血管中快速流动的血液由于运动出了成像层面,没有暴露于激发脉冲之下,导致信号流空,得到黑血图像。

2. 亮血成像序列　亮血成像序列包括 SGRE、bSSFP 及回波平面成像 GRE 等,扫描得到图像上血池和心血管腔的信号明亮,相对于邻近心肌信号稍高。扫描过程中也能识别由于血流湍流产生的相关体素失相位。

(三) CMR 扫描常用技术

1. 呼吸运动控制　呼吸运动控制能够通过患者屏气或呼吸门控的方式来补偿。心肺疾病患者屏气时间相对缩短,这一定程度限制了屏气方法的使用。呼吸门控的方法通过弹性呼吸带或呼吸压力垫间接追踪膈肌运动,从而减少落在预设窗口外的采集。在临床实际扫描中,大多数患者采用屏气联合快速成像的采集方法。

2. 心脏运动的同步控制　心脏的运动十分复杂,在长轴方向上存在纵向缩短,在短轴方向上存在径向收缩及旋转。利用同步脉冲在多个心跳周期内同一时像采集信号。血氧监测仪、外周脉冲监测等,均可以用来监测同步心脏运动,但最可靠的方法是心电(electrocardiograph,ECG)门控。将 ECG 电极和导线连接至胸壁获得 ECG 信号,检测同步脉冲,完成 MR 数据采集,在多个心动周期的相同时相,完成心脏影像的采集。

3. 快速成像技术　在早期 CMR 的图像采集中,每个心跳仅能获得一条 k 空间线,采集效率极低。后来出现了分段填充 k 空间的方式,提高了采集图像的效率。通常分段采集的技术应用于 SGRE 或 bSSFP 脉冲序列进行并行成像。随着 MRI 系统软硬件的提升,射频线圈通道数增加,出现了并行采集技术,成倍缩短了采集时间,或在相同的采集时间内成倍增加空间分辨率。并行成像的采集方式降低了信噪比,因此并行采集方式更适用于 bSSFP 脉冲序列等高信噪比序列。

(四) CMR 临床应用技术

1. 电影序列　电影成像相对于静态成像,是获得单个层面心动周期内不同时像的一系列图像,用于评价心脏室壁运动的情况和心脏的整体功能。由于需要很短的 TR,因此心脏电影序列只能通过梯度回波脉冲序列来完成。常规电影序列成像往往需要采集多个心动周期的信号,每个心动周期只采集各个时相相对应 k 空间的某一时段,及 k 空间分段采集。同步化方式又分为前瞻性门控和回顾性门控。

前瞻性门控,即 ECG 触发,QRS 波群后立刻以最短延迟开始数据采集,当接收到下一个 R 波的同步脉冲时,停止数据采集。该方法需要估计患者的平均 R-R 间期,同时由于系统需要等待下一个触发脉冲,在心动周期的末端会丢失 10%~20% 的数据采集。

回顾式门控,即同步记录脉冲过程中与 R 波重合的 TR。在全部采集结束后,所有 TR 采集得到的 MR 数据分配到心动周期的不同时像,组成相应的 k 空间。但这个过程要求患者心律整齐,否则在每个 R-R 间期分配的 k 空间数据线将不尽相同。对于偶发的心律不齐,可对过长或过短的 R-R 间期进行拒绝即可,但如果存在大量心律不齐,则拒绝数据的方法不可行。

心脏电影通常是在单次屏气中完成至少一层图像采集,序列的选择需要考虑磁场强度的不同,进行不同设计。在 1.5T 场强中,由于 bSSFP 序列在血液和心肌组织间存在固有高对比,因此被广泛使用。在 3.0T 场强中,磁敏感伪影限制了 bSSFP 序列的应用,而常常采用 SGRE 序列较多。

2. 心肌灌注成像　心肌灌注成像(myocardial perfusion imaging,MPI)用于评价心肌血流的供应,这对于评估缺血性心肌病的诊断十分重要。在静脉注射造影剂后,在连续心跳采集同一解剖位置和心动周期的多幅图像,正常心肌被灌注时心肌信号强度增加,灌注减低的区域可以被探测。通常,采用几个短轴图像和一个长轴图像涵盖包括心尖的左心室。完整的心肌灌注显像分为静息显像和负荷显像两部分,在进行心肌负荷灌注时,在扩血管药物如小剂量腺苷三磷酸(ATP)或腺苷作用下,正常冠状动脉快速扩张而病变血管扩张不明显,病变血管供应的心肌血流量下降,从而出现心肌信号减低,即冠状动脉的"窃血"现象。在 MPI 序列扫描时,需要最小化心脏运动和呼吸运动的影响,最大化造影剂对于图像增强的效果。因此,最理想的 MPI 图像是在没有运动的心脏平面上,显示信号随造影剂灌注心肌组织的时间上升或下降。

MPI 图像需要快速采集,常采用单次激发技术配合 SGRE 脉冲序列、bSSFP 脉冲序列或回波平面成像(EPI)脉冲序列来完成。由于这三种序列无需等待残余横向磁化衰减,故可以使用很短的 TR 加快成像速度。

常规报告心肌灌注缺损的方法是视觉评价心肌灌注动态图像,心肌血管灌注减低区域表现为信号强度相对减低,称为灌注缺损。也可以在动态的每帧图像上画出 ROI,确定心肌和左心室血池内的区域,然后可以生成相应区域的造影剂动态摄取线,描述造影剂通过心肌的过程。

3. **钆造影剂延迟强化** 钆造影剂延迟强化 (late gadolinium enhancement,LGE)是在静脉注入钆造影剂后,利用反转恢复序列获得 T_1WI 的图像。钆造影剂可以改变组织的弛豫时间,这一改变正比于局部组织中钆造影剂的浓聚程度。造影剂在经过血液静脉注射后,经过血液循环进入血管外细胞间隙内累积后缓慢洗脱。在病变区域造影剂会更慢地回到血管内,从而保持了较高的造影剂浓度。在 T_1WI 图像上,相比于周围正常活性的心肌,病变区域的心肌信号强度明显增高,这种高信号的区域称为 LGE。

依据延迟时间的长短,心肌钆造影剂强化可以分为早期钆造影剂增强(early gadolinium enhancement,EGE)和 LGE。两者的唯一区别在于,静脉注射造影剂后采集时间不同,通常 EGE 的采集时间为注射造影剂后 5min,而 LGE 则在 10min 以上。LGE 常用于识别心肌瘢痕和心肌纤维化。在急性或陈旧心肌梗死的患者中,识别病变的心肌是 CMR 重要的临床应用。由于 CMR 出色的空间分辨率,故 LGE 评估心肌活性相比于其他成像方法更具优势。EGE 可以用于评估微血管阻塞(microvascular obstruction,MVO),在成像时,非 MVO 区域均出现显著的 T_1 信号缩短,在合适的反转时间下,表现为信号增强区域内的信号减低区。需要注意,一段时间后 MVO 区域可以通过邻近的组织被动扩散造影剂,引起 T_1 信号减低。因此 LGE 可能会低估 MVO 的范围。因此,EGE 是 LGE 的重要补充。

(五)CMR 成像平面

心脏大血管本身结构较为复杂,其正常轴向与身体本身所在轴向方向不一致,通常需要进行多个方位不同层面的成像才能准确显示其结构,除常规的轴位、冠状位、矢状位平面以外,尤其在一些复杂的先天性心脏病中,还需要特殊成像平面进行辅助。CMR 具有任意方向切层的能力,操作者可根据具体情况任意选择切层方位,以利于最佳显示心脏解剖结构或病变的细节(图 1-4-1~图 1-4-3)。

1. **四腔心长轴切面** 一般经采集与心脏膈面相平行的层面而得到,也可以通过采集从二尖瓣中点到左心室心尖连线的平面得到。该平面上可以很好地显示四个心房、心室腔,以及房、室间隔,二尖瓣

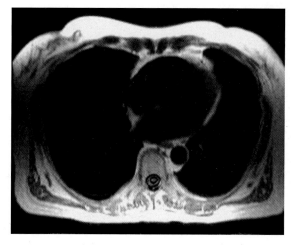

图 1-4-1 轴位横断面心脏正常 MRI 图像(黑血)

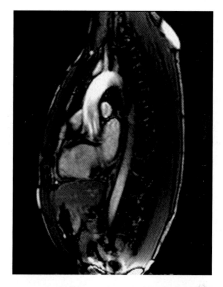

图 1-4-2 矢状位心脏正常 MRI 图像(亮血)

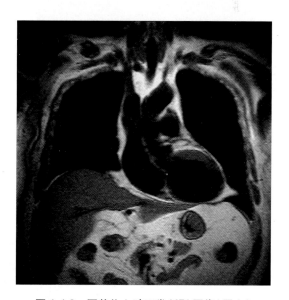

图 1-4-3 冠状位心脏正常 MRI 图像(黑血)

和三尖瓣的观察也以此平面为佳(图 1-4-4)。

2. **左心室垂直长轴切面** 这里指左心室两腔心,横断位图像为定位像采集平行于二尖瓣瓣环中

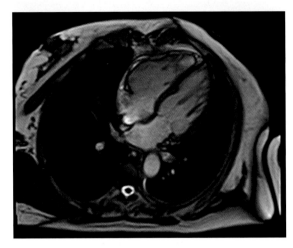

图 1-4-4　四腔心长轴心脏正常 MRI 图像（亮血）

点到左心室心尖连线层面获得。对左心室流入道及二尖瓣显示佳,对左心室功能分析具有一定的价值（图 1-4-5）。

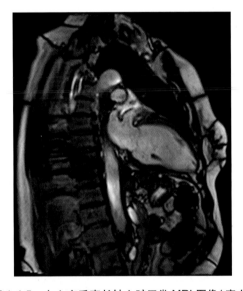

图 1-4-5　左心室垂直长轴心脏正常 MRI 图像（亮血）

3. **左心室流出道长轴切面**　也称为三腔心,经过心尖部,在基底部短轴切面电影图像上连线二尖瓣中点及主动脉瓣中点定位获得。主要显示主动脉根部、左心室、左心房、二尖瓣、主动脉瓣等解剖结构（图 1-4-6）。

4. **左心室短轴切面**　一般在获取其他左心室长轴方向图像后,通过选择与其垂直的层面而得到,该平面能够很好地显示心肌及室间隔诸节段,是评价心功能和室壁节段运动所必需的层面（图 1-4-7）。

5. **肺动脉长轴平面**　通过采集平行于右心室流出道和肺动脉主干的层面获得。将肺动脉长轴和肺动脉汇合部在同一层面上显示。可以为肺动脉狭窄或闭锁提供重要的诊断依据（图 1-4-8）。

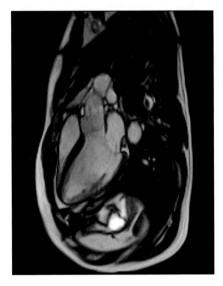

图 1-4-6　左心室流出道心脏正常 MRI 图像（亮血）

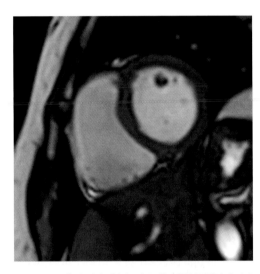

图 1-4-7　左心室短轴心脏正常 MRI 图像（亮血）

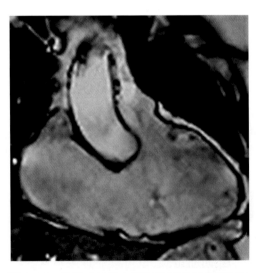

图 1-4-8　肺动脉长轴心脏正常 MRI 图像（亮血）

三、心血管 MRI 新技术

（一）T_1 Mapping 技术及细胞外容积（ECV）

在心脏疾病中，心肌的纤维化是重要的病理过程，也是判断疾病的重要预后指标。在造影剂增强后，由于纤维化区域的毛细血管密度减低而引起造影剂流出减少，从而导致纤维化区域的钆浓度增加，通过反转恢复序列将正常心肌抑制为低信号后，纤维化的部分表现为局部的高信号。故此，钆造影剂延迟强化（late gadolinium enhancement，LGE）可以识别纤维化。但 LGE 依赖纤维化心肌与正常心肌之间的对比，对弥漫纤维化不敏感，不能对纤维化的程度进行定量的评估。

高分辨率纵向弛豫时间定量成像（T_1 mapping）技术可以弥补上述缺陷。T_1 mapping 技术基于反转恢复或饱和脉冲激发，在纵向磁化矢量恢复的不同时间进行信号采集，通过后处理得到定量的 T_1 值。基于反转恢复的 T_1 mapping 序列包括 Look-Locker、MOLLI、shMOLLI 技术；基于饱和恢复脉冲的序列包括 SASHA、MLLSR、SAPPHIRE 技术。

细胞外容积（extracellular volume，ECV）是通过注射钆造影剂前后分别进行 T_1 mapping 扫描，经过血细胞比容（haematocrit，Hct）校正后获得。其计算公式如下：

$$ECV = (1-Hct)(\Delta R1\ 心肌/\Delta R1\ 血液)$$
式 1-4-1

$$\Delta R1 = 1/T_1 pre - 1/T_1 post$$
式 1-4-2

其中 $T_1 pre$ 和 $T_1 post$ 分别为注射造影剂前后的 T_1 值。得到的 ECV 结果可以直接量化纤维化的范围及严重程度。近年来，T_1 mapping 在心血管疾病中的应用范围逐渐扩大，在心肌病、铁沉积、心肌梗死、心力衰竭、先心病和主动脉疾病等方面均有进展。2013 年国际心脏磁共振学会和欧洲心脏学会磁共振工作组共同制定了专家共识，对于 T_1 mapping 和 ECV 技术给予了标准化指导，推进了其向临床的转化（图 1-4-9）。

（二）T_2 mapping

心肌水肿或铁沉积可以引起心肌组织横向弛豫时间改变，横向弛豫时间定量成像（T_2 mapping）技术能够量化组织的 T_2 值，对相关疾病的诊断具有重要的提示作用。常用的 T_2 mapping 技术有三种，包括回波自旋回波序列（multi echo spin echo，MESE）、稳态自由进动序列（steady-state free pression sequence，SSFP）以及梯度自旋回波序列（gradient spin echo se-

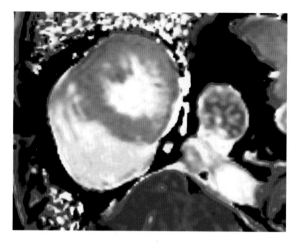

图 1-4-9 左心室短轴切面 T_1 mapping

quence，GRE），其中 GRE 序列成像最为快速、稳定（图 1-4-10）。

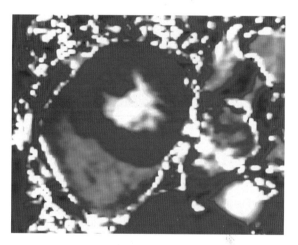

图 1-4-10 左心室短轴切面 T_2 mapping

T_2 值的升高主要与心肌水肿有关，故 T_2WI 黑血序列、早期对比强化（early gadolinium enhancement，EGE）和 T_2 mapping 序列均可以发现心肌水肿。上述集中序列检测心肌水肿的能力并没有差异，但 T_2 mapping 的可重复性最高。但因 T_2 mapping 尚处于研究阶段，目前尚缺少正常与病变心肌之间明确的诊断阈值。

（三）四维血流成像

四维血流成像（4D FLow）可以无创地对心脏和大血管的血流情况进行定性和定量分析。在扫描过程中，其对于三个相互垂直的维度进行编码，并通过扫描获得三个方向相位流速的编码电影。扫描得到的图像经过后处理后，能够动态三维显示心腔和主要动脉内的血流特征，准确测量各个位置的方向、速度、剪切力等重要参数。在先心病、瓣膜病、肺动脉高压及主动脉病变等方向的研究尤其突出。不少研究发现，局部微小的形变可以引起局部血流方式巨大的变化,提示 4D Flow 技术在评估局部的瓣膜病变或狭窄等方面具有巨大作用。但目前 4D Flow 序列扫描时间长,若利用其他采集技术缩短扫描时间,则可对不能耐受扫描或心跳和呼吸不规律的患者具有重要意义(图 1-4-11)。

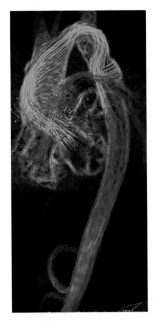

图 1-4-11　主动脉 4D Flow 示意图

(四) 磁共振冠状动脉成像

全心磁共振冠状动脉成像(whole heart MR coronary angiography,WH-MRCA)技术主要采用自由呼吸下的三维稳态自由进动序列(steady state free precession,SSFP),在扫描过程中依靠组织 T_1、T_2 弛豫时间的比值差别、脂肪抑制信号和 T_2 预脉冲来分辨冠状动脉中血液、心肌和心包脂肪信号。其扫描过程具有无创、无电离辐射、无造影剂注射的优点。其中无造影剂增强是 MRCA 相较于冠脉 CTA 的优势之一,但有相关研究发现,造影剂增强的 MRCA 的诊断效能高于非造影剂增强的 MRCA。而且 3.0T 相较于 1.5T 的 MRCA 诊断特异性更高。目前,诊断冠心病的最理想无创方式是冠状动脉 CTA,联合核素心肌显像或 CMR,随着 MRCA 技术不断更新优化,有望于 MR 心肌灌注联合应用与冠心病诊断,做到一次检查中同时获得冠状动脉及心肌活性的信息(图 1-4-12)。

(五) 磁共振特征追踪及心肌应变技术

应变(strain)指物体相对的形变,心肌在心脏不停运动的过程中发生形变。目前,射血分数是临床上最常用的心脏收缩功能的指标,但它也有一定的局限性,其不能分节段反映心肌不同位置的应变,无法对于局部早期的舒张功能受损进行评估,因此心

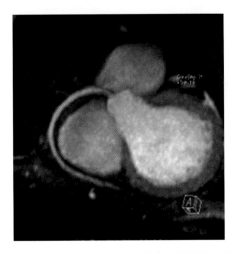

图 1-4-12　磁共振冠状动脉成像(右冠状动脉)

肌应变技术应运而生。

心肌应变技术的基础是磁共振特征追踪,其常采用的技术包括心脏磁共振标记(CMR-tagging)技术和磁共振特征追踪技术(feather tracking CMR)。心肌应变技术对于缺血性心脏病、非缺血性心脏病以及先天性心脏病的诊断、治疗和预后的判断均有独特的价值。但目前还缺乏统一的临床标准,尚未得到完全普及。

四、心血管 MRI 临床应用价值

CMR 优势在于无电离辐射,具有类似超声心动图的任意平面成像能力,而且其多参数、多序列成像能力是任何其他成像方法都无法比拟的。同时,其多参数成像能力,使其具有全面评估心血管结构、功能、心肌灌注的能力。现阶段其最重要的临床价值一是评估心脏结构和功能;二是具有分辨组织特性的能力,特别是结合 LGE 识别纤维化组织的能力,在判断疾病的预后和危险分层中发挥着重要的作用。目前临床常见的 CMR 技术主要用于肉眼可分辨的结构、功能和组织学变化方面。日新月异的 CMR 新技术则能够揭示疾病的早期病理生理变化,将在疾病的早期诊断、预后判断和危险分层中发挥重要指导作用。

第五节　心脏核医学

心脏核医学是核医学中发展最快、应用最广的领域之一,心脏核医学在心肌血流、心肌代谢、心功能测定等方面有着敏感性高,方法简单、准确,定性、定量、定位相结合等优势。心脏核医学是现代心血管疾病诊断与研究的重要手段。随着单光子发射计算机断层扫描(single photon emission computed tomography,SPECT)和正电子发射断层成像(positron emission tomography,PET)的问世,核医学在心血管疾病方面的应用日臻完善,核医学不仅可用于诊断心血管疾病,更重要的是可指导临床治疗、提供危险程度分级和预后评估。

随着科技的进步,材料学的发展,计算机处理速度的加快,核医学的成像设备也有了长足的进步,从最初的 γ 相机逐步发展到目前的数字化 SPECT-CT、数字化 PET/CT。

1. SPECT 主要针对单光子核素示踪剂。在心脏领域,主要进行门控心血池显像测定心功能,心肌灌注显像测定缺血、梗死心肌的范围,诊断冠状动脉病变导致心肌损伤的程度、部位和范围等。

传统 SPECT 由准直器、NaI(TI)晶体、光电倍增管、位置电路、能量电路、显示系统、后处理系统、扫描机架组成。其中准直器、晶体、光电倍增管组成探头,探头可旋转且有单探头、双探头、多探头等不同型号。近年来,也有 CZT 半导体(正 CdZnTe)型的新型 SPECT,用 CZT 半导体取代 NaI(TI)和光电倍增管,可直接将单光子信号转换为数字信号。

SPECT 的工作原理:利用引入人体的放射性核素发出的 γ 射线,经过准直器后经 NaI(TI)晶体产生荧光,荧光光子再经光电倍增管转换为光电子,并将光电子成倍放大,最后被放大的光电子经位置电路和能量电路的整合,产生数字信号,显示在显示系统中,最后经后重建系统进行迭代法,或者滤波反投影法的图像重建得到断层图像。

SPECT-CT:SPECT 图像分辨率较 CT 和 MRI 的分辨率差,有些病灶无法通过 SPECT 图像精确定位,而且 γ 射线穿过人体时经过衰减,需要进行衰减校正提高图像质量。为了准确诊断,并且得到更好的图像,将 SPECT 跟 CT 结合起来,两者轴心一致,且共用一个检查床,在一次检查中就可同时采集到同一部位的 SPECT 图像和 CT 图像,将两者进行图像融合,即可准确定位病灶位置,通过 CT 值得到放射衰减系数也可完成 SPECT 图像的衰减校正。

2. PET PET 与 SPECT 不同,PET 主要针对正电子示踪剂,通过正电子核素发生湮灭辐射后产生的对光子来进行现象显像。PET/CT 在核心脏领域的应用包括①心肌灌注显像,诊断冠状动脉病变所致心肌缺血损伤的程度和位置;②心肌代谢显像,评价存活心肌;③大血管显像,评价大血管炎等。

传统 PET/CT 主要由探测器环(晶体,光电倍增管,高压电源)、电子线路、重建机组、扫描机架(包含

CT 机架)组成。近年来,也有用 SIPM 半导体(Silicon photomultipliers)探测器代替传统光电倍增管的新型 PET/CT 出现,提高了分辨率和灵敏度。

PET/CT 的工作原理:正电子药物注射入人体后,正电子发生湮灭辐射,形成能量相同(511keV)、方向相反的的两个 γ 光子,在探测环探测到 γ 光子的过程中,电子学线路进行电子准直,并标记湮灭辐射发生的位置,从而得到正电子药物的分布情况,经重建机组的重建后得到 PET 图像,最后跟 CT 图像进行融合,并完成衰减校正之后得到最终的诊断图像。

除此之外,近年来 PET/MRI 也逐渐成熟,并开始在临床中应用。

第六节 心血管造影

一、冠状动脉造影

冠状动脉造影(coronary artery angiography,CAG)是诊断冠心病的一种常用而且有效的方法,是一种较为安全可靠的有创诊断技术,现已广泛应用于临床,被认为是诊断冠心病的"金标准"。

冠状动脉造影就是利用血管造影机,通过特制定型的心导管,经皮穿刺入下肢股动脉或桡动脉,然后探寻左或右冠状动脉口并插入,注入造影剂,使冠状动脉显影。这样就可清楚地将整个左或右冠状动脉的主干及其分支的血管腔显示出来。

冠状动脉造影的主要作用是可以评价冠状动脉血管的走行、数量和畸形;评价冠状动脉病变的有无、狭窄严重程度和病变范围;评价冠状动脉功能性的改变,包括冠状动脉的痉挛和侧支循环的有无;同时可以兼顾左心功能评价。在此基础上,可以根据冠状动脉病变程度和范围进行介入治疗;评价冠状动脉搭桥术和介入治疗后的效果;并可以进行长期随访和预后评价。

冠状动脉造影术前需要完成以下准备工作:①导管室应具备一定条件的设备、药品及工作人员;②患者及家属签署同意手术的知情同意书;③术前完善超声心动图、X 线胸片、血生化、三大常规、凝血指标等检查;④备皮;⑤留置针穿刺等。

经桡动脉冠状动脉造影操作步骤:①选择穿刺点,因心血管造影机按照医生站在患者右侧操作设计,故多选择患者右桡动脉,左侧也可进行操作。消毒铺洞巾后取桡骨茎突近心端 1~2cm 桡动脉搏动

最强,走行最直处为穿刺点。②应用 1%~2% 利多卡因 1ml 在穿刺点上方局麻,针尖与皮肤基本平行,以避开浅表静脉并勿触及动脉。穿刺时右手持动脉穿刺针以 30°~60° 斜行刺向桡动脉搏动最强点。③可在桡动脉壁的上方直接穿刺,穿透后壁,再缓慢退针至尾部有动脉血喷出时停止退针,左手固定穿刺针,右手将短导丝插入针内并轻轻向前推送,退针将导丝留于动脉内。④刀刃朝上切开皮肤,送入 5~6F 鞘管。透视在泥鳅导丝引导下将导管经桡动脉-肱动脉-腋动脉-锁骨下动脉,逆行将导管送至升主动脉后退出导丝,其余过程同经股动脉途径冠状动脉造影。也可使用多功能造影导管同时行左、右冠状动脉造影而不必更换导管。

冠状动脉造影术后的常规处理包括以下几点:①监测患者有无不适,注意心电图及生命体征等。②补足液体,防止迷走反射,心功能差者除外。③桡动脉穿刺径路在拔除鞘管后对穿刺点局部压迫 4~6h 后可以拆除加压绷带。股动脉入路进行冠状动脉造影后,可即刻拔管,常规压迫穿刺点 20min 后,若穿刺点无活动性出血,可进行制动并加压包扎,18~24h 后可以拆除绷带开始轻度活动。如果使用封堵器,患者可以在平卧制动后 6h 开始床上活动。④注意穿刺点有无渗血、红肿及杂音,穿刺的肢体动脉搏动情况、皮肤颜色、张力、温度及活动有无异常。⑤术后或次日查血、尿常规,电解质,肝肾功能,心肌酶及心梗三项等。⑥股动脉穿刺的患者第 3 天出院。

二、心导管检查

心导管检查从周围血管插入导管、送至心腔及大血管各处的技术,用以获取信息,达到检查、诊断目的,还可进行某些治疗措施。导管可送入心脏右侧各部及肺动脉,亦可送入心脏左侧各部及主动脉,又可经导管注入造影剂或进行临床电生理检查。右心导管检查将导管从周围静脉插入,送至上、下腔静脉,右心房,右心室及肺动脉等处,在插管过程中,可以观察导管的走行路径,以阐明各心腔及大血管间是否有畸形通道,分别记录各部位的压力曲线,采取各部位的血标本,测其血氧含量,计算心排血量及血流动力学指标。左心导管检查将导管送至肺静脉、左心房、左心室及主动脉各部,观察导管走行途径,记录各部位的压力曲线,采取各部位的血标本,测其血氧含量,计算心排血量及血流动力学指标。

(一)心导管检查所需设备条件及技术要求

1. 导管 现有为诊断用的一次性导管,在尺寸、形状、长度上,以及伴有端孔或/和侧孔等方面,均有很大范围的选择。理想的非预先成形的导管具有能按需要弯曲的柔软性,可"记忆"以保持自身形状,并且有足够的强度使其在被推进时顶端曲度保持完整。在管壁结构中,编织有一微细的金属丝网带,使其旋转操作的可控性得以改善。

2. 导管室的 X 线设备 由 X 线发生器和球管、影像生成系统、机械装置(检查床和 C 型壁等)、控制系统及计算机后处理系统几部分组成。特别是心血管造影检查用的 X 线机,需要在短时间内输出大量 X 线,从而缩短曝光时间,便于快速连续摄影和提高影像清晰度,因此需要 50mA 以上大容量,X 线球管功率在 500kW 以上。如双向同时摄影,则要求 1 000kW 以上的 X 线机或两台 500kW 以上的 X 线机配套,同步摄影。

3. 压力记录系统 外置压力换能器可以用于各心腔及大血管压力的测量。测压时必须保证导管、三通管、压力延长管、换能器的链接严密和通畅。测压取血时需要保持准确、良好的导管头端位置。每次测压前必须重新校零,以避免零点漂移带来的误差。

4. 血气分析仪器 使用血气分析仪器对不同部分的血液标本进行快速血气分析,可以了解是否存在分流性心脏病。

(二)心导管检查观察指标

1. 压力曲线 包括右心房、左心房、右心室、左心室、肺动脉、主动脉、肺小动脉嵌顿压(与左心房及肺静脉压力曲线一致,还可反映左心室的舒张末压)、上下腔静脉的压力曲线(与右心房相似)。

2. 血氧含量及心排血量 腔静脉、右心房、右心室、肺动脉由于血液混合情况不同,血氧含量存在一定程度的生理差异,若超出正常生理差异范围,则说明有动脉血分流到右心系统。这种情况见于各种先天性心脏病。

3. 阻力 测知压力和流量以后,根据流体力学的原理计算阻力。

通过心导管将造影剂快速注射于待观察心腔的局部,将造影剂随心脏收缩、血液播散的影像记录下来,可以分析心脏血管系统某个部位的解剖和功能状况;观察各心腔及大血管的形态、位置和相互连接关系;观察心内与心外缺损、畸形的形态;观察心瓣膜的位置、解剖、活动情况;粗略估计瓣膜狭窄和/或关闭不全的程度;观察心室(特别是左心室)的舒张和收缩运动功能,计算其收缩末期、舒张末期容积,每搏排血量和射血分数。

三、腔内成像技术

腔内成像技术主要包括血管内超声（IVUS）及光学相干断层显像技术（OCT）。IVUS 通过导管技术将微型超声探头送入血管腔内，显示血管横截面图像，从而提供在体血管腔内超声影像。IVUS 能够精确测定管腔、血管直径以及判断病变严重程度及性质，在提高对冠状动脉病变的认识和指导介入治疗方面起了非常重要的作用。目前可用的 IVUS 探头频率为 25～60MHz，既往 IVUS 导管的分辨率为 100～200μm，新型的 IVUS 导管分辨率有进一步的提高。

IVUS 术前应常规肝素化。如无禁忌证，在图像获取前需在冠状动脉内注射硝酸甘油 100～200μg，避免导管诱发的冠状动脉痉挛，并真实反映冠状动脉直径。在可能的情况下，送入导管至病变远端参考血管 10mm 以外后开始回撤。尽量采取自动回撤，以获得病变长度和斑块体积等更多的信息。常用的自动回撤速度为 0.5～1.0mm/s。部分特殊病变可手动回撤，以仔细观察病变。

OCT 是一种实时、在体、高分辨率、无损成像方法。OCT 基于低相干光干涉测量法，从组织样品中散射的光波的时延对应于组织不同深度，因此，通过测量光在靶组织中后向散射光的时延实现分层成像，这类似于超声成像的原理，区别只是用远红外光波代替了声波来测量反射光波的强度，由于光波的传播速度是声波传播速率的 10 倍，无法直接用电学方法测量光波的时延，因此采用 Michelson 干涉仪测量时间延迟。OCT 技术结合了半导体激光技术、光学技术、超灵敏探测技术、信号处理、图像处理等技术，在生物医学及材料科学中有着广泛的应用前景。

高分辨率是其最大优势：OCT 分辨率可达 50μm以下，分辨效果接近组织病理切片水平，并对组织无任何损害，因此它在一些场合有望替代传统的组织病理学检查；OCT 与光镜和电镜下的组织学结构有良好的相关性。

（王怡宁　王　浩　方　纬　侯志辉）

参 考 文 献

1. 郭万学. 超声医学. 6 版. 北京：人民军医出版社，2016.
2. 王新房. 超声心动图学. 5 版. 北京：人民卫生出版社，2016.
3. 姜玉新. 冉海涛，医学超声影像学. 2 版. 北京：人民卫生出版社，2016.
4. 张贵灿. 现代超声心动图学. 福州：福建科技出版社，2009.
5. Garcia FernamdezMA，Zamorano J，Azevedo J. Doppler tissue imaging. AmJ Cardiol，2001，20：33-47.
6. 刘玉清. 心血管病影像诊断学. 合肥：安徽科学技术出版，2000.
7. 刘玉清. 临床心脏 X 线诊断学. 第 2 版. 北京：北京出版社，1985.
8. 陈灏珠. 实用心脏病学. 第 5 版. 上海：科学技术出版社，2016.
9. Boxt L，Abbara S. Cardiac Imaging：The Requisites E-Book. Elsevier Health Sciences，2015.
10. St Noble V，Douraghi-Zadeh D，Padley SP，et al. Maximizing the clinical benefit of high-pitch，single-heartbeat CT coronary angiography in clinical practice. Clin Radiol，2014，69（7）：674-677.
11. Blanke P，Bulla S，Baumann T，et al. Thoracic aorta：prospective electrocardiographically triggered CT angiography with dual-sourceCT--feasibility，image quality，and dose reduction. Radiology，2010，255（1）：207-217.
12. Manna C，Silva M，Cobelli R，et al. High-pitch dual-source CT angiography without ECG-gating for imaging the whole aorta：intraindividual comparison with standard pitch single-source technique without ECG gating. Diagn Interv Radiol，2017，23（4）：293-299.
13. Taslakian B，Latson LA，Truong MT，et al. CT pulmonary angiography of adult pulmonary vascular diseases：Technical considerations and interpretive pitfalls. Eur J Radiol，2016，85（11）：2049-2063.
14. 中华放射学杂志心脏冠状动脉多排 CT 临床应用协作组. 心脏冠状动脉多排 CT 临床应用专家共识. 中华放射学杂志，2011，45（1）：9-17.
15. 戴汝平. 心血管病 CT 诊断学，第 2 版. 北京：人民卫生出版社，2013.
16. 吕滨，蒋世良. 心血管病 CT 诊断. 北京：人民军医出版社，2012.
17. Xu L，Yang L，Zhang Z，Wang Y，et al. Prospectively ECG-triggered sequential dual-source coronary CT angiography in patients with atrial fibrillation：comparison with retrospectively ECG-gated helical CT. Eur Radiol，2013，23（7）：1822-1828.
18. Jia CF，Wang ZQ. Ascending Aortic Elasticity and Related Risk Factors Study on Prehypertension Patients. Am J Hypertens，2017，30（1）：61-66.
19. Caruso D，Eid M，Schoepf UJ，et al. Dynamic CT myocardial perfusion imaging. Eur J Radio，2016，85（10）：1893-1899.
20. Hagspiel KD. Increasing Role of Dual-Energy CT in Noninvasive Vascular Imaging. J Vasc Interv Radiol，2017，28（9）：1267-1268.
21. De Santis D，Eid M，De Cecco CN，et al. Dual-Energy Computed Tomography in Cardiothoracic Vascular Imaging. Radi-

ol Clin North Am,2018,56(4):521-534.

22. Viallon M,Mewton N,Thuny F,et al. T2-weighted cardiac MR assessment of the myocardial area-at-risk and salvage area in acute reperfused myocardial infarction:comparison of state-of-the-art dark blood and bright blood T2-weighted sequences. J Magn Reson Imaging,2012,35(2):328-329.

23. Ridgway JP. Cardiovascular magnetic resonance physics for clinicians:part I. J Cardiovasc Magn Reson,2010,12:71.

24. Finn JP,Nael K,Deshpande V,et al. Cardiac MR imaging:state of the technology. Radiology,2006,241(2):338-354.

25. Biglands JD,Radjenovic A,Ridgway JP. Cardiovascular magnetic resonance physics for clinicians:Part Ⅱ. J Cardiovasc Magn Reson,2012,14:66.

26. Morelli JN,Runge VM,Ai F,et al. An image-based approach to understanding the physics of MR artifacts. Radiographics,2011,31(3):849-866.

27. Havla L,Basha T,Rayatzadeh H,et al. Improved fat water separation with water selective inversion pulse for inversion recovery imaging in cardiac MRI. J Magn Reson Imaging,2013,37(2):484-490.

28. Markl M,Leupold J. Gradient echo imaging. J Magn Reson Imaging,2012,35(6):1274-1289.

29. Oshinski JN,Delfino JG,Sharma P,et al. Cardiovascular magnetic resonance at 3.0 T:current state of the art. J Cardiovasc Magn Reson,2010,7(12):55.

30. Coelho-Filho OR,Rickers C,Kwong RY,et al. MR myocardial perfusion imaging. Radiology,2013,266(3):701-715.

31. Cerqueira MD,Weissman NJ,Dilsizian V,et al. Standardized myocardial segmentation and nomenclature for tomographic imaging of the heart. A statement for healthcare professionals from the Cardiac Imaging Committee of the Council on Clinical Cardiology of the American Heart Association. Int J Cardiovasc Imaging,2002,18(1):539-542.

32. Restrepo CS,Tavakoli S,Marmol-Velez A. Contrast-enhanced cardiac magnetic resonance imaging. Magn Reson Imaging Clin N Am,2012,20(4):739-760.

33. Wildgruber M,Settles M,Kosanke K,et al. Evaluation of phasesensitive versus magnitude reconstructed inversion recovery imaging for the assessment of myocardial infarction in mice with a clinical magnetic resonance scanner. J Magn Reson Imaging,2012,36(6):1372-1382.

34. Jeung MY,Germain P,Croisille P,et al. Myocardial tagging with MR imaging:overview of normal and pathologic findings. Radiographics,2012,32(5):1381-1398.

35. Holloway CJ,Suttie J,Dass S,et al. Clinical cardiac magnetic resonance spectroscopy. Prog Cardiovasc Dis,2011,54(3):320-327.

36. Tyler DJ,Hudsmith LE,Petersen SE,et al. Cardiac cine MR-imaging at 3T:FLASH vs SSFP. J Cardiovasc Magn Reson,2006,8(5):709-715.

37. Cheng AS,Pegg TJ,Karamitsos TD,et al. Cardiovascular magnetic resonance perfusion imaging at 3-tesla for the detection of coronary artery disease:a comparison with 1.5-tesla. J Am Coll Cardiol,2007,49(25):2440-2449.

38. Schuster A,Morton G,Hussain ST,et al. The intra-observer reproducibility of cardiovascular magnetic resonance myocardial feature tracking strain assessment is independent of field strength. Eur J Radiol,2013,82(2):296-301.

第二章 心血管影像解剖与生理

第一节 经胸心脏超声检查

一、经胸超声心脏解剖

经胸超声心动图是以超声扇形切面对心脏进行多角度、多方位探查,根据探头的位置以及角度的不同对心脏进行"切割",以此获得心脏不同系列切面图像,进而了解心脏结构。

(一)胸骨旁系列切面

1. 胸骨旁左心室长轴切面 图像靠近探头处正中为胸壁,从前至后结构依次显示为右心室前壁、右心室、室间隔、左心室、左心室后壁,其中图像右侧可以观察到主动脉根部结构,包括主动脉瓣环、窦部以及窦管交界,主动脉根部后方即左心房。与此同时,该切面可显示二尖瓣,靠近胸壁者为前叶,后方为后叶。最后在图像远场的房室沟切迹处的圆形结构为冠状静脉窦。胸骨旁左心室长轴切面超声图像见图2-1-1。

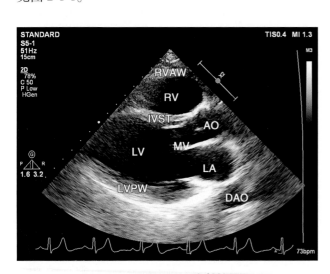

图 2-1-1 胸骨旁左心室长轴切面

2. 胸骨旁大动脉短轴切面 图像中央为主动脉,自12点钟顺时针依次显示为右室流出道、肺动脉瓣、主肺动脉及其分支、左心房、房间隔、右心房以及右心室,同时可以观察到三尖瓣的前叶及隔叶形态,如果仔细检查,在主动脉窦部可以看到两支冠状动脉的开口。胸骨旁大动脉短轴切面超声图像见图2-1-2。

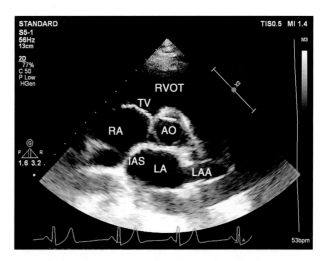

图 2-1-2 胸骨旁大动脉短轴切面

3. 胸骨旁左心室短轴切面 不同水平的左心室短轴的解剖结构不同,在二尖瓣水平及乳头肌水平,左心室自左右心室交界处顺时针依次观察到前壁、侧壁、后壁、下壁、后间隔、前间隔,心尖短轴则分别是室间隔、前壁、侧壁、下壁。右心室在图像右上方呈半月形。二尖瓣水平短轴靠近胸壁的为二尖瓣前叶,后方为后叶,两个瓣叶的内交界位于图像左侧,图像右侧即为外交界。乳头肌水平短轴切面则可观察到右后侧的后内侧乳头肌及左前侧的前外侧乳头肌。胸骨旁左心室短轴切面超声图像见图2-1-3。

(二)心尖区系列切面

1. 心尖四腔心切面 图像近场即为左心室心尖部,图像右侧心腔为左心室和左心房,此处的房室瓣为二尖瓣,图像左侧心腔为右心室和右心房,此处的房室瓣为三尖瓣,三尖瓣主要显示的是室间隔侧

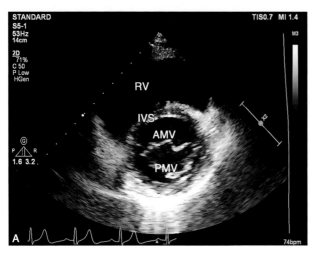
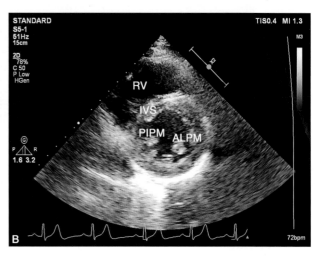

图 2-1-3 胸骨旁左心室短轴切面

A.二尖瓣前后叶;B.乳头肌水平左心室短轴切面,显示两组乳头肌;PIPM:后内侧乳头肌;ALPM:前外侧乳头肌

的隔叶及右室壁侧的前叶。图像远场为左心房顶部,变换图像可以观察到左心房顶部及侧壁的左右肺静脉入口。右心房处可以观察到腔静脉开口。心尖四腔心切面超声图像见图 2-1-4。

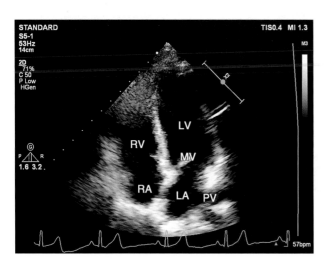

图 2-1-4 心尖四腔心切面

2. **心尖五腔心及三腔心切面** 在四腔心图像基础上,图像中央十字交叉部被左心室流出道和主动脉根部管腔取代,主动脉根部管腔位于左、右心房之间,近侧腔内有主动脉瓣回声。三腔心切面的近场腔室为左心室,远场为左心房,中间即为二尖瓣,二尖瓣旁可以见到左心室流出道及主动脉瓣。心尖五腔心切面超声图像见图 2-1-5,心尖三腔心切面超声图像见图 2-1-6。

(三) 其他区域系列切面

剑突下心房两腔切面:图像近场显示肝脏,尾侧管腔结构即为下腔静脉,最终汇入右心房,此处可见房间隔结构。胸骨上窝主动脉弓长轴切面,图像正中央圆形结构为右肺动脉,升主动脉在右肺动脉左

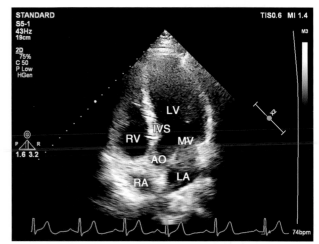

图 2-1-5 心尖五腔心切面

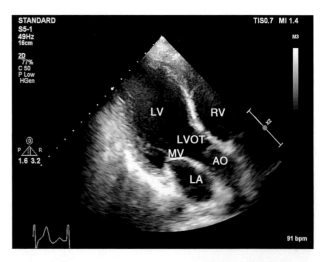

图 2-1-6 心尖三腔心切面

侧上升至切面上方延续为主动脉弓,右侧下降为降主动脉,主动脉弓上方从图像左至右侧分别为头臂干、左颈总动脉、左锁骨下动脉。胸骨上窝主动脉弓长轴切面超声图像见图 2-1-7。

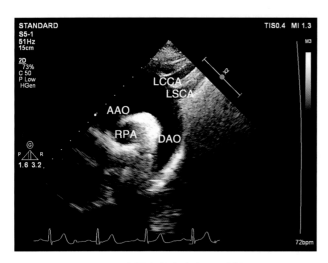

图 2-1-7 胸骨上窝主动脉弓长轴切面
RPA：右肺动脉；LSCA：左锁骨下动脉；LCCA：左颈总动脉

二、经胸超声心脏正常测量值

正常值可参考《超声心动图规范化检测心脏功

能与正常值》。

三、心脏瓣膜评估的正常指标

超声心动图是心脏瓣膜病的首选和主要的影像学检查手段，不仅可显示瓣膜的形态、活动度，还可进行瓣膜功能的定量测定（正常值可参考《超声心动图规范化检测心脏功能与正常值》），对于瓣膜疾病评估的分度指标请详见对应章节。

四、心脏和心室功能评估的正常指标

心脏功能包括舒张及收缩功能两部分，超声心动图是最方便、可重复性很强的方法，评价指标也很多，表中列了临床常用评价心脏功能指标的参考值（表 2-1-1~表 2-1-3）（数据摘自美国超声心动图协会关于心脏功能的诊断指南）。图 2-1-8~图 2-1-10 展示了一部分心脏功能指标测量的超声图像。

表 2-1-1 左心室收缩功能超声心动图正常值

左心室收缩功能指标	正常值	左心室收缩功能指标	正常值
每搏输出量（SV）	35~90ml	射血分数（EF）	≥55%
心输出量（CO）	3~6L/min	峰值射血率（PER）	（3.40±0.67）/EDV/s
心指数（CI）	2~3L/（min·m²）	室壁增厚率（ΔT%）	>30%
射血前期（PEP）	（95.7±11.1）ms	左室内径缩短率（FS）	>30%

每搏输出量（SV）= 左心室舒张末容积（LVEDV）-左心室收缩末容积（LVESV）；心输出量（CO）= SV×心率；心指数（CI）= CO/体表面积；PEF：心电图 Q 波至 M 型超声心动图主动脉瓣开放之间的间期，或心电图 Q 波至脉冲多普勒主动脉瓣开放信号开始之间的间期；射血分数（EF）= SV/LVEDV；室壁增厚率（ΔT%）=（室间隔和左室后壁收缩期厚度-舒张末期厚度）/收缩末期厚度；左室内径缩短率（FS）=（二维超声心动图左心室舒张末期内径-收缩末期内径）/收缩末期内径

表 2-1-2 左心舒张功能超声心动图正常值

测量值	年龄分组/岁			
	16~20	21~40	41~60	>60
IVRT/ms	32~68	51~83	60~88	73~101
E/A 比值	0.98~2.78	0.73~2.33	0.78~1.78	0.60~1.32
DT/ms	104~180	138~194	143~219	142~258
肺静脉 S/D 比值	0.46~1.18	0.34~1.62	0.81~1.61	0.45~2.33
肺静脉 Ar 持续时间/ms	1~144	30~162	82~142	53~173
室间隔 e'/（cm/s）	10.1~19.7	10.1~20.9	7.6~16.8	6.2~14.6
室间隔 e'/a' 比值	2.4	0.6~2.6	0.5~1.7	0.45~1.25
侧壁 e'/（cm/s）	13.0~28.2	14.0~25.6	11.5~20.7	5.9~19.9
侧壁 e'/a' 比值	3.1	0.7~3.1	0.5~2.5	0.1~1.7

IVRT：等容舒张时间，频谱多普勒左心室流出道频谱结束之后，与二尖瓣血流频谱开始之间的距离；E/A 比值：二尖瓣脉冲多普勒 E 峰与 A 峰比值；DT：二尖瓣脉冲多普勒从 E 峰顶点沿下降支作切线交于基线，测量 E 峰顶点到交点的时间；Ar：肺静脉脉冲多普勒 Ar 波；e' 和 a'：组织多普勒的 e' 波和 a' 波的值

表 2-1-3 右心室功能超声心动图参考值

变量	功能异常	变量	功能异常
收缩功能		FAC/%	<35%
TAPSE	<1.6	舒张功能	
心脏做功指数		E/A	<0.8 或>2.1
频谱多普勒	>0.40	E/E'	>6
组织多普勒	>0.55	DT/ms	<120

TAPSE:M 型超声心动图三尖瓣环收缩期位移;FAC:右心室面积变化率;E/A:脉冲多普勒三尖瓣口 E 峰与 A 峰的比值;E':组织多普勒三尖瓣 E 峰值;DT:三尖瓣脉冲多普勒从 E 峰顶点沿下降支作切线交于基线,测量 E 峰顶点到交点的时间

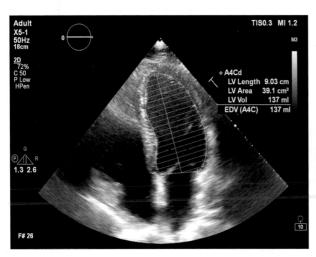
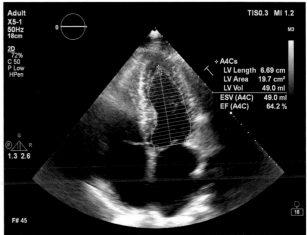

图 2-1-8 左心室收缩功能的射血分数在超声检查中的使用
利用 Simpson's 法描记左心室在舒张末期及收缩末期的心内膜边界,可以计算出 ESV、EDV、EF 等指标

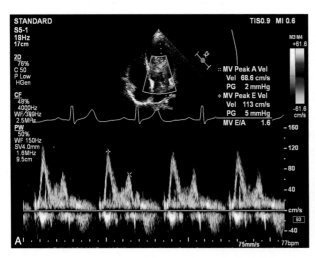
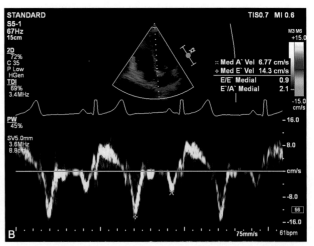

图 2-1-9 左心室舒张功能的指标在超声检查中的使用
A. 利用二尖瓣血流频谱获得的 E/A 值;B. 利用室间隔组织多普勒获得的 e'/a' 比值

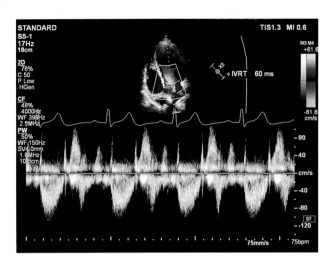

图 2-1-10 左心室舒张功能的指标在超声检查中的使用

等容舒张时间 IVRT 在频谱多普勒中的测量方法,即左心室流出道频谱结束之后与二尖瓣血流频谱开始之间的距离

第二节　X线胸片检查

一、X线胸片心血管影像解剖

正常心脏和大血管位于胸部中央略偏左,是纵隔的主要组成部分。后前位 X 线胸片示心影 1/3 位于胸正中线的右侧,2/3 位于左侧,心尖指向左下,有左、右两个心缘。右心缘分为上、下两段:上段由血管影构成,在儿童和青少年主要为上腔静脉的边缘,随着年龄增长,到成年后升主动脉逐渐突出于上腔静脉边缘外,构成轻微向外膨出的浅弧状阴影,老年人主要由升主动脉构成,并膨凸更加明显,但不超越右心缘的最外界;下段由右心房构成。心缘与横膈夹角称为心膈角。多数人在右侧心膈角处可见到密度更低、边缘模糊的下腔静脉影。左心缘自上而下分为三段:①主动脉结,是主动脉弓降部的投影,表现为密实的圆形阴影,由于该段主动脉为前后走向,与 X 线方向一致,因此基本上反映主动脉的断面,是测量主动脉管径的重要位置;②肺动脉段,也称心腰,主要由肺动脉主干构成,呈较浅的弧状;③左心室段,主要由左心室流出道的侧壁构成,向左肺野内突出,“心尖”一般位于膈面上方。心尖外侧和左侧心膈角可见心包脂肪垫,为密度较低的三角形阴影。在肺动脉段与左心室段之间有一小段为左心耳边缘构成,长度 1~2cm,正常时融合在左心室段内不显影。后前位 X 线胸片见图 2-2-1。

左前斜位显示心前缘自上而下依次为右心房和右心室。右心房段主要由心耳部构成。右心房段上

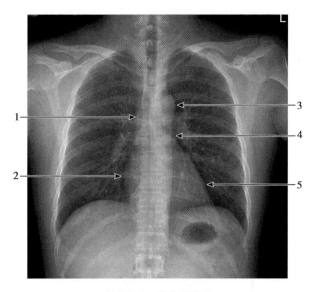

图 2-2-1　胸片后前位

1. 上腔静脉段;2. 右心房段;3. 主动脉结;4. 肺动脉段;5. 左心室段

方为升主动脉,略向前凸上升,随后转向后方移行为主动脉弓。主动脉弓下方是主动脉窗,表现为宽大的透亮区。心后缘自上而下为左心房段和左心室段。左心室段的弧较深,而左心房段较浅。左心房的上缘有左主支气管走行。左前斜位 X 线胸片见图 2-2-2。

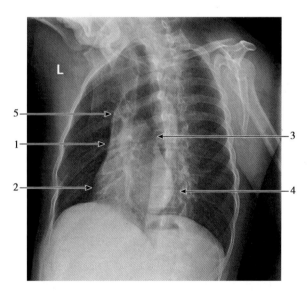

图 2-2-2　左前斜位

1. 右心房;2. 右心室;3. 左心房;4. 左心室;5. 升主动脉

右前斜位显示心后缘的上段为主动脉升弓部后缘、气管和上腔静脉构成。下段由下向上依次为下腔静脉、右心房段及左心房段,左心房段占绝大部分。心前缘自上而下依次为主动脉升弓部、肺动脉、右心室漏斗部、右心室前壁一部分,仅膈上一小部分为左心室心尖部。心脏膈面从前到后为右心室和右

心房,主要为右心室。心前缘和前胸壁之间的三角形透亮间隙,称为心前间隙;心后缘和脊柱间的透亮间隙,称为心后间隙。右前斜位X线胸片(服钡像)见图2-2-3。

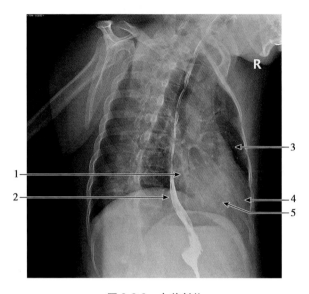

图2-2-3 右前斜位
1. 左心房;2. 食管;3. 升主动脉;4. 左心室;5. 右心室

左侧位显示,心前缘与胸骨紧密相连为右心室前壁;其上方为右心室漏斗部和肺动脉主干前壁;再向上为升主动脉前壁。心前缘与前胸壁之间构成一个尖端向下的三角透亮区,称为胸骨后区。心后缘自上而下为左心房段和左心室段,大部分为左心室。下段斜向前下,与横膈呈锐角,即后心膈角,此角内可见下腔静脉。心脏膈面主要由左心室构成。左侧位X线胸片见图2-2-4。

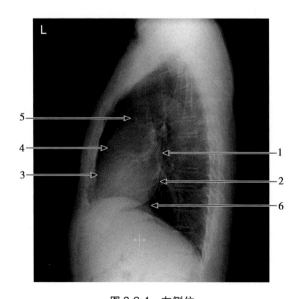

图2-2-4 左侧位
1. 左心房;2. 左心室;3. 右心室;4. 主肺动脉;5. 升主动脉;6. 下腔静脉

二、X线胸片心血管正常测量值

1. 正常心脏形态有很大变异,主要受体型、横膈高度和呼吸幅度因素的影响,其形态大致分为三种类型:

（1）垂位心:正位胸片心影纵轴与水平面的夹角(心轴角)>48°(52~55°),左右心横径比(T1:T2)<2;

（2）斜位心:正位心轴角35~48°,T1:T2≈2;

（3）横位心:正位心轴角<35°(32~35°),左右心横径比(T1:T2)>2。

2. 心胸比测量 心胸比率:心脏远达像上,心影最大横径与胸廓最大横径之比。心影最大横径是指左、右心缘至中线的最大距离之和,胸廓最大横径是指通过右膈顶的胸廓内径。心胸比率正常值是0.50,横位心者不超过0.52。心影轻度增大:心胸比率0.52~0.55;心影中度增大:心胸比率0.56~0.60;心影重度增大:心胸比率>0.60。X线胸片心脏测量见图2-2-5。

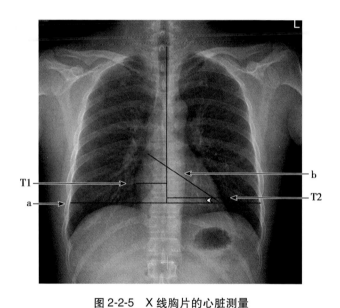

图2-2-5 X线胸片的心脏测量
a. 胸廓最大横径:通过右膈顶的胸廓内径;b. 心脏长轴:右心缘上下两段交界点至心尖的连线;心胸比率:(T1+T2)/a;心轴角:a与b夹角

第三节 心血管CT检查

一、心脏CT正常解剖和测量值

（一）位置形态

心脏位于中纵隔内,胸骨及第2~6前肋后方。心脏大体上有三个面、两个缘:心脏前面,也称胸肋面,朝向左前方,大部分由右心室构成,相当于第2~

6 前肋软骨的水平;心脏后面,主要为左心房构成,朝向右后方;心脏下面,即膈面,大部分由左心室构成,朝向下后方。心脏左缘,主要为左心室,心尖指向左下方;右缘,上段为右心房,下段为右心室。心脏表面:房室沟,为心房和心室的分界;房间沟,为左右心房的分界;室间沟,为左右心室分界。图 2-3-1 显示心脏正面。

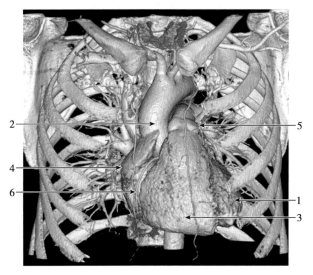

图 2-3-1　心脏 CT 容积再现(VR)图像显示心脏正面
1. 左心室;2. 升主动脉;3. 右心室;4. 右心房;5. 肺动脉;6. 右冠状动脉

(二) 心脏 CT 正常解剖

1. 心腔及房室瓣口解剖

(1) 右心房:形态似四方形,分为前方的右心耳部及后方的腔静脉窦部。右心房的内壁前、后两部以肌性隆起的界嵴为界。界嵴发出梳状肌延伸至右心耳内,呈网状。右心耳呈三角形(图 2-3-2),基底部宽大。上腔静脉开口于右心房的右上方,无瓣膜结构;下腔静脉开口于右心房右下方近房间隔处,开口处前缘有一半月形瓣膜。冠状静脉窦开口位于下

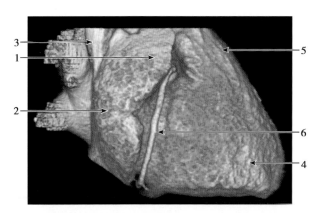

图 2-3-2　心脏 CT 容积再现(VR)图像显示右心房
1. 右心房耳部;2. 右心房静脉窦部;3. 上腔静脉;4. 右心室;5. 动脉圆锥;6. 右冠状动脉

腔静脉与右房室口之间、房室结后方约 5mm 处(图 2-3-2)。

(2) 右心室:似三角形或是烧瓶状。右心室腔分为三部分:流入道、流出道(圆锥部)和窦部。以室上嵴为界,将流入道和流出道隔开,因此肺动脉瓣与三尖瓣无纤维性连接。流出道(圆锥部)上界为肺动脉瓣口,下界为室上嵴,其内壁光整。右心室乳头肌大致分为三组,其中前组乳头肌最为恒定和粗大,后组及隔侧乳头肌较细小。乳头肌顶部发出腱索附着于三尖瓣游离缘。右心室测量:右心室壁厚度约为左心室的 1/3,心底部较厚,心尖部较薄,平均厚度约 4mm。图 2-3-3 显示右心室。

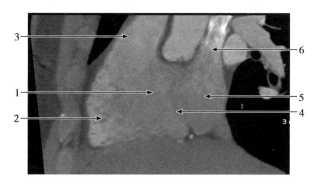

图 2-3-3　心脏 CT 多层面重组(MPR)图像显示右心室
1. 右心室流入道;2. 右心室小梁部;3. 右心室流出道;4. 右房室瓣口;5. 右心房;6. 上腔静脉

(3) 左心房:左心耳位于左心房的左上方,为原始左心房退化而成。其形态大致分为四种:菜花状、鸡翅状、风向标状和仙人掌状。左心耳狭长,基底部窄,耳缘见锯齿状切迹。心房后部有肺静脉汇入。左心房壁平均厚度约为 3mm。图 2-3-4 显示左心房。

(4) 左心室:近似圆锥状,也分为流入道、流出道和小梁部。室壁肌小梁较右心室细腻。左心室有前、后两组乳头肌。左心室室壁厚度约 10mm。图 2-3-5 显示左心室。

(5) 室间隔:将左、右心室隔开。室间隔分为膜部和肌部。

(6) 房间隔:为左、右心房之间的分界,房间隔右心房面有上、下腔静脉开口,左侧近中央卵圆形凹陷,称为卵圆窝;除下缘外,周围有增厚的嵴缘。图 2-3-6 显示房间隔和室间隔。

(7) 房室瓣:右房室瓣为三尖瓣,左房室瓣为二尖瓣。三尖瓣位于右房室口,分别为前瓣、后瓣和隔瓣三个瓣叶,前瓣最大,位于房室口与圆锥部之间;后瓣最小,位于右后侧;隔瓣大部分附着于室间隔,

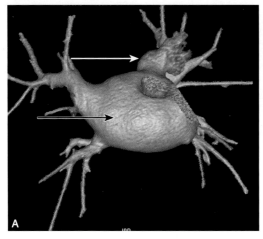
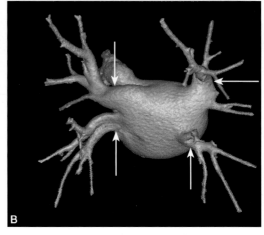

图 2-3-4 心脏 CT 容积再现(VR)图像显示左心房
A. 白箭头示左心房耳部,黑箭头示左心房体部;B. 四个白箭头分别显示四支肺静脉

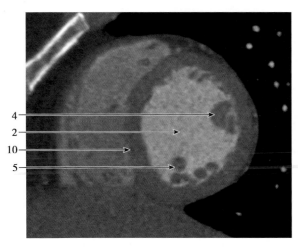
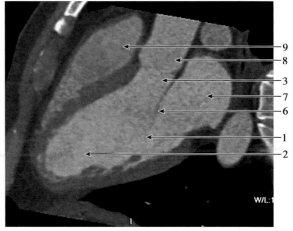

图 2-3-5 心脏 CT 多层面重组(MPR)图像显示左心室
1. 左心室流入道;2. 左心室小梁部;3. 左心室流出道;4. 前组乳头肌;5. 后组乳头肌;6. 二尖瓣前叶;7. 左心房;8. 主动脉窦部;9. 右心室流出道;10. 室间隔

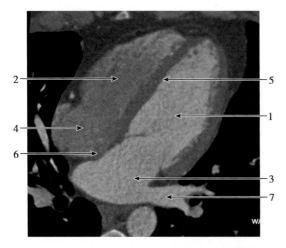

图 2-3-6 心脏 CT 多层面重组(MPR)图像显示房室间隔
1. 左心室;2. 右心室;3. 左心房;4. 右心房;5. 室间隔;6. 房间隔;7. 肺静脉

但其位置低于二尖瓣的附着部。二尖瓣位于左房室口,附着于二尖瓣环上,前瓣较大,位于左房室口的右前方,与主动脉左冠窦和无窦的一部分形成纤维性连接;后瓣较小,位于右后方。图 2-3-7 显示二尖瓣口及三尖瓣口。

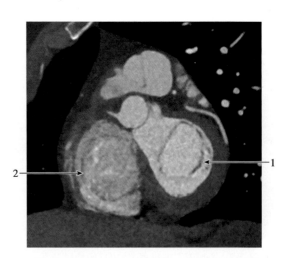

图 2-3-7 心脏 CT 多层面重组(MPR)图像显示二尖瓣口及三尖瓣口
1. 二尖瓣口;2. 三尖瓣口

2. 冠状动脉和冠状静脉

（1）冠状动脉：冠状动脉主要分为左、右冠状动脉，左冠状动脉起自主动脉左冠窦，右冠状动脉起自主动脉右冠窦。通常将冠状动脉人为定义为 16 个节段，国际心血管 CT 协会（SCCT）综合冠状动脉优势型的各种情况，定义为 18 个节段（图 2-3-8）。

1）右冠状动脉（right coronary artery，RCA）：将 RCA 分成 1~4 段。RCA 自主动脉右冠窦发出后，走行于右房室沟，以第一、二转折处为解剖标志，分成 1~3 段，在房室沟与后室间沟的交叉点附近分为后降支（RCA4 段）和左室后支（RCA-PLV 16 段）。右冠状脉主要分支有窦房结支、圆锥支、锐缘支和房室结支。右冠状动脉血液供应窦房结、右心房、右心室、房室结、左心室膈面或后壁一部分，左心室后组乳头肌一部分。

2）左冠状动脉：左主干（left main artery，LM）为 5 段，走行于肺动脉与左心耳之间，一般长度 0.5~2cm，直径 3~5mm，行至前室间沟分为前降支［（left anterior descending artery，LAD），为 6~8 段］和回旋支［（left circumflex artery，LCX），为 11~14 段］，有时可见中间支（ramus intermediate，RI），在两者间发出。窦房结动脉亦可发自左主干或回旋支近段。

3）前降支：自起始部至心尖部末梢分成三段，为 6~8 段。沿前室间沟向前下方走行，绕过心尖至膈面，止于后室间沟的下 1/3 处。它的主要分支有对角支（diagonal branches），其中较粗大的第一、二对角支为 9 段、10 段；左圆锥支、前间隔支。血液主要供应左心房、左心室前壁及右心室前壁和室间隔前 2/3 的心肌和二尖瓣前组乳头肌。

4）回旋支：与左主干呈直角发出，走行于左侧房室沟，多数情况下终止于左室侧缘，部分左优势型冠状动脉，回旋支亦可到达心脏膈面十字交叉处，并发出后降支（LCX-PDA，4 段）和左室后支（LCX-PLV，16 段）。回旋支分成近段（11 段）、第一钝缘支（12 段）、回旋支中段（13 段）、第二钝缘支（14 段）。回旋支主要供应左心房壁、左心室外侧壁的大部、左心室后乳头肌大部及部分前乳头肌。回旋支沿途发出左心房支、房间隔前支、钝缘支。

按照 SCCT 指南推荐，冠状动脉分为 18 段（图

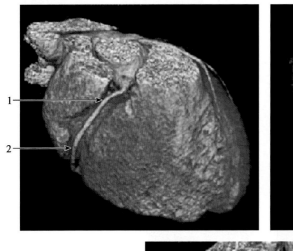
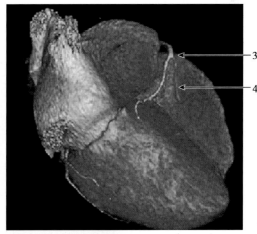
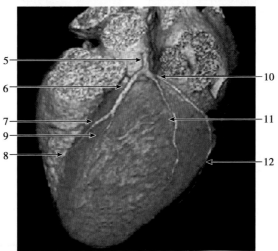

图 2-3-8　心脏 CTA 显示冠状动脉
1. 右冠状动脉近段（RCA1）；2. 右冠状动脉中段（RCA2）；3. 右冠状动脉远段（RCA3）；4. 右冠状动脉-后降支（RCA-PDA4）；5. 左主干（LM5）；6. 前降支近段（LAD6）；7. 前将支中段（LAD7）；8. 前降支远段（LAD8）；9. 对角支（D1）；10. 回旋支近段（LCX11）；11. 第一钝缘支（OM1）；12. 回旋支中段（LCX13）

2-3-8）：

第一段 右冠状动脉近段（RCA1）：右冠状动脉开口至第一转折处；

第二段 右冠状动脉中段（RCA2）：右冠状动脉近段末端至第二转折处；

第三段 右冠状动脉远段（RCA3）：右冠状动脉中段末端至后降支（PDA）开口；

第四段 右冠状动脉的后降支（RCA4）：冠状动脉右优势型时的后降支；

第五段 左主干（LM5）：左主干开口至前降支（LAD）和回旋支（LCX）分叉处；

第六段 前降支近段（LAD 6）：左主干末至第一大间隔支或第一对角支（直径大于1.5mm），以最近者为准；

第七段 前降支中段（LAD 7）：前降支近段末端至心尖部的一半长度；

第八段 前降支远段（LAD 8）：前降支中段末端至前降支末梢；

第九段 第一对角支（D1）：第一对角支（较粗大的对角支）；

第十段 第二对角支（D2）：第二对角支（较粗大的对角支）；

第十一段 回旋支近段（LCX 11）：左主干末端至第一钝缘支（OM1）开口；

第十二段 第一钝缘支（OM1）：横穿左室侧壁的第一支钝缘支（较粗大的）；

第十三段 回旋支中段（LCX 13）：第一钝缘支开口至血管末梢或左后降支（左优势型时）开口；

第十四段 第二钝缘支（OM2）：第二钝缘支（较粗大的钝缘支）；

第十五段 回旋支-后降支（LCX-PDA 15）：回旋支远段，或者后降支（左优势型时，后降支起自左回旋支）；

第十六段 右冠状动脉起源的左室后支（RCA-PLV 16）：左室后支起自右冠状动脉（冠状动脉右优势型时）；

第十七段 中间支（RI 17）：血管起自前降支和回旋支开口分叉处；

第十八段 回旋支-左室后支（LCX-PLV 18）：左室后支起自左回旋支（冠状动脉左优势型时）。

（2）冠状动脉分布类型

右冠状动脉优势型：右冠状动脉于心脏膈面越过后十字交叉，发出后降支和左室后支。绝大多数正常人属于此型（约占88%）。

左冠状动脉优势型：回旋支越过后十字交叉，延

续为后降支和左室后支（约占5%）。

均衡型：回旋支、右冠状动脉各自发出一支后降支或左室后支（约占7%）。

（3）冠状静脉：冠状静脉的血液汇至冠状静脉窦后注入右心房。冠状静脉窦位于心包斜窦下缘心脏膈面的左侧房室沟内，长2~3cm。冠状静脉窦主要收集心脏浅静脉的血液。图2-3-9显示冠状静脉。

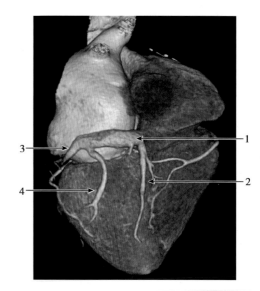

图2-3-9 心脏CT容积再现（VR）图像显示冠状静脉
1. 冠状静脉窦；2. 心中静脉；3. 心大静脉；4. 左室后静脉

1）心大静脉：自心尖起，沿前室间沟上行，再沿左冠状沟至膈面延续为冠状静脉窦。

2）心中静脉：自心尖起，沿后室间沟上行汇入冠状静脉窦末端。

3）心小静脉：走行于右侧房室沟，汇入冠状静脉窦末端，或可单独回流入右心房。

4）左房斜静脉：位于左心房后壁，沿左心房背面斜行汇入冠状静脉窦左端。

5）左室后静脉：起自左心室膈面，汇入冠状静脉窦。

3. **心包** 心包是一个双层纤维浆膜囊结构，分为浆膜层和纤维层，包裹于心脏及起自心脏的大血管根部表面，形态似圆锥状，底部附着于膈肌的中央区域。左心房后壁除外，整个心脏及其发出的大血管根部均有心包包裹。

心包纤维层位于外层，形成一个坚韧、烧瓶状的结缔组织囊。浆膜层则分为脏、壁两层，紧贴心脏和大血管根部表面的浆膜层为脏层，在大血管根部移行为壁层，紧贴纤维心包内面。脏、壁两层之间的潜在腔隙为心包腔，内含15~50ml浆液。心包上方为升主动脉、主肺动脉和上腔静脉；下方与膈肌中心腱紧密相连；前方借胸骨心包韧带与胸骨相连；后方与

纵隔内主支气管、食管、降主动脉、奇静脉相隔。

心包反折处与大血管之间形成一些隐窝,主要包括①心包上隐窝:为心包的向上延伸,沿着主动脉弓向上至第2肋骨与胸骨的交汇处水平;②心包横窦:位于升主动脉、肺动脉主干后方,其背面为上腔静脉、左心房及右肺动脉;③心包斜窦:位于两侧上、下肺静脉之间,下腔静脉左侧,左心房后面,食管及主动脉前面的腔隙;④心包前下窦:心包壁层前部和下部移行处所夹的腔,心包积液先积聚于此。

(三)CT心脏结构和功能测量

CT测量心脏各房室径线、心室功能,在临床工作中受到一定限制。为了CT的数据能够用于计算心功能,需要采集整个R-R间期的数据,这将导致辐射剂量明显增加。CT测量心脏各房室径线、心室功能建议参考心脏MRI的正常值。

二、主动脉CT解剖和测量正常值

主动脉可以分为主动脉根部、升主动脉、主动脉近弓和远弓、降主动脉胸段和腹段。主动脉根部:是主动脉较短的一段,从主动脉瓣环至窦管结合处,主动脉窦位于其内。左、右冠状动脉分别从主动脉窦发出。升主动脉:从窦管结合处至主动脉弓的第一分支。

主动脉弓:广义上包括右无名动脉至动脉导管(成人的动脉韧带)间的部分;其中包括主动脉峡部,即左锁骨下动脉以远至动脉韧带的部分。头臂血管起自主动脉弓,依次分别为右无名动脉、左颈总动脉及左锁骨下动脉(如果是右位主动脉弓,依次分别为左无名动脉、右颈总动脉及右锁骨下动脉)。降主动脉胸段:从动脉韧带至膈肌主动脉裂孔,走行于后纵隔内脊柱左侧。其分支血管包括支气管动脉、食管动脉和肋间动脉。降主动脉腹段:从膈肌主动脉以远至髂总动脉起始分叉部,约在第4腰椎水平分支为髂总动脉,降主动脉腹段主要分支包括腹腔干动脉、肠系膜上动脉、双侧肾动脉、肠系膜下动脉。髂总动脉分为髂外动脉和髂内动脉。

升主动脉管径平均约(33±4)mm,不超过40mm;主动脉近弓平均管径约为(30±0.7)mm,远弓平均管径约为(28±0.7)mm;降主动脉胸段管径平均约为(24±3)mm,不超过30mm。图2-3-10和图2-3-11,显示主动脉根部及余各节段主动脉测量。

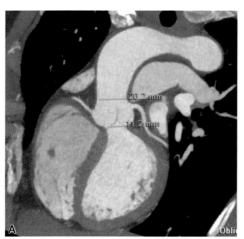
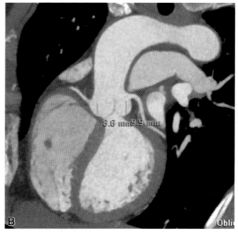
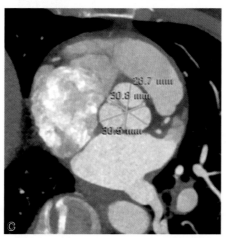

图2-3-10 主动脉根部测量
A.左心室流出道和窦管交界区测量;B.左右冠状动脉至窦底瓣环的距离;C.主动脉窦测量

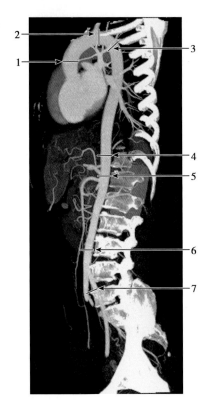

图 2-3-11　主动脉 CTA 多层面重组（MPR）图像显示主动脉测量

1. 升主动脉中段直径；2. 左锁骨下动脉以远主动脉直径；3. 动脉韧带处主动脉直径；4. 膈肌水平主动脉直径；5. 腹主动脉上段直径；6. 腹主动脉远段直径；7. 双侧髂总动脉直径

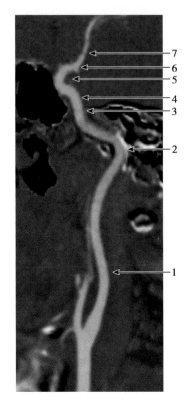

图 2-3-12　颈动脉 CTA

1. 颈段；2. 岩骨段；3. 破裂孔段；4. 海绵窦段；5. 前床突段；6. 眼段；7. 交通段

无名动脉：起自主动脉弓斜向右后上方走行，至右侧胸锁关节上方分为右侧颈总动脉和右侧锁骨下动脉。

颈动脉：分为颈内动脉和颈外动脉。右侧颈总动脉于胸锁关节水平起自无名动脉，也有小部分位于胸锁关节的上方。左侧颈总动脉分为胸段和颈段：从主动脉弓发出至胸锁关节水平为胸段，以远为颈段。颈总动脉斜向头部走行，穿过胸锁关节，到达甲状软骨，约在第 4 颈椎处分为颈内动脉和颈外动脉。颈外动脉起源于甲状软骨水平，止于下颌骨的后部，并分支形成颞浅动脉和上颌骨内动脉。颈内动脉可分为 7 段：颈段，颈动脉分叉至颞骨岩部；岩骨段，走行于颞骨岩部的颈动脉管内；破裂孔段，自破裂孔至岩舌韧带；海绵窦段，出了破裂孔进入海绵窦；前床突段，出海绵窦至硬膜纤维环；眼段，硬膜纤维环至后交通动脉起点；交通段，后交通动脉起点至分叉处。图 2-3-12 显示颈动脉。

左锁骨下动脉：发自主动脉弓，沿胸膜顶内侧，斜过前面达颈根部，在前斜角肌后方，弓形向外跨过第 1 肋骨移行为腋动脉。

腹腔干动脉：起自第 12 胸椎至第 1 腰椎之间的腹主动脉，有三个分支，胃左动脉、肝总动脉和脾动脉。

肠系膜上动脉：通常在腹腔干动脉下方 1cm，第 1 腰椎体前方处发出，其主要分支包括结肠右动脉、结肠中动脉、回结肠动脉等，供应所有小肠、右半结肠和大部分横结肠的血液。

肾动脉：通常在第 1～2 腰椎水平发出肾动脉，一部分（25% 的个体）约在第 12 胸椎至第 2 腰椎水平。

肠系膜下动脉：腹主动脉发出的最下方的内脏动脉，通常位于第 3 腰椎体的前方，其主要分支包括结肠左动脉、乙状结肠动脉和直肠上动脉，供应降结肠、乙状结肠和直肠上段的血液。

三、肺动脉 CT 解剖和测量正常值

主肺动脉：起自右心室，向后上方走行，在升主动脉左侧第 5～6 胸椎水平分为右肺动脉和左肺动脉。主肺动脉完全包裹于心包内。

右肺动脉：于升主动脉和上腔静脉后侧在纵隔内横向穿行，在奇静脉弓下方入肺门。右肺动脉位于右主支气管前方。

左肺动脉：较短，在胸主动脉和左主支气管前方进入肺门。

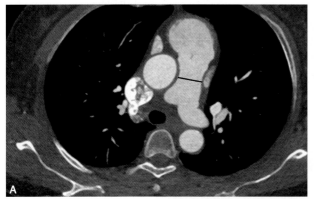
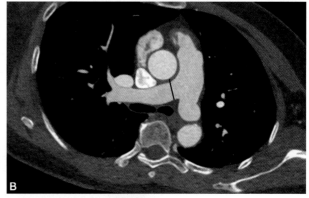
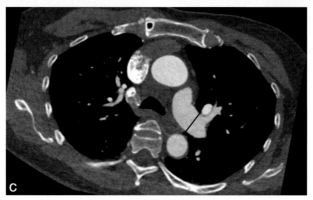

图 2-3-13 肺动脉 CTA 多层面重组(MPR)图像
主肺动脉(A)、右肺动脉干(B)、左肺动脉主干(C)测量

主肺动脉测量:选取主肺动脉最大层面,测量升主动脉与主肺动脉相切点到主肺动脉另一缘的最短距离。右肺动脉主干:选取右肺动脉主干最大层面,测量升主动脉与右肺动脉主干相切点到右肺动脉另一缘的最短距离。左肺动脉主干:选取左肺动脉主干最大层面,测量左上肺静脉与左肺动脉主干相切点到左肺动脉另一缘的最短距离。图 2-3-13 显示主肺动脉及左、右肺动脉主干测量。不同年龄组不同性别正常人主肺动脉及左、右肺动脉主干管径值见表 2-3-1。

四、下肢外周动脉 CT 解剖和测量正常值

股动脉:为髂外动脉的延伸,经腹股沟韧带的深面,通过股三角进入收肌管。分为股深动脉、股浅动脉。股浅动脉是股动脉的直接延续,是下肢主要的供血动脉;股深动脉是股动脉最大的分支,股深动脉又分出旋股外侧动脉和旋股内侧动脉。

腘动脉:股浅动脉出收肌肌腱至腘窝,移行为腘动脉,是连接股浅动脉和小腿动脉的枢纽。

小腿动脉:腘动脉通过腘窝后在小腿分出 3 根主要血管:胫前、胫后和腓动脉。在腘窝下角,腘动脉通常分成两终末支,胫前动脉和胫后动脉。胫前动脉向前穿过骨间膜至小腿前方,沿腓骨内侧下行至足背,穿过伸肌下支撑带成为足背动脉。胫后动

表 2-3-1 不同年龄组不同性别正常人主肺动脉及左、右肺动脉主干管径值

部位	年龄<40 岁	
	男	女
主肺动脉/mm	23.7±1.3	22.3±2.3
右肺动脉/mm	20.0±2.4	18.3±1.6
左肺动脉/mm	19.3±2.3	17.6±1.4
部位	年龄 40~60 岁	
	男	女
肺动脉主干/mm	24.1±2.3	22.8±2.5
右肺动脉/mm	20.1±2.1	18.5±1.4
左肺动脉/mm	19.4±1.6	17.8±1.5
部位	年龄>60 岁	
	男	女
肺动脉主干/mm	26.2±2.8	24.1±1.3
右肺动脉/mm	22.1±1.6	20.4±2.8
左肺动脉/mm	21.2±2.4	19.5±2.3

脉主干经内踝后方进入足底,起始处发出腓动脉。胫后动脉在小腿后部下行在内踝的后面到达踝部并延伸至足底。腓动脉由胫腓干发出后向下至外踝上 5cm 处分出穿通支,分别与胫前动脉和胫后动脉交通。

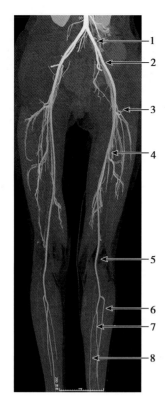

图 2-3-14 下肢动脉 CTA 最大密度投影（MIP）图像

1. 髂总动脉；2. 髂外动脉；3. 股动脉；4. 股浅动脉；5. 腘动脉；6. 胫前动脉；7. 腓动脉；8. 胫后动脉

足动脉：胫前动脉移行为足背动脉。行于足背内侧踇长伸肌腱和趾长伸肌腱之间，经第 1、2 跖骨间隙至足底。图 2-3-14 显示下肢动脉。

第四节 心脏 MRI 检查

一、心脏 MRI 正常解剖和测量值

（一）心脏 MRI 正常解剖

心脏与人体长轴夹角约为 45 度，通常以人体长轴为中心的扫描平面（轴位、矢状位、冠状位），不利于识别心脏正常的解剖结构，因此需要以心脏的轴线进行平面扫描。标准层面命名见图 2-4-1。

标准轴位定位像（A），以二尖瓣中点到左心室心尖连线进行扫描，得到左心室两腔心图像（B）；左心室两腔心为定位像，以二尖瓣中点至左心室心尖连线扫描，得到四腔心图像（C）；四腔心为定位像，垂直于室间隔左室长轴平面进行扫描，得到左心室短轴图像（D）。

心肌节段采用美国心脏协会（AHA）推荐的 17 节段法。选取左心室二尖瓣口水平、乳头肌水平和心尖水平 3 个短轴图像，将左室短轴分别平分 6/6/4

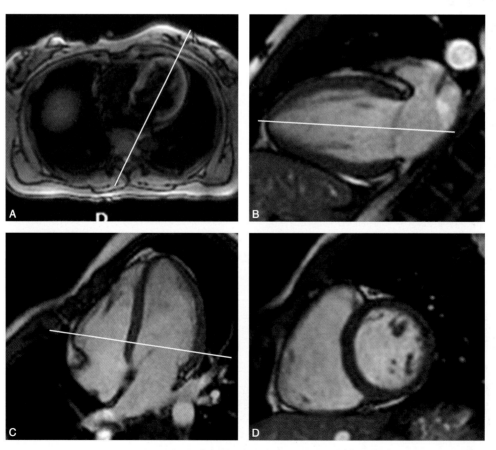

图 2-4-1 心脏磁共振标准扫描平面及命名

A. 标准轴位定位像，沿白线进行扫描（二尖瓣中点至左室心尖连线）得到 B 图；B. 左心室两腔心，沿白线扫描得到 C 图；C. 四腔心，沿白线垂直于室间隔扫描得到 D 图；D. 左心室短轴位

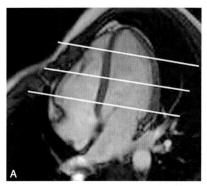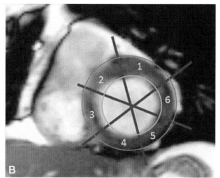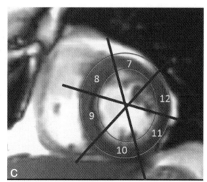

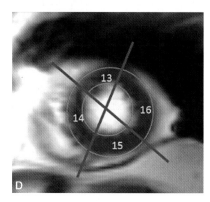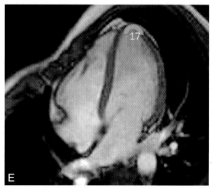

图 2-4-2　心脏磁共振心肌节段及命名

A.标准四腔心图像定位,左心室二尖瓣水平、乳头肌水平及心尖水平采集 3 个短轴位图像;B. 二尖瓣水平短轴位(左心室基底段),按逆时针方向分成:1. 前壁;2. 前间隔壁;3. 下间隔壁;4. 下壁;5. 下侧壁;6. 前侧壁;C.左室乳头肌水平短轴位(中段),按逆时针方向分成:7. 前壁;8. 前间隔壁;9. 下间隔壁;10. 下壁;11. 下侧壁;12. 前侧壁;D.左室心尖短轴位(心尖段),按逆时针方向分成:13. 前壁;14. 间隔壁;15. 下壁;16. 侧壁;E.四腔心;17. 心尖

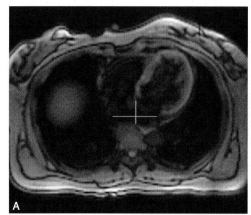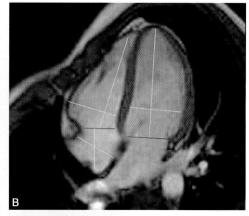

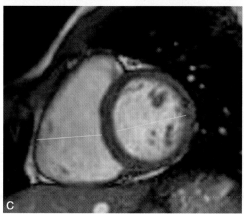

图 2-4-3　心脏磁共振心腔测量

A.左心房测量;B.左心室、右心房、右心室测量;C.左、右心室短轴位心室横径测量

段,17 段为心尖段。各段命名见图 2-4-2。

（二）心脏各房室腔径线测量

1. 左心房　选取左心房最大层面,测量最长径（左右径,RL）及垂直于长径的短径（前后径,AP）。

2. 右心房　垂直于三尖瓣口连线中点至右心房后壁的距离为前后径,右心房侧壁垂直于房间隔的垂线距离为左右径。

3. 四腔心（左心室最大）层面,左、右心室心尖分别至二尖瓣、三尖瓣瓣口连线的距离为左、右心室长轴径。

4. 左、右心室横径　垂直于左、右心室长轴径的左右心室腔的最大距离。

5. 左心室短轴横径　选取左心室短轴位,左心室中段乳头肌水平,做前后组乳头肌连线,过该线中点做垂线;左心室短轴横径的延长线为右心室短轴横径。测量方法见图 2-4-3。不同性别心脏各房室腔正常参考值见表 2-4-1。

正常人行 3.0T MRI 心脏采集,得到的数据调入专业后处理软件,通过软件自动识别和手动修改相

表 2-4-1　不同性别心脏各房室腔正常参考值

	男性	女性
左心房前后径/mm	29.8±8.7	27.2±5.4
左心房左右径/mm	54.4±9.1	52.5±7.5
右心房左右径（垂直房间隔）/mm	36.9±5.4	35.0±5.9
右心房前后径（垂直三尖瓣口）/mm	42.1±6.7	39.4±5.7
舒张末短轴左心室横径/mm	50.5±5.0	48.4±5.3
舒张末短轴右心室横径/mm	27.2±4.7	25.5±4.7
舒张末四腔心左心室横径/mm	47.0±4.8	45.0±4.5
舒张末四腔心右心室横径/mm	37.3±6.4	35.1±5.8
舒张末左心室长轴径/mm	90.0±6.6	82.4±6.2
舒张末右心室长轴径/mm	82.1±8.8	75.3±7.9
收缩末左心室长轴径/mm	71.8±7.6	65.8±6.0
收缩末右心室长轴径/mm	59.9±8.4	55.3±7.8

结合,确定从心底至心尖舒张末期和收缩末期左、右心室心内膜和心外膜边界,软件将自动计算出左、右心室心功能参数（图 2-4-4）:舒张末期容积、收缩末期容积、每搏输出量、射血分数、心输出量和心肌质量等,相应参数的正常参考值见表 2-4-2。

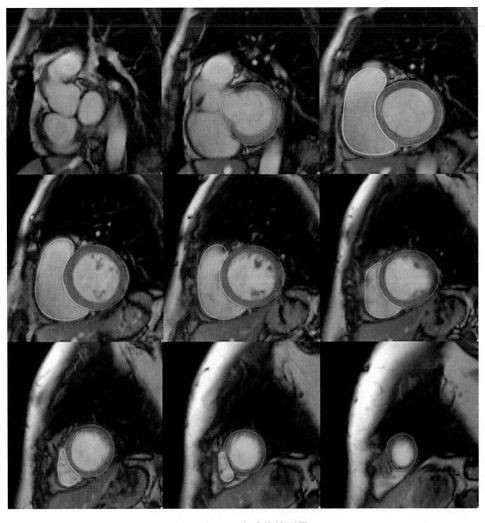

图 2-4-4　心室功能的测量

表 2-4-2　不同性别、不同年龄组正常人心脏 MRI 参数参考值

	男性	
	<60 岁	≥60 岁
左心室舒张末期内径/mm	53.2±4.6(44.0~62.4)	53.4±5.4(42.7~64.3)
左心室收缩末期内径/mm	34.3±3.0(28.3~40.3)	33.9±3.2(27.5~40.3)
左心室舒张末期容积/ml	129.3±18.4(92.5~166.1)	129.7±19.4(90.9~168.5)
左心室收缩末期容积/ml	46.4±11.0(24.4~68.4)	45.4±9.8(25.8~65.0)
左心室质量/g	89.6±13.7(62.2~117.0)	87.8±18.5(50.8~124.8)
前间隔壁厚度/mm	9.5±1.7(6.1~12.9)	10.5±1.9(6.7~14.3)
左心室下侧壁厚度/mm	7.2±1.1(5.0~9.4)	7.1±1.4(4.3~9.9)
左心室舒张末期容积指数/(ml/m²)	75.5±8.2(59.1~91.9)	78.6±12.3(54.0~103.2)
左心室收缩末期指数/(ml/m²)	27.1±5.7(15.7~38.5)	27.5±5.8(15.9~39.1)
左心室标化质量/(g/m²)	52.1±6.3(39.5~64.7)	54.4±11.1(32.2~76.6)
左心室每搏输出量/ml	82.9±11.9(59.1~106.7)	84.2±13.3(57.6~110.8)
左心室输出量/(L/min)	6.3±1.0(4.3~8.3)	5.9±1.0(3.9~7.9)
左心室射血分数/%	64.3±5.3(53.7~74.9)	65.1±4.7(55.7~74.5)
右心室舒张末期容积/ml	128.7±23.4(81.9~175.5)	125.2±18.5(88.2~162.2)
右心室收缩末期容积/ml	51.6±11.0(29.6~73.6)	51.5±7.5(36.5~66.5)
右心室舒张末期容积指数/(ml/m²)	75.0±11.2(52.6~97.4)	76.0±12.6(50.8~101.2)
右心室收缩末期容积指数/(ml/m²)	29.8±5.6(18.6~41)	31.2±6.1(19.0~43.4)
右心室每搏输出量/ml	77.3±16.7(43.9~110.7)	74.0±13.4(47.2~100.8)
右心室射血分数/%	60.5±4.9(50.7~70.3)	58.9±3.8(51.3~66.5)
右心室/左心室舒张末期容积比	1.00±0.12(0.76~1.24)	0.97±0.09(0.79~1.15)
	女性	
	<60 岁	≥60 岁
左心室舒张末期内径/mm	50.5±3.6(43.3~57.7)	48.4±5.1(38.2~58.6)
左心室收缩末期内径/mm	31.6±3.4(24.8~38.4)	29.8±4.5(20.8~38.8)
左心室舒张末期容积/ml	106.4±13.9(78.6~134.2)	95.8±16.1(63.6~128.0)
左心室收缩末期容积/ml	35.7±8.0(19.7~51.7)	30.9±7.8(15.3~46.5)
左心室质量/g	67.2±8.8(49.6~84.8)	67.6±11.0(45.6~89.6)
前间隔壁厚度/mm	8.0±1.4(5.2~10.8)	9.0±1.9(5.2~12.8)
左心室下侧壁厚度/mm	6.0±1.1(3.8~8.2)	6.1±0.9(4.3~7.9)
左心室舒张末期容积指数/(ml/m²)	70.6±8.8(53.0~88.2)	65.1±8.6(47.9~82.3)
左心室收缩末期指数/(ml/m²)	23.6±5.0(13.6~33.6)	21.0±4.5(12.0~30.0)
左心室标化质量/(g/m²)	44.5±4.9(34.7~54.3)	46.2±5.5(35.2~57.2)
左心室每搏输出量/ml	70.7±9.2(52.3~89.1)	64.0±10.1(43.8~84.2)
左心室输出量/(L/min)	5.1±0.7(3.7~6.5)	4.5±0.9(2.7~6.3)

续表

	女性	
	<60 岁	≥60 岁
左心室射血分数/%	66.7±5.1(56.5~76.9)	67.8±4.2(59.4~76.2)
右心室舒张末期容积/ml	99.3±16.7(65.9~132.7)	81.9±11.9(58.1~105.7)
右心室收缩末期容积/ml	37.0±7.5(22.0~52.0)	31.1±6.6(17.9~44.3)
右心室主张末期容积指数/(ml/m²)	66.2±10.9(44.4~88.0)	56.2±6.4(43.4~69.0)
右心室收缩末期容积指数/(ml/m²)	24.5±4.7(15.1~33.9)	21.3±4.0(13.3~29.3)
右心室每搏输出量/ml	62.4±10.6(41.2~83.6)	50.8±8.6(33.6~68.0)
右心室射血分数/%	62.9±3.5(55.9~69.9)	62.2±5.6(51.0~73.4)
右心室/左心室舒张末期容积比	0.93±0.10(0.73~1.13)	0.86±0.11(0.64~1.08)

二、心脏 MRI 参数成像的正常值

自旋回波(SE)序列上血池内存在血流流空现象,呈现低信号或无信号;而血管壁或心室壁产生信号,使得心脏形态和解剖有较好的对比。SE 序列是心脏肿瘤和心包疾病的首选成像序列。T_1、T_2 正常参考值见表 2-4-3。

表 2-4-3 不同场强下心脏 MRI SE 序列 T_1、T_2 正常参考值

参数	1.5T	3.0T
T_1/ms	950±21	1159±41
T_2/ms	59±4	45±3
T_2*/ms	36±5	23±2

钆造影剂延迟强化(late gadolinium enhancement,LGE):进行延迟增强检查使用的造影剂为顺磁性钆螯合物,缩短 T_1 弛豫时间,临床上最常用的为 Gd-DTPA(二乙烯三胺五乙酸-钆)。它为非特异性细胞外造影剂,进入血池后可通过毛细血管内屏障弥散至细胞外间隙,但不能进入细胞膜完整的细胞内。

心肌延迟强化的机制目前尚不完全明确,较为广泛接受的观点有两种:

1. 心肌细胞膜破坏 该理论认为,心肌细胞膜发生破裂,屏障消失,钆进入细胞内,使钆的分布空间增大(分布容积),排空延迟造成延迟期强化。

2. 心肌细胞外间隙扩大 该理论认为,当心肌胶原纤维间隙较正常心肌细胞外间隙明显增宽时,钆造影剂在细胞外分布容积增加,同样会导致造影剂排空延迟,也表现为延迟期扫描的强化。

虽然心肌 LGE 的机制尚存在争议,但延迟强化的区域均代表了存在心肌梗死或是心肌纤维化的区域。通常情况下,比正常心肌信号强度高 3~6 个标准差的区域,可被认为是延迟强化的区域。

三、心脏 MRI 新技术成像的参数

以 3.0T 磁共振扫描仪为例,列举不同厂家 T_1-mapping 和 4D-flow 扫描的相关参数,如表 2-4-4、表 2-4-5。

表 2-4-4 不同厂家 T_1-mapping 扫描相关参数

	T_1-mapping	
	西门子	飞利浦
重复时间(TR)/ms	2.6~2.7	2.6
回波时间(TE)/ms	1~1.1	1.03
翻转角(Flip angle)/度	35	35
层厚/mm	8~10	8
重建圆径/mm	320~340	340
像素值/(mm×mm)	1.9×1.3	2.0×2.6
反转时间(TI)/ms	120~200	150
加速度因子(acceleration factor)	2	2

表 2-4-5 不同厂家 4D-flow 扫描相关参数

	主动脉 4D-Flow		
	通用电气	西门子	飞利浦
重复时间(TR)/ms	6.4~6.7	47.2	3.4
回波时间(TE)/ms	2.2	2.78	2.1
翻转角(flip angle)/度	20~22	8	8
层厚/mm	1.25	1.8	2.5
速度编码(VENC)	150	150~250	150~250
重建圆径/mm	320~340	340	320~240

第五节 心脏核医学检查

一、SPECT 心肌灌注显像的原理和正常图像

正常心肌细胞具有选择性摄取某些特定放射性核素标记化合物（显像剂）的能力。如当前临床通用的心肌灌注显像剂[99]mTc-MIBI、[99]mTc-tetrofosmin 等。心肌对其摄取量主要取决于局部心肌血流量（myocardial blood flow，MBF）。通过向人体内注入心肌灌注显像剂，并在体表应用单光子发射计算机断层（SPECT）等成像设备采集相关信息，并进行重建处理，即可得到心肌血流灌注断层影像。

正常的心肌可以均匀地摄取心肌灌注显像剂（图 2-5-1）。而当冠状动脉狭窄或阻塞导致心肌缺血或坏死时，心肌对显像剂的摄取相应地减少或不摄取。一般来说，即使冠状动脉存在明显的狭窄，在静息状态下，也不至于引起心肌缺血；在运动试验时，正常的冠状动脉血流量可增加 2～3 倍，而狭窄的冠状动脉不能随生理负荷增加的需要，相应增加心肌血流量，从而造成心肌氧供的不足。这时，心肌灌注显像则显示局部心肌放射性稀疏或缺损。基于此原理，通过对比心肌灌注显像负荷（stress）试验状态下（运动负荷或药物负荷）的 MBF 与静息（rest）状态下的 MBF，即可反映心肌缺血/心肌梗死的有无，以及心肌缺血/心肌梗死的范围和程度。

二、PET 心肌代谢显像的原理和正常图像

心肌细胞因缺血的程度、速度与持续时间，以及缺血心肌有无再灌注和侧支循环血液供应，最终可出现三种情况，即顿抑心肌、冬眠心肌和梗死心肌。顿抑心肌和冬眠心肌均属于"存活心肌"，尽早行血运重建术恢复其血液供应，则可改善和恢复心室局部及整体功能，并改善患者的长期预后。因此，在临床实践中，如果能及时改善和恢复冠状动脉血流，阻止心肌细胞从可逆性损伤向不可逆性损伤发展，是治疗的关键。而准确、无创性地鉴别存活心肌和梗死心肌对临床治疗方案的制订、再血管化治疗适应证的选择、估测疗效和判断预后有着极其重要的临床意义。

正电子发射断层成像（positron emission tomography，PET）被广泛应用于临床评价"存活心肌"。放射性核素[18]F-FDG（氟代脱氧葡萄糖）是 PET 心肌葡萄糖代谢显像使用最为广泛的显像剂，由于它可被正常存活的心肌细胞摄取，在心肌细胞内被磷酸化成[18]F-FDG-6-磷酸，不再进一步地进行葡萄糖分解代谢，所以可在心肌细胞内稳定地存在，并且其蓄积

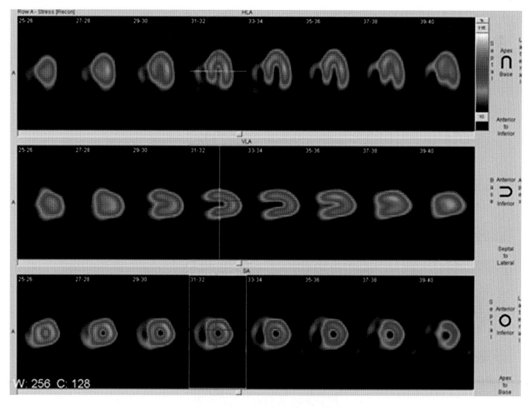

图 2-5-1 正常心肌灌注显像
左心室腔无扩大，心室壁各节段心肌放射性分布均匀

量与心肌对葡萄糖的转运和磷酸化成正比。基于此原理,在体外通过 PET 显像,可探测心室壁心肌细胞对¹⁸F-FDG 的摄取程度,通过对比心肌血流灌注水平和心肌代谢水平即可检测心肌细胞是否存活。心肌血流灌注减低而¹⁸F-FDG 摄取正常,被定义为灌注代谢"不匹配",标志着心肌存活。而心肌血流灌注减低,¹⁸F-FDG 摄取亦减低,标志着心肌细胞不再存活。此方案被公认为评估存活心肌的"金标准"(图2-5-2、图 2-5-3)。

三、心肌断层显像断面和心肌节段的划分

成像设备对放射性影像数据采集完成后,需对

原始图像数据进行重建处理,得到三维断层图像,以便消除周围脏器组织对心肌影像的重叠或遮挡,提高对小病变的检出率,同时可对病变的心肌灌注或代谢状况做出定量分析,提高诊断的灵敏度和准确性。

心脏专用软件按左心室长、短轴方向进行重建依次得到心肌短轴图像、垂直长轴图像和水平长轴图像(图 2-5-4)。并按 17 个节段进行划分,即可确定冠状动脉分支供血的左心室壁细分区域(图 2-5-5),还可以进行定量诊断。如通过心肌灌注定量分析软件 QPS,可以得到总负荷评分(SSS)及总差异评分(SDS)等指标,对灌注异常进行半定量分析,

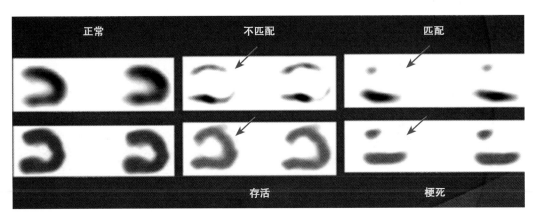

图 2-5-2　PET 心肌代谢显像检测存活心肌原理示意图

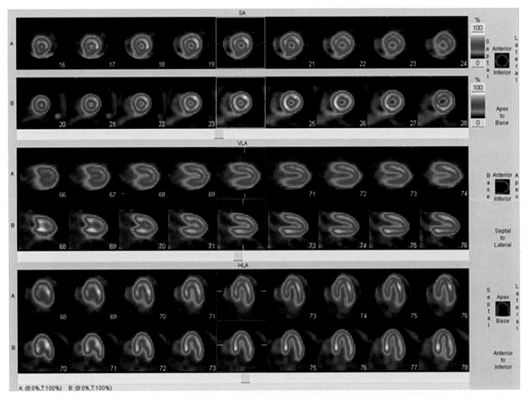

图 2-5-3　正常心肌代谢图像

A. 静息心肌灌注图像;B. PET 心肌代谢图像。左室壁心肌各节段对⁹⁹mTc-MIBI 及¹⁸F-FDG 摄取正常、分布均匀

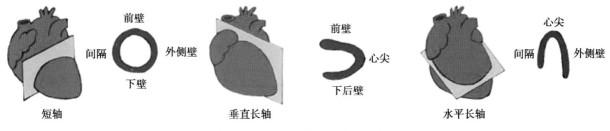

图 2-5-4　心肌显像断层重建示意图

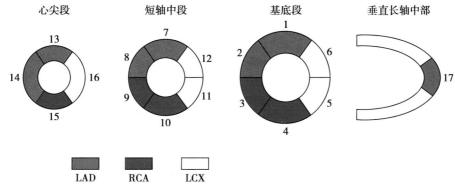

图 2-5-5　左心室壁心肌节段划分示意图

1. 前壁基底段　2. 前间隔基底段　3. 后间隔基底段　4. 下壁基底段　5. 后侧壁基底段
6. 前侧壁基底段　7. 前壁中段　8. 前间隔中段　9. 后间隔中段　10. 下壁中段　11. 后侧壁中段　12. 前侧壁中段　13. 前壁心尖段　14. 间隔心尖段　15. 下壁心尖段　16. 侧外壁心尖段　17. 心尖部

可以更客观地表达灌注不足或可逆性缺损的范围和程度。

第六节　心导管和心血管造影检查

一、左、右心导管检查正常表现和测量值

（一）压力测定

1. 主动脉的压力与血压相同（各心腔及血管腔内正常压力值见表 2-6-1）。

表 2-6-1　各心腔及大血管正常压力值（单位：mmHg）

部分	收缩压	舒张压	平均压
上腔静脉	—	—	3~6
下腔静脉	—	—	5~7
右心房	4~6	0~2	2~4
右心室	15~30	5~10	15
肺动脉	15~30	5~10	10~18
肺毛细血管楔压	—	—	5~12
左心房	5~10	0~3	4~8
左心室	80~130	5~10	90~120
主动脉	80~130	60~80	100~120

2. 压力曲线

（1）心房压力曲线

1）右心房压力曲线：正常右心房压力曲线包括 3 个波峰和 2 个波谷。3 个波峰即 a 波（心房收缩波）、c 波（房室瓣关闭波）、v 波（心房充盈波）；2 个波谷即 x 波谷（心室收缩凹陷）、y 波谷（三尖瓣开放），曲线下垂或形成切迹。

2）左心房压力曲线：基本类似于右心房压力曲线，因左心房收缩时间略迟于右心房，较右心房压力曲线开始晚。

（2）心室压力曲线

1）右心室压力曲线：右心室压力曲线呈高原型压力曲线，即曲线的上升和下降均较迅速，分别由心室的等容收缩和等容舒张引起，右心室向肺动脉大量喷血形成曲线顶峰。曲线上升支有 2 个切迹，依次为三尖瓣关闭、肺动脉瓣开放所致。

2）左心室压力曲线：形态与右心室压力曲线相似，只是收缩压较高，小切迹不明显。

（3）腔静脉压力曲线：上、下腔静脉压力曲线与右心房压力曲线基本相同，唯较心房 a、v 波出现稍迟。

（4）肺动脉压力曲线：上升迅速，下降平稳，并不达到零点水平。在升支中，可因血液射入肺动脉

产生振动而形成升支切迹,肺动脉瓣关闭可在降支形成一复波切迹。

（5）肺动脉楔嵌压压力曲线:心导管深插至嵌入肺小动脉内所记录的压力曲线,形态类似于左心房压力曲线,但各波出现时间稍迟,幅度较小。该曲线能间接反映左心房内的压力变化。

（6）主动脉压力曲线:同肺动脉压力曲线大体一致,但压力较肺动脉高,升支切迹和复波切迹较明显。

（二）血氧测定

右心导管常规采血部位:上、下腔静脉,右心房上、中、下部,右心室流入道、中部、流出道,肺动脉主干、左肺小动脉、右肺小动脉,以及股动脉。正常情况下,上、下腔静脉之间,以及心房各部因回纳有不同部位的静脉血,如脑、心脏的静脉回流血含氧量极低,故从上游到下游静脉血氧含量有渐渐下降的趋势。有时由于来自上游的血流尚未充分混合,导管

抽到血液层流,使此规律出现某些轻微变化。如右侧心腔某部位血氧含量突出增加,超过序列血标本血氧含量的正常变异范围,为左向右分流的证据。

二、左、右心室造影正常表现和测量值

左心室造影采用双斜位投照(图2-6-1),右心室造影采用正侧位投照(图2-6-2)。根据AHA分类方法,左心室造影可将左心室分为7个节段,其中右前斜位左心室造影分为5段,左前斜位分为2段。第一段为前基底段:左心室前侧壁,为左心室高位前侧壁的一部分。此部分心肌的血供主要来源于,对角支和回旋支近段的分支。由于处于冠状动脉高位支配区,发生缺血的概率较低。第一段的室壁运动异常伴有左心室收缩力低下,表明左冠状动脉近段有重度狭窄。第二段为前侧段:包含左心室前侧壁大部分。血供主要来源于,前降支中段的分支血管和对角支。该区运动异常多由于前降支近段和对角支

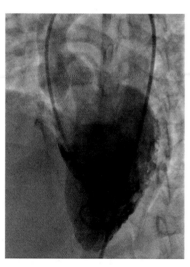
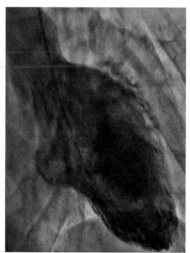

图 2-6-1　左心室双斜位造影

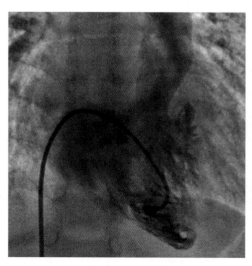
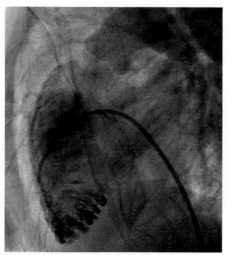

图 2-6-2　右心室正侧位造影

重度狭窄所致。第三段为心尖部分：包括心尖部前侧壁和下壁的一部分。血供主要来源于，前降支远段和右冠状动脉的后降支。第四段为下壁段：包括心尖部1/5和下壁的前3/5。血供主要来源于，右冠状动脉的后降支。但在冠状动脉左优势型的个体，则由回旋支的后降支供应。第五段为后基段：位于后房室沟与后室间沟交叉处二尖瓣环下方。血供主要来源于，右冠状动脉的左室后支和回旋支主干末端。由于同时接受右冠状动脉和回旋支供血，即使发生某一支血管供血障碍，通常也能保持正常室壁运动。

左心室造影的左前斜位分为2段，第六段为室间隔段：包括整个左心室造影的前胸侧，从主动脉瓣到心尖部。此段上3/5～4/5的血供主要来源于前降支的间隔支，下1/5～2/5的血供主要来源于右冠状动脉后降支的间隔支。第七段为后侧壁段：此段包括心尖于二尖瓣下方的左心室侧壁。主要血供来源于回旋支、钝缘支、左室后支和回旋支主干末端。

三、冠状动脉造影正常表现和测量值

冠状动脉造影投照体位非常重要，不同的体位有其侧重观察的血管节段。投照体位以影像增强器的位置而定，即从影像增强器位置来观察心脏，而不是根据X线束的方位来定位。在有冠状动脉病变时，建议投照体位不少于6个。

1. 左冠状动脉造影常用的投照体位

图2-6-3 右前斜+足位：观察LAD、LCX起始部、LCX体部、OM开口和体部。

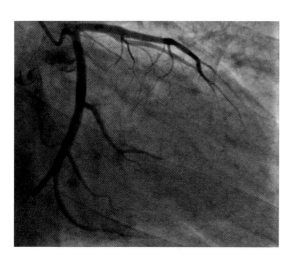

图2-6-3　右前斜+足位

图2-6-4 正位+头位：观察LAD近、中段，LAD与对角支分叉处。

图2-6-5 左前斜+头位：观察LAD中、远段和对

角支开口。

图2-6-6 左前斜+足位（蜘蛛位）：观察LM、LAD、LCX开口病变，LCX体部、OM开口和体部。

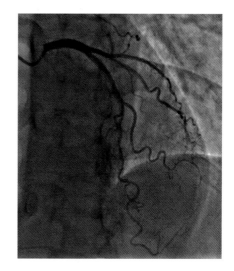

图2-6-4　正位+头位

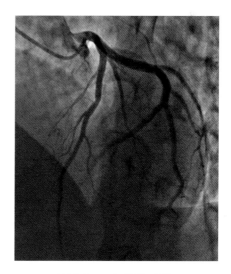

图2-6-5　左前斜+头位

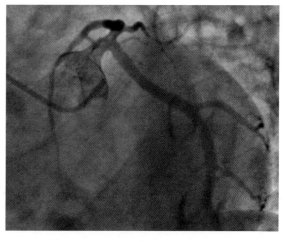

图2-6-6　左前斜+头位（蜘蛛位）

2. 右冠状动脉造影常用的投照体位

图2-6-7 左前斜：RCA 呈"C"形，观察 RCA 开口、起始部至后降支。

图2-6-8 后前位＋头位：RCA 呈"L"形，观察 RCA 远端分支及其开口情况。

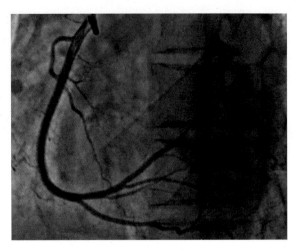

图2-6-8　后前位+头位

（徐　磊　王　浩　方　纬）

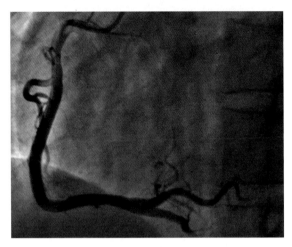

图2-6-7　左前斜位

参 考 文 献

Lei X,Liu H,Han Y,et al. Reference values of cardiac ventricular structure and function by steady-state free-procession MRI at 3. 0T in healthy adult chinese volunteers. Journal of magnetic resonance imaging,2017,45(6):1684-1692.

第三章 冠状动脉粥样硬化性心脏病

第一节 概 述

一、冠状动脉基本生理功能和冠心病定义

（一）冠状动脉基本生理功能

冠状动脉分成左冠状动脉和右冠状动脉,分别自升主动脉左、右冠状窦发出,远端分支深入到心脏的各个部位,向心脏和心肌供血,并经过毛细血管与冠状动脉静脉的交通,静脉血液回流入冠状静脉系统,最终经冠状静脉窦回流入右心房,完成"冠状循环"。由于心脏是运动的泵血器官,对维持全身的血压稳定状态至关重要,因此,评估冠状循环的功能状况,特别是冠状动脉的血流和血供状况是十分重要的。

按照冠状动脉血管直径大小,可粗略地将其分成传导性冠状动脉(直径>0.5mm)、前微冠状动脉(直径0.1~0.5mm)和微冠状动脉(直径<0.1mm)。传导性冠状动脉主要起到管道传输功能,血管能够舒张25%左右体积;前微冠状动脉舒缩功能最强,主要起到控制血流量和维持血压的作用;微冠状动脉也称心肌内微循环,对药物和全身代谢产物较为敏感,主要调节与心肌耗氧匹配的血流量。

冠状动脉内血流在收缩期和舒张期所受影响很大。收缩期心肌收缩,增加了冠状动脉内的压力,血流流入到冠状动脉腔内并向末梢流动,但是心室腔内压力同时升高,反倒使心肌的微循环灌注达到最低点,而冠状静脉的回流最大。心肌微循环的灌注主要在舒张期,此时,心室腔内的压力最低,心肌内血流呈"挤奶效应"而得到充分的心肌灌注,冠状静脉的回流减少。

心肌血流的主要决定因素是心率、收缩压(或心室壁张力)和左心室收缩力,这三个决定因素的任何

一个增加2倍,冠状动脉血流量将增加50%。静息时,冠状动脉血流量是70~100ml/(100g·min),冠状动脉血流在药物或者运动负荷状态下,较之静息下增加的能力成为冠状动脉"血流储备"(flow reserve),正常人最大的血流储备可以达到4~5倍,低于2倍可以认为血流储备的异常降低。任何增加静息血流的因素,包括增加氧耗的血流动力学因素(如收缩压、心率和心室收缩力),以及减少冠状动脉供氧的因素(如贫血、缺氧)都将导致血流储备下降。这就是在日常工作中,我们评价心肌灌注需要做负荷运动试验的原因,因为在静息情况下,由于心肌具备一定的血流储备能力,轻、中度的血管狭窄(狭窄率<70%)不会导致心肌缺血,严重狭窄时(狭窄率>90%),静息血流可能减少。

调节上述血管的机制非常复杂。首先,冠状动脉血管具有自我调节功能,例如,直径>0.1mm(>100μm)的阻力血管,主要由血管腔内剪切力和压力进行血管舒张与收缩的调控。其次,冠状动脉直径<100μm的血管,对局部组织的代谢敏感,并直接调控低阻力毛细血管床的灌注。局部组织的代谢,主要指血管扩张物质(如腺苷、氧分压、酸碱度),以及自分泌物质和神经调节。

（二）冠心病的定义

冠状动脉粥样硬化性心脏病简称"冠心病",是指冠状动脉血管发生动脉粥样硬化病变而引起血管腔狭窄或阻塞,造成心肌缺血、缺氧或坏死而导致的心脏病。世界卫生组织将冠心病分为5大类:无症状心肌缺血(隐匿性冠心病)、心绞痛、心肌梗死、缺血性心力衰竭(缺血性心脏病)和猝死5种临床类型。

但是冠心病的范围可能更广泛,还应该包括冠状动脉痉挛、炎症、栓塞等导致管腔狭窄或闭塞的各类疾病。既往冠心病的诊断更多的是依据有创的经导管冠状动脉造影(ICA)结果确定的,即冠状动脉

血管(指位于心外膜下的直径>0.5mm的冠状动脉)管腔存在≥50%的狭窄,这是由于ICA图像自身的分辨率不足于分辨更细小的血管造成的局限性。实际上,冠心病应该包括心肌内的冠状动脉微循环病变。

冠状动脉血管直径减少称为狭窄,对狭窄是否导致血流障碍进行生理性评估十分重要。狭窄在0~30%时,可以通过Bernoulli方程来评价狭窄与缺血的关系,主要为三个因素,即黏性系数、血流分离系数和紊流(影响可忽略)。黏性系数($f1 = 8\pi\mu L/As^2$),主要与血液黏度(μ)、病变长度(L)和狭窄处最小横截面积(As)有关;血流分离系数[$f2 = \rho/2(1/As - 1/An)^2$],主要与血液密度($\rho$)、狭窄处最小横截面积(As)、正常血管处横截面积(An)有关。血管狭窄<70%时,在静息状态时,由于冠状动脉的自我调节能力,血流量可不下降;血管狭窄≥70%时,狭窄处压力降低和阻力的增加,会影响心肌微循环的灌注,特别是在负荷运动时。

因此,冠心病的诊断与定义不仅包括可视的血管腔直径的减少(狭窄程度),还应该包括冠状动脉内(包括心肌内微循环)的血流量下降。心肌缺血的评价可以通过血流储备来描述,分为绝对血流储备、相对血流储备、血流储备分数。

绝对血流储备:是指心肌特定区域最大舒张血流量与相应的静息血流量的比值,它可以通过冠状动脉内多普勒流速来检测,也可以通过定量的核医学检查(如正电子发射断层或单光子发射断层成像,即PET或SPECT)来测量负荷下与静息下心肌灌注量的比值。绝对血流储备的指标难以区分心肌缺血是由心外膜下冠状动脉血管狭窄导致,还是由心肌内微循环病变导致的。

相对血流储备:是指心肌特定区域最大限度扩张血管时或运动应激时,区域心肌灌注(每克或每100g组织)的相对差异。例如,通过定量的或半定量的核医学PET或SPECT检查,来评价缺血心肌与正常心肌灌注的差异。在心肌广泛缺血时,由于心肌之间的灌注缺乏对比,相对血流储备技术难以诊断出缺血心肌,也就难以评估血管的狭窄程度。

血流储备分数(FFR):是测量冠状动脉狭窄远端的压力与狭窄近端正常压力值之间的比率,是评价血管狭窄程度与心肌缺血的间接指标。这是建立在一个假设情况下,即舒张时测量的冠状动脉狭窄远端压力与最大舒张期心肌灌注量呈直接线性关系;然而,实际上这种关系不是线性的,而是曲线关系;另外假设冠状静脉的压力为零,也是不实际的。FFR的另一缺陷是,它不能评价阻力血管微循环血流储备异常的生理作用。忽略了冠状静脉的压力,也许会导致FFR对狭窄病变的低估。

冠心病诊断的另一个重要方面是心肌运动功能与活力的评估。在临床工作中,陈旧性心肌梗死比较容易诊断,主要表现为心肌组织的萎缩与变薄,心肌细胞坏死后被纤维组织、脂肪组织替代,失去收缩舒张等运动功能,在各种影像学技术上都容易被发现。临床诊断的难点和重点是对缺血心肌及其功能的评价。表3-1-1是对心肌缺血存活心肌的对比诊断。

二、冠状动脉疾病的分类

累及冠状动脉的疾病统称为冠状动脉疾病,主要包括先天性和后天获得性的。后者常见病是冠状动脉粥样硬化性心脏病,另外,还包括冠状动脉纤维肌性结构不良、各种冠状动脉炎性疾病、各种全身免疫性疾病累及冠状动脉等。

表3-1-1 存活但缺血心肌的功能、血流和治疗后功能恢复和恢复时间

	收缩运动	静息下血流	能否恢复正常	恢复时间
短期可逆性缺血				
顿抑心肌	有	正常	可以	<24h
冬眠心肌	有	正常	可以	<7d
慢性反复缺血				
慢性顿抑心肌	多变	降低	可改善	长达12个月
慢性冬眠心肌	有	正常	可改善	数天至数周
心脏重构				
心内膜下心肌梗死	多变	降低	多变	数周
小范围的心肌重构	有	正常	可改善	数月

冠状动脉粥样硬化性心脏病，即我们通常所说的冠心病，主要是冠状动脉的动脉粥样硬化病变所致，因此发病人群主要为成年人，特别是中老年人（在我国多见于平均 55 岁以上的人群）。

冠状动脉纤维肌性发育不良（fibromuscular dysplasia，FMD）或称纤维肌性结构不良，是一种节段性、非炎症性、非粥样硬化性的血管疾病，病因不详，主要累及肾动脉、脑动脉等，冠状动脉受累少见。可合并自发性冠状动脉夹层、冠状动脉壁内血肿、冠状动脉痉挛、冠状动脉迂曲。

目前，各种冠状动脉炎性疾病及各种全身免疫性疾病累及冠状动脉统称为非动脉粥样硬化性冠状动脉疾病，例如，结缔组织疾病累及冠状动脉，包括川崎病、马方综合征、Hurler 综合征、同型胱氨酸尿症、Ehlers-Danlos 综合征、弹性假黄瘤等，将会在后续内容加以阐述。

目前，各种自身免疫性疾病累及冠状动脉在临床上并非少见，例如结节性多发性动脉炎、巨细胞性多动脉炎、白塞综合征、系统性红斑狼疮（SLE）、类风湿关节炎、IgG4 病等，也将会在后续内容加以阐述。

另外，累及冠状动脉的其他疾病，例如多发性大动脉炎、梅毒性冠状动脉炎等，也会在后续内容加以阐述。

先天性冠状动脉疾病主要是各种冠状动脉的起源发育异常和走行引流部位的异常。绝大多数的冠状动脉起源发育异常都是没有临床症状或者说没有临床意义的，因为没有造成心肌供血的障碍。例如，单冠状动脉畸形、冠状动脉起自升主动脉或者起自对侧的冠状窦等。有的先天性冠状动脉起源发育异常可以引起心肌缺血症状，例如左冠状动脉异常起源于肺动脉。

先天性冠状动脉走行及引流部位异常称为冠状动脉瘘，根据引流部位不同，引起相应的血流动力学改变。例如，冠状动脉右心房瘘、冠状动脉心室瘘等。先天性冠状动脉-冠状静脉瘘则十分罕见。

三、冠心病的临床表现和诊治原则

（一）稳定型冠心病

1. 临床表现 可无症状，如有心绞痛，可表现为发作性胸痛。典型心绞痛疼痛的部位主要在胸骨体之后的左侧心前区，可以放射至左肩、左臂内侧，或至颈、咽或下颌部；胸痛的性质常为压迫、发闷或紧缩性，但不像针刺或刀扎样锐性痛；心绞痛的诱因常由体力劳动或情绪激动（如愤怒、焦急、过度兴奋等）所诱发，饱食、寒冷、吸烟、心动过速、休克等亦可诱发；心绞痛的持续时间一般持续数分钟至十余分钟，多为 3~5min，很少超过半小时；心绞痛的缓解方式一般在停止原来诱发症状的活动后即可缓解；舌下含用硝酸甘油等硝酸酯类药物也能在几分钟内缓解。

2. 诊治原则

（1）诊断方面：血液生化检查，如血糖、血脂检查可了解冠心病危险因素；胸痛明显者需查血清心肌损伤标志物，包括心肌肌钙蛋白 I 或 T、肌酸激酶（CK）及同工酶（CK-MB），以与急性冠状动脉综合征（ACS）相鉴别。

心电图检查是必需的。静息时心电图，约半数患者表现为正常，也可能有陈旧性心肌梗死的改变或非特异性 ST 段和 T 波异常，有时出现房室或束支传导阻滞或室性、房性期前收缩等心律失常。

影像学检查能够提供重要诊断依据。如冠状动脉 CT 血管成像（CCTA），可以明确冠状动脉病变所在及初步判定血管的狭窄程度；心脏超声和磁共振（CMR），特别是负荷状态下可以评估心脏功能和心肌缺血情况；核医学的 SPECT（主要评估心肌灌注）或 PET（主要评估心肌代谢活性），虽不能直接显示冠状动脉血管病变，但可以评估心肌的缺血与坏死情况。

（2）治疗方面

1）药物治疗：使用抗心绞痛药物，改善心绞痛和心肌缺血，一线药物包括短效硝酸酯类、β 受体阻滞剂和钙拮抗剂，二线药物包括长效硝酸酯类、依伐布雷定、尼可地尔和雷诺嗪等。使用抗血小板药物，如小剂量阿司匹林或氯吡格雷。支架植入术后的患者，应服用双联抗血小板药物至少 6~12 个月。若合并心衰、高血压或糖尿病，则建议服用血管紧张素转化酶抑制剂（ACEI）或血管紧张素 II 受体阻滞剂（ARB）类药物。

2）血运重建术：左主干狭窄>50%，前降支近段狭窄>50%，2~3 支血管病变伴左心室功能受损，心肌缺血范围>10%，使用药物治疗后仍有症状或药物治疗不耐受患者，若 FFR<0.8 的患者，可考虑血运重建。根据 Syntax 评分及血管病变部位，决定行冠状动脉旁路移植（CABG）或冠状动脉支架植入术（PCI）。

（二）非 ST 段抬高型急性冠状动脉综合征

1. 临床表现 患者胸部不适的性质与典型的稳定型心绞痛相似，通常程度更重，持续时间更长，可达数十分钟，胸痛在休息时也可发生。

2. 诊治原则

（1）诊断方面:心电图有一过性 ST 段抬高或压低改变,T 波低平或倒置,其中 ST 段的动态改变(≥0.1mV 的抬高或压低)是严重冠状动脉疾病的表现,可能会发生急性心肌梗死,上述心电图动态改变可随着心绞痛的缓解而完全或部分消失。心电图异常改变持续 12h 以上,则提示非 ST 段抬高型心肌梗死(NSTEM)的可能。若患者具有稳定型心绞痛的典型病史或冠心病诊断明确(既往有心肌梗死病史,或冠状动脉造影提示有意义狭窄,或非侵入性影像学检查结果阳性),即使没有心电图改变,也可以根据临床表现做出不稳定型心绞痛(UA)的诊断。

（2）治疗方面

1）监测患者生命体征,缓解紧张焦虑情绪,必要时适当镇痛和镇静。

2）药物治疗:对于活动性缺血的患者,早期使用 β 受体阻滞剂,硝酸酯类及钙拮抗剂缓解症状。双联抗血小板治疗至少 12 个月(阿司匹林+氯吡格雷或替格瑞洛/普拉格雷),若 PCI 过程有血栓并发症,考虑静脉使用血小板糖蛋白(Ⅱb/Ⅲa)受体拮抗剂(依替巴肽、替罗非班或阿昔单抗)。非 ST 段抬高型 ACS 患者根据缺血及出血风险,进行抗凝治疗,可选用的药物包括磺达肝癸钠、比伐卢定、普通肝素和低分子肝素。

3）冠状动脉造影和血运重建:血流动力学不稳定、恶性心律失常、持续性胸痛、心脏停搏、顽固性心衰、合并机械性并发症,心电图动态改变,肌钙蛋白升高、糖尿病、肾功能不全,应早期行冠状动脉造影和血运重建。

4）后续长期治疗:除使用他汀降脂药物及抗血小板药物外,推荐心肌梗死后患者长期使用 ACEI/ARB,除规律服用药物之外,考虑进行心脏康复治疗。

(三) ST 段抬高型心肌梗死(STEMI)

1. 临床表现 胸痛是最先出现的症状,疼痛部位和性质与心绞痛相同,但诱因多不明显,程度较重,持续时间较长,可达数小时或更长,休息和含用硝酸甘油片多不能缓解。患者常烦躁不安、出汗、恐惧,胸闷或有濒死感。少数患者无疼痛,一开始即表现为休克或急性心力衰竭。

心律失常见于大部分的患者,包括室性期前收缩、室颤、房室阻滞和束支阻滞。低血压和休克常见。心力衰竭主要是急性左心衰竭。

2. 诊治原则

（1）诊断方面:STEMI 心电图表现为 ST 段抬高呈弓背向上型,宽而深的 Q 波(病理性 Q 波),均在面向透壁心肌坏死区的导联上出现;T 波倒置,在面向损伤区周围心肌缺血区的导联上出现;在背向梗死区的导联则出现相反的改变,即 R 波增高、ST 段压低和 T 波直立并增高。ST 段抬高性急性心肌梗死的心电图出现动态变化。

血清心肌坏死或损伤标记物增高:①肌红蛋白起病后 2h 内升高,12h 内达高峰,24~48h 内恢复正常;②肌钙蛋白 I(cTnI)或 T(cTnT)起病 3~4h 后升高,cTnI 于 11~24h 达高峰,7~10d 降至正常,cTnT 于 24~48h 达高峰,10~14d 降至正常;③肌酸激酶同工酶 CK-MB 升高,在起病后 4h 内增高,16~24h 达高峰,3~4d 恢复正常,其增高的程度能较准确地反映梗死的范围,其高峰出现时间是否提前有助于判断溶栓治疗是否成功。

（2）治疗方面:早期、快速完全地开通梗死相关冠状动脉是改善 STEMI 患者预后的关键。

1）一般治疗:监测生命体征、吸氧、镇痛和镇静。

2）药物治疗:采用吗啡或哌替啶,β 受体阻滞剂,硝酸酯类缓解胸痛。立即予双联抗血小板药物,负荷量后使用维持量,血栓负荷重的患者可予血小板糖蛋白 Ⅱb/Ⅲa 受体拮抗剂,STEMI 后需双联抗血小板治疗至少 1 年。STEMI 患者需进行抗凝治疗,直接 PCI 患者术中使用抗凝药物,溶栓患者需进行至少 48h 抗凝治疗至血运重建,未接受血管开通患者应立即启动抗凝治疗。

3）紧急开通血管:①溶栓,无 PCI 条件预计转运时间>120min,发病 12h 以内或发病 12~24h 仍有缺血性胸痛患者,可考虑溶栓。推荐溶栓后 3~24h 行冠状动脉造影。②介入及外科治疗,推荐发病 12h 行直接 PCI,若发病 12~24h 仍有症状及缺血证据患者也建议行 PCI。

4）并发症处理:处理心衰、机械性并发症、室性心律失常及房室传导阻滞。

5）后续治疗:出院前进行评估、予冠心病二级预防、心脏康复,预防心衰及猝死。

（吕 滨）

第二节 冠心病影像学检查技术

一、X 线胸片

(一) 投照技术及显示部位

1. **胸部后前位** 患者面向胸片架站直,胸壁紧贴暗盒,身体正中面垂直于暗盒并对准其中线,肘部弯曲,手背放于髋上,两肩尽量内旋,将两侧肩胛骨拉向外方。中心线对准胸部第 5 胸椎水平射入。深吸气后屏气曝光。该体位用于显示肺部、心脏及大血管的后前位影像,肩胛骨显于肺外,胸锁关节两侧对称,恰与第 4 后肋骨阴影重叠。双侧肋膈角包括在片内。

2. **胸部侧位** 患者侧立于胸片架前,被检测胸部紧靠暗盒,前胸及后背与暗盒边缘等距。两臂高举,交叉抱头,使两肩尽量不与肺部重叠。胶片上缘超过肩部,下缘包括肋膈角。中心线对准第五胸椎水平通过腋中线前方 5cm 处射入并与胶片垂直。深吸气后屏气曝光。该体位用于显示胸部及心脏大血管的侧位影像。

3. **胸部右前斜位** 患者站立于胸片架前,面向暗盒,向左旋转,使身体冠状面与暗盒成 45～55°,有前胸靠近暗盒,斜体后左前与右后胸壁距暗盒边等距,左手高举抱头,右肘弯曲,右手放于髋上,肘部内旋,胶片上缘达肩部上方 1.5cm。中心线经左腋后线相当第 5～6 胸椎高度垂直射入胶片。该体位用于显示心脏左心房、右心室及右肺后部、左肺前部。

4. **胸部左前斜位** 患者站立于胸片架前,面向暗盒,向右旋转,使身体冠状面与暗盒成 55～65°,两足分开,使身体站稳,头部稍向后仰,右手高举抱头,左肘弯曲,左手放于髋上,胶片上缘达肩部上方 1.5cm。中心线经左腋后线相当第 5～6 胸椎高度垂直射入胶片。该体位用于显示左心室、右心房、右心室、主动脉、左肺后部及右肺前部。

（二）X 线胸片在冠心病的临床应用

多数冠心病患者 X 线胸片可表现为正常,但合并左心功能不全时,X 线胸片可有左心增大,两肺淤血、肺水肿等阳性发现,但不能直接做出冠心病的诊断。

二、超声心动图

（一）超声心动图常用成像模式

1. **M 型超声心动图** 具有极高的时相分辨力,能够记录取样线上心脏各结构随时间的运动情况（图 3-2-1A）。

2. **二维超声心动图** 是超声心动图最基本模式（图 3-2-1B）。它能够直观、实时地显示心脏各结构断面及其连续关系。

3. **三维超声心动图** 更清楚地反映各结构的立体形态、空间方位及连续关系（图 3-2-1C）。

4. **多普勒超声心动图** 能够对心脏的血流进

行定性及定量评价,主要包含频谱多普勒和彩色多普勒两种模式。频谱多普勒以频谱的形式显示血流信号,它包括脉冲型频谱多普勒（pulsed wave Doppler, PW）和连续型频谱多普勒（continued wave Doppler, CW）（图 3-2-1D、E）。根据流体力学伯努利方程等原理,频谱多普勒除用于血流速度测量外,还可用于血流容积、压力阶差、心内压力及瓣口面积等测量。彩色多普勒血流成像（color Doppler flow imaging, CDFI）是利用自相关、伪彩色编码等技术实现血流信号的显示,与灰阶成像相结合,能更为直观地显示血流信息（图 3-2-1F）。

此外,近年来逐步发展的组织多普勒及斑点追踪超声心动图等技术为更全面、客观地反映心肌运动、定量评价心脏功能提供可能。

（二）超声心动图检查体位及透声窗

行经胸超声心动图检查时,患者一般取左侧卧位及平卧位。当患者透声条件较差时,可通过上举左手臂增宽肋间隙及调整呼吸减少肺气等方法改善图像质量。为了使超声束到达心脏前尽量少地发生衰减,我们需要在体表选择一些可以避开骨骼及肺气干扰的特定位置作为透声窗,常用的透声窗包括:①胸骨旁区,一般为胸骨左缘旁至心脏左缘,第二到第五肋间之间的区域;②心尖区,指心尖搏动处;③剑突下区,指剑突下方;④胸骨上窝区,指探头置于胸骨上窝,向下指向心脏。

（三）超声心动图在冠心病的应用价值

超声心动图具有实时、无创、可重复等特点,为心血管疾病首选影像学检查方法。除了对心腔大小、各结构连接顺序、室壁厚度、心肌回声、瓣膜形态等方面观察,还用于病理生理状态分析,如根据分流方向及峰速判断左、右心压力阶差,利用三尖瓣反流速度间接估测肺动脉收缩压等。在冠心病方面,超声心动图是评价心功能的理想检查方法。如冠心病患者可表现为符合冠状动脉分布的心室壁纤维化变薄或室壁运动异常,心脏整体收缩功能受损。

心脏舒张功能受损往往早于收缩功能受损出现,在射血分数保留的舒张性心衰中,超声心动图可以无创性评估舒张功能减退的程度且便于随访,为临床早期干预提供依据。

三、冠状动脉 CT 血管成像

（一）心血管检查对 CT 设备性能的要求

1. **时间分辨率** 一般指每层图像的采集速度。在前瞻性心电门控条件下,选择心动周期内冠状动

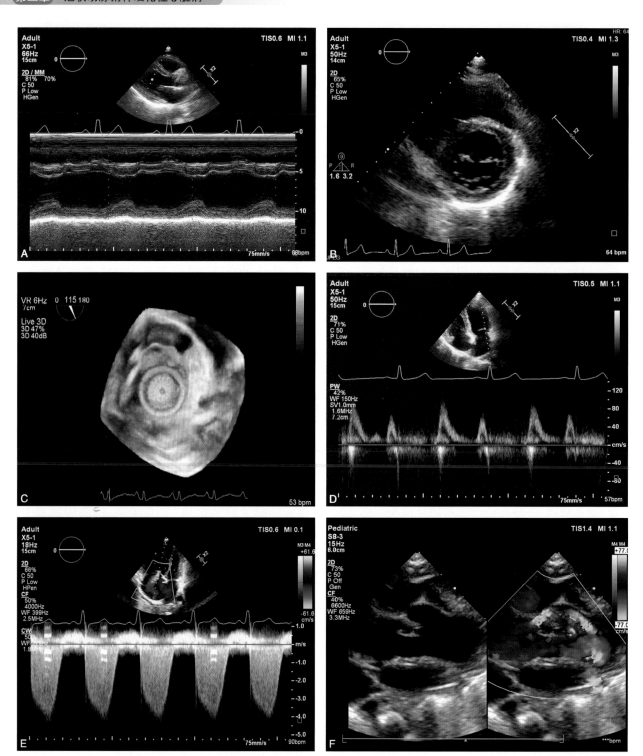

图 3-2-1　超声心动图常用成像模式

A. 左心室腔中部 M 型超声心动图；B. 二维超声心动图示二尖瓣短轴切面；C. 三维超声心动图示房间隔缺损封堵器；D. 脉冲型多普勒示二尖瓣瓣口前向血流频谱；E. 连续型多普勒示三尖瓣反流血流频谱；F. 彩色多普勒血流成像示主动脉-左心室隧道血流沟通

脉运动最慢的时相采集图像，要求 CT 设备的时间分辨率为 35～75ms（心率 70～100 次/min）。目前 MDCT 时间分辨率不足，心率快的患者部分图像因冠状动脉运动伪影导致检查失败或不能满足诊断要求。未来 CT 发展目标是常规冠状动脉造影的时间分辨率（8～19ms）。

2. **空间分辨率**　一般指在高对比度情况下（CT 值>100Hu）区分相邻最小物体的能力。临床上可以理解为对细小组织或血管成像的清晰度。冠状动脉分支及主干末梢均细小，目前 MDCT 对<1.5mm 的血管成像欠清晰，对<2mm 的血管狭窄率的诊断不准确，因此不建议对直径在 2mm 以下的小血管做出血管狭窄程度的诊断。该问题的解决需要进一步提高设备的空间分辨率。

3. 组织密度分辨率 一般指在低对比度情况下(CT值<10Hu)分辨物体微小差别的能力。CT的密度分辨率主要由辐射的能量与物质的性质决定,CT值也可用于区分不同的物质。钙化成分因为组织密度较高,产生"模糊效应"(blooming artifact),夸大了它本身的体积,影响对管腔狭窄程度的观察,目前CT设备仍然难以解决这一问题,有待于进一步提高密度和空间分辨率。

(二)扫描模式的选择

心脏是快速搏动的中空器官,心血管腔内的血液具有很大的流速和流量;冠状动脉包绕着心脏分布,分支繁多,走行曲折,内径纤细,随着心脏搏动而运动。因此心脏、冠状动脉成像对影像设备的空间、密度和时间分辨力要求都很高。心电门控扫描模式主要用于心脏和冠状动脉成像。

1. 回顾性心电门控螺旋扫描 MDCT心脏和冠状动脉CTA的传统扫描模式。采用原始采集层厚、小螺距的螺旋扫描模式连续采集心脏区域的容积数据,与此同时记录受检者的心电信号,扫描完毕可回顾性重建心动周期0~99%任一时相的横断面图像,选择冠状动脉运动伪影最小的图像进行三维重建,也可以重建多期相图像,以电影方式观察心脏结构的动态影像。

2. 前瞻性ECG触发序列扫描 采用"步进-轴扫"数据采集方式和适应性ECG触发移床技术,利用MDCT宽体探测器的优势(19.2~160mm),由患者ECG信号触发,在预定心电时相产生X线脉冲,采集一个容积段数据,然后移至新床位再开始下一次触发扫描,完成整个心脏扫描只需几次移床,持续几个心动周期。X线曝光只在预设的心电时相发生,大大降低X线辐射剂量,尤其适用于冠心病普查筛选、定期复查冠状动脉病变的人群以及婴幼儿先心病CTA检查。

3. 前瞻性ECG触发大螺距螺旋扫描 二代DSCT冠状动脉CTA提供前瞻性ECG触发大螺距螺旋扫描模式,机架转速280ms,螺距3.2~3.4,床速48cm/s,350ms±完成心脏容积扫描,有效辐射剂量小于1mSv,具有很好的应用前景,但对受检者的心率和心律要求严格,适用于心率慢、心律齐的受检者。

4. 前瞻性ECG触发容积扫描 320排MDCT凭借其0.5mm×320排宽体探测器阵列,Z轴覆盖范围16cm的优势,在心率≤65bpm可实现心脏容积扫描,一次心搏完成心脏容积采集,避免心率波动导致的冠状动脉错层伪影,有效剂量降至3mSv;但心率快、偶发心律失常及心律不齐患者仍需多个心动周期采集数据及采用多扇区重建来补偿,但扫描期间检查床面无需移动,唯辐射剂量与曝光脉冲个数正相关。容积动态采集模式可进行心肌灌注研究。

(三)CT在冠心病的临床应用价值

1. 冠心病诊断 冠心病定义为由动脉粥样硬化病变导致的至少一处冠状动脉管腔≥50%的狭窄。MDCT主要用于对门诊患者冠状动脉斑块及其狭窄的初步筛查,可以对冠状动脉粥样硬化斑块进行量化分析。

2. 经皮冠状动脉介入治疗的评价 显示病变累及范围、钙化程度、分叉病变、左主干病变,以及完全闭塞病变的远端显影情况等,指导介入手术。

3. 冠状动脉旁路移植术的评价 包括术前评价内乳动脉解剖和升主动脉管壁粥样硬化(钙化和管壁增厚情况),以确定升主动脉能否吻合;评价术后有症状患者的搭桥血管是否通畅;评价术后患者再发心绞痛症状的病因(包括冠状动脉)等。

4. 心脏CT功能成像 目前,CT可以通过心肌灌注(CTP)及计算冠状动脉血流储备分数(FFR)实现功能成像。心脏CT-MPI与SPECT-MPI在检验效能上已经达到类似程度。而且,心脏CT成像可同时将功能学和解剖学信息纳入"一站式"模式,又能极大地降低单纯冠状动脉CT成像的假阴性事件概率。

四、MRI检查

(一)MRI扫描序列特点及选择

1. 快速自旋回波(fast or turbo spin echo, FSE/TSE) 利用多个180°脉冲获得多个回波,每一个回波会填充一条k空间相位编码线。一个TR当中获得回波的数量即为回波链长度(echo train length,ETL),相对于SE序列能够加速k空间的填充。在心电门控FSE/TSE序列中,ETL为9~15能够在一次屏气过程中完成图像采集。

2. 梯度回波序列(gradient echo sequence, GRE Sequence) 采用部分翻转角(<90°)脉冲,此时TR时间较短,但仍具有显著的纵向磁化矢量。GRE序列组织对比取决于TR和翻转角,采用短TR、大翻转角时图像T_1加权增加。

增强MR血管造影(contrast-enhanced MR angiography,CE MRA)常利用3D GRE序列进行采集,TR为2~3ms,满足重T_1加权成像增加钆造影剂图像对比度。扫描前可以利用低分辨率scout序列进

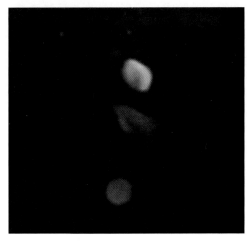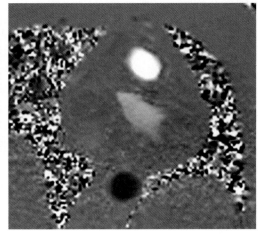

图 3-2-2　2D PC 序列

行低剂量测试扫描,或者利用团注追踪技术实时观察靶器官内造影剂强化情况。

速度编码相位对比技术(phase contrast MRI,PC MRI)能够无创性定量评价血管或心腔内血流信息。梯度时间能够进行空间编码,同样也可以编码空间信息的衍生物,如速度、加速度等。PC MRI 是利用 GRE 序列以及速度编码梯度进行成像,速度编码梯度能够产生相位图像,其像素信号强度与速度成正比。PC MRI 能够显示的相位差是 ±180°,当超出 180° 时就会发生相位混叠(aliasing)。因此临床应用时需要根据经验选择合适的最大血流速度,见图 3-2-2。

3. **平衡稳态自由进动序列(balanced steady state free precession,bSSFP)** 当 TR 较短的时候,残余的横向磁化矢量将会存在于下一次激励,最终演变为稳定状态的磁化矢量。通过改变激励和平衡梯度能够达到最佳的稳定状态。B-SSFP 序列最大的优点就是高的血池心肌对比度,可以用于非增强 MRA 序列采集(图 3-2-3)。

b-SSFP 序列最主要的缺点就是受磁场不均匀性影响较重,能够产生条带状伪影。匀场能够部分

减少此类伪影的产生。由于支架、胸骨钢丝、血管夹等金属植入物造成磁场不均匀,也会严重影响 b-SSFP 序列成像效果。另外高速血流可以造成信号缺失。

同时,利用 3D k 空间填充技术、心电门控以及呼吸导航技术,可以实现 3D 数据采集以及减少心动、呼吸伪影。利用 SPIR 序列进行脂肪抑制,减少心肌或血管周围脂肪信号,增加血池对比度。实现了多种非增强 MRA 技术,如 Native SPACE、FBI、FSD、QISS 等(图 2-4-4)。

(二) MRI 在冠心病的临床应用价值

1. **心肌灌注成像(myocardial perfusion imaging,MPI)** 通过静脉团注钆造影剂和快速 MRI 成像显示首过心肌血流灌注情况,包括静息和药物负荷两种扫描。多巴酚丁胺负荷试验对缺血性心肌病患者存活心肌检测、评估预后和指导治疗有较高价值。

心肌灌注成像在缺血性心脏病中发挥着重要的诊断和鉴别诊断作用。能够改善心肌缺血的诊断准确性和治疗效果评价,对患者进行危险度分层、评价预后。

2. **心脏结构和功能成像** 心脏 MRI 已成为心脏结构和功能成像的"金标准",其特点是:①有较高时间和空间分辨力;②良好的血池与心肌对比度;③可获得真实 3D 全心功能信息。多巴酚丁胺负荷心脏 MRI 功能成像检测心肌缺血也具有较高的准确性。

3. **钆造影剂延迟强化(late gadolinium enhancement,LGE)** 在心肌病、心肌炎、缺血性心脏病、先天性心脏病术后评价以及血管炎性病变诊断和鉴别诊断方面具有重要作用。LGE 视为检测存活心肌最敏感和精确的成像技术。LGE 结合其他序列(心

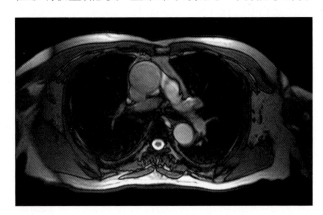

图 3-2-3　b-SSFP 序列轴位图像

肌灌注、T_2WI 等)可对心肌梗死患者危险度分层、预后和治疗疗效评估。另外还可以证实急性梗死去毛细血管闭塞(无复流现象)和出血(图 3-2-4)。

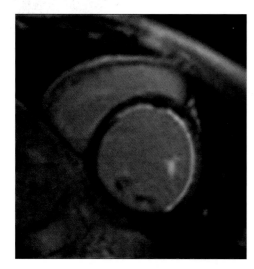

图 3-2-4 乳头肌层面两腔心短轴延迟强化扫描
乳头肌层面两腔心短轴延迟强化扫描,显示左心室前间隔壁、前壁、前外侧壁及后外侧壁心内膜下及乳头肌均可见线样延迟强化。考虑为前降支和回旋支支配区心肌梗死

五、核医学检查

(一) SPECT 心肌灌注断层显像方法

1. 成像设备 传统的单光子发射型计算机断层(A-SPECT)系统,通常由多探头 γ 相机(Anger 相机)配备高性能采集、处理工作站以及核心脏病学专用的处理软件组成。通过断层扫描心肌细胞摄取的放射性显像剂所发射的 γ 射线,达到检测心肌血流灌注的目的。

2. 负荷试验类型 运动试验是最优选的负荷试验方式。适用于大多数患者。通常采用踏车试验,患者应达到"次级"运动试验量(最大预期心率的 85%以上)。并于运动高峰时注射示踪剂。

药物负荷试验作为无法耐受运动试验的替代方案所应用的药物主要包括两类:一类是直接引起冠状动脉血管扩张的药物[包括腺苷、双嘧达莫(潘生丁)和腺苷三磷酸];另一种是通过心肌耗氧量的增加导致继发性冠状动脉血管扩张的药物(如多巴酚丁胺)。

3. 显像方案 显像方案有一天完成法和两天完成法,国内通用为两天法。先行负荷试验心肌灌注显像,至少间隔一天后行静态心肌灌注显像。如负荷试验心肌显像正常,可不做静态显像。

负荷试验显像:负荷试验注射^{99m}Tc-MIBI 后,嘱患者进食脂餐(全脂牛奶、煎鸡蛋等)。在注射显像

剂后 60~90min 行 SPECT 心肌灌注显像。

静态显像:在静息状态下,静脉注入^{99m}Tc-MIBI 后,嘱患者进食脂餐。在注射显像剂后 60~90min 行 SPECT 心肌灌注显像。

4. 数据采集与处理

(1) SPECT 数据采集方式:通常自右前斜位 45°至左后斜位 45°进行 180°的角域采样。共采集 60~64 个投影,每个投影采集 20~30s,矩阵为 128×128。采集完成后选择合适的重建算法进行图像的重建(如滤波反投影法或迭代法),得到左心室水平长轴、垂直长轴和短轴的三维断层图。

(2) 门控法 SPECT 心肌灌注显像:门控心肌灌注显像可以提高心肌灌注显像诊断冠心病的特异性。其信号采集以心电图中的 R 波为触发电位,在每个心动周期内采集 8~16 帧图像(非门控心肌灌注显像只采集一帧图像),而后将若干个心动周期的同一时间点的信号叠加在一起,通过专用软件处理获得左心室功能参数(如 EDV、ESV、LVEF 等)。

(3) 心肌灌注显像图像处理:主要包括滤波和重建两部分。滤波的目的是消除所采集原始数据中的噪声部分,最大限度的保留靶器官的信号。重建主要包括滤波反投影和迭代两种,其中迭代重建的优点在于基于统计学方法处理图像数据,降噪能力强,目前优选算法为"有序子集期望最大值法"(OS-EM),该方法不仅成像质量优异,可以定量分析,并且重建所需的时间大大减少,已经成为了现阶段的主流算法。

(4) 门控 SPECT 心肌灌注显像定量分析:在重建后叠加的心肌断层图像上,勾画舒张末期和收缩末期的心内膜,然后用辛普森原则来计算左心室舒张末期容积和收缩末期容积,并计算左心室射血分数。

(二) PET 心肌代谢断层显像方法

1. 成像设备 正电子发射型计算机断层成像(PET)由多环晶体探头组成,围绕胸腔通过"符合探测"的方式,采集示踪剂发射的方向相反、能量相等的一对高能 γ 光子(511kev),从而得到一系列高分辨率的心脏断层图像。

2. 患者准备及显像方案 空腹至少 6h 后,通过口服葡萄糖及静脉应用胰岛素的联合处理方法,调整患者血糖浓度至理想范围(详见美国核心脏病学会制定的指南并结合临床经验),以增加心肌对^{18}F-FDG 的摄取,提高图像质量。

由于患者准备的不同,所以两天完成法为通用

的显像方案,即于不同的两天内分别行 SPECT 静息心肌灌注显像与 PET 心肌代谢显像。但是,如果基于特殊的需求,在严格控制各技术条件的情况下,一天完成法也可作为替代方案备选。

3. 数据采集与处理 采用门控表模式(list mode)采集方式。采集时间为 10~20min。采用三维重建及 QPS、QGS 图像定量处理,得到短轴、水平长轴、垂直长轴断层图像以及缺损范围(TPD)、不匹配程度(Mismatch)、左心室收缩末期容积(ESV)、左心室舒张末期容积(EDV)和左心室射血分数(LVEF)等定量指标,进行综合分析。

(三)核医学检查在冠心病的临床应用价值

1. SPECT 心肌灌注显像的临床应用

(1)心肌缺血的诊断:心肌灌注显像(MPI)已是国际上公认的诊断心肌缺血最可靠的检测方法。因其可直观显示心肌血流灌注这一特性,成为了心肌缺血诊断的临床标准。对比冠状动脉造影(CAG)或冠状动脉 CT 成像(CCTA),两类检查各有自己独特的优势。CAG 或 CCTA 可以精确地反映血管解剖信息,但却并不能反映心肌局部的血流灌注及其心肌细胞活性。因此,两类检查之间不是相互取代,而是相互补充的关系。

(2)慢性稳定性冠心病预后评估:MPI 评估预后的价值已得到广泛的临床证明。MPI 结果正常预示患者的预后良好,即使 CAG 显示冠状动脉狭窄,其心脏事件的年发生率也小于 1%,与正常人群类似。

(3)确定"罪犯"血管:鉴别引起心肌缺血的"罪犯"血管对于指导确定血运重建术的"靶"血管、提高疗效有着极其重要的意义。MPI 可以直观显示心肌缺血的范围和程度,支配这些缺血心室壁节段的相关血管即可确定为"罪犯"血管。MPI 在此方面有着独一无二的优势。

(4)再血管化治疗的疗效评估和术后再狭窄的诊断:一直以来,MPI 作为一种无创性方法,用于随访患者血运重建术后心肌血流灌注和心室功能的恢复情况以及监测术后冠状动脉是否出现新发的病变。

2. PET 心肌代谢断层显像的临床应用 PET 心肌代谢显像是评估存活心肌公认的"金标准"。是否存在存活心肌也被认为是选择冠状动脉血运重建术的决策因素。

六、冠状动脉造影

冠状动脉造影术(CAG)一直以来被认为是诊断冠状动脉粥样硬化性心脏病(冠心病)的"金标准"。但是,随着 CT 技术和冠状动脉腔内技术对冠状动脉斑块识别能力的提高,CAG 更多认为是诊断冠状动脉管腔异常(狭窄、闭塞、扩张、动脉瘤等)的"金标准",主要原因是 CAG 对冠状动脉管壁的显影不足。

选择性冠状动脉造影,是利用特定的心导管经皮穿刺股动脉或桡动脉,沿主动脉逆行至升主动脉根部,然后插入左或右冠状动脉开口,并注射造影剂,使冠状动脉在 X 线投射下成像。这种选择性冠状动脉造影,在不同的投射方位下,可使左、右冠状动脉及其主要分支得到清楚的显影,从而发现各支动脉狭窄性病变的部位并估计其程度。此外还可以对病变的部位、范围、严重程度做出明确诊断,决定治疗方案。

冠状动脉造影术的适应证如下:①不明原因的胸痛,无创检测不能明确诊断,临床怀疑冠心病。②不明原因的心律失常,如顽固性室性心律失常及传导阻滞,有时需安排冠状动脉造影术除外冠心病。③不明原因的左心功能不全,常见原因包括扩心病和缺血性心肌病,两者鉴别往往需要行冠状动脉造影术。④经皮冠状动脉介入治疗(PCI)或冠状动脉旁路移植术后患者再次出现心绞痛症状。⑤先天性心脏病或瓣膜性心脏病,易于合并冠状动脉畸形或粥样硬化,必要时可于术前安排冠状动脉造影,以便术中同时进行干预。⑥无冠心病症状,但有冠心病危险因素的高危职业者,如飞行员、运动员、消防队员或特殊医疗保险要求。⑦稳定型心绞痛或陈旧性心肌梗死,内科治疗无效,影响工作及生活,需要行造影后制订新的治疗方案。⑧不稳定型心绞痛,需积极内科药物治疗后,待病情稳定时行冠状动脉造影,若内科治疗无效,需行紧急冠状动脉造影。对于高危的不稳定型心绞痛患者可直接安排急诊冠状动脉造影。⑨急性心肌梗死,因 PCI 治疗具有较高的成功率,已成为其首选治疗措施。在行 PCI 治疗前应安排急诊冠状动脉造影。⑩无冠心病症状,但负荷试验阳性,且有冠心病危险因素者应安排冠状动脉造影。⑪CT 或其他影像学技术发现冠状动脉粥样斑块且中度以上狭窄者。⑫心搏骤停复苏成功者,因不排除左主干或前降支病变所致者,应尽早安排冠状动脉造影明确诊断。

单纯冠状动脉造影虽然属于有创检查,但安全性很好,并没有绝对的禁忌证。然而在有些情况下仍需要特别慎重:①有尚未控制的严重高血压;②有严重的活动性出血;③有严重贫血;④有严重电解质紊乱;⑤洋地黄中毒;⑥有不能解释的发热、未治疗的感染。常用的冠状动脉造影体位如图 3-2-5。

七、冠状动脉腔内成像技术

(一)血管内超声

血管内超声(IVUS)是利用导管,将一高频微型超声探头导入血管腔内进行探测,再经电子成像系统,来显示心血管组织结构和几何形态的微细解剖信息。在冠心病患者中,IVUS 可提供冠状动脉内横断面影像,帮助医师准确评估管腔的大小、斑块负荷程度以及粥样斑块的结构特点,为冠心病的诊断和治疗提供了十分宝贵的信息。该技术在近 20 年中迅速发展,在冠心病的研究和临床实践中广泛应用。

IVUS 获得的冠状动脉断层图像,具有极佳的空间分辨率(当频率为 40MHz 时,其空间分辨率<

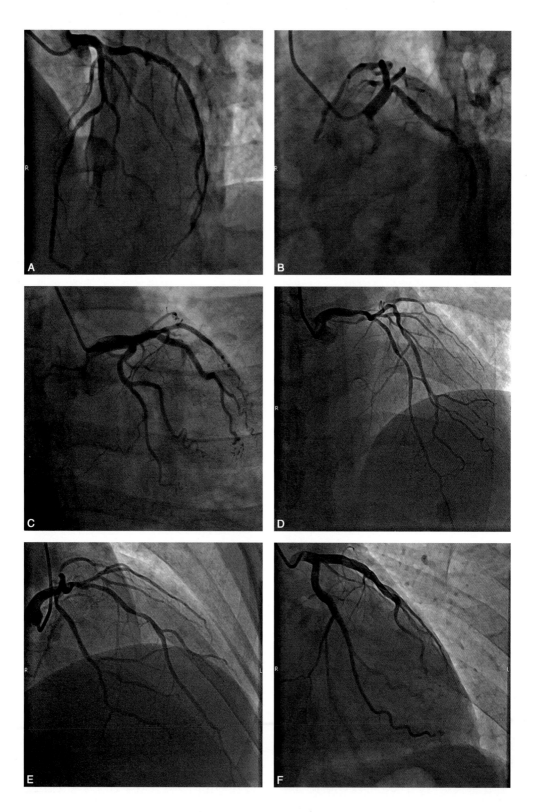

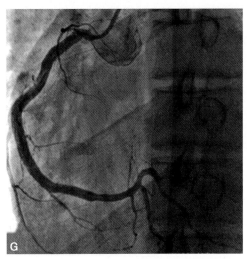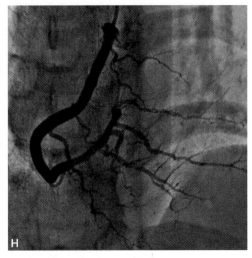

图 3-2-5　常用的冠状动脉造影体位示意图

A~F 为左冠状动脉造影常用体位：A. 左前斜+头位；B. 左前斜+足位；C. 正位+足位；D. 正位+头位；
E. 右前斜+头位；F. 右前斜+足位；G~H 为右冠状动脉常用体位：G. 左前斜位；H. 右前斜位

125μm），其测值的准确性及重复性均已得到证实。因此 IVUS 所提供冠状动脉影像具有独特的临床价值。在下列特殊情况中，运用 IVUS 具有重要的临床价值。

特殊部位的病变：IVUS 评估左主干病变是其最具临床价值的一个用途。既往的研究提示，冠状动脉造影对左主干病变程度的判断，是各种类型病变中最不准确的，尤其当左主干弥漫狭窄、左主干开口部位狭窄、左主干分叉部位狭窄等特殊情况下，IVUS 可作为冠状动脉造影重要的补充，为诊断和治疗提供重要的信息。

特殊形态的病变：例如扩张病变，冠状动脉造影难以区分是真性血管瘤、假性血管瘤、还是正常血管段伴弥漫狭窄段。而此时明确病变部位的真实情况对于制订治疗策略具有重要的意义。此外，其他特殊形态病变，冠状动脉造影存在疑问时亦可选择 IVUS。

指导冠状动脉介入治疗：在钙化病变中，IVUS 可以评估钙化部位是在斑块的表面还是深部，是 360°钙化还是非圆周钙化，是弥漫性钙化还是局限部位钙化。这些信息对于判断支架能否顺利通过钙化病变部位、支架能否完全膨胀、是否需要旋磨，或者选择外科搭桥具有重要的意义。

此外，IVUS 还能判断是否存在支架膨胀不良、贴壁不全，发现支架边缘夹层或冠状动脉壁内血肿，为下一步的治疗提供重要的信息。慢性闭塞病变是目前冠状动脉介入治疗中最后一个堡垒。在进行治疗的过程中，最重要的是判断导丝远端是否在血管腔内或是在血管壁夹层内。IVUS 可以评估血管壁

三层结构是否完整，从而判断导丝的位置。

（二）光学相干断层成像

光学相干断层成像（OCT），是采用低相干的近红外光线，从组织反射回来的不同光学特征，进行组织分析成像，经计算机进行图像处理的断层成像诊断技术。OCT 成像速度快，具有 1~3mm 的组织穿透能力，并且其轴向分辨率 10~15μm，侧向分辨率为 20~90μm，分别高于 IVUS 10 倍及 3 倍。较高的分辨率使得 OCT 成像接近组织学成像水平，是目前分辨率最高的血管腔内成像技术。OCT 的临床应用主要包括以下几方面：

1. 对冠状动脉粥样斑块的定性分析　OCT 突出的优势是卓越的组织分辨率，能够显现出冠状动脉中新发的微小血栓、内膜是否发生夹层和侵蚀等，有利于准确地测定易损斑块纤维帽中所含有的细胞成分及其厚度，是目前公认的对斑块进行危险分层的有效工具。OCT 将斑块破裂定义为斑块纤维帽的连续性中断，并在斑块上形成空腔。在急性 STEMI 患者中，OCT 技术能达到 73% 的斑块破裂发现率，IVUS 和血管镜仅达到 40% 和 47%。另外，OCT 凭借不同的透光性将白血栓和红血栓区别开来，还能够由光强度的强弱了解血栓的成分和陈旧状态。在识别斑块破裂方面，OCT 和 IVUS 相比，前者具有较大的优势。

2. 在 PCI 治疗中的应用

（1）支架贴壁不良：OCT 能够对生物组织的浅表微结构进行断层成像，因此可以清晰的展示支架横截面，显示冠状动脉造影无法发现的重要信息，及时在钙化病变处发现急性支架贴壁不良。

表 3-2-1　冠状动脉病变影像学检查方法的比较

临床应用	冠状动脉造影	常规超声*	腔内技术	核医学	多排螺旋 CT	磁共振
冠状动脉变异	+++	-	-	-	++++	++
粥样斑块	-	-	++++	-	+++	++
冠状动脉狭窄	++++	-	+++	-	+++	++
心肌桥	+++	-	++	-	++++	++
心肌缺血	-	-	-	+++	+++	+++
心肌活性	-	++	-	+++	++	+++
心室功能	++	+++	-	+	+++	++++
心脏结构	++	+++	-	-	+++	+++

"-"表示无此功能;"+,++,+++,++++",分别表示其成像能力大小,即差、中等、良好和优秀;*常规超声,指经胸超声心动图;腔内技术,指经导管冠状动脉内超声(IVUS)或光学相干断层(OCT)成像

（2）准确评估内膜覆盖厚度:新生内膜增生(NIH)同样是引起支架内再狭窄的关键因素。OCT和 IVUS 两种技术,均能够通过对内膜增生和支架内管腔的面积,进行测定进而评估 NIH 具体情况。

（3）指导复杂病变的支架置入:慢性完全闭塞冠状动脉病变(CTO)是目前冠心病 PCI 治疗领域尚未攻克的堡垒。OCT 可以构建闭塞血管的横截面图像,识别闭塞管腔和血管壁的不同层次,并且有可能发现微通道,从而指导术者将钢丝穿过闭塞病变。当钢丝通过闭塞病变后 OCT 可进一步明确斑块的性质。此外,OCT 能准确区分血管真腔和夹层假腔,从而判断钢丝的位置,指导钢丝的推送。

八、冠心病影像学优选应用

冠心病的诊断应该是解剖(病理学)和功能(病理生理学)的综合诊断,既应该包括管腔狭窄的诊断证据,同时应该包括该狭窄是否导致了心肌缺血或坏死以及在何种负荷程度下,心肌缺血的相应程度(血流储备)等,未来还要分析斑块的破裂风险,以及干预疗效和预后等预测因素。目前临床能够显示的影像学指标比较见表 3-2-1。

（王　浩　方　纬　高　扬）

第三节　急性冠状动脉综合征

【概述】

2018 年欧洲心脏病学会年会公布了第四次心肌梗死全球定义。新定义区分了心肌梗死与心肌损伤,是否存在缺血是关键。当心肌肌钙蛋白(cTn)升高,超过了正常值就是心肌损伤。肌钙蛋白值升高和/或下降过程为急性心肌损伤。若肌钙蛋白持续升高,就是慢性心肌损伤。

心肌梗死定义为急性心肌损伤且存在心肌缺血的临床证据,心肌缺血证据包括:心肌缺血症状;新发缺血性心电图改变;出现病理性 Q 波;新发存活心肌丢失、或局部室壁运动异常的影像学证据与缺血性病因;通过血管造影或尸检确定冠状动脉血栓。新的心肌梗死定义仍然分为 5 型。1 型心肌梗死:斑块破裂或斑块侵蚀引起的急性血栓形成,为 1 型心肌梗死标准;2 型心肌梗死:心肌供氧和需求失衡所致,与急性动脉粥样硬化血栓形成无关;3 型心肌梗死:有心肌缺血症状,且有新出现的心电图缺血性改变或室颤,但尚未得到 cTn 检测结果前患者已死亡,是猝死性心肌梗死;4 型心肌梗死:4a 型为 PCI 术后再梗死,要求 cTn 值升高>5 倍,4b 型由支架内血栓导致,4c 型为再狭窄所致;5 型心肌梗死:为冠状动脉手术相关心肌梗死,要求 cTn 值升高>10 倍。

急性 ST 段抬高型心肌梗死(ST-segment elevation myocardial infarction,STEMI)主要是指由斑块破裂或斑块侵蚀引起急性动脉粥样硬化血栓形成的 1 型心肌梗死,在急性心肌损伤的基础上有心肌缺血的证据,表现为心电图 ST 段抬高及 ST-T 动态演变。

STEMI 的病因主要为动脉粥样斑块破裂、溃疡、裂纹、糜烂或夹层导致一支或多支冠状动脉血栓形成,进一步诱发血栓性阻塞,导致心肌血流减少和坏死。因此,包括血小板和凝血过程激活在内的血栓栓塞机制是 STEMI 发生和进展的核心机制,抗栓治疗亦因此在 STEMI 的处置中发挥关键作用。

随着社会经济的发展,国民生活方式发生了深刻的变化。尤其是人口老龄化及城镇化进程的加速,中国心血管病危险因素流行趋势呈明显上升态势,导致了心血管病的发患者数持续增加。据中国心血管病年报 2017 年发布的数据显示,推算全国心

血管病现患患者数 2.9 亿,且患者群日趋年轻化,其中冠心病 1 100 万。心血管病死亡率仍居首位,高于肿瘤及其他疾病。其中,急性心肌梗死死亡率总体呈上升态势。自 2012 年开始,农村地区急性心肌梗死的死亡率明显超过城市地区。STEMI 患者直接 PCI 的比例近年来明显提升,2016 年直接 PCI 共 55 833 例,比例达 38.9%。因此进一步提高冠心病一级和二级预防水平,及时诊治 STEMI 刻不容缓。

急性冠状动脉综合征的临床特点:

(1) 病史采集应重点询问胸痛和相关症状。STEMI 的典型症状为胸骨后或心前区剧烈的压榨性疼痛(通常超过 10~20min),可向左上臂、下颌、颈部、背或肩部放射;常伴有恶心、呕吐、大汗和呼吸困难等;含硝酸甘油不能完全缓解。应注意不典型疼痛部位和表现及无痛性心肌梗死(特别是女性、老年、糖尿病及高血压患者)。既往史包括冠心病史(心绞痛、心肌梗死、PCI 或 CABG)、高血压、糖尿病、外科手术或拔牙史,出血性疾病(包括消化性溃疡、脑血管意外、大出血、不明原因贫血或黑便)、脑血管病史(缺血性脑卒中、颅内出血或蛛网膜下腔出血)以及抗血小板、抗凝和溶栓药物应用史。

(2) 体格检查方面,应密切关注生命体征。观察患者的一般状态,有无皮肤湿冷、面色苍白、烦躁不安、颈静脉怒张等;听诊有无肺部啰音、心律不齐、心脏杂音和奔马律;评估神经系统体征。对于 STEMI 患者建议采用 Killip 分级法评估心功能,见表 3-3-1。

表 3-3-1 Killip 心功能分级评估

分级	症状与体征
Ⅰ级	无明显心力衰竭
Ⅱ级	有左心衰竭,肺部啰音<50%肺野,奔马律,窦性心动过速或其他心律失常,静脉压升高,有肺淤血的 X 线表现
Ⅲ级	肺部啰音>50%肺野,可出现急性肺水肿
Ⅳ级	心源性休克,有不同阶段和程度的血流动力学障碍

(3) 心电图表现:对疑似 STEMI 的胸痛患者,应在首次医疗接触(first medical contact,FMC)后 10min 内,记录 12 导联心电图(下壁和/或正后壁心肌梗死时需加做 V_{3R}~V_{5R} 和 V_7~V_9 导联)。典型的 STEMI 早期心电图表现为,ST 段弓背向上抬高(呈单向曲线)伴或不伴病理性 Q 波、R 波减低(正后壁心肌梗死时,ST 段变化可以不明显)。超急期心电图可表现为异常高大且两支不对称的 T 波。首次心

电图不能明确诊断时,需在 10~30min 后复查。与既往心电图进行比较有助于诊断。左束支传导阻滞患者发生心肌梗死时,心电图诊断困难,需结合临床情况仔细判断。建议尽早开始心电监测,以发现恶性心律失常。

(4) 实验室检查:cTn 是诊断心肌坏死最特异和敏感的首选心肌损伤标志物,通常在 STEMI 症状发生后 2~4h 开始升高,10~24h 达到峰值,并可持续升高 7~14d。肌酸激酶同工酶(CK-MB)对判断心肌坏死的临床特异性较高,STEMI 时其测值超过正常上限并有动态变化。溶栓治疗后梗死相关动脉开通时 CK-MB 峰值前移(14h 以内)。CK-MB 测定也适于诊断再发心肌梗死。肌红蛋白测定有助于 STEMI 早期诊断,但特异性较差。

需要强调的是,对于 STEMI 的诊断,实验室检查结果只能明确是否存在心肌损伤,急性心肌损伤的基础上又有心肌缺血的证据才能诊断 STEMI,实验室检查必须与心电图等其他评估方法相结合才能准确地诊断 STEMI。

【影像学检查技术与优选应用】

1. 影像学检查方法 X 线床旁胸片有助于判断心肺循环状态,有无明显淤血或肺水肿,有助于准确判断 Killip 分级和危险分层。

超声心动图检查,有助于对急性胸痛患者的鉴别诊断和危险分层,有助于评估心脏结构和功能,有无室壁运动障碍或室壁瘤形成,有无室间隔穿孔等。

CT 在胸痛三联征(急性心肌梗死、急性肺栓塞、急性主动脉夹层)的鉴别诊断中发挥至关重要的作用,在临床症状和心电图及实验室检查不能明确诊断 STEMI,或疑诊急性肺栓塞、主动脉夹层的情况下,及时行增强 CT 检查有助于快速诊断。

心脏磁共振检查和核医学检查,不适合急诊患者的检查。但在评估心肌活性以及心肌缺血方面有重要的价值。

2. 影像检查流程优选原则 必须指出症状和心电图改变,如果能够明确诊断 STEMI 的患者,不需等待心肌损伤标志物和/或影像学检查结果,而应尽早给予再灌注及其他相关治疗。床旁 X 线胸片和超声心动图,在条件允许下是急诊患者首选的影像学检查项目。临床诊断不能除外主动脉夹层或肺动脉栓塞的情况下,胸痛三联征 CTA 检查,可以通过一次扫描、一次造影剂注射,同时显示冠状动脉、肺动脉及主动脉三种血管的图像,为临床及时准确地诊断急性心肌梗死、急性肺栓塞和主动脉夹层提供依

据,极大程度为急诊胸痛患者争取抢救时间,降低死亡率。

对于错过急诊 PCI 或 CABG 再灌注治疗时间窗的急性心肌梗死患者,心脏核医学检查可帮助判断残余存活心肌及缺血范围,为制订手术方案及风险评估提供依据。心脏磁共振检查技术可帮助判断心肌损伤的病因如炎症、缺血等,在心肌炎和心肌病的鉴别诊断中发挥重要作用,还可用于急性心肌梗死再灌注治疗后的患者,帮助评估治疗效果及判断预后。

【影像学表现】

1. **X 线胸片表现** 胸片对 STEMI 并无特异性诊断价值,一般情况下都显示正常,但急诊床旁胸片有助于判断 STEMI 患者的心肺循环情况,如有无肺淤血及肺水肿,有无心脏增大或充血性心力衰竭等,辅助鉴别诊断及风险评估。

2. **CT 表现** 临床明确的 ACS 患者不需要做 CT 相关检查。临床症状和心电图未能明确诊断 STEMI 的情况下,需要及时准确地鉴别诊断。不能除外急性肺栓塞或主动脉夹层时可进一步行心血管增强 CT 检查。随着近年来扫描技术和成像技术的

进步,胸痛三联征 CTA 检查,实现了一次扫描和一次造影剂注射同时显示冠状动脉、肺动脉及主动脉三种血管的图像,为临床及时准确地诊断急性心肌梗死、急性肺栓塞和主动脉夹层提供依据,避免错误的临床治疗及延误时机(图 3-3-1)。

冠状动脉 CT 血管成像(coronary CT angiography,CCTA)可以从两个方面进行冠状动脉病变的评价:一是斑块定量分析和斑块定性分析,二是判断管腔是否狭窄和狭窄程度。ACS 患者,可以发现肇事血管的闭塞,且 CT 值<30Hu,提示为血栓组织。急性心肌梗死,在 CTA 图像上,可以发现心内膜的低密度影,并与肇事血管的血流灌注区域一致。近年来,基于 CCTA 图像后处理获得的血流储备分数(FFR),称为 CT-FFR 技术,实现了 CT 无创方法同时诊断血管腔狭窄和缺血的功能。

评价冠状动脉狭窄程度采用国际通用的目测直径法,以狭窄处管腔内径减少的百分比进行计算。2011 年国内《心脏冠状动脉多排 CT 临床应用专家共识》建议,将冠状动脉狭窄程度分 5 级:无狭窄或管腔不规则(0~25% 的狭窄)、轻度狭窄(<50% 的狭窄)、中度狭窄(50% ~ 69% 的狭窄)、重度狭窄(≥

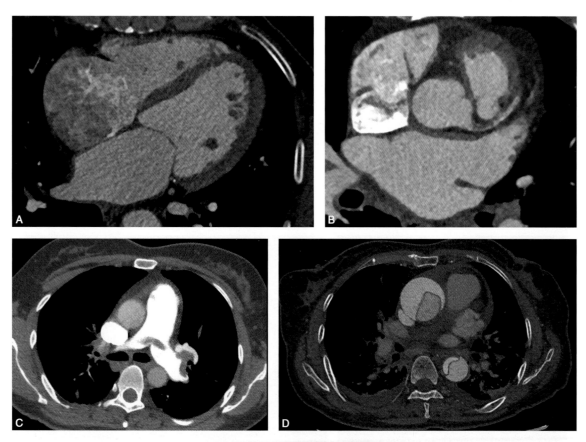

图 3-3-1 胸痛三联征 CT 检查

A.冠状动脉 CT 成像示左心室前壁和下壁心内膜下广泛密度偏低,心肌梗死改变;B.同一病例,前降支近中段非钙化为主混合斑块,近段管腔狭窄 70%~90%;C.肺动脉 CT 成像示肺动脉增宽,左右肺动脉融合部可见骑跨血栓,诊断为急性肺栓塞,继发肺动脉高压;D.全主动脉 CT 成像示主动脉呈双腔结构,诊断为 A 型主动脉夹层

70%的狭窄)和闭塞(100%狭窄)。CCTA评价冠状动脉有较高的敏感性和阴性排除价值,是目前诊断和排除冠心病强有力的影像学工具。

不同于冠状动脉造影的是,除了判断冠状动脉狭窄程度,CCTA还可以进行斑块的定性和定量分析,为临床提供更多的信息。CCTA显示的冠状动脉斑块定性可分为非钙化斑块、钙化斑块和混合斑块。近年来的临床研究结果还显示,CCTA对识别冠状动脉易损斑块有较好的应用价值。易损斑块的CT特征包括,低CT值斑块(30~60Hu)、血管正性重构、点状钙化、餐巾环征(napkin-ring sign)(低密度斑块核心周围被较高CT值的斑块环绕)。定量分析可以量化斑块负荷,为冠心病患者提供预后信息,也可作为评价药物干预斑块进展的检测工具。

3. 超声心动图检查 超声心动图可显示心脏形态与结构变化,可观察室壁节段性运动异常,初步提示病变对应的血管,此外结合药物负荷试验可提高超声心动图,探测心肌缺血的可能性,但是其声窗窄,空间分辨率低,并且具有明显的操作者依赖性。STEMI患者床旁超声主要表现为节段性室壁运动异常,主要反映梗死区域及周围缺血区域的运动障碍,室壁瘤形成的患者可表现为矛盾运动。此外,超声心动图还可帮助判断急性心肌梗死严重并发症,如室间隔穿孔,以及介入并发症心包积液或心脏压塞等,对判断病情及风险评估有重要的参考价值。

4. 心脏MRI表现 急性心肌梗死的MRI表现,包括:①在T₂WI像上,发现受累心肌的高信号,即使不用任何造影剂亦可表现为高信号,但实际梗死面积小于信号增强区域;②急性心肌梗死在梗死区表现为灌注缺损区域;③延迟强化:在应用MRI延迟扫描时,呈现高信号强化。目前比较一致的看法是,真正可逆性损害的心肌,在MRI延迟扫描上并不表现为持久性强化,但梗死区周围缺血损害的心肌,有时也会呈现一过性的强化,随着时间延长,这种现象会逐渐消失。

急性心肌梗死的延迟强化,基于其不同的病理生理学基础,通常表现为四种形式:①心内膜下延迟增强,通常心外膜未被累及。这种类型的心肌梗死临床表现为非Q波心肌梗死,预后良好。②透壁性延迟强化,通常见于范围广泛的再灌注性心肌梗死,血运重建后无法改善心肌收缩力。③类似于透壁性强化,但同时伴心内膜下低信号区,即通常所称的"无复流(no-flow)"现象。无复流现象是指在透壁性心肌梗死的基础上,无法全部恢复再灌注,其原因包括微循环障碍、心肌坏死或严重水肿压迫壁间血管所致,通常被认为是非良性左心室重构的预测因子。急性期心肌梗死有20%~30%患者会出现"无复流"现象。磁共振心肌灌注扫描,无论是首过法还是延迟增强均可显示,但延迟MRI效果最佳,表现为无信号和低信号区。④外围强化而中央区无血流灌注呈现为低信号,通常在无再灌注的梗死心肌中可以见到,预后不良。

对于STEMI患者,心脏MRI检查技术可帮助鉴别心肌损伤的其他病因,如炎症等,在心肌炎和心肌病的鉴别诊断中发挥重要作用(图3-3-2)。

5. 核素心肌显像

(1)核素心肌灌注显像:同一心肌节段在连续2个或2个以上层面上,出现放射性稀疏或缺损区可定义为异常。STEMI患者梗死区域表现为负荷与静息心肌显像图上,见到同一部位均呈放射性缺损区,形态大小一致。其他心肌缺血区域表现为,负荷心肌显像显示局部心肌节段存在放射性稀疏或缺损,

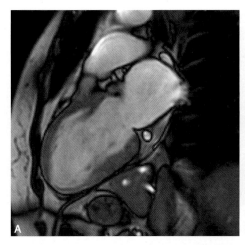
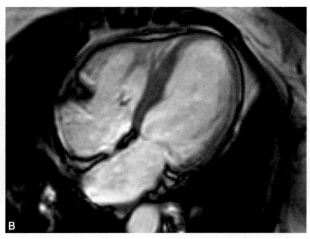

图 3-3-2 急性心肌梗死的心脏 MRI 表现
A、B. 心脏 MRI 电影序列示左心室中远段收缩功能减退,尤其是在心尖部以及侧壁和下壁运动明显减弱,提示急性心肌梗死

而静息图上明显或完全填充。患者往往有心肌梗死和心肌缺血混合共存,表现为负荷图像上的放射性缺损区,在静息图上有部分填充(图3-3-3)。

(2)核素心肌代谢显像:是通过心肌示踪能量代谢底物如葡萄糖、脂肪酸等进行体外显像,可准确判断心肌细胞的代谢状态与存活性,准确评价心肌存活状况对于指导临床选择适宜的治疗方案具有重要的意义(图3-3-4)。

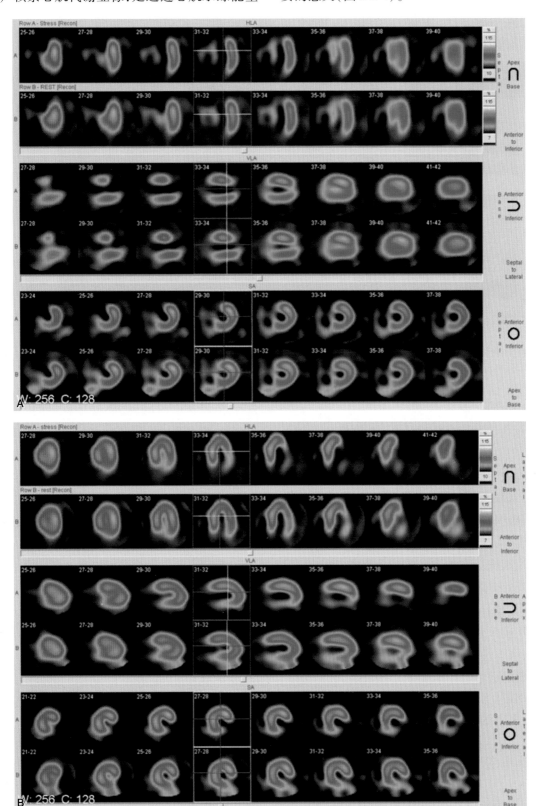

图3-3-3 急性心肌梗死或心肌缺血的 SPECT 心肌灌注显像

A.上排运动心肌灌注显像,下排静息心肌灌注显像;对比显示左心室心肌前壁、间隔及心尖部固定性放射性缺损,提示心肌梗死;B.上排运动心肌灌注显像,下排静息心肌灌注显像;对比显示左心室心肌外侧壁及下壁部分放射性充填,提示心肌缺血伴梗死

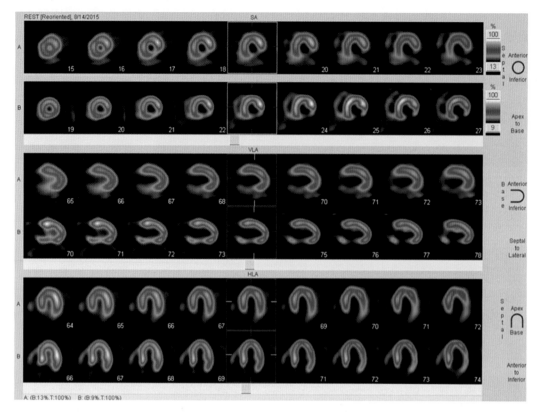

图 3-3-4　PET 心肌代谢断层显像

上排为静息心肌灌注影像,下排为心肌代谢影像。对比显示下后壁、后侧壁血流灌注/代谢均受损,灌注/代谢大致匹配。提示陈旧性下壁心肌梗死

【诊断要点】

急性冠状动脉综合征的诊断,需要密切结合临床,包括病史、症状、心电图改变、心肌酶学检查等,影像学表现为主要的辅助诊断依据。影像学证据主要包括:①肇事血管的确定,需要明确导致临床症状、心肌缺血/梗死病变的血管,及其病变部分、范围和狭窄程度等;②肇事血管导致的心肌缺血/梗死的存在与否及其病变程度;③心肌和心脏的功能状态;④其他病变的排除,如急性肺栓塞、心室内血栓等。

【鉴别诊断】

STEMI 应与主动脉夹层、急性肺动脉栓塞、急性心包炎、气胸和消化道疾病(如反流性食管炎)等引起的胸痛相鉴别。

向背部放射的严重撕裂样疼痛伴有呼吸困难或晕厥,但无典型的 STEMI 心电图变化者,应警惕主动脉夹层。

肺栓塞常表现为呼吸困难,血压降低,低氧血症。

气胸可以表现为急性呼吸困难、胸痛和患侧呼吸音减弱。胸痛三联征的鉴别诊断困难时可行心血管增强 CT 检查。

急性心包炎表现发热、胸膜刺激性疼痛,向肩部放射,前倾坐位时减轻,部分患者可闻及心包摩擦音,心电图表现 PR 段压低、ST 段呈弓背向下型抬高,无镜像改变。

消化性溃疡可有胸部或上腹部疼痛,有时向后背放射,可伴晕厥、呕血或黑便。急性胆囊炎可有类似 STEMI 症状,但有右上腹触痛。这些疾病均不出现 STEMI 的心电图特点和演变过程。

(李震南)

第四节　不稳定型心绞痛和非 ST 段抬高心肌梗死

【概述】

不稳定型心绞痛(unstable angina,UA)定义为在休息或轻微运动时发作的心脏缺血性不适,可以是进行性加重或新发严重的症状。如果出现这些症状的同时,伴有心肌酶的升高(反映心肌坏死的生化标志物),例如肌酸激酶(CK)、肌酸激酶同工酶(CK-MB)或肌钙蛋白,则诊断为急性非 ST 段抬高型心肌梗死(NSTEMI)。

UA 和 NSTEMI 一般具有共同的病理生理基础,它们都是由于近期动脉粥样硬化斑块破裂引起的冠

状动脉严重而不完全性的阻塞,大多出现冠状动脉腔内血栓形成。UA 和 NSTEMI 的血栓经常呈非阻塞性和动态变化。少见的原因包括栓塞、动脉夹层、血管炎、可卡因滥用和创伤。冠状动脉血栓最常见的原因是斑块破裂。斑块破裂是冠状动脉血栓形成最主要的原因,约占75%。斑块破裂或溃疡引发血栓形成的幅度不同,常见情况是仅有一个附壁血栓就可威胁生命。血栓形成和纤溶与血管痉挛有关系,常出现血流间歇性中断,而后数天形成分层血栓。血流流过易损斑块处时,斑块物质微粒和血栓被冲刷掉,导致远端栓塞。任何来源的血栓栓塞均可导致微循环阻塞影响心肌灌注。

除了斑块破裂学说是最容易理解的一个机制,斑块表面腐蚀也是急性冠状动脉血栓形成的发病基础,大约占20%。而围绕钙化结节的腐蚀,也可以引起少量的冠状动脉血栓。斑块内出血后范围迅速增大也参与 ACS 的发生。除了这些结构性的解剖学物质参与对斑块的破坏作用之外,功能上的改变也影响血栓的稳定性。促凝和抗凝因子、促纤溶和抗纤溶因子对血凝块的稳定性起着重要的作用。炎症是导致血栓形成的基础,而且,参与免疫反应的细胞和分子也参与 ACS 的多个发病过程。大量证据表明很多途径都能通过炎症参与 ACS 的病理生理过程。促炎症介质,对于调节促炎细胞因子发挥重要作用,T 淋巴细胞可以调节细胞因子影响动脉粥样硬化的生成。活化的 T 细胞集中到斑块破裂的区域,并在原位降低胶原的合成。T 细胞产生较多 CD40 配体和促炎症介质-γ 干扰素,这些结果表明,继发性免疫反应在 ACS 的发病机制中起了很重要的作用。在动脉粥样硬化的生成过程中,刺激免疫应答的抗原,包括氧化修饰的脂质蛋白和在应激组织表达的热休克蛋白 60/65。将炎症与冠状动脉事件联系到一起,为冠状动脉危险分层和预测开辟了一个领域,同时为新的治疗措施寻找了一个新靶点。

在美国,ACS 的中位年龄是 68 岁(四分位间距 56~79 岁),男女比例约 3:2。每年至少有 78 万人发生 ACS,其中大约 70% 的人为 UA 和 NSTEMI。我国心血管病死亡率的上升趋势主要是由于缺血性心脏病死亡上升所致,总体来说,我国心血管病患病率及死亡率与全球下降趋势相反,仍保持上升趋势。近期的 EPICORAsia 研究指出,亚洲地区 NSTEMI 患者出院后 1 年内总冠状动脉事件发生率为 12.5%,其中死亡率仍有 3.4%。

UA 和 NSTEMI 患者大多都有各种危险因素,如吸烟、高血压、糖尿病、高脂血症及肥胖,有研究表明高同型半胱氨酸、高尿酸血症也是高危因素。UA 包括以下几种类型,典型症状分别如下:①静息型心绞痛,心绞痛发作在休息时,并且持续时间通常在 20min 以上;②初发型心绞痛,1 个月内新发的心绞痛,可表现为自发性发作与劳力性并存,疼痛分级在 Ⅲ 级以上;③恶化劳力型心绞痛,既往有心绞痛病史,近一个月内心绞痛恶化加重,发作次数频繁、时间延长或痛阈降低(心绞痛分级至少增加 1 级,或至少疼痛分级在 Ⅲ 级以上)(加拿大心血管病协会心绞痛分级定义:Ⅰ 级,一般体力活动不引起心绞痛,例如行走和上楼,但紧张、快速或持续用力可引起心绞痛发作;Ⅱ 级,日常体力活动稍受限,快步行走或上楼、登高、饭后行走或上楼、寒冷或风中行走、情绪激动可发作心绞痛,或仅在睡醒后数小时内发作,在正常情况下以一般速度平地步行 200m 以下或登一层以上楼梯受限;Ⅲ 级,日常体力活动明显受限,在正常情况下以一般速度平地步行 100~200m,或登一层楼梯时可发作心绞痛;Ⅳ 级,轻微活动或休息时即可出现心绞痛症状)。

变异型心绞痛也是 UA 的一种,通常是自发性的。其特点是一过性 ST 段抬高,多数自行缓解,不演变为心肌梗死。动脉硬化斑块导致内皮功能紊乱和冠状动脉痉挛是其发病原因,硝酸甘油和钙离子拮抗剂可以使其缓解。

NSTEMI 的临床表现和 UA 相似,但是比 UA 更严重,持续时间更长。UA 可发展为 NSTEMI 或 ST 段抬高的心肌梗死。

大部分 UA/NSTEMI 可无明显体征。高危患者心肌缺血引起的心功能不全,可有新出现的肺部啰音或原有啰音增加,出现第三心音、心动过缓或心动过速,以及新出现的二尖瓣关闭不全等体征。

静息心电图是诊断 UA/NSTEMI 的最重要的方法,并且可提供预后方面的信息。ST-T 动态变化是 UA/NSTEMI 最可靠的心电图表现,UA 时静息心电图可出现 2 个或更多的相邻导联 ST 段下移 ≥ 0.1mV。静息状态下症状发作时,记录到一过性 ST 段改变,症状缓解后 ST 段缺血改变改善,或者发作时倒置 T 波呈伪性改善(假性正常化),发作后恢复原倒置状态更具有诊断价值,提示急性心肌缺血,并高度提示可能是严重冠状动脉疾病。发作时心电图显示,胸前导联对称的 T 波深倒置并呈动态改变,多提示左前降支严重狭窄。心肌缺血发作时偶有一过性束支阻滞。持续性 ST 段抬高是心肌梗死心电图特征性改变。变异型心绞痛 ST 段常呈一过性抬高。心电图正常并不能排除 ACS 的可能性。胸痛明显发作时心电图完全正常,应该考虑到非心源性胸痛。

NSTEMI 的心电图 ST 段压低和 T 波倒置比 UA 更明显和持久,并有系列演变过程,如 T 波倒置逐渐加深,再逐渐变浅,部分还会出现异常 Q 波。两者鉴别除了心电图外,还要根据胸痛症状以及是否检测到血中心肌损伤标记物。高达 25% 的 NSTEMI 可演变为 Q 波心肌梗死,其余 75% 则为非 Q 波心肌梗死。ST-T 异常还可以由其他原因引起。ST 段持久抬高的患者,应当考虑到左心室室壁瘤、心包炎、肥厚型心肌病、早期复极和预激综合征、中枢神经系统事件等。三环类抗抑郁药和酚噻嗪类药物也可以引起 T 波明显倒置。反复胸痛的患者,需进行连续多导联心电图监测,才能发现 ST 段变化及无症状的心肌缺血。

心肌损伤标记物:心肌损伤标记物可以帮助诊断 NSTEMI,并且提供有价值的预后信息。心肌损伤标记物水平与预后密切相关。ACS 时常规采用的心肌损伤标记物及其检测时间见表 3-4-1。

表 3-4-1 心肌损伤标记物及其检测时间表

检测时间	肌红蛋白	肌钙蛋白	肌酸激酶同工酶
开始升高时间/h	1~2	2~4	6
峰值时间/h	4~8	10~24	18~24
持续时间/d	0.5~1.9	5~14	3~4

肌酸激酶同工酶(CK-MB)是评估 ACS 的主要血清心肌损伤标记物。心脏肌钙蛋白复合物包括 3 个亚单位,肌钙蛋白 T(cTnT)、肌钙蛋白 I(cTnI)、肌钙蛋白 C(cTnC)。目前已开发出单克隆抗体免疫检测方法,检测心脏特异的 cTnT 和 cTnI。由于心肌和平滑肌都有 cTnC 亚型,所以目前尚无用于临床的 cTnC。尽管 cTnT 和 cTnI 诊断心肌损伤有很高的特异性,但是在诊断 NSTEMI 时,还是应当结合临床症状、体征以及心电图变化一起考虑。如果症状发作后 6h 肌钙蛋白测定结果为阴性,应当在症状发作后 8~12h 再测定肌钙蛋白。

cTnT 和 cTnI 升高评估预后的价值优于患者的临床体征、入院心电图表现,以及出院前运动试验。而在非 ST 段抬高和 CK-MB 正常的患者中,cTnT 和 cTnI 增高可以发现死亡危险增高的患者。而且

cTnT 和 cTnI 与 ACS 患者死亡的危险性呈定量相关关系。但是不能将肌钙蛋白作为评估危险性的唯一指标。因为肌钙蛋白没有增高的患者,仍然有发生不良事件的风险。没有一种心肌损伤标记物是完全敏感和特异的。采用现有的方法测定 cTnT 和 cTnI,对于发现心肌损伤的敏感度和特异度是相当的。

肌红蛋白既存在于心肌中,同时也存在于骨骼中。由于它的分子量比较小,因而它从损伤心肌中释放的速度快于 CK-MB 或肌钙蛋白,在心肌坏死后 2h 即可从血液中检测。但是肌红蛋白诊断心肌梗死的价值,受到其增高持续时间短(<24h)和缺乏心脏特异性的限制。因此胸痛发作 4~8h 内只有肌红蛋白增高而心电图不具有诊断性时,不能诊断为急性心肌梗死,需要有心脏特异的标记物 CK-MB、cTnT 或 cTnI 的支持。但是由于其敏感度高,所以症状发作后 4~8h 测定肌红蛋白阴性结果有助于排除心肌梗死。

几种心肌损伤物的比较:肌钙蛋白能发现少量心肌坏死的患者,诊断敏感度高,对于预后的评估比其他方法价值大。CK-MB 特异度和敏感度不如肌钙蛋白,但仍然是发现较大范围心肌梗死的一种非常有用的标记物。然而 CK-MB 正常不能除外局灶心肌损害,也不能除外心脏特异肌钙蛋白检测到的心肌梗死不良后果的危险性。肌红蛋白缺乏心脏特异度,因此不能作为单独使用的心肌损伤标记物,但有助于心肌梗死的早期诊断。

【影像检查技术与优选应用】

X 线胸片:是临床基本的影像学检查,有助于判断有无肺淤血或肺水肿。

超声心动图:检查目的主要是评估左心室功能,包括左心室射血分数及室壁运动情况,有无室间隔穿孔或室壁瘤形成等。

CT:主要用于显示冠状动脉斑块和狭窄程度,目前已经成为常规的排查冠心病的主要无创影像学技术。

核医学检查:在术前评估心肌活性以及心肌缺血方面有重要的价值。

心脏磁共振检查:可用于评估心肌梗死、心肌纤维化或心脏重构等。

冠状动脉造影:仍然是临床诊断冠心病及其严重程度的主要技术,特别是用来指导危险分层和治疗策略的确定。采用再血管化治疗前,必须行冠状动脉造影检查。

NSTE-ACS 的诊断主要基于临床症状、心电图和

心脏标志物(证据等级Ⅰ,推荐级别C)。对于怀疑 NSTE-ACS的患者,应在首次医疗接触后10min完成心电图检查并由具有资质的医生来解读(Ⅰ,C)。对于有体征或症状提示正在发生心肌缺血的患者,在最初的1h,应每15min或每30min重复进行心电图检查(Ⅰ,C)。所有怀疑为ACS的患者都应该进行高敏心肌肌钙蛋白(hs-cTn)检测(Ⅰ,B),推荐hs-cTn检测的0h/3h快速诊断流程(Ⅰ,B)。如有必要,CK-MB可作为cTn检测的补充(Ⅰ,B)。可考虑负荷测试(运动试验、负荷超声心动图、负荷心肌灌注成像),这对低危且心脏生物标志物阴性的患者具有预后价值(Ⅱa,B)。对于无反复胸痛、心电图正常和肌钙蛋白(首选高敏肌钙蛋白)水平正常但是疑似ACS的患者,建议在决定有创治疗策略前进行无创药物或运动负荷试验以诱发缺血发作(Ⅰ,A)。行超声心动图检查评估左心室功能(Ⅰ,C);当冠心病可能性为低或中危,且肌钙蛋白或心电图不能确定诊断时,可考虑冠状动脉CT血管成像以排除ACS(Ⅱa,A)。对于血流动力学不稳定、急性肺水肿、快速或缓慢性心律失常、难治性心绞痛伴动态心电图改变的患者,应考虑在24h内尽快进行冠状动脉造影(Ⅰ,B)。

【影像学表现】

1. X线胸片　对诊断该病无特异性,大多患者胸片显示未见明确异常,但对于较严重的患者,有助于判断有无肺淤血或肺水肿,有无心脏增大或充血性心力衰竭等,对危险分层及评估有价值。

2. 冠状动脉CT血管成像　临床症状和心电图未能明确诊断NSTE-ACS的情况下,可行CT检查,用以直接显示肇事血管的管腔狭窄程度和病变分布;同时用以排除急性心肌梗死、肺栓塞和主动脉夹层。

另外,CT对识别冠状动脉易损斑块也有很好的评估价值。病理诊断易损斑块的主要标准,包括活动性炎症(单核、巨噬细胞或T淋巴细胞浸润);大脂核,薄纤维帽;内皮脱落,表面血小板聚集;斑块裂隙;狭窄程度>90%。次要标准包括表面钙化结节;斑块呈亮黄色;斑块内出血;内皮功能异常;血管正性重构。易损斑块的CT特征包括低密度斑块(CT值<60Hu)、血管正性重构、点状钙化、餐巾环征(低密度斑块周围被较高密度环围绕)。一项Meta分析结果表明,ACS患者冠状动脉斑块中的非钙化斑块总体积、低密度斑块、重构指数等指标,均较稳定型心绞痛患者高,且具有易损斑块的ACS

患者,其不良心血管事件的发生率远高于具有稳定斑块的患者。

3. 超声心动图检查　超声心动图主要是显示各房室腔大小情况,室壁有无节段性运动异常,有无室壁瘤、左心室内有无血栓形成等。此外,多巴酚丁胺药物负荷试验可提高检测心肌缺血的敏感性,但是其对操作者有较高的依赖性。与此同时,超声心动图还可以评估并发症,如室间隔穿孔、心包积液或心脏压塞等,对临床有一定的指导价值。

4. 心脏MRI诊断　CMR能评估心脏整体和局部收缩与舒张功能,利用多种成像加权参数,分析心肌损伤。例如,识别急性心肌梗死后心肌水肿;T_2加权、T_1-mapping、T_2-mapping、弥散加权成像(diffuse-weighted image,DWI),在评价心肌水肿中的应用获得很大进展。

CMR还能鉴别急性心肌梗死及慢性心肌梗死。T2加权像通过心肌水肿的显示,鉴别急性和慢性心肌梗死已得到专家共识推荐。应用心肌的延迟强化,可以判断心肌瘢痕坏死组织。CMR对心肌炎和心肌病的鉴别诊断,以及急性心肌梗死再灌注治疗后的疗效评估,都有很重要的价值。

5. 核素心肌显像　核素心肌灌注显像是传统的评价心肌血流灌注状况的影像学技术。心肌代谢显像是通过示踪心肌能量代谢底物如葡萄糖、脂肪酸等进行体外显像,可准确判断心肌细胞的代谢状态与存活性。心肌灌注与代谢显示不匹配,说明心肌存在活性;如果两者均异常,说明心肌梗死。

【病例1】

患者女性,60岁,8年前活动后感心前区胸痛,性质为闷痛,偶伴放射至后背及左肩,持续时间约有数分钟,休息后缓解。无黑矇、晕厥,无恶心、呕吐,1个月前开始出现胸痛加重,平路快走或慢走均发作,每次发作持续10min,可自行缓解。夜间休息无发作。

X线胸片:双肺纹理大致正常,未见实变;主动脉结不宽,边缘少许钙化;肺动脉段平直;左心圆隆(图3-4-1A及图3-4-1B)。

冠状动脉CT血管成像:前降支中段混合斑块,管腔狭窄>70%(图3-4-1C及图3-4-1D),回旋支及右冠状动脉显影好,未见狭窄(图3-4-1E及图3-4-1F)。

冠状动脉造影:单支病变,前降支中段100%狭窄(图3-4-1G及图3-4-1H)。病变累及分支。

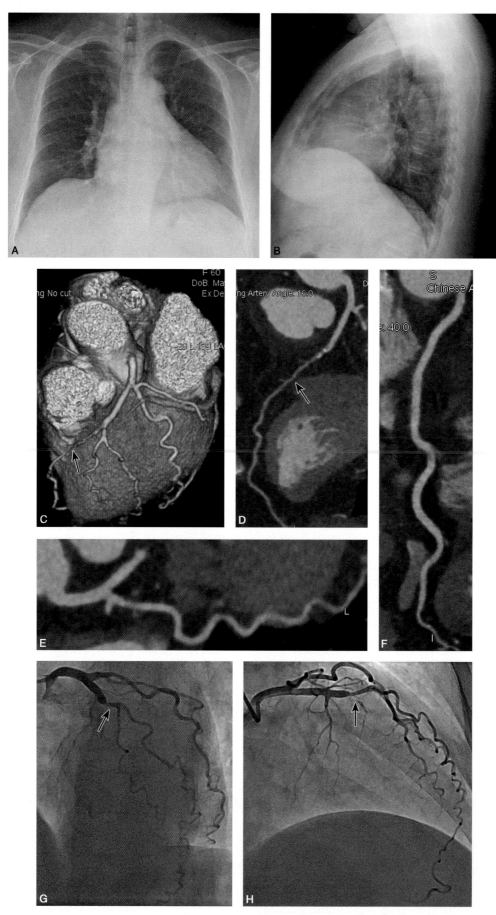

图 3-4-1 病例 1 影像学表现

【病例2】

患者男性,56 岁,间断胸闷 20 余天,门诊以冠心病收入病房。患者自 20 余天间断出现胸闷,位于胸骨后,范围手掌大小,呈压榨性,伴气短,无出汗、乏力、头晕、晕厥及意识丧失,无心悸,无恶心、呕吐,无咯血,无咳嗽咳痰,此后症状反复发作,性质和持续时间同前,多与活动、情绪激动、饱餐等有关,无晨起后发作,有夜间发作,停止活动并休息后持续约数分钟可自行缓解。行心电图检查未见明显异常,肌钙蛋白升高,诊断为非 ST 段抬高型心肌梗死。

X 线胸片(图 3-4-2A 及图 3-4-2B):双肺纹理正常,未见实变;主动脉结不宽,肺动脉段平直,心脏各房室不大。

冠状动脉 CT 血管成像:前降支近中段弥漫性钙化为主混合斑块,管腔狭窄约 50%(图 3-4-2D 及图 3-4-2E),对角支节段性钙化为主混合斑块,管腔狭窄 >70%(图 3-4-2C);回旋支近段管壁钙化斑块,管腔狭窄程度判断受限,考虑管腔存在重度狭窄(图 3-4-

2F),中远段未见明确显影,考虑管腔闭塞;右冠状动脉弥漫性混合斑块,管腔多发狭窄 >70%(图 3-4-2G)。

冠状动脉造影:发现冠状动脉为三支病变,累及的血管如下:前降支中段管状偏心不规则,管腔狭窄约 50%(图 3-4-2H);第一对角支弥漫偏心不规则,管腔狭窄约 80%(图 3-4-2I);回旋支中段弥漫性偏心不规则,管腔闭塞(狭窄 100%)(图 3-4-2J);右冠状动脉近段弥漫性偏心不规则,管腔狭窄约 80%;右冠状动脉远段局限偏心不规则,管腔狭窄约 70%;右冠状动脉后降支近段偏心不规则,管腔狭窄约 80%(图 3-4-2K)。

血管内超声(IVUS)(图 3-4-2L 及图 3-4-2M):右冠状动脉参照血管直径 3mm,靶病变长度 25mm,靶病变术前狭窄程度 80%,术前最小管腔直径 0.6mm;TIMI 血流 3 级。病变特征描述:范围弥漫;形态偏心;近端血管弯曲度中度;病变中度成角,45° 至 90°;病变外形不规则;轻度钙化;病变没有完全闭塞;病变位置不在开口处;病变未累及分支;病变内无血栓。

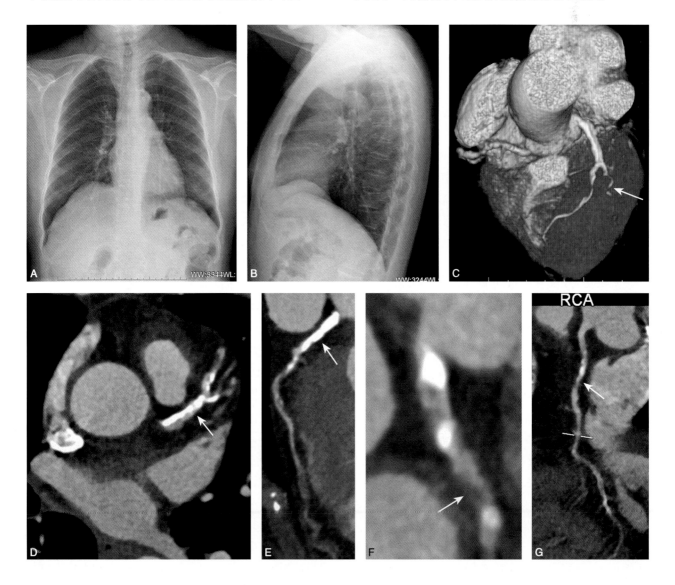

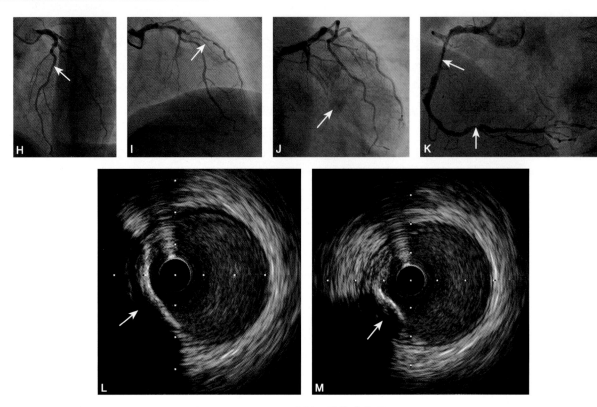

图 3-4-2 病例 2 影像学表现

【病例 3】

患者女性，55 岁，间断胸闷 9 年余，加重 10 余天，门诊以冠心病收入病房。患者自 9 年前间断出现胸闷，位于剑突下和心前区，范围手掌大小，呈压榨性，伴憋气，可放射至背部，无出汗、乏力、头晕、晕厥及意识丧失，无心悸，无恶心、呕吐，无咯血，无咳嗽、咳痰，此后症状反复发作，性质和持续时间同前，多与活动、情绪激动、饱餐等有关，无晨起后发作，有夜间发作，停止活动并休息后持续约数分钟可自行缓解。行心电图检查未见明显异常，肌钙蛋白升高，诊断为"非 ST 段抬高型心肌梗死"。

X 线胸片（图 3-4-3A 及图 3-4-3B）：双肺纹理正常，未见实变；主动脉结不宽，肺动脉段平直，心脏各房室不大。

冠状动脉 CT 血管成像：前降支开口处管壁不规则伴钙化斑块，管腔狭窄约 50%，中段近间隔支发出以远局限性非钙化为主混合斑块，管腔重度狭窄近闭塞（图 3-4-3C，图 3-4-3D 及图 3-4-3E）；对角支开口处受累，管腔狭窄 >70%；回旋支开口处局限性非钙化斑块，管腔狭窄约 50%，粗大的第一钝缘支开口处局限性非钙化斑块，管腔狭窄约 50%；右冠状动脉近段管壁钙化斑块，未见有意义狭窄，中段局限性非钙化斑块，最重处管腔狭窄约 70%（图 3-4-3F）。

冠状动脉造影示，冠状动脉为三支病变，累及的血管如下：前降支近段管腔狭窄约 50%，前降支中段

弥漫性偏心不规则，管腔狭窄约 95%（图 3-4-3G 及图 3-4-3H），第二对角支近段管腔狭窄约 95%，回旋支近段管腔狭窄约 50%，右冠状动脉近段管腔狭窄约 50%，右冠状动脉中段弥漫性偏心不规则，管腔狭窄约 70%（图 3-4-3I）。

血管内超声（IVUS）（图 3-4-3J 及图 3-4-K）：右冠状动脉参照血管直径 3.5mm，靶病变长度 25mm，靶病变狭窄程度 70%，术前最小管腔直径 1.05mm。TIMI 血流 3 级。病变特征描述：范围弥漫；形态偏心；近端血管弯曲度中度；病变无成角；病变外形不规则；轻度钙化；病变没有完全闭塞；病变位置不在开口处；病变未累及分支；病变内无血栓。

【诊断要点】

参考上一节"急性冠状动脉综合征"。

【鉴别诊断】

NSTE-ACS 的鉴别诊断包括①急性心肌梗死：患者多有发作性持续胸痛，超过 30min 不能缓解，伴大汗及濒死感，含硝酸甘油不缓解，心电图有 ST 段弓背向上抬高，心肌酶有动态演变；②肺栓塞：患者多有胸闷、胸痛、呼吸困难、咯血，胸痛含硝酸甘油无效，心电图有 S（Ⅰ）、Q（Ⅲ）、T（Ⅲ）的改变，可行核素肺通气灌注显像及肺动脉 CT 检查明确诊断；③主动脉夹层：起病急，多有长期高血压病史，且多为血压升高时发病，表现为腰疼、胸腹疼，且多为腰背疼在前，胸腹痛在后，疼痛即刻达峰值，夹层累及相关

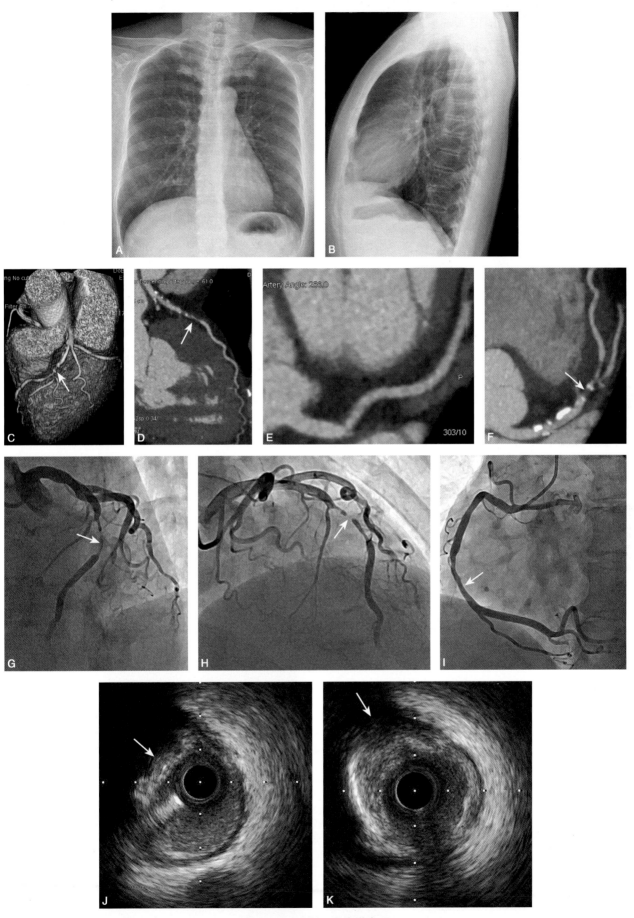

图 3-4-3　病例 3 影像学表现

血管可出现脑、上肢、肾脏、脊髓等缺血性改变,心电图、心肌酶多正常,CT、MRI 及心脏超声等有助于检查;④肋间神经痛:患者胸痛多与呼吸运动及体位改变有关,沿肋间分布,心电图无明显缺血改变,胸痛含硝酸甘油无效等;⑤胰腺炎:患者有发热、恶心、呕吐等,持续性疼痛,阵发性加重;⑥心包炎:患者无发热,查体未闻及心包摩擦音,故不支持。

(尹卫华)

第五节 心肌梗死机械并发症的评估

心脏机械性并发症是指心肌发生梗死后造成心脏的结构发生解剖性改变的并发症。这种并发症可造成严重的血流动力学的不稳定和心力衰竭。常见的心脏机械性并发症,根据其发生的时间可分为早期机械并发症和晚期机械并发症。早期机械并发症多出现在心肌梗死后 1 周内,包括室间隔穿孔、乳头肌断裂或功能不全、心脏游离壁破裂;晚期机械并发症包括,真性室壁瘤及假性室壁瘤形成。本章节将对上述常见的心肌梗死机械并发症进行详细的介绍。

一、室间隔穿孔

【概述】

心肌梗死后室间隔穿孔是室间隔出现破裂引起的继发性室间隔缺损,可导致左向右分流,肺循环不稳定及双心室心力衰竭。室间隔穿孔通常与血管的完全闭塞有关,犯罪血管多为前降支及后降支,间隔缺损位置与犯罪血管相关,心尖和前部的室间隔穿孔与前降支闭塞有关,后部室间隔穿孔与后降支闭塞有关。

室间隔穿孔常发生于急性心肌梗死后的 3~7d 内,在药物溶栓治疗时代,发生率为 1%~2%,PCI 时代的发生率降至 0.2%。并发室间隔穿孔的危险因素,包括高龄、女性、前壁心肌梗死等。

患者临床表现多样,恶化迅速,易出现猝死,因此早期识别对改善患者存活率非常重要。患者可出现反复发作或持续性的胸痛,突发的恶性心律失常及心源性休克,听诊闻及胸骨左缘 3~4 肋间新出现的全收缩期杂音,对本病有较大的提示作用。本病保守治疗的存活率极低,循环辅助、手术治疗、封堵治疗是目前常用的治疗手段。对于积极治疗无缓解的严重心衰患者,应及早手术,延期手术可能造成室

间隔穿孔扩大,加速病情恶化。积极药物治疗后症状缓解的患者,可考虑择期手术治疗。

本病外科手术风险较高,既往研究显示术后院内 30d 死亡率 43%,长期死亡率高达 65%~79%。近些年来随着封堵装置的发展,经皮封堵治疗成为手术治疗的替代方案,有研究显示封堵治疗术后 30d 死亡率可降至 30%。指南推荐室间隔破口小于 15mm,可首先选择封堵治疗。

【影像检查技术与优选应用】

对于怀疑室间隔穿孔的患者,X 线胸片(或床旁胸片)和超声心动图是首选的影像学检查方法。胸片可以显示肺血增多、心影增大,与先天性心脏病室间隔缺损相似。

超声具有快速、便捷可移动、无创、实时观测血流情况等优势,能够快速的确定室间隔穿孔的部位、大小、分流量及心功能情况,为之后的治疗及手术方案提供重要的解剖及功能学资料。

心脏 CTA 作为无创的检查方法,可以明确室间隔穿孔的整体形态和毗邻关系,还可以多角度明确冠状动脉病变、心肌情况及合并的解剖变异。对于采用封堵治疗的患者,术前的 CT 评估非常必要,可以弥补封堵术中无法全面观察解剖形态的不足,为术前选择封堵器型号提供依据。

【影像学表现】

1. X 线胸片表现 室间隔穿孔的 X 线胸片多表现为左右心室增大、肺淤血及肺水肿表现,分流量较多情况下,可出现肺动脉段突出,肺血增多的表现(图 3-5-1)。

2. CT 表现 室间隔中断造影剂在左右心室间相通。冠状动脉 CTA 可显示冠状动脉斑块和狭窄

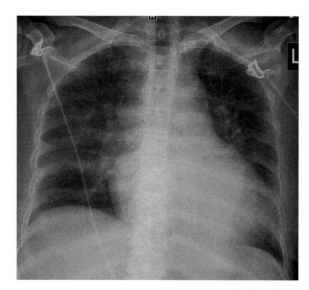

图 3-5-1 室间隔穿孔 X 线胸片表现

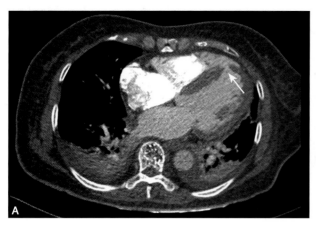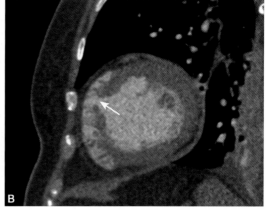

图 3-5-2　室间隔穿孔 CT 表现

情况,梗死心肌可见心肌密度减低,部分可见心肌变薄,收缩期心肌增厚率下降。CT 可清晰显示其他合并的病变,例如室壁瘤形成,心室内血栓形成等(图 3-5-2)。

3. **超声心动图**　表现为室间隔穿孔处回声中断,形态不规则,通常左心室面较大,穿孔的口径随心动周期变化,收缩期增大。二维超声多在心尖四腔心,或胸骨旁四腔心切面,显示穿孔的部位和大小,CDFI 显示室水平左向右的穿隔血流束,连续多普勒超声,可在室间隔右侧出口附近检出收缩期湍流频谱。

4. **心导管检查**　造影剂在左右心室间的异常通路,心导管检查可以明确诊断,更主要的是同时进行封堵手术的指导。

【诊断要点】

当急性心肌梗死患者出现新发或加重的肺淤血,心影增大,应考虑到心肌梗死后并发症的可能,尽快应用其他检查完成确诊。超声心动图发现室间隔水平的左向右分流病变可以确诊;还要评估心功能、肺动脉高压、左心室内血栓。

二、乳头肌功能失调或断裂

【概述】

急性心肌梗死累及乳头肌血供,导致的乳头肌功能障碍,或乳头肌部分或完全断裂,导致急性二尖瓣反流和急性肺水肿。

乳头肌分为前外乳头肌和后内乳头肌,前外乳头肌由前降支和回旋支共同供血,较少发生断裂,后内乳头肌由右冠状动脉或者回旋支供血,供血血管重度狭窄或闭塞时,容易出现功能异常甚至断裂。

左心室急性心肌梗死后,早期有 13%～26% 的患者合并二尖瓣反流,大多数为轻至中度反流,仅有

3.4% 的患者合并重度反流。常发生于急性心肌梗死后 1 周内,部分断裂可延迟至 3 个月内。

临床有急性二尖瓣关闭不全的表现,症状的严重程度和二尖瓣的反流程度成正比,患者出现顽固性心衰、肺水肿是早期死亡的重要原因。此类患者常为单支病变,且常无心肌梗死史,但梗死后心绞痛的发生率显著高于无此并发症者;老年、心肌梗死后治疗不及时、或继续体力活动者,可使其发生的危险性增高。心肌梗死患者听诊出现心尖部新发的收缩期杂音对本病具有重要的提示意义,应及时行影像学检查明确诊断。但随着心功能的恶化,心脏杂音可逐渐减弱甚至消失。乳头肌断裂合并急性重度的二尖瓣反流,是心肌梗死后少见但致命的并发症,如无外科手术治疗,乳头肌断裂的患者 90% 均在 1 周内死亡,2 个月内的死亡率接近 100%。由于供应乳头肌的血管是冠状动脉的终末支,常易受到缺血的损害,其中后内乳头肌主要来源于右冠状动脉后降支一支供血,而前外乳头肌由前降支分支对角支供血,但常得到回旋支的边缘支的血供,因此虽然前壁心肌梗死较后壁心肌梗死常见,且面积大,但合并二尖瓣反流却经常发生在右冠状动脉闭塞所致的下、后壁心肌梗死后。

乳头肌完全断裂者往往短期内发生死亡,早期诊断并急诊行外科手术治疗是降低患者病死率和改善预后的关键。一般认为,在心功能恶化前和血流动力学尚平稳时手术有利于提高早期和晚期存活率。乳头肌断裂程度决定可否行外科手术,二尖瓣脱垂或连枷完全断裂者,更适合二尖瓣置换术,部分断裂患者可考虑二尖瓣修补术。血流动力学不稳定的极高危患者,可考虑经皮二尖瓣修复术(如二尖瓣夹)。外科换瓣或成形术时,同期行冠状动脉旁路移植术,有益于改善左心室功能,提高存活率及改善预

后。研究显示 30d 内行手术治疗的患者,他们的 5年、10 年生存率同未合并乳头肌断裂的心肌梗死患者一致。

【影像检查技术与优选应用】

超声心动图是诊断乳头肌功能失调或断裂最常用的诊断方法,二维超声能够准确地显示二尖瓣的运动情况,心房心室的结构变化;彩色多普勒可清晰的显示二尖瓣反流,对反流量进行半定量及定量评估。

三维超声的出现和应用可以使术者更为直观的观察二尖瓣的结构,但由于这种检查方法更为费时费力,不建议在需要即刻手术治疗的患者中应用,但三维超声在应用二尖瓣夹治疗的患者术前评估中有非常重要的价值。二尖瓣夹是一种无创的治疗二尖瓣反流的介入手段,适用于功能性以及退行性二尖瓣反流,但须有足够的瓣叶组织供装置进行闭合操作。

CT 凭借它高分辨率、多角度多平面重建的优势,也在二尖瓣夹术前评估中发挥重要的作用,已有文献表明 CT 对二尖瓣的解剖评估同超声测量具有较高的一致性。

【影像学表现】

1. **X 线胸片表现** 均为间接征象,表现为二尖瓣反流引起的心功能不全、急性肺水肿等表现,急性的二尖瓣反流,往往不会表现出明显的左心扩大,长期的乳头肌功能不全可表现为左心房左心室的明显扩大。

2. **超声心动图表现** 主要是二尖瓣关闭不全,可呈间歇性。原因多由乳头肌收缩短,牵拉二尖瓣前叶,收缩期无法到瓣环水平引起。部分或完全性乳头肌及腱索断裂,常可造成严重的二尖瓣反流。

3. **CT 表现** 收缩期可见二尖瓣叶部分脱垂至左心房(图 3-5-3),长期乳头肌功能不全可见左心房

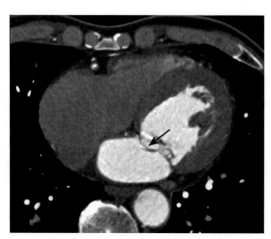

图 3-5-3 二尖瓣叶部分脱垂 CT 表现

左心室内径增宽,肺动脉增宽。冠状动脉可观测到病变血管及其狭窄情况。

【诊断要点】

1. 首先明确乳头肌断裂还是功能不全,是完全断裂还是部分断裂,这些主要依赖超声心动图的诊断。

2. 明确二尖瓣反流的严重程度。

3. 评估左心室心肌缺血的心肌节段性室壁运动异常的部位、程度。

4. 评价心脏的形态和功能改变。

5. 对准备行二尖瓣夹的患者提供更多的术前解剖细节。

三、心脏游离壁破裂

【概述】

心脏破裂是急性心肌梗死后心肌坏死、变薄,在机械应力下心肌破裂导致猝死、心包压塞或假性室壁瘤的严重并发症,其中发病率最高的为左心室游离壁破裂。

传统的游离壁破裂危险因素包括年龄 >60 岁、女性、首发侧壁或者前壁心肌梗死、严重的单支血管病变并缺少侧支循环、既往无心绞痛病史及心肌梗死后劳累活动。心肌梗死患者心脏破裂的发病率为 1%,在梗死死亡中占 10%~15%。心脏破裂常发生于梗死后第 1 周,其余发生在梗死后的 2 周内,3 周后很少见,如果发生破裂可能是再次梗死的结果,或为真性室壁瘤及假性室壁瘤破裂。约 40% 的游离壁破裂发生于心肌梗死后 24h 内,但因部分患者在到达医院前已经死亡,真实的比例可能要高于此。

在梗死后突然出现剧烈胸痛,并有窦性或结性心动过缓及低电压,提示心脏破裂。患者常在 AMI 后 1 周内突然发生严重胸痛、呼吸困难、休克,或患者突然发生胸骨后重压感并意识迅速丧失乃至猝死,部分进展缓慢,可同时出现颈静脉怒张和发绀,有时闻及心包摩擦音或低调的舒张期杂音。闭式复苏不能产生周围脉搏。游离壁破裂的转归可有三种类型:猝死型、心包压塞型及假性室壁瘤型。猝死型表现为突然的意识丧失,呼吸停止,触不到脉搏,而心电图表现为心电-机械分离,或心脏停搏;心包压塞型表现为突然出现发绀、颈静脉怒张、血压下降、心动过速、奇脉、心音低弱、面色苍白,此时右心房压、肺动脉舒张末期压、肺毛细血管楔嵌压的舒张压都增高。假性动脉瘤型破裂口小,大部分破裂未达到透壁,由于机化血栓和血肿与心包一起封闭了左

心室的破裂口,破裂口关闭,形成假性室壁瘤,将会在后文进行更详细的介绍。

【影像检查技术与优选应用】

心脏游离壁破裂是非常严重的并发症,及时做出准确的诊断并进行手术是治疗成功的关键,因此,超声心动图是检查首选方法。超声能够及时观测到新出现的心包积液以及心室结构、功能的变化。X线胸片和CT对心包压塞型的游离壁破裂,均有诊断价值,对假性室壁瘤型诊断价值更高,将在后文详细介绍。

【影像学表现】

X线胸片可以发现肺淤血等左心功能不全的异常改变,甚至发现心脏不规则增大,可以提示诊断。

超声心动图可以明确显示左心室游离壁的破裂、心包积液/积血,若穿刺为血性积液则可证实为游离壁破裂。

CT检查可以发现冠状动脉严重病变,或者血管的阻塞;可以观察到左心室游离壁的破裂和假性室壁瘤。

【诊断要点】

评价心室节段性室壁运动异常,即心肌梗死的部位、程度;评价左心室游离壁的破裂部位、破口大小和血肿的大小;评价心肌和心室功能的情况;评价二尖瓣的功能情况等。

四、真性室壁瘤

【概述】

心室室壁瘤是心肌梗死的常见并发症。局部心肌坏死后,病变部位的心肌组织,被瘢痕组织所取代,心肌纤维消失或仅有少量残余,心室壁变薄,心室内压力过大而逐渐向外膨出,其病变常可累及心肌各层,而且最多情况下累及心尖。室壁瘤呈矛盾运动,同时可并发附壁血栓。心尖部和心室前壁由单支血管供血,且心尖部心肌组织薄弱,而左心室下壁和右心室较前壁易形成侧支循环,故80%左右的室壁瘤发生在心尖部或左心室前壁,其他部位也可发生,如隔面、正后壁等,但发生率较低。

广泛透壁性心肌梗死是室壁瘤发生的主要原因。真性室壁瘤常在急性心肌梗死患者发病1年内出现。心肌梗死后被纤维组织取代的坏死心肌无收缩能力,其周围尚存活的心肌收缩功能,不仅没有降低反而代偿性加强,因此而产生的反向相互作用,是梗死的心肌组织变薄而膨出的一个重要原因。室壁瘤形成后心腔内径增大,室壁应力增加,心肌氧耗增加,也是室壁瘤形成的重要原因。

室壁瘤与正常心肌邻近区域的岛状存活心肌,常常是折返激动的起源点和异位兴奋灶,是其发生室性心律失常的解剖和电生理基础。室壁瘤形成后瘤腔内血流呈涡流,局部流速减慢等因素,都为血栓形成创造了条件,部分患者心腔内可伴有附壁血栓形成。

室壁瘤较小时患者可无症状和体征,较大时可导致难治性心力衰竭、顽固性心绞痛、严重室性心律失常,血栓脱落可导致体循环栓塞等并发症。室壁瘤患者心肌梗死后死亡率是无室壁瘤患者的7倍。治疗方式以手术治疗为主,通过降低心室壁的张力延缓甚至逆转心室扩张、心室重塑的过程,减少心力衰竭、恶性心律失常的发生,改善患者的预后。

【影像检查技术与优选应用】

X线胸片是常规的检查技术,可以显示左心功能不全的肺血改变,以及室壁瘤时的左心室增大情况。

二维超声心动图是既往应用较广泛的评估左心室结构和功能的技术,主要应用Simpson单平面或双平面法测量左心室容积。可以探测及半定量分析室壁瘤的大小/局部室壁反常运动的严重程度。实时三维超声心动图是诊断室壁瘤的新技术,能够直观显示室壁瘤局部膨出的部位、范围,对心室形态不对称和有异常室壁运动的患者更能显示其优势。

CT可以通过VR重建技术,直观描绘室壁瘤的大体形态及轮廓,且清晰的显示室壁瘤及相对冠状动脉分支的位置关系。

MRI具有较高的分辨率以及独特的组织特异性,能显示出特定的解剖结构,分辨出心肌瘢痕及室壁瘤内的血栓,鉴别出坏死心肌组织以及正常心肌组织,应用重建技术在任意切面显示室壁瘤结构。延迟强化后,MRI能明确显示出梗死灶以及可存活心肌组织。

左心室造影是既往诊断室壁瘤常用的方法,造影可直观显示心脏形态的改变,但无法观察心肌、心包等情况,对区分是真性还是假性室壁瘤存在一定的困难,此外,造影作为一种有创检查,已经很少用于室壁瘤的首要诊断,而是在冠状动脉造影、支架植入的手术中一并操作观察。

【影像学表现】

1. X线胸片表现 室壁瘤形成会导致心脏结构的改变,X线胸片可出现左心室扩大,局部不规则膨出的表现,另外可能伴随心功能不全导致的肺淤血等表现。

2. 超声心动图表现 经胸超声心动图诊断要点包括:①瘤区室壁与正常室壁相移行;②瘤壁薄弱,运动消失或呈矛盾运动。非梗死区心肌运动可代偿性增强,左心室整体收缩功能常减退;③基底部瘤颈宽度大于瘤体宽度;④瘤壁内有完整的心内膜覆盖,瘤腔与左心室腔血流贯通,其内血流淤滞,附壁血栓常见。

3. CT 表现 左心室增大,局部心肌密度减低变薄,局部变薄心肌向外膨出形成瘤壁,收缩期心肌增厚率下降。心腔内可伴有血栓形成。冠状动

脉 CT 还可以显示犯罪血管的狭窄、闭塞情况(图 3-5-4)。

4. CMR 表现 CMR 可显示心脏结构的改变,延迟增强技术可发现瘤区室壁的坏死心肌。真性室壁瘤瘤壁主要成分为纤维瘢痕组织,CMR 检查时可见到一圈完整的延迟强化带(图 3-5-5)。

5. 左心室造影 左心室造影,显示瘤壁与正常室壁连续,囊状向外膨出,瘤壁薄、运动消失。冠状动脉造影多为左前降支的闭塞病变,侧支循环的缺乏和瘤壁表面有心外膜冠状动脉的分布,支持室壁瘤的诊断。

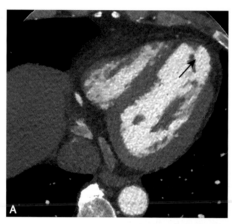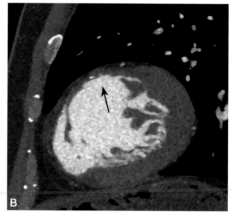
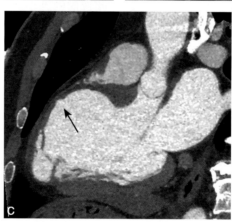

图 3-5-4 真性室壁瘤 CT 表现

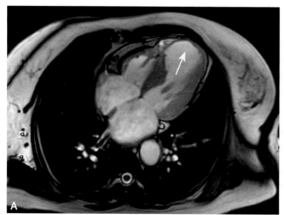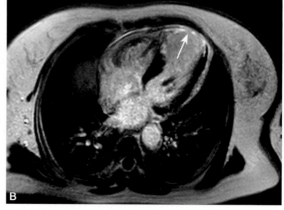

图 3-5-5 真性室壁瘤 CMR 表现

【诊断要点】

室壁瘤的相关诊断,包括室壁瘤占全部左心室面积的大小、瘤腔内有无附壁血栓等;评估左心室的体积、标化体积、收缩和舒张功能;评价冠状动脉各支的病变部位及其狭窄程度,以及远端血管的粗细大小和侧支循环等。

【鉴别诊断】

真性室壁瘤需要与假性室壁瘤鉴别。后者是由于心肌梗死后心肌破裂,血液包裹血栓和心包组织形成的囊腔,其顶端有一小口与左心室相通,一般瘤口小于瘤体,心肌梗死后 5d 内多见,且多数位于左心室。

真性室壁瘤需要与心尖处心包囊肿鉴别。囊肿位于室壁外心包内,左心室形态、室壁结构和运动正常,且囊肿与左心室壁不相通。

较小的心尖部室壁瘤需要与先天性左心室憩室鉴别。左心室憩室是心肌壁外的局限性囊袋样膨出,瘤口远小于瘤深,膨出室壁的三层结构正常,可保留收缩舒张功能。

真性室壁瘤需要与心尖部的局部心包缺如鉴别。室壁瘤在舒张期膨出较明显,而心包缺如舒张期膨出不明显,且膨出的部位与邻近心肌呈同步运动,结合患者病史也可做出鉴别。

五、假性室壁瘤

【概述】

左心室假性室壁瘤系左心室室壁破裂后被邻近心包或瘢痕组织所包裹而形成的瘤样结构。与左室真性室壁瘤有所不同,其瘤壁无心内膜和心肌组织。左心室室壁瘤破裂,通常破入心包腔内形成心包压塞并很快死亡,破裂被周围组织包裹而形成假性室壁瘤相对罕见,约占全部心肌梗死的 0.1%。

55% 左右的假性室壁瘤形成于急性心肌梗死后,发生时间一般在急性心肌梗死 24h 内,这时左心室梗死心肌最为薄弱,另有部分假性室壁瘤形成和心脏外科手术相关,最常见手术是二尖瓣置换术;极少数的假性室壁瘤形成原因,是继发于心脏创伤和心脏瓣膜炎。

假性室壁瘤预后不良,在临床中较为罕见,易引起漏诊和误诊。有 10% 患者无临床症状,其余最常见的症状为心力衰竭的表现,通常为难治性心力衰竭;体征无特异性,较大的假性室壁瘤可闻及双期心脏杂音,是由于血流在收缩期和舒张期往返通过瘤颈时形成的杂音,但如果瘤体较小,通过瘤颈的血液

较少时可无杂音。假性室壁瘤预后差,容易发生心脏破裂导致心脏压塞、心源性休克而死亡,未手术者几乎全部死于心脏破裂、心律失常和心力衰竭。假性室壁瘤一旦确诊应积极手术治疗,因为如不治疗,30%~45% 的患者有发生心脏破裂的危险。但尽管经积极治疗,手术治疗的死亡率仍为 23%。有 10%~20% 的慢性假性室壁瘤是偶然被发现的,推测这些患者经保守治疗效果不佳。有报道其 2 年死亡率可达 50% 左右。但也有研究显示这部分患者保守治疗效果好于手术患者。

【影像检查技术与优选应用】

假性室壁瘤是极为少见的心肌梗死后并发症,如果不是高度怀疑该诊断时,往往易导致漏诊和误诊。超声心动图检查是最简便、有效的诊断方法。慢性假性室壁瘤,可通过 CT 或 CMR 进行诊断,对室壁瘤的部位、形态解剖学特征可精确地描述。

【影像学表现】

1. X 线胸片表现 可以发现左心室功能不全所致的肺血改变;可以观察到左心室由于假性室壁瘤的存在,而表现出的左心室增大和外形的不规则。

2. 超声心动图表现

(1) M 型超声心动图检测可见室壁局限性回声中断。

(2) 切面超声心动图可见左心室心内膜回声中断,心室通过狭窄的破口与瘤腔相通、瘤壁无心肌结构,瘤颈直径明显大于与之平行的破口直径;瘤腔内可有血栓,瘤体在收缩期外膨,舒张期相反。

(3) 多普勒超声心动图在破口处可见到"短路血流",收缩期流入假腔,舒张期相反,流速受呼吸影响明显。CDFI 可见五彩血流束穿梭于真、假腔之间。

3. CT 表现 左心室连续性中断,不规则囊样膨出,瘤体同正常室壁连接呈锐角,瘤腔内可见血栓(图 3-5-6)。

4. CMR 表现 除观测到心脏结构及收缩运动的变化外,CMR 可明确室壁成分,瘤区心外膜无脂肪垫附着,及心包延迟强化支持假性室壁瘤的诊断(图 3-5-7)。

5. 左心室造影 左心室呈囊袋样突出,内壁光滑无肌小梁,局部运动消失或呈矛盾运动,造影剂排空延迟。瘤颈及瘤口较小,瘤内可见大量血栓。

【诊断要点】

诊断要点包括假性室壁瘤本身的诊断和鉴别诊断,以及对假性室壁瘤部位、大小和周围组织关系的

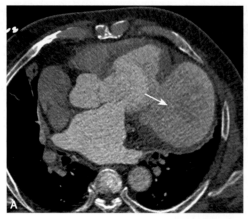
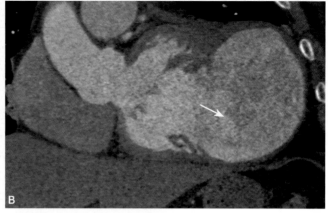
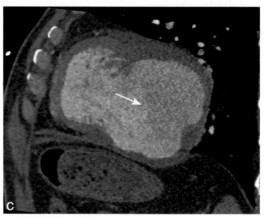

图 3-5-6　假性室壁瘤 CT 表现

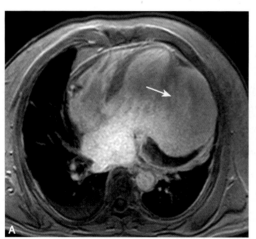
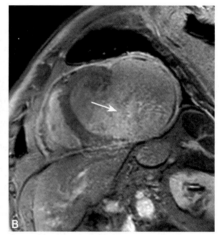

图 3-5-7　假性室壁瘤 CMR 表现

量化指标;包括对冠状动脉各支血管病变的精细诊断;包括对左心室大小和功能的诊断,以及心脏瓣膜功能的诊断等。

(任心爽)

第六节　稳定性冠状动脉心脏病

【概述】

稳定性冠状动脉心脏病(stable coronary artery disease,SCAD)简称稳定性冠心病,是指可逆性心肌

供血/需求不匹配,导致心肌缺血或缺氧,从而引起胸部不适,通常由运动、情绪变化或压力等因素诱发,也可自发。

稳定性冠心病临床表现多样,主要与以下机制有关:①斑块导致的冠状动脉狭窄;②正常冠状动脉或有斑块病变的冠状动脉出现局部或弥漫痉挛;③微循环障碍;④由于既往出现急性心肌坏死和/或冬眠心肌,导致左心室功能减退。这些机制可单独发生,也可同时合并存在。

稳定性冠心病的主要症状:由冠状动脉狭窄所

致的典型的慢性稳定型心绞痛;微循环障碍所致的心绞痛;冠状动脉痉挛所致的心绞痛;有症状的缺血性心肌病;也可出现呼吸困难、乏力、心悸、晕厥等,而无典型胸痛症状。微循环心绞痛与经典的心绞痛鉴别困难,两者都与运动有关。单纯的冠状动脉痉挛性心绞痛与经典的心绞痛和微循环心绞痛不同,以静息心绞痛为特征。由于症状不能反映潜在的病变程度,稳定性冠心病患者也可能完全无症状,尽管出现心肌缺血,或在有症状后出现无症状期,可自发出现,可在药物治疗或再血管化治疗后出现。在这种情况下,心肌负荷试验有助于区分真正缺血或隐性可诱导性缺血。

稳定性冠心病患者冠状动脉或微循环的结构和/或功能相对稳定,与长期相对稳定的症状相关。然而,一些患者的症状可能因日而异,甚至在同一天内也可能因时而异,这与心外膜血管收缩程度的变化,或冠状动脉远端侧支形成,或决定心肌需求的因素是波动的有关。环境温度、心理素质、神经-激素等因素均起重要作用。因此,在静息状态下稳定性冠心病患者也会出现胸痛症状,无论是心外膜冠状动脉或微循环原因所致。

SCAD 患者出现心肌缺血,通常由心肌血供与代谢需求不平衡造成的。随着时间的推移,缺血的发生在可以预测的:首先,静脉血中 H^+ 和 K^+ 浓度升高;随后,心室舒张功能和收缩功能障碍,伴有局部室壁运动异常;继而发生 ST-T 改变;最后出现缺血性疼痛,即心绞痛。这个随时间变化的过程解释了为什么基于灌注、代谢或室壁运动的成像技术,在检测缺血时比心电图或症状更敏感。心绞痛最终是缺血释放代谢产物,如腺苷,刺激敏感的神经末梢产生,但有时由于疼痛刺激皮层的传播功能受损,虽然有严重的缺血,但心绞痛甚至可能不出现。

稳定性冠心病的组织学基础:SCAD 患者心外膜动脉粥样硬化病变,与 ACS 患者相比,血管内皮侵蚀或破裂的发生率较低,病变以纤维化为主,有小的坏死核心,纤维帽较厚,血栓很少或没有血栓。相比之下,ACS 患者的犯罪病变典型表现为斑块破裂或薄纤维帽撕裂,形成坏死核心(含巨噬细胞、胆固醇结晶、碎片、单核细胞和中性粒细胞浸润、新生血管形成、细胞内出血等)暴露于管腔,导致血栓形成,引起血管完全或次全闭塞的。

血管痉挛的病理机制:正常或动脉粥样硬化心外膜动脉的严重局灶性收缩(痉挛),决定血管痉挛型心绞痛。痉挛也可以多处或弥漫发生,后者更常

见,最明显的是发生在冠状动脉远端。它主要是由血管收缩刺激作用于超反应性血管平滑肌细胞引起的,也可能包括内皮功能障碍的参与。血管平滑肌细胞的超反应性原因还不清楚,但已经提出了几个可能的因素,包括细胞 rho 激酶活性增加,腺苷三磷酸(ATP)-敏感钾通道和/或膜 Na^+-H^+ 逆向转运异常。其他因素可能是自主神经系统的失衡,冠状动脉内血管收缩物质(如内皮素)浓度增加,激素变化(如卵巢切除术后)。而局灶性和闭塞性痉挛通常与 ST 段抬高(变异型心绞痛)有关,通常为短暂性,通过舌下硝酸盐迅速缓解,与心外膜动脉内血栓形成导致的冠状动脉闭塞引起的 ST 段抬高不同。而远端血管收缩很少引起管腔闭塞,通常导致 ST 段下移。弥漫性远端痉挛反应常见于微血管性心绞痛,局灶性痉挛是变异型心绞痛的特征表现。冠状动脉痉挛,尤其是局灶性闭塞性血管痉挛可导致心肌梗死。

缺血性心肌病:SCAD 可出现心室功能减退的临床表现,即缺血性心肌病。在发达国家,它占据了"扩张型心肌病"的很大一部分。进行性心室扩张和收缩功能障碍(逆向重构)可能会持续数年。一些患者发生心室重构的潜在原因还存在争议,冬眠心肌可能是多种因素共同作用的结果。

微循环障碍:原发性小冠状动脉(直径<500μm)功能不全,是微血管心绞痛的基础。在这种情况下,心外膜动脉通常没有缺血,但由于代谢血管非均匀扩张,导致"窃血"现象,或动脉前/动脉不对称性血管收缩,或其他原因使管腔横截面积发生变化,导致冠状动脉血流储备(coronary flow reserve,CFR)受损。如心室肥厚、心肌缺血、动脉高压、糖尿病等也会影响微循环,使冠状动脉没有狭窄的情况下冠状动脉血流储备减低。

由于 SCAD 具有多面性,其患病率和发病率一直难以评估,不同的研究由于其使用的定义不同,结果也不尽相同。基于流行病学考虑,稳定的心绞痛本质上是基于病史的诊断,因此依赖于临床判断。Rose 心绞痛问卷诊断的特异性为 80%~95%,但当与临床诊断、心电图和冠状动脉造影相比较时,其敏感性变化范围较大,从 20% 到 80% 不等。基于人群的临床研究表明,心绞痛的发生率不论性别,均随着年龄增长而增长,女性 45~64 岁年龄段发生率为 5%~7%,65~84 岁增长至 10%~12%,男性 45~64 岁年龄段发生率为 4%~7%,65~84 岁增长至 12%~14%。有意思的是,中年女性心绞痛的发生率高于

男性,可能与女性微循环心绞痛更高有关。现有数据显示在45~65岁的西方男性人群中,每年约1%发生一次心绞痛,而65岁以下的女性发病率略高。随着年龄的增长,男性和女性的发病率急剧上升,75~84岁女性几乎达到4%。心绞痛发生率的变化与冠心病死亡率的变化是相一致的。从时间趋势上看,冠心病每年的死亡率都在下降。然而,确诊为冠心病的患者却没有下降,提示那些已经确诊为冠心病的患者预后正在改善。微血管性心绞痛和血管痉挛的流行病学资料是缺乏的。然而,最近的临床数据显示,2/3稳定型心绞痛患者存在冠状动脉血管运动异常,但血管造影无冠状动脉狭窄。

稳定性冠心病的临床特点:稳定性冠心病患者典型临床表现见表3-6-1。

表3-6-1 稳定性冠心病临床表现

负荷诱发心绞痛见于:
心外膜冠状动脉狭窄
微循环障碍
动态狭窄部位血管收缩
上述并存
静息心绞痛见于:
血管痉挛(局限性或弥漫性)
心外膜冠状动脉局限性痉挛
心外膜冠状动脉弥漫性痉挛
微循环障碍
上述并存
无明显症状见于:
无心肌缺血和/或左心室功能减退
无论是否存在心肌缺血和/或左心室功能减退
缺血性心肌病

仔细地询问病史仍然是诊断的基础。虽然体格检查和客观检查是必要的,但在大多数病例中,仅凭病史就可以做出自信的诊断。

与心肌缺血(心绞痛)相关的不适可分为四个方面:部位、特征、持续时间及其与劳累或其他加剧或缓解因素的关系。由心肌缺血引起的不适通常发生在胸骨附近的前胸部,但也可范围广泛,从上腹部到下颌或牙齿都能感觉到,放射至肩胛骨之间或者在手臂到手腕和手指的任何一个位置。这种不适通常被描述为压迫性、紧缩感或沉重感,有时有窒息感或烧灼感。呼吸急促可能伴有心绞痛,胸部不适也可能伴有一些不太明显的症状,如疲劳、头晕、恶心、躁动。呼吸急促可能是稳定性冠心病的唯一症状,很难将其与支气管哮喘引起的呼吸急促区分开来。这种不适的持续时间很短,大多数情况下,不超过

10min,甚至更常见的数分钟甚至更少,但是持续几秒的胸痛不太可能是由心绞痛引起的。一个重要的特征是胸痛与活动或情绪压力的关系。随着运动量的增加,典型的胸痛症状出现或更加严重,比如上坡、迎风或寒冷的天气,当这些因素减弱时,症状会在几分钟内迅速消失。暴饮暴食或早晨醒来后症状加重是心绞痛的典型特征。口服或舌下含服硝酸盐类症状迅速缓解。心绞痛的发生可能会因日而异,甚至在同一天的不同时段也会不同。

胸痛的传统临床分类包括三类,即典型心绞痛、不典型心绞痛和非心绞痛性胸痛。典型心绞痛符合以下三个方面的特征:胸骨后压榨性或紧缩性疼痛,持续数分钟;运动或情绪激动时诱发;休息或含服硝酸甘油缓解。符合上述特征中其中两项为不典型心绞痛。不典型心绞痛是最常见的胸痛,疼痛的位置和性质类似于典型心绞痛,对硝酸盐有反应但没有诱发因素。通常,疼痛被描述为静息状态下从一个低强度水平开始缓慢增强,持续15min左右缓慢上升到最大强度。这种特征描述应该提醒临床医生注意可能是冠状动脉痉挛。另一个不典型的表现是心绞痛的部位和性质,由活动激发,但会在运动后的某一段时间发生,并且对硝酸甘油反应不佳。非心绞痛缺乏上述典型特征,疼痛仅涉及左侧或右侧半胸的一小部分,持续几个小时甚至几天,硝酸甘油通常不能缓解这种症状。

心电图、实验室检查:

(1)静息心电图:所有疑似冠心病患者应进行静息12导联心电图检查。静息时心电图,约半数患者在正常范围,也可能有陈旧性心肌梗死的改变或非特异性ST段和T波异常,有时出现房室或束支传导阻滞或室性、房性期前收缩等心律失常。心绞痛发作时心电图,绝大多数患者可出现暂时性心肌缺血引起的ST段移位。因心内膜下心肌更容易缺血,故常见反映心内膜下心肌缺血的ST段压低($\geq$0.1mV),发作缓解后恢复。有时出现T波倒置。在平时有T波持续倒置的患者,发作时可变为直立("假性正常化")。T波改变虽然对反映心肌缺血的特异性不如ST段压低,但如果与平时心电图比较有明显差别,也有助于诊断。

(2)心电图运动试验:通过运动增加心脏负荷以激发心肌缺血。运动中出现典型心绞痛,心电图改变主要以ST段水平型或下斜型压低$\geq$0.1mV(J点后60~80ms)持续2min为运动试验阳性标准。本试验有一定比例的假阳性和假阴性,单纯运动心电

图阳性或阴性结果,不能作为诊断或排除冠心病的依据。

（3）实验室检查:对于稳定性冠心病患者,实验室检查用来明确导致缺血的可能原因,血糖、血脂检查可了解冠心病危险因素;胸痛明显者需查血清心肌损伤标志物,包括心肌肌钙蛋白 I 或 T、肌酸激酶（CK）及同工酶（CK-MB）,以与 ACS 相鉴别根据指南推荐,确诊或疑诊冠心病患者行药物治疗需行血生化检查,详见表 3-6-2。

表 3-6-2 确诊或疑诊稳定性冠心病患者
药物治疗患者血化验推荐

推　荐	推荐类别	证据等级
如果评估提示临床不稳定或 ACS,推荐使用高灵敏或超灵敏方法重复测量肌钙蛋白,以排除 ACS 引起的心肌坏死	I	A
建议所有患者进行全血细胞计数,包括血红蛋白和白细胞计数	I	B
建议对可疑和明确的 SCAD 患者进行 2 型糖尿病筛查,测量糖化血红蛋白和空腹血糖,两者不确定时加测 OGTT	I	B
所有患者均建议测量和评估肾功能(肌酐清除率)	I	B
所有患者均建议空腹血脂(包括 LDL)测量	I	C
如临床怀疑有甲状腺功能障碍,建议评估甲状腺功能	I	C
建议患者在开始他汀类药物治疗后早期进行肝功能检查	I	C
推荐服用他汀类药物并有症状者测量肌酸激酶	I	C
疑似心力衰竭患者应考虑 BNP/NT-proBNP 测量	IIa	C

【影像检查技术与优选应用】

X 线胸片:对于胸痛患者为常规检查。对于稳定性冠心病患者,X 线胸片通常选择后前位远达片和侧位片,以明确心腔有无明显增大,肺循环情况。

超声心动图:是稳定性冠心病的常规检查技术,用以发现室壁节段运动异常、心肌功能异常和心室功能异常等,超声心动图可以无创性评估舒张功能减退的程度,为临床早期干预提供依据。

冠状动脉 CT 血管成像:提供钙化斑块的信息,明确显示各支冠状动脉狭窄及其程度,是目前最佳的首选的评价冠状动脉狭窄的无创影像学技术。CT 心肌灌注成像（CTP）是在团注碘造影剂后,获得心肌组织的血流灌注量、血流容积等参数,定量评价心肌的灌注程度,是评价心肌微循环和判断心血管疾病预后及不良事件的重要无创性检查方法（图 3-6-1）。

如图 3-6-1 所示,一个完整的 CTP 检查包括静息和负荷两种状态。检查前 24h 停服双嘧达莫、茶碱类药物及酒石酸美托洛尔。检查当天忌服咖啡和茶等饮料。连接心电门控,扫描方向仍为仰卧位头-足向,定位像扫描完成后,首先行静息状态下心肌灌注成像,为避免心肌内滞留的造影剂对负荷成像结果的影像,需等待 10min,待心肌内造影剂基本清除后再行动态负荷心肌灌注成像。心肌负荷灌注扫描以 $140\mu g/(kg \cdot min)$ 速度注入 ATP 持续 3~4min 后进行,通常此时心率较基础状态下提高 15~20 次/min。图像扫描时间确定为在升主动脉造影剂开始上升前 4s 进行动态心肌灌注图像扫描。根据心率,动态心肌灌注扫描于 R 波后 170~250ms 后进行触发扫描以获取收缩末图像,宽体探测器无需动床,而窄体探测器需利用穿梭模式（Shuttle Mode）,机床通过精确的加速配置文件在两个位置的来回移动进行穿梭扫描。不同设备管电压推荐 80kV 或 70kV。采用单相注射方案先以 6ml/s 的速度注入 370 造影剂40ml,然后以 6ml/s 的速度注入 20ml 盐水。动态负荷历时 30s 左右。在扫描完成时,ATP 停止注入。在检查过程中要严密监测患者心率和血压变化。

SPECT 和 PET 检查详见本章第二节,主要用于对心肌灌注、心肌缺血和梗死的评价。MRI 检查详见本章第二节,主要优势是评价各个房室的大小与功能,评价心肌的灌注和缺血梗死,其中延迟强化（LGE）评价心肌的纤维化具有特色。冠状动脉造影详见本章第二节,它是诊断冠状动脉管腔狭窄程度

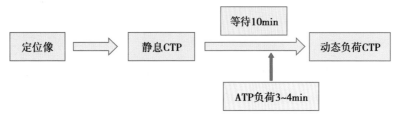

图 3-6-1 CTP 检查流程

的"金标准",是指导再血管化治疗必须完成的影像学检查技术。

临床检查流程优选原则及优选应用:目前对稳定性冠心病的临床诊断路径,主要根据《2013 ESC稳定性冠状动脉疾病管理指南》,可疑稳定性冠心病患者的初步诊断管理流程见图 3-6-2,具有中等验前概率的可疑稳定性冠心病患者的无创性试验流程见图 3-6-3。

【影像学表现】

1. **X 线胸片表现** 对于稳定性冠心病患者,一般情况下心脏形态、大小和肺血管纹理多无异常改变,但对于显示继发于左心功能不全的肺淤血、肺水肿以及预后评估等有重要作用。

2. **超声心动图** 对于稳定性冠心病患者,一般

静息情况下,心脏形态、大小和功能多无异常改变。因此需要行负荷超声心动图检查,用以观察节段性心肌运动异常,特别是利用超声心动图的各种成像技术,评价心脏舒张功能。

3. **心脏 CT 血管成像** 主要从两个方面对稳定性冠心病进行评价,一是冠状动脉病变的解剖学评价,包括动脉粥样硬化斑块定量分析,以及冠状动脉管腔狭窄程度的定量分析;二是功能学评价,包括CT 心肌灌注成像和基于 CT 的 FFR(CT-FFR),评价狭窄是否存在导致心肌缺血的证据。

(1)CT 对冠状动脉定量分析:包括斑块部位、性质、形态特征、管腔狭窄程度的评价。

1)部位:根据美国心脏病协会(AHA)推荐的分段法,将左、右冠状动脉分为 16 段进行分析,详见

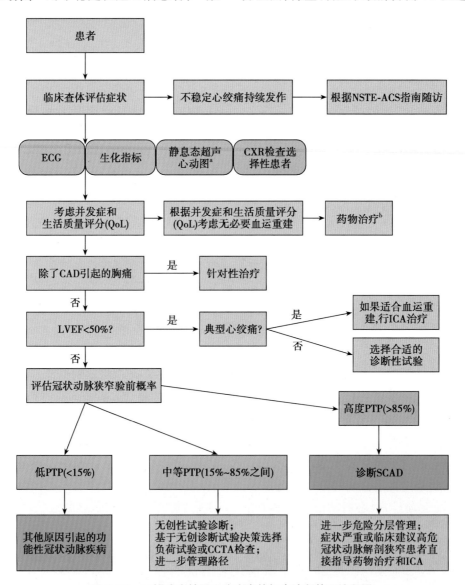

图 3-6-2 可疑稳定性冠心病患者的初步诊断管理流程图

CAD:冠心病;CCTA:冠状动脉 CT 血管成像;CXR:胸部 X 线成像;ECG:心电图;ICA:介入性冠状动脉造影;LVEF:左心室射血分数;PTP:验前概率;SCAD:稳定型冠心病。[a] 年轻人、高度可能排除心脏外原因性胸痛的健康人群、超声结果无进一步需要管理的复合病变的患者,可以省略该检查;[b] 如果诊断 SCAD 有可疑,治疗前应当采用药物负荷影像检查明确诊断

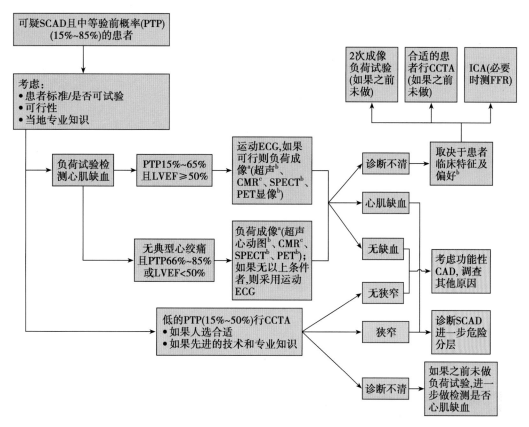

图 3-6-3　具有中等验前概率的可疑稳定性冠心病患者的无创性试验流程图

CAD:冠心病;CCTA:冠状动脉 CT 血管成像;CMR:心脏磁共振成像;ECG:心电图;ICA:介入性冠状动脉造影;LVEF:左心室射血分数;PET:正电子发射计算机断层扫描;PTP:验前概率;SCAD:稳定型冠心病;SPECT:单光子发射计算机断层成像;[a] 考虑患者的年龄和辐射剂量;[b] 不能够运动的患者采用药物负荷超声心动图或 SPECT/PET 代替;[c]CMR 仅仅用于药物负荷试验

第二章第三节。

2) 斑块性质:由于组织分辨率有限,CT 仅能根据斑块的密度粗略地将斑块分为钙化斑块(CT 值>130Hu)和非钙化斑块,其中既有钙化又有非钙化成分的斑块称为混合斑块(图 3-6-4)。

3) 斑块的形态特征:冠状动脉斑块分布的形态特征主要有局限性、节段性和弥漫性。其中,局限性指斑块大小在 1cm 以内,节段性指斑块大小在 1~

3cm 以内,弥漫性指斑块大小超过 3cm(图 3-6-4)。

4) 狭窄程度评价:2011 年我国《心脏冠状动脉多排 CT 临床应用专家共识》建议将冠状动脉狭窄程度分 5 级,即无狭窄或管腔不规则(0~25% 的狭窄)、轻度狭窄(<50% 的狭窄)(图 3-6-5)、中度狭窄(50%~69% 的狭窄)(图 3-6-6)、重度狭窄(≥70% 的狭窄)(图 3-6-7)和闭塞(包括次全闭塞和完全闭塞,图 3-6-8 和图 3-6-9)。

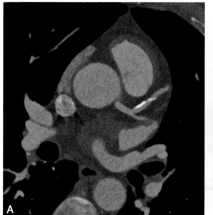
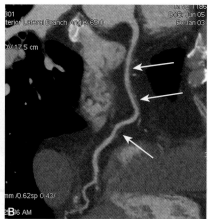
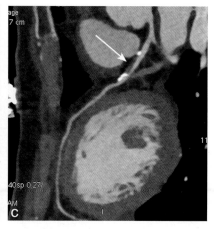

图 3-6-4　冠状动脉斑块

A.局限性钙化斑块;B.弥漫性非钙化斑块(箭头);C.节段性混合斑块(箭头)

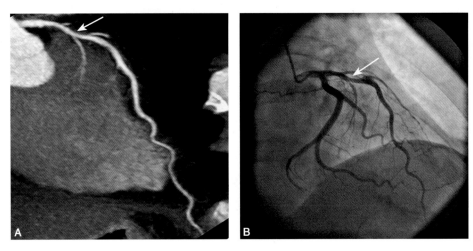

图 3-6-5 冠状动脉轻度狭窄

A. 示 LAD 近段非钙化斑块,管腔狭窄为 25%~50% 左右(箭头);B. CAG(RAO 29.5°+CAUD 24°)显示前降支近段狭窄与 CCTA 吻合(箭头)

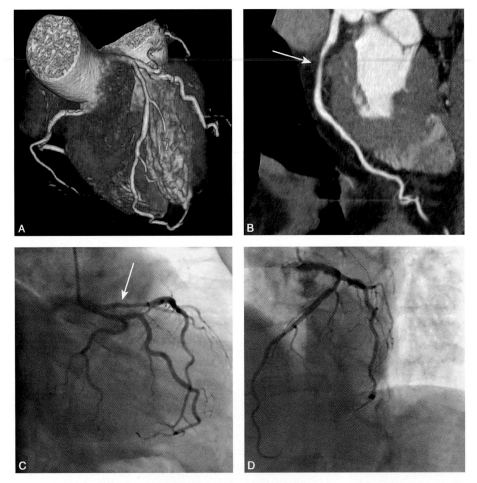

图 3-6-6 冠状动脉中度狭窄

A、B. 示 CCTA 图像,VR 图、CPR 图示前降支近段节段性狭窄为 50%~70%(箭头);C. CAG(RAO 28.5°+CAUD 24.8°)显示前降支近段节段性中度狭窄(箭头);D. CAG(LAO 42.2°+CRAN 23.8°)显示前降支近段节段性中度狭窄,该体位有短缩

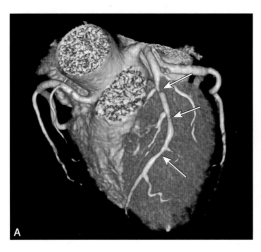
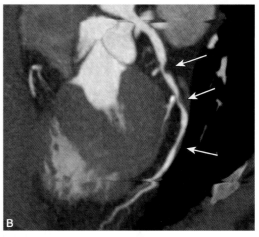

图 3-6-7　冠状动脉重度狭窄

A. VR 图示前降支中段多发偏心性重度狭窄>70%（箭头）；B. 曲面重建显示前降支近中段多发偏心性非钙化斑块，狭窄>70%（箭头）

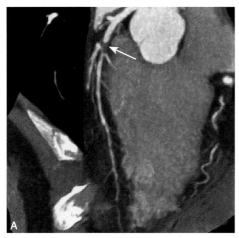
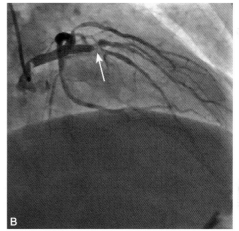

图 3-6-8　冠状动脉次全闭塞

A. CCTA 显示前降支中段非钙化斑块，管腔次全闭塞（箭头）；B. CAG（LAO 34°+CRAN 20°）示前降支中段管腔次全闭塞（箭头）

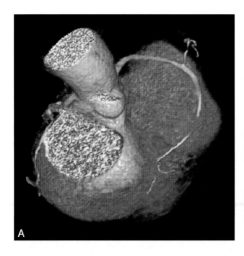
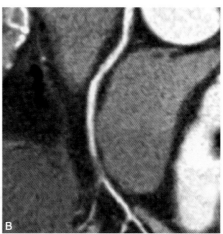

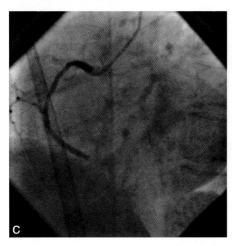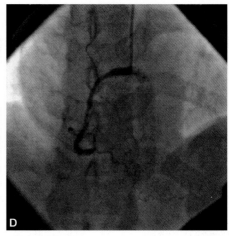

图 3-6-9 冠状动脉完全闭塞

VR 图（A）显示右冠状动脉远段显影断续，其后管腔显影；CPR 图像（B）显示右冠状动脉远段内可见低密度影充填，其后管腔内可见造影剂显影；CAG（LAO 45°）（C）、（CRAN 29°）（D）显示右冠状动脉远段管腔齐头截断，管腔完全闭塞

（2）CT 心肌灌注成像：动态 CTP 通过连续扫描，获取心肌灌注的 TDC 曲线，经后处理分析软件获得心肌灌注的评价参数，包括心肌血流量（myocardial blood flow，MBF）、心肌血容量（myocardial blood volume，MBV）、平均通过时间（mean transit time，MTT）、达峰时间（time to peak，TTP）等。评价方法包括定性分析和定量分析。定性分析法通过比较感兴趣区（ROI）与正常心肌对比，以判断是否存在低灌注区域（图 3-6-10），定量方法通过分析 MBF、MBV、MTT、TTP 等动态参数的数值变化，进而定量评估各阶段心肌血流灌注情况。

（3）CT-FFR：《2014 年欧洲心脏病学会心肌再血管化指南》指出对于症状稳定的中度疑诊冠心病患者，推荐行功能学检查，明确是否存在有血流动力学意义的狭窄病变（Ⅰ级 A 类证据），而判断是否有血流动力学意义狭窄的"金标准"，是在冠状动脉造影指引下经压力导丝测量的有创血流储备分数（fraction flow reserve，FFR），也就是狭窄远端的压力与主动脉压力的比值。但这是一项有创检查，需要在冠状动脉造影检查时进行，有一定的并发症风险，且价格昂贵，无法在临床广泛应用。近年来，基于 CCTA 数据应用血流动力学分析方法，通过冠状动脉的自动提取、三维模型网格生成、流体力学计算组件计算血液在冠状动脉中的压力和速度，从而得到 FFR 数值，既结合了解剖和功能信息，又具有无创性，无需额外的影像采集和服用负荷药物，具有很好的应用前景。图 3-6-11 为一例以 CT-FFR 判断冠状动脉功能性缺血的病例。

4. MRI 详见本章第二节。

5. SPECT

（1）可逆性缺损：负荷影像显示心肌局部放射性稀疏或缺损，静息显像时，该部位有完全的放射性充填，称之为"可逆性缺损"，见于心肌缺血（图 3-6-12）。

（2）不可逆性缺损：负荷影像显示心肌局部放射性稀疏或缺损，静息显像时没有变化，称之为"不可逆性缺损"，提示心肌梗死（图 3-6-13）。

（3）部分可逆性缺损：负荷影像显示心肌局部放射性稀疏或缺损，静息显像该缺损区范围明显缩小或部分填充，但缺损区未完全消失，称之为"部分可逆性缺损"，提示左心室局部心肌梗死伴心肌缺血（图 3-6-14）。

6. PET 心肌代谢断层显像异常图像及特点

（1）灌注/代谢匹配：心肌灌注影像显示心肌局部放射性稀疏或缺损，心肌代谢显像时，该部位没有变化，称之为"灌注/代谢匹配"，见于梗死心肌（图 3-6-15）。

（2）灌注/代谢不匹配：心肌灌注影像显示心肌局部放射性稀疏或缺损，心肌代谢显像时，该部位有完全的放射性充填，称之为"灌注/代谢不匹配"，见于存活心肌（图 3-6-16）。

（3）灌注/代谢部分不匹配：心肌灌注影像显示心肌局部放射性稀疏或缺损，心肌代谢显像时，该部位有部分放射性充填，称之为"灌注/代谢部分不匹配"，见于心肌存活伴梗死（图 3-6-17）。

7. 冠状动脉造影 详见本章第二节。

【诊断要点】

对于稳定性冠心病，需要对以下方面进行准确的诊断。

1. **冠状动脉狭窄部位、程度的诊断** 目前无创影像学技术是 CT，有创的技术是冠状动脉造影。

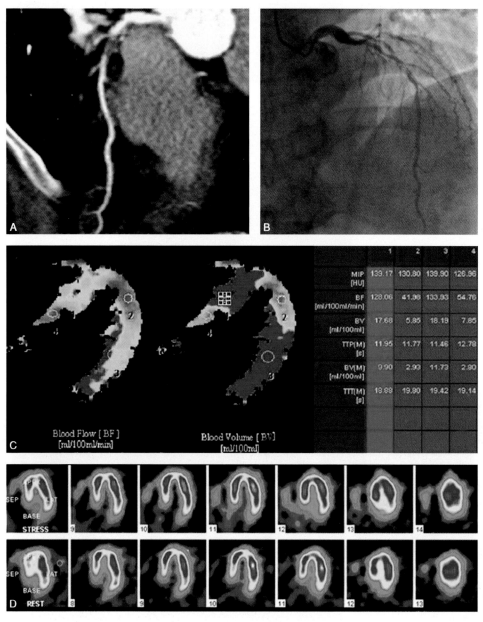

图 3-6-10 动态 CTP 评价心肌缺血

A. CCTA 图像示前降支非钙化斑块形成,管腔重度狭窄;B. CAG 图像示前降支重度狭窄,与 CTA 结果一致;C. 示 CT 负荷心肌灌注血流量、血容量图,显示左心室心尖部血流量明显降低,提示心肌缺血;D. ⁹⁹ᵐTc-MIBI 静息心肌灌注及腺苷负荷显像提示心尖部心肌缺血改变

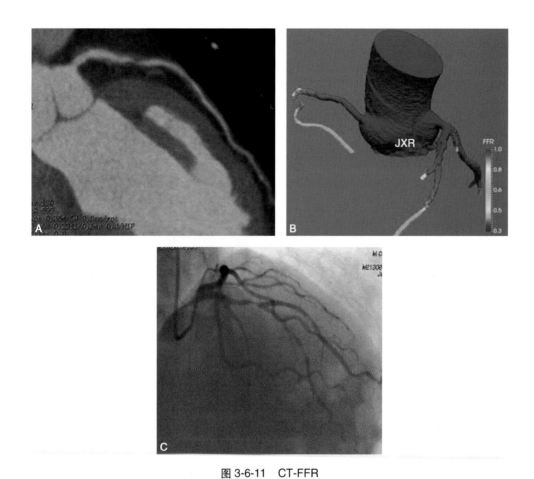

图 3-6-11　CT-FFR

A. CCTA 示前降支近段非钙化斑块,狭窄>70%;B. 测量此病变远端 CT-FFR 值为 0.68;C. 冠状动脉造影证实该处病变,测量 FFR 值为 0.7

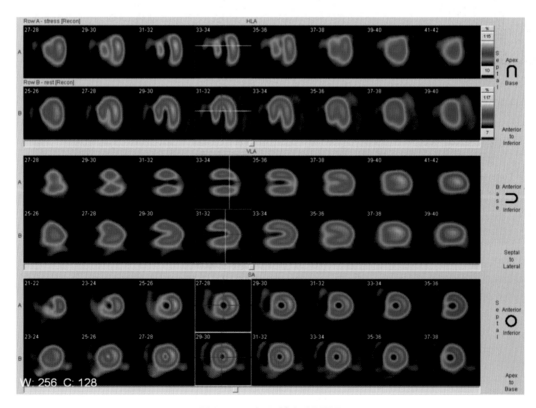

图 3-6-12　心肌缺血 SPECT

上排运动心肌灌注显像,下排静息心肌灌注显像。对比显示左心室心肌间隔及心尖部放射性填充,提示心肌缺血

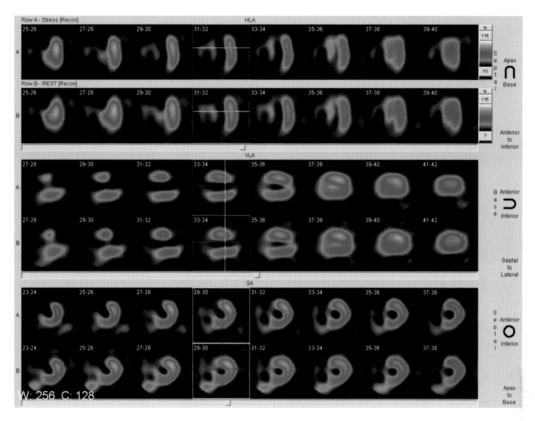

图 3-6-13　心肌梗死 SPECT

上排运动心肌灌注显像,下排静息心肌灌注显像。对比显示左心室心肌前壁、间隔及心尖部;固定放射性缺损,提示心肌梗死

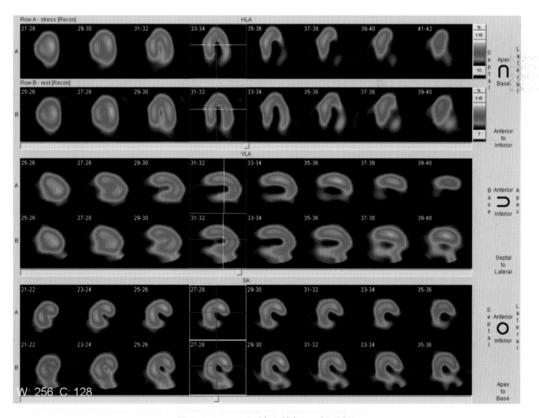

图 3-6-14　心肌缺血伴梗死 SPECT

上排运动心肌灌注显像,下排静息心肌灌注显像。对比显示左心室心肌外侧壁及下壁部分放射性充填,提示心肌缺血伴梗死

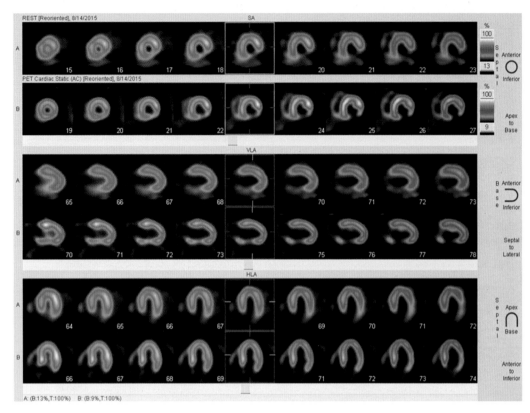

图 3-6-15　PET 心肌代谢断层显像异常图像

上排为静息心肌灌注影像,下排为心肌代谢影像。对比显示下后壁、后侧壁血流灌注/代谢均受损,灌注/代谢大致匹配。提示陈旧性下壁心肌梗死

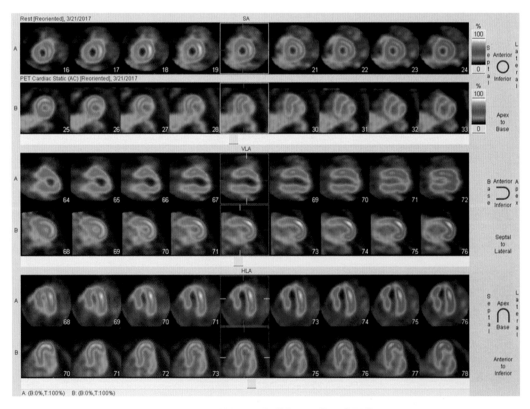

图 3-6-16　PET 心肌代谢断层显像异常图像

上排为静息心肌灌注影像,下排为心肌代谢影像。对比显示部分前壁、心尖及室间隔血流灌注受损,代谢有放射性充填,灌注/代谢不匹配。提示心尖、间隔心肌存活

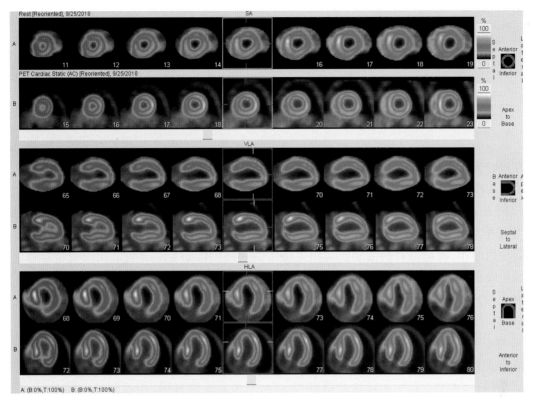

图 3-6-17　PET 心肌代谢断层显像异常图像
上排为静息心肌灌注影像,下排为心肌代谢影像。对比显示心尖部灌注/代谢部分不匹配,提示心肌存活伴梗死。前壁灌注/代谢不匹配,提示心肌存活

2. 斑块性质,易损斑块的识别　目前无创影像学技术是 CT,有创的技术是冠状动脉腔内影像学技术,包括 IVUS 和 OCT 等。

3. 冠状动脉血流和心肌灌注等功能学评价　目前无创影像学技术是 CT-FFR、CTP、负荷超声心动图、负荷 CMR、静息与负荷 SPECT 和 PET,有创的技术是冠状动脉造影、FFR;FFR 以<0.80 作为诊断冠状动脉病变缺血的临界值。

4. 心室和心肌运动功能的评价　包括收缩和舒张功能,超声心动图、CMR 是主要的影像学诊断技术。

5. 心肌坏死和瘢痕组织的评价　CMR 是最佳的诊断技术。

6. 对冠心病再血管化治疗方案的指导　无创影像学技术选择 CT,能够评价钙化性病变的范围和程度,能够评价闭塞性病变的范围和远端血管的直径;有创的技术是冠状动脉造影。

【鉴别诊断】

1. 心外膜血管与冠状动脉功能性病变所致症状的区别　胸痛的表现是多种多样的,甚至在同一个患者体内,由心外膜狭窄和微血管水平或血管痉挛所致的功能性疾病引起的症状也是不一样的。因此,既需要对冠状动脉病变的解剖诊断,又需要心肌缺血的诊断性试验。

2. 稳定型与不稳定型心绞痛　区分稳定和不稳定的心绞痛是很重要的,后者明显增加短期内急性冠状动脉事件的风险。不稳定型心绞痛有以下三个表现之一。①静息性心绞痛,疼痛具有特征性的性质和位置,在休息时发生,持续时间不超过 20min;②新发心绞痛,即近期出现中度至重度心绞痛(CCS Ⅱ 或 Ⅲ 级);③快速增加或逐渐增强的心绞痛,即以前的稳定型心绞痛,在 4 周或更短的时间内严重程度和强度逐渐增加(至少是 CCS Ⅲ 级)。很多稳定性冠心病患者经过了不稳定心绞痛的过程,所以稳定性和不稳定性之间有一个明显的重叠区域。例如,有微循环障碍的患者经常主诉劳累后呼吸困难,偶尔出现静息心绞痛。这种静息性心绞痛不应被误认为是不稳定心绞痛,尤其是发生在清晨的几个小时内或醒后不久,是稳定性冠心病的表现。区分静息状态下伴有血管痉挛的叠加作用导致的胸痛和不稳定心绞痛通常是具有挑战性的,特别是当静息心电图 ST 段发生变化时,有时可能会误导急诊行紧急血管造影,但结果通常显示正常或非阻塞性冠状动脉病变。因此,无创性心肌缺血的功能学检查是非常有必要的。

(孙　凯)

第七节　影像学对冠心病治疗的指导价值

一、冠状动脉再血管化治疗适应证的选择

稳定性冠心病行再血管化治疗,推荐用于那些药物治疗后仍有持续胸痛症状的患者。临床研究发现,通过短期及长期随访,再血管化治疗包括PCI或者CABG,都能更加有效地减少心绞痛的发生,减少抗心绞痛药物的使用,提高患者的活动能力和生活质量。根据指南推荐,稳定型心绞痛或缺血性心脏病行再血管化治疗用于以下情况:①左主干狭窄>50%;②前降支近段狭窄>50%;③两支或三支血管狭窄>50%,左心室收缩功能减退(LVEF≤35%);④功能学检查证实大面积心肌缺血(左心室缺血面积>10%),或FFR<0.75;⑤单支冠状动脉狭窄>90%,或FFR≤0.8,或iwFR≤0.89。

二、术前影像学评估

对于明确诊断的稳定性冠心病患者,接下来的重要问题是选择何种治疗方式,药物治疗,还是冠状动脉支架植入或冠状动脉旁路移植术,回答这个问题的关键是评估是否存在心肌缺血,这是判断是否需要再血管化治疗的主要依据,心肌缺血的范围和程度与患者的预后息息相关。而需要哪种再血管化治疗方案,支架植入还是搭桥,则要结合冠状动脉病变的具体情况和患者的临床因素综合考量。

(一)无创性诊断工具

1. 对心肌缺血的评估　拟行再血管化治疗的冠心病患者,术前诊断性评估包括两个部分,一是心肌缺血的评价,二是室壁运动异常或射血分数减低的患者心肌活性的评估。而心肌缺血的功能性评估对于稳定性冠心病患者尤为重要,通过功能学检查发现大面积心肌缺血,能够明确是否需要行再血管化治疗,从而改善患者预后。在评估心肌缺血的众多方法中,首选无创性检查。最常用的无创性方法是核素心肌灌注成像,近年来,随着CT成像技术的迅猛发展,基于CT的FFR测量和心肌灌注成像技术日益成熟。

(1)SPECT:使用锝、铊或四氟磷作为放射性核素示踪剂,已成为应用最广泛的评估心肌缺血的方法。通过比较静息和负荷条件下放射性核素在心肌

细胞的吸收和分布,评估心肌灌注和活性。可逆性灌注缺损(负荷时有灌注减低但静息时灌注正常)表明存在心肌缺血;而负荷和静息状态下均存在灌注缺损则代表心肌梗死。SPECT对发现冠心病的准确性相对较高,文献报道敏感性在85%~90%,特异性在87%~94%。SPECT的不足之处包括放射性核素示踪剂所致的较高的辐射剂量(9~25mSv)和检查时间过长。

(2)MRI:心脏磁共振检查无电离辐射,适用于评估心功能和心肌灌注。造影剂(钆螯合物)浓度与T_1WI序列信号强度具有绝对的线性关系。注射钆造影剂10min后病理性心肌出现延迟强化是心肌梗死的特点。与SPECT不同的是,心脏MRI能够鉴别心内膜下心肌梗死和透壁性心肌梗死,这与患者的治疗决策密切相关。有研究表明心脏MRI诊断存在血流动力学意义的冠心病的准确性与SPECT相当。MRI的不足包括对操作者要求较高,仅有为数不多的医院开展,相对较长的检查时间(45min左右),起搏器或除颤器植入患者不能行该检查。

(3)CTP:CT心肌灌注成像的基本原理是缺血心肌灌注减低,导致相应区域心肌组织造影剂浓度降低。CT-MPI分为静息CTP和负荷CTP,其中负荷CTP依据采集模式的不同又分为静态CTP和动态CTP。

1)动态心肌灌注与静态心肌灌注:动态CTP成像通过连续扫描获取心肌灌注的时间密度曲线,从而在该曲线上获取多个扫描的CT数据,通过曲线上升斜率计算心肌血流量(myocardial blood flow, MBF)。而静态扫描则是在估计心肌增强达到峰值时获取单次扫描CT数据,利用目测判断心肌衰减差异来检测心肌缺血,以跨壁灌注比(transmural perfusion ratio,TPR)即心内膜下衰减与心外膜下衰减的比值,作为心肌缺血的相对定量指标。从理论上讲,动态扫描在检测心肌缺血方面可能优于静态扫描,特别是在有中度狭窄和多支血管病变的情况下,因为动态扫描能够提供心肌血流的定量信息,除此之外,还可获得心肌血容量(myocardial blood volume,MBV)、平均通过时间(mean transit time,MTT)、达峰时间(time to peak,TTP)等定量指标。上述参数的正常值或判断心肌缺血的界值,目前国内外报道尚无统一标准,一般通过对比病变处与正常心肌的量化值进行评价。在以往的研究中,判断有明显血流动力学意义的冠状动脉病变的MBF界值在75~88ml/(100ml·min)。

2）静息 CTP 与负荷 CTP：与其他心肌灌注成像方法类似，基于 CT 的心肌灌注成像也需要在静脉注射血管扩张剂腺苷、双嘧达莫等负荷状态下与静息状态下灌注结果进行比较，以判断心肌的血流储备。有研究表明，正常心肌组织静息期 MBF 值为（74.08±16.30）ml/（100ml·min），正常负荷期 MBF（135.24±28.89）ml/（100ml·min），心肌缺血患者静息期 MBF 为（82.29±16.87）ml/（100ml·min），心肌缺血负荷期 MBF（107.95±25.25）ml/（100ml·min），从中看出差异主要在负荷期血流灌注的显著降低，反映了血流储备的下降。

3）CTP 的诊断效能：在冠状动脉 CCTA 的基础上，CTP 联合 CCTA 对有血流动力学狭窄病变的诊断效能提高，尤其是特异性明显提高。与 MRI 比较，动态负荷 CTP 评估心肌缺血与 MRI 相比具有良好的准确性。

（4）CT-FFR：以冠状动脉 CCTA 图像为基础，应用血流动力学分析方法，通过冠状动脉的自动提取、三维模型网格生成、流体力学计算组件计算血液在冠状动脉中的压力和速度，从而得到 FFR 数值，既结合了解剖和功能信息，又具有无创性，无需额外的影像采集和服用负荷药物，具有很好的应用前景。

2. **心肌活性评估** 合并室壁运动异常或心室收缩功能下降、心衰的患者，可能存在顿抑心肌或冬眠心肌，心肌得到再灌注后可恢复。因此，对心肌活性的评估可以有效筛选出再血管化治疗后真正获益的患者。PET 作为目前评估心肌活性的主要影像学手段，发挥着重要作用。PET 心肌代谢显像是评估存活心肌公认的参照标准。是否存在存活心肌，也被认为是选择冠状动脉血运重建术的决策因素。

（二）有创性诊断工具

1. **FFR** 在冠状动脉中度狭窄（40%～90%）且没有无创性检查提示心肌缺血的证据或冠状动脉多支病变的患者，目前通过冠状动脉压力测量得到的 FFR 是评估功能性狭窄的"金标准"。多项研究表明，如果 FFR>0.75，药物治疗是安全的。DEFER 研究纳入 325 例冠状动脉中度狭窄拟行 PCI 的患者，如果 FFR≥0.75，患者被随机分为延迟组（$n=91$）或即刻 PCI 组（$n=90$），通过随访，两组发生心源性死亡和急性心肌梗死比率分别为 3.3% 和 7.9%（$p=0.21$），无明显差异。

以 FFR≤0.80 定义的血流动力学狭窄，与肉眼评估的血管直径狭窄相关性较差。在 FAME 研究中，50%～70% 狭窄的病变中，只有 35% 的病变具有血流动力学意义，71%～90% 狭窄的病变中有 20% 无血流动力学意义。只有估计直径狭窄>90% 的病变预测血流动力学相关的准确性高（96%）。许多研究表明，在血管造影术使用基于 FFR 的评估策略，可导致高比例的中度病变患者血运重建策略（PCI、搭桥手术或药物治疗）的重新定义。

FFR 也可用于多支血管病变的冠心病患者血运重建病变的选择。FAME 试验表明，以 FFR 指导的 PCI 患者，12 个月死亡、非致命性心肌梗死和再次血运重建的结果优于仅根据血管狭窄程度指导的 PCI，此外，FFR 为指导的 PCI 策略显著降低了 2 年死亡或心肌梗死的综合风险。

FAME 2 试验显示，在稳定性冠心病患者和至少一个 FFR≤0.80 的狭窄患者中，与单纯药物治疗相比，PCI 在 2 年内改善了死亡、非致死性心肌梗死或紧急血运重建的主要终点，这是由于对紧急血运重建的需求降低所致。

2. **iwFR** FFR 评估需要最大和稳定的充血状态，必须通过静脉注射腺苷获得。最近，人们对在静息状态下测量的冠状动脉远端至主动脉压力（Pd/Pa），或瞬时自由波比（instantaneous wave-free ratio iwFR）重新产生了兴趣。最近的两项大型随机试验显示，FFR 引导和 iwFR 引导的血管重建策略在中度狭窄患者中的结果具有广泛的可比性。如果 FFR≤0.80 或 iwFR≤0.89，均提示需要血运重建。在 DE-FINEFLAIR 试验中，患者被随机分配到 iwFR 或 FFR 指导的血运重建组，1 年后两组发生主要心血管病事件的比率分别为 6.8% 和 7.0%，无明显差异。

（三）影像学价值

虽然心肌血运重建策略的研究是心血管病治疗干预技术中研究得最好的领域之一，采用了多于 20 个随机对照临床试验（RCT）比较冠状动脉旁路移植术（CABG）和经皮冠状动脉介入治疗（PCI）患者约 15 000 例，但是仍存在一些有争议的问题。一个主要的讨论要点，围绕在基于临床的血运重建策略选择的问题。指南指出，无论给予稳定性冠心病患者行 CABG 还是 PCI，均要求患者符合如下条件：冠状动脉病变适合血运重建，并且手术风险小、死亡率低。在整个决策的制订过程中，心脏治疗团队除了要考虑患者的倾向外，还要结合个体的心脏和心脏外的特点整体考虑。图 3-7-1 是指南推荐的稳定性冠心病患者血运重建选择流程，从中可以看出 Syn-tax 积分扮演了重要角色。

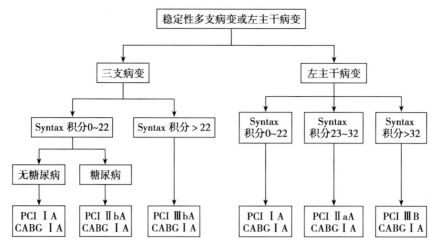

图 3-7-1 稳定性冠心病患者血运重建选择流程

1. 决定治疗决策的标准 预测手术死亡率、冠状动脉的解剖复杂性和预期的血运重建的完整性，是决定血运重建类型的重要标准。是否选择保守治疗、PCI 或 CABG 应取决于这些治疗策略的风险效益比，权衡围手术期并发症的风险，如脑血管事件、输血、肾衰竭、新发心律失常或伤口感染等，与患者生活质量的改善。

2. Syntax 积分 Syntax 积分是为前瞻性 Syntax 试验开发的，用于评估左主干病变或多支病变患者冠状动脉病变的解剖复杂性。Syntax 积分被认为是在接受 PCI 但未接受 CABG 治疗的患者中，一个独立的长期主要不良心血管和脑血管事件及死亡的重要预测因子。Syntax 积分的测量以冠状动脉造影图像为基础，具体步骤如表 3-7-1。

表 3-7-1 Syntax 积分测量

步骤	评估变量	详细描述
第一步	优势型	冠状动脉左/右优势型，在 Syntax 积分中无权重差别
第二步	冠状动脉分段	病变的冠状动脉段直接影响评分，因为每个冠状动脉段根据其位置被赋予一个权重，范围从 0.5（即后外侧支）到 6（即左侧为主的情况下为左侧主干）不等
第三步	直径狭窄程度	每个病变冠状动脉段的评分在狭窄 50%~99% 的情况下乘以 2，在完全闭塞的情况下乘以 5；在完全闭塞的情况下，将增加以下几点： ● 年龄>3 个月或不详　+1 ● 钝形断端　+1 ● 桥状侧支　+1 ● 闭塞以远节段可见　+1 ● 有侧支　+1 如果<1.5mm 　　　　+1 如果均<1.5mm 和≥1.5mm 　　　　+0 如果≥1.5mm（即分叉病变）
第四步	三叉口病变	三叉口病变的存在会根据病变节段的数量增加额外分： ● 1 段　+3 ● 2 段　+4 ● 3 段　+5 ● 4 段　+6
第五步	分叉病变	分叉病变的存在会根据分叉的类型增加额外分（Medina 分级）： ● Medina 分级 1,0,0-0,1,0-1,1,0　　　　+1 ● Medina 分级 1,1,1-0,0,1-1,0,1-0,1,1　　+2
第六步	主动脉口病变	主动脉口病变节段的存在额外增加 1 分
第七步	血管严重迂曲	病变节段近端存在严重的弯曲，额外增加 2 分
第八步	病变长度	病灶长度>20mm 增加 1 分
第九步	钙化	严重钙化的存在又增加 2 分
第十步	血栓	血栓的存在又增加 1 分
第十一步	弥漫病变/小血管	病变远端存在弥漫性病变且节段变窄（即病变远端至少 75% 长度的节段血管直径小于 2mm 时），每节段数增加 1 分

目前用于评估手术风险和病变复杂性的方法主要有STS评分、EuroSCORE评分和Syntax评分,其中前两个评分主要基于患者的临床特征进行评分,Syntax评分主要基于病变的解剖复杂性评分,表3-7-2是指南推荐的术前评估参考。

表3-7-2 冠心病术前评估推荐

推 荐	分类	等级
评估手术风险		
建议将STS评分用于评估冠状动脉搭桥术后住院或30d的死亡率和住院发病率	Ⅰ	B
EuroSCORE Ⅱ评分的计算可用于评估冠状动脉搭桥术后住院死亡率	Ⅱb	B
评估冠状动脉病变复杂性		
对于左主干或多血管疾病患者,建议使用Syntax评分来评估冠心病的解剖复杂性以及PCI术后的长期死亡率和发病率风险	Ⅰ	B
在考虑CABG和PCI术的选择时,应优先考虑血管重建的完整性	Ⅱa	B

三、经皮冠状动脉介入治疗后及预后的影像学评价

在冠心病发生后,早期靶血管的开通是治疗急性心肌梗死的关键,经皮冠状动脉介入术(percutaneous coronary intervention,PCI)已广泛应用,而再灌注后存活心肌的检测、损伤血管的再灌注情况、可逆性损伤的恢复、微循环障碍、心脏的结构与运动功能等都需要评估,不同影像学技术对PCI术后心脏整体功能的评估侧重点各有不同,且在PCI术后的不同时间段价值也不相同,本章节对不同影像学手段在PCI术后中的应用价值,以及新技术的应用做一简单的介绍。

(一)超声心动图

超声心动图是观察心脏结构和功能最常用的检查方法,由于超声技术操作简便、快捷,PCI术后超声心动图是评价患者心脏结构及功能最常用的随访手段。超声心动图受空间分辨率及有限切面的影响,无法直接观察PCI术后支架内是否通畅,但可通过心肌运动情况观察术前及术后的变化,间接反映术后冠状动脉是否畅通及血液恢复情况。心肌缺血或发生梗死后,受累心肌会发生运动功能障碍,收缩力下降,同步性变差,使得心肌收缩功能降低。利用这一特点,采用超声心动图评价术后心肌功能恢复情况,测量受累节段的收缩功能与左心室功能,通过测量左心室舒张末期容积(end diastolic

volume,EDV)、每搏量(stroke volume,SV)、射血分数(ejection fraction,EF)进行PCI术后疗效评价。利用二维超声心动图可有效区分PCI手术是否成功,对于病情和治疗的方案,具有启示性作用。当然,二维超声心动图的测量结果确实会存在一些误差,其测量左心室的功能依赖于左心室几何形态的假设,当心室腔大小异常时,检测结果的准确度就会大大下降,此外,常规的二维超声心动图的解读更加依赖检测者的主观经验,需要检测者将时间空间信息结合在一起,故不同检测者检测出的结果可能存在误差。

近年来,出现了实时三维超声心动图(real-time three-dimensional echocardiography,RT-3DE),可以检测到完整心脏的三维图像,对心脏容积的估算、EF值的测量较为精确,尤其是心室扩大、心腔变形时,对整体EF值的测量可以勾画出左心室内膜面的轮廓线,随心动周期调整,可较为准确地测量EF值,更加客观地描述心内膜的运动状态,使测量结果更加可靠。除此之外,新出现的斑点追踪成像技术(speckle tracking imaging,STI)可以对心脏进行心室整体应变分析,使得检测更加真实可靠。此外,负荷超声心动图的出现还可判断心肌的活性,存活心肌对心肌梗死后PCI术后的疗效判断、对冠心病患者预后的判断起着重要的作用。

心脏负荷超声试验亦较早应用于临床,通常为多巴酚丁胺负荷二维超声心动图试验,观察左心室壁运动指数和室壁节段性运动异常,存活心肌对多巴酚丁胺呈双向反应,小剂量多巴酚丁胺使得室壁运动增强;应变率成像和室壁运动积分相结合用于负荷超声试验,定量地评价存活心肌,获得较为满意的结果。

(二)冠状动脉CT血管成像

PCI术后是否发生再狭窄是医务工作者一直面临的难题,它的发生往往难以避免,且很大程度上影响到手术远期疗效。无论是金属裸支架(20%～30%)还是药物洗脱支架(5%～10%),再狭窄发生率仍不容小视。如何评估患者术后是否发生再狭窄,对于那些术后再次发生胸痛的患者非常重要。冠状动脉造影是冠状动脉支架术后诊断再狭窄的常规检查方法,被认为是评定的"金标准"。但是造影是一种有创的检查,而且价格昂贵,且可能发生严重并发症,其推广应用在临床上受到很大限制。冠状动脉CTA检查简便,空间分辨率高,是无创检查的最优选择。但是由于金属支架出现的大量伪影,会影响评

估结果的准确性,尤其是直径越小的支架伪影越多。随着近些年来 CT 技术的提升,CT 用于评价支架术后再狭窄越来越普遍,多项研究表明诊断的敏感性在 60%~70%,特异性在 90% 以上。图 3-7-2 为一例 PCI 术后 CT 复查显示支架通畅。图 3-7-3 为另一例 PCI 术后 CT 复查显示支架内再狭窄。支架直径与 CT 能否准确检查其通畅性密切相关,一般支架直径大于 3mm 时,CT 可获得较准确的判断。CT 误判断主要见于形体较胖以及不能和 CT 技师配合完成呼吸控制的患者。CT 测量的左心室和右心室的收缩及舒张末期容积及射血分数同超声心动图有较高的相关性。CT 可较好地评价急性心肌梗死患者行急诊 PCI 后冠状动脉支架的通畅情况及左心室功能,能一次性评价左心室功能及支架通畅性情况,以便更好地指导临床治疗。

(三) 心脏 MRI

心脏 MRI 在评价心功能方面是一种准确性好、重复性高的测定左心室及右心室容量和心肌质量的方法,在有缺血性心脏病的患者中,左心室功能的恢复可对患者进行危险分层以及对临床决策起到辅助作用。左心室收缩活动的功能往往被作为心功能的评价标准,它的减弱预示着预后不良。CMR 还能通过三维重建准确地评价左心室容量、评价心脏功能的各参数,如心室腔容积、射血分数、局部心室壁运动及厚度变化等方面重复性良好。结合时间参数可以获得每个心动周期的时间-容积曲线,也可就收缩期或舒张期单独分析评价心脏的收缩功能和舒张功能。应用多巴酚丁胺负荷可以测定校正的左心室最大功率,进而评价心脏收缩能力,能够充分显示 PCI 术前及术后心功能变化情况,对手术疗效进行有效评估。

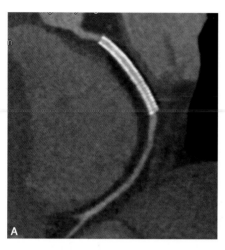
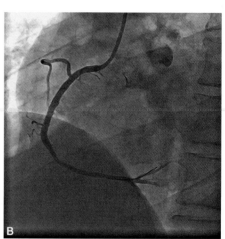

图 3-7-2 右冠状动脉支架通畅
A. CTA 示右冠状动脉近中段支架,支架内管腔通畅,支架以远管腔充盈显影好;B. 冠状动脉造影证实该支架通畅

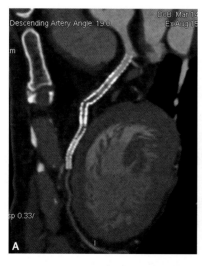
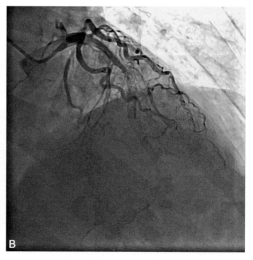

图 3-7-3 前降支支架内再狭窄
A. CTA 示前降支近中段支架,支架内见部分低密度影充填;B. 冠状动脉造影证实该支架完全闭塞

磁心肌灌注尤其是钆延迟强化扫描,能够判断心肌活性、纤维化情况及微循环情况。既往文献证明 PCI 术后心肌纤维化范围,同心源性死亡呈明显正相关。此外,有研究显示介入治疗后开通病灶血管,TIMI 血流恢复 3 级被认为是急性心肌梗死血运重建成功的标志,但即使在病变血管恢复血运重建达到 TIMI 血流 3 级的患者中仍有近 30%存在"无复流"现象。"无复流"现象是指,在无冠状动脉血管阻塞的情况下,由该冠状动脉循环支配的节段中可见心肌灌注不足的一种现象。无复流的出现起始于心肌缺血期,再灌注治疗可能加剧无复流,而心肌微循环灌注障碍是无复流现象的病理核心。心脏 MRI 心肌延迟强化像中可见有无复流表现,是继续缺血、梗死延展、心室重构、心功能恢复障碍的重要因素。无复流是一个逐渐发展的动态过程,在冠状动脉复流后,微循环的损伤随时间的进展,或是可逆的,或是进一步恶化。心脏 MRI 在其延迟强化相可发现无复流显像,对于早期发现,早期处理均有重要的意义。

冠状动脉 MRA 是一种应用血液的流动效应来进行血管成像的一门影像技术,目前多采用"亮血"的快速梯度回波成像序列,其具体的成像方式分为二维和三维两种。冠状动脉狭窄所引起的血管内涡流的形成,使该区域表现为低信号;同时血管狭窄或闭塞后,末梢血流的明显减弱,将表现为血流信号的明显狭窄或突然消失。国外研究表明冠状动脉 MRA 确定冠状动脉主要分支明显狭窄(>50%)具有高度的准确性,其敏感性和特异性优于放射性核素显像。

(四) 核素心肌显像

核素心肌显像包括心肌代谢显像及灌注显像,代谢显像通过示踪心肌能量代谢底物,判断心肌细胞代谢和存活情况。灌注显像利用心肌细胞摄取放射性核素,判断局部心肌血流量,通过静息及负荷心肌血流变化间接反映心肌活性,区分梗死心肌、冬眠心肌及正常心肌。心肌灌注显像中,^{201}Tl 和 ^{123}I-BMIPP 双同位素成像通常用于评估灌注代谢不匹配,同时获得血管造影、灌注或其他功能分析无法获得的有价值的细胞内信息。^{99m}锝-甲氧基异丁基异腈(^{99}Tc-MIBI)用于 PCI 术后顿抑心肌的检测。对比 PCI 术前及术后心肌缺血区和坏死区的 ^{99}Tc-MIBI 摄取率来反映心肌各节段血流灌注的改善情况,对 PCI 术后心脏整体功能作全面评估。

目前,^{99}Tc-MIBI 及 ^{123}I-BMIPP 双同位素成像主要用于检测梗死和顿抑心肌。^{18}F-氟脱氧葡萄糖(FDG)正电子发射断层扫描(PET)、测量心肌血流量(MBF)和代谢活性可用于评估心肌存活率。MBF-FDG 代谢不匹配作为冬眠心肌的评价标准,是评估心肌活力的重要指标。心肌灌注显像可以准确评估病变血管开通后存活心肌血液灌注的改善程度,是临床观察疗效、评价预后的可靠指标,在 PCI 的疗效的评价上有一定的优势。术后心衰及死亡的风险最关键决定因素是最终梗死面积,测量患者最终梗死面积可以对患者进行风险分层。PCI 术后支架内再狭窄是冠状动脉支架术后的重要并发症,多发生在术后 3~9 个月,接近 50% 的患者在发生再狭窄时并没有症状。现有数据表明,许多临床和血管因素,均与无症状再狭窄有关。因此,尚未有预测 PCI 术后无症状者发生再狭窄风险的方法。核素心肌灌注显像,并不预测哪些患者存在发生再狭窄的风险,而是鉴定已经发生再狭窄类型及程度。研究表明 PCI 术后 6 个月,被认为是最佳的检测时间点。核素心肌灌注能够显示新出现的心肌缺血区域,从而推断病变血管,为 PCI 术后再狭窄提供功能学证据。PCI 术后应用冠状动脉 CTA 及核素心肌灌注联合检查,能显著提高术后再狭窄诊断的准确性。

(五) 光学相关断层成像

光学相关断层成像(OCT)是一种高分辨率的断层成像技术,可提供冠状动脉的微观成像,OCT 定义的薄纤维帽斑块是指纤维帽厚度不足 65μm 的脂质斑块,常用作评估 PCI 术后的并发症,如无复流、微血管阻塞及术后肌钙蛋白升高等事件的发生,用于观察支架贴壁不良、组织脱垂及支架边缘撕裂;观察支架小梁新生内膜覆盖,同时还可以观察某些支架的晚期不良结局,如支架内血栓和再狭窄。

(1) 支架贴壁不良:支架小梁表面到管腔内面的距离大于支架小梁厚度加表面聚合物厚度的总和。OCT 不能看到全部的支架小梁,但是可以看到展开的支架横截面。由于钙化的斑块不易被支架均匀的扩张展开,急性贴壁不良常发生于钙化病变处。长期随访显示支架贴壁不良可以被新生内膜覆盖,大的支架贴壁不良可以增加支架内血栓的风险。

(2) 组织脱垂:组织脱垂包括斑块脱垂和血栓脱垂,斑块脱垂表现为光滑的表面不伴有信号衰减,血栓脱垂为不规则表面瓣明显的信号衰减。血栓脱垂同支架再狭窄明显相关,但组织脱垂同支架再狭窄的相关性未见报道。

(3) 支架再狭窄:OCT 可评价新生内膜的范

围,能更好地观察再狭窄组织的形态学特点。再狭窄成分包括平滑肌细胞、纤维蛋白及细胞外基质成分如蛋白聚糖。OCT 为体内研究支架再狭窄的机制提供了较好的条件。1/3 的支架内再狭窄患者出现急性心肌梗死或不稳定心绞痛,同支架内斑块破裂有关。OCT 发现不稳定斑块,可积极治疗预防斑块破裂的风险。

PCI 术后完全再灌注也不排除左心室重构的风险。左心室重构通过收缩功能障碍和左心室腔形状改变来适应部分心肌组织梗死后整体心脏的协调,左心室重构与预后差、心力衰竭和死亡有关。左心室重构的准确评估对于临床干预治疗和预后有很大的价值。目前,超声心动图作为临床应用无创的检查仍然是主要的选择,基于广泛的可用性,而其替代的方式,如放射性核素显像、CMR,也起到了重要的作用。每种检查提供各有优点和缺点。PCI 术后心功能的恢复是一个动态过程,临床医生应做好 PCI 术后的随访,选择最适合的检查方法,及时发现术后再狭窄、评估预后风险,积极进行治疗。

四、冠状动脉旁路移植术后及预后影像的影像学评价

冠状动脉血运重建是冠心病最主要的治疗方法,自 1977 年首次采用自制的球囊导管完成了世界上首例经皮冠状动脉球囊成形术以来,冠状动脉介入治疗发展壮大,随着药物支架的出现,切割球囊、旋磨技术、IVUS、OCT 等器械和技术的不断发展,术后抗血小板、降脂治疗有效性等循证证据的不断提出,心脏介入手术的支架内再狭窄发生率逐渐下降,远期生存率提高,适应范围不断扩大,部分左主干病变及三支病变也成为介入治疗的涉足范围。然而对于左主干合并多支病变或二分叉、三分叉病变等复杂冠状动脉病变,或合并糖尿病、左心室功能低下的患者,无论在急性并发症、5 年生存率还是远期再血管化率方面,冠状动脉旁路移植术组都优于 PCI 组,因此,对于左主干病变或三支病变的患者,CABG 术仍是难以替代的标准治疗方法。长期的随访研究表明,CABG 术后仍有部分患者术后再发心绞痛,5 年内大概有 25% 的移植血管出现了闭塞。由于采用 CABG 血运重建策略的患者,多为左主干或严重三支病变患者,且手术治疗很难达到完全的血运重建,虽然现在的研究表明他汀类降脂药可以减缓斑块的进展、甚至消退,但大部分自身冠状动脉粥样硬化病变不但无法缓解,且有可能继续进展。因此,对于术后再发心绞痛、非致死性心肌梗死的患者来讲,区分罪犯血管是固有冠状动脉还是桥血管,是动脉桥还是静脉桥,就显得十分重要。术后的影像学评价对于判定手术疗效、桥血管通畅情况及有无再发的心肌缺血或梗死变得非常重要,此外,影像学评估对术后患者的危险分层及生存率的评估,也有着至关重要的作用。本文将对不同影像学手段在 CABG 术后的应用进行汇总分析。

(一) 冠状动脉造影术

冠状动脉造影术是评价冠状动脉固有血管和桥血管通畅程度的"金标准",但存在着以下缺点:首先,冠状动脉造影术属于有创性检查,有文献报道称其并发症的发生率约为 0.2% ~ 2.1%,死亡率为 0.14% ~ 0.25%,尤其对于肾功能不全患者或潜在过敏者。其次,冠状动脉移植血管造影操作难度较大,患者接受辐射剂量较大。再次,冠状动脉造影术费用高,且多需要患者住院治疗,同时由于大部分桥血管不适宜进行介入治疗,固有血管再血管化治疗难度较大,因此冠状动脉造影术多沦为单纯的检查方法,不利于卫生经济学考量。

(二) 冠状动脉 CTA

冠状动脉 CT 技术的快速发展使其具有了低辐射、快速采集、一站式诊断的特点,较高的时间和空间分辨率大大提升了图像的质量。桥血管口径粗、血流快,更利于应用冠状动脉 CT 评价桥血管,对于部分存在心律失常的患者,其结果也是可靠的。研究指出,64 排 CTA 评价桥血管完全闭塞和明显狭窄(>50%)的敏感性和特异性都较高,分别为 97%、98% 和 75%、92%。冠状动脉旁路移植血管粗,无需较高的分辨率,因此适合进行冠状动脉 CT 的检查。目前,冠状动脉移植血管通畅率,仍是评价搭桥术后远期效果的主要指标,国外多篇文献指出,大隐静脉 10 年通畅率为 60% ~ 70%,乳内动脉 15 年通畅率约为 90%。冠状动脉 CT 检查的优势主要有无创性检查方法;扫描速度快;接受辐照剂量小;经济花费小;有较高的敏感性和特异性。不足之处包括对于弥漫钙化斑块覆盖的血管壁诊断价值小(部分容积效应的存在);诊断冠状动脉轻度病变仍然存在假阳性;与造影相比,其时间分辨率仍较低,若心率过快,出现期前收缩等心律失常情况时,图像质量差。文献报道 CT 对移植的血管的评价率可达 100%,对吻合口以及远端吻合口已远血管的评价率达 90% 以上,对移植血管重度狭窄的特异性和敏感性分别在 90% 及 70% 以上。CABG 术后冠状动脉 CTA 必须评估的

另一个方面是未搭桥固有冠状动脉的情况,除了桥血管本身的闭塞、狭窄以外,不理想的吻合口位置以及未搭桥自体血管病变加重,都是临床心绞痛复发的原因之一。CTA 不仅可对桥血管病变进行诊断,还可以同时较准确诊断自体冠状动脉狭窄,显示冠状动脉病变的演变,为临床提供更多的信息。图 3-7-4 为一例左乳内动脉-前降支桥血管通畅,但吻合口以远管腔闭塞的病例。

(三) 心脏 MRI

心脏 MRI 作为评价心功能及判断心肌组织成分的检查手段,能够准确地评价心室腔容积、射血分数、局部心室壁运动及心肌增厚率,术前及术后 MRI 的对比,能够间接反映手术的效果。此外,心肌灌注显像包括首过灌注及延迟灌注显像可明确显示缺血心肌、梗死心肌的范围,CABG 术后 MRI 可评估梗死心肌范围及有无存活心肌,为下一步的治疗方案提供影像学证据。MRI 有较高的空间分辨力和心内膜分层能力,可用于定量分析收缩功能和储备功能,评估组织灌注和表现细胞膜完整的特性。

另外,MRI 灌注显像因造影剂可进入细胞间隙,可研究灌注、血池,进一步提高检测存活心肌的准确性。早期,磁共振评价心肌活性的方法是描述存活心肌的功能与解剖学特点。慢性透壁心肌梗死会有局限性室壁变薄。舒张未期室壁厚度<5.5mm 的标准来定义非存活心肌,在预测再血管化后心功能恢复的敏感度将达到 92%,但特异度却很低为 56%。巴酚丁胺负荷磁共振成像也是检查存活心肌的方法,多巴酚丁胺注射后收缩期室壁厚度增加提示存在存活心肌,通常使用的标准有多巴酚丁胺使用后室壁增厚≥2mm。首过心肌灌注 CMR 成像是反映冠状动脉血流的完整性,故显像的区域也包括恢复

灌注的坏死心肌,心肌梗死后对于症状再发的患者可以评估 CABG 搭桥血管是否通畅。延迟增强磁共振成像,延迟增强范围与组织病理学心肌梗死范围几乎完全吻合。同时可逆的损伤心肌没有延迟增强,因此应用这一技术可以定量判断非存活心肌,计算梗死面积,对 CABG 术后患者进行危险分层,评估预后情况。

此外,MRA 的发展使搭桥血管显影成为可能,桥血管狭窄或闭塞,引起的血管内涡流形成,使该区域表现为低信号或血流信号的狭窄或突然消失。

CMR 评估存活心肌及 MRA 的不足之处在于,成像平面的定位以及诊断标准还缺乏统一的标准;心律失常患者的心脏运动伪影难以控制;体内装有除颤器、起搏器等的患者不能进行该项检查;耗时相对较长,不利于急诊患者的检查。在国内仍属相对昂贵的检查,尚不能普遍应用。

(四) 核素心肌显像

陈旧性心肌梗死患者后经冠状动脉搭桥手术治疗能提高心肌血流灌注,挽救心肌细胞,使心肌的功能得到恢复。前提条件是心肌梗死部位必须有存活的心肌细胞,只有存在存活的心肌细胞,才能通过改善梗死部分心肌的微循环,使冬眠心肌恢复功能。通过观察 CABG 术心肌血流灌注、代谢及心室功能之间的关系,对评价 CABG 术的疗效及预后有重要意义。

PET-CT 是评价心肌代谢活性的"金标准",患者梗死心肌部位主要表现为灌注—代谢不匹配,揭示心肌细胞存活,应采取血运重建术,可明显降低心脏事件的发生和改善其心功能。SPECT 显像通过静息及负荷状态下心肌灌注情况的变化也可判断梗死心肌、冬眠心肌及正常心肌,冬眠心肌血运重建后可恢

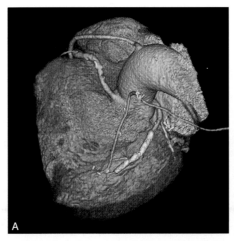
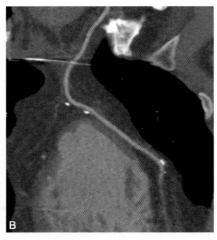

图 3-7-4　左乳内动脉桥
VR(A)及 MRP(B)示左乳内动脉-前降支桥血管通畅,但吻合口以远前降支远段管腔闭塞

复正常功能。冠状动脉搭桥术能改善梗死区的血流灌注,随着血流灌注的增加,部分存活心肌细胞恢复功能,以至心室的整体功能得到明显的改善。

(五) 超声心动图

超声心动图是观察心脏结构及功能最常用的方法。CABG 术后超声心动图主要用于评估心室重构的情况、各节段室壁运动情况及心室功能情况,除了常用的经胸二维超声心动图以外,近些年来新出现的实时三维超声心动图、斑点追踪技术等提高了诊断的准确性。此外经胸超声心动图能够观察乳内动脉桥血管情况,获得双侧乳内动脉直径、血流量以及搏动指数(PI)。但这一方法只适用于单支乳内桥血管搭桥的患者,且对声窗、医师的操作手法有较高的要求,目前在临床中并未得到常规应用。

(高　扬)

第八节　冠心病其他临床表现与影像学

一、冠状动脉造影正常的胸痛

冠状动脉造影正常的胸痛可分为心源性和非心源性两大类,其中心源性胸痛可分为冠状动脉相关性心源性胸痛,主要包括冠状动脉痉挛综合征(coronary artery spasm syndrome,CASS)和冠状动脉微血管疾病(coronary microvascular disease,CMVD),以及非冠状动脉相关性心源性胸痛,主要包括瓣膜病(如主动脉瓣狭窄、二尖瓣脱垂等)、心肌病(如肥厚型心肌病)、心包疾病(如急性心包炎)等;非心源性包括肺相关、肌肉骨骼相关、胃肠道相关及神经病变等相关性疼痛。本节重点阐述冠状动脉相关性心源性胸痛,主要包括 CASS 和 CMVD。

(一) 冠状动脉痉挛综合征

【概述】

冠状动脉痉挛(coronary artery spasm,CAS)是一种病理生理状态,是指心外膜冠状动脉紧张度增加,对缩窄刺激的反应增强。因发生痉挛的部位、严重程度,以及有无侧支循环等差异而表现为不同的临床类型,包括 CAS 引起的典型变异型心绞痛、非典型 CAS 性心绞痛、急性心肌梗死、猝死、各类心律失常、心力衰竭和无症状性心肌缺血等,统称为冠状动脉痉挛综合征(coronary artery spasm syndrome,CASS)。该类疾病患者行常规冠状动脉造影可显示为正常,但给予麦角新碱或乙酰胆碱激发试验时多呈阳性反应:瞬时管腔直径减少>90%,引起心绞痛和缺血性 ST 段改变。

CASS 的病因和发病机制尚未明确。相关危险因素包括吸烟和血脂代谢紊乱,可分别使 CASS 风险增加 3.2 倍和 1.3 倍;使用含可卡因的毒品、酗酒亦是诱发 CASS 的重要危险因素;冠状动脉粥样硬化和心肌桥等则是 CASS 的易患因素,但冠状动脉粥样硬化相关的其他危险因素,如高血压、糖尿病则在多数临床研究中未发现与 CASS 存在相关性。

目前研究提示,CASS 的发生可能与以下机制相关:①血管内皮细胞结构和功能紊乱,主要表现为一氧化氮储备能力降低,使内皮素/一氧化氮比值升高,导致基础血管紧张度增高。氧化应激、炎症等因素通过不同机制影响内皮细胞的结构和功能而参与 CASS 发生。②血管平滑肌细胞的收缩反应性增高,在收缩性刺激因子作用下出现过度收缩。③自主神经功能障碍,迷走神经和交感神经功能失调。④遗传易感性,东亚 CASS 发病率远高于欧美,提示可能与遗传相关,已经明确与 CASS 相关的基因型变异包括内皮型一氧化氮合成酶的 Glu298Asp、786T/C、894C/T、eNOS 内含子 4b/a、内皮素-1 及酯酶蛋白相关基因等。

目前,对于冠状动脉痉挛,缺乏总体人群的流行病学资料,现有资料均来自临床因胸痛怀疑 CASS 的高危人群。日本一项多中心大型调查研究结果显示,在冠状动脉造影显示粥样硬化的胸痛患者中进行乙酰胆碱激发试验,阳性率达到 43%。另一项韩国研究对冠状动脉造影显示无显著血管狭窄的胸痛患者进行乙酰胆碱激发试验,其阳性率为 48%。国内报道,在静息性胸痛且冠状动脉造影狭窄<50% 的小样本人群中行乙酰胆碱激发试验,阳性率为 75%,提示我国可能是 CASS 的高发地区。

【临床表现】

1. 典型变异型心绞痛　其发病基础是 CAS 导致冠状动脉完全或近乎完全闭塞,心绞痛发作具有显著的时间规律性,多在后半夜至上午时段发作,但也可发生于其他时间。常表现为心前区或胸骨后压榨性或紧缩样疼痛,伴有呼吸困难及濒死感,持续数分钟甚至更长时间,含服硝酸甘油可缓解,严重者可伴有血压降低。患者运动耐量有明显的昼夜变化,清晨轻微劳力即可诱发,但午后即使剧烈的体力活动也不会诱发。发作时心电图呈一过性 ST 段抬高,T 波高耸,或 T 波假性正常化。冠状动脉造影可见动脉硬化斑块,激发试验多诱发出局限性或节段性痉挛。该类患者可反复发作且可转变为其他临床类型。

2. 非典型CAS性心绞痛 病理基础为冠状动脉痉挛导致不完全闭塞、或弥漫性痉挛、或完全闭塞但有侧支循环形成,产生非透壁性心肌缺血。临床表现为在静息状态、尤其是空气不流通的环境下容易发作的轻度胸闷,伴有心电图ST段下移和/或T波倒置,多数持续时间相对较长且容易被呼吸新鲜空气、轻度体力活动等兴奋交感神经的动作减轻。冠状动脉造影常无显著狭窄,乙酰胆碱激发试验可诱发弥漫性CAS,少数为局限性痉挛。

3. CAS诱发急性心肌梗死 完全闭塞性痉挛持续不能缓解即导致AMI,多数在夜间或静息状态下发作,部分年轻患者常有精神创伤、过度劳累、大量主动或被动吸烟、吸毒或大量饮酒等病史。临床表现类似ST段抬高AMI。在症状缓解后或在冠状动脉内注射硝酸甘油后,造影显示无显著狭窄,若痉挛持续时间长可继发血栓形成,但抽吸血栓后多无显著残余狭窄。

4. CAS诱发心律失常 严重而持久的CAS可诱发各种心律失常,左冠状动脉痉挛多表现为室性心律失常,严重者可发生室性心动过速、心室颤动、甚至猝死;右冠状动脉痉挛则多表现为心动过缓、窦性停搏或完全性房室传导阻滞。若猝死前有大量吸烟、吸毒或大量饮酒病史,更应高度怀疑CAS诱发严重心律失常所致。

5. CAS诱发心力衰竭 反复发作的弥漫性CAS可导致缺血性心肌病,临床表现为进展性的胸闷及呼吸困难,超声显示心脏扩大、弥漫性或节段性室壁运动减弱及射血分数降低,部分患者可能有心绞痛或AMI病史,但多数患者缺乏明确的胸痛、胸闷症状,可能与长期反复发作的多支血管弥漫性痉挛相关。与一般心力衰竭患者不同的是,钙通道阻滞剂在改善症状的同时能显著逆转心功能及室壁运动。

6. CAS诱发无症状性心肌缺血 CAS所引起的无症状性心肌缺血亦较常见。动态心电图监测可表现为ST段抬高或压低而无明显症状。

【辅助检查】

1. 心电图或动态心电图 记录发作时心电图是诊断CASS的重要依据,在不能捕捉到发作心电图时应进行24~48h的动态心电图记录。但即使在急性期记录48h长程心电图,能捕捉到发作的概率仅为20%~30%。CASS发作时的心电图表现为一过性的ST-T改变以及可能伴随的各种心律失常。

2. 心电图运动试验 单纯运动诱发的心电图缺血性ST-T改变并不能诊断CASS,必须结合临床情况综合考虑。CASS患者心电图运动试验的显著特点是,清晨易诱发缺血而午后(11时以后)不易诱发。且缺血性ST-T改变常在运动之后的恢复期而不是运动过程中,这是CASS的特征性表现。

3. 激发试验 CASS的激发试验包括非创伤性激发试验和创伤性药物激发试验。非创伤性激发试验包括冷加压试验、过度换气试验、清晨运动试验等,尽管特异性较高,但敏感性太低难以满足诊断要求。创伤性药物激发试验主要是经导管冠状动脉内注射麦角新碱或乙酰胆碱后发生局限性或弥漫性痉挛,使血管狭窄程度达到90%以上,同时出现与平时性质相同或类似的胸痛或胸闷发作,伴或不伴有心电图的缺血性改变,数分钟后自动或冠状动脉内注射硝酸甘油解除血管痉挛后症状缓解。

4. 影像学检查 CASS的影像学检查可为阴性,冠状动脉CT成像和冠状动脉造影检查可显示正常或冠状动脉粥样硬化,可无明显狭窄病变,而有意义狭窄的冠心病患者亦可伴有冠状动脉痉挛发作。近年来国内研究发现,核素灌注心肌显像负荷试验中的反向再分布可能是CASS的显著特征之一。反向再分布是与心肌缺血完全相反的一种影像学表现,患者在静息状态下进行核素灌注心肌显像时存在灌注缺损,但负荷显像时恢复正常,或原有的灌注缺损得到不同程度改善。超声心动图可辅助无创性激发试验中监测室壁运动变化,如显示新出现的室壁运动异常,可判定为阳性。

【治疗及预后】

1. 危险因素和诱发因素的控制 包括戒烟酒、控制血压、维持适当的体重、纠正糖、脂代谢紊乱、避免过度劳累和减轻精神压力等。其中吸烟是我国CASS最重要的危险因素,需强化戒烟指导,并防止被动吸烟。

2. 药物治疗 钙通道阻滞剂(calcium channel blocker,CCB)是疗效最肯定且应用最广泛的防治CASS的药物。硝酸酯类药物预防CASS复发的疗效不如CCB,常用于不能使用CCB时的替代或当CCB疗效不佳时与之联合。他汀类药物可以降低CASS的发作频率并改善血管内皮功能。CASS患者均应接受抗血小板治疗以防发生急性冠状动脉事件。对于冠状动脉无显著狭窄的CASS患者禁忌单独使用β受体阻滞剂,以免诱发或加重冠状动脉痉挛。

3. 预后 严格戒烟、戒酒基础上坚持长期药物治疗的患者一般预后良好，日本和中国的长期随访显示死亡率均在1%左右，但以急性心肌梗死或以心脏骤停为首次发病形式的CASS患者预后较差，若未能成功进行心肺复苏则归于猝死。

（二）冠状动脉微血管疾病

【概述】

冠状动脉微血管疾病（coronary microvascular disease, CMVD）是指在多种致病因素的作用下，冠状前小动脉和小动脉的结构和/或功能异常，所致的劳力性心绞痛，或有心肌缺血客观证据的临床综合征。1973年，Kemp HG首次将此病命名为X综合征，2013年欧洲心脏病学会稳定性冠状动脉疾病治疗指南中，正式将此病命名为微血管功能异常。国内专家组认为，微血管功能异常一词未能涵盖本病的微血管结构异常，建议命名为CMVD。目前尚无大样本人群的CMVD的流行病学资料。以往小样本的临床研究显示，在具有心肌缺血症状但冠状动脉造影显示非阻塞性病变的患者中，CMVD的发生率为45%~60%。

CMVD的病理生理学机制并不是完全清楚。冠状动脉微血管的结构和功能主要包括三个节段：①心外膜下冠状动脉，血管内径0.5~5mm，主要功能是血流传导；②前小动脉，血管内径为0.1~0.5mm，主要功能是当心外膜冠状动脉灌注压或血流量发生改变时，通过血管舒缩稳定冠状小动脉的压力，其中近端前小动脉对于压力的变化敏感，而远端前小动脉对于流量的变化敏感；③小动脉，血管内径<0.1mm，主要功能是根据心肌代谢的需求调节血管张力和血流量。前小动脉和小动脉构成了冠状动脉微血管。

反映冠状动脉微血管功能的重要指标是冠状动脉血流储备（coronary flow reserve, CFR）。CFR是指冠状动脉接近最大限度扩张时，冠状动脉血流量或心肌血流量（myocardial blood flow, MBF）与静息状态下相应指标的比值，是测量整个冠状动脉系统储备功能的指标。CFR的大小受到4个因素的影响：静息状态的冠状动脉血流量、单位体积心肌内阻力血管的横截面积（管壁增厚可使CFR降低）、冠状动脉血管外的压力（室壁张力增加可使CFR降低）和冠状动脉灌注压。

冠状动脉微血管的结构异常常见于肥厚型心肌病和高血压病，表现为室壁间小动脉，由于平滑肌细胞肥厚和胶原沉积所致的中膜肥厚，常伴有内膜增厚，从而导致小动脉管腔面积的轻度缩小。

冠状动脉微血管的功能异常见于①内皮细胞依赖性血管舒张异常：常见于糖尿病、肥胖、吸烟以及其他心血管疾病危险因素携带者，主要机制是一氧化氮（NO）的产生和释放异常；②内皮细胞非依赖性血管舒张异常：主要机制是血管活性物质通过刺激血管平滑肌细胞膜受体和细胞内信号通路而产生的血管舒张异常；③微血管缩窄：某些血管活性物质可导致微血管弥漫性缩窄和心肌缺血而对心外膜冠状动脉无影响；④微血管栓塞：冠状动脉微循环的血管内栓塞可由斑块碎片、微栓子或中性粒细胞-血小板聚集物所产生；⑤血管外机制：可见于左心室舒张压明显升高的疾病如左心室肥厚、左心室纤维化等，以及可直接降低冠状动脉舒张压的疾病如主动脉瓣狭窄、冠状动脉重度狭窄、前小动脉缩窄、低血压等。

【诊断技术】

1. 评价冠状动脉微血管功能的无创伤性技术

（1）经胸多普勒超声心动图（transthoracic Doppler echocardiography, TTDE）：利用这一技术可测量心外膜冠状动脉血流速度，后者与CBF呈正相关。在记录到静息状态下前降支舒张期流速后，静脉注射腺苷或双嘧达莫，测量冠状动脉最大充血状态下的前降支舒张期流速，然后可计算得出CFR，即冠状动脉充血状态下舒张期峰值，或平均流速与冠状动脉静息状态下相应测值的比值。TTDE评价冠状动脉微血管功能的优点为无创、省时、可床旁检查、花费较低和可重复测量等。但有其限制性，仅在评价前降支的微血管功能时具有较好的可靠性，并非所有患者都能获得满意的超声窗，超声医生必须具有操作经验。

（2）SPECT：这一技术利用^{201}铊或^{99m}锝标记的示踪剂，记录静息和负荷状态下心肌中的放射活性，进而可发现两种状态下的节段性心肌灌注减低、灌注缺损或灌注再分布征象，在心外膜下冠状动脉无明显狭窄的情况下，有助于诊断CMVD所致的心肌缺血。这一技术的优点是有较高的诊断敏感性和阴性预测价值，其缺点是无法定量测定CFR、空间分辨率低和放射性损伤。

（3）PET：这一技术采用静脉注射的FDG放射性核素标记的示踪剂，可准确计算出每克心肌每分钟单位体积的血流量。冠状动脉微循环功能异常时，MBF不能随需而增加，出现供求失衡，从而导致心肌缺血。使用血管扩张剂使冠状动脉充分扩张状态下的MBF与测定静息状态下MBF的比值即为

CFR。PET 的优点是可测量静息和充血状态下的 MBF，能对整个心脏及局部心肌的微血管功能状态进行评价。其限制性是耗时、花费高、技术要求高、不能反复测量、空间分辨率低以及放射性损伤。

（4）心脏磁共振成像（cardiovascular magnetic resonance，CMR）：这一技术通过心肌与血池信号对比，或者注射顺磁性造影剂引起的信号强度改变，来评价确诊或疑诊冠心病患者的心肌缺血和微血管阻塞状况。在 T_1 加权像中，正常心肌显示随钆造影剂首过信号强度均匀上升，如存在微循环障碍，缺血部位信号强度上升速度较邻近心肌节段延迟，从而表现为肉眼可见的相对低信号区域，也可以通过绘制感兴趣区域的强度曲线，测量静息及充血状态的 MBF。在心肌梗死患者，CMR 可以有效鉴别再灌注后冠状动脉微血管阻塞（coronary microvascular obstruction，CMVO）。CMR 的优点是空间分辨率较高、无离子辐射危险、无信号衰减、可同时检测心肌功能、组织形态、心肌水肿和心肌灌注，能准确评价心内膜及心外膜下的心肌灌注、冠状动脉阻力及舒张期充盈时间，已逐渐成为无创评价心肌病变的常用技术。这一技术的主要限制性是钆造影剂在肾功能不全患者中引起的不良反应。

2. 评价冠状动脉微血管功能的创伤性技术 选择性冠状动脉造影可从心外膜冠状动脉显影速度和心肌显影速度两个方面评价冠状动脉微血管功能。心肌显影速度的评价指标包括 TIMI 心肌显影分级（TIMI myocardial blush grading，TMBG）、心肌显影密度分级（myocardial blush grade，MBG）、TIMI 心肌灌注帧数（TMPFC）三种方法。此外，经导管的冠状动脉内多普勒血流导丝，还可测出冠状动脉微血管阻力（coronary microvascular resistance，CMR）及 CFR。

临床研究表明，在上述评价冠状动脉微血管功能的技术中，PET 或冠状动脉内多普勒测量的 CFR，以及冠状动脉内注射乙酰胆碱的激发试验，可预测 CMVD 患者的心血管事件，两者结合可全面评价冠状动脉微血管功能，其他技术和指标与 CMVD 心血管事件的关系尚不明了，有待进一步研究。

【分类和临床表现】

按照 CMVD 的不同病因，国内专家组将 CMVD 分为以下 3 种类型：不合并阻塞性冠状动脉疾病的 CMVD、合并阻塞性冠状动脉疾病的 CMVD，以及其他类型的 CMVD。

1. 不合并阻塞性冠状动脉疾病的 CMVD 此

类 CMVD 又称为原发性微血管心绞痛，常伴有动脉粥样硬化的多种危险因素，如糖尿病、高血压、高脂血症、吸烟、慢性炎症等，这些危险因素可通过内皮细胞依赖性和非依赖性机制导致微血管功能异常，表现为冠状动脉 CFR 降低和微血管收缩。女性围绝经期雌激素缺乏是女性微血管病变的主要发病机制之一。类似于一般冠心病心绞痛的分类，原发性微血管心绞痛可分为稳定型和不稳定型两个类型。

（1）原发性稳定型微血管心绞痛诊断标准：①典型劳力型心绞痛症状但硝酸甘油疗效不佳；②静息或负荷状态下心肌缺血的客观证据（ST 段压低、心肌灌注缺损或心肌代谢产物增多），但无节段性室壁运动异常；③无创或创伤性影像技术测量的 CFR<2.0；④冠状动脉造影或冠状动脉 CT 检查无明显心外膜下冠状动脉狭窄（<20%）；⑤排除非心源性胸痛和其他心脏疾病。此 5 点为诊断原发性稳定型微血管心绞痛的必备条件。如其他条件均具备但影像技术测量的 CFR≥2.0，可行冠状动脉内注射乙酰胆碱的激发试验，如心外膜下冠状动脉无痉挛，但出现心绞痛症状和心电图缺血型 ST-T 改变，可确诊原发性稳定型微血管心绞痛。

（2）原发性不稳定型微血管心绞痛诊断标准：①患者有典型不稳定型心绞痛或非 ST 段抬高型急性心肌梗死症状但硝酸甘油疗效不佳；②心电图缺血型 ST-T 改变并呈动态演变，血清肌钙蛋白水平可有轻度升高；③冠状动脉造影检查无明显心外膜下冠状动脉狭窄；④冠状动脉内注射腺苷或静脉注射双嘧达莫测量 CFR<2.0；⑤排除冠状动脉痉挛、一过性血栓形成和急性心肌炎。此 5 点为诊断原发性不稳定型微血管心绞痛的必备条件。如其他条件均具备但影像技术测量的 CFR≥2.0，可行冠状动脉内注射乙酰胆碱的激发试验，如心外膜下冠状动脉无痉挛，但出现心绞痛症状和心电图缺血型 ST-T 改变，可确诊原发性不稳定型微血管心绞痛。

2. 合并阻塞性冠状动脉疾病的 CMVD 在阻塞性冠状动脉病变所导致稳定型心绞痛的患者，如心绞痛发作时间较长、发作程度较重、诱发心绞痛的体力活动阈值变异较大，且舌下含服硝酸甘油无效，应考虑到合并 CMVD 的可能性。在 PCI 治疗解除心外膜冠状动脉狭窄病变后，如注射腺苷或双嘧达莫后测量的 CFR<2.0 或冠状动脉内注射乙酰胆碱后心外膜下冠状动脉无痉挛但出现典型心绞痛和心电图缺血型 ST-T 改变，可诊断合并阻塞性冠状动脉病变的 CMVD。在接受直接或择期 PCI 后的患者，如

TIMI 血流分级<3 级和/或 TMPG<3 级,应考虑 CM-VO 的可能性。PCI 后出院前 SPECT 显像显示心肌局部无灌注区或 MRI 显像显示心肌灌注缺损或钆延迟显像增强,可诊断为 CMVO。

3. 其他类型的 CMVD 近年研究表明,在应激性心肌病(Takotsubo 心肌病)、肥厚型心肌病、扩张型心肌病、心肌炎、主动脉瓣狭窄、Anderson-Fabry 病、心肌淀粉样变性的患者中,存在着 CMVD 的临床表现和实验室证据,提示 CMVD 参与了这些疾病的发病机制,但 CMVD 与这些心肌和瓣膜疾病的预后关系尚不明了,目前亦缺乏针对这些 CMVD 的特异性的治疗方法。

【治疗及预后】

目前对于原发性稳定型微血管心绞痛的治疗,首先应控制动脉粥样硬化的危险因素,然后可选用 β 受体阻滞剂、钙离子拮抗剂、尼可地尔、伊伐布雷定、雷诺嗪和 ACEI 控制心绞痛症状。对于原发性不稳定型微血管心绞痛的治疗,可选用咪贝拉地尔和法舒地尔治疗。

在接受直接 PCI 治疗的 ST 段抬高型急性心肌梗死患者,如冠状动脉血栓负荷较重可使用血栓抽吸术;在大隐静脉桥血管介入术中可使用远端和近端保护装置,以减少无复流的发生。在接受直接 PCI 治疗的 ST 段抬高型急性心肌梗死患者,术前或术中应用血小板糖蛋白Ⅱb/Ⅲa 受体拮抗剂、腺苷、尼可地尔、维拉帕米、地尔硫䓬、硝普钠、山莨菪碱、前列地尔、曲美他嗪、通心络等药物可降低 CMVO 的发生率。在接受直接 PCI 治疗的 ST 段抬高型急性心肌梗死患者,可采用缺血预适应、后适应或远隔预适应改善心肌灌注。

虽然以往小样本的临床研究显示 CMVD 患者的预后良好,但近年大样本人群的长期随访研究证明,CMVD 患者的主要心血管事件和全因死亡率显著高于对照人群,表明这些患者的早期诊断和正确治疗具有重要的临床意义。

二、无症状性心肌缺血

【概述】

无症状性心肌缺血(silent myocardial ischemia, SMI)亦可称作"无痛性心肌缺血"或"隐匿性心肌缺血",在临床上指有明确的客观证据,证实发生了心肌缺血(如心肌灌注提示缺血、心肌代谢异常、心电图缺血改变、左心室功能下降等),但患者无明显胸痛,或与心肌缺血相关的主观症状的临床表现。这些患者经冠状动脉造影或死亡后尸检,几乎均证实冠状动脉主要分支存在明显狭窄病变。SMI 在冠心病中非常普遍,且心肌缺血可造成心肌可逆性或永久性损伤,并引起心绞痛、心律失常、心力衰竭、AMI 或猝死。研究显示,SMI 是稳定型心绞痛病死率重要的独立预测因子。因此,其作为冠心病的一个独立类型,已越来越引起人们的重视。

心肌缺血首先可导致代谢改变(如钾丢失、乳酸堆积),其次是心肌收缩和功舒张能异常,迷走神经传导系统进行疼痛信号的感知及传导,最后是中枢神经系统发出疼痛信号。此机制上的任何关键节点出现问题,都会导致心绞痛症状的产生。SMI 主要相关的机制包括血浆内啡肽升高,以内啡肽为基础的个体间痛阈的差异可能是缺血心肌无痛机制中的重要因素之一。缺血心肌所释放的缓激肽、前列腺素及 5-羟色胺等致痛物质,未达到痛阈值而表现为无痛性。此外,个体对疼痛耐受程度的差异可能是 SMI 的发生机制。如糖尿病神经病变、心脏去神经、CABG 术后、心肌梗死等感觉传入通路中断所引起的该系统损伤,以及患者的精神状态和其他因素,均可导致疼痛信号传导的改变,使患者对疼痛不敏感。

根据 Cohn 等 2003 年发表在 Circulation 上的文章建议及国内专家在《冠心病合理用药指南》(第 2 版)的建议,SMI 可分为以下几种类型。①完全 SMI,即既往无冠心病病史,也无冠心病症状,但存在 SMI,其在人群中的发生率高达 5%。②心肌梗死后 SMI,即心肌梗死后仍有 SMI 发作。大多数冠心病患者属这一类型,仅有一小部分患者心肌缺血发作伴随着症状。③心绞痛伴 SMI。

1. 完全无症状性心肌缺血 本型在人群中的发生率高达 5%,患者从未出现胸痛或等同症状,但通过冠状动脉造影证实,其主要冠状动脉分支存在≥50%的狭窄,心电图等检查证实有心肌缺血的客观证据。这类患者具备传统冠心病高危因素,如高血压、高脂血症、糖尿病、肥胖、吸烟、家族史等。本型 SMI 发病多出现在心率较慢时,如休息或睡眠期间,发作持续时间多为几分钟到 1 个多小时。约 3/4 的患者自发性 SMI 出现在日常生活中非体力活动或脑力活动时,动态心电图表现为一过性 ST 段压低。因本型 SMI 有 50%的情况下心肌缺血发生于心率较慢时,提示 SMI 的发作是由于冠状动脉供血减少,与心肌对氧的需求增加关联不大。SMI 的患者常以猝死、心肌梗死为首发临床表现,发作具有明显的昼夜规律,以上午最为常见。

2. 心肌梗死后的无症状性心肌缺血 SMI 在 AMI 恢复期发生频率较急性期更高。AMI 后 SMI 发生率为 30%~100%,其中 20%~30% 的患者在低运动负荷或心肌梗死后心脏康复的运动负荷评估时即出现无症状性心电图 ST 段压低。AMI 后 SMI 对患者预后的心血管事件有一定预测价值。

3. 心绞痛伴无症状性心肌缺血 心绞痛伴 SMI 指患者在心绞痛发作后出现的持续 SMI。约有 2/3 的心绞痛患者在 Holter 检查时记录到了无症状下的心电图 ST 段压低,本类型的发病率亦较高:劳力型心绞痛 56%,自发型心绞痛 71%,混合型心绞痛 71%,变异型心绞痛 79%。60%~67% 的慢性稳定型心绞痛患者,动态心电图监测可发现 ST 段下移,在不稳定型心绞痛患者中 SMI 的比例更高,约 40% 心绞痛患者在药物治疗下仍然有无症状性 ST 段压低,或者在运动试验中被发现存在持续性的无痛 ST 段压低。

【诊断】

SMI 以客观检查为主要诊断依据。动态心电图监测是较为方便可靠的诊断方法之一,可连续记录日常生活中的发作频度、持续时间、缺血程度,以及缺血与心律失常的关系。其他方法例如心电图运动试验、多巴酚丁胺负荷试验、放射性核素心肌显像等亦可证实 SMI 的存在。冠状动脉造影、血管内超声(intravenous ultrasound,IVUS)可确切地观察冠状动脉管腔和管壁的变化。

动态心电图是目前公认的用于监测 SMI 的最简单常用的方法。动态心电图还可观察心肌缺血时心电图改变出现在哪些导联,计算 ST 段压低的程度(ΣST)可初步估计冠状动脉病变的范围与程度。动态心电图诊断 SMI 的标准:①R 波为主的导联,J 点后 80ms ST 段水平型或下斜型下移 ≥0.1mV,或上斜型下移 ≥0.2mV,持续时间 ≥30s 或 ≥30 次心跳;②原有 ST 段下移者应在原基础上再下移 ≥0.1mV,持续时间 ≥30s 或 ≥30 次心跳;③若为 ST 段抬高,则 ST 段抬高应 ≥0~0.15mV,持续时间 ≥30s 或 ≥30 次心跳。

SMI 其他的诊断措施同冠心病常规的诊断方法流程,在此不再赘述。

【预防及治疗】

SMI 患者的预防和治疗与有症状的心肌缺血的原则相同,包括有效控制冠心病危险因素、强化药物治疗以及必要时进一步介入或外科手术治疗,最大限度地减少心肌缺血的发作次数和持续时间,积极干预有致缺血意义的重度狭窄病变,必要时给予完全血运重建,最大限度地避免心血管不良事件,改善远期预后。

(李震南)

第九节 先天性冠状动脉疾病

先天性冠状动脉变异(congenital coronary artery anomalies,CCAA)是一种较为常见,而且表现多种多样的先天性冠状动脉变异或疾病。多数患者无明显临床症状,发生率为 1.3%,多在无症状患者中偶然体检被发现。但是,根据近年来的不断研究发现,其中一些冠状动脉先天变异类型可导致其他心脏疾患,如心绞痛、急性心肌梗死,严重者可引起猝死,故早期发现甚为重要,并且对这种患者实施冠状动脉造影和心脏手术都受其影响。

一、冠状动脉起源异常

冠状动脉起源异常类型:单支或双支左右冠状动脉从不同主动脉窦发出,即左冠状动脉从主动脉右窦发出;右冠状动脉起源于左冠状动脉窦,在各种类型中最常见。正常冠状动脉主动脉窦外冠状动脉开口异常位置包括起从无冠窦、左心室、右心室、升主动脉、无名动脉、乳内动脉、肺动脉、胸主动脉、右颈动脉、支气管动脉、主动脉弓和锁骨下动脉。冠状动脉开口于 Valsalva 窦与主动脉壁结合线之上,又称为冠状动脉起源于升主动脉壁,可以单支或多支发生,属于较轻的起源异常,无血流动力学意义,占所有冠状动脉异常的 1/3。左冠状动脉异常从肺动脉干发出,具有最大的临床意义,左冠状动脉异常起源来自肺动脉的很少见。多支冠状动脉异常开口:其中 50% 是三支冠状动脉,主要是右圆锥支单独起源于右冠状窦或升主动脉,有报道称左回旋支与圆锥支分别分开口于主动脉,呈四开口畸形(图 3-9-1~图 3-9-5)。

(一)单冠畸形

单支冠状动脉畸形简称为单冠畸形,是指从主动脉仅发出一支冠状动脉供应整个心脏的血供,发生率为 0.002 4%~0.044%,以左单支冠状动脉相对多见。

单冠畸形根据起源的冠状窦和其三支主要分支血管的关系,采用一套独特的编码系统来描述分型:①第一个字母 L 或 R 代表起源的冠状窦;②其后用

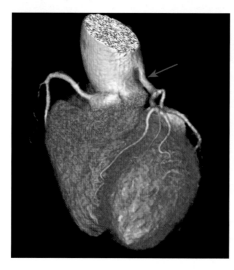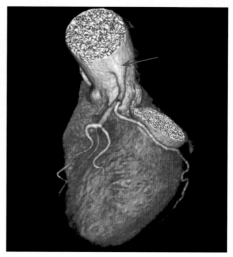

图 3-9-1　左冠状动脉开口于升主动脉前壁

VR 图像示左冠状动脉开口于升主动脉前壁,红色箭头所示

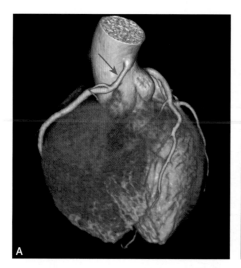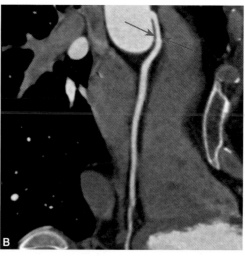

图 3-9-2　右冠状动脉开口于升主动脉前壁

A. VR 图像示右冠状动脉开口于左右冠窦之间上方升主动脉前壁,红色箭头所示;B. 曲面重建图像示
右冠状动脉近段走行于主动脉根部与肺动脉主干之间,管腔稍细,红色箭头所示

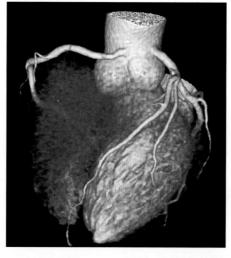

图 3-9-3　左右冠状动脉开口于升主动脉前壁

VR 图像示左右冠状动脉均开口于升主动脉前壁

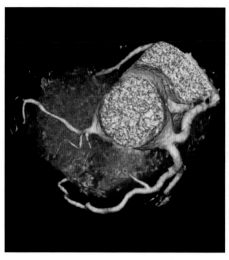
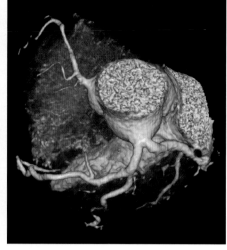

图 3-9-4　前降支和回旋支分别开口于左冠窦
VR 图像示左前降支及旋支共同开口于左冠窦

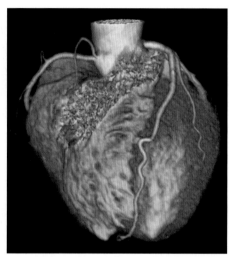
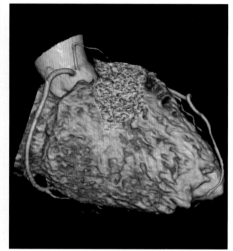

图 3-9-5　右副冠状动脉
VR 图像示右冠动脉圆锥支直接开口于右冠窦,称为副冠状动脉

罗马数字Ⅰ、Ⅱ或Ⅲ表示分支血管的解剖走行,与正常一致的走行为Ⅰ型(图 3-9-6),其中一支冠状动脉起源于另一支位于正常位置的冠状动脉为Ⅱ型(图 3-9-7),前降支和回旋支分别单独发自正常右冠动脉为Ⅲ型;③最后一个字母表示冠状动脉与大血管的绕行关系,A(anterior)为前方,P(posterior)为后方,B(between)为中间,C(combine)为混合型。

单支冠状动脉畸形的患者可有正常的预期寿命,但当某一主要分支走行于肺动脉和主动脉之间时会增加患者的猝死风险;并且由于无法建立侧支循环,单支冠状动脉主干的狭窄也有可能会致命。

(二) 先天性左冠状动脉闭锁

先天性冠状动脉闭锁罕见大多数发生在左主干。因左主干闭锁,前降支及左旋支内血流,通过来自右冠状动脉的侧支循环呈逆向充盈。这一畸形与单支冠状动脉的区别在于前者血流呈向心性(从小

的周围血管,常为多发细小侧支血管流向大的中心血管),而后者呈离心性。逆向充盈的侧支循环通常无法提供足够的心肌灌注而导致心肌缺血发生,需要通过手术进行血运重建。

冠状动脉先天性缺如,指冠状动脉及其主要分支的缺如,如左主干、前降支、右冠状动脉及左回旋支,均较罕见。影像学对缺如与闭锁不能识别,两者需要手术病理才能鉴别。

1. 先天性左主干缺如　由于左主干缺如,前降支及回旋支独立开口于冠状窦,做介入性诊断/治疗时应予以注意。

2. 先天性左主干闭锁　极其罕见,本畸形是右冠状动脉向整个心脏供血,流向前降支和回旋支的血流为向心性、逆行性,主要依靠来自右冠状动脉的侧支循环。侧支血管主要通过 Vieussens 环,包括圆锥支间隔支、尖前支(apical-anterior)和心室后支的

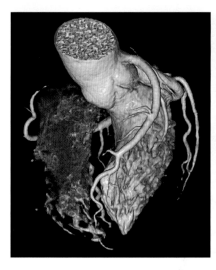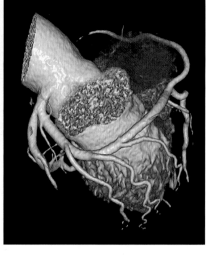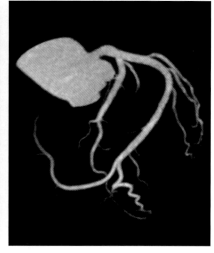

图 3-9-6　单支左冠状动脉(L-Ⅰ)

显示仅单支冠状动脉从左侧乏氏窦发出,而右乏氏窦无冠状动脉发出,左旋支远段逆向走行于右心房室沟内供血右心

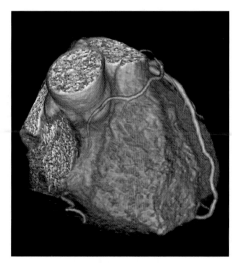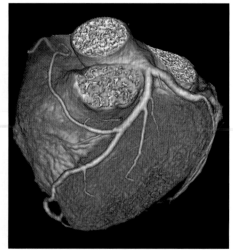

图 3-9-7　单支左冠状动脉(L-ⅡA)

VR 图像显示仅单支冠状动脉从左侧瓦氏窦发出,而右冠状动脉自左前降支近段发出,绕肺动脉
主干前方走行至右侧房室沟内。回旋支远段逆向走行于右心房室沟下部

吻合,也可有右冠状动脉和前降支的前室间支的吻合、右冠状动脉的后降支和前降支的吻合。CT 显示左冠状动脉在主动脉窦没有开口,左主干近段闭塞,而前降支和回旋支位于它们正常的解剖位置,通过来自右冠状动脉的侧支循环向远段供血。

3. 右冠状动脉先天性缺如　右冠状动脉先天性缺如或闭锁,与冠状动脉左优势型不同,后者尚存在发育细小的右冠状动脉,而前者右窦光滑无右冠状动脉发出,左回旋支粗大分布于左、右侧房室间沟。

4. 左回旋支缺如　左回旋支缺如或闭锁,与冠状动脉右优势型不同,后者有发育细小的左回旋支,而前者左主干近段光滑无分支向左侧房室间沟发出,右冠状动脉粗大分布于右、左侧房室间沟。

(三) 冠状动脉异常起源于肺动脉

　　冠状动脉起自肺动脉是一种罕见的先天异常,

冠状动脉起自肺动脉发生率是 1/30 万,占先心病的0.25%～0.5%,它是小儿心肌缺血和梗死主要原因之一,如果不进行治疗,第 1 年的死亡率是 90%。

　　病理分类:冠状动脉及其分支异常起源肺动脉有以下 7 种类型:①左冠状动脉起自肺动脉干;②右冠状动脉起自肺动脉干;③左、右冠状动脉均起自肺动脉干;④左回旋支或对角支起自肺动脉干;⑤左前降支起自肺动脉干;⑥单冠状动脉起自肺动脉干;⑦左冠状动脉起自右肺动脉。

　　单纯右冠状动脉起源于肺动脉的患者多数无症状,因而较少被发现。为维持足够的心肌灌注,正常和异常起源的冠状动脉之间形成大量的侧支循环;当异常起源的冠状动脉血管表现为静脉功能,通过侧支收集来自正常冠状动脉的血液并输向肺动脉时发生"冠状动脉窃血"现象。CT 冠状动脉成像可清楚显示

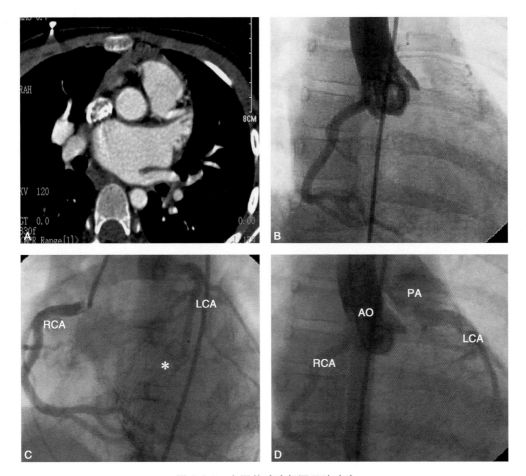

图 3-9-8 左冠状动脉起源于肺动脉
CT 轴位图像可见左冠状动脉自肺动脉发出（A），主动脉根部冠状动脉造影未见左冠状动脉显影（B），导管置于肺动脉内造影可见左冠状动脉显影（C、D）；RCA：右冠状动脉；LCA：左冠状动脉；AO：主动脉；PA：肺动脉

受累冠状动脉于肺动脉的异常起源、侧支血管网，并可进一步评估心室的大小和功能（图 3-9-8）。

（四）冠状动脉异常起源于对侧冠状窦

正常情况左右冠状动脉分别起源于主动脉左右窦，称左冠状窦及右冠状窦，主动脉后窦无冠状动脉发出又称无冠状窦，这一规律是冠状动脉起源异常的诊断依据。异常起源包括 6 种类型：

Ⅰ型：两支冠状动脉开口于左窦（图 3-9-9）。

Ⅱ型：两支冠状动脉开口于右窦。左主干起自右冠状窦，有 4 种走行：①走行于主动脉后方；②走

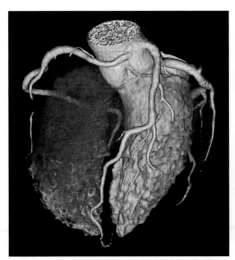
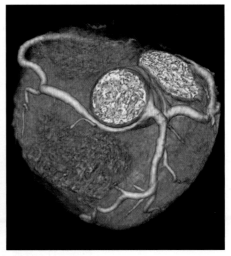

图 3-9-9 右冠状动脉起源于左冠窦
显示右冠状动脉自左冠窦发出，起始段呈急性转弯，走行于主动脉与肺动脉之间，管腔稍细小

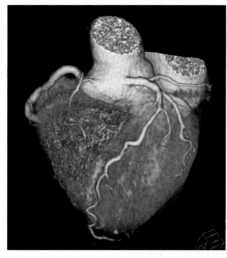
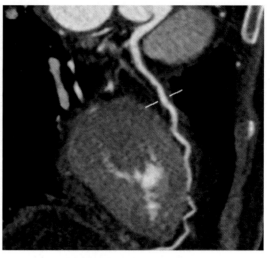

图 3-9-10　左冠状动脉起源于右冠窦

显示左冠状动脉自右侧冠状窦发出,近段于主动脉与肺动脉之间走行

行于肺动脉前方;③走行于大血管之间;④走行于右心室漏斗的下方(肌层)。此种畸形通常左冠状动脉(左主干)较右冠状动脉发育细小,开口斜且成角,夹在主动脉、肺动脉两大动脉干之间,常常会受到压迫而引起急性冠状动脉供血不足(图 3-9-10)。

Ⅲ型:左回旋支起源于右窦。有两种情况:①左回旋支与右冠状动脉分别开口于右窦;②左回旋支与右冠状动脉同干起源。这种冠状动脉畸形在心脏手术中冠状动脉灌注很重要,应引起注意(图 3-9-12)。

Ⅳ型:前降支起源于右窦。有两种情况:①前降支与右冠状动脉分别开口于右窦;②前降支与右冠状动脉同干起源(图 3-9-11)。

Ⅴ型:左或右冠状动脉起源于主动脉后窦。冠状动脉起源于主动脉后窦可引起冠状动脉近段受压,引起心肌缺血。

Ⅵ型:前降支及左回旋支独立开口于左窦,约占人群 1%。

右冠状动脉起自左冠状窦的发生率为 0.92%,左冠状动脉起自右冠状窦的发生率为 0.15%。在这些异常中,冠状动脉可于冠状窦内开口,也可为冠状窦外高位或低位开口。如异常起源与正常起源的冠状动脉,在冠状窦内呈共同开口,表现则类似于单支冠状动脉畸形(图 3-9-13)。

异常冠状窦起源的冠状动脉,其近段血管可异常走行于肺动脉前方、主动脉后方、主动脉和肺动脉之间或肺动脉下方室间隔内。主-肺动脉之间的走行方式需要引起临床重视:异常起始的冠状动脉常呈尖锐开口,近段血管发育不全,管腔较小,在运动等体能负荷增加的情况,邻近主动脉的扩张使该节

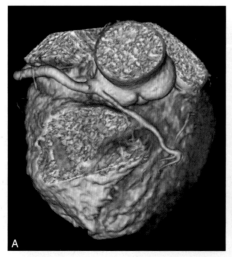
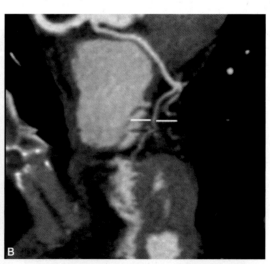

图 3-9-11　左冠状动脉起源于右冠窦

A. VR 图像示前降支自右冠窦起源,左冠窦未见血管发出;B. 曲面重建图像,显示左冠状动脉开口紧邻正常右冠状动脉,近段管腔经肺动脉下方室间隔内穿行至心肌表面,异常起源的冠状动脉细小

段进一步受压,相应冠状动脉血供不足易导致心肌缺血发生,是年轻人心源性猝死的一个重要原因。CT冠状动脉成像可清楚显示并评估异常冠状动脉的开口角度、管腔大小以及走行方式。

二、冠状动脉瘘

冠状动脉瘘是指冠状动脉及其分支直接与心腔、从属静脉及肺动脉等大血管结构直接相通的畸形,左右冠状动脉均可发生,少数可同时发生。常见的冠状动脉瘘可发生在右心室、右心房、肺动脉、冠状窦、左心房、左心室以及上腔静脉(图3-9-14~图3-9-18)。冠状动脉CTA为无创性检查,相对安全,采用容积再现(VR)、曲面重组(CPR)、最大密度投影(MIP)等多种后处理技术,多方位观察病变部位,可准确地显示冠状动脉瘘起源及瘘口。

瘘口较小的冠状动脉瘘,临床可无任何表现;瘘口较大者根据瘘腔部位不同产生相应的血流动力学改变;瘘腔位于右心系统或肺动脉时,可有类似于左向右分流的表现,位于左心系统时则使左心负荷增加;相应的冠状动脉因大量血液流入相对低压的管腔内而不断迂曲扩张,部分可呈动脉瘤样,并因"窃血"现象导致心肌缺血发生。

传统冠状动脉造影:因投照角度受限以及瘘腔中造影剂稀释的影响,对一些瘘口较小的冠状动脉瘘可能无法显示;CT冠状动脉成像可直观精确地显示异常血管的走行、复杂形态以及与周围结构的解剖关系,因而对于冠状动脉瘘的诊断和评估,CTA要优于传统的冠状动脉造影。

CT表现为两种类型:①冠状动脉瘘主干迂曲扩张,可以形成不规则局限性动脉瘤,多发生于瘘口附近,多为一个较大瘘口,显示清楚;②蔓状冠状动脉瘘,多发生于冠状动脉分支,常见如圆锥支肺动脉瘘,多发小血管迂曲、扩张呈蔓状,并存小动脉瘤形成,瘘口较小。

(一) 冠状动脉-肺动脉瘘

影像表现见图3-9-14、图3-9-15。

(二) 冠状动脉-心房瘘

影像表现见图3-9-16。

(三) 冠状动脉-心室瘘

影像表现见图3-9-17、图3-9-18。

形态上,冠状动脉瘘可有单个或多个瘘口与引流的腔道相通,并可形成弥漫复杂的血管网或血管丛。相比起源血管而言,瘘口的位置具有更重要的临床意义。

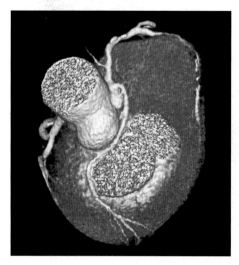

图3-9-12 回旋支起源于右冠窦

VR图像显示回旋支自右冠窦发出,经主动脉后方走行至左心房室沟内

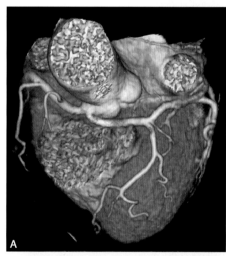

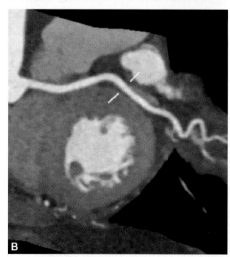

图3-9-13 左冠状动脉起源于右冠窦

A. VR图像显示左冠状动脉自右冠状窦发出,与右冠状动脉呈共同开口;B.曲面重建图像,显示异常起源的左冠状动脉近段经肺动脉下方走行

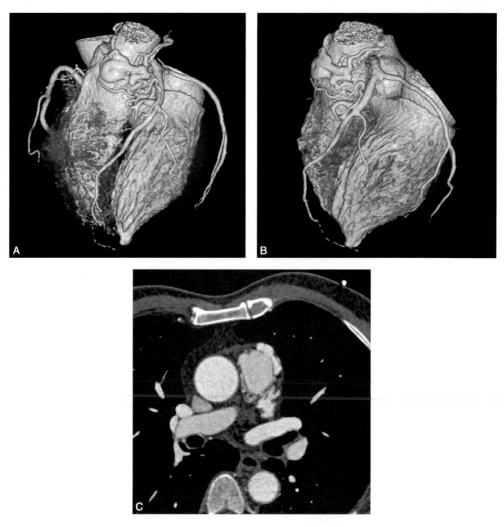

图 3-9-14 冠状动脉-肺动脉瘘

A、B.VR 显示来自于左前降支的圆锥动脉在肺动脉主干前方形成大量杂乱迂曲血管团,部分呈动脉瘤样扩张;C.轴位图像上隐约可见瘘口处由冠状动脉向肺动脉分流的血管束

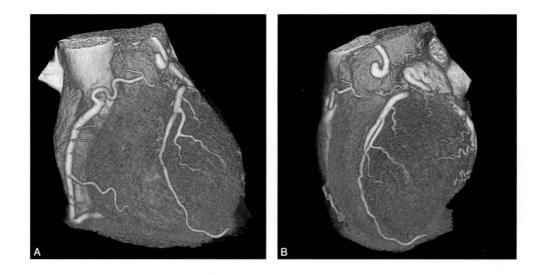

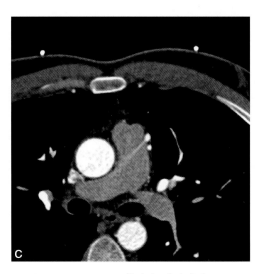

图 3-9-15　冠状动脉-肺动脉瘘
A、B. VR 重建图像,显示左右圆锥支于肺动脉主干前方形成扩张迂曲血管团;C. 轴位图像显示瘘口处由冠状动脉向肺动脉喷射的细小流束

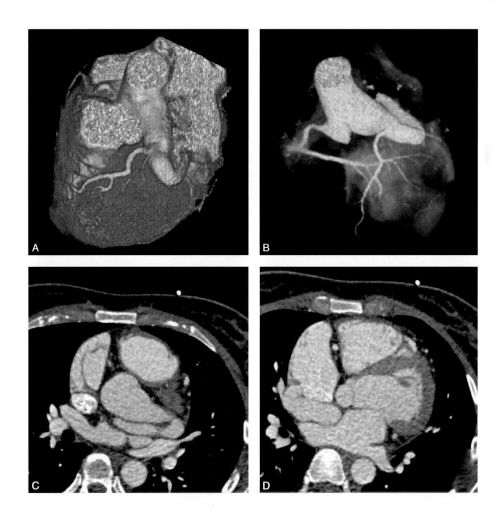

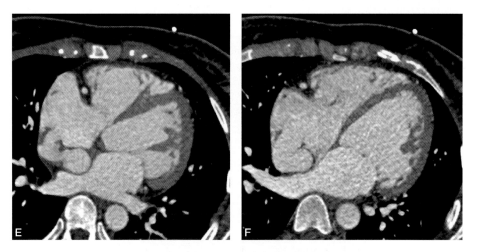

图 3-9-16 左冠状动脉-右心房瘘

A、B. VR 重建图像,显示左冠窦及左主干扩张,并见一扩张分支血管经主动脉后方走行至右心房;C~F.轴位图像显示扩张的左冠状动脉与右心房之间有多个瘘口相通

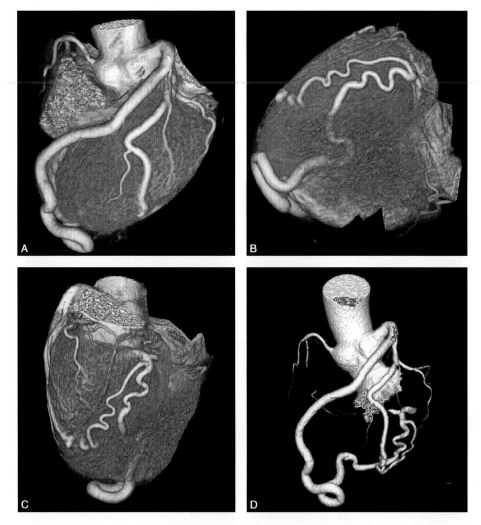

图 3-9-17 左冠状动脉-左心室瘘

VR 图像显示前降支及对角支扩张迂曲,于左心室后下壁处汇合并于左心室相通

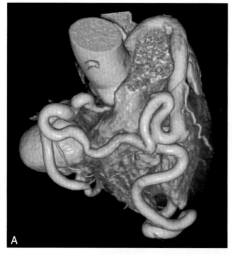
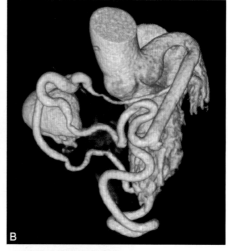
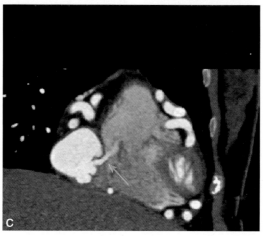

图 3-9-18　单支左冠状动脉畸形合并冠状动脉-右心室瘘

A、B. VR 重建图像显示右冠窦无冠状动脉发出,来自前降支的侧支血管经肺动脉前方、后方及心底部绕行至右心房室沟内,近瘘口处冠状动脉管腔呈瘤样扩张;C. MPR 图像显示瘤样扩张的冠状动脉与相对低压的右心室瘘口处喷射的血流(橙色箭头所示)

(四)冠状动脉-冠状静脉瘘

冠状动脉瘘于 1865 年首次被描述,发病率约 0.002%,其中右冠状动脉-冠状静脉窦瘘更为罕见,约占冠状动脉瘘总数的 7%。

三、心肌桥

【概述】

心肌桥(myocardial bridge,MB)是一种常见的先天性发育异常,表现为心外膜冠状动脉部分或完全性被心肌组织包埋,该节段血管称为壁冠状动脉(mural coronary artery),而包绕此段血管的心肌则被称为心肌桥。MB 绝大部分均位于前降支,有创性冠状动脉造影中 MB 的发生率为 0.5%~2.5%,而在冠状动脉 CT 血管成像和尸检研究中,MB 的发生率高达 15%~85%。这种发生率的差异主要是由于不同影像学方法对于检出 MB 的差别所致。ICA 需要观察到心肌桥的动态收缩压迫才能做出诊断,而 CCTA 由于可清晰显示心肌与壁冠状动脉的解剖关系,故即使没有明显收缩压迫的 MB,CCTA 也能做出明确的诊断。因此不难理解 CCTA 和尸检研究中,MB 的发生率要显著高于 ICA 的发现。

大部分 MB 并不引起血流动力学改变,其临床预后较好,但少部分 MB 仍会引起心肌缺血、急性冠状动脉综合征、冠状动脉痉挛、心律失常以及心源性猝死。

MB 的病理生理改变:取决于其解剖特性以及是否存在收缩压迫。MB 的深度和长度与收缩压迫呈正相关;同时,壁冠状动脉表面覆盖心肌纤维的排列方向和是否存在疏松结缔组织包绕,也均与收缩压迫相关。在显著收缩压迫的 MB 患者中,壁冠状动脉在收缩期受到心肌组织的积压,管腔可呈一过性重度狭窄改变,而舒张期随着心肌压迫的解除,管腔可恢复正常。但在伴有左心室肥厚的患者中,管腔压迫可持续至舒张中-末期,导致舒张充盈功能障碍,以及下游心肌缺血。此外,由于 MB 近端的管腔血流动力学亦受到影响,管壁剪切力降低,导致血管内皮受损、易引起粥样硬化斑块形成。

不引起收缩压迫的 MB 患者多为无症状。伴有显著收缩压迫的 MB 患者可表现为劳力性胸痛、急性冠状动脉综合征、冠状动脉痉挛、运动相关的室性心动过速、晕厥、甚至心源性猝死。

【影像检查技术与优选应用】

CT 是临床诊断 MB 最常用的无创性影像学方法,ICA 则是评价 MB 动态收缩压迫程度的"金标准",而 MB 有无血流动力学意义,仍需要功能学检查,如负荷 CMR、负荷 SPECT 心肌灌注、CT-FFR 等进行评估。

【影像学表现】

1. **冠状动脉 CTA** 冠状动脉 CTA(CCTA)是诊断 MB 最准确、且应用最广泛的无创性放射影像学方法。CCTA 诊断 MB 的直接征象是血管长轴位冠状动脉走行于心肌内,短轴位图像显示冠状动脉环周被心肌所包绕。除了明确有无 MB 外,CCTA 的价值还在于解剖细节的测量,包括 MB 深度和长度。MB 根据被心肌包埋的程度可分为不完全型(部分

包埋)、浅表型(深度<1mm)和深包埋型(深度≥1mm)。目前认为深包埋型和较长的 MB 更易发生收缩压迫,与 MB 引发的心肌缺血相关。此外,如CCTA 扫描时能获得较好图像质量的收缩末期数据(30%~40% R-R 间期),还可进行收缩压迫程度的评价,间接判断 MB 是否具有血流动力学意义。

2. **冠状动脉造影** 冠状动脉造影是评价 MB 收缩压迫程度的"金标准"。收缩期可见 MB"挤牛奶效应"(milking effect),管腔受压显著狭窄;舒张期则管腔部分或完全充盈恢复(图 3-9-19)。ICA 显示的收缩压迫程度与患者症状及心肌缺血相关,但无法直接评估 MB 的血流动力学意义。

3. **功能学评估** CTP、CMR 或 SPECT 负荷心肌灌注是无创性评价 MB 血流动力学意义的方法。引起心肌缺血改变的 MB 表现为负荷心肌灌注图像上,相应供血心肌节段的可逆性灌注缺损。因此该检查可用于 CCTA 明确有 MB 的患者,作为进一步评估血流动力学意义的影像学方法。图 3-9-20 为一

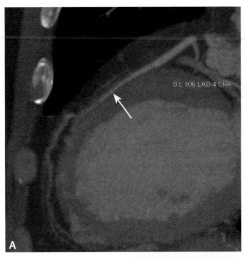
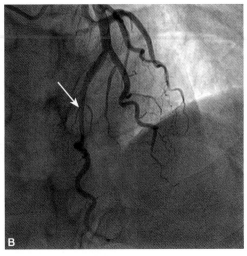
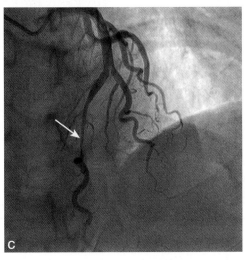

图 3-9-19 心肌桥

A. CCTA 示前降支近中段部分管腔被心肌包埋(箭头)B. 冠状动脉造影示舒张期该段管腔未受压,未见明确狭窄(箭头);C. 冠状动脉造影示收缩期该段管腔明显受压变窄,与舒张期形成"挤牛奶"征(箭头)

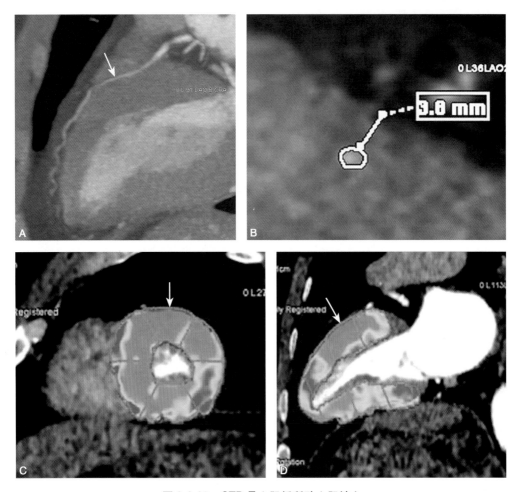

图 3-9-20　CTP 是心肌桥所致心肌缺血
A. CCTA 管腔长轴位示前降支近中段部分管腔被心肌包埋(箭头);B. CCTA 管腔短轴位测量前降支被心肌包埋深度约 3.4mm;C. CT 心肌灌注成像左心室短轴位示前壁心肌灌注减低(箭头),与心肌桥部位一致;D. CT 心肌灌注成像左心室两腔心长轴位示前壁心肌灌注减低(箭头),与心肌桥部位一致

例前降支肌桥,CTP 示相应心肌节段灌注减低。

【诊断要点】

CCTA 是目前无创性诊断 MB 的主要方法。在血管短轴位或曲面重建中观察到冠状动脉节段性表面为心肌组织所覆盖即可诊断为 MB。但值得注意的是,冠状动脉在走行上通常紧邻心肌,在横断面图像上有时无法观察到血管与心肌之间的心外膜脂肪组织,从而不能准确判断血管与心肌的解剖关系。血管短轴位图像是显示解剖结构最准确的重建方法,可明确管壁与心肌之间是否存在心外膜脂肪组织相间隔,以及心肌桥的深度。CCTA 的优势在于解剖细节的评估,在诊断中应测量心肌桥的深度和长度。同时,如 CCTA 的采集时间窗,包括收缩末期和舒张中期,在图像质量良好的情况下,可对 MB 动态收缩压迫的程度做出评价。

【鉴别诊断】

心肌桥是一种先天性发育异常,由于其临床表现与缺血性心脏病类似,需与冠状动脉粥样硬化病变引起的管腔狭窄导致的冠心病相鉴别。冠心病导致的管腔狭窄大多都有病变处的冠状动脉粥样硬化斑块,而心肌桥一般不合并粥样硬化斑块,其管腔狭窄是由于管腔被心肌包埋,随心动周期变化受压迫导致的。另外冠状动脉造影时显示的典型的"挤牛奶征"可明确心肌桥的诊断。

(孙　凯　张龙江)

第十节　非动脉粥样硬化的冠心病

一、结缔组织疾病

(一) 川崎病

【概述】

川崎病(Kawasaki disease,KD),又称小儿皮肤黏膜淋巴结综合征(mucocutaneous lymph node syndrome,MCLS)。本病是一种以全身血管炎为主要病变的急性发热出疹性儿童疾病。川崎病冠状动脉受累者影像学上多表现为冠状动脉扩张、冠状动脉瘤,偶见瘤体与正常或狭窄段交替相连时的"串珠状"改变。本病的发病原因至今未明,因临床表现酷似急性感染,提示似有病原体存在。本病可发生严重心血管并发症因而引起人们重视,未经治疗的患儿发生率达20%~25%。近年来,无创性影像学技术为KD冠状动脉病变的早期诊断、对非典型病例的确诊及随访冠状动脉变化带来了希望。KD发病存在明显的区域和种族差异,日本居多,5岁以下婴幼儿多见,男多于女,成人及3个月以下小儿少见。

【临床特点】

川崎病血管炎病变主要累及小-中动脉,特别是冠状动脉。冠状动脉病变的特点是管壁明显水肿及CD8+T淋巴细胞、巨噬细胞浸润,导致血管壁变软,血管扩张,甚至形成动脉瘤。动脉瘤内血流滞缓,促使血栓形成。血栓可闭塞血管,或沿血管壁形成而使管腔变窄。临床常以高热为最初表现,热程在5天以上,同时伴有球结膜充血、皮肤黏膜弥漫性潮红、颈部淋巴结肿大、指(趾)端硬性水肿及膜样脱皮等表现,对心血管系统的损害较为严重,冠状动脉受累较为突出,可造成冠状动脉扩张、动脉瘤、动脉狭窄、血栓及心肌梗死等,甚至发生猝死。

【影像检查技术与优选应用】

选择性冠状动脉造影,是目前公认的评价川崎病患儿冠状动脉损害的"金标准",同时可进行介入治疗。但对于小儿患者来说,其操作复杂难度大,属创伤性检查,有一定风险,因此需严格掌握其适应证和禁忌证。随着CT、MRI等无创性检查方法的快速发展,冠状动脉造影运用逐渐减少。

CT具有扫描时间短,镇静要求低等优点,其对冠状动脉管腔和管壁的显示也具有优势,但易受心率和呼吸运动的影响而造成伪影。目前CT已部分代替了有创造影检查。

MRI的优势是周围组织对比度高,无需造影剂,对血栓有较高识别能力。但MRI扫描时间长,小儿心率和呼吸频率快,对成像的影响较大,对钙化病灶不敏感,直径<2mm的冠状动脉受分辨率限制无法清晰显影,对冠状动脉远段血管的成像有一定的局限性。

【影像学表现】

1. 选择性冠状动脉造影 可确定病变的部位、形态、数目及严重程度,能准确评估冠状动脉狭窄、闭塞、侧支循环形成及远段病变。KD的主要造影表现包括冠状动脉扩张、冠状动脉瘤(小型直径<5mm;中型直径5~8mm)及巨大瘤(直径>8mm),多发动脉瘤时,瘤体与正常或狭窄段交替相连,呈"串珠状"

改变。

2. 冠状动脉CTA表现 冠状动脉扩张及动脉瘤分布多见于主干的近段或近中段,较少发生于远段;急性/亚急性期多表现为冠状动脉扩张、动脉瘤形成;恢复期大多瘤样扩张的冠状动脉管径逐渐恢复正常,部分瘤体缩小、甚至消退。5%~19%的患儿可发展为狭窄性病变,表现为病变段血管壁钙化,管腔狭窄、甚至闭塞,部分侧支血管形成,瘤体内可见附壁血栓(图3-10-1)。

3. MRI表现 受累冠状动脉狭窄、扩张或者动脉瘤形成等,可有血栓形成,部分动脉瘤壁可见钙化。严重者可合并缺血性改变表现为节段性或整体心肌收缩功能减弱。

【诊断要点】

川崎病冠状动脉受累者,影像学上多表现为冠状动脉扩张、冠状动脉瘤,偶见瘤体与正常或狭窄段交替相连时的"串珠状"改变,结合以下临床症状:①发热5d以上;②双侧眼结膜充血,无渗出物;③口腔及咽部黏膜有充血,口唇干燥皲裂、杨梅舌;④急性期手足红肿,亚急性期甲周脱皮;⑤出疹主要在躯干部,斑丘疹或多形红斑样;⑥颈部淋巴结肿大,直径超过1.5cm。一般不难做出诊断。

【鉴别诊断】

川崎病主要与以下疾病加以鉴别:

1. 猩红热 患者也可表现为发热、皮疹、杨梅舌等,但年龄一般较大,常有疾病接触史,无KD眼结膜充血及典型四肢末端表现,影像学检查常无冠状动脉损害。

2. 幼年类风湿关节炎全身型 该病持续发热、皮疹、关节肿胀、浅表淋巴结肿大的表现与KD相似,但该病病程相对长,无眼结膜充血、杨梅舌及四肢末端表现,影像学检查无冠状动脉损伤的典型表现,且血清类风湿因子呈阳性。

3. 耶尔森菌(Yersinia)感染 发热等感染的某些征象与KD类似,影像学检查也能发现显示冠状动脉扩张病变,但该病常伴有腹泻等消化道症状,粪便中找到耶尔森菌是关键。

KD作为一种儿童常见的获得性心脏病,越来越引起临床医生的重视,依据临床表现、影像检查及实验室指标综合分析,进行正确的诊断和及时的干预,对减少心血管并发症具有重要意义。

(二) Hurler综合征

【概述】

Hurler综合征(赫勒综合征)又称黏多糖病,或

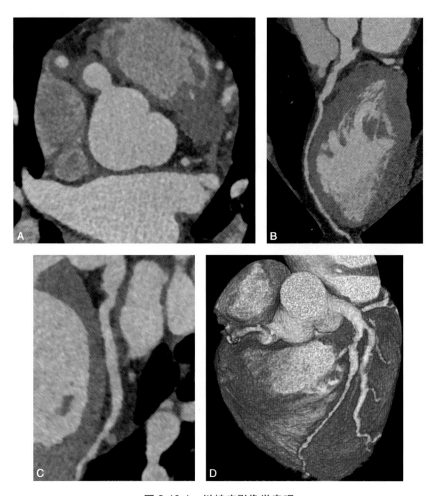

图 3-10-1 川崎病影像学表现

A. 冠状动脉 CT 血管成像,示右冠状动脉近段瘤样扩张,其内血栓形成;B. 前降支近段普遍扩张,其内少量血栓形成;C. 回旋支近中段普遍扩张改变;D. 容积再现显示冠状动脉树普遍扩张改变

多发性骨发育不良综合征;为细胞溶酶体中黏多糖相关的酶缺乏,导致黏多糖降解受阻而在体内堆积。可以累及角膜、软骨、骨骼、皮肤、筋膜、心瓣膜和血管结缔组织。累及冠状动脉主要表现为黏多糖在冠状动脉中的沉积,导致冠状动脉的狭窄。本病为常染色体隐性遗传,多系统受累。发病率约为1:50 000。

本病特征为角膜混浊,肝脾肿大,侏儒及怪面形。呈家族性散在性发病,多见于婴儿,男女均可罹患。病理所见心脏瓣膜、脑膜、角膜、筋膜、软骨、肌腱的细胞内黏多糖沉积,肝细胞呈弥漫性稀疏的空泡形成,脑内含异常脂质小体。累及冠状动脉则表现为冠状动脉内膜黏多糖沉积,导致冠状动脉狭窄病变。

【影像检查技术与优选应用】

Hurler 综合征多系统均可受累。累及冠状动脉时,主要表现为冠状动脉内膜黏多糖沉积,增厚,导致狭窄。选择性冠状动脉造影是冠状动脉狭窄诊断的"金标准",但观察管壁情况是受限的。

冠状动脉 CTA 能显示冠状动脉增厚的管壁,对于血管壁本身及血管外的病变评价有其独特性价值。此外可以观察冠状动脉狭窄、钙化等情况。

MRI 冠状动脉成像技术也可以对冠状动脉解剖进行清晰成像,特别是血管壁成像,有很大优势,但是目前技术尚不成熟。

血管内超声(IVUS)和光学相干断层成像(OCT)空间分辨率高,对冠状动脉内膜沉积物成分的判断有很大优势。

【影像学表现】

Hurler 综合征累及冠状动脉主要表现为冠状动脉内膜黏多糖沉积,管壁增厚,局限性或者弥漫性狭窄病变。选择性冠状动脉造影示冠状动脉狭窄、闭塞、可有或无侧支循环形成。冠状动脉 CTA 的典型表现为密度均匀的沉积物,导致冠状动脉局限性或者弥漫性狭窄,很少合并钙化,可以和冠状动脉粥样硬化性病变鉴别(图 3-10-2)。

【诊断要点】

在发现冠状动脉病变的基础上,结合早年角膜

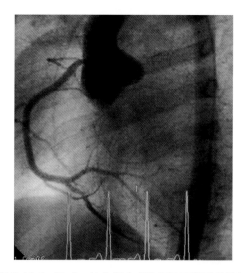

图 3-10-2 Hurler 综合征患者选择性冠状动脉造影
左冠状动脉完全闭塞，右冠状动脉开口处轻度狭窄，可见右冠状动脉至左冠状动脉侧支循环显影

浑浊，面容粗犷，智力迟钝的症状。皮肤有象牙白色的结节，1～10mm 大小，有融合趋势。表皮和真皮上部都有殇性的空泡细胞，PAS（periodic acid-Schiff stain）染色阳性，在偏光镜下呈双折性，可以帮助确诊黏多糖沉积，做出 Hurler 综合征累及冠状动脉的诊断。

【鉴别诊断】

Hurler 综合征累及冠状动脉，需要与其他一些异常物质沉积导致冠状动脉狭窄的系统性疾病相鉴别，主要包括①家族性高胆固醇血症：血浆胆固醇水平显著升高，可达 13～26mmol/L（500～1 000mg/dl）。血浆 LDL-C 水平增高促使胆固醇在身体其他组织沉着。沉积在肌腱者称肌腱黄色瘤，以跟腱和手部伸肌腱多见。②黏脂病：是一种溶酶体功能紊乱的遗传病，主要影响结缔组织、肾小球及肾小管上皮。其症状与 Hurler 综合征相类似，但尿中排出的黏多糖不增加。

（三）同型胱氨酸尿症

【概述】

同型胱氨酸尿症（homocystinuria）或称高胱氨酸尿症，又称假性 Marfan 综合征，是含硫氨基酸代谢病之一，为常染色体遗传性代谢性疾病，突变基因可能位于 2 号染色体短臂。本病除引起骨骼异常及眼部病变，还可引起血管和脑病变。目前尚无权威性、较全面的发病率统计，文献报道同型胱氨酸尿症发病率为 2.5/10 万～5/10 万。同型胱氨酸尿症累及冠状动脉主要是因为血液黏稠度增加，导致冠状动脉血栓形成，继而引起急性冠状动脉综合征的表现。

出生时可无异常，而后则发现学步晚，走路不稳或呈鸭步，面颊潮红，毛发稀少，指（趾）细长，关节挛缩。可发现晶状体脱位，并可能在出生时即有；还可有小眼畸形、视神经萎缩、先天性青光眼和白内障。某些关节可表现为关节松弛，还可有血管血栓形成，特别是冠状动脉血栓形成，可因此而猝死。在婴儿期即可有高胱氨酸尿，通过尿液检查可证实。

【影像检查技术与优选应用】

同型胱氨酸尿症主要引起冠状动脉血栓形成，也可以导致冠状动脉自发性夹层。CT 冠状动脉血管成像，能够观察管腔的狭窄或充盈缺损，能够观察管壁的增厚和钙化等异常。选择性冠状动脉造影的优势在于特异性高（100%），局限性在于不能分辨病变的组织学组成，敏感性低（19%）；选择性冠状动脉造影还可以发现冠状动脉夹层的直接征象（内膜片影）。

血管内超声（IVUS）有较高的特异性（95%）和敏感性（57%），尤其在新鲜血栓、红色血栓检出率方面具有优势。但 IVUS 也有局限性，无法准确鉴别血栓和低回声斑块，尤其对陈旧性血栓检出率较低，对白色血栓检出率更低。

光学相干断层成像（OCT）是目前最能准确评价冠状动脉病变的影像方法之一。OCT 的图像分辨率是 IVUS 的 10 倍，能够对血栓进行清晰成像。

【影像学表现】

CTA 可见冠状动脉内密度均匀的充盈缺损影，导致管腔闭塞或次全闭塞病变，慢性血栓病变在 CT 上可出现钙化。

冠状动脉内血栓在选择性冠状动脉造影中表现为局部管腔狭窄。

IVUS 影像表现为凸向管腔的分叶状团块，伴有斑点的闪烁样外观。OCT 图像空间分辨率高，能够清晰显示血栓，并对血栓进行分类：红色血栓密度比较低；白色血栓密度比较高。

如果存在自发性冠状动脉夹层，选择性冠状动脉造影及冠状动脉 CTA，均可观察到冠状动脉腔内的内膜片影及双腔结构。

【诊断要点】

根据临床症状如典型骨骼发育畸形、晶状体移位等眼部症状，智力发育迟滞及精神衰退，伴血栓形成性或栓塞性血管闭塞病变，合并血浆高胱氨酸、蛋氨酸增高，可诊断同型胱氨酸尿症。如果该病患者出现突发心绞痛及急性冠状动脉综合征类似症状，应该想到急性冠状动脉血栓形成，或自发性夹层存在的可能性。

【鉴别诊断】

本病应与其他硫氨基酸代谢病鉴别。

1. 胱硫醚尿症（cystathioninuria） 由 Harris 等（1959）首先报告，是胱硫醚酶缺陷所致表现为精神发育迟滞、行为异常、骨骼畸形（肢端肥大）、血小板减少及代谢性酸中毒，尿中排出大量胱硫醚，可作为鉴别的重点。

2. 高蛋氨酸血症（hypermethioninemia） 由 Perry 等（1965）首先描述，代谢缺陷可能系由于蛋氨酸腺苷转移酶活性缺乏，导致婴儿出生 2 个月内出现易激惹、躁动，并逐渐出现嗜睡、痫性发作，体表常有煮卷心菜气味，血及尿中蛋氨酸显著增高，可作为鉴别要点。

（四）埃勒斯-当洛综合征

【概述】

埃勒斯-当洛综合征（Ehlers-Danlos syndrome），又称全身弹力纤维发育异常症，是一种有遗传倾向、影响结缔组织的疾病，与胶原代谢缺陷相关。本病病因目前尚不十分清楚，一般认为是中胚层细胞发育不全，致胶原蛋白转录和翻译过程缺陷引起。遗传方式多样，有常染色体显性遗传，常染色体隐性或性联隐性遗传。患部皮肤弹力过度伸展，触摸柔软，犹如天鹅绒感。因皮肤过度伸展、易碰伤形成伤口、血管脆而易破裂、出现皮肤青肿。本病多见于早产儿，婴儿。常有家族发病情况。根据临床特点与遗传学特征，可以将本病分为 11 个亚型，其中 IV 型为血管型，可出现多发血管瘤，以及血管瘤基础上形成的瘤体破裂出血。累及冠状动脉则表现为冠状动脉的动脉瘤、狭窄、夹层、壁内血肿等。

可出现特殊的面部特点：窄鼻梁、突眼、眼睑毛细血管扩张、高颧骨、薄嘴唇和无耳垂。皮肤表现：早期表现为皮肤变薄，皮肤光滑柔软，皮下静脉清晰可见。面部特征和皮肤表现虽然不是最主要的临床表现，但往往是最先表现。全身多发的血管瘤，特别是年轻人猝死和脑出血患者应疑及此病。胃肠壁中胶原蛋白缺少，也容易导致胃肠道自发性破裂，破裂最常发生在结肠，尤其是乙状结肠。

【影像检查技术与优选应用】

由于血管脆性增加，检查过程中应以无创性影像方法为首要选择，因为术中穿刺点或血管壁撕裂均可造成严重并发症。CT 或 MRI 可作为冠状动脉及全身多血管评价的主要方法，尤其是 CT 冠状动脉血管成像，目前是临床开展较为成熟的技术。

IVUS 和 OCT 冠状动脉腔内成像技术，是有创的影像学技术，可以作为补充，在发现冠状动脉夹层、壁内血肿及血栓方面优于 CT 及 MRI。

【影像学表现】

选择性冠状动脉造影主要表现为冠状动脉扩张、冠状动脉瘤、冠状动脉狭窄、冠状动脉夹层。因为是全身多血管均可累及，CTA 及 MRI 全身血管成像还可以发现全身其他血管的迂曲走行及多发动脉瘤存在，冠状动脉 CT 可以发现冠状动脉管壁的异常增厚。IVUS 和 OCT 可以观察到冠状动脉内膜片、管壁偏心增厚（壁内血肿）及血栓征象。

【诊断要点】

典型埃勒斯-当洛综合征的诊断依赖于临床变现和家族史。有文献认为有以下 6 项表现中的 2 项者应该考虑本病：①皮肤过度伸展；②关节过度伸展；③血管脆弱，易出血；④皮肤有萎缩性瘢痕或假性肿瘤；⑤皮下囊肿钙化；⑥家族中有典型病例。如果确诊患者出现胸痛症状，则应做冠状动脉影像学检查，明确冠状动脉受累情况。

【鉴别诊断】

1. 马方综合征 有家族史。病变主要累及中胚叶的骨骼、心脏、肌肉、韧带和结缔组织。骨骼畸形最常见，全身管状骨细长、手指和脚趾细长呈蜘蛛脚样。心脏可有二尖瓣关闭不全或脱垂、主动脉瓣关闭不全。眼可有晶状体半脱位、视网膜剥离等，眼部病变存在于 60% 患者当中。

2. Cutis laxa 综合征 也称为皮肤松弛综合征，表现为皮肤过度伸展，但外力消失后皮肤不能很快恢复原来位置，无皮肤变薄，皮肤脆性增加等症状，也无伤口难以愈合的情况。

二、自发性冠状动脉夹层

【概述】

冠状动脉夹层发病率较低，分为自发性和继发性两大类。自发性冠状动脉夹层（spontaneous coronary artery dissection，SCAD）是一种比较罕见的心血管疾病，能够引起急性心肌梗死或心脏性猝死，其主要表现为冠状动脉内膜自发撕裂，或冠状动脉壁内滋养血管出血形成血管夹层，影响正常冠状动脉血液供应。根据病因及临床特点可将 SCAD 患者分为三类：①中青年女性患者，尤其在妊娠和产后期间；②年龄较大，伴冠心病危险因素的男性患者；③特发性包括：囊性中层坏死、嗜酸细胞增多性动脉炎等。左冠状动脉 SCAD 的发生率明显高于右冠状动脉。继发性冠状动脉夹层占冠状动脉夹层的比例大，常有明确的原因,可继发于冠状动脉介入治疗、心外科手术以及胸部创伤等,能引起冠状动脉急性闭塞,多见于年龄较大者,且以男性多见。影像学技术能够可靠诊断冠状动脉夹层,大大提升了临床对冠状动脉夹层的认识。

自发性冠状动脉夹层有两种病理学表现方式:①内膜破裂引起的动脉夹层,表现为动脉内游离的撕裂内膜片及血流减慢,此种较常见;②动脉壁内血肿,未见明显的游离撕裂内膜片,血液进入动脉壁内、中膜间,或中、外膜间,导致管腔变窄,此种较罕见。SCAD 由于冠状动脉真腔受压,继发管腔狭窄,造成相应心肌缺血。累及冠状动脉数量、夹层严重程度及夹层发生部位的不同,临床表现也不同,心源性猝死较常见,多于尸检时发现冠状动脉夹层形成、血管闭塞。根据冠状动脉真腔受压严重程度的不同,可表现为无明显临床症状、不稳定型心绞痛、急性心肌梗死、心力衰竭、心源性休克等。

【影像检查技术与优选应用】

选择性冠状动脉造影可以确定病变累及范围,准确描绘管腔变化,是诊断冠状动脉夹层的"金标准"。但选择性冠状动脉造影,只能观察到冠状动脉纵向的二维影像,对漂浮的内膜片观察效果不佳,无法区分冠状动脉夹层和粥样硬化斑块导致的管腔狭窄,而且容易造成漏诊。

冠状动脉 CTA 适用于有介入禁忌证或不愿接受有创性检查的患者,对冠状动脉夹层有重要诊断价值,但 CT 的空间分辨率有限,因此有时对撕裂的内膜片检出尚不敏感,对管腔无明显狭窄的夹层病例易漏诊。

MRA 由于成像较复杂,在冠状动脉病变的应用中不如 CTA 普遍。

血管内超声(IVUS)能够清晰显示冠状动脉壁和内腔结构,可明确夹层及壁间血肿的存在,从而有效弥补其他影像检查手段的不足。光学相干断层显像(OCT)能显示管腔内超微结构,观察到内膜撕裂片及内膜完整性,在术前确诊夹层及壁间血肿、判定破口部位及假腔血流方向,制订介入或手术计划方面有广泛应用前景。

【影像学表现】

1. CTA 表现　可显示夹层的位置及游离的内膜片,主要表现为"双腔征",即由撕裂的内膜隔开真腔和假腔,真腔变细。在随访过程中,CTA 可以动态观察夹层有无进展。但 CTA 易受运动伪影影响,有时对内膜片的显示不够清晰。CTA 对壁间血肿的显示优于冠状动脉造影,后者仅能显示狭窄的管腔,不能评价管壁,而 CTA 可以显示壁间血肿的范围及厚度,表现为新月形管壁增厚,而内膜完整。

2. 选择性冠状动脉造影　线状透明影,可呈螺旋或斜行,为动脉内膜剥离的直接征象;透明线两侧分别为真假腔,均有造影剂充盈,假腔内造影剂排空可延迟;冠状动脉管腔内可见随血流摆动的内膜撕裂片;冠状动脉管腔不规则伴节段性增宽(图 3-10-3)。

【诊断要点】

在动脉粥样硬化的血管中,其滋养血管脆性增加,更容易破裂出血,引起夹层,但是非粥样硬化病因,在冠状动脉夹层的发生发展中也不容忽视。若既往无冠心病高危因素的年轻女性具有以上相关病史,出现心绞痛、心肌梗死等症状时应特别重视,高度怀疑 SCAD,并应尽早通过影像学手段,明确是否存在透亮线影及"双腔征",便于确立诊断。

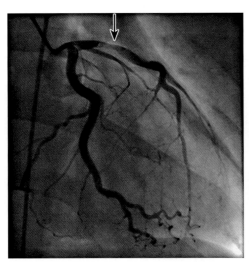
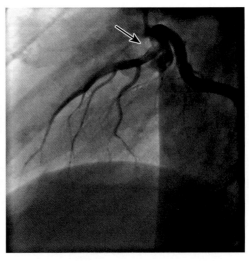

图 3-10-3　选择性冠状动脉造影
前降支近段局限性透亮区,并血管壁内造影剂滞留

【鉴别诊断】

SCAD 主要与动脉粥样硬化、闭塞性脉管炎等动脉炎性疾病鉴别。冠状动脉粥样硬化狭窄多呈锥形，偏心性狭窄，而 SCAD 为冠状动脉内膜自发撕裂形成双腔，或冠状动脉壁内滋养血管出血导致管壁局部增厚，管腔狭窄，但有时 SCAD 可发生在冠状动脉粥样硬化的基础之上，需要引起重视。动脉炎性疾病中，冠状动脉病变多为全身动脉受累的局部表现，管壁多呈均匀性增厚，管腔呈向心性狭窄。除了影像学表现外，需要结合临床病史、患者症状及实验室检查综合分析，方能做出准确的诊断。

三、自身免疫性疾病累及冠状动脉

（一）结节性多发性动脉炎

【概述】

结节性多发性动脉炎（polyarteritis nodosa），是一种累及中、小动脉全层的坏死性血管炎，随受累动脉的部位不同，临床表现多样，可仅局限于皮肤（皮肤型），也可波及多个器官或系统（系统型），以肾脏、心脏、神经及皮肤受累最常见。可发生于任何年龄，男性多于女性（约 4 : 1）。结节性多发性动脉炎累及心脏的发生率为 65%，虽然病理学检查心脏受累很常见，但临床表现却较少且易被忽视。除肾性高血压可影响心脏外，主要是冠状动脉炎所致缺血、梗死、冠状动脉瘤，冠状动脉瘤破裂可引起心包出血或填塞。

常有不规则发热、乏力、关节痛、肌痛、体重减轻等周身不适症状。肾脏病变最为常见，可有蛋白尿、血尿，少数呈肾病综合征表现。心血管系统也较累及，主要因冠状动脉炎产生心绞痛，严重者出现心肌梗死、心力衰竭，各种心律失常均可出现，以室上性心动过速常见，心力衰竭亦为本病主要死亡原因之一。

【影像检查技术与优选应用】

常规血管造影可以清楚显示管腔狭窄、闭塞、扩张等改变，主要优势是可以发现早期小血管的狭窄与闭塞，然而其为有创性检查，病变活动期不宜进行该检查，且无法显示管壁改变。

CTA 能更清晰地显示结节性多发性动脉炎累及的冠状动脉部位、范围、侧支循环及管壁的改变，对于早期诊断、准确分型、及时治疗、改善预后及疗效评价有重要的指导意义。

【影像学表现】

选择性冠状动脉造影可显示冠状动脉多发瘤样扩张及闭塞病变。冠状动脉 CTA 不仅可以显示多发的冠状动脉扩张，还可清晰显示腔内血栓形成造成的冠状动脉闭塞病变。MRI 检查通过造影剂的延迟强化，可以显示冠状动脉多发梗阻性病变导致的心肌梗死。

【诊断要点】

1990 年美国风湿病协会提出的标准可供参考：①体重自发病以来减少 ≥4kg；②皮肤网状青斑；③能除外由于感染、外伤或其他原因所致的睾丸疼痛或压痛；④肌痛、无力或下肢触痛；⑤单神经炎或多神经病；⑥舒张压 ≥ 12.0kPa（90mmHg）；⑦肌酐尿素氮水平升高；⑧HBsAg 或 HBsAb（+）；⑨动脉造影显示内脏动脉梗死或动脉瘤形成（除外动脉硬化、肌纤维发育不育或其他非炎症性原因）；⑩中小动脉活检示动脉壁中有粒细胞或伴单核细胞浸润。以上 10 条中至少具备 3 条阳性者，可认为是结节性多发性动脉炎，其中活检及血管造影异常是重要诊断依据。

【鉴别诊断】

1. 变应性肉芽肿性血管炎　临床上多有哮喘，累及上下呼吸道。主要侵犯小动脉、细小动脉和静脉，可见坏死性肉芽肿，各种细胞浸润，尤以嗜酸性粒细胞为主等特点。

2. 过敏性血管炎　此类患者，常有药物过敏史、疫苗接种史，主要累及皮肤，可合并心肌炎、间质性肾炎，主要侵犯细小动静脉。病理可见白细胞裂解或淋巴细胞浸润，偶尔亦有肉芽肿形成。

3. 结节性多发性动脉炎伴发热、体重减轻时应与感染性疾病鉴别。有心脏杂音时需与亚急性细菌性心内膜炎鉴别。许多疾病如系统性红斑狼疮、类风湿关节炎等可合并多动脉炎，需注意鉴别。

（二）巨细胞动脉炎

【概述】

巨细胞动脉炎（giant cell arteritis, GCA）也称颅动脉炎、颞动脉炎，后认识到体内任何较大动脉均可受累。GCA 病因不明，是成人最常见的系统性血管炎。本病主要累及 50 岁以上患者颈动脉的颅外分支。GCA 最严重的并发症是不可逆的视觉丧失。本病从不发生在 50 岁以前，在 50 岁以后它的发病率稳步上升。民族、地域和种族也是重要的发病因素。GCA 的发生还具有遗传易感性，最近研究证实 GCA 与人类白细胞抗原 II 类区域的基因相关。GCA 炎症反应集中于动脉内弹力膜，可能与其中某些自身抗原有关。GCA 平均发病年龄 70 岁（50 ~ 90 岁之间）。女性多于男性（2 : 1）。

GCA 发病可能是突发性的,但多数患者确定诊断之前已有几个月病程和临床症状,如发热、乏力及体重减轻。受累动脉炎相关的症状是 GCA 的典型表现。头痛是 GCA 最常见症状,10%~20% 的 GCA 患者发生一侧或双侧失明,或出现一过性视力障碍、黑矇等先兆,均系 GCA 累及头臂血管的症状。累及冠状动脉则出现冠状动脉的狭窄及闭塞病变,导致心绞痛症状及出现心肌梗死。

【影像检查技术与优选应用】

颞动脉造影对 GCA 诊断有一定价值,可发现颞动脉管腔不规则及狭窄等改变,也可作为颞动脉活检部位的指示。疑有大动脉受累时可进一步作选择性动脉造影,如主动脉弓及其分支动脉造影等。如果累及冠状动脉,CTA 能更清晰地显示冠状动脉受累部位、范围,还可以评价受累动脉管壁的改变。PET 检查可通过评价代谢程度,判断炎症是否处于活动期,并可用于临床治疗后的效果评价。

【影像学表现】

本病累及冠状动脉主要表现为管壁的增厚,冠状动脉 CT 造影表现为冠状动脉血管壁的明显增厚,可造成管腔的狭窄。选择性冠状动脉造影,示管腔的狭窄或闭塞病变,狭窄呈由近心端至远心端逐渐加重的较为特征性表现(图 3-10-4)。PET/CT 检查可以发现主动脉、头壁血管等 FDG 摄取增高,提示炎症处于活动期。

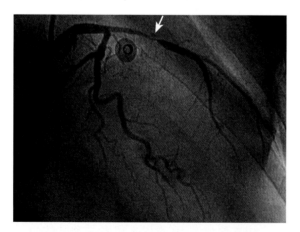

图 3-10-4　GCA 患者选择性冠状动脉造影
前降支近段重度狭窄,且呈由近心端至远心端逐渐加重的表现,为 GCA 累及冠状动脉的证据

【诊断要点】

凡 50 岁以上中老年人,出现无可解释的发热、倦怠、消瘦、贫血、红细胞沉降率 >50mm/h;新近发生的头痛、视力障碍(黑矇、视力模糊、复视、失明);或其他颅动脉供血不足征象,如咀嚼肌间歇性动脉障碍、耳鸣、眩晕等均应疑及本病,可行颞动脉造影、颞

动脉活检,以确定诊断。如果 GCA 患者出现胸痛症状,应考虑到 GCA 累及冠状动脉可能性,需要做冠状动脉影像学检查。

【鉴别诊断】

GCA 应与其他血管炎性疾病进行鉴别:①结节性多动脉炎,此病主要侵犯中小动脉,如肾动脉、腹腔动脉或肠系膜动脉,很少累及颞动脉。②过敏性血管炎,此病主要累及皮肤小血管、小静脉或毛细血管,有明显的皮损如斑丘疹、丘疹、紫癜、瘀斑、结节、溃疡等。③肉芽肿性多血管炎(Wegener 肉芽肿),以上、下呼吸道坏死性肉芽肿、泛发性中小动脉炎及局灶坏死性肾小球肾炎为主要特征。④主动脉弓动脉炎,主动脉弓动脉炎病变广泛,常引起动脉节段性狭窄、闭塞或缩窄前后的动脉扩张征等,侵犯主动脉的 GCA 少见。

(三) 白塞综合征累及冠状动脉

【概述】

白塞综合征(Behcet syndrome,BS)是一种全身性免疫系统疾病,属于血管炎的一种,可以累及口腔、眼睛、皮肤、关节肌肉、血管及神经系统等多个器官。详见本书第十二章。

白塞综合征累及冠状动脉较罕见,受累的冠状动脉表现为扩张、血栓形成、狭窄、夹层、血管痉挛等,可导致稳定或不稳定型心绞痛、心肌梗死、假性动脉瘤、冠状动脉瘤(发病率为 1.5%~5.0%)等。白塞综合征并发心肌梗死的原因,可能为冠状动脉炎导致其内膜损伤,纤维组织增生形成局部狭窄或闭塞,亦可能为冠状动脉内血栓形成所致。

【影像检查技术与优选应用】

冠状动脉造影可准确显示血管狭窄、闭塞及血管扩张,确定病变累及范围,具有重要诊断价值。但血管造影属于有创性检查,难以广泛在临床应用。CTA 的诊断价值与冠状动脉造影检查相当,还能提供更多血管壁信息,可以作为常规检查和随诊的方法。

【影像学表现】

血管造影主要表现为冠状动脉狭窄或者闭塞,同时可伴有冠状动脉扩张、冠状动脉瘤或血栓形成等。CTA 能够显示冠状动脉扩张或者冠状动脉瘤,甚至形成假性动脉瘤,以及局部血栓形成导致的血管狭窄或闭塞,扩张和狭窄可在同一患者交替出现(图 3-10-5)。

【诊断要点】

白塞综合征常用的诊断标准是在反复发作的口

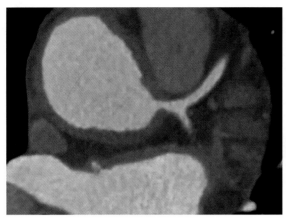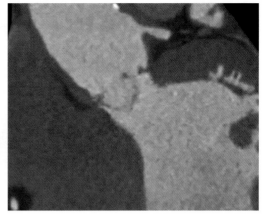

图 3-10-5　白塞综合征冠状动脉 CTA
升主动脉管壁增厚,累及冠状动脉左主干,左主干开口处管壁增厚,管腔狭窄,提示白塞综合征累及冠状动脉

腔溃疡基础之上,加上以下表现中的任两条:反复生殖器溃疡、皮肤损害、眼部受累及针刺反应阳性。年轻患者以心血管症状或体征为首发时,不一定具备白塞综合征的 4 项诊断标准,临床实践中应详细询问病史,排除冠状动脉粥样硬化的证据,白塞综合征累及冠状动脉的影像学表现缺乏特异性,应重视各器官各种损害发生的过程及其形态学的特点,结合长期反复发作与缓解的慢性病程,综合分析才能避免误诊。

【鉴别诊断】

白塞综合征累及冠状动脉的影像表现,为冠状动脉扩张或者狭窄闭塞改变,甚至形成假性动脉瘤。需要与动脉粥样硬化、大动脉炎等鉴别。动脉粥样硬化表现为钙化、非钙化及混合斑块,多表现为管腔狭窄,引起动脉瘤者比例较低。而大动脉炎多见于年轻女性,主要累及主动脉及其一级分支,累及冠状动脉者病变多位于近段,造成狭窄改变,形成动脉瘤者较少。白塞综合征累及冠状动脉的影像表现缺乏特异性,因此诊断还需要密切结合其他临床表现,如反复发作的口腔溃疡、生殖器溃疡、虹膜炎、消化道溃疡等。

(四) 系统性红斑狼疮

【概述】

系统性红斑狼疮(systemic lupus erythematosus, SLE)是一种以免疫性炎症为突出表现的自身免疫性结缔组织病,常累及全身多个系统。详见本书第十二章。

在临床上,SLE 患者主要表现为血管炎,但其冠状动脉病变主要是由于冠状动脉粥样硬化和血栓形成所致。通过尸检发现,与年龄匹配的对照人群相比,16~37 岁的 SLE 患者中 90% 以上存在着严重的动脉粥样硬化,且近半数患者至少 1 支冠状动脉有 >75% 的阻塞性病变。心脏受累可有心包炎(4% 的患者有心包压塞征象)、心肌炎、心瓣膜病变。冠状动脉炎少见,主要表现为胸痛、心电图异常和心肌酶升高。但 SLE 患者冠状动脉粥样硬化性心脏病出现早且重,为 SLE 合并冠状动脉病变的一大特点。

【影像检查技术与优选应用】

选择性冠状动脉造影,可明确显示冠状动脉扩张及狭窄的位置、形状数目及病变程度,是目前公认的诊断冠状动脉损害的"金标准"。CT 对冠状动脉管腔和管壁的显示也具有优势,且可以分析粥样硬化斑块的成分(非钙化成分及钙化成分)。

【影像学表现】

本病合并冠状动脉病变的影像学征象,同冠状动脉粥样硬化性心脏病。选择性冠状动脉造影可见冠状动脉狭窄、闭塞、侧支循环形成等。

冠状动脉 CTA 可显示冠状动脉粥样硬化斑块,并可对粥样硬化斑块进行量化分析,如果合并血栓形成,则可表现为冠状动脉闭塞(图 3-10-6)。

【诊断要点】

SLE 的诊断主要依靠临床表现、实验室检查、组织病理学和影像学检查。1997 年美国风湿病协会(ACR)修订的 SLE 分类标准中,明确将血液学异常、免疫学异常和自身抗体阳性等实验室检查列入了诊断标准。SLE 的实验室检查对其诊断、鉴别诊断和判断活动性与复发都有重要的意义。如果 SLE 的患者出现早发心绞痛的症状,应想到 SLE 导致早发冠状动脉粥样硬化性心脏病可能性。

【鉴别诊断】

有发热、皮疹的应与皮肌炎、成人斯蒂尔病(AOSD)、系统性血管炎、感染性疾病及肿瘤性疾病等相鉴别;以关节炎为主的应与类风湿关节炎、急性风湿热等相鉴别;以肾脏受累为主的应与原发性肾小球疾病相鉴别。

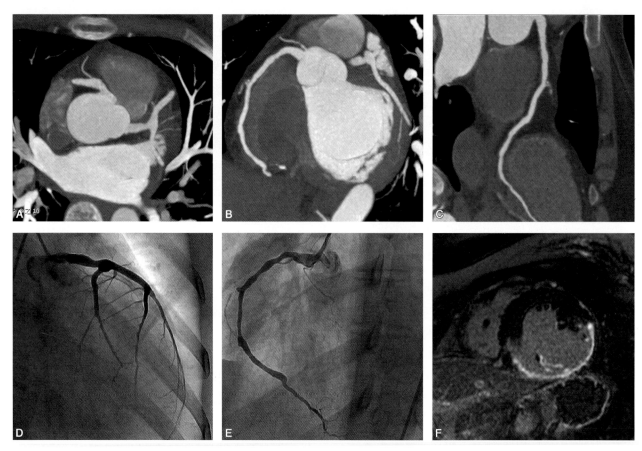

图 3-10-6　系统性红斑狼疮累及冠状动脉

患者女性,16 岁,临床确诊系统性红斑狼疮。冠状动脉 CTA 检查示冠状动脉三支病变,最大密度投影图像示左主干分叉处管腔膨隆(A);回旋支中段重度狭窄,右冠状动脉管腔多发轻度狭窄,狭窄间管腔稍膨隆(B);右冠状动脉曲面重建图像(C)可见右冠状动脉全程管壁多发增厚,伴管腔轻度狭窄。介入冠状动脉造影验证回旋支重度狭窄(D),可见右冠状动脉全程管壁僵硬,管腔多发轻度狭窄,局部略膨隆(E)。心脏增强 MRI 可见左心室下侧壁心肌节段性变薄,伴运动减弱,透壁延迟强化(F),提示陈旧性心肌梗死

(五) 类风湿关节炎

【概述】

类风湿关节炎(RA)是一种病因未明的慢性、以炎性滑膜炎为主的系统性疾病。其特征是手、足小关节的多关节、对称性、侵袭性关节炎症,经常伴有关节外器官受累及血清类风湿因子阳性,可以导致关节畸形及功能丧失。目前与 RA 关系最密切的心血管损害,为充血性心力衰竭(CHF)和缺血性心脏病。累及冠状动脉则表现为冠状动脉炎。

【影像检查技术与优选应用】

常规冠状动脉造影可以清楚显示管腔狭窄、闭塞、扩张等改变,主要优势是可以发现早期小血管的狭窄与闭塞,然而其为有创性检查,病变活动期不宜进行该检查,且无法显示管壁改变。

CTA 能更清晰地显示类风湿关节炎累及的冠状动脉部位、范围及管壁的改变。如果心肌同时受累,PET 和 MRI 检查评估心肌受累情况存在优势。

【影像学表现】

类风湿关节炎累及冠状动脉,冠状动脉造影表现为主干及其分支局灶或节段性狭窄或闭塞,边缘较光滑。冠状动脉 CTA 基本征象是受累动脉壁的增厚,局部管腔不同程度的狭窄或闭塞,管腔向心性狭窄,轮廓多数较光整,部分伴狭窄后扩张,甚至有动脉瘤形成,还可表现为管壁钙化,以及附壁血栓形成(图 3-10-7)。

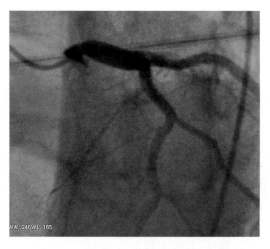

图 3-10-7　类风湿关节炎患者选择性冠状动脉造影
左主干开口狭窄,管壁光滑

如果合并心肌受累,则 PET 显示心肌[18]F-FDG 摄取增高,MRI 显示心肌肌壁间的延迟强化,提示心肌存在纤维化。

【诊断要点】

美国风湿病协会 1987 年修订的 RA 分类标准如下标准≥4 条并排除其他关节炎可以确诊 RA:①晨僵至少 1h(≥6 周);②3 个或 3 个以上的关节受累(≥6 周);③手关节(腕、MCP 或 PIP 关节)受累(≥6 周);④对称性关节炎(≥6 周);⑤有类风湿皮下结节;⑥X 线片改变;⑦血清类风湿因子阳性。如果确诊 RA,并具有冠状动脉炎的影像学表现,可以确诊 RA 累及冠状动脉。

【鉴别诊断】

1. **骨关节炎** 多见于中、老年人,起病过程大多缓慢。手、膝、髋及脊柱关节易受累,而掌指、腕及其他关节较少受累。病情通常随活动而加重或因休息而减轻。晨僵时间多小于半小时。双手受累时查体可见 Heberden 和 Bouchard 结节,膝关节可触及摩擦感。不伴有皮下结节及血管炎等关节外表现。类风湿因子多为阴性,少数老年患者可有低滴度阳性。

2. **银屑病关节炎** 银屑病关节炎的多关节炎型和类风湿关节炎很相似。但本病患者有特征性银屑疹或指甲病变,或伴有银屑病家族史。常累及远端指间关节,早期多为非对称性分布,血清类风湿因子等抗体为阴性。

3. **系统性红斑狼疮** 本病患者在病程早期可出现双手或腕关节的关节炎表现,但患者常伴有发热、疲乏、口腔溃疡、皮疹、血细胞减少、蛋白尿或抗核抗体阳性等狼疮特异性、多系统表现,而关节炎较类风湿关节炎患者程度轻,不出现关节畸形。实验室检查可发现多种自身抗体。

（六）IgG4 病

【概述】

IgG4 相关性疾病,为累及多器官或组织、慢性进行性自身免疫性疾病。该病临床谱广泛,逐渐得到了国际社会的关注和重视。IgG4 相关性疾病发病机制尚不清楚,但其特征性病理改变为,组织及多个器官中广泛的 IgG4 阳性淋巴细胞浸润,进而导致纤维化。累及冠状动脉者一般会合并全身其他血管的受累。

血清 IgG4 细胞水平显著增高(>1 350mg/L),IgG4 阳性淋巴细胞在组织中浸润(IgG4 阳性淋巴细胞占淋巴细胞的 50% 以上)。对糖皮质激素治疗反应良好。如果出现腹膜后纤维化,则表现为腹膜后纤维组织增生,可导致腹腔内空腔脏器梗阻、腹主动脉周围炎等症状。可累及冠状动脉,表现为冠状动脉管壁增厚,被软组织成分包绕。

【影像检查技术与优选应用】

选择性冠状动脉造影,可明确显示冠状动脉扩张及狭窄的位置及病变程度,但不能评价冠状动脉周围及冠状动脉血管壁情况,且其操作复杂难度大,属创伤性检查,有一定风险,因此需严格掌握其适应证和禁忌证。

CTA 诊断该病具有优势。CT 可以清晰显示冠状动脉周围软组织情况及管壁情况,而且大血管 CT 造影还可以发现冠状动脉以外的血管受累情况,如主动脉周围炎,以及累及其他脏器的病变,具有一定优势。

【影像学表现】

IgG4 病累及冠状动脉,主要表现为冠状动脉被周围软组织成分包绕,管壁增厚,管腔狭窄,无明显动脉粥样硬化斑块及钙化,为该病变的特征。全身其他血管也可以有类似表现(图 3-10-8)。

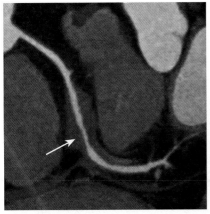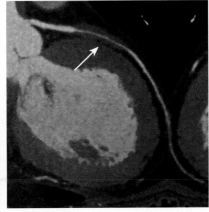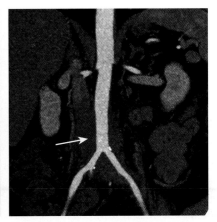

图 3-10-8 IgG4 病 CTA 表现
累及冠状动脉,冠状动脉周围软组织成分包绕,管壁增厚,管腔狭窄,腹主动脉周围有类似冠状动脉的表现

【诊断要点】

冠状动脉有典型的影像征象,血清 IgG4 升高(> 1 350mg/L),可考虑 IgG4 病累及冠状动脉。病理诊断标准为 >40% IgG4+ 浆细胞(占 IgG+ 浆细胞比例)并且每高倍镜视野 >10 个 IgG4+ 浆细胞。

【鉴别诊断】

1. **感染** 多种感染包括细菌、病毒、真菌、寄生虫感染,均可导致血清 IgG4 升高,甚至组织 IgG4+ 浆细胞浸润,导致临床难以与 IgG4-RD 鉴别。这些感染性疾病,除感染相关症状体征,找到相应病原体感染的证据,抗感染治疗有效可作为鉴别点。

2. **肿瘤** IgG4-RD 患者发生肿瘤的风险高于一般人群,同样,有肿瘤病史的患者出现 IgG4-RD 的风险增加。已发现多种肿瘤与 IgG4-RD 可相互模拟,如炎性肌成纤维细胞瘤、淋巴瘤、多中心 Castleman 病等。

3. **高嗜酸性粒细胞血症** IgG4-RD 易合并过敏性疾病、出现嗜酸性粒细胞增多,部分患者可见受累组织嗜酸性粒细胞浸润,需与其他导致嗜酸性粒细胞增多的疾病如 Kimura 病、原发性高嗜酸性粒细胞综合征,或继发性高嗜酸性粒细胞综合征相鉴别。

4. **Erdheim-Chester 病(ECD)** ECD 患者可有皮肤、垂体、鼻窦、肺、腹膜后等多系统受累表现,血清 IgG4 升高,模拟 IgG4-RD。但大多数 ECD 患者有长骨硬化,病理检查发现大量 CD1a 和 S-100 蛋白阴性泡沫样组织细胞浸润,基因检测发现 *BRAF V600E* 突变。

四、大动脉炎

【概述】

大动脉炎(Takayasu arteritis, TA)又称 Takayasu 动脉炎,是一组累及主动脉及其主要分支以及肺动脉或冠状动脉的慢性非特异性、闭塞性、肉芽肿性炎性病变,常引起不同部位血管的狭窄或闭塞。目前大动脉炎的病因和发病机制尚未明确。详见本书第十二章。

冠状动脉受累是大动脉炎的一种特殊类型,很少出现心肌缺血症状,但影像学检查发现大动脉炎患者中存在冠状动脉病变者可高达 60%,常累及左、右冠状动脉开口及近段,多为节段性病变,系主动脉根部炎症延伸所致,其他部位的弥漫或局灶性病变少见,受累冠状动脉多为重度狭窄,完全闭塞少见,故临床多表现为非 ST 段抬高型心肌梗死。

主动脉炎症蔓延至左主干或右冠状动脉的近段,使其内膜增生,中膜及外膜纤维化,血管壁挛缩,导致管腔狭窄。炎症对动脉内膜和中膜的弹性纤维的破坏,使管壁薄弱,血管壁扩张或形成动脉瘤,亦可导致心肌缺血。活动期内的大动脉炎还可以促使受累血管内血栓的形成,这可能为急性心血管事件的潜在机制。大多数冠状动脉受累患者往往是青年女性,无高血压、糖尿病等冠心病风险因素,常表现为劳力型胸痛、胸闷或急性心肌梗死,也有个别患者在血管造影时才发现有冠状动脉受累,而无明显心肌缺血症状。

【影像检查技术与优选应用】

冠状动脉造影可以清楚显示管腔狭窄、闭塞、扩张等改变,主要优势是可以发现早期小血管的狭窄与闭塞,然而其为有创性检查,病变活动期不宜进行该检查,且无法显示管壁改变。

CTA 能更清晰地显示大动脉炎累及的冠状动脉部位、范围、侧支循环及管壁的改变,对于早期诊断、准确分型、及时治疗、改善预后及疗效评价有重要的指导意义。

【影像学表现】

1. **CTA 表现** 可表现为冠状动脉开口,以及近段的狭窄或闭塞病变或冠状动脉瘤。基本 CT 征象是主动脉存在炎性改变,累及冠状动脉开口部,冠状动脉壁的增厚,局部管腔不同程度的狭窄或闭塞,管腔向心性狭窄,轮廓多数较光整,部分伴狭窄后扩张,甚至动脉瘤形成,还可表现为管壁钙化,以及附壁血栓形成。按受累动脉部位、程度不同,可见不同程度的侧支循环形成(图 3-10-9)。

2. **冠状动脉造影** 表现为冠状动脉主干及其分支局灶或节段性狭窄或闭塞,而非串珠样改变,边缘较光滑,部分病例可见扩张和动脉瘤形成或两者并存(混合型)(图 3-10-9)。

3. **MRI 表现** 可以评价心肌受累后的功能改变,以及心肌延迟强化的情况。

4. **PET 检查** 18F-FDG 摄取,在一定程度上反映了大动脉炎的炎症活动程度,受累的主动脉表现尤为明显。

【诊断要点】

大动脉炎的诊断采用美国风湿协会 1990 年的诊断标准:①发病年龄 ≤40 岁;②间歇跛行;③臂动脉搏动减弱;④两上肢收缩压差大于 20mmHg;⑤锁骨下动脉与主动脉连接区有血管杂音;⑥动脉造影异常,除外动脉粥样硬化等其他病因。同时具备上述 3 条以上标准诊断为大动脉炎。若大动脉炎患者

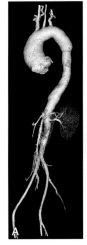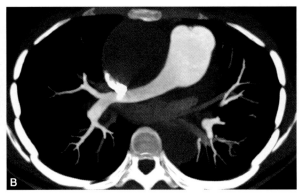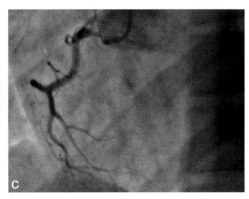

图 3-10-9　大动脉炎患者影像学检查

A. 主动脉 CT 血管造影,示主动脉壁不规则,头臂动脉及肾动脉多发狭窄;B. 肺动脉 CT 造影,示大动脉炎累及右肺动脉,右肺动脉管壁增厚,管腔变细;C. 选择性冠状动脉造影,示右冠状动脉开口重度狭窄,提示大动脉炎累及右冠状动脉开口

的影像检查发现冠状动脉开口以及近段管壁增厚,管腔狭窄或闭塞时,应高度怀疑大动脉炎累及冠状动脉。

【鉴别诊断】

大动脉炎主要与动脉粥样硬化、纤维肌性结构不良、闭塞性脉管炎、巨细胞动脉炎、白塞综合征、川崎病等鉴别。冠状动脉粥样硬化,多见于合并心血管病危险因素的患者,特点是合并斑块,狭窄多呈锥形、偏心性狭窄,而大动脉炎累及冠状动脉,呈向心性狭窄,有时可伴有局限性扩张或动脉瘤样改变。

巨细胞动脉炎多发于老年人,主要累及大血管及中等血管,以颞动脉及椎动脉多见。临床主要表现为头痛、皮肤损害以及颅内动脉缺血的症状。巨细胞动脉炎累及冠状动脉非常少见,但有导致心肌梗死的个案报道。

川崎病是导致儿童缺血性胸痛的首要原因,多发于 5 岁以下,典型表现有皮肤黏膜红斑、颈部淋巴结肿大等。

五、梅毒性冠状动脉炎

【概述】

梅毒性心脏病是晚期梅毒的心血管损害。梅毒螺旋体侵犯主动脉壁引起梅毒性主动脉炎、主动脉瓣关闭不全、梅毒性主动脉瘤和梅毒性冠状动脉口狭窄。梅毒螺旋体通过性器官传染侵入人体后,典型自然演变有三期:第一期梅毒典型表现为原发性下疳,第二期梅毒表现较为多样、局限或广泛性对称性皮疹及黏膜病变和全身无痛性淋巴结肿大,第三期梅毒也称为晚期梅毒,心血管梅毒是其中一个类型。

累及心血管一般不引起症状,少数患者可能自觉胸骨后不适或钝痛。体征也可能不明显,偶尔闻及轻度收缩期杂音,但缺乏特异性。冠状动脉开口狭窄病变因发展缓慢多有侧支生成,所以引起大面积心肌梗死时很少见的。

【影像检查技术与优选应用】

选择性冠状动脉造影可明确显示冠状动脉扩张及狭窄的位置及病变程度。CTA 及 MRI 除了清晰显示冠状动脉开口的狭窄或扩张外,还可显示冠状动脉的管壁增厚及主动脉根窦部情况,对确定诊断十分有帮助。

【影像学表现】

选择性冠状动脉造影表现为左、右冠状动脉开口处狭窄或者动脉瘤形成。CT 及 MRI 可以显示主动脉根窦部扩张、管壁增厚,累及冠状动脉时可见冠状动脉开口处管壁增厚,管腔狭窄或者动脉瘤形成(图 3-10-10)。

【诊断要点】

根据患者年龄、梅毒感染病史、症状、体征、血液瓦瑟曼反应(曾译华氏反应)、康氏反应阳性等进行诊断。但晚期患者的瓦氏和康氏反应可呈阴性,此时应做荧光法密螺旋体抗体吸附试验。此法阳性率可达95%,假阳性者不超过 2%。也可做螺旋体蛋白补体结合试验,或密螺旋体活动抑制试验。确诊梅毒患者出现冠状动脉开口狭窄或者动脉瘤,可考虑梅毒累及冠状动脉诊断。

【鉴别诊断】

梅毒心血管病患者有冶游史、典型的梅毒或晚期梅毒的临床表现,且梅毒血清学反应阳性,诊断并不很困难。梅毒血清学假阳性反应的鉴别:系统

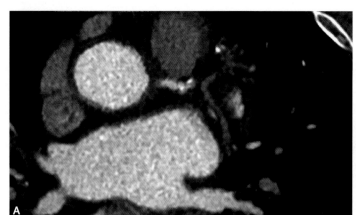
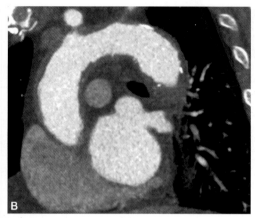
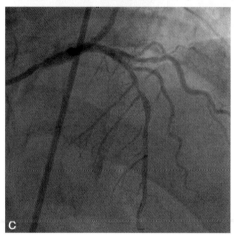

图 3-10-10　梅毒患者影像学检查

A. CT 血管造影,示主动脉根部管壁增厚,累及左主干开口,导致左主干开口近闭塞病变;B. CT 血管造影,示升主动脉及主动脉弓部普遍受累,管壁增厚,少量钙化灶;C. 选择性冠状动脉造影,示左主干开口重度狭窄

性红斑狼疮假阳性反应。这可能是一种链珠状的荧光,是由于抗 DNA 抗体引起的、不同于真正梅毒阳性结果,应严密随访。心绞痛是梅毒性冠状动脉开口狭窄最常见的临床表现,由于病程进展缓慢,并得到侧支循环的支持,所以很少发生心肌梗死,当然不免同时合并有冠状动脉粥样硬化的存在。发病年龄比冠心病要早,常于夜间发病、发作持续时间较长。

六、纤维肌性发育不良

【概述】

纤维肌性发育不良（fibromuscular dysplasia,FMD）是一种节段性、非炎症性、非粥样硬化性的血管疾病,病因不详,主要累及肾动脉、脑动脉等,冠状动脉受累少见。冠状动脉 FMD 多见于 30~50 岁的女性,具有一定的家族遗传性,男女比例为 1:4,婴儿罕见。FMD 病变多累及心外膜的单支冠状动脉,前降支最易受累,病变多位于中段或/和远段,少数累及近段和全程。两支及以上冠状动脉受累亦可见。常合并自发性冠状动脉夹层、血管壁内血肿、冠

状动脉痉挛、冠状动脉迂曲。近年来,由于冠状动脉 CTA 等影像学的发展,FMD 的冠状动脉血管病变被越来越多发现,影像学检查在诊断、分期和治疗后随访方面都发挥着重要作用。

FMD 可以累及动脉壁的三层,但病损程度不完全相同,可分为中膜型、内膜型和外膜型三类。中膜型最常见,为中膜平滑肌被纤维组织和肌成纤维细胞替代;内膜型约占 FMD 病例的 10%,常表现为内膜纤维、平滑肌增生、管腔狭窄,有时伴附壁血栓形成,致管腔闭塞;外膜型较为罕见,病理主要表现为外膜纤维性增生而致管腔狭窄。严重的冠状动脉 FMD 患者可表现为急性冠状动脉综合征,或急性左心衰,而且具有潜在心脏性猝死的风险。

【影像检查技术与优选应用】

冠状动脉造影可以清晰显示冠状动脉管腔狭窄的部位和形态,无法显示管壁改变,其为有创性检查,广泛临床应用受限。

CTA 作为无创性检查方法,既可显示病变血管狭窄长度及狭窄程度,又可清楚显示受累动脉管壁及病变本身,临床应用越来越广泛。

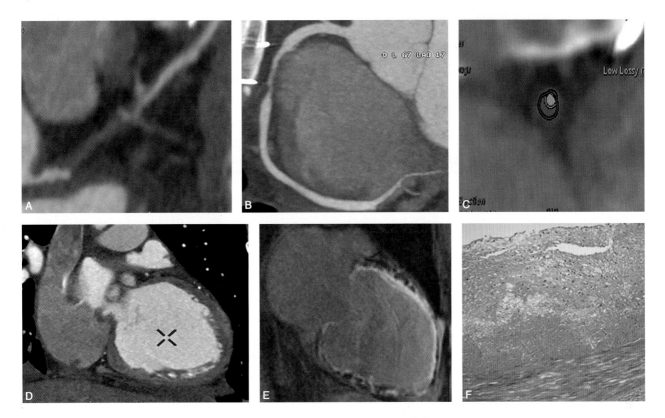

图 3-10-11 纤维肌性发育不良影像学表现
A. CT 示前降支近段节段性闭塞；B. CT 示右冠状动脉中段"带状"狭窄；C. CT 病变成分分析未见脂质成分及钙化成分，为均
一的纤维成分；D. CT 示左心室明显增大；E. MRI 示左心室增大，左心室心肌广泛透壁性延迟强化；F. 病理图片示冠状动脉内
膜增厚，纤维素增生，病理诊断为冠状动脉纤维肌性发育不良（FMD）

光学相干断层成像（OCT）和血管内超声（IVUS）能够较好地分辨动脉内膜和中膜增生，显示病变的狭窄状况，可提高对这类疾病的诊断准确性。

【影像学表现】

选择性冠状动脉造影表现为光滑的血管狭窄或血管迂曲等。CTA 能够显示病变血管的狭窄性改变，以及血管夹层或壁内血肿，导致这些改变的局部病变组织形态与动脉粥样硬化斑块不同，如呈冠状动脉管壁的"包裹性"生长，与动脉粥样硬化病变的偏心性生长不同；病变缺乏钙化，而动脉粥样硬化病变多合并钙化等（图 3-10-11）。

【诊断要点】

冠状动脉 FMD 主要依赖冠状动脉 CTA 或冠状动脉造影检查，多为长段均匀狭窄，可以合并冠状动脉瘤或冠状动脉夹层。有高血压的患者还要同时进行肾动脉造影，以确定有无合并肾动脉病变。当影像学诊断困难时，仍需要结合实验室检查（红细胞沉降率、抗核抗体、α-抗胰蛋白酶等）及活检病理才能确诊。

【鉴别诊断】

需要鉴别的疾病包括动脉粥样硬化性冠心病、埃勒斯-当洛综合征 IV 型、冠状动脉炎（Takayasu 动脉炎或巨细胞动脉炎）、冠状动脉痉挛、心肌桥等。

本病与动脉粥样硬化病变在影像学上均表现为血管狭窄，但比较容易鉴别。动脉粥样硬化好发于老年人，多有高血脂、高血压、糖尿病等心血管病危险因素，病变多位于血管分叉部和近段，显示有粥样硬化斑块。而 FMD 好发于年轻患者，多数无动脉粥样硬化的危险因素，狭窄改变最常位于受累动脉的中远段。

冠状动脉血管炎同样多见于青年人，影像表现为相似的血管狭窄，多发内膜纤维组织形成的 FMD，在造影时与血管炎表现非常接近，需要结合临床表现和病理加以鉴别。

Ehlers Danlos 综合征又称先天性结缔组织发育不良综合征，IV 型为静脉曲张或动脉瘤型，以血管损害为主，常表现为多发的动脉瘤，需要与本病鉴别。

（侯志辉）

参 考 文 献

1. 向定成,曾定尹,霍勇,等. 冠状动脉痉挛综合征诊断与治疗中国专家共识. 中国介入心脏病学杂志,2015,23(4): 181-186.
2. 中华医学会心血管病学分会基础研究学组,中华医学会心血管病学分会介入心脏病学组,中华医学会心血管病学分会女性心脏健康学组,中华医学会心血管病学分会动脉粥样硬化和冠心病学组.冠状动脉微血管疾病诊断和治疗的中国专家共识.中国循环杂志,2017,32(5):421-430.

3. 金晨曦,周佩,刘碧莹,等."其他类型"微血管病变相关的冠状动脉储备异常探讨.中国循环杂志,2018,33(9):931-934.

4. 国家卫生计生委合理用药专家委员会,中国药师协会.冠心病合理用药指南(第2版).中国医学前沿杂志(电子版),2018,10(6):1-130.

5. Thygesen K, Alpert JS, Jaffe AS, et al. ESC Scientific Document Group. Fourth universal definition of myocardial infarction(2018). J Am Coll Cardiol, 2018, 72(18):2231-2264.

6. Ibanez B, James S, Agewall S, et al. ESC Scientific Document Group. 2017 ESC Guidelines for the management of acute myocardial infarction in patients presenting with ST-segment elevation:The Task Force for the management of acute myocardial infarction in patients presenting with ST-segment elevation of the European Society of Cardiology(ESC). Eur Heart J, 2018, 39(2):119-177.

7. Bulluck H1, Dharmakumar R, Arai AE, et al. Cardiovascular Magnetic Resonance in Acute ST-Segment-Elevation Myocardial Infarction:Recent Advances, Controversies, and Future Directions. Circulation, 2018, 137(18):1949-1964.

8. Villanueva C, Milder D, Manganas C. Ruptured left ventricular false aneurysm following acute myocardial infarction:case report and review of the literature. Heart Lung Circ, 2014, 23(12):e261-263.

9. Task Force Members, Montalescot G, Sechtem U, et al. 2013 ESC guidelines on the management of stable coronary artery disease:the Task Force on the management of stable coronary artery disease of the European Society of Cardiology. Eur Heart J, 2013, 34(38):2949-3003.

10. Patel MR, Bailey SR, Bonow RO, et al. ACCF/SCAI/AATS/AHA/ASE/ASNC/HFSA/HRS/SCCM/SCCT/SCMR/STS 2012 appropriate use criteria for diagnostic catheterization:a report of the American College of Cardiology Foundation Appropriate Use Criteria Task Force, Society for Cardiovascular Angiography and Interventions, American Association for Thoracic Surgery, American Heart Association, American Society of Echocardiography, American Society of Nuclear Cardiology, Heart Failure Society of America, Heart Rhythm Society, Society of Critical Care Medicine, Society of Cardiovascular Computed Tomography, Society for Cardiovascular Magnetic Resonance, and Society of Thoracic Surgeons. J Am Coll Cardiol, 2012, 59(22):1995-2027.

11. Fihn SD, Blankenship JC, Alexander KP, et al. 2014 ACC/AHA/AATS/PCNA/SCAI/STS focused update of the guideline for the diagnosis and management of patients with stable ischemic heart disease:a report of the American College of Cardiology/American Heart Association Task Force on Practice Guidelines, and the American Association for Thoracic Surgery, Preventive Cardiovascular Nurses Association, Society for Cardiovascular Angiography and Interventions, and Society of Thoracic Surgeons. Circulation, 2014, 130(19):1749-1767.

12. Patel MR, Calhoon JH, Dehmer GJ, et al. ACC/AATS/AHA/ASE/ASNC/SCAI/SCCT/STS 2017 Appropriate Use Criteria for Coronary Revascularization in Patients With Stable Ischemic Heart Disease:A Report of the American College of Cardiology Appropriate Use Criteria Task Force, American Association for Thoracic Surgery, American Heart Association, American Society of Echocardiography, American Society of Nuclear Cardiology, Society for Cardiovascular Angiography and Interventions, Society of Cardiovascular Computed Tomography, and Society of Thoracic Surgeons. J Am Coll Cardiol, 2017, 69(17):2212-2241.

第四章　瓣膜性心脏病

在发达国家,风湿性瓣膜疾病的患病率已经很低,但在发展中国家仍较流行。瓣膜性心脏病占心脏外科手术的10%～20%。瓣膜疾病的首要原因是年龄相关的钙化性瓣膜病变、遗传性或先天性病变。所有心脏瓣膜手术中有三分之二是主动脉瓣置换术,其中最常见的病因是主动脉瓣狭窄。二尖瓣手术最常见的原因是二尖瓣反流,二尖瓣狭窄大多已采用经皮介入的方式治疗。

对心脏瓣膜患者的评估和治疗取得了显著进步,患者的临床预后得到了显著的改善。无创影像技术的进步、外科方法和介入心脏病学技术的进展、对自然病程的理解,提高了诊断的准确性,使对患者治疗干预更为科学,危险性进一步降低。

第一节　二尖瓣病变

一、二尖瓣狭窄

【概述】

二尖瓣狭窄(mitral stenosis,MS)指流入左心室血流在二尖瓣水平受到阻塞。二尖瓣狭窄的主要原因为风湿热。约25%的风湿性心脏病患者,为单纯二尖瓣狭窄,40%患者为二尖瓣狭窄合并关闭不全。风湿热导致二尖瓣结构破坏引起的狭窄有四种形式:瓣膜交界型、瓣尖型、腱索型和混合型。30%患者发生单纯交界处增厚,15%患者发生单纯瓣尖增厚,10%患者发生单纯腱索增厚,其余有一处以上上述结构的增厚。二尖瓣尖边缘融合和腱索融合、增厚、短缩。狭窄的二尖瓣呈鱼口状或钮孔状。钙化可以沉积于瓣叶,有时也可在瓣环。

先天性二尖瓣狭窄较少见,包括瓣上狭窄环、交界融合型狭窄、降落伞型瓣膜三型。在极少的情况下,二尖瓣狭窄是恶性肿瘤、系统性红斑狼疮、风湿性关节炎、黏多糖病等的一种并发症。

本病共分为轻、中、重三级。轻(Ⅰ)级:二尖瓣口面积>1.5cm^2,跨瓣膜压力差<5mmHg;肺动脉收缩压<30mmHg;中(Ⅱ)级:二尖瓣口面积1.0～1.5cm^2,跨瓣膜压力差5～10mmHg;肺动脉收缩压30～50mmHg;重(Ⅲ)级:二尖瓣口面积<1.0cm^2,跨瓣膜压力差>10mmHg;肺动脉收缩压>50mmHg。

本病在我国人群中的发生率:女性约1.6%,男性为0.4%。症状通常出现在风湿热后20～40年。如果诊断时无症状,没有外科手术患者的10年生存率是50%～60%;如就诊时有严重临床症状,没有手术者10年生存率<15%。本病经皮二尖瓣球囊成形术治疗的死亡率1%～2%,但有较高复发率,最终可能需要手术。瓣膜切开术死亡率为1%～3%,但5年生存率>90%。二尖瓣置换术可提高生存率,但手术死亡率平均为3%～8%。

本病平均临床就诊年龄约50岁,男女比例约1:2。主要症状是呼吸困难,轻度者体育锻炼时可出现症状,重者症状可出现在休息时。突发支气管静脉破裂、肺水肿时可有咯血。约15%的患者可有胸痛,类似冠状动脉疾病。合并心房纤颤的患者,心房血栓发生率达30%,体循环栓塞发生率约20%。本病最经典的体征是心尖区低调的"隆隆样"舒张期杂音,以左侧卧位时最明显。

【影像检查技术与优选应用】

X线胸片是常规必须做的检查。观察肺淤血情况、左心房增大等非常有力。

经胸超声心动图结合彩色多普勒技术,因其价格低廉、方便无创,能提供瓣膜的形态、二尖瓣口面积、跨瓣压力差等信息,成为本病的一线和首选的诊断手段。经食管超声心动图,属有创检查,但其提供的二尖瓣图像质量优于经胸超声,对心房血栓的检查较为敏感,并可在二尖瓣球囊成形术中起到引导作用。

高端CT具有优良的时间、空间、密度分辨力,成

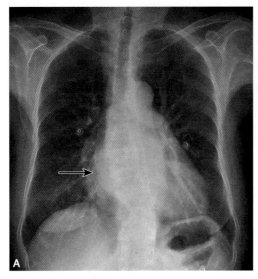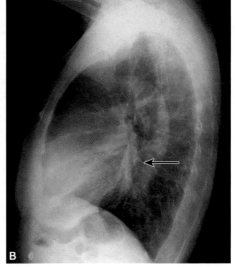

图 4-1-1　二尖瓣狭窄 X 线表现

A. X 线正位显示右心缘"双房影",左心缘形成"第三弓",气管分叉角度增大;B. 侧位片显示心后缘上段(左心房处)向后上方膨隆

像已不受心跳、呼吸的影响。任意角度多期多平面重组,有利于瓣膜形态的判断,电影成像则可观察瓣膜的开闭与动度。CTA 检查对于因肺气肿或体型原因难行超声心动图检查、需明确非原发二尖瓣病变原因,如黏液瘤或血栓所致栓塞,了解冠状动脉通畅程度,除外瓣周脓肿和肺水肿等并发异常方面,具有重要作用,成为二线检查方法。

心脏 MRI 的心电门控电影成像可评估心脏瓣膜结构、瓣膜形态、测量口径。包括速率编码电影对比技术,在内的直接或间接方法可量化瓣膜的狭窄程度。但本法不能用于幽闭恐惧症、起搏器使用者和肥胖体型或肺气肿患者。

【影像学表现】

1. **X 线胸片表现**　左心房增大是最重要的征象(图 4-1-1)。吞钡侧位或右前斜位,示食管压迹增深或后移。正位右心房内后可见左心房影,心左缘主动脉结与肺动脉段间局部突出形成所谓第三弓,气管分叉角可增大。右心室增大,表现为心尖圆钝上翘,心前间隙下部变窄。左心房和二尖瓣区可见钙化。肺静脉高压时,可见血流再分配与间质性肺水肿。间隔 B 线与双侧胸腔少量积液常可见。

2. **超声心动图**　二尖瓣狭窄时,M 型超声心动图,可见前叶 M 型运动曲线较正常人明显不同,舒张期 E 峰后曲线下降速度减低,与 A 峰之间的 F 点消失,代之以平台样曲线,即城墙样改变(图 4-1-2)。二尖瓣后叶与前叶粘连,舒张期受前叶的被动牵拉,亦呈前向运动。

二维超声心动图能够更为直观的了解瓣叶的形

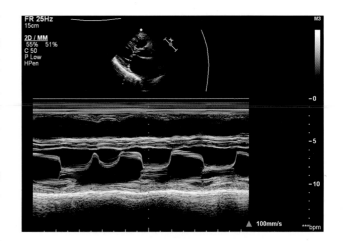

图 4-1-2　二尖瓣狭窄超声表现

M 型超声记录到二尖瓣叶活动曲线,二尖瓣前叶与后叶呈同向运动,即"城墙样"改变

态、结构和活动情况。风湿性心脏病引起的二尖瓣狭窄,瓣膜边缘明显增厚,回声增强,由于受到牵拉,瓣尖活动度减小,开放幅度明显减小,呈"穹窿样"或"气球样"改变。由于瓣口狭窄,导致舒张期左心室充盈受阻,血流淤滞于左心房内,左心房压力增高、扩大,发生结构重构,如果合并房颤,左心房甚至双房进一步增大。长期的血流淤滞,左心耳或左心房内容易形成血栓。彩色多普勒检查,能够在舒张期探及通过二尖瓣口的高亮血流信号。

经食管超声心动图能够从多个切面、多个角度、更清晰的评价二尖瓣以及左心耳的形态、结构。经食管超声探头位于左心房后方,因此,左心房成为声束近场,对左心耳的成像更加清晰,多个切面观察左心房及左心耳内部有无自发回声显影以及异常回声(图 4-1-3),也是经食管超声评价二尖瓣狭窄的重点。实时三维超声心动图能够对二尖瓣瓣叶、瓣环的立体结构、与毗邻结构的空间关系进行更为真实地呈现,并通过三维重建,精确计算有效二尖瓣口面积。由于受到帧频以及后处理操作比较耗时等因素的限制,三维成像技术的临床应用还有待进一步扩展。

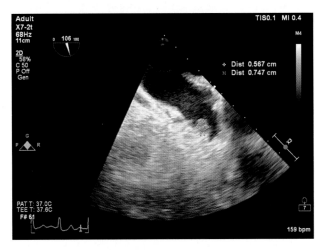

图 4-1-3 二尖瓣狭窄合并房颤超声表现
一例二尖瓣狭窄的患者同时合并房颤,经食管超声心动图,可见左心耳内附壁血栓形成

3. CT 表现 风湿性心瓣膜病导致二尖瓣狭窄,常见二尖瓣瓣叶增厚钙化。平扫可见二尖瓣瓣膜、

腱索或心房血栓钙化(图 4-1-4)。电影成像显示舒张期瓣叶穹窿状,缺乏动度,二尖瓣口狭窄。部分可见左心房血栓,呈低密度、增强后无强化。左心耳因常规扫描时间过早,导致充盈不足的假阳性,必要时可延迟扫描明确诊断。

先天性瓣上狭窄环,表现为紧邻二尖瓣上方、起自左心房壁向房腔延伸的软组织隔膜。交界融合型狭窄亦表现为瓣叶增厚。

左心房增大、肺静脉扩张、间质性肺水肿、双侧胸腔积液均常见。

4. MRI 表现 电影序列显示舒张期血流喷射进入左心室,是二尖瓣狭窄的主要征象。时相增强可以用于计算峰值收缩速率和跨瓣压力差。此外,左心房右心室增大、心房血栓均可清晰显示。

【诊断要点】

患者以呼吸困难就诊,心脏平片显示显著左心房、右心室增大并肺间质肺水肿,首先需考虑风湿性心脏病,二尖瓣狭窄。

超声心动图显示二尖瓣叶增厚,舒张开放呈"鱼口样"改变,瓣口开放面积<2.0cm^2,M 型超声二尖瓣前叶运动曲线呈"城墙样"改变,详见表 4-1-1。

心脏 CT 可直观显示二尖瓣的增厚、粘连、钙化。在少数情况下,如发现青少年患者瓣膜增厚及瓣上

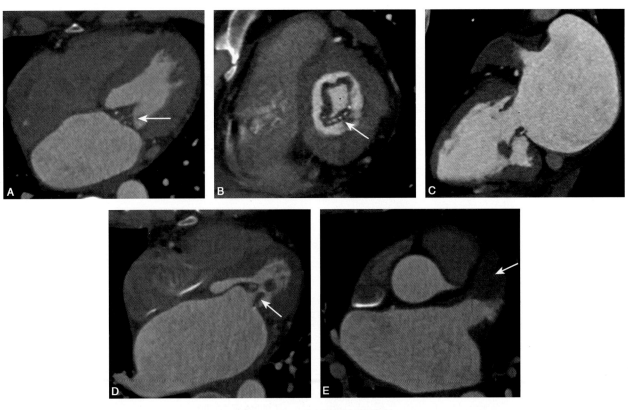

图 4-1-4 二尖瓣狭窄 CT 表现
A~C 分别为轴位、心室短轴位、垂直长轴位,可见二尖瓣增厚伴钙化;D 图显示舒张期二尖瓣开放受限;E 图可见左心耳内附壁血栓形成

狭窄环,则需考虑先天性瓣膜及瓣上狭窄,并可同时观察是否合并主动脉缩窄或其他畸形。冠状动脉通畅程度、左心房是否存在血栓、肺间质水肿、胸腔积液亦属观察重点。

表 4-1-1　二尖瓣狭窄程度分级

	轻度	中度	重度
瓣口面积/cm²	>1.5	1.0~1.5	<1.0
平均压差/mmHg	<5	5~10	>10
肺动脉压力/mmHg	<30	30~50	>50

【鉴别诊断】

1. 左心房黏液瘤　左心房腔的分叶状肿块,随心动周期摆动,当阻塞二尖瓣时,可以产生二尖瓣狭窄的血流动力学改变,需要与二尖瓣狭窄瓣膜病鉴别。

2. 感染性心内膜炎　有免疫抑制药物使用史的患者,以发热、白细胞升高、血细菌培养阳性就诊,发现二尖瓣与主动脉瓣不规则赘生物,主动脉瓣周脓肿出现,则需高度怀疑感染性心内膜炎。

3. 乳头状弹力纤维瘤　多无症状,就诊者常为中老年人。表现为二尖瓣心房侧或主动脉瓣主动脉侧直径小于 20mm 的类圆形结节,瓣膜可以没有狭窄等功能学意义。

二、二尖瓣关闭不全

【概述】

二尖瓣关闭不全(mitral regurgitation,MR)指二尖瓣瓣叶在收缩期不完全闭合,导致血液反流进入左心房。

二尖瓣装置包含瓣叶、腱索、乳头肌和二尖瓣瓣环,任何一个结构发生异常都会导致二尖瓣关闭不全。导致二尖瓣关闭的主要病因有二尖瓣脱垂、风湿性心脏瓣膜病、感染性心内膜炎、瓣膜钙化、心肌病和缺血性心肌病等。二尖瓣脱垂指在收缩期瓣膜进入左心房超过瓣环 2mm,包括翻腾瓣叶和连枷瓣叶两种。前者指瓣叶整个或部分穹窿状进入左心房超过 2mm;后者指腱索破裂、瓣叶反向延伸进入左心房。二尖瓣脱垂可具有遗传性,与结缔组织异常相关。少数其他原因包括胶原性血管病、外伤、嗜酸性粒细胞增多症、类癌综合征等亦可导致二尖瓣关闭不全。

基于射流紧缩口宽度的大小(VC)、反流容积(RVol)、反流分数(RF)和有效反流口面积(ERO),二尖瓣关闭不全程度的分级如下:

轻度:VC 1~3mm,RVol <30ml,RF <30%,ERO <0.2cm²;

中度:VC 4~6mm,RVol 30~59ml,RF 30%~49%,ERO 0.2~0.39cm²;

重度:VC >7mm,RVol >60ml,RF >50%,ERO >0.4cm²。

缺血性二尖瓣反流严重性的分级较为严格,严重的缺血性二尖瓣流:RVol >45ml,RF >40%,ERO >0.3cm²。

针对不同致病机制,本病可分内科治疗与外科治疗两种方式。内科治疗包括使用抗生素防止瓣膜或瓣膜并发症、心房纤颤患者抗凝等。外科治疗包含瓣膜修补、成形术、置换术等。

本病在发展中国家多见于年轻人,多因风湿热所致;在西方发达国家则常见于老年人,多因二尖瓣脱垂所致,多与遗传因素相关。二尖瓣关闭不全以慢性二尖瓣反流最为常见,患者临床症状的性质和严重程度受多个因素相互作用的影响,包括二尖瓣关闭不全程度,左心房、肺静脉和肺动脉压力水平,是否存在房性快速心律失常,是否存在其他瓣膜病变、心肌病或冠心病。

风湿热所致二尖瓣关闭不全患者,自风湿热首次发作到出现症状的时间较长,通常超过 20 年,表现为长期虚弱和疲乏。发生右心衰竭时,可表现为肝大、水肿和腹水。体检可发现为心底和心尖部明显的收缩期杂音。

【影像检查技术与优选应用】

超声心动图:在诊断二尖瓣关闭不全、判断病因及修复可能性、定量严重程度方面占据重要位置。多普勒超声是估测肺动脉收缩压的有效工具,运动负荷超声心动图,对于无症状或稳定患者的检测有较大帮助。

X 线胸片胸片:可直观显示心脏大小、肺血情况,是为常规检查手段。

心电门控心脏 CT:可以直观显示导致二尖瓣关闭不全的瓣叶脱垂的经典征象、因感染性心内膜炎所致的瓣膜周脓肿,以及冠状动脉的通畅程度,成为常用的二线检查方法。

心脏 MRI:可精确定量反流量,与定量多普勒成像的相关性良好。心脏 MRI 是测量心室容积、左心室心肌质量最精确的无创技术。

【影像学表现】

1. X 线胸片　急性期,通常心脏大小正常,可有不对称肺水肿,以右肺上叶较严重。慢性期,以左心室扩张为特征。晚期,可有肺动脉高压和右心的扩张,表现为残根状肺门、心尖圆钝上翘、胸骨后间隙闭塞。

2. **超声心动图** 当发生二尖瓣脱垂时,M 型超声心动图可见二尖瓣收缩期运动曲线,CD 段向下凹陷,呈经典的"吊床样"改变。二维超声心动图可判断二尖瓣脱垂的部位以及严重程度。正常的二尖瓣结构呈马鞍形,当发生脱垂时,这种马鞍形结构被破坏,一个或两个二尖瓣叶的一个或多个部分脱向左心房,导致瓣膜的关闭不全(图 4-1-5)。由于左心容量负荷的增加,左心房左心室扩大,乳头肌相对移位,导致二尖瓣环扩张,二尖瓣的生理解剖结构被进一步破坏,加重二尖瓣反流的严重程度。原发性二尖瓣反流的患者,常可见瓣叶增厚,瓣下腱索松弛、冗长;瓣下腱索断裂的患者,可见腱索残端随瓣叶活动而甩动,即连枷样运动。当合并感染性心内膜炎的患者,瓣膜受到炎症侵犯,瓣叶及附属结构不均匀

增厚,可见大小不一的赘生物附着于瓣膜表面,严重者破坏瓣叶,造成穿孔。继发性二尖瓣脱垂,作为急性心肌梗死乳头肌功能不全的机械并发症之一,乳头肌部分或者全部断裂,相应室壁可见节段性室壁运动异常。

彩色多普勒成像能够显示通过二尖瓣反流的方向,有助于判断病变的瓣膜,即前叶脱垂,瓣膜反流方向朝向左心房侧后壁,而后叶脱垂,反流方向则向房间隔、左心房前壁,当反流程度严重时,血流甚至发生折返(图 4-1-6)。如果前、后叶均发生脱垂,反流束方向可能居中。

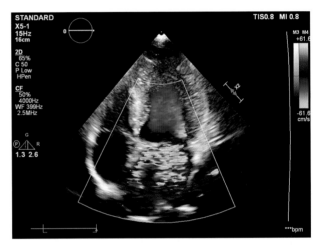

图 4-1-6 二尖瓣脱垂彩色多普勒超声心动图
左心房内探及源于二尖瓣脱垂的大量偏心性反流信号

3. **CT 表现** 直接征象可见二尖瓣逆行进入左心房、超过二尖瓣环平面 2mm、呈连枷状或皮带扣状(图 4-1-7)。间接征象,急性期可表现为肺泡性肺水肿,以右肺上叶为著。慢性期主要为左心房、室增大。晚期则表现为肺动脉及主要分支的显著扩张并右心房、室的增大。感染性心内膜炎的患者常见瓣

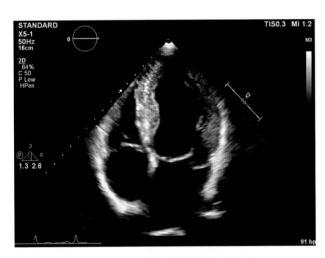

图 4-1-5 二尖瓣后叶脱垂超声表现
收缩期,后叶部分瓣体低于二尖瓣环水平,脱入左心房

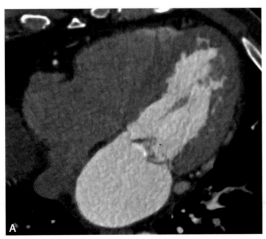
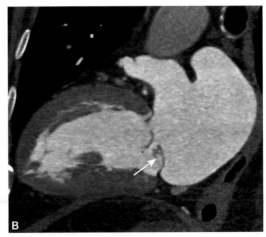

图 4-1-7 二尖瓣脱垂 CT 表现
A、B 图分别为轴位及心室长轴位,显示收缩期二尖瓣后叶突向左心房内

膜增厚、钙化及瓣周脓肿形成。

4. MRI 表现 电影序列可直观显示收缩期血流喷射到左心房,MRI 成为评估左心室射血分数、左心室容积、左心室心肌质量的常用技术。

【诊断要点】

超声心动图、心脏 CT 或 MRI 电影成像,显示心室收缩期血流自左心室反流至左心房,为二尖瓣关闭不全的主要征象。二尖瓣逆行进入左心房、超过二尖瓣环平面 2mm、呈连枷状或皮带扣状,则考虑为二尖瓣脱垂。

左心房、室扩张为常见继发征象。在感染性心内膜炎病例中,常见二尖瓣瓣增厚、钙化及瓣周脓肿形成。

【鉴别诊断】

1. 退行性二尖瓣疾患 本病占二尖瓣关闭不全全部病例的 60%~70%,以中老年常见,常因腱索断裂,使二尖瓣脱垂或瓣叶连枷所致,70%病例为后叶受累。

2. 缺血性二尖瓣反流 占所有病例的 20%。发生于心肌梗死患者,为心室重构导致的功能性二尖瓣反流。二尖瓣瓣叶通常形态正常,但左心室重构和扩张、乳头肌移位,通过腱索牵拉二尖瓣造成不完全对合,有时有乳头肌断裂。本型少见,但可造成严重的急性二尖瓣关闭不全。

3. 感染性心内膜炎 占所有病例的 2%~5%。有免疫抑制药物使用史的患者,以发热、白细胞升高、血细菌培养阳性就诊,发现二尖瓣与主动脉瓣不规则赘生物,主动脉瓣瓣周脓肿出现,则需高度怀疑感染性心内膜炎。

4. 风湿性心脏病 风湿性心脏病导致单纯性二尖瓣关闭不全非常少见。最常见的是合并二尖瓣狭窄及主动脉瓣病变。瓣膜增厚、钙化,巨大的左心房,肺动脉及右心扩大,肺间质水肿及胸腔积液是常见征象。

(杨有优 王 浩)

第二节 主动脉瓣病变

随着人口老龄化,主动脉瓣退行性病变导致的狭窄及关闭不全,逐渐成为老年人主动脉瓣换瓣治疗的主要病因。因此,合理运用影像技术准确评估主动脉瓣病变患者的瓣膜结构及功能、瓣环径线、瓣周毗邻病变情况,以及冠状动脉病变和心功能,对于该类疾病的临床决策及预后判断具有十分重要的意义。

一、主动脉瓣狭窄

【概述】

主动脉瓣狭窄(aortic stenosis,AS)是一种由多种病因引起主动脉瓣口狭窄的瓣膜性心脏病,该病起病隐匿,潜伏时间长,我国常见病因为风湿性主动脉瓣病变、老年性主动脉瓣钙化和先天性二叶式主动脉瓣合并钙化。西方人主动脉瓣狭窄在普通人群中发病率约 0.4%,常见病因以先天性二叶式主动脉瓣合并钙化为主,比例约占 1/2,75 岁以上人群中重度主动脉瓣狭窄患病率为 3%~5%,大于 85 岁患者中患病率接近 8%,随着人口老龄化的到来,其患病率可能会进一步提升。中国目前尚无这方面的具体统计资料。

遗传因素的作用近年来亦有报道,例如在一个基于三个种族人口的大型全基因组分析中,一种特异性脂蛋白 a 多态性,被证明与血清脂蛋白 a 水平升高、主动脉瓣钙化和主动脉瓣狭窄相关,但尚需更多的研究证实。

风湿热导致瓣叶交界融合、瓣口狭窄,血液湍流的长期冲击,引起瓣叶增厚与钙化,形成一个三角形收缩期瓣口,单纯的风湿性主动脉瓣狭窄少见,多合并主动脉瓣关闭不全和二尖瓣病变。老年性主动脉瓣钙化,主要由老年退行性病变引起,随着主动脉瓣胶原崩解逐渐增加,钙盐沉着后瓣膜发生变性、钙化。主动脉瓣畸形可分为单叶、二叶、三叶、四叶或四叶以上主动脉瓣畸形,以二叶主动脉瓣多见。瓣叶的数目、瓣叶融合的完全与否、瓣叶厚度、瓣叶柔顺性及瓣叶的钙化沉着,是影响瓣叶狭窄或反流的病理基础。

正常人的主动脉瓣口面积约为 $3.0cm^2$。一般瓣口面积 $\leq 1.0cm^2$,左心室收缩压明显增加,当瓣口面积 $\leq 0.75cm^2$ 时,可产生严重狭窄。由于主动脉瓣口狭窄,左心室排血受阻,左心室收缩力增强以增加左心室-主动脉间压力阶段差,以维持正常心排血量。主动脉瓣狭窄可逐渐出现左心室代偿性心肌肥厚,导致左心室舒张期顺应性下降,左心室舒张末期压力增加,早期可因左心房收缩代偿性增强,保证左心室舒张期充盈量。当出现严重主动脉瓣狭窄,正常静息状态下心脏不能排出足够的血量,心脏缺氧的同时由于心肌代偿肥厚,心肌耗氧量增加,加重心肌缺血缺氧;心脏排出血量减少,脉压下降,脑组织出现缺血症状;左心室、左心房压力升高,左心房、肺静脉淤血,出现呼吸困难。

主动脉瓣狭窄的临床特点:典型的三联征包括呼吸困难、胸痛和晕厥。呼吸困难可能由不断增加的左心室舒张末压力引起。胸痛或心绞痛则可能是由于左心室肥厚需氧量增加和/或同时合并有冠状动脉疾病所致,还有冠状动脉血流贮备减少。晕厥的机制较复杂,可能涉及以下相关原因:增加的左心室舒张末压力,刺激压力感受器而致心动过缓或低血压、传导组织钙化和传导阻滞,以及主动脉瓣狭窄所致心输出量的减小。

患者的临床症状与瓣膜狭窄程度有关,轻度主动脉瓣狭窄没有症状;中度和重度狭窄患者,表现为乏力、劳力性呼吸困难、运动时晕厥、心绞痛,甚至猝死。主动脉瓣听诊区可闻及收缩期喷射性杂音,并向颈动脉及胸骨上切迹传导,常伴有收缩期震颤。重度狭窄者可出现血压偏低、脉压小和脉搏细弱。心电图可表现为电轴左偏、左心室肥大伴劳损,部分患者有束支传导阻滞、房室传导阻滞或心房颤动。

重度主动脉瓣狭窄症状的出现对治疗具有决断性,因为随着症状的出现预后会快速恶化。研究显示所有重度主动脉瓣狭窄患者的中位生存时间为23个月,一旦出现有心力衰竭症状则降至11个月。还有研究表明,当出现胸痛、晕厥和呼吸困难症状时,其平均存活时间分别为5、3和2年。因此症状的出现对于重度主动脉瓣狭窄患者的临床评估意义重大。研究表明,把主动脉瓣狭窄病程阶段分A~D期,对治疗有指导价值,具体如表4-2-1。

表 4-2-1　主动脉瓣狭窄病程分期

A:风险暴露期
B:进展期
C1:无症状,重度主动脉瓣狭窄,具有正常左心室功能
C2:无症状,重度主动脉瓣狭窄,LVEF<50%
D1:有症状,重度,高压力梯度主动脉瓣狭窄
D2:有症状,重度,低压力梯度主动脉瓣狭窄,LVEF<50%
D3:有症状,重度,低流量,低压力梯度主动脉瓣狭窄,具有正常LVEF

【影像检查技术与优选应用】

主动脉瓣狭窄的诊断主要依赖影像学检查,了解不同影像技术的特点,有助于明确主动脉瓣狭窄的病因、狭窄程度的定量以及心肌大血管的继发改变,对术前、术后随访评价提供重要参考依据,针对经导管主动脉瓣置入术(transcatheter aortic valve implantation,TAVI)术前评估要求,不同影像技术的应用价值总结如表4-2-2。

X线胸片是基础检查,虽然简便易行,但仅能显示主动脉瓣狭窄的一些间接征象,如左心室增大、升主动脉增宽等,不能提供确定诊断的依据。

X线心血管造影虽然为有效的诊断方法,但其创伤性较大,费用较高,一般已经不用于本病的诊断性检查。

表 4-2-2　各种影像设备对主动脉瓣狭窄患者 TAVI 术前评估应用价值比较

	TTE、TOE	MDCT	CMR	造影
主动脉瓣狭窄严重程度	+++	+	++	+
主动脉瓣口宽径	+++	+++	+++	++
主动脉瓣解剖	++	+++	++	-
主动脉瓣钙化	++	+++	+	++
主动脉根部测量	++	+++	+++	++
主动脉瓣口-冠状动脉开口距离	±	+++	+++	±
伴随瓣膜病变	+++	+	+++	-
左心室功能	+++	+	++	-
室间隔厚度	+++	++	++	-
心肌纤维化	+	+	+++	-
冠状动脉病变	-	++	++	+++
远端血管解剖	-	+++	++	++
远端血管钙化	-	+++		+

TTE:经胸超声心动图;TOE:经食管超声心动图;MDCT:多排探测器计算机断层扫描;CMR:心脏磁共振;+++:最常用;++:不常使用;+:最少使用;-:不适合

超声心动图有应用广泛、性价比高、非侵入性等优点，仍是主动脉瓣狭窄的首选检查方法，其缺点是遇到透声窗不佳的患者，可导致无法获得清晰图像，或遇到左心功能受损的患者，其主动脉瓣的跨瓣压差会因左心室功能受损而减小，从而低估主动脉瓣狭窄严重性。

CT可以量化主动脉瓣钙化程度及瓣环等径线测量，补充超声心动图对狭窄严重程度的判定。CT另一优势是对冠状动脉病变的诊断。

CMR可提供心脏形态、结构、功能和心肌特性等信息，任意切面成像的特点可专门化针对主动脉瓣短轴位进行扫描，从而准确得到瓣膜结构、运动功能信息。

【影像学表现】

1. X线胸片表现 主动脉瓣狭窄导致后负荷增加，心影改变与高血压性心脏病变类似。心影呈主动脉型，主动脉瓣钙化严重时主动脉瓣区可见钙化；若升主动脉扩张，使纵隔增宽，主动脉结突出。左心室肥厚，可使左心缘饱满、心尖圆钝，心脏进一步增大可使心界向左侧扩大；晚期左心室肥厚代偿泵血能力不足，压力往后传导到左心房，导致左心房扩大，右心缘可见双房影，肺部可见肺淤血表现。结合主动脉瓣听诊区有收缩期喷射性杂音，可以提示主动脉瓣狭窄的诊断（图4-2-1）。

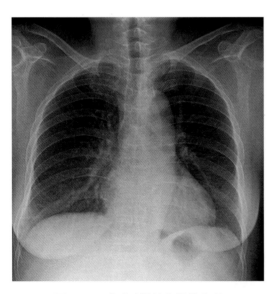

图4-2-1 主动脉瓣狭窄X线表现
主动脉瓣狭窄患者胸片显示，升主动脉向右侧膨隆，提示升主动脉扩张；左心缘向左下移位，心尖圆钝，提示左心室扩大

2. 心导管造影检查 通过介入性技术，测量左心室与主动脉收缩压差大于20mmHg，即可诊断主动脉狭窄。压差与瓣膜狭窄程度成正比，20～

30mmHg为轻度狭窄，30～50mmHg为中度狭窄，大于50mmHg为重度狭窄。主动脉或左心室造影显示，主动脉瓣增厚变形，收缩期可见瓣口喷射征，升主动脉呈梭形扩张，左心室肥厚或扩张。近年来随着无创心血管疾病检查手段的应用，包括超声心动图、多排CT增强扫描及磁共振成像等，采用心血管造影作为基础性诊断方法已经不再使用，但对于某些介入治疗技术，仍需行心血管造影检查，例如主动脉瓣狭窄患者的瓣膜球囊扩张术，术前需行升主动脉或左心室左前斜位造影，明确主动脉瓣狭窄程度、瓣环直径、有无合并主动脉瓣反流等，以选择适当直径的球囊导管。术后重复升主动脉造影，以观察有无主动脉瓣反流及其程度。

3. 超声心动图 M型超声心动图主动脉波群显示，主动脉瓣增厚，回声增强，开放幅度明显减小。二维超声心动图显示瓣叶形态改变，瓣叶可增厚、回声增强（图4-2-2），瓣叶交界处粘连，瓣口开放受限，严重狭窄时，瓣叶几乎不活动。若是瓣膜畸形，大动脉短轴切面，单叶瓣畸形开放时呈椭圆形，其中一个边缘紧靠主动脉壁，关闭时关闭线形如逗号，并且偏向一侧主动脉壁。主动脉二叶瓣相对较常见，呈上下或左右排列，左右二叶瓣常见，开放时呈梭形或鱼口状，关闭时呈哑铃状。四叶瓣畸形显示主动脉瓣叶为四叶，瓣叶的大小可不一样，主动脉瓣开放时形似四方形，关闭时呈"田"字形。组织多普勒显示收缩期高速射流频谱特点，峰值速度增快，加速时间短，减速时间长，峰值后移。彩色多普勒显示收缩期血液从左心室进入狭窄的主动脉瓣口时呈五彩高速射流，射入主动脉内，严重狭窄时可至主动脉弓及其分支。一般主动脉瓣狭窄的血流为中心性，在二叶式主动脉瓣时，主动脉的血流束多呈偏心性。左心室流出道排血受阻，故血流速度缓慢，左心室流出道血流色彩暗淡。

超声心动图可根据估测的主动脉瓣口面积和跨主动脉瓣的压差定量评价主动脉瓣的狭窄程度（图4-2-2）。左心室流出道（LVOT）的每搏血流量与主动脉瓣口的每搏血流量是相等的，所以主动脉瓣口面积可根据连续性方程计算，即 $AVA = A_{LVOT} \times VTI_{LVOT}/VTI_{AV}$，该方法估测的是主动脉瓣有效瓣口面积，而非真正解剖面积。根据连续多普勒可准确地测定在主动脉瓣口的跨瓣压差，估测主动脉瓣狭窄的严重程度，ESC、AHA/ACC推荐的分度标准略有不同（表4-2-3）。

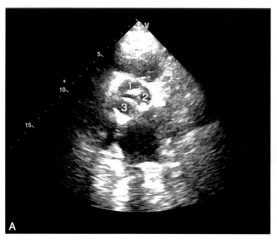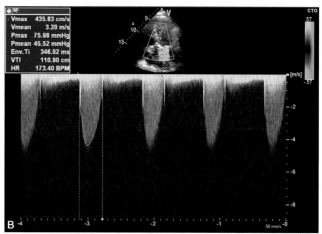

图 4-2-2 主动脉瓣狭窄的超声心动图表现

A. 主动脉瓣口短轴位,三叶瓣,瓣膜均回声增强;B. 频谱多普勒提示主动脉瓣血流速度峰值达 4.4m/s,平均跨瓣压差达 45.5mmHg,符合重度主动脉瓣狭窄诊断

表 4-2-3 主动脉瓣狭窄严重程度分级评估

程度	主动脉瓣射血速度/(m/s)	平均跨瓣压差/mmHg		有效瓣口面积/cm²	有效瓣口面积指数/(cm²/m²)	速度比
		ESC 指南	AHA/ACC 指南			
轻度	2.6~2.9	<30	<20	>1.5	>0.85	>0.5
中度	3.0~4.0	30~50	20~40	1.0~1.5	0.60~0.85	0.25~0.5
重度	>4.0	>50	>40	<1.0	<0.60	<0.25

由于超声心动图也存在一些缺陷,如图像质量不清晰,或遇到左心功能受损的患者其主动脉瓣的跨瓣压差由于左心室功能受损而减小,从而低估主动脉瓣狭窄的严重性。这属于低流量低梯度主动脉瓣狭窄(low-flow,low-gradient 主动脉瓣狭窄,LFLG 主动脉瓣狭窄)。对于 LFLG 主动脉瓣狭窄须进一步检查评估,以区别两种情况:一种是真正的重度主动脉瓣狭窄伴随左心功能受损;另一种情况是由于心肌本身病变(如缺血性)导致左心功能下降,从而使得瓣膜开放不完全,导致假性主动脉瓣狭窄。前者重度主动脉瓣狭窄是病因,左心功能受损是继发性病变;后者心肌疾病是病因,而重度主动脉瓣狭窄则是临床过高评估出现的假性主动脉瓣狭窄。相反,如果瓣口面积明显增大,而跨瓣压差增大很小,甚至减小,则提示为假性重度主动脉瓣狭窄。对于依据瓣口面积明确诊断为重度主动脉瓣狭窄,但平均跨瓣压差<40mmHg,而该患者的左心室射血分数(LVEF)却正常者,被称为反常低流量低压差主动脉瓣狭窄(paradoxical low-flow AS)。这类患者的特征有每搏指数<35ml/m²。与有正常流速和正常跨瓣压差的重度主动脉瓣狭窄的患者相比,这类患者病死率明显增加,有症状的患者通过瓣膜置换一定程度上可以改善预后。由于 LFLG 主动脉瓣狭窄患者

预后不良,手术风险高,ESC 指南中提醒对于这类患者要仔细评估,以确认主动脉瓣狭窄的严重程度(表4-2-3)。基于超声心动图的主动脉瓣狭窄评估与处理流程见图 4-2-3。

4. CT 表现 CT 检查亦可了解主动脉瓣叶个数、形态及类型,判断狭窄程度,测量瓣环的大小、主动脉的宽度及心肌厚度,相对超声心动图,其优势在于可以量化主动脉瓣钙化程度,及准确测量瓣环等径线。

瓣膜钙化随着年龄的增长而增加,年龄超过 70岁,36%的患者存在瓣膜的钙化,年龄超过 80 岁,瓣膜钙化概率可达 75%。小于 40 岁如发现瓣膜钙化多具有临床意义。钙化性主动脉瓣狭窄的病理特点是瓣叶在增厚的基础上,存在大量的钙化结节,凸出于瓣叶的表面。大量钙化也是术后主动脉瓣反流、主动脉瓣环撕裂、冠状动脉堵塞的危险因素。相对于球囊扩张式瓣膜,自膨式支架受钙化影响术后产生瓣周漏的可能性更大。TAVI 手术不像传统外科手术,钙化的瓣叶无法取出,因此钙化的存在对于瓣膜假体能否良好锚定及避免移位非常重要。CT 扫描显示瓣膜的钙化比 X 线胸片和超声心动图敏感,连续扫描后通过Agatston 评分系统,可以对钙化进行定位、定量分析。半定量评估严重程度可分为四级:1 级为无钙化,2 级

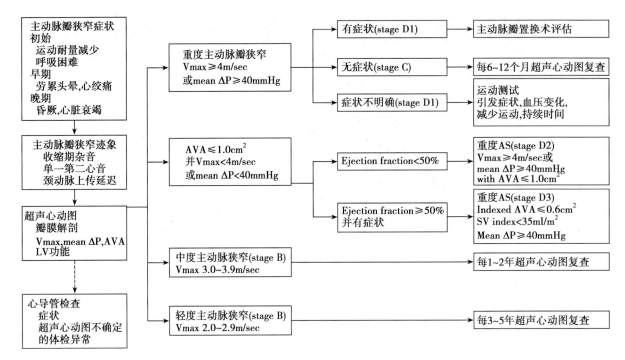

图4-2-3　基于超声心动图的主动脉瓣狭窄评估与处理流程

超声心动图适用于评估任何患者(特别是老年人)主动脉瓣狭窄,收缩期杂音和可能由于主动脉瓣狭窄引起的症状。根据超声心动图检查结果,主动脉瓣狭窄的严重程度分为A~D四个阶段。在D3期疾病中,当患者血压正常时应该获得超声心动图或心导管测量,因为高血压可以改变血流动力学,导致过高估计或低估严重程度。此外,在患有明显严重的主动脉瓣狭窄且梯度低、射血分数正常的患者中,考虑主动脉瓣置换术之前,应排除或治疗其他可能的引起症状的原因。这些患者通常具有小的主动脉瓣环,因此如果进行主动脉瓣置换,还应考虑假体瓣膜的预期血流动力学改变情况,以避免患者-假体不匹配。AVA:主动脉瓣口面积,LV:左心室,ΔP:经主动脉瓣压力梯度,SV:每搏输出量,Vmax:经主动脉瓣最大速度

为瓣周及瓣尖点状钙化,3级为多发大点状钙化,4级为连续线状钙化(图4-2-4)。

多排(64排以上)螺旋CT问世后,因其具有较高的时间分辨率和空间分辨率、单次即可完成大范围覆盖扫描等优点,加上心电门控技术的应用,几乎消除了运动伪影的影响,应用回顾性心电门控多时相扫描,可观察瓣叶开放情况。TAVI术前对主动脉窦径线测量要求十分严格(详见本章第七节放射影像学对瓣膜病治疗策略和预后的评估),CT因具有上述优势已被心血管CT学会(Society of Cardiovascular Computed Tomography,SCCT)推荐为进行TAVI术前评估及术后随访的有利工具。

CT除了评估主动脉瓣钙化程度,及测量瓣环等径线外,大范围覆盖扫描还在观察冠状动脉、大血管结构及钙化方面具有优势,如升主动脉及主动脉弓的钙化斑块脱落导致的异位栓塞也有报道,是术中卒中的重要原因,术前评估对规避风险十分重要。

5. PET/CT　正电子放射断层成像(positron emission tomography,PET)可以对主动脉瓣的炎症反应和钙化进行定位。最近研究表明,在主动脉瓣狭窄的PET/CT检查中,示踪剂 ^{18}F-氟化钠的摄取量,可以区别主动脉瓣狭窄的钙化程度并可预测疾病进程,可以补充主动脉瓣CT钙化评分对疾病进展的评估,并监测新型抗瓣膜钙化治疗的效果。但是,这项

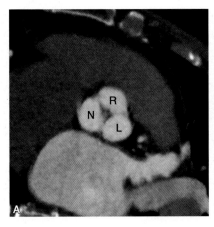

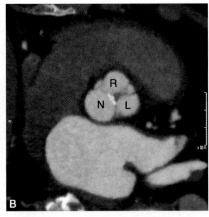

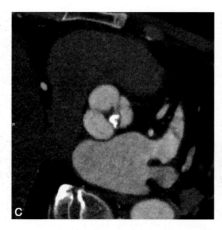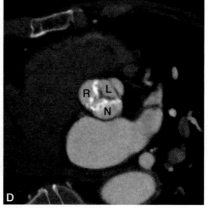

图 4-2-4 CT 半定量评估主动脉钙化严重程度

在心电门控 CTA 的双斜短轴位图像上观察主动脉瓣结构及钙化情况:A. 主动脉瓣呈三叶结构,瓣叶增厚,无钙化,分为 1 级;B. 主动脉瓣呈三叶结构,瓣叶增厚,伴无冠瓣尖点状钙化,瓣膜钙化程度为 2 级;C. 左冠瓣和无冠瓣联合处增厚伴大点状钙化,瓣膜钙化程度为 3 级;D. 主动脉瓣增厚,显示仅左冠瓣开放,右冠瓣及无冠瓣明显增厚伴瓣膜联合处连续钙化,瓣膜钙化程度为 4 级;右冠瓣及无冠瓣融合,与左冠瓣形成二瓣化主动脉瓣。超声结果也显示该病例为二叶式主动脉瓣,重度主动脉瓣狭窄(主动脉瓣血流峰值 4.37m/s,平均跨瓣压差 43mmHg),轻度主动脉瓣反流

检查较为昂贵,临床较少应用。

6. CMR 表现 心脏磁共振(cardiac magnetic resonance,CMR),是评估心室体积、功能的良好技术,但是,在主动脉瓣狭窄的临床应用中,更多的是选择超声心动图和 CT 检查。主动脉瓣狭窄 CMR 扫描方案特点,是增加主动脉根部短轴切面多序列成像(图 4-2-5),例如主动脉窦短轴多层电影序列,相位对比序列(phase contrast,PC),可对主动脉瓣形态观察、瓣环直径、经瓣速度、跨瓣压差或反流进行量化。主动脉瓣狭窄疾病后期应关注后负荷加重引起的心血管改变,例如左心室心肌肥厚、纤维化,左心房增大,升主动脉增宽等,CMR 在这些方面具有独特优势。CMR 白血及黑血序列均可显示左心室心肌厚度(图 4-2-5、图 4-2-6),钆造影剂延迟强化(late gadolinium enhancement,LGE)的出现,提示局灶性心肌纤维化(图 4-2-6),是晚期心肌损伤的改变。心肌纤维化的出现是心肌损伤及心功能改变的重要标志之一,它可引起心室重构,使心脏的机械活动和电活动发生改变,最终甚至可导致患者心力衰竭,增加患者的死亡风险。

4D-flow 技术是一种无创的可对心腔及大血管血流进行定性和定量分析的新技术,与传统的 2D-flow 相比,4D-flow 同时对 3 个相互垂直的维度进行速度编码并获得相位对比电影,不仅可以三维直观显示心脏及大血管血流特征,并经 1 次扫描即可获得扫描范围内任意位置血流的方向、速度、剪切力等血流动力学参数,尽管主动脉根部、升主动脉内径及其血流速度仍处于正常范围,但升主动脉壁剪切力的分布及峰值已明显改变,提示血流动力学改变早于结构重构,甚至有可能是其促发机制。

【诊断要点】

主动脉瓣狭窄的影像学评估,应综合以下因素:瓣膜解剖学、血流动力学(Vmax、MPG)、患者症状、左心室对压力负荷的反应,如心肌有无重构、纤维化。

超声心动图仍将是主动脉瓣狭窄初始评估的主要依据。诊断要点如下:①主动脉瓣增厚,瓣口开放幅度减小,左心室壁增厚;②定性诊断,彩色多普勒显示主动脉瓣口出现收缩期多色镶嵌的射流束,进入升主动脉后明显增宽。脉冲多普勒和连续波多普勒显示主动脉瓣口的高速射流频谱;③定量诊断,主要包括主动脉瓣跨瓣压差和瓣膜口面积的估测。

通过 CT 进行主动脉瓣钙化评分,是评估主动脉瓣狭窄严重程度的另一种方法,特别是对于超声心动图上钙化与狭窄程度不一致的患者。在后期阶段,应关注心肌的病变,使用 CMR 识别心肌纤维化患者,以帮助指导主动脉瓣置换(AVR)的时机。

【鉴别诊断】

主动脉瓣狭窄为一种左心室排血受阻性疾病,鉴别诊断主要与先天性主动脉瓣下、主动脉瓣上狭窄鉴别。这三种病导致的血流动力学相似,只是狭窄的位置不同。均可引起左心室排血受阻,增加左心室的后负荷,导致左心室心肌代偿性肥厚,心肌细胞肥大,晚期引起心力衰竭,左心室扩大。但后两者是先天性心脏病,发病年龄早,通过超声心动图、CT 及 MR 扫描可进行狭窄位置的鉴别。

1. 主动脉瓣下狭窄 约占所有先天性心脏病的 1.2%,为先天性左心室流出道梗阻的一种类型。由于主动脉干与圆锥部交界处的心球吸收不全,或二尖瓣前叶的发育异常所致。超声心动图或者心电门控的 CT 扫描,可以直接显示主动脉瓣下方宽窄不

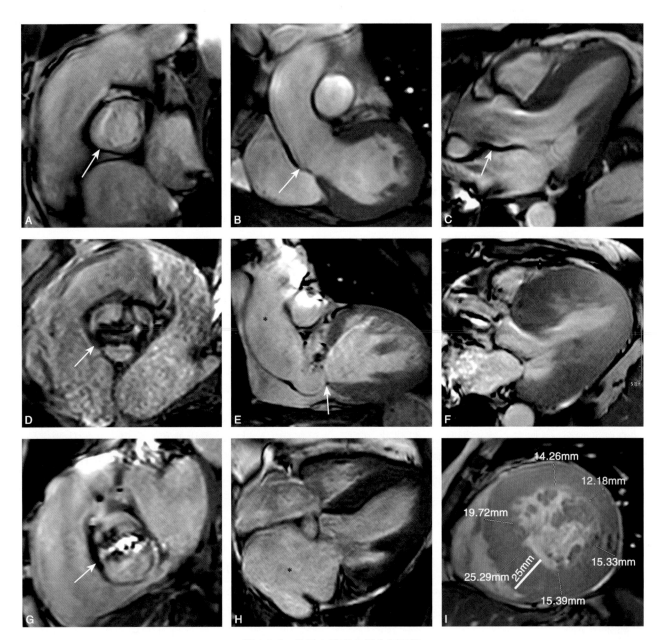

图 4-2-5　常规心脏磁共振电影图像

　　A~C 图分别显示为正常人的主动脉窦短轴(A)、左心室流出道(B)及左心室三腔心(C)Cine 电影序列图像,三个切面可见正常主动脉瓣(箭头)呈线状或无显示。D~I 图为重度主动脉瓣狭窄患者 Cine 电影序列图像,其中 D 图显示三叶主动脉瓣(箭头),瓣膜明显增厚,收缩期开放受限;G 图显示主动脉瓣二叶瓣畸形(箭头),呈"鱼嘴"状,瓣膜呈轻度增厚,收缩期开放受限;E 图显示主动脉瓣增厚(箭头),主动脉窦部及升主动脉扩张(∗);F 图显示主动脉瓣增厚,收缩期通过瓣膜后血流加速形成混杂信号(∗);H 图显示重度主动脉瓣狭窄患者四腔心电影图像,提示左心房扩大(∗);I 图显示重度主动脉瓣狭窄患者左心室短轴电影图像,左心室心肌广泛增厚,下间壁厚达 25mm

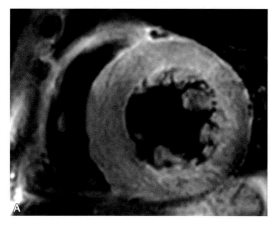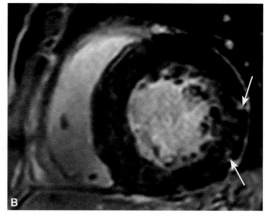

图 4-2-6　主动脉瓣狭窄患者常规磁共振图像

图像显示重度主动脉瓣狭窄患者心脏短轴图像,心肌明显增厚,伴局灶性心肌纤维化:A. 心脏短轴压脂的黑血
图像;B. 延迟强化序列显示左心室心肌散在斑点及小斑片高信号区域(箭头),代表局灶性心肌纤维化

等的肌性或纤维性隔瓣样结构,致该处左室流出道不同程度狭窄。

2. 主动脉瓣上狭窄　占所有先天性心脏病的 0.2%~0.5%,与远端圆锥动脉间隔及主动脉囊发育不良有关。当主动脉瓣上狭窄合并肺动脉分支狭窄、智力障碍、高钙血症及特殊怪异面容("小精灵"面容)时称 Williams 综合征;主动脉瓣上狭窄约有 4.4% 合并 Marfan 氏综合征。按受累的部位、狭窄程度、形态及范围,主动脉瓣上狭窄分为三种类型:漏斗型、发育不良型及隔膜型。

二、主动脉瓣关闭不全

【概述】

主动脉瓣关闭不全(aortic insufficiency,AI)可由主动脉瓣、主动脉瓣环和升主动脉病变造成。根据起病缓急分为急性主动脉瓣关闭不全和慢性主动脉瓣关闭不全,临床上以慢性主动脉瓣关闭不全多见。

急性主动脉瓣关闭不全病因:急性感染性心内膜炎导致主动脉瓣穿孔、脱垂;创伤导致升主动脉根部、瓣叶破损或瓣叶支持结构改变;主动脉夹层血肿使主动脉瓣环扩大,瓣环或瓣叶被夹层血肿撕裂;人工瓣膜破裂等。如果急性主动脉瓣关闭不全严重,导致左心室急性扩张,因适应容量过度负荷的能力有限,左心室舒张压急速上升,继而左心房压力升高,导致肺淤血、肺水肿。

慢性主动脉瓣关闭不全可由主动瓣疾病和升主动脉疾病引起。主动脉瓣病变分为后天性病变及先天性病变。后天性病变约 2/3 是风湿热,单纯主动脉瓣关闭不全少见,多为双重损害,主动脉瓣狭窄并发主动脉瓣关闭不全,或合并二尖瓣损害;感染性心内膜炎致瓣叶破损或穿孔,瓣叶因支持结构受损而脱垂,或赘生物介于叶间导致主动脉瓣关闭不全,即使感染被控制,瓣叶纤维化和挛缩也会导致主动脉瓣关闭不全。

主动脉瓣先天性病变包括单叶、二叶、三叶及四叶瓣畸形,甚至更多瓣叶畸形,临床上以二叶主动脉瓣多见,一叶边缘有缺口、大而冗长的一叶脱入左心室导致主动脉瓣关闭不全;四叶瓣畸形,瓣膜关闭时瓣叶中心呈四方形无闭合区导致主动脉瓣关闭不全。室间隔缺损并发一叶脱垂,也可导致主动脉瓣关闭不全。主动脉瓣黏液样变性也可使瓣叶因支持结构受损而脱垂。主动脉疾病导致主动脉管壁中层变性,主动脉瓣环扩张导致主动脉瓣关闭不全,常见的主动脉疾病有梅毒性主动脉炎、马方综合征(Marfan sydrome)、强直性脊柱炎、特发性升主动脉扩张、严重高血压或动脉粥样硬化。

慢性主动脉瓣关闭不全主要病理生理改变为舒张期主动脉血液经主动脉瓣反流至左心室,引起左心室容量负荷渐进性增高,左心室舒张期充盈压渐进性升高,进而导致左心室扩大与肥厚。在心脏功能代偿期,左心室舒张末期容量负荷增加使左心室排血量高于正常,维持升主动脉前向血流,功能失代偿后可出现左心衰竭主动脉瓣关闭不全引起动脉舒张压显著下降,影响冠状动脉与脑动脉血流,出现心肌与脑供血不足。

主动脉瓣关闭不全的临床特点:心脏功能代偿好的轻度关闭不全患者,可无明显症状,发生症状多与左心室明显扩大和左心室收缩力降低有关,表现为乏力、心悸、眩晕、晕厥、颈部和头部动脉强烈搏动感,部分患者可发生心绞痛,晚期出现左心衰竭表现。体格检查发现心界向左下方扩大,心尖抬举性搏动。胸骨左缘第 3、4 肋间或主动脉瓣听诊区有舒张早中期叹息样杂音,向心尖传导。关闭不全明显者出现周围血管征，包括动脉收缩压增高、舒张压降低、脉压增宽、颈动脉搏动明显，水冲脉，口唇、甲床毛细血管搏动和股动脉枪击音。心电图可表现电轴左偏、左心室肥大伴劳损。

【影像检查技术与优选应用】

主动脉瓣关闭不全诊断主要依靠临床表现及影像学检查。影像学检查可观察瓣膜结构，并评估反流程度及血流动力学改变继发心血管病变。

X线胸片是基础检查，虽然简便易行，但仅能显示该病的一些间接征象（如左心室增大、升主动脉增宽等），不能提供确定诊断的依据。

超声心动图是本病的首选和定性的检查方法，彩色多普勒在瓣膜运动、血流速度成像中发挥重要作用，且相对简便易行，有利于疾病随访复查。但不足之处在于操作者依赖性，组织分辨率不够。

CT对瓣膜钙化较敏感，心电门控下行CTA可清晰显示主动脉窦部及心脏结构，对主动脉瓣置换术前径线测量具有重要应用价值。

MRI的检查视野大，空间分辨力较好，同样可以显示主动脉瓣形态及测量跨瓣反流血流量，尤其在显示心肌重构及心肌损伤方面，能补充超声心动图及CT的不足。

【影像学表现】

1. X线胸片表现 心脏呈主动脉型，主动脉瓣区或可见钙化，升主动脉普遍扩张，左心室增大。

2. 心导管和造影检查 虽然可以诊断主动脉瓣关闭不全，但是作为有创检查，已经被无创检查取代。左心室和升主动脉的收缩压升高，主动脉舒张压降低，压差增大。左心室舒张末压增高，其增高的程度与反流量和左心室功能相关。升主动脉造影显示造影剂在舒张期从主动脉反流至左心室，左心室扩大。根据反流量的大小可评估关闭不全的程度：Ⅰ度，造影剂反流仅限于主动脉瓣口附近，一次收缩即可将

反流的造影剂排出左心室；Ⅱ度，造影剂反流至左心室中部，一次收缩也可将之排出；Ⅲ度，造影剂反流至左心室心尖部，一次收缩不能将其全部排出。

3. 超声心动图 主要选用左心室长轴切面或心尖二腔心切面、心底短轴切面和心尖五腔心切面，从不同角度观察主动脉瓣结构及反流。二维超声心底短轴切面，可清楚观察瓣叶的解剖结构改变，可见主动脉瓣不同程度增厚、回声增强，瓣叶呈不规则团状或粗线状回声，活动受限。舒张期主动脉瓣关闭时，瓣膜可见裂隙。主动脉瓣脱垂时，舒张期瓣膜超过主动脉瓣关闭点之连线，突向左心室流出道。彩色多普勒可直接显示舒张期起源于主动脉瓣的五彩反流束，并延伸至左心室流出道。彩色多普勒不仅可对主动脉瓣关闭不全做出定性诊断（敏感性及特异性达到100%），还可以进一步确定关闭不全的程度。根据反流束在左心室流出道内的最大宽度和左心室流出道宽度的比值，可将关闭不全分三度，轻度关闭不全者两者间比值小于25%，中度为25%~65%，重度大于65%。一些专家提出，55mm左心室收缩末期内径是手术能逆转左心室扩张的限度，因此，瓣膜置换术应在心室扩张达到这一限度前进行（图4-2-7、图4-2-8）。

4. CT表现 CT平扫可显示主动脉瓣区的钙化，增强扫描可见瓣膜增厚和赘生物。在二维多平面重建（MPR）和三维容积再现（VR）图像上可显示主动脉和左心室继发改变。在主动脉病变中，如主动脉根部扩张（图4-2-8），冠状位MPR显示升主动脉呈瘤样扩张，左心室扩大。覆盖整个心动周期的电影图像可观察瓣膜运动，以经主动脉根部的图像显示最佳。舒张期观察主动脉瓣脱垂的效果最好。MDCT应用心功能专用软件可评价心功能（如射血分数、心室容积等），观察室壁运动情况，从而间接评价主动脉瓣关闭不全的程度。但是无论哪种CT，对

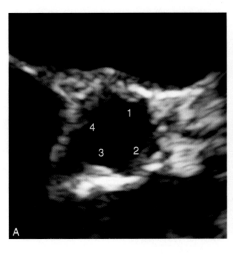

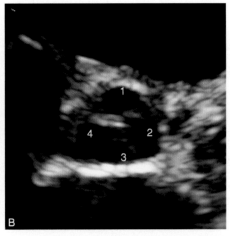

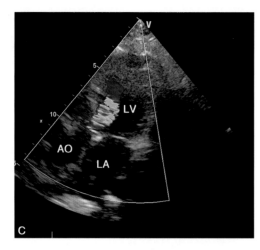

图 4-2-7 主动脉瓣四叶瓣畸形
A. 主动脉瓣短轴切面,显示主动脉瓣四叶瓣开放状态;B. 主动脉瓣短轴切面,显示主动脉瓣四叶瓣闭合状态;C. 彩色多普勒显示主动脉瓣彩色反流血流束,测量面积约 5.6cm^2,瓣上血流速度峰值约 2.45m/s,提示主动脉瓣轻度狭窄伴中度关闭不全

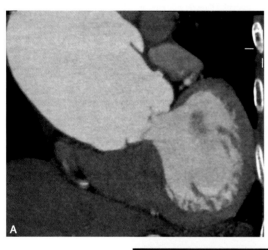

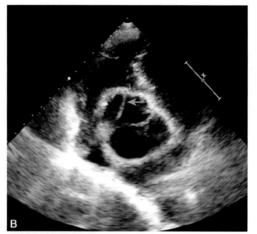

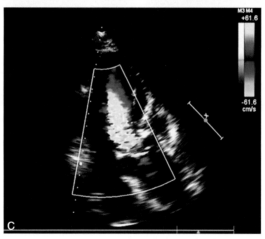

图 4-2-8 升主动脉瘤合并主动脉瓣重度反流病例
A. CTA 左心室流出道切面显示升主动脉瘤样扩张,伴内膜片撕裂;B. 主动脉瓣短轴超声切面可见内膜片累及右冠窦(箭头);C. 彩色多谱勒显示主动脉瓣大量反流血流

血流改变不敏感。

5. MRI 表现 MRI 常规电影序列可以观察主动脉瓣反流征象,表现为舒张期左心室内起自主动脉瓣向心尖方向走行的低信号束(图 4-2-9),可在左心室流出道、左心室流入流出道切面进行观察。根据信号缺失的大小、持续的时间和方位,可粗略做出瓣膜病变程度的判断,但准确度受扫描切面的影响。因此需要定量的检查方法,目前可采用两种方法进行定量分析,一种是求积法(planimetric calculation),另外一种是时相标测法(phase mapping)。进行 MRI 定量分析需要容积数据,根据覆盖心脏多层面多时相的心脏短轴图像,可以计算出心室收缩末期、舒张末期的容积及心功能。正常人左、右心室的搏出量是相等的,所以有瓣膜反流心室与正常心室搏出量的差值就是反流量。应用求积法评价瓣膜反流的效果,优于评价瓣膜狭窄。时相标测法可测量反流血

流,区分顺向和逆向血流,在平行于主动脉瓣环层面的图像上,可测量反流血流的速度曲线。正常人在舒张期主动脉瓣无逆向血流,而主动脉瓣反流者出现逆向血流,时间-逆向血流曲线下面积即代表反流量。有研究表明,MRI 测得的反流量与 X 线造影结果非常一致(图 4-2-9)。

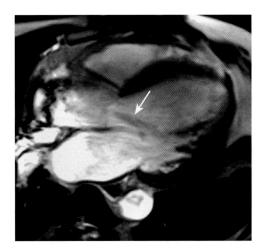

图 4-2-9　心脏磁共振电影序列
三腔心切面白血电影显示主动脉瓣下方低信号血流束,方向朝向二尖瓣前叶(箭头),提示主动脉瓣反流

【诊断要点】

1. 主动脉瓣数目异常,瓣膜增厚或钙化,关闭可见缝隙。

2. 左心室增大,左心室流出道增宽,室壁活动幅度增大。

3. 彩色多普勒超声或心脏磁共振检查,在左心室流出道内观察起自主动脉瓣的舒张期反流束,均可定量反流量。CT 平扫可显示主动脉瓣区的钙化,增强扫描可见瓣膜增厚和赘生物等,用于病因的诊断。CT 大视野扫描可观察升主动脉及心脏,对明确病因有帮助。

【鉴别诊断】

1. 主动脉瓣关闭不全常合并主动脉瓣狭窄或联合瓣膜病变,应注意详细分析,避免漏诊及误诊。

2. 生理性主动脉瓣反流的心脏、瓣膜及大动脉形态正常;反流面积局限<1.5cm²;最大反流速度<1.5m/s。

3. 二尖瓣狭窄时,在左心室内可探及舒张期射流,射流方向与主动脉瓣反流束方向基本相似,但射流束的起源不同。

4. 主动脉瓣关闭不全时,反流束冲击二尖瓣前叶,二尖瓣出现扑动、开放幅度减小,亦应与二尖瓣狭窄相区别,注意观察二尖瓣有无器质性改变。

(刘　辉　王　浩　谢佳均)

第三节　三尖瓣病变

三尖瓣相对于主动脉瓣、二尖瓣而言,在心脏结构及功能中发挥的作用相对较小。然而,三尖瓣疾病,尤其是三尖瓣关闭不全,对预测心脏疾病进展及再次心脏手术风险有重要作用。研究表明,中度以上三尖瓣关闭不全,是除左心室射血分数(LVEF)和肺动脉压力(PAP)以外,引起心脏瓣膜病患者死亡率升高的独立危险因素,也是左心室收缩功能不全患者死亡率升高的独立危险因素。研究三尖瓣病变的病因和发病机制,及时诊断,并采取有效治疗措施,有助于改善患者预后。

一、三尖瓣关闭不全

【概述】

三尖瓣关闭不全(tricuspid regurgitation,TR)是由于各种原因导致三尖瓣复合体功能或/和结构异常导致的瓣口不能完全闭拢,心脏收缩期血流从右心室反流入右心房。可分为器质性和功能性,以功能性多见。三尖瓣复合体由 3 个瓣叶(前瓣、后瓣和隔瓣)、腱索、乳头肌、纤维性三尖瓣环、右心房和右心室肌组成,正常瓣膜功能有赖于这些结构成分的完整和协调。

器质性三尖瓣关闭不全的主要病因:①风湿热,瓣叶增厚、挛缩、腱索粘连、缩短致使瓣叶闭合不良;②非风湿性因素包括感染性心内膜炎、三尖瓣下移畸形、心内膜心肌纤维化、外伤、医源性(如起搏或除颤电极导线、右心活检)、冠心病所致乳头肌缺血等。功能性三尖瓣关闭不全多见于左心系统疾病引起肺动脉高压,导致右心室扩大及右心功能不全,引起三尖瓣环扩大,瓣膜牵拉,进而加重三尖瓣关闭不全;以及其他原因(慢性肺部疾病、肺栓塞、房间隔缺损和肺静脉异位引流等)导致的肺动脉高压、任何原因的右心功能不全(心肌疾病、右心室缺血或梗死)、特发性三尖瓣环扩张等。

功能性三尖瓣关闭不全的病理生理机制,包括瓣环扩大、瓣环功能不全、右心室重构、三尖瓣瓣叶牵拉、肺动脉高压以及心房颤动等。瓣环扩大和/或瓣叶牵拉,是形成三尖瓣关闭不全并加重的主要原因,同时也会导致肺动脉高压。病理生理过程可分为 3 个阶段:第 1 阶段,右心室扩大导致三尖瓣环扩大,此时三尖瓣关闭不全的程度,取决于瓣环扩大的程度;第 2 阶段,右心室和瓣环的进行性扩大导致三尖瓣叶对合障碍,引起明显的三尖瓣反流;第3阶段,右心室重构牵拉乳头肌,导致瓣叶对合不良。

三尖瓣关闭不全导致患者的临床症状,常常是非特异性的,因为机体可以很好耐受重度三尖瓣关闭不全,在很长时间内没有明显症状。由于右心房增大,心房颤动常见。35%~75%的重度三尖瓣关闭不全患者颈静脉扩张,并可见收缩期V波。肝大可见于90%的患者,但收缩期肝脏扩张性搏动不一定出现。在胸骨左下缘可闻及全收缩期杂音,并随吸气增强。血流动力学改变(右心房压升高、心输出量减低等)取决于三尖瓣关闭不全持续时间和严重程度。右心房压升高可引起外周水肿、肝脏淤血、腹胀和食欲缺乏等。

重度三尖瓣关闭不全对临床结局和生存有重要影响。有重度三尖瓣关闭不全的二尖瓣狭窄患者二尖瓣和肺血管病变较重,经皮二尖瓣球囊扩张术后,即刻和远期效果差。不管左心室射血分数或肺动脉压如何,随着三尖瓣关闭不全加重,生存率降低;校正年龄、左或右心收缩功能和右心室内径后,重度三尖瓣关闭不全者预后差。三尖瓣关闭不全的这种独立作用也见于主要由外伤、黏液样变或心内膜炎等引起的连枷样三尖瓣,这些患者心房颤动、心力衰竭、手术和死亡的危险增加。孤立性重度三尖瓣关闭不全患者由于心输出量降低,可出现疲劳和运动耐量减低。长期存在重度三尖瓣关闭不全可致右心衰竭、腹水和全身性水肿。利尿剂可减轻右心衰竭和容量超负荷症状,但会降低心输出量,而加重疲劳和呼吸困难。手术治疗是唯一证明有效的治疗方法。如果不治疗,随时间进展三尖瓣关闭不全可恶化,导致严重症状、全心衰竭和死亡。

【影像检查技术与优选应用】

超声心动图是三尖瓣关闭不全的主要诊断方法,可明确有无三尖瓣关闭不全、三尖瓣关闭不全的原因及严重程度等。超声心动图具有应用广泛、性价比高、非侵入性等诸多优点,仍是三尖瓣关闭不全的首选检查方法;其缺点是遇到透声窗不佳的患者,可导致无法获得清晰图像。二维超声心动图可提供有关三尖瓣形态和瓣膜接合深度(三尖瓣叶被牵拉移位的指标)的重要信息;多普勒超声心动图(连续波或彩色多普勒)可用于定性和定量评估。目前,美国心脏病学院(ACC)/美国心脏协会(AHA)指南推荐的重度三尖瓣关闭不全特征包括射流紧缩口宽度(VCW)大于7mm和收缩期肝静脉逆向血流。由于三尖瓣关闭不全严重程度受多种因素(如右心室前、后负荷及右心室收缩功能等)影响,所以在评估三尖

瓣关闭不全时应结合多个超声心动图参数和患者的临床资料,综合判断三尖瓣关闭不全严重程度及对预后的影响,从而指导治疗。

X线胸片简便易行,但仅能显示如右心房右心室增大、下腔静脉增宽等间接征象,不能提供确定诊断的依据。

CT可以量化瓣环等径线测量,诊断价值有限。CMR可显示心脏形态、结构、功能和心肌特性等信息,准确提供右心室体积及功能变化、三尖瓣反流的严重程度等重要信息,指导制订相应的临床策略和干预时机的选择。

【影像学表现】

1. **X线胸片表现** 显示心影增大,心影右缘凸出,主要为右心房、右心室增大,下腔静脉增宽。常同时伴有其他瓣膜病变造成的改变。

2. **心导管和造影检查** 心导管检查表现为右心房压力波形的V波突出,降支变陡,在吸气时更为明显。右心房压力波形与右心室压力波形相似,仅振幅较小,称为右心室化的右心房压,是重度三尖瓣反流的表现。右心室造影、右前斜位电影摄影可显示三尖瓣反流及其程度。但由于心导管跨过三尖瓣,有潜在性假阳性。

3. **超声心动图** 超声心动图是诊断三尖瓣关闭不全的主要手段。主要选择右心室流入道长轴、大动脉短轴、胸骨旁和心尖四腔心切面实时,观察三尖瓣3个瓣叶的形态及开启、关闭情况。彩色多普勒和频谱多普勒是定性、定量三尖瓣关闭不全的确诊技术;而二维和M型超声则作为辅助技术。

彩色多普勒血流显像的直接征象是收缩期于右心房内可见源于三尖瓣口的以蓝色为主的五彩色血流信号。反流束一般为1束,有时亦可以为2束;反流束方向可垂直、斜向房间隔或朝向右心房侧壁。依据三尖瓣关闭不全程度,反流束分布的范围不同,可局限于三尖瓣口上方,亦可到达右心房的中上部;反流速度越快,彩色血流信号越亮丽。需要注意的是当右心房增大较明显时,偏心性的反流束在一个切面可能见不到,会在另一个切面出现,因此需要多切面、多角度观察,以免漏诊。频谱多普勒检查时,探查反流速度需用彩色多普勒做引导,声束与反流束方向平行可检测到最大反流速度,取样容积置于三尖瓣口右心房侧,收缩早期(少数于中晚期、全收缩期)于右心房内检测到负向、单峰、充填的湍流频谱,反流速度一般大于2m/s。舒张期三尖瓣口血流速度可加快(关闭不全致瓣口容量增加)。受三尖瓣反

流影响,下腔静脉和肝静脉可出现收缩期反流信号。

二维超声主要是明确三尖瓣关闭不全的病因、病理结构改变。风湿性三尖瓣关闭不全,瓣叶不均匀增厚、腱索增粗、缩短,瓣口收缩期可见裂隙。右心室流出道 M 型扫描可见 CD 段双重回声。三尖瓣脱垂时,二维超声可见三尖瓣某一瓣叶或三个瓣叶肥大、冗长,活动幅度增大,收缩期瓣体呈"弓形"脱向右心房。发生腱索断裂时,则可于不同切面观察到三尖瓣下甩动的线状回声,如同"甩鞭样",收缩期患瓣腱索进入右心房。手术、起搏器植入等因素导致感染性心内膜炎可于三尖瓣形成赘生物,二维超声可见三尖瓣上见团状或条带状回声,随瓣叶舒张收缩而甩动。当静脉导管、起搏器电极置入或外伤所致的三尖瓣腱索断裂等情况引起三尖瓣关闭不全时,需详细评估三尖瓣复合体。三维经胸心脏超声辅以经食管心脏超声能够同时获得三瓣叶大小、厚度和活动情况,三尖瓣环的大小和形状,以及腱索乳头肌的形态和心肌壁等各个结构间的解剖关系,为治疗提供影像学依据。三尖瓣下移畸形由于三尖瓣环、右心室扩大以及瓣叶变形,常伴有三尖瓣关闭不全,超声心动图有助于显示三尖瓣各瓣叶形态、瓣叶下移程度,空间结构,评估房化右心室,功能右心室。

在超声心动图中,彩色多普勒和频谱多普勒能够敏感地监测三尖瓣反流并能够对三尖瓣反流程度进行半定量评估。通过探测反流束面积反映三尖瓣反流程度,轻度反流的反流束面积<5cm²,中度反流为 5~10cm²,重度反流>10cm²。虽然彩色多普勒超声能够评估三尖瓣反流程度且操作简单,但结果易受操作者技术和患者血流动力学因素的影响。相对而言,在二维超声中,利用射流紧缩口宽度和等速表面积法(proximal isovelocity surface area,PISA)能够更加准确地评估三尖瓣反流程度,认为射流紧缩口宽度>6.5mm 提示重度三尖瓣反流。值得注意的是,射流紧缩口宽度>7mm 以及收缩期可于肝静脉测得血流信号是美国心脏病学会/美国心脏学会(ACC/AHA)指南中诊断重度三尖瓣反流的标准。此外,在奈奎斯特频率(Nyquist frequency)下,当三尖瓣反流峰值速度<28cm/s,PISA 测量的半径>9mm时会产生明显的三尖瓣反流,而当 PISA 测量的半径<5mm 时提示有轻度三尖瓣反流。

二维超声在心尖四腔切面可测量收缩中期三尖瓣隆起面积(三尖瓣环与三尖瓣体之间的面积)和对合距离(三尖瓣瓣环平面与对合点之间的距离),可用于进行性瓣叶牵拉(三尖瓣瓣缘移位)的评估。隆起面积大于 1cm² 提示存在重度三尖瓣反流。

三尖瓣关闭不全可引起右心室功能改变,超声心动图评价右心室功能常用的指标有三尖瓣环收缩期位移(TAPSE)、面积改变分数(FAC)或右心室心肌工作指数(RIMP)。TAPSE<15mm 提示右心室功能显著下降。由于重度三尖瓣反流患者等容收缩期心肌加速的程度及瓣膜反流时右心室的张力未知,超声对 TAPSE 的测量并不十分准确。右心室射血分数(RVEF)<20% 是三尖瓣成形术或置换术后死亡的预测因素。RVEF 取决于患者的容量状态、心室间的相互关系及心肌结构,只能做粗略的估计。此外,可以通过定量计算右心室的前后负荷来评估右心室功能,其中后负荷是通过三尖瓣反流速度来定量计算的。如果存在右心室功能不全,还需要估测肺血管阻力(PVR),并结合肺动脉压力来评估右心室功能不全的机制和三尖瓣反流程度(图 4-3-1,图 4-3-2)。

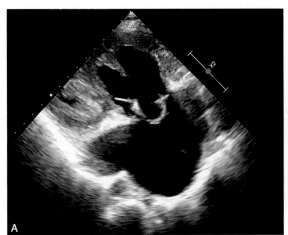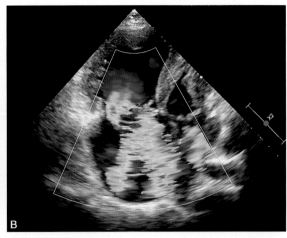

图 4-3-1 三尖瓣前叶脱垂所致三尖瓣大量反流

A. 右心室流入道切面显示舒张期三尖瓣前叶明显脱向右心房;B. 心尖四腔心切面显示源于三尖瓣口的大量反流,反流束偏向房间隔方向

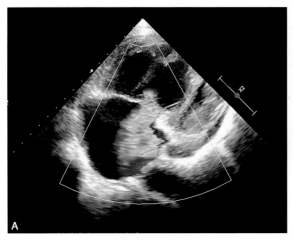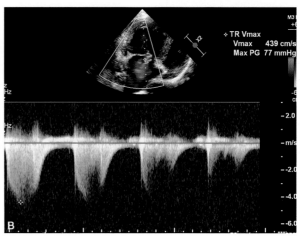

图 4-3-2 肺动脉高压所致功能性三尖瓣反流

A. 右心扩大,三尖瓣环扩张,收缩期于右心房内可探及源于三尖瓣口的蓝色反流束;B. 应用连续多普勒测量三尖瓣反流速度可用于估测肺动脉收缩压

4. **CT 表现** 具有较高的时间分辨率和空间分辨率,应用回顾性心电门控技术结合二维多平面重组(MPR)和三维容积再现(VR)等重组方法,可观察整个心动周期瓣叶舒张收缩情况、瓣环形态及变化情况并准确测量瓣环大小。相对超声心动图,其对血流改变不敏感,优势在于能够可重复性及准确测量瓣环等径线。三尖瓣下移畸形中,CT 可明确是否合并心内外畸形,尤其对心外大血管畸形,具有重要的临床诊断价值,是一种重要补充检查方法。

5. **MRI 表现** MRI 常规电影序列可以观察三尖瓣关闭不全的直接征象,表现为收缩期右心房内源于三尖瓣向心底方向的低信号。可以通过测量右心室每搏输出量以及相位对比法获取肺动脉前向血流量,两者差值便可准确地定量三尖瓣反流并评估严重程度。一般反流的体积比率超过 40% 认为是重度反流(图 4-3-3、图 4-3-4)。

CMR 是评估右心室体积和功能的准确方法,但其需要通过手动描绘舒张末期和收缩末期右心室心内膜边界进行计算、测量,比较繁琐、费时。越来越多采用获取相对简便、快捷的三尖瓣环收缩期位移(tricuspid annular plane systolic excursion,TAPSE)来半定量评估右心室的收缩功能,研究表明对于功能正常或者异常的右心室,TAPSE 与 RVEF 均具有高度相关性,一般认为 RVEF 值是 TAPSE 值的 2.5 倍,CMR 的 TAPSE 值小于 20mm 提示右心室收缩功能异常。

对于三尖瓣下移畸形患者,CMR 可以显示瓣叶的位置、形态以及心外大血管畸形,评价瓣叶的活动情况,可以定量房化右心室(atrialized right ventricle,

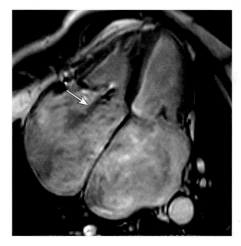

图 4-3-3 三尖瓣关闭不全 MRI 表现

四腔心切面电影序列显示收缩期右心房内源于三尖瓣向心底方向的低信号束(箭头),并可见右心房增大

aRV)与功能右心室(functional right ventricle,fRV),且可重复性高,在评估三尖瓣下移畸形临床严重程度时具有较高的应用价值。

【诊断要点】

1. 三尖瓣形态、位置异常,瓣膜增厚或断裂;收缩期关闭不拢、可见缝隙;右心房、右心室增大。

2. 超声心动图彩色多普勒或心脏磁共振检查,右心房侧观察源于三尖瓣的收缩期反流束,均可定量反流量。

3. 轻度三尖瓣关闭不全中,约一半为功能性,临床无症状,超声首次诊断,如二维超声三尖瓣结构无异常改变,可定期随访反流程度变化;对于中重度三尖瓣关闭不全,在确诊同时需明确反流的原因。

【鉴别诊断】

三尖瓣关闭不全多为继发于二尖瓣病变,肺动脉高压,右心室扩大,三尖瓣环扩张所致的功能性关

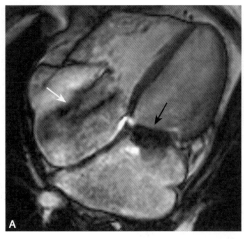
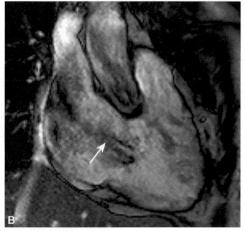
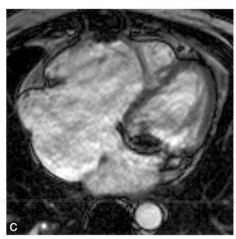

图 4-3-4　三尖瓣关闭不全 MRI 表现

四腔心切面（A）及右心室三腔心切面（B）电影序列显示收缩期右心房内源于三尖瓣向心底方向的低信号束（白箭），二尖瓣呈置换术后改变（黑箭），并可见左心房、右心房均增大；C. 四腔心切面电影序列舒张期显示三尖瓣环明显扩大

闭不全,而器质性三尖瓣关闭不全相对少见。诊断过程中应注意详细分析,避免漏诊及误诊。

二、三尖瓣狭窄

【概述】

三尖瓣狭窄（tricuspid stenosis, TS）是指右心室舒张期血流通过三尖瓣口受阻,导致右心房压增高、三尖瓣口血流增快的三尖瓣病变。其最常见病因为风湿性心脏病,但单纯的风湿性三尖瓣狭窄非常罕见,通常与关闭不全及左心瓣膜病变同时存在。其他少见病因包括先天性三尖瓣狭窄/闭锁、心房肿瘤、系统性红斑狼疮、类癌性心脏病、感染性心内膜炎、心内膜弹力纤维增生症等。器质性三尖瓣病变主要发生在后瓣,其次为前瓣,隔瓣受侵者较少。

三尖瓣狭窄的主要症状为体循环淤血所致的症状,如肝区不适、食欲缺乏、消化不良等,可伴四肢水肿。单纯性三尖瓣狭窄,肺淤血的症状不明显,而伴有二尖瓣狭窄的患者,因右心室血流量减少,心肺症状亦较单纯性二尖瓣狭窄者为轻。而体循环淤血的

体征可有发绀、黄疸、颈静脉怒张,肝大,可有触痛。心脏检查示心浊音界向右侧扩大,三尖瓣区第 1 心音亢进,第 2 心音后可有开放拍击音,胸骨左缘第 4 肋间可闻收缩期前或舒张期滚筒样杂音。

【影像检查技术与优选应用】

三尖瓣狭窄多与关闭不全、二尖瓣及主动脉瓣病变同时存在,极易被漏诊。超声心动图是三尖瓣狭窄的首选检查方法,其具有应用广泛、性价比高、非侵入性等诸多优点,但缺点是遇到透声窗不佳的患者,可导致无法获得清晰图像。二维超声心动图可提供有关三尖瓣形态和结构的重要信息;多普勒超声心动图（连续波或彩色多普勒）可用于定性和定量评估。

X 线胸片简便易行,但仅能显示如右心房增大、上腔静脉及下腔静脉增宽等间接征象,不能提供确定诊断的依据。

CMR 可提供心脏形态、结构、功能和心肌特性等信息,任意切面成像的特点可专门化针对三尖瓣进行扫描,从而准确得到瓣膜结构、运动功能信息。

【影像学表现】

1. **X线胸片** 后前位胸部X线胸片显示右心缘下部向右扩大,上腔静脉、下腔静脉影增宽。在单纯性三尖瓣狭窄的患者,肺野清晰,且无肺动脉增宽或肺淤血改变。

2. **心导管和造影检查** 右心导管检查显示右心房压力明显增高,右心房和右心室有显著的收缩期前或舒张期压力阶差;若三尖瓣平均跨瓣舒张压差在0.27kPa(2mmHg)以上,即可诊断为三尖瓣狭窄。

右前斜位右心房造影可显示三尖瓣瓣叶增厚,活动减弱,造影剂于舒张期经狭窄瓣孔流入右心室,且右心房造影剂排空时间延长。

3. **超声心动图** 右心系统由于解剖结构的因素使其超声心动图检查的切面与二尖瓣不同,选择右心室流入道长轴、大动脉短轴、胸骨旁和心尖四腔心切面可以实时观察三尖瓣的三个瓣叶形态及启闭如何。

二维超声可以显示三尖瓣增厚,以瓣尖为主,瓣下腱索缩短、融合,瓣叶与腱索不均匀性回声增强。心尖四腔切面可见三尖瓣前叶与隔叶开放幅度减小,舒张期呈穹窿样凸向右心室。M型超声取样线置于三尖瓣前叶瓣体部,舒张期EF斜率减慢,严重狭窄时与二尖瓣狭窄曲线相同,呈"城垛"样。

彩色多普勒血流显像是确诊三尖瓣狭窄的方法之一,优于M型和二维超声。彩色多普勒超声显示舒张期血流自右心房经狭窄的三尖瓣口进入右心室内呈五彩色湍流。频谱多普勒检查时,在心尖四腔切面,调整取样线使其与三尖瓣血流尽量平行,取样容积置于三尖瓣口处,可探及舒张期、正向、充填的高速湍流频谱,还可测量峰值流速及跨瓣压力阶差。峰值流速>1m/s,三尖瓣口压差>2mmHg,可考虑存在三尖瓣狭窄。

实时三维超声心动图能提供三尖瓣更详细的解剖信息,可从右心房及右心室面分别观察三尖瓣,同时还可以定量评估三尖瓣口的面积。正常三尖瓣口面积为6~8cm²(图4-3-5)。

4. **CT检查** CT具有较高的时间分辨率和空间分辨率,应用回顾性心电门控技术结合二维多平面重组(MPR)和三维容积再现(VR)等重组方法,可观察整个心动周期瓣叶舒张收缩情况、瓣环形态及变化情况并准确测量瓣环大小。相对超声心动图,其对血流改变不敏感,优势在于可以可重复性及准确测量瓣环等径线。此外,CT更容易发现瓣叶及瓣环上存在的钙化,而超声及MRI对钙化均不敏感。三尖瓣狭窄的患者,CT上可显示三尖瓣增厚、瓣叶融合,瓣环缩小,可伴钙化,并右心房增大(>

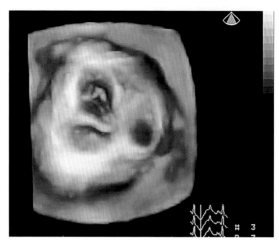

图4-3-5 三尖瓣狭窄三维超声心动图表现
三维超声显示三尖瓣叶增厚,瓣口开放幅度减小

20cm²)。对于先天性三尖瓣狭窄的患者,CT尚可明确合并的心内外畸形,尤其对心外大血管畸形,具有重要的临床诊断价值,是一种重要的补充检查方法。

5. **MRI检查** MRI电影序列可见三尖瓣瓣叶增厚,开放幅度减小,并且舒张期呈穹窿样凸向右心室。因瓣膜狭窄所致的湍流和/或异常高流速血流则表现为舒张期由右心房进入右心室的信号缺失区。MRI还可以准确测量瓣口面积及其变化情况。通过在瓣尖平面进行短轴位扫描可以观察瓣口大小,在舒张期可以测量瓣口面积,瓣口面积<1cm²则为三尖瓣重度狭窄。

而使用相位对比成像不但可以直观动态地观察瓣膜活动以及血流状态,还可以对血流定量测量、评估,可以准确测量感兴趣平面1个心动周期内通过的血流量、峰值流速、时间面积曲线、时间速度曲线等各种血流动力学参数。采用Bernoulli公式$\Delta P = 4V^2$(ΔP为压力阶差,V为峰值流速)可以计算三尖瓣狭窄时的跨瓣压力阶差。

此外,MRI还可以观察到右心房增大、下腔静脉增宽等间接征象。

【诊断要点】

1. 三尖瓣瓣膜增厚或钙化,瓣口开放幅度减小。

2. 彩色多普勒超声或心脏磁共振电影成像显示,舒张期由右心房进入右心室的湍流血流。

3. 三尖瓣口面积缩小,峰值流速>1m/s,三尖瓣口压差>2mmHg。

4. 右心房增大,下腔静脉增宽。

【鉴别诊断】

风湿性三尖瓣狭窄多与关闭不全、二尖瓣及主动脉瓣病变同时存在,极易被漏诊,在诊断联合瓣膜病变时,应注意详细分析,避免漏诊。

对于单纯性三尖瓣狭窄者,需注意排除三尖瓣狭窄的其他少见病因,结合临床病史及其他检查,避免漏诊、误诊。

（刘　辉　王　浩　罗海营）

第四节　肺动脉瓣病变

一、肺动脉瓣狭窄

【概述】

依据发生位置,肺动脉瓣狭窄(pulmonary stenosis,PS)可分为瓣上狭窄、瓣膜狭窄、瓣下狭窄和混合狭窄四种。

肺动脉瓣狭窄按原因可分先天性和获得性两类。先天性最常见,可能与基因异常有关。瓣膜狭窄可见于 Noonan 综合征,瓣上狭窄则见于先天性风疹综合征及 Williams 综合征。肺动脉瓣狭窄 80% 单独发生,20% 合并房间隔缺损、室间隔缺损、法洛四联症等先天性心脏病。本病的大体病理特征包括瓣叶增厚、部分连接部融合,呈穹窿状或圆锥状,中央口部狭窄,可能出现钙化。镜下可见增厚、发育不良的瓣叶由黏液瘤样组织构成。

获得性狭窄最常见于风湿性心脏病,与二尖瓣和主动脉瓣疾病相关,瓣叶增厚、缩短、卷曲,镜下示瓣膜机化、纤维化或钙化。感染性心内膜炎瓣膜可见多个大小不等赘生物,镜下见瓣膜溃烂,赘生物巨大松软含致病微生物,但极少见。

根据跨肺动脉瓣压力阶差对肺动脉瓣狭窄的严重性进行分类。轻微狭窄:压力阶差<25mmHg;轻度狭窄:压力阶差,25~50mmHg;中度狭窄:压力阶差

50~80mmHg;严重狭窄:压力阶差>80mmHg。依照肺动脉瓣口面积进行肺动脉瓣狭窄分类。正常肺动脉瓣:2.5~4.0cm²;轻度肺动脉狭窄<1cm²;中度肺动脉瓣狭窄 0.5~1cm²;重度狭窄<0.5cm²。轻微和轻度肺动脉瓣狭窄需动态观察。中度到重度肺动脉狭窄,可行球囊成形术或外科切开。在瓣膜成形术后,可以发生轻度肺动脉反流和右心室扩张。

先天性肺动脉瓣狭窄占所有先天性心脏病的10%,单纯肺动脉瓣狭窄是最常见的先天性心脏病之一。本病男女发病率相等。轻度二尖瓣狭窄常无症状。中到重度狭窄可有劳累后心慌气促,少数可咯血。查体胸骨左缘第2~3肋间可触及收缩期震颤,闻及粗糙收缩期杂音。部分患者可有发绀和杵状指。

【影像检查技术与优选应用】

超声心动图可直观显示肺动脉瓣狭窄的存在与程度、右心室扩大,评估右心室功能,加以无创、方便、廉价的优点,成为常规首选和确诊的方法。

X 线胸片可显示肺血减少,方便简单判断心脏大小,故在临床工作中作为常规检查仍予以保留。

心电门控心脏 CT,包括其电影成像可展示瓣膜的开放受限、瓣叶形态、瓣膜下或漏斗部纤维肌性狭窄,发现右心房室增大。在超声诊断有疑问或需除外或明确其他并发连接异常、血管异常时,常被应用。

心脏 MRI 可较精确评估瓣膜的狭窄程度和右心室功能。因无创和任意平面成像,其应用将越来越受到重视。

【影像学表现】

1. **X 线胸片表现**　肺血少,心脏呈二尖瓣型,肺动脉段突出,两侧肺门不对称,左肺门大于右肺门,为肺动脉瓣狭窄的经典征象(图4-4-1)。

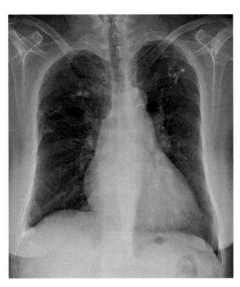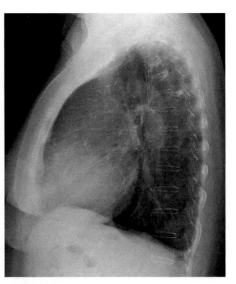

图 4-4-1　肺动脉瓣狭窄 X 线表现
正位显示肺动脉段轻度凸出,右心缘圆隆;侧位片显示心前间隙减小,右心房、室增大

2. **超声心动图** 肺动脉瓣狭窄时,大动脉短轴切面能显示肺动脉瓣的形态结构,肺动脉瓣明显增厚、开放幅度减小,收缩期呈穹窿样改变(图 4-4-2A)。肺动脉主干呈狭窄后扩张(图 4-4-2B),是肺动脉瓣狭窄的间接证据,但肺动脉扩张程度与瓣膜狭窄程度并不成比例。同时合并右心室流出道狭窄多见。二维图像仅能判断肺动脉瓣及右心室形态学改变,但是对于狭窄程度无法做出判断,连续多普勒能定性定量评估,彩色多普勒血流显示瓣口狭窄处加速血流(图 4-4-2C)。

3. **CT 表现** 肺动脉瓣膜狭窄,瓣膜增厚呈结节状,电影成像显示瓣膜开放受限,主肺动脉狭窄后扩张。瓣叶亦可呈不规则的二瓣状或花蕾状。瓣膜下或漏斗部纤维肌性狭窄,可见流出道肌壁肥厚伴相应部位管腔狭窄。可有第三心室形成。瓣膜下隔膜型狭窄,呈肺动脉瓣下带状透明区。右心房、右心室可见增大(图 4-4-3)。

4. **MRI** 可显示扩张的肺动脉干及左肺动脉。MRI 电影可显示增厚融合的瓣叶、狭窄的瓣口。增强成像可明确跨肺动脉瓣容积血流比率。

【诊断要点】

青少年劳累后心慌气促就诊,X 线胸片提示肺血减少、左侧肺门大于右侧肺门,超声心动图或 CT 提示肺动脉瓣膜增厚开放受限或二瓣化、伴或不伴瓣下狭窄,首先需考虑肺动脉瓣狭窄。

【鉴别诊断】

1. **肺动脉高压** 肺动脉主干及左右肺动脉扩张。先天性左向右分流心脏病可见心内间隔缺损。肺气肿、纤维化、蜂窝肺可见肺内严重弥漫的病变。风湿性心脏病二尖瓣狭窄可见二尖瓣叶增厚、钙化,并明显左心房增大。

2. **特发性肺动脉干扩张** 本病表现为肺动脉干扩张,左右肺动脉可受累。但肺动脉瓣未见增厚和二瓣化,肺和心脏未见明确异常。

3. **单侧肺动脉缺如** 指右或左肺动脉主干离断或闭锁,离断与闭锁段远侧的肺动脉通常由体肺侧支动脉或由动脉导管供血。胸片显示患侧肺门缺如,肺体积小,纵隔向患侧移位。患侧胸膜增厚可在部分病

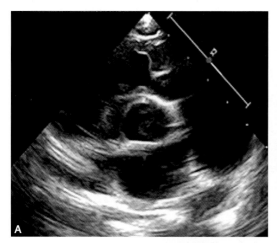
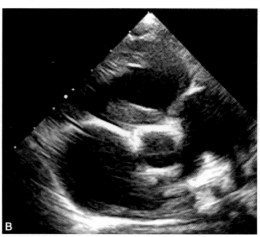

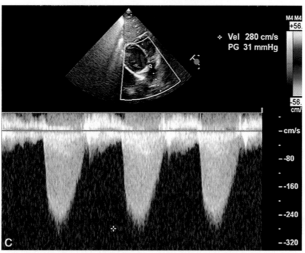

图 4-4-2 肺动脉瓣狭窄超声心动图表现
A. 大动脉短轴切面;B.肺动脉主干呈狭窄后扩张;C.肺动脉瓣狭窄速度 280cm/s,压差 31mmHg

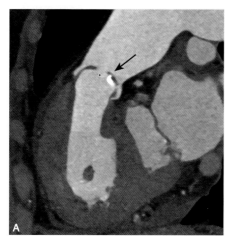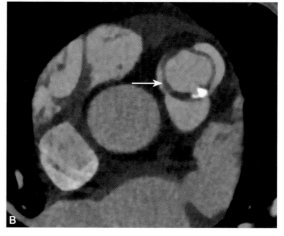

图 4-4-3　肺动脉瓣狭窄 CT 表现

A. 右心室流出道及主肺动脉近段,可见肺动脉瓣开放受限,呈圆顶状;B. 肺动脉短轴位图像可见肺动脉瓣
增厚伴钙化

例发现肋骨下切迹。CT 发现缺如侧肺动脉起始部或近端呈光滑盲端,患侧肺门动脉缺如或细小,患侧肺因血氧浓度较低、血管收缩而呈马赛克征。

4. 肺动脉吊带　木病属先天性异常,左肺动脉起自右肺动脉后缘,经过气管和食管间到达左肺门,状似一条吊带围绕气管远段与右主支气管近段。CT 和 MRI 有明确诊断价值。

二、肺动脉瓣关闭不全

【概述】

肺动脉瓣关闭不全(pulmonary insufficiency)指肺动脉内血流在心室舒张期,通过有缺陷或缺如的肺动脉瓣反流进入右心室。本病以获得性原因常见,主要包括肺动脉高压、感染性心内膜炎、肺动脉瓣狭窄球囊成形术后,以及法洛四联症修补后并发症。先天性肺动脉瓣关闭不全较为少见,原因为肺动脉瓣缺如。

轻度肺动脉瓣关闭不全没有临床意义,不需要治疗。严重的肺动脉瓣关闭不全可导致右心室肥厚和主肺动脉扩张乃至右心衰竭。对进行性右心室功能损害患者,可行瓣环修补或人工瓣膜置换,并直接治疗导致继发性肺动脉瓣关闭不全的病因如肺动脉高压或慢性心内分流。

轻度肺动脉瓣关闭不全通常没有症状。长期或严重的肺动脉瓣关闭不全可以导致右心衰。感染性心内膜炎患者可有发热、血培养细菌阳性。先天性肺动脉瓣缺如患者,多数可在婴儿期因心脏杂音、青紫、心力衰竭和呼吸困难就诊。体检于心前区胸骨下缘可触及抬举感、胸骨左缘第三肋间可闻及典型的收缩-舒张双期杂音。

【影像检查技术与优选应用】

彩色多普勒超声心动图可通过测量反流喷射束的大小、密度、宽度、减速率评估关闭不全的严重程度,也因无创、廉价、方便成为本病首选的检查方法。

高端 CT 除能够展示瓣膜形态与开放动态,在显示重要并发异常,如肺动脉血栓、瓣周脓肿、肺部阻塞性疾病方面亦有明显优势。先天性肺动脉瓣关闭不全多因肺动脉瓣缺如造成,后者最常并发于法洛四联症。CT 对与手术密切相关的室间隔缺损部位、主动脉骑跨程度、冠状动脉有无畸形等情况的提示,对治疗具有重要作用,成为常用的补充手段。

MRI 短轴或长轴电影叠加可以直接测量前向血流、反流量和反流分数,可选择使用。

【影像学表现】

1. X 线胸片表现　获得性肺动脉瓣关闭不全最常见于肺动脉高压,平片可见双侧肺门增大、心左缘肺动脉段突出、右心室增大所致心尖圆钝上翘。肺纹理可稀疏、透过度可增高。先天性肺动脉瓣关闭不全常因肺动脉瓣缺如所致,常并发于法洛四联症,以右心室增大、肺动脉扩张为特征。

2. 超声心动图表现　因肺动脉主干靠近胸壁,故经胸超声心动图比经食管超声心动图显示清晰。彩色血流多普勒可以准确地识别微量、轻度的肺动脉瓣反流,肺动脉反流显示为细小、短簇的血流,与重度肺动脉瓣反流显著不同。另外观察肺动脉瓣叶结构,评估右心室大小及功能也能明确反流的病因及对容量负荷过重的适应。记录肺动脉瓣反流和三尖瓣反流的连续波多普勒频谱,提供肺动脉瓣反流程度的支持性指征并估算肺动脉压力。

肺动脉反流程度分级:①肺动脉瓣轻度反流,肺动脉反流束长度小于等于 10mm；②肺动脉中度反流，肺动脉反流束长度介于 10~20mm 之间；③肺动脉重度反流，肺动脉反流束长度大于 20mm。

3. CT 表现 肺动脉高压时常见肺动脉主干及分支扩张。分叉水平肺动脉主干直径大于同层面升主动脉直径。肺动脉血栓病例可见肺动脉内无强化、偏心性充盈缺损。右心室增大。因病因不同，肺部可见肺气肿、纤维化、马赛克灌注、胸腔积液等征象。术后病例可显示既往手术改变。

感染性心内膜炎则常见主动脉瓣、二尖瓣同时受累，瓣膜见不规则赘生物、瓣周脓肿为经典征象（图 4-4-3）。

肺动脉瓣缺如病例显示右心室流出道与肺动脉主干间未见瓣叶或仅有部分瓣叶遗留。肺动脉主干与右心室显著增大，左右肺动脉近段扩张。扩张的肺动脉压迫左右肺上叶支气管及右侧中间段支气管，可见并发法洛四联症、房间隔缺损或三尖瓣下移。

4. MRI 表现 可显示扩大的主肺动脉及右心室。稳态自由序列（SSFP）或梯度回波（GRE）电影显示舒张期反流性血流信号缺失喷射进入右心室。电影图像也提供右心室容积、功能评估。右心室功能是决定是否需要修补的关键。速率编码时相增强血流研究可以测量反流容积。

【诊断要点】

超声心动图或 MRI 电影可直观显示肺动脉瓣关闭不全的征象。

【鉴别诊断】

1. 肺动脉高压 长期慢性阻塞性肺病或长期卧床的中老年患者，CT 提示肺部严重气肿、纤维化或肺动脉内无强化充盈缺损时，则考虑本病继发于肺动脉高压。

2. 先天性心脏病 多见于儿童或青少年，因心脏杂音、发绀就诊，CT 提示右心室流出道与肺动脉主干间未见瓣膜或仅有部分瓣膜遗留，肺动脉主干与右心室增大，则考虑先天性肺动脉瓣缺如，此时需注意有无合并法洛四联症、房间隔缺损或三尖瓣下移等畸形。

3. 感染性心内膜炎 年轻人发热来诊、有或无免疫功能不全背景，血培养致病微生物阳性，多个瓣膜可见赘生物及瓣周脓肿，则考虑感染性心内膜炎。

4. 外科并发症 见于 35% 的法洛四联症术后患者，为重要的常见并发症。可见右心室流出道扩大，肺动脉瓣缺如或发育不良。还有部分患者为先天性肺动脉瓣狭窄球囊瓣膜成形术接受者。

（杨有优 王 浩）

第五节 感染性心内膜炎

【概述】

感染性心内膜炎（infective endocarditis，IE）是一种相对少见的感染性疾病，可见于天然或手术植入的人工心脏瓣膜，年发病率为（3~7）/10 万人。感染性心内膜炎为目前第三或第四大常见的致命性感染性病变，仅次于脓毒血症、肺炎和腹腔内脓肿。未经治疗的感染性心内膜炎是致命的，即使经过抗生素和手术治疗，平均院内死亡率亦达为 15%~20%，1 年死亡率接近 40%。此外，人工瓣膜感染性心内膜炎（prosthetic valve endocarditis，PVE）占病例的 16%，院内死亡率接近 40%。天然瓣膜感染性心内膜炎的主要危险因素包括退行性瓣膜病、糖尿病、肿瘤、静脉注射毒品和先天性心脏病。

近数十年来，感染性心内膜炎的流行病学特征发生了明显变化，院内感染的现在约占 30%，主要原因包括长期静脉输液管置入、侵入性手术、人工瓣膜和心脏留置装置使用人数增加。80%~90% 病例为革兰阳性球菌（葡萄球菌、链球菌和肠球菌）感染。尽管感染性心内膜炎整体发病率保持稳定，由金黄色葡萄球菌引起的发病率有所增加，占所有病例的 30%，葡萄球菌引起的亦不再局限于传统的高危人群，如血液透析或静脉注射吸毒者中的肾衰竭患者。此外，患者平均年龄逐渐增高，有人工瓣膜和其他心脏装置植入史的患者比例增加，而风湿性心脏病的比例有所降低。接受手术的患者亦逐年增加，约达到 50% 左右。

正常心内膜对感染具有一定的抵御能力，血液的流动亦使得微生物难以黏附在上面或定植，引发局灶性感染。三种因素在感染性心内膜炎的发生中起着关键作用：①心内膜异常（心内膜炎症、中心静脉置管、其他医疗器械或材料引起的内皮损伤）；②菌血症（微生物经口腔、泌尿生殖器或胃肠道、创伤、静脉和皮下注射进入血流）；③微生物毒力及其他相关生理特性（如黏附蛋白和组织破坏因子、微生物数量、微生物反复多次进入血液）。除了极少数情况以外，病原体在瓣膜表面定植继而形成赘生物常通过以下两个途径进行：第一种途径是通过损伤或腐蚀心内膜，激活凝血级联反应，促使血液中的微生物黏附和定植；第二种途径是内皮细胞在炎症状态下表达特定受体，血液中的微生物、纤维蛋白和其他凝血因子可与这些受体结合并激活凝血级联反应，最终导致感染性心内膜炎。

感染性心内膜炎的临床表现通常缺乏特异性，根据致病微生物种类、有无先天性心脏疾病、是否有人工瓣膜或心脏装置植入等，感染性心内膜炎的临床表现各不相同，间歇性发热、不明显的胸痛、心悸、快速血流动力学失代偿和猝死均可出现。

感染性心内膜炎既可表现为急性、快速进展的感染性病变，也可表现为亚急性甚至仅伴有低热和非特异性症状的慢性病变。90%的患者出现发热，常伴有寒战、食欲缺乏和体重减轻等全身症状。85%的患者可闻及心脏杂音。高达25%的患者在诊断时合并栓塞事件。因此，任何发热伴脏器栓塞事件的患者都必须考虑到本病的可能。在很多发展中国家仍可遇到以亚急性病程发病的感染性心内膜炎病例，其征象大多较典型。尽管皮肤红斑常出现在疾病早期，就诊时较难观察到，但与血管和免疫系统相关的征象，如甲床出血、Roth斑和肾小球肾炎等仍然很常见。30%的患者可出现脑、肺或脾脏栓塞，并且通常在患者就诊时就有较为特征性的临床表现。

发热患者C反应蛋白（C-reactive protein，CRP）或红细胞沉降率（erythrocyte sedimentation rate，ESR）升高、白细胞增多、贫血和镜下血尿常有助于提示诊断。然而，这些指标缺乏特异性，尚未纳入目前的诊断标准中。老年人或免疫功能低下的患者临床表现常不典型，发热相对不常见。因此，对于老年人、免疫功能低下患者及其他高危人群（如先心病或有人工瓣膜置换史的患者），必须提高警惕，要全面检查以排除感染性心内膜炎，避免延误诊断。

除了病原微生物学和影像学检查外，临床上还需要对脓毒症及败血症进行评估。脓毒症的严重程度可反映在多个实验室指标上，包括白细胞增多或减少的程度、未成熟白细胞的数量、CRP和降钙素原的浓度、ESR和终末器官功能障碍的标志物（乳酸血症、胆红素升高、血小板减少和血清肌酐浓度上升）。以上指标均无法用于诊断IE，但部分指标已被应用于与IE患者风险分层相关的手术评分系统，如胆红素、肌酐和血小板计数（sequential organ failure assessment，SOFA评分）、肌酐清除率（european system for cardiac operative risk evaluation，EuroSCORE第2版）等。部分炎症介质或免疫复合物指标增高虽不能证实，但可用于支持IE的诊断。

【影像检查技术与优选应用】

超声心动图、计算机断层扫描（CT）、磁共振血管造影（MRA）和^{18}F-FDG PET/CT，是目前感染性心内膜炎最主要的非侵入性成像手段。

经胸超声心动图（TTE）是感染性心内膜炎患者最常用的成像手段，具有快速、便捷、无创以及无电离辐射的优点。然而，瓣膜钙化或植入人工瓣膜的患者在TTE上常出现声影，影响局部结构的评估。同时，由于骨骼及肺部气体的干扰，TTE难以观察主动脉弓以上的结构。对于怀疑感染性心内膜炎的患者，经食管超声心动图（TOE）是更敏感的检查手段，可克服TTE的大多数局限性，但缺点是具有侵入性，检查时通常需要镇静，同时，由于气管及右侧主支气管的遮挡，升主动脉远端靠近头臂干的部分节段显示欠佳。TTE和TOE已被纳入诊断感染性心内膜炎的改良版Duke标准，并且首选检查手段。然而，在主动脉瓣周脓肿、人工瓣膜心内膜炎（PVE）、假体材料感染以及病毒、寄生虫病感染等复杂病例中，单纯进行超声心动图可提供的信息相对有限的。

CT血管造影（CTA）是一种快速的、可获取三维数据的横断面成像技术，具有良好的空间和时间分辨率。在第三代双源CT中，空间分辨率可达66ms，使主动脉瓣解剖结构评估成为可能。目前CT主要用于TTE诊断不明确且不能进行TOE的患者或者可能存在需要手术干预的局部并发症的患者。对于这些病例，可进行回顾性心电门控心脏CT血管造影检查（动脉期采集，成人约需要60ml碘化造影剂），在整个R-R间期内对图像进行采集，以便在整个心动周期中评估主动脉瓣膜和邻近结构，并且可以观察到瓣叶赘生物在心动周期内的摆动。与前瞻性心电门控（即仅在收缩末期或舒张末期采集图像）心脏CT血管造影相比，回顾性心电门控心脏CT血管造影在整个R-R波间隔内采集数据，患者接受的辐射剂量明显增多。为了减低辐射剂量，可以采取一些低剂量扫描技术，包括使用基于ECG的管电流调制（ECG-based tube current modulation），降低管电压（如使用80或100kVp，而不使用常规的120kVp），减少Z轴上扫描覆盖的范围，以及使用迭代重建等图像重建技术改善图像质量。

磁共振（MRI）可进行多角度、多序列成像，具有出色的软组织对比度和组织分辨能力。稳态自由进动（SSFP）电影成像可提供关于主动脉瓣的解剖学和功能信息，其时间分辨率小于50ms，能够在整个心动周期内准确评估瓣膜结构和功能。MRI不是评估感染性心内膜炎的首选检查手段，但它可从任意角度观察赘生物的活动度、瓣膜组织破坏、反流及假性动脉瘤或瘘道形成等瓣周结构受累情况及心内血流动力学改变,为治疗决策提供帮助。对比增强MRI,具有良好的软组织对比度,无电离辐射。双反转恢复(DIR)序列上血池呈低信号,有助于清晰显示主动脉壁与心肌病变。对比顺磁性钆造影剂(GBCA)注射前后的图像,可观察瓣周组织有无强化,为明确瓣周组织受累提供影像学线索。对于年轻患者以及多次随访的患者,可使用 MRI 代替 CT,以减少患者接受的辐射剂量。心脏 MR 成像也存在局限性,金属材料或钙化灶可导致磁敏感伪影或周围区域信号强度减低,影响病变评估。

当上述影像学手段均无明显阳性发现,但临床仍然高度怀疑感染性心内膜炎时,可考虑行[18]F-FDG PET/CT 检查。除了评价肿瘤性病变,[18]F-FDG PET/CT 已成为评估全身感染/炎症的主要手段。活动性感染病灶通常呈高代谢改变,葡萄糖摄取增多。目前[18]F-FDG PET/CT 主要用于其他手段难以确定的情况,如疑似主动脉人工瓣膜感染的病例。

【影像学表现】

1. CT 表现 患者的临床特征提示可能存在感染性心内膜炎时,支持本病诊断的影像学征象包括赘生物、瓣膜穿孔及感染向周围组织扩展等。

心内膜赘生物是感染性心内膜炎最具特征性的影像学征象,通常表现为不规则、活动或固定的软组织密度团块影,其形状及大小多变,通常附着于瓣膜、腱索或升主动脉的低压侧心内膜上,亦可出现在室壁和心内装置(如心脏起搏器电极)等不典型部位。在瓣膜穿孔的患者中,赘生物常常位于瓣膜的低压侧(如主动脉瓣的左心室流出道侧以及二尖瓣的左心房侧)。赘生物径线大小有着重要的临床意义,径线小于 10mm 时栓塞发生的概率为 23%,直径

大于 10mm 时栓塞的发生率为 60%,需要进行手术摘除。在心脏 CT 血管造影中,赘生物常表现为心腔内高密度造影剂中低密度的充盈缺损(图 4-5-1)。在回顾性门控 CT 检查中,可观察到赘生物飘动,或与之相关的潜在的结构功能改变,或血流动力学改变,如穿孔或反流等。相较于超声和磁共振检查,心脏 CT 血管造影受人工瓣膜材料或粗大钙化的影响最小。心脏 CT 检出主动脉瓣膜赘生物中的总体敏感性、特异性、阳性预测值、阴性预测值分别为71.4%、100%、100% 和 55.5%,而检出直径大于10mm 赘生物的敏感性、特异性、阳性预测值和阴性预测值均为 100%。小于 10mm 的赘生物在 CT 上显示不佳的原因较多,可能与 CT 扫描仪的时间分辨率不足有关。

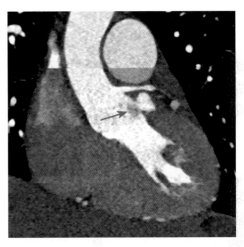

图 4-5-1 主动脉瓣膜赘生物
箭头示附着于瓣膜的低密度赘生物

瓣膜穿孔(图 4-5-2)为感染导致的瓣膜组织缺损,可导致血液逆行流入前一心脏腔室。使用合适

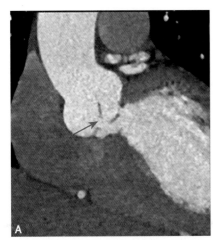
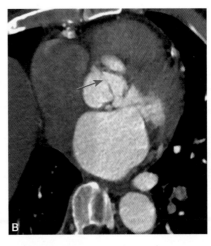

图 4-5-2 主动脉瓣二叶瓣畸形,瓣膜穿孔
A.冠状位示瓣膜穿孔(箭头);B.多平面重建示主动脉瓣二叶瓣改变,右侧瓣膜连续性中断(箭头),提示穿孔

的成像手段和后处理技术有助于通过心脏 CTA 识别瓣膜上的穿孔。尽管超声心动图和心脏 CTA 均可能无法显示细小穿孔，多普勒技术评估血液反流情况可能为瓣膜穿孔提供线索，有助于提高超声的诊断准确性。

感染向瓣膜周围扩散，可出现脓肿、假性动脉瘤、瘘道、瓣膜撕裂合并瓣周漏等并发症，是感染性心内膜炎早期手术的第二常见指征。瓣周并发症在感染性心内膜炎中较常见，占天然瓣膜感染性心内膜炎患者的 10%～40% 及 PVE 患者的 56%～100%。

主动脉瓣的感染性心内膜炎可以扩散到瓣环中，导致主动脉根部脓肿的形成（图 4-5-3）。脓肿为瓣环及周围区域感染性坏死组织形成的空腔，见于 33%～57.5% 的患者。脓肿的存在可能导致持续性败血症，使瓣膜置换手术变得复杂，并增加了再次感染和瓣膜开裂的风险。由于单纯使用抗生素常难以消灭脓腔，常需要手术进行清创及瓣周结构修补、重建。研究表明早期手术治疗可以降低这些患者的死亡率。因此，术前识别这些瓣周假性动脉瘤具有重要的临床意义。术前影像学评估可帮助心脏外科医生计划假性动脉瘤修复的手术方案，如主动脉瓣环清创术和自体心包修补重建等。CT 对于检出主动脉瓣周假性动脉瘤的敏感性为 96%～100%，特异性为 87.5%～97%。在心脏 CTA 上，脓肿可能表现为瓣膜周围形态不规则的液性密度积聚影，不与心脏血池相通，周围见炎性组织包绕，增强扫描病变可强化。脓肿形成后，可进一步延伸并累及周围结构，如房间隔或左心室心肌等。

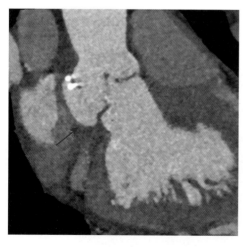

图 4-5-3　主动脉瓣周脓肿累及瓣环
冠状位 CT 示瓣环结构受累（箭头）

假性动脉瘤（图 4-5-4）是形态不规则的感染性瓣周腔隙，与心内血池相通，在多普勒超声心动图上

可见搏动性的彩色血流，在心电门控 CTA 动态电影图像上表现为造影剂填充的瓣周搏动性空腔。在多数文献及日常临床实践中，瓣周假性动脉瘤同样被称为瓣周脓肿，两者的临床表现与手术指征实际上是类似的。脓肿和假性动脉瘤均可能继续进展并最终破入相邻的心腔内，形成瘘道（图 4-5-5）。这些瘘道可能会导致严重的瓣周漏或心内异常分流，是 IE 患者心力衰竭的一大主要原因。除此以外，感染向瓣周组织的扩散可导致心内传导异常，甚至出现完全心脏传导阻滞，患者可能需要放置心脏起搏器。

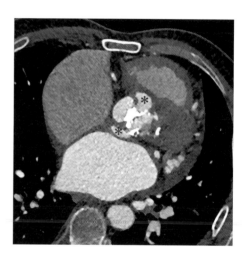

图 4-5-4　瓣周假性动脉瘤
主动脉瓣为二叶瓣，其左前方及右后方分别见一假性动脉瘤形成（星号）

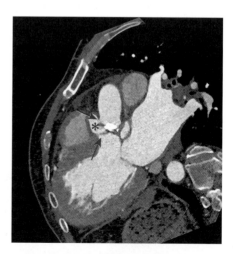

图 4-5-5　主动脉瓣周脓肿合并主动脉-左心室通道形成
冠状位 CT 示主动脉瓣周见一脓腔形成（星号），分别见一破口（箭头）与主动脉及左心室流出道沟通

瓣周并发症的患者必须进行手术治疗，术前评估瓣周结构受累情况及程度对手术成功至关重要。瓣周脓肿/假性动脉瘤常累及瓣间纤维体（intervalvular fibrous body，IFB）（图 4-5-6），IFB 是位于外侧和内侧纤维三角区之间的纤维结构，将二尖瓣前叶、

左冠状动脉瓣和无冠状动脉瓣连接至心脏纤维骨架。瓣间纤维体受累意味着主动脉-二尖瓣或主动脉-三尖瓣纤维结构连续性受到破坏,瓣环稳定性降低,人工瓣膜植入困难程度提高,使外科手术术式更复杂。在这些情况下,对所有感染组织进行根治性清创,重建 IFB,进行主动脉和二尖瓣置换,是唯一可行的手术治疗方案。CT 在评估瓣间纤维体受累中较有价值。同时,由于冠脉造影会增加赘生物脱落风险,术前进行 CTA 可帮助评估感染性心内膜炎患者冠状动脉狭窄情况。

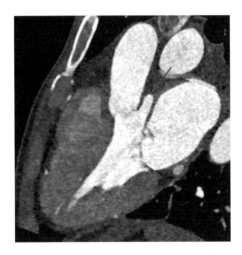

图 4-5-6 主动脉瓣周脓肿合并瓣间纤维体受累
CT 多平面重建示主动脉瓣与二尖瓣交界区见一脓腔形成,瓣间纤维体受累(箭头)

2. **超声表现** 在超声心动图上,赘生物(图 4-5-7)可表现为强回声,或与肌肉相比呈等回声,与瓣膜及其他心内膜结构或心内植入装置关系密切,部分赘生物可随血流摆动。

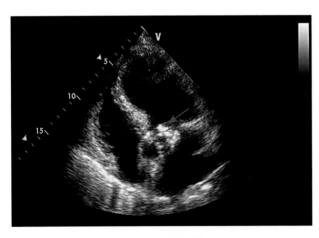

图 4-5-7 赘生物
经胸超声心动图心尖五腔心切面,示主动脉瓣多发强回声赘生物形成(箭头)

瓣膜穿孔:穿孔表现为瓣膜连续性局限性中断。尽管超声心动图可能难以直接显示细小穿孔,但多普勒技术评估血液反流情况可能为瓣膜穿孔提供线索,有助于提高超声的诊断准确性。

瓣周脓肿:在超声心动图中常表现为厚壁、欠均质的低回声或稍高回声结构,不与主动脉腔相通。然而,在 PVE 病例中或脓腔周围存在明显钙化时,脓肿可能会被声影掩盖或无法清晰显示。瓣周脓肿在 TOE 上显示最佳,TOE 检出瓣周脓肿的总体敏感性为 48%,主动脉瓣周脓肿的检出率为 63%。此外,经食管超声心动图对操作者水平要求较高。

瓣周假性动脉瘤:瓣周搏动性低回声结构,与主动脉腔相通,多普勒技术可检出瓣周假性动脉瘤与主动脉腔之间的血流。

瘘道:多普勒技术可检出沟通不同心脏腔室或主动脉之间的异常血流(图 4-5-8)。

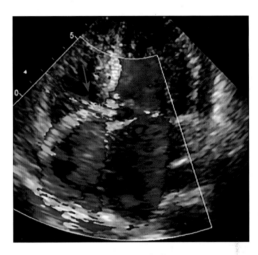

图 4-5-8 瘘道
彩色多普勒血流显像示高速血流通过瘘管破入右心房(箭头)

人工瓣膜开裂:瓣周反流,伴或不伴人工瓣膜摇摆运动。

超声心动图(包括 TOE)在评估瓣周并发症方面可能存在一定局限性,如小的瓣周脓肿/假性动脉瘤,人工瓣膜(特别是带支架的或机械的),或存在严重的瓣膜或周围钙化等。因此,如果初次超声心动图评估结果为阴性,而临床上仍高度怀疑感染性心内膜炎时,建议在 7~10d 内重复行 TTE 或 TOE 检查。心脏 CTA 在感染性心内膜炎术前评估的整体价值与 TOE 类似,若患者不便再次行 TOE 检查时,可选用心脏 CTA 作为代替的评估手段,该检查手段同时可对患者冠状动脉进行术前评估。

3. **磁共振表现** 心脏 MRI(CMR)在初步排除主动脉瓣感染性心内膜炎中的作用是有限的。与 CT 或 TOE 相比,CMR 的空间分辨率较低,限制了其在可疑感染性心内膜炎中的诊断性作用。根据序列的不同,赘生物的信号可表现为低信号、稍低信号或与肌肉相比呈等信号,在 SSFP 电影成像中赘生物表现为附着于瓣膜表面或心内膜的低信号团块影,并在整个心动周期内随血流摆动。瓣周脓肿在 CMR 上呈长 T_1 长 T_2 信号,增强扫描壁可强化(图 4-5-9)。瓣膜穿孔及瓣周脓肿相关的反流束在电影序列上表现为失相伪影(dephasing artifact),在整个心动周期中,可观察到假性动脉瘤中血流的往返流动。非共振伪影(off-resonance artefact)的存在,特别是在 3.0T 磁场中,可能会对 SSFP 序列图像质量产生影响,这种情况下通常需要使用梯度回波(GRE)电影成像序列。

CMR 检出赘生物的敏感性和特异性方面的数据比较缺乏,但它可以提供血流动力学信息。CMR 可以对主动脉瓣关闭不全的严重程度(如果存在)进行量化,定量测量的参数可用于指导和计划患者的治疗方案。脑部 MRI 增强扫描对于出现神经系统症状的患者非常有价值。与 CT 相比,MRI 对脑部病灶显示更佳,敏感性为 100%,对比增强 CT 仅为 81%。

4. 核医学表现 ^{18}F-FDG PET/CT 上赘生物葡萄糖摄取增多,最近一项 Meta 分析报道了 ^{18}F-FDG PET/CT 在检出赘生物方面敏感性和特异性分别为 61% 和 88%。虽然敏感性远不及超声心动图或 CT,但 ^{18}F-FDG PET/CT 可用于临床怀疑、但其他成像手段无阳性发现的病例,或用于远处化脓性栓子的检测。

此外,考虑到 PVE 中机械瓣膜可不同程度影响超声心动图、CT 及 MRI 图像质量,[18]F-FDG PET/CT 已成为诊断 PVE 的有用辅助手段。研究表明,[18]F-

FDG PET/CT 上人工瓣膜周围示踪剂摄取增加可提示 PVE 的存在,将改良 Duke 标准的敏感性由 52%~70% 提高至 91%~97%。半定量 PET/CT 分析可能对明确 PVE 诊断有帮助,瓣膜区域与降主动脉的最大标准摄取值(SUVmax)之比>1.7 与感染的存在相关。2015 ESC 感染性心内膜炎指南建议,对于瓣膜植入超过 3 个月者,[18]F-FDG PET/CT 上人工瓣膜示踪剂摄取异常增加应被视为 PVE 诊断的主要标准。

5. 不同类型感染性心内膜炎及其影像学表现

(1)左侧感染性心内膜炎:通常累及主动脉瓣和/或二尖瓣,偶尔也可累及左心房的后壁,50% 的感染性心内膜炎累及主动脉瓣。左侧感染性心内膜炎的并发症包括中枢神经系统、内脏和肌肉骨骼系统栓塞,导致组织脏器梗死和脓肿形成。感染性心内膜炎可直接累及和破坏瓣膜周围结构,导致瓣环或主动脉瓣周脓肿、主动脉瘤或假性动脉瘤、瘘道形成等。主动脉瓣和二尖瓣破坏可迅速引起心力衰竭,常需要对瓣膜进行更换或修补。

(2)右侧感染性心内膜炎:指累及三尖瓣和/或肺动脉瓣的感染性心内膜炎。在没有右向左分流的情况下,右侧感染性心内膜炎的并发症,可累及肺部和右侧心脏结构。临床表现通常不具有特异性,可出现发热和肺炎样症状等。胸部 X 线片出现结节状或团片状影常提示合并肺炎。临床怀疑为右侧感染性心内膜炎时,需要行超声心动图检查进行初步评估及明确治疗方式。出现化脓性栓塞的患者,肺部 CT 上可观察到典型的空洞改变。

(3)先天性心脏病合并感染性心内膜炎:先天性心脏病与感染性心内膜炎风险增加有关,但确切

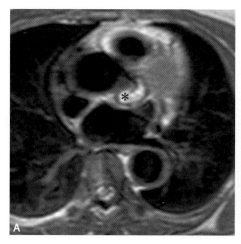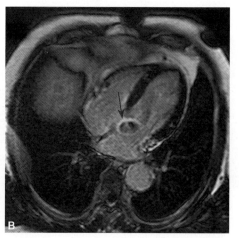

图 4-5-9 瓣周脓肿

A. CMR 轴位示左冠状窦附近片状异常信号影,T_2WI 呈等信号(星号);B. 增强扫描四腔心切面示脓肿壁强化

机制尚不清楚,可能与多种因素有关,如基线氧饱和度减低(发绀)以及增加内皮剪切力、感染风险的结构异常等。先心病患者中,感染性心内膜炎病变部位的分布及组织破坏类型与非先心病患者类似,提示血流动力学剪切力或医学器械造成的内膜损伤,在先心病合并感染性心内膜炎的患者中同样扮演着重要角色。在一个大样本临床研究中,患有先心病的儿童(0~18岁)中,感染性心内膜炎累计发病率最高的先心病分别为发绀型先心病、心内膜垫缺损和左心病变。左心病变中增加的感染性心内膜炎风险,与左心室流出梗阻患者类似。

先天性瓣膜狭窄的患者中,狭窄通道的剪切力增高,感染性心内膜炎风险随之增高,风险增加可能出现在单纯性主动脉二叶瓣畸形,或更复杂先心病患者中。在这种患者中,赘生物同样倾向于在瓣膜低压侧形成。此外,LVOT或主动脉根部周围的脓肿和/或假性动脉瘤的形成部位亦与非先心病患者相似。因此,先心病患者出现难以解释的感染征象时,需要对典型感染性心内膜炎部位进行影像学分析。在先心病术后的患者中,重点分析狭窄、反流、反流束冲击处和人工假体材料植入处,对于排除感染性心内膜炎同样重要。

(4)PVE:人工瓣膜或修补材料同样可增加感染性心内膜炎发生的风险。假体瓣膜或材料感染时,严重并发症发生率及感染清除的难度均增加。PVE在发达国家中占感染性心内膜炎的16%,每人每年发生的风险为0.3%~0.6%。早期PVE(首次瓣膜置换1年内)的常见病因为围手术期假体,或心血管器械污染。最常见的致病菌是葡萄球菌,如金黄色葡萄球菌和表皮葡萄球菌,占早期PVE的40%~50%。迟发性PVE(初始瓣膜置换术后1年以上)的致病菌与天然瓣膜感染性心内膜炎类似,如肠球菌等。

因此,假体瓣膜/材料置入术后或留置导管和管线的患者一旦出现菌血症或脓毒血症,应该立刻对植入器械和手术床进行详细的影像学分析。心脏CTA非常适合在这种复杂病例中对整个心脏和冠状动脉进行综合评估。手术干预的指征包括导致心力衰竭的组织破坏、真菌感染以及抗生素治疗无效,因为未根治的IE是致命的。

在迟发性PVE患者中,感染的症状可能仅仅为不明原因发热,这类患者常有较长的瓣膜置换手术史。手术床的结构复杂性和潜在的组织破坏可能使超声心动图评估准确性减低。超声心动图的局限性与假体材料及钙化造成的声影或超声心动图观察盲区(如主动脉弓和分支)相关,这些因素使复杂感染的程度和范围难以完整、准确地描述,而这些信息在治疗和手术计划中是必不可少的。

主动脉瓣PVE预后不良,据报道死亡率为20%~40%,可能的原因是与自体瓣膜感染性心内膜炎相比,感染更容易向瓣周组织蔓延。人工生物瓣膜(也称为组织瓣膜)主要由软组织材料(通常是猪异种移植物)组成,感染时影像学表现与天然瓣膜感染性心内膜炎类似。

CT上机械瓣膜PVE的主要征象包括瓣膜赘生物、主动脉根部管壁厚度>5mm、瓣周脓肿或假性动脉瘤以及人工瓣膜开裂。人工瓣膜开裂表现为机械瓣膜在整个心动周期中的摆动,在心动周期中通过多时相采集心电门控心脏CT图像不难观察到此征象。经导管主动脉瓣膜置换术(TAVR)是一种新型的术式,适用于传统开胸瓣膜置换手术风险过高的患者。TAVR后感染性心内膜炎患者,与开胸主动脉瓣置换术后机械瓣膜PVE患者的CT表现相似。

二尖瓣的PVE发生全身性栓塞的风险较高(与天然二尖瓣的感染性心内膜炎类似),为治疗带来挑战,常需要手术修复或再次行瓣膜置换。一旦形成大的赘生物,人工瓣膜功能可受影响,并出现严重的心力衰竭。仔细评估人工瓣膜、赘生物和周围结构有助于急诊手术的开展。在这类患者中,心脏CT血管造影还可对冠状动脉的动脉粥样硬化和狭窄程度进行评估,为术前计划提供更多有用的信息。

【诊断要点】

根据ECS2015年修订的指南,感染性心内膜炎主要依据改良版的Duke标准做出诊断,具体如下:

1. 主要标准

(1)血培养阳性(符合下列至少一项标准):①2次独立血培养检测出感染性心内膜炎典型致病微生物,如草绿色链球菌、牛链球菌、HACEK、金黄色葡萄球菌或社区获得性肠球菌(且无其他原发病灶时);②持续性血培养检测出感染性心内膜炎致病微生物,至少2次、间隔12h以上取样血培养阳性;首末次取样时间间隔至少1h,至少4次独立培养大多数为阳性或3次均为阳性;③单次血培养伯纳特氏立克次体(Coxiella burnetii)阳性或Ⅰ相IgG抗体滴度>1:800。

(2)影像学证据:①心脏超声表现,赘生物、脓肿、假性动脉瘤、心内瘘道形成;瓣膜穿孔或动脉瘤;或新出现的人工瓣膜开裂;②[18]F-FDG PET/CT上发现人工瓣膜周围区域异常代谢灶(仅适用于人工瓣膜植入>3个月者,或SPECT/CT上在瓣周发现放射标记的白细胞);③心脏CT发现明确的瓣周病变。

2. 次要标准 ①易感因素:易患感染性心内膜炎的心脏状况、静脉药物成瘾者;②发热:体温≥38℃;③血管征象(包括仅在影像学上观察到的征象):主要动脉栓塞、化脓性肺栓塞、真菌性动脉瘤、颅内出血、结膜出血、Janeway结节;④免疫学征象:肾小球肾炎、Olser结节、Roth斑、类风湿因子阳性等;⑤微生物证据:血培养阳性,但不满足以上主要标准或与感染性心内膜炎一致的急性细菌感染的血清学证据。

3. 确诊感染性心内膜炎

(1)病理标准:血清培养或组织病理学检查赘生物/脓肿发现致病微生物;病理学标本、组织病理学检查明确存在赘生物,或心内脓肿等活动性心内膜炎相关病变。

(2)临床标准:符合2项主要标准;1项主要标准+3项次要标准;或5项次要标准。

4. 可能的感染性心内膜炎 符合1项主要标准+1项次要标准;或3项次要标准。

5. 排除感染性心内膜炎

(1)明确为其他诊断,或

(2)抗生素治疗后≤4d,提示感染性心内膜炎的相关症状消失,或

(3)抗生素治疗后≤4d,手术或活检未发现与感染性心内膜炎有关的病理性证据,或

(4)不符合可能感染性心内膜炎的诊断标准(即上述第4点"可能的感染性心内膜炎")

【鉴别诊断】

主动脉瓣赘生物主要需与血栓、乳头状弹力纤维瘤、黏液样退行性变(myxomatous changes)和巨大的主动脉瓣纤维样赘生物相鉴别。

乳头状弹力纤维瘤,通常附着在瓣膜的主动脉侧,可能导致冠状动脉开口阻塞,而赘生物通常附着在瓣膜的游离端。增强扫描肿瘤可出现强化,有助于与赘生物鉴别。

主动脉瓣纤维样赘生物,又称为兰伯赘疣(Lamble's excrescences),是瓣膜闭合部位的丝状物,可能由内皮磨损撕裂造成。它们与血栓形成有关,并可引起栓塞事件。总体而言,这些病变和赘生物之间的影像学征象重叠较多。因此,阅片时需要充分了解患者临床信息和实验室检查资料。

(刘　辉　王　浩　叶维韬)

第六节　与心脏瓣膜病相关的综合征

一、特发性心内膜弹力纤维增生症

【概述】

特发性心内膜弹力纤维增生症(Wainberg-Himelfarb综合征)是一种以心内膜弹力纤维和胶原纤维反应性增生、弥漫性增厚为主要病理特征的心脏疾病。Wainberg和Himelfard在1943年创造性使用"endocardial fibroelastosis,EFE",又称特发性心内膜弹力纤维增生症、原发性心内膜弹力纤维增生症、心内膜硬化症,主要发生在1岁以内的婴幼儿。心内膜病理活检是诊断EFE的"金标准",EFE典型病理表现为心内膜明显增厚,呈瓷白色,镜下可以观察到心内膜、内膜下弹力纤维和胶原蛋白增生,还可见心内膜与心肌交界处有心肌纤维退行性改变。心脏四个心腔均可以受累,98%累及左心室;也可累及瓣膜,以二尖瓣和主动脉瓣多见。

心内膜活检因标本采集困难、危险,患儿家属接受度较差,国内目前对EFE的诊断主要参考国内9省市心肌炎协作组制定的标准。临床诊断要点主要涵盖:1岁以内儿童突然出现充血性心衰、心脏增大,心脏听诊未闻及明显杂音;胸部X线检查可见心影增大,心胸比例增大,多以左心室增大为主,心衰时可见肺淤血;心电图检查可见左心室肥厚、左心室高电压;彩色超声心动图可见左心室扩大、左心室射血分数下降、心内膜增厚。

EFE的确切病因尚不明确,病毒感染、血流动力学改变、遗传因素、基因学、免疫反应等均有文献报道为EFE病因。①病毒感染病因:胎儿期或出生后感染柯萨奇病毒、腮腺炎病毒、腺病毒、单纯疱疹病毒等病毒,所致心肌炎症反应。②血流动力学病因:继发于先天性主动脉瓣、二尖瓣狭窄或重度反流、先天性冠状动脉异位等,可引起心室壁压力增加,刺激心内膜代偿性增厚,弹力纤维增生。③遗传因素:EFE部分呈家族性发病,研究显示EFE符合性连锁隐性遗传疾病的特点。④基因学:有研究显示Nebulette基因突变与EFE的发生关系密切。⑤免疫反应:母亲抗Ro(SSA)自身抗体或抗La(SSB)自身抗体阳性可能导致严重EFE的发生。EFE心内膜增厚机制可能与以下因素有关:①单纯的心内膜弹力纤维过度生长。②心内膜下心肌原发性坏死,继之

以纤维增生代替。③来源于血液内的纤维素及其他物质沉积在心内膜表面,继而被包裹机化为增生的心内膜。

EFE 的临床特点:EFE 主要见于 1 岁以内婴幼儿,发病年龄主要集中在 3~6 月龄,多由于呼吸道感染合并心力衰竭就诊时被发现。常见症状有发热、气促、咳嗽、呕吐、腹泻、吃奶减少、吸吮停顿、多汗、口周发绀、生长发育迟缓、面色苍白、活动耐力差、精神萎靡等。EFE 主要表现为急、慢性心力衰竭。体征:心脏多呈中度以上增大,慢性期患儿可见心前区隆起,心尖搏动减弱,心音低钝,心动过速,可闻及第 3 心音及奔马律,一般无明显杂音或有轻度的收缩期杂音,少数合并二尖瓣关闭不全,可在心尖区闻及不典型全收缩期杂音。

辅助检查、心电图检查对 EFE 的诊断无特异性,大多提示左心室肥厚和/或左心室高电压,少数表现为右心室肥大。可依据心电生理的改变从侧面反映心肌受累的程度,有研究表明 QT 离散度(QTd)及心室晚电位(VLP)可作为评估 EFE 患儿预后的指标。

【影像检查技术与优选应用】

无论产前和产后,超声心动图已被公认为 EFE 的首选检查方法。二维超声可直观地观察各个房室增大、房室的运动情况、瓣膜的开放和心内膜增厚。超声运用斑点追踪技术,分析心肌内斑点的运动,客观地反映心室运动功能和心肌应变。

X 线胸片是基础检查,简便易行,通过分析正位片、左前斜位片、右前斜位片,了解各个房室增大的情况。EFE 多有充血心力衰竭,X 线胸片亦可了解肺血的改变及心力衰竭后心源性肺水肿的诊断和随访。

心脏 CT 可诊断心脏结构异常,尤其是对发现冠状动脉异位起源所致的 EFE 有较高的敏感性。CMR 可探及心内膜纤维化、心内膜增厚及定量心室壁功能,定量测量左、右心室功能和心肌特性,已被公认为无创检测和定量心肌纤维化的首选方式。

【影像学表现】

1. **X 线胸片**　心影增大,以左心室增大明显,心胸比例明显增大,50% 的患儿心胸比例超过 0.65,心影呈球形。部分左心房增大的患儿有时可见左下肺不张。心脏泵血功能减弱导致肺淤血明显,X 线胸片可见肺纹理增多、增粗,两肺透过度减低。心力衰竭时可出现心源性肺间质性肺水肿,X 线胸片可见肺血重新分布,两下肺野可见网格影,可见 Kerley

A、B、C 线。EFE 常合并呼吸道感染,X 线胸片可见肺部渗出性高密度影。

2. **超声心动图**　二维超声在左心室长轴可较直观地观察到左心室呈球形增大以及增厚、回声增强的心内膜。M 型超声在二维超声引导下,具有较高的时间分辨力及空间分辨力,可以实时观察心室壁的运动状态并测量相关参数值。经胸、经剑突下及胸骨上窝多切面对患者心脏进行全面检查,可显示 EFE 的典型特征表现:心内膜明显增厚,厚度多达 2~3mm,回声增强,与心肌分界清晰,多位于左心室下壁、后壁、后室间隔部。短轴可见病变范围超过 1/3 的圆周径。从心底到心尖,病变范围较广;左心室扩大,左心房亦可增大,室间隔呈弧形明显突向右心室侧,可伴有不同程度的心室壁运动减弱及不协调;二尖瓣增厚并回声增强,活动幅度降低,可伴有对合间隙。收缩及舒张功能降低,以收缩功能受限为主,射血分数常在 45% 以下。组织多普勒是将心肌运动的多普勒频移信号进行彩色编码,可准确反映心肌运动的速度及加速度。二尖瓣环收缩期及舒张早期运动速度、左心室后壁心内膜收缩期及舒张期运动速度均明显下降。舒张早期二尖瓣血流速度峰值(E 峰)与舒张晚期血流速度峰值(A 峰)的比值也明显降低,提示左心室舒张功能严重降低(图 4-6-1、图 4-6-2)。

3. **心脏 CT 检查**　心脏 CT 检查可了解心脏结构异常,可显示心脏各个房室增大的程度,是否伴有心肌致密化不全。CTA 可了解冠状动脉起源异常,排除继发于冠状动脉异位起源所致的 EFE。合并间质性肺水肿的患者,肺部可出现间质性病变,表现为小叶间隔增厚,叶间积液,胸腔积液。由于 CT 检查有辐射,且心脏 CTA 需要经血管注射碘造影剂,因此较少应用于 EFE 的诊断。

4. **心脏磁共振**　CMR 是评估心室体积、功能的良好技术,尤其是在心肌纤维化定量评估方面,已被公认为是首选方式。CMR 可直观显示心室腔的大小及室壁厚度,测量心房腔大小及心包厚度,可测量 EFE 患儿的心功能指数,包括左、右心室舒张和收缩末期的内径、射血分数和短轴缩短率,文献报道 CMR 的测量结果与临床心功能评分有着很好的相关性。

CMR 电影系列可显示 EFE 患者心腔扩大,以左心室扩大明显,心内膜凹凸不平,心室的舒张运动减弱,收缩运动可相对正常或减弱。左、右心室功能测量提示舒张功能减退明显。T₂加权图像可见心内膜

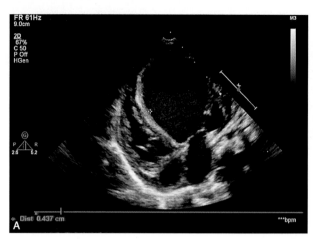
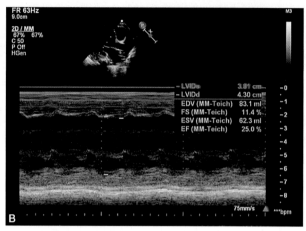

图 4-6-1　心内膜弹力纤维增生症超声心动图表现

A. 四腔心位显示左心房增大,左心室明显增大,心内膜增厚回声增强;B. M 型超声示左心室收缩功能降低

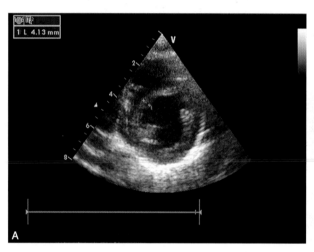
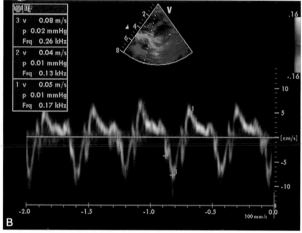

图 4-6-2　心内膜弹力纤维增生症超声心动图表现

A. 心脏短轴位心内膜增厚,心内膜增厚回声增强;B. 组织多普勒示二尖瓣环舒张早期 E'波倒置

T_2 信号增高。首过灌注图像可见心内膜出血区表现为首过低灌注,呈低信号。延迟增强可见心内膜增厚,延迟强化呈高信号,延迟强化可累及心内膜、乳头肌、腱索和二尖瓣瓣叶。

【诊断要点】

超声心动图是 EFE 初始评估的主要依据。诊断要点如下:①心腔增大,以左心室增大明显;②定性诊断,心内膜增厚,回声增强;③定量诊断,左心室收缩和舒张功能。

CMR 延迟增强扫描显示心内膜增厚、延迟强化。

【鉴别诊断】

1. **病毒性心肌炎**　由病毒感染引起的心肌炎性病变,CMR 延迟强化部位呈多发,散在分布,多位于心外膜下。

2. **扩张型心肌病**　以左心室收缩功能障碍、心脏容积增大及心肌质量增加为主要特征的非缺血性心肌病。部分病例 CMR 可见肌壁间的延迟强化。

3. **缩窄性心包炎**　引起心脏舒张功能异常,CT 可见心包弧形钙化。CMR 心包厚度>4mm,延迟增强可见心包延迟强化。可伴心包积液。

二、Libman-Sacks 综合征

【概述】

Libman-Sacks 综合征也称为无菌性疣状心内膜炎、系统性红斑狼疮(SLE)和抗磷脂抗体综合征,它是 SLE 及抗磷脂抗体综合征患者心脏受累最具特异性的表现。Libman 和 Sacks 在 1924 年首先报告了 4 例 SLE 所致非典型性无菌性疣状心内膜炎,又称 Libman-Sacks 心内膜炎。其病理表现为心脏瓣膜增厚,瓣叶游离缘有疣状赘生物,多个瓣膜均可受累,最常发生于二尖瓣后叶,确诊依靠病理学检查。Libman-Sacks 综合征多累及二尖瓣,主要表现为瓣膜反流,其发病机制可能是免疫复合物沉积和补体激活引起瓣膜炎症,赘生物形成,纤维化及瘢痕化导致瓣膜变形及腱索融合挛缩,引起瓣膜狭窄和/或关闭不

全。抗心磷脂抗体(ACL)在 SLE 心脏瓣膜病变的发病机制中,可能具有重要作用,SLE 患者 ACL 抗体阳性比 ACL 抗体阴性患者的瓣膜病患病率高。临床观察发现,有较高水平 IgG 型 ACL 抗体的 SLE 患者,更易发生心脏瓣膜病变,可能与 ACL 抗体阳性引起高凝状态、血栓形成有关。此外,抗 β2 糖蛋白 I 抗体、抗 SSA 抗体和抗 SSB 抗体与 SLE 心瓣膜病变也可能存在一定相关性。

SLE 的全身性表现,以多脏器损害为特征。多数患者有乏力、发热、皮肤损害、多关节肿痛、肾脏和肝脏受累,有时有癫痫样发作和器质性脑病等中枢神经系受累的表现。瓣膜赘生物脱落后易引起栓塞。二尖瓣病变轻者,可无杂音;瓣膜明显增厚及纤维化者,在二尖瓣区可有不同程度的收缩期杂音。心电图多呈非特异性 ST-T 改变,节律不齐较少见,多为心房颤动与心房扑动。实验室检查呈低色素性贫血,白细胞与血小板减少,血中可找到狼疮细胞,抗核抗体及抗双链 DNA 抗体阳性。

【影像检查技术与优选应用】

Libman-Sacks 心内膜炎诊断主要依靠临床表现及影像学检查。影像学检查可观察瓣膜结构,瓣膜上的疣状赘生物,并评估反流程度及血流动力学改变继发心血管病变。

X 线胸片虽然简便易行,但仅能显示该病的一些间接征象,如左心室、左心房增大、瓣膜区的钙化等,不能提供确定诊断的依据。

超声心动图是本病的首选检查方法,发现瓣膜上的疣状赘生物,在瓣膜运动、血流速度成像中发挥重要作用,且相对简便易行,有利于疾病随访复查。

CT 对瓣膜钙化较敏感,心电门控下行 CTA 检查可清晰显示瓣膜的钙化及心脏结构。

MRI 检查视野大,空间分辨力较好,尤其在显示心肌重构及 SLE 心肌损伤方面,能补充超声心动图及 CT 的不足。

【影像学表现】

1. X 线胸片表现 心脏呈梨形,二尖瓣区或可见钙化,左心房增大,左心室增大。

2. 超声心动图 主要选用左心室长轴切面或四腔心切面,从不同角度观察瓣膜结构、瓣膜赘生物及反流。超声心动图显示疣状心内膜炎的赘生物形态多不规则,呈团块状或菜花样,回声不均匀,无独立运动,可以位于瓣叶的任何部位,尤其在瓣尖的近端或中间部分,位于主动脉瓣的动脉面、二尖瓣的心房侧,出现钙化的赘生物回声增强。当伴瓣膜关闭不全时,瓣膜可见裂隙,彩色多普勒可见二尖瓣反流血流。

3. CT 检查 CT 平扫可显示心脏受累瓣膜的钙化,增强扫描可见瓣膜增厚和赘生物。覆盖整个心动周期的电影图像可观察瓣膜运动,CT 应用心功能专用软件可评价心功能(如射血分数、心室容积等),观察室壁运动情况,从而间接评价心脏瓣膜关闭不全的程度。但是无论哪种 CT,对血流改变不敏感。

4. CMR 检查 CMR 常规电影序列,可以观察心脏瓣膜疣状赘生物,同时可观察反流征象,表现为逆正常血流方向走行的低信号束,根据信号缺失的大小、持续的时间和方位,可粗略做出瓣膜病变程度的判断,但准确度受扫描切面的影响,因此需要定量的检查方法。目前可采用两种方法进行定量分析,一种是求积法(planimetric calculation),另外一种是时相标测法(phase mapping)。进行 MRI 定量分析需要容积数据,CMR 根据覆盖心脏多层面多时相的心脏短轴图像可以计算出心室收缩末期、舒张末期的容积及心功能。通过求积法(planimetric calculation),或时相标测法(phase mapping),定量分析反流量。有研究表明,MRI 测得的反流量与 X 线造影结果非常一致。

【诊断要点】

具有明确的 SLE 和抗磷脂抗体综合征临床病史,心脏瓣膜有疣状赘生物,二尖瓣最常见,其他瓣膜均可受累,伴关闭不全、反流。

【鉴别诊断】

1. 感染性心内膜炎(IE) 临床上感染性心内膜炎与 Libman-Sacks 心内膜炎不易鉴别,临床医师可通过血培养阴性、SLE 活动度指标、超声心动图的瓣膜形态阳性检测结果,及治疗后的对比反应等鉴别 SLE 的瓣膜病变。

2. 伴瓣膜关闭不全时需与其他病因所致的二尖瓣和主动脉瓣关闭不全相鉴别。

三、老年心脏钙化综合征

【概述】

老年心脏钙化综合征是一种随年龄而增加的瓣膜老化、退行性变和钙质沉积所致的老年性疾病,亦被称之为老年退行性瓣膜病或老年钙化性瓣膜病。老年心脏钙化综合征随增龄而发病率增高,病变程度加重。在所有老年心瓣膜病中约占 25%,在老年非风湿性心瓣膜病中占 80%。临床上以主动脉瓣和二尖瓣及其瓣环最常受累,可引起瓣膜的狭窄和关闭不全。

老年心脏钙化综合征可能主要由以下因素引起:

1. 骨质脱钙,异位地沉积于瓣膜或瓣环。

2. 碳水化合物代谢异常,老年心脏钙化综合征在糖尿病及变形性骨炎患者中发病率较高。

3. 瓣膜随年龄的退行性变化。

4. 性别因素,有钙化性瓣膜病的老年人 50%~60% 是女性。

5. 瓣膜所承受的压力增加。瓣膜受力增加和高速的血流冲击易造成瓣环的损伤,引起组织变性、纤维组织增生、中性脂肪浸润或引起胶原断裂形成间隙,有利于钙盐沉积,加速了钙化的过程有关。

老年心脏钙化综合征患者临床表现与累及的瓣膜有关。心力衰竭是各种心脏结构或功能异常,导致心脏舒缩功能障碍的一种复杂的临床综合征。对于无特异性临床症状的老年瓣膜病患者,心衰往往为其最明显甚至是唯一的临床表现。主动脉瓣钙化狭窄的最常见的症状是呼吸困难和心力衰竭,晕厥并不少见,可能与室性心律失常、传导阻滞等有关,若与二尖瓣环钙化并存,则发生率更高,其他症状包括无力、心悸。部分患者长期房颤或缓慢性心律失常使心房内易形成血栓,栓子或钙化斑块脱落可产生体循环栓塞症状,不少患者以脑梗死入院而忽略了形成钙化性栓子的瓣膜钙化这一基本病变。主动脉瓣钙化于主动脉瓣区出现收缩期杂音较常见,响度多属轻、中度,可呈音乐样。由于瓣膜钙化、弹性消失和固定,常无收缩早期喷射(喀喇)音。心律失常是老年心瓣膜病的常见临床表现,患者心电图可出现房颤、期前收缩、束支传导阻滞、房室传导阻滞等各种心律失常,这与老化的心肌纤维变性、窦房结退行性变、瓣环钙化斑块压迫与破坏心脏传导系统等有关。

【影像检查技术与优选应用】

老年心脏钙化综合征是以瓣膜退行性变、钙化为特点。影像学检查可观察瓣膜结构,瓣膜的钙化,并评估反流程度及血流动力学改变继发心血管病变。

X 线胸片是基础检查,普通胸片可显示主动脉结钙化,高曝光技术或断层摄片可提高检出率。X 线胸片可了解由血流动力学改变引起的肺血异常,如肺淤血。

超声心动图是诊断瓣膜病首要的诊断技术。在瓣膜运动、血流速度成像中发挥重要作用,且相对简便易行,有利于疾病随访复查。

CT 对瓣膜钙化较敏感,心电门控下行 CTA 可清晰显示瓣膜的钙化及心脏结构。

MRI 可观察瓣膜关闭不全及反流,可以定量分析反流量,定量测量左、右心室功能,评估瓣膜病变引起的继发心肌损伤,如心肌纤维化。

【影像学表现】

1. **X 线胸片** 在主动脉和/或二尖瓣瓣环处出现斑片状、线状或带状钙化阴影,有助于诊断。

2. **超声心动图** 瓣膜局部明显异常增厚、活动度减低、瓣膜启闭功能障碍、因钙化使回声明显增强,尤以瓣环和瓣体部明显,若累及室间隔膜部也可有相应回声增强。瓣膜关闭不全时,可见裂隙。彩色多普勒不仅可对瓣膜关闭不全做出定性诊断,还可以根据反流束在左心室流出道内的最大宽度和左心室流出道宽度的比值,可将关闭不全分三度(图 4-6-3)。

3. **CT 检查** CT 扫描显示瓣膜的钙化比 X 线胸片和超声心动图敏感,连续扫描后通过 Agatston 评分系统,可以对钙化进行定位、定量分析。半定量评估严重程度可分为四级:1 级为无钙化,2 级为瓣周及瓣尖点状钙化,3 级为多发大点状钙化,4 级为连续线状钙化。MDCT 应用心功能专用软件可评价心功能(如射血分数、心室容积等),观察室壁运动情况(图 4-6-4)。

4. **MRI 检查** MRI 常规电影序列可以观察主动脉瓣反流征象,表现为舒张期左心室内起自主动脉瓣向心尖方向走行的低信号束,可在左心室流出道、左心室流入流出道切面进行观察,根据信号缺失的大小、持续的时间和方位,可粗略做出瓣膜病变程度的判断。二尖瓣反流表现为收缩期左心房内起自二尖瓣的低信号束。时相标测法可测量反流血流,区分顺向和逆向血流,并通过容积数据定量分析反流的程度,根据覆盖心脏多层面多时相的心脏短轴图像可以计算出心室收缩末期、舒张末期的容积及心功能。心肌延迟强化提示瓣膜病变引起继发性心肌纤维化。

【诊断要点】

老年人心脏瓣膜钙化,可伴关闭不全,影像学检查应了解瓣膜钙化的部位,瓣膜的功能,引起血流动力学的改变,排除其他引起瓣膜钙化的疾病。

【鉴别诊断】

风湿性心脏病:心脏瓣膜的钙化也是风湿性心脏病的特征,临床病史可鉴别。

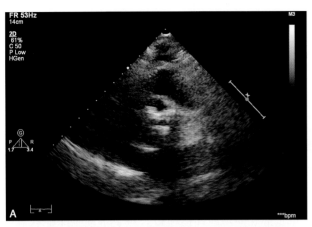

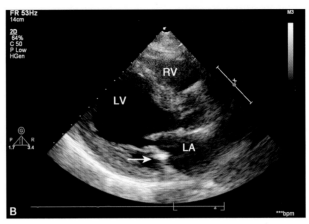

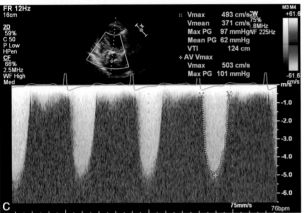

图 4-6-3　老年心脏钙化综合征超声心动图（3 例）

A. 二维超声心动图显示主动脉瓣钙化，收缩期活动度小；
B. 二维超声心动图显示二尖瓣后叶及瓣环钙化；C. 主动脉瓣多普勒频谱显示平均跨瓣压差约 60mmHg

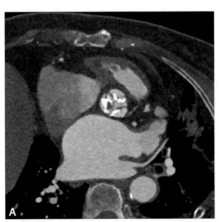

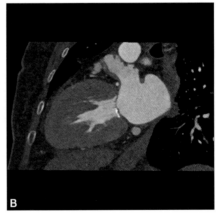

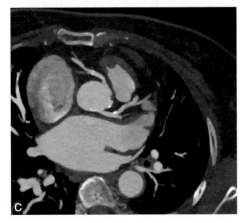

图 4-6-4　老年心脏钙化综合征心脏
CT 表现

主动脉瓣（A）、二尖瓣（B）、冠状动脉
钙化（C）

（孙龙伟）

第七节 放射影像学对瓣膜病治疗策略和预后的评估

一、经导管主动脉瓣置换术

【概述】

主动脉瓣狭窄是老年人最常见的瓣膜病,是一种进展性心血管疾病。在西方国家,主动脉瓣狭窄发病率在年龄≥65岁人群中约2.0%,在年龄≥85岁人群中约4%,是发病率仅次于高血压病和冠心病的心血管疾病;我国尚无大规模主动脉瓣狭窄流行病学数据。主要病因可能是在动脉硬化的形成过程中,慢性退行性钙化及隐匿性炎症反应。主动脉瓣重度狭窄定义标准为,主动脉瓣口面积<0.8cm^{2}且主动脉瓣跨瓣压差≥40mmHg,或跨瓣峰流速≥4m/s。

经导管主动脉瓣置换术(transcatheter aortic valve replacement,TAVR)是指将组装好的主动脉瓣经导管置入到主动脉根部,替代原有主动脉瓣,在功能上完成主动脉瓣的置换。

该疾病通常发病隐匿,严重的主动脉瓣狭窄患者,出现临床症状或进展到左心室收缩功能障碍期,远期寿命将明显减少。外科主动脉瓣置换术一直是症状性主动脉瓣狭窄的主要治疗方式。但许多老年人由于伴发疾病较多,无法耐受外科手术。发展一种能够替代传统外科手术的导管介入疗法,将为上述患者提供新的治疗手段。TAVR为有较高手术风险、高龄、左心室收缩功能减退和存在外科手术禁忌证的患者提供了一种全新的疗法,已逐渐成为外科手术的有效替代疗法,并且被证实优于传统保守治疗方法。

【影像检查技术与优选应用】

基于TAVR的"非直视"的手术特点,在术前患者主动脉根部解剖指标筛选、人工瓣环型号的选择、介入入路的评估、术中效果监测以及术后随访过程中均需要影像学技术的大力支持。尤其是术前影像学的评估是保证TAVR手术顺利完成的关键,是避免术中严重并发症出现的重要"把关"步骤。

经胸超声心动图通常是作为明确主动脉瓣狭窄,并评估其程度的首选检查,对于动态测量跨瓣流速及压力阶差方面,超声心动图优势明显。

作为一种常用的无创检查技术,心脏及主动脉增强CT,可以精确地提供三维的心脏、血管解剖结构图像,CT对于评估患者、测量主动脉根部数据及

选择手术入路均起着不可替代的辅助作用。世界心脏CT协会(SCCT)认为,增强CT对于TAVR术前主动脉根部解剖具有良好的测量能力,建议作为测量"金标准"而纳入TAVR手术评估流程。SCCT要求主动脉根窦部一定要心电门控,尽量减少运动伪影,但并没有强调必须使用回顾性心电门控进行冠状动脉扫描;使用前瞻性心电门控扫描,可有效地降低辐射剂量。

由于操作耗时长,对于临床症状较重耐受能力差的主动脉瓣重度狭窄患者来说,心脏磁共振检查并非常规的术前评估项目。对于术前临床症状和心脏超声心动图差别较大的患者,可以采取心脏MR进一步验证。此外,对于心脏收缩功能低下患者,排查心肌病以及心肌淀粉样变等方面,MR具有很大优势。

【影像学表现】

1. 超声心动图 超声心动图可以动态观察瓣叶开闭情况,判断瓣叶形态并排除因心脏解剖结构异常而导致的TAVR相对禁忌证,如主动脉瓣重度反流、二尖瓣重度反流以及明显的室间隔肥厚及左心室内血栓、赘生物影。此外超声心动图可以动态了解心脏收缩、舒张功能。在瓣环测量方面,使用经胸超声心动图测量主动脉瓣环直径,通常使用左心室流出道长轴切面。当瓣叶重度钙化时,通常会对瓣环直径的测量增加难度;此外在瓣环是椭圆形而非圆形的情况下,通常会低估瓣环的大小。而经食管3D超声心动图,在测量椭圆形瓣环的最大直径、最小直径、周径方面更为准确,而且其在测量升主动脉、主动脉窦部以及左心室流出道等部位的内径、各平面高度以及瓣环与冠状动脉开口距离等数据的准确性可与CT媲美。

2. CT CT可对TAVR术前提供指导。

(1)主动脉瓣环的测量方面:CT测量瓣环直径最接近手术直接测量的瓣环直径,优于超声及主动脉造影的测量结果。要对主动脉瓣环做出精确分析,首先要显示主动脉瓣环平面。在寻找主动脉瓣环平面方面,SCCT共识推荐在双斜短轴位,寻找三个窦底同时消失平面(图4-7-1)。在瓣环平面上可以测量主动脉瓣环长径、短径和周长及面积,转换为等效圆有效直径,作为选择人工瓣环尺寸的标准。除了主动脉瓣环尺寸,其他主动脉根部的解剖测量也与TAVI术前规划有关。包括冠状动脉开口与主动脉窦底距离、主动脉瓣叶的长度、主动脉窦的宽度、窦管交界的宽度及升主动脉宽度。主动脉窦过

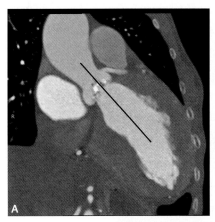
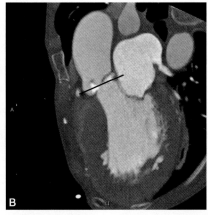
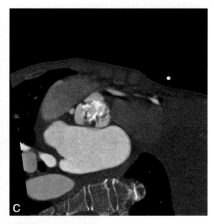
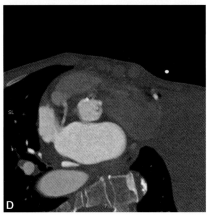
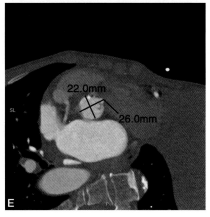

图 4-7-1　SCCT 共识对于主动脉瓣环平面的寻找

A.在冠状位上沿左心室长轴切割,建出矢状斜位,见图 B;B.在矢状斜位上沿垂直左心室长轴切割,得到双斜位图 C,主动脉三个瓣位于同一平面;调整两条切线并向足位移动见图 C,使主动脉三个瓣的最低点位于同一平面见图 D,该平面即为主动脉瓣环平面;D.在主动脉瓣环平面进行测量,得到主动脉瓣环的数据信息,见图 E

宽或窦高不足、窦管交界处过小、冠状动脉距窦底距离不足、瓣叶长、钙化重,这些危险因素都有可能造成瓣叶贴附冠状动脉,导致冠状动脉急性闭塞,患者发生急性心肌梗死甚至猝死。

(2) 确定血管造影机(DSA)投射角方面:在实施 TAVR 时,应保证支架与主动脉根部中心线同轴,并且与自体瓣膜平面垂直方向植入,关键在于找到瓣环平面的切线位。CT 提供的三维数据,通过重建能找到最合适的投照角度,提供垂直于主动脉瓣平面的视野。在 CT 后处理工作站上,同测量主动脉瓣环一样,先找到主动脉瓣环平面,然后向头侧移动(并不改变图像的方向)找到显示主动脉瓣接合处的主动脉窦平面,在此基础上可利用 MIP 技术获得与之相垂直的平面,再调整此平面的角度使之与经过左冠状动脉瓣及无冠状动脉瓣交界处的平面相垂直,此时平面的旋转角度即可用作 DSA 检查时投射角度的参考。

(3) 主动脉瓣钙化评估:CT 对于钙化探查极为敏感,连续扫描后可以评估瓣环的钙化程度,通过软件分析钙化积分而决定是否进行后扩张等操作。

(4) 手术入路的选择:由于在 TAVR 术中通常要使用超过 18~20F 的鞘管进行瓣膜运送操作,选择何种入路能使得人工瓣膜顺利的通过主动脉到达指定地点成为关键所在。而采用 CT 技术进行外周血管(包括股动脉、髂动脉及锁骨下动脉)的评估尤为重要,采用 3D 技术及辅助软件可轻松地重建外周血管的形态、内径的大小以及有无溃疡斑块或严重钙化,通过和预期鞘管内径的比较而选择出安全通畅的入路。

(5) 评估心脏、大血管外的相关疾病:CT 主动脉根部心电门控扫描可提供良好的冠状动脉影像,如同时发现伴有严重的冠状动脉狭窄,可在 TAVI 手术中同时进行冠状动脉内支架植入术;此外,大范围 CT 扫描同时可发现胸壁,肺内及腹部脏器肿瘤或其他病变,为术前整体评估患者状况提供依据。

3. MRI　MRI 对于主动脉瓣环的测量与 CT 测量结果之间有良好相关性。并且,MRI 可同时对于心脏解剖结构及收缩功能进行有效评估。在左心室收缩功能的评估方面,心脏 MR 可以精确地测量心室的收缩功能、容量、结构以及射血分数。对于 MR

测量射血分数<20%的主动脉瓣患者,通常不适合行TAVR手术。

【诊断要点】

人工瓣膜的大小选择和术中定位是TAVR的核心,直接决定TAVR手术的成败、并发症的发生和远期预后,术前精确的评估是手术成功的关键。术前主要评估内容包括:入路血管的内径,有无狭窄、溃疡、弯曲、钙化、夹层、瘤样扩张,左心室流出道的情况,瓣环大小,有无钙化,瓣膜的形态(二叶瓣还是三叶瓣或其他),瓣膜钙化的分布和程度,瓣膜的变形和有无血栓形成,冠状动脉开口的高度、与瓣膜之间的关系,冠状动脉窦宽,窦管结合处内径,升主动脉与左心室长轴的角度等。每例患者都需要两名以上分析专家独立工作。

二、经皮二尖瓣成形术

【概述】

二尖瓣反流是一种常见的心脏瓣膜疾病,其在西方国家总体人群中发病率约为1.7%,随年龄的增长而增加,在>75岁人群中发病率达10%。中国二尖瓣反流具体发病率尚不清楚。正常二尖瓣由瓣环、前后瓣叶及腱索和乳头肌组成;二尖瓣功能完整性要求瓣环大小合适、瓣叶结构完整、乳头肌收缩牵拉腱索发挥瓣叶的支撑作用、左心室肌肉收缩产生的关闭力量适当、心室形态及功能正常。这些因素中任何一个出现异常都会导致二尖瓣反流。外科手术是二尖瓣反流传统标准治疗方法。随着介入医学的发展,人们相继研发出一系列经皮二尖瓣成形术(percutaneous mitral valve repair,PMVR),其中以经皮二尖瓣夹合术(MitraClip)最具代表性,也最成熟。

各种原因所致的二尖瓣关闭不全,均在不同程度使收缩期左心室内血流反流向左心房,从而增加左心室前负荷,导致左心功能不全。随着心室重构扩大,二尖瓣环也随之增大,二尖瓣反流量进一步增加,如此恶性循环使得左心室功能不全加重,严重影响患者生活质量,可导致左心衰竭甚至死亡。

【影像检查技术与优选应用】

外科二尖瓣修复术中"缘对缘"修复技术简单而独特,MitraClip技术是在该技术的启发下,在全麻状态下,使用一个特制的二尖瓣夹合器,经股静脉进入、穿刺房间隔、进入左心房及左心室,在三维超声及X线透视的引导下,使用二尖瓣夹合器夹住二尖瓣前、后叶的中部,使二尖瓣在收缩期由大的单孔变成小的双孔,从而减少二尖瓣反流。MitraClip系统是一种聚酯纤维包裹的钴铬合金植入物,有两个臂能够在易于操作的导向机构的作用下打开和闭合。

适合MitraClip介入治疗的患者需满足以下条件:二尖瓣反流量在3级或4级以上并有明确临床症状;无症状的3级或4级以上二尖瓣反流合并左心室功能不全者[射血分数(EF)<60%,左心室舒张末期内径>45mm]。另外,MitraClip介入指征还包括:患者二尖瓣反流束应在瓣叶中央2/3以内;对于功能性二尖瓣关闭不全患者则要求其瓣叶接合部分长度不小于2mm,深度不大于11mm;对于瓣叶粘连的患者,其缝隙不大于10mm,宽度不大于11mm。这些细致的手术指征要求术前超声科医师和放射介入医师仔细地测量及评估。

【影像学表现】

MitraClip能够很容易地被食管超声(TEE)显示,因此可以引导其介入操作的每一步。在全身麻醉下,采用前向(经房间隔)途径,应用一个复杂的导引/定位系统,并在超声/X线透视引导下,将装置与对合点对齐,并垂直于交界。在将二尖瓣反流目标区域的瓣叶夹住后,装置就会放置在该处。如果需要,还可以再放置一个夹子以达到满意的减少二尖瓣反流目的。

1. 超声心动图表现 超声心动图是在经皮二尖瓣夹合操作各阶段都需要的主要的影像学手段,用以辅助X线透视。在经房间隔穿刺时,TEE有助于指引将导管放至正确位置。首先用于指引穿刺房间隔,然后用于引导放置MitralClip导引导管。基础切面包括食管中段短轴切面(30°~60°)和主动脉瓣水平90°两腔切面。用3D探头的双平面模式可以同时显示这两个切面。当完成经房间隔穿刺后,二尖瓣夹输送系统就沿着一定角度被送至二尖瓣叶;三维TEE(应用3D放大显示一个大范围的图像)能够提供二尖瓣叶的正面图像,并显示夹子靠近的过程。二尖瓣夹输送系统最佳的位置是在反流口上方,也是夹子放置的目标位置;夹子方向应该与交界向垂直,这用3D放大显示很容易就能够评判。

2. CT的影像学表现 为预防血管并发症,CT评估外周血管的弯曲度、角度和直径以及动脉管壁钙化程度和静脉系统中血栓情况,对规划进入路径和装置最佳尺寸是至关重要的。二尖瓣的钙化可以通过CT评估,二尖瓣严重钙化是植入MitraClip装置的重要禁忌证。对于二尖瓣复合体的综合评估,应在收缩期两腔长轴和四腔心切面图中进行观察(图4-7-2)。可以对二尖瓣叶进行分段,并且可以观

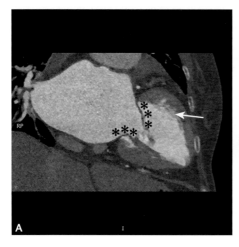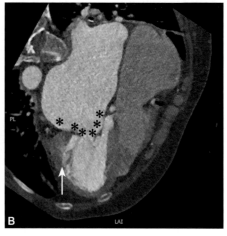

图 4-7-2　二尖瓣复合体的综合评估

两腔长轴切面图（A）和四腔心切面图（B）显示二尖瓣复合体的二尖瓣瓣叶（星号）和瓣膜下结构，包括乳头肌（白色箭头）

察二尖瓣脱垂及瓣膜退变或其他病理改变。在术前规划中，评估冠状窦、冠状动脉解剖及它们与二尖瓣环的位置关系至关重要，CT 是一种可行且安全的成像方式。通过 2D 和 3D VR 重建 CT 图像可确定冠状窦与二尖瓣环的距离及角度；该测量对于预防术后并发症（例如冠状窦夹层或穿孔以及供应区域心肌缺血）是必要的。二尖瓣夹置入过程中，CT 血管造影可以进行指导，确保装置的正确定位，可用于指导血管通路和检测解剖标志。

【诊断要点】

MitraClip 装置的精确尺寸选择和位置准确放置，是防止术后反流和冠状窦或左心室流出道阻塞的关键。随着时间和空间分辨率提高，CT 能对 MitraClip 介入治疗的术前、术中及术后的规划提供帮助；与超声相比，CT 能更全面地提供血管系统、进入路径等解剖的关键信息。CT 还能直观显示血管的粥样硬化情况、弯曲程度和范围，可能的替代血管通路及测量、评估输送鞘大小。术前 CT 能帮助 MitraClip 装置选择尺寸，而且提供了心脏以及整个血管分布情况，有助于预测和防止术中可能危及生命的并发症，如左心室穿孔，左心室流出道梗阻。

三、经皮肺动脉瓣植入术

【概述】

经皮肺动脉瓣植入术（PPVI）是最早用于临床的经皮瓣膜置换技术，主要用于治疗经外科右心室流出道重建术后，并发肺动脉瓣反流的患者。医源性因素目前是临床上最常见、最具临床意义的肺动脉瓣反流（PR）病因，也是目前 PPVI 最主要的适应人群。在国内，法洛四联症（TOF）等有右心室流出

道及肺动脉狭窄的患者，在手术矫正过程中普遍行 RVOT 跨瓣补片术，以解除 RVOT 及肺动脉狭窄，会使得肺动脉瓣环扩大、瓣叶对合不良，导致明显肺动脉瓣关闭不全。而国外许多中心则会在 RVOT 置入带瓣膜的人工血管，虽然短期之内不会有 PR，但长期后，人工血管会出现钙化导致 RVOT 梗阻，且其生物瓣膜会出现功能退化导致瓣膜关闭不全或狭窄。

相对于经导管主动脉瓣置换术（TAVR），PPVI 影响力较有限，发展相对缓慢，这是因为重度 PR 患者相对较少，且与主动脉瓣反流相比，PR 对人体的影响较缓和。单纯性 PR 早期耐受性较好。但慢性 PR 可导致右心负荷增加、右心扩大，继而引起右心衰、心律失常甚至猝死；同时由于扩大的右心挤压左心室导致左心功能不全（左心室射血分数下降、运动耐力降低），进一步恶化患者的临床状态。

【影像检查技术与优选应用】

超声心动图可以评估患者术前右心室形态及功能、RVOT、肺动脉形态、瓣膜反流情况，是患者适应证评估的最重要的影像学检查手段。

CT 通过三维成像，可清楚显示 RVOT 及肺动脉解剖结构，准确测量管腔内径及长度，为瓣膜型号的选择提供重要参考。尤其是对冠状动脉的显示非常重要。

心脏 MR 是目前右心室容积和功能评估的最佳手段，可以评估肺动脉瓣反流程度，显示心脏解剖结构和心肌血流灌注情况。

右心导管检查可评估心腔和血管的压力、跨肺动脉瓣和血管狭窄部位的压力阶差及心输出量，为患者瓣膜置入的常规术前检查。

【影像学表现】

由于很多复杂先天性心脏病患者冠状动脉解剖

结构存在变异,大约5%的患者接受PPVI手术中,存在冠状动脉被压迫风险。为了避免这种可能致命的并发症,PPVI术前通常需要行主动脉或冠状动脉造影,同时在瓣膜附着区行高压球囊充气扩张,如果此过程中出现冠状动脉血流受阻,是施行PPVI手术禁忌证。

根据造影、CT和超声心动图测量结果综合考虑,选择合适的瓣膜型号。在DSA及超声引导下完成PPVI。释放瓣膜过程中可反复行RVOT造影,确认瓣膜的位置并进行微调整,确保瓣膜处在合适位置,即瓣膜不堵塞左、右肺动脉,且不深入RVOT为佳。

为了对流出道解剖有充分了解,带有3D功能的多平面成像(尤其是CT或MRI)不可或缺。虽然MRI或CT的3D重建可以用来测量尺寸,但必须注意这些用于3D重建的数据来源于舒张期或非心电图门控情况,所以最大扩张程度可能被低估。在长轴和短轴双平面测量可以较为精确测量到最大舒张径。如果对CT或MRI结果存疑或结果位于边界区,可以在RVOT处采用球囊测量尺寸。3D CT或MRI可以观察装置在RVOT或肺动脉主干的最佳植入位置。一些特殊形状的解剖形态不宜植入肺动脉瓣,如金字塔形解剖形态(RVOT至肺动脉分支处逐渐变窄)容易出现装置移动而不适宜PPVI。理想的RVOT/肺动脉主干形状为边界平行或中段较窄,这有利于支架的安全附着。

瓣膜释放后进行右心导管检查,评估右心系统压力。并进行肺动脉造影评估置入肺动脉瓣的功能与瓣膜的位置。超声心动图可评估置入肺动脉瓣的功能、瓣膜的位置及并发症情况。非选择性或选择性冠状动脉造影评估冠状动脉的情况(图4-7-3)。

【诊断要点】

在术前,由多模态影像专家仔细评估是PPVI成功的必要条件。超声用于评估右心室和左心室收缩和舒张功能以及腔室直径,并可评估RVOT阻塞情况及肺动脉瓣反流情况。CT主要用于测量RVOT和肺动脉瓣环直径,特别是对冠状动脉的显示非常重要。MRI用于评估右心室容积、RVOT形态和PPVI的适用性。PPVI通常在全身麻醉下,通过股静脉、颈静脉或锁骨下静脉入路实施。

四、心脏瓣膜置换术后的影像评估

【概述】

心脏瓣膜严重狭窄或反流的患者最终都需要接受人工瓣膜修复、成形或置换手术。尽管如今瓣膜修复手术实施较多(特别是对于二尖瓣反流或三尖瓣反流患者),但是心脏瓣膜置换手术仍然非常普遍,在成年病例中更是如此。

接受心脏瓣膜置换术的患者日益增多,而他们的情况有时很难评价。因为临床症状通常缺乏特异性,因此很难将人工瓣膜功能不全的影响与心室功能不全、肺动脉高压、未置换的自体瓣膜病变以及心外其他器官病变等原因相鉴别。尽管临床医生可通过体格检查发现严重的人工瓣膜功能不全,但是往往仍需要影像学辅助检查加以明确人工瓣膜的功能情况。

人工瓣膜置换术后每年应行常规的临床随访。如果临床表现发生变化,则需提前进行影像学检查和评估。术后第一次影像学检查,如果提示人工瓣膜功能正常、没有相关病理改变或其他随访指征(如左心室功能不全)、临床症状不提示瓣膜功能不全或其他心脏疾病,可不行常规影像学检查。人工生物瓣膜置换后,即便临床表现没有变化,也建议手术5年后每年进行影像学检查复查。置换机械瓣者,如体格检查或临床症状没有变化,不需要每年复查。

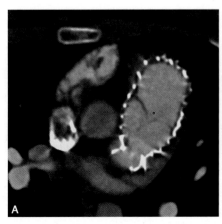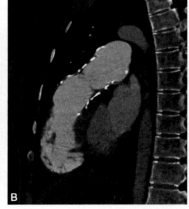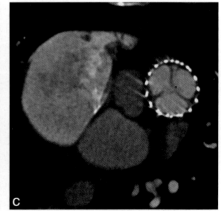

图4-7-3　经皮肺动脉带瓣支架置换术后

A为肺动脉于水平横轴位图像;B、C分别为右心室流出道及肺动脉瓣短轴位图像,显示瓣膜形态良好,支架膨胀良好

【影像检查技术与优选应用】

X线透视是最早的评价人工瓣膜的非创伤性影像技术,X线不能透过人工机械瓣膜的瓣环、球体或盘片,适于透视检查。

超声心动图检查,使得人工瓣膜的活动和结构都能进行评估,其在评价人工二尖瓣、主动脉瓣和三尖瓣启闭活动上极具优势。对于人工瓣膜,简单地观察活动瓣尖和阀门,无需进行定量,就足以区分引起跨瓣压差升高的病因,是人工瓣膜不匹配还是瓣膜本身病变。

借助CT多期相采集技术,CT电影序列可以应用后处理技术,在多个平面内、特别是瓣膜的切线位观察人工瓣膜的运动情况。

由于瓣膜含有金属物质,特别是金属机械瓣,在CMR图像上产生伪影,而难以观察瓣膜的情况,因此换瓣术后,不建议行CMR检查。

【影像学表现】

1. X线胸片表现 在X线透视下,瓣环倾斜或异常摆动提示较大范围的瓣膜缝合处裂开;轻度或中度的瓣膜缝合处裂开必须依赖于心导管和造影检查;人工瓣膜活动度受损或者启闭部分不能完全回位提示血管翳或血栓形成。

X线胸片上生物瓣瓣叶的钙化提示瓣膜的退行性变,但无法评价血流动力学的影响;老式人工瓣膜引起的一个严重并发症是支架断裂伴盘片栓塞,患者的临床表现急剧加重,通常死亡率很高,透视和平片检查可以对此情况进行诊断。

2. 超声心动图表现 瓣膜置换术后患者的超声心动图评价,包括心腔大小、左心室心肌厚度和心肌质量,以及左心室收缩和舒张功能指数的标准测量与评价。对主动脉瓣置换术后的患者,建议测量主动脉根部及升主动脉内径。需要注意以下几点:人工瓣膜活动部分的启闭运动(生物瓣的瓣叶以及机械瓣的瓣阀);瓣叶是否存在钙化以及瓣环、瓣阀、瓣叶、支架或瓣笼表面是否存在异常的回声强度;评价缝合环的形态仔细观察其与自体瓣环之间是否存在分离以及其在整个心动周期是否发生异常摆动。

3. CT表现 CT可以成功显示正常活动的人工机械瓣,以及机械瓣膜的开放程度。电影CT依赖于心动周期内多个时相的重建,但患者将受到较大辐射剂量。CT可清晰显示血管翳,特别是对于主动脉瓣的血管翳。CT显示的钙化程度可用于辅助诊断早期生物瓣功能失调。

【诊断要点】

X线透视是最早的评价人工瓣膜功能的无创性影像技术。超声心动图的问世,使得人工瓣膜的活动和结构都能进行评估,重点需要观察瓣膜的开放关闭程度、血管翳和血栓形成的鉴别、跨瓣膜的血流动力学和压差情况等。

(刘　辉　贾乾君)

参 考 文 献

1. Nishimura RA, Otto CM, Bonow RO, et al. 2017 AHA/ACC Focused Update of the 2014 AHA/ACC Guideline for the Management of Patients With Valvular Heart Disease: A Report of the American College of Cardiology/American Heart Association Task Force on Clinical Practice Guidelines. Circulation, 2017, 20: 135: e1159-e1195.

2. Asami M, Windecker S, Praz F, et al. Transcatheter aortic valve replacement in patients with concomitant mitral stenosis. Eur Heart J, 2019, 40(17): 1342-1351.

3. Yang B, Likosky DS, Bolling SF. Mitral stenosis with pulmonary hypertension: We should operate early. J Thorac Cardiovasc Surg, 2017, 153: 1082-1083.

4. 任卫东, 常才. 超声诊断学. 3版. 北京: 人民卫生出版社, 2014.

5. Expert Panel on Cardiac Imaging and Vascular Imaging, Leipsic JA, Blanke P, et al. ACR Appropriateness Criteria® Imaging for Transcatheter Aortic Valve Replacement. J Am Coll Radiol. 2017, 14(11S): S449-S455.

6. Nishimura RA, O'Gara PT, Bonow RO. Guidelines Update on Indications for Transcatheter Aortic Valve Replacement. JAMA Cardiol, 2017, 2(9): 1036-1037.

7. Kim SM, Singh HS, Nati J, et al. Multi-Modality Imaging in the Evaluation and Treatment of Tricuspid Regurgitation. Curr Treat Options Cardiovasc Med, 2018, 20(9): 77.

8. Shah S, Jenkins T, Markowitz A, et al. Multimodal imaging of the tricuspid valve: normal appearance and pathological entities. Insights Imaging, 2016 7(5): 649-667.

9. Murillo H, Restrepo CS, Marmol-Velez JA, et al. Infectious Diseases of the Heart: Pathophysiology, Clinical and Imaging Overview. Radiographics, 2016, 36(4): 963-983.

10. Simard L, Cote N, Dagenais F, et al. Sex-Related Discordance Between Aortic Valve Calcification and Hemodynamic Severity of Aortic Stenosis: Is Valvular Fibrosis the Explanation. Circ Res, 2017, 120(4): 681-691.

11. Simard L, Cote N, Dagenais F, et al. Sex-Related Discordance Between Aortic Valve Calcification and Hemodynamic Severity of Aortic Stenosis: Is Valvular Fibrosis the Explanation? Circ Res, 2017; 120(4): 681-91.

12. Biernacka EK, Rużyłło W, Demkow M. Percutaneous pulmonary valve implantation-state of the art and Polish experience. Postepy Kardio Interwencyjnej, 2017, 13(1): 3-9.

第五章　心肌病与心肌炎

第一节　概　述

一、定义

心肌病（cardiomyopathy）的定义最初于1980年由世界卫生组织（World Health Organization，WHO）和国际心肌病联合会（International Society and Federation of Cardiology，ISFC）工作组共同提出，定义为"原因不明的心肌疾病"。随着对病因及发病机制的进一步认识，WHO/ISFC共同工作组，在1995年对上述定义和分类进行了修改，修改为"伴有心功能障碍的心肌疾病"。在2006年美国心脏协会（American Heart Association，AHA）专家组重新定义了心肌病，认为"心肌病是由不同原因（多为遗传原因）引起的异质性心肌疾病，与心脏的机械和/或电活动障碍相关，多表现为不适当的心室肥厚或扩张，病变可局限于心脏本身，亦可为全身系统性疾病的心脏表现，常导致心源性死亡或进行性心力衰竭相关功能障碍"。由于AHA的定义仍存在一些盲区，欧洲心脏学会（European Society of Cardiology，ESC）于2008年推出了一版基于1995年WHO/ISFC的心肌病定义，认为"心肌病是非冠状动脉疾病、高血压、瓣膜病和先天性心脏缺陷等疾病导致的心肌结构和功能异常"。

相对于心肌病定义的复杂演变，心肌炎（myocarditis）则定义明确，是一种常见的感染或非感染性免疫介导的心肌组织的炎性病变，引起心肌损伤后激活局部和全身免疫反应，导致心肌水肿、炎症细胞浸润产生多种细胞因子，继而造成心肌细胞进一步损伤、坏死以及纤维化瘢痕形成，导致患者出现心脏功能异常及心律失常等临床表现。

二、分类

随着对其病因学和发病机制认识的不断深入，

WHO于1995年将心肌病分成扩张型心肌病、肥厚型心肌病、限制型心肌病、致心律失常性右心室心肌病、特异性心肌病及未分类心肌病，纳入了更多的影响心脏功能的心肌疾病，包括缺血性心肌病、高血压性心肌病、瓣膜性心肌病等，成为了目前广泛应用的心肌病分类方法。

由于上述分类将缺血性、瓣膜性、高血压性心肌病纳入特异性心肌病的范畴，却没有对其进行严格的定义，2006年AHA将心肌病（表5-1-1）分为原发性心肌病（主要累及心脏）和继发性心肌病（伴其他器官系统受累）两大类，并将原发性心肌病分为遗传性、混合性（大部分非遗传性，小部分遗传性）及获得性三类。虽然上述分类已经有所进步，但是其临床应用存在盲区，临床工作更多是基于临床表现、体征或辅助检查发现异常，不可能首先进行基因检测。ESC于2008年推出了新的心肌病分类（表5-1-2），将心肌病分为5种类型（肥厚型、扩张型、致心律失常性、限制型和未分类），各型又逐一分为家族性（遗传性）及非家族性（遗传性）。该分类标准在不明原因心力衰竭患者的临床评估上的指导意义要优于此前各种分类标准。

近年来，随着对多种心肌病遗传机制的深入研究，在世界心脏联盟（World Heart Federation，WHF）的支持下，2013年一套全新的心肌病表型-遗传型MOGE（S）分类标准建立。其核心思想是从5个特性来描述心肌病：M指结构及功能特性，O指受累的器官，G指遗传模式，E指明确的病因（包括已探明的遗传学缺陷或其他潜在疾病），可选的S指心功能和活动耐量分级（包括ACC/AHA分期及NYHA心功能分级）。该分类法涵盖了心肌病的临床表现及遗传学特性，据此对心肌病进行命名，可操作性强，并且由于加强了遗传机制在心肌病诊断中的地位，对描述遗传性心肌病家系中的所有个体有其优越性（表5-1-3）。该分类方法较为复杂，国内在遗传相关

表 5-1-1　2006 年 AHA 心肌病分类

原发性心肌病		继发性心肌病	
遗传性心肌病	肥厚型心肌病 致心律失常性右心室心肌病 左心室致密化不全 糖原贮积症(PRKAG2、Danon) 传导缺陷 线粒体肌病 离子通道病(长 QT 综合征、Brugada、短 QT 综合征、CVPT、Asian SUNDS)	浸润性	淀粉样变性 Gaucher 病 Hurler 综合征 Hunter 综合征
混合性心肌病	扩张型心肌病 限制型心肌病(非肥厚/非扩张)	贮积性	血色素病 Fabry 病 糖原贮积症(Ⅱ型,Pompe) Niemann-Pick 病
获得性心肌病	炎症性心肌病 应激性心肌病("tako-tsubo") 围生期心肌病 心动过速性心肌病 胰岛素依赖性糖尿病母亲婴儿心肌病	中毒性	药物 重金属 化学剂
		内膜性	心内膜心肌纤维化 嗜酸性细胞增多综合征(LÔffler 心肌病)
		炎症性	结节病
		内分泌性	糖尿病 甲状腺功能亢进 甲状腺功能减退 甲状旁腺功能亢进 嗜铬细胞瘤 肢端肥大症
		心-面综合征	Noonan 综合征 着色斑病
		神经肌肉/神经系统疾病	Friedreich 共济失调 Duchenne-Bechker 肌营养不良 Emery-Drifuss 肌营养不良 强直性肌营养不良 神经纤维瘤病 结节性硬化
		营养性	脚气病 糙皮病 坏血病 硒 肉毒碱
		自身免疫性	系统性红斑狼疮 皮肌炎 类风湿关节炎 系统性硬化症 结节性多动脉炎
		电解质紊乱	钾、磷、镁缺乏 神经性厌食症 泻药滥用
		肿瘤治疗所致	蒽环类药物(阿霉素、柔红霉素) 环磷酰胺 辐射

表 5-1-2　2008 年 ESC 心肌病分类

肥厚型心肌病		扩张型心肌病		致心律失常性右心室心肌病		限制性心肌病		未分类型心肌病	
家族性	非家族性	家族性	非家族性	家族性	非家族性	家族性	非家族性	家族性	非家族性
家族性，未知基因	肥胖	家族性，未知基因	心肌炎（感染/免疫）	家族性，未知基因	炎症性？	家族性，未知基因	淀粉样变（AL/前蛋白）	左心室致密化不全，Barth 综合征，Lamin A/C，ZASP，α-小肌营养蛋白	Tako-Tsubo 心肌病
肌节蛋白突变（β 肌球蛋白重链，心肌肌球蛋白结合蛋白 C，心肌肌钙蛋白 I，肌钙蛋白 T，α 原肌球蛋白，必需肌球蛋白轻链，调节性肌球蛋白轻链，α 肌球蛋白重链，肌联蛋白，肌钙蛋白 C，肌 LIM 蛋白）	糖尿病母亲的婴儿	肌节蛋白突变（同 HCM）	中毒（药物）	闰盘蛋白突变（斑珠蛋白，桥粒斑蛋白，亲斑蛋白 2，桥粒芯蛋白 2，桥粒胶蛋白 2）		肌节蛋白突变（肌钙蛋白 I RCM +/ HCM −，必须肌球蛋白轻链）	系统性硬化症		
糖原贮积病（如 Pompe，PRKAG2，Forbes 症，Danon 症）	运动训练	Z 带（肌 LIM 蛋白，TCAP）	川崎病	转化生长因子 β3（TGF β3）		家族性淀粉样变（甲状腺转运蛋白 RCM + 神经疾病，载脂蛋白 RCM + 肾病）	心内膜心肌纤维化（嗜酸性粒细胞增多综合征，特发性，染色体原因，药物：血清素，甲基麦角酰胺，麦角胺，汞，白消安）		
溶酶体贮积病（如 Anderson-Fabry 病，Hurler 病）	淀粉样变（AL/前白蛋白）	细胞骨架基因（肌萎缩蛋白，结蛋白，肌棚蛋白，肌联同线蛋白变白，肌同线蛋白 C，肌膜黏着斑蛋白，肌膜蛋白聚糖复合体，CRYAB，Epicadin 基因）	嗜酸性粒细胞（Churg Strauss 综合征）			结蛋白病	类癌性心脏病		
脂肪酸代谢紊乱		核膜（Lamin A/C，Emerin）	病毒持续性			假弹性黄色瘤	转移性肿瘤		
肉毒碱缺乏		轻度扩张型心肌病	药物			血色素沉着症	辐射		
磷酸化酶激酶 B 缺乏		闰盘蛋白变异（见 ARVC）	怀孕			Anderson-Fabry 病	药物（蒽环类药物）		
线粒体细胞病		线粒体细胞病	内分泌			糖原贮积症			
HCM 综合征（Nooan 综合征，LEOPARD 综合征，Friedreich 共济失调，Beckwith-Wiedermann 综合征，Sweyer 综合征）			营养（硫胺素，肉毒碱，硒，低磷酸盐血症，低钙血症）						
其他（受磷蛋白启动子突变，家族性淀粉样变）			酒精						
			心动过速性心肌病						

表 5-1-3　2013 年 MOGE(S)心肌病分类

M 形态功能	O 受累器官/系统	G 遗传性/家族性	E 病因注释	S 分期/分级
M_D　扩张型心肌病	O_H　心脏	G_{AD}　常染色体显	E_G　遗传	ACC/AHA 分期(A~D)
M_H　肥厚型心肌病	O_{H+M}　骨骼肌肉	性遗传	E_{G-Neg}　已知致病基因检测	NYHA 分级(Ⅰ~Ⅳ)
M_A　致心律失常性右	O_{H+A}　听力	G_{AR}　常染色体隐	阴性	
心室心肌病	O_{H+K}　肾脏	性遗传	E_{G-OC}　确定携带者	
M_R　限制性心肌病	O_{H+N}　神经系统	G_{XL}　X 连锁遗传	E_{G-ONC}　确定非携带者	
M_{LVNC}　左室心肌致密	O_{H+L}　肝	G_{XLR}　X 连锁隐性	E_{G-C}　多于 1 个基因突变	
化不全	O_{H+G}　胃肠	遗传	E_{G-NA}　尚无可行基因检测	
组合/重叠表型:M_{D+R}、	O_{H+C}　皮肤	G_{XLD}　X 连锁显性	的方式	
M_{H+D}、$M_{D[AVB]}$、$M_{H[WPW]}$、	O_{H+O}　眼	遗传	E_{G-N}　未发现遗传性缺陷	
$M_{A[\varepsilon wave]}$	O_{H+MR}　精神迟滞	G_M　母系遗传	E_{G-0}　基因测试未做或不	
M_{NS}　非特异性表型	O_0　健康携带者,心	G_S　散发	可行	
M_E　早期	脏未受累	G_N　家族史阴性	E_V　病毒	
M_0　不受影响		G_U　家族史不明	E_I　非病毒感染	
		G_0　家族史未查	E_M　心肌炎	
			E_{AI}　自身免疫	
			E_{A-K}　非遗传性淀粉样变	
			性	
			E_T　中毒性心肌病	

表 5-1-4　心肌炎分类

病因	组织学	免疫组织学	临床病理	临床
病毒,如肠道病毒(例柯萨奇病毒 B)、红病毒(例,细小病毒 B19)、腺病毒和疱疹病毒	嗜酸性粒细胞 巨细胞 肉芽肿 淋巴细胞	世界心脏联盟:每个高倍镜视野中有多于 14 个 CD3$^+$ 或 CD68$^+$ 细胞	暴发性 急性 慢性活动性 慢性持续性	急性心力衰竭 晕厥 与急性心肌梗死相似的胸痛
细菌,如白喉棒状杆菌、金黄色葡萄球菌、伯氏疏螺旋体和埃里希菌		人白细胞抗原(如 HLA-DR)表达增加		心肌心包炎
原生动物,如巴贝虫		黏附分子(例如,细胞内黏附分子 1)表达增加		
锥虫,如克氏锥虫				
中毒:酒精、辐射、化学品(碳氢化合物和砷)和药物,包括多柔比星				
过敏症:磺胺类药物和青霉素类药物				

心肌病的基因筛查、尤其是无症状家系成员基因筛查方面存在不足,应用该命名系统存在困难。

心肌炎可根据病因、组织学、免疫组织学、临床病理和临床标准进行分类(表 5-1-4)。

三、影像检查技术及优选应用

心肌病和心肌炎的诊断"金标准"为心内膜心肌活检(endomyocardial biopsy,EMB),但是 EMB 敏感性低,并发症较多,并不适用于临床常规使用。影像学检查成为了临床诊断心肌病和心肌炎的常用检查,包括超声心动图(组织多普勒)、核素显像(^{111}铟-抗肌球蛋白抗体、^{67}镓)、胸部 X 线、心脏 CT(CT 延迟增强)、心血管造影等检查方法,然而上述影像学检查具有一定的局限性,如电离辐射、时间分辨率低、有创,以及缺乏风险预测等。心脏磁共振(cardiovascular magnetic resonance,CMR)通过多参数、多平面、多序列成像,可同时对心脏的解剖结构、运动功能、血流灌注和组织特性进行评估,在心肌病病因诊断、鉴别诊断、危险分层及预后判断上具有独特价值,已成为心肌病和心肌炎最理想的无创性检查手段。2006 年 CMR 诊断心肌炎的专家共识小组提出"Lake Louis 标准(Lake Louis Criteria,LLC)",现在已经广泛应用于临床。2015 年中华医学会心血管病学分会、中国医师协会心血管内科医师分会和《中华心血管病杂志》编辑委员会共同发表了心肌病 CMR 临床应用的专家共识。

四、影像诊断新进展

CMR技术正在快速发展中,各种识别组织特征的新方法不断出现,如参数技术(T_1-mapping,T_2-mapping,T_2^*-mapping,ECV)、扩散加权成像(diffusion weighted imaging,DWI)、表观扩散系数(apparent diffusion coefficient,ADC)、扩散张量成像(diffusion tensor imaging,DTI)、体素内不相干运动(intravoxel incoherent motion,IVIM)、化学交换饱和转移(chemical exchange saturation transfer,CEST)和水脂分离(DIXON)。

初始T_1、T_2、T_2^*和ECV值,可用于心肌病和心肌炎的定量诊断和鉴别诊断,还可用于心肌病及心肌炎的风险和预后评估。IVIM技术能在不使用造影剂的情况下评估心肌缺血程度,ADC值评价心肌纤维化程度可以与ECV相媲美。^{1}H-MRS可以定量测量脂质峰,但是扫描时间长,患者依从性差,结果不稳定;而DIXON技术可以直接得到水相和脂相,从而获得心肌脂肪含量。心肌能量代谢需要^{31}P-MRS,该技术需要特殊硬件,成本昂贵,仅仅在科研机构使用,并未用于临床;而CEST技术可以评估心肌磷酸肌酸代谢产物(Cr),从而可以在出现功能和结构异常之前检出病变。

以往心肌应变需要标记图像进行后处理得到,但是标记图像需要额外扫描且后处理十分复杂。组织追踪技术(feature tracking)可以在心脏电影图像上,分析得到心肌应变参数,使得心肌应变评估更为简便。最新的文献报道,发现可变形配准算法(deformable registration algorithms,DRA)比feature tracking的可重复性更高,能更准确地检测心肌应变参数。随着人工智能在医学图像中的广泛应用,深度学习(deep learning)卷积神经网络(convolutional neural network,CNN)也在CMR图像后处理中开展。深度学习CNN技术在心脏电影心功能分析中,达到一键即可得到心功能和应变的所有定量参数。另外,深度学习CNN还将在心肌延迟增强(LGE)中应用,达到快速识别心肌瘢痕/纤维化的效果。

第二节　遗传性心肌病

一、肥厚型心肌病

【概述】

1. 定义与诊断标准　肥厚型心肌病(hypertrophic cardiomyopathy,HCM)过去曾被称为特发性肥厚性主动脉瓣下狭窄、肌肥厚性左心室流出道狭窄、非对称性间隔肥厚和梗阻型原发性心肌病。目前认为,HCM是一种以心肌肥厚为特征的心肌疾病,主要表现为左心室壁增厚,通常指二维超声心动图测量的室间隔或左心室壁最大室壁厚度≥15mm,或者有明确家族史者厚度≥13mm,通常不伴有左心室腔的扩大,需排除负荷增加的疾病,如高血压、主动脉瓣狭窄和先天性主动脉瓣下隔膜等引起的左心室壁增厚。

2. 病因发病机制与病理改变

(1) HCM的病因尚未阐明,可能的致病因素是遗传因素,绝大部分HCM呈常染色体显性遗传,约60%的成年HCM患者,可检测到明确的致病基因突变。5%~10%的成人患者是由其他遗传疾病,包括遗传性代谢和神经肌肉疾病、染色体异常和遗传综合征等引起的。

(2) 病理:HCM以心肌肥厚为特点,好发部位主要是肌部室间隔,引起非对称性肥厚,肥厚心肌可向两侧心腔凸出,但多凸向左心室,引起左心室流出道排血受阻。肥厚室间隔与正常左心室壁的厚度之比大于(1.3~1.5):1,即具有诊断意义。组织学检查,镜下见心肌纤维排列不规则,心肌细胞显著肥大,细胞核形态奇异,还可见心肌内灶性纤维化,间质纤维增生。电镜下,见细胞分支增多,出现广泛细胞间接连,细胞核膜严重卷曲,大量线粒体及糖原的灶性积聚。

3. 流行病学特点　HCM约占原发性心肌病的20%,发病年龄20~39岁者占85%,年轻人群(23~35岁)中男女发病比例约为3:1,约1/3有家族史,发病率至少1/500。近年来由于影像诊断、基因鉴定等诊断方法的普及,以及对常染色体显性遗传患者亲属的筛查增加,Semsarian等最新研究表明,HCM在普通人群中的发病率约为1/200。HCM是青少年和运动员猝死的主要原因之一。

【临床特点】

1. 病史、典型症状、体征　HCM患者临床症状变异性大,有些患者可长期无症状,而有些患者首发症状就是猝死。儿童或青少年时期确诊的HCM患者症状明显,预后较差。症状与左心室流出道梗阻、心功能受损、快速或缓慢型心律失常等有关,引起的主要症状如下:①呼吸困难,多在劳累后出现,由左心室顺应性减低,心室舒张末压升高,继而肺静脉压升高,肺淤血所致;②心前区疼痛,多在劳累后出现,由肥厚心肌需氧增加而冠状动脉供血相对不足所致;③头晕、乏力、昏厥,多在活动时发生,是由于心率加快,使原已舒张期充盈欠佳的左心室舒张期进一步缩短,加重充盈不足,减低心排血量;④心悸,由于心功能减退或心律失常所致;⑤心力衰竭,多见于晚期患者,常合并心房颤动。晚期患者心肌纤维化广泛,心室收缩功能也减弱,易发生心力衰竭与猝死。

常见体征:①心浊音界扩大;②胸骨左缘下段心尖内侧,可闻及收缩中期或晚期喷射性杂音,见于有心室流出道梗阻的患者,约半数患者同时可闻及二尖瓣关闭不全的杂音;③第二心音可呈反常分裂,第三心音常见于伴有二尖瓣关闭不全的患者。

2. 心电图、实验室和其他辅助检查 HCM 患者心电图变化出现较早,可先于临床症状。该检查敏感性高,但特异性欠佳。心电图检查可出现胸导联 ST 段下斜型或水平型压低、胸导联 T 波低平或对称性倒置(心尖肥厚型心肌病常见)、左室高电压(胸前导联 R 波升高为主)、异常 Q 波、电轴左偏等改变。心电图还可出现心律失常,室性心律失常最常见,如频发室性期前收缩,非持续性室性心动过速等;室上性心律失常以房性期前收缩和心房颤动最常见。房室阻滞比较少见,但临床上会出现晕厥。

实验室检查可出现血肌钙蛋白 I(cTnI)、cTnT、氨基末端脑钠肽前体(NT-proBNP)等升高。

【影像检查技术与优选应用】

X 线胸片对 HCM 诊断价值有限。经导管左心室造影,可间接显示心肌肥厚的主要部位、程度和分布范围,最大优势是能够测量跨狭窄处(如左心室流出道)压差,但是导管技术为有创检查。

超声心动图是 HCM 诊断的最适合的首选影像技术,因为超声设备普及率高,检查方便,在心肌肥厚病变的显示与测量、心功能评估,特别是无创测量跨梗阻部位的压差(如测量左心室流出道狭窄),继而评估 HCM 血流动力学意义方面,具有很高的价值。另外,超声心动图对引起心肌肥厚疾病的鉴别诊断,如主动脉瓣下狭窄、主动脉瓣狭窄的鉴别,以及 HCM 引起的二尖瓣、主动脉瓣功能学改变,都是最佳的检查技术。

对于 HCM 的诊断,MRI 和 CT 是在超声心动图检查之后的进一步检查手段,MRI 的优势是进一步评价肥厚心肌有无心肌的纤维化及其程度;CT 检查的优势是进一步评价冠状动脉有无异常,冠状动脉的情况将影响下一步治疗策略的确定。

中国成人 HCM 诊断与治疗指南,推荐心脏磁振成像检查指征:①可疑 HCM,但超声诊断不明确;②可疑心尖部或侧壁肥厚及非缺血性心尖室壁瘤的患者;③需进一步评估左心室结构(乳头肌病变等)及心肌纤维化;④与其他以左心室肥厚为表现的心肌病进行鉴别诊断;⑤拟行外科心肌切除术,如超声心动图不能清晰显示二尖瓣和乳头肌的解剖结构,可行心脏磁共振检查;⑥条件允许,所有确诊或疑似 HCM 的患者均应行心脏磁共振检查。

【影像学表现】

1. X 线胸片检查 约 3/4 的病例心脏不大或仅有左心室肥厚为主的轻度增大,少数患者(约 1/4)心脏呈中度至高度增大,而且主要累及左心室,心影多呈"主动脉"型或"主动脉-普大"型或中间型,心脏增大主要表现为左心缘的圆隆,心脏中至重度增大者的左心房和/或右心室也有增大;肺血情况,约 2/3 的病例表现正常,少数有肺淤血改变,心脏重度增大者可有间质性肺水肿(图 5-2-1)。

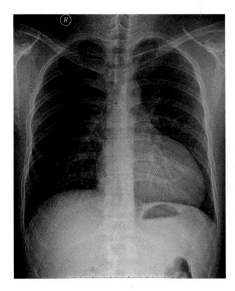

图 5-2-1 肥厚型心肌病 X 线表现

2. 经导管左心室造影

(1) 左心室造影对 HCM 的诊断和分型具有肯定价值,但不能从不同部位直接全面地显示心肌本身。典型表现是左心室流出道呈"倒锥形"狭窄,这种狭窄起自主动脉瓣口,愈向下愈狭窄,在距瓣口下方 4~5cm 的流出道与流入道连接处最为显著,狭窄前缘的压迹为肥厚室间隔的肌块所致,后缘压迹为二尖瓣前瓣前移所致,这种表现在收缩晚期及舒张早期更为明显,肥厚室间隔的肌块可突向右心室,引起心室体部及右心室流出道下部的压迫移位及狭窄。

(2) 心脏变形、缩小,可呈"砂钟""鞍背"或"芭蕾舞足样",后乳头肌肥厚使左心室膈面凹入呈"鞍背"形,肥大的肌小梁可使左心腔边缘不规则或呈

"锯齿"状,如果室间隔、乳头肌、左心室前侧壁及心尖都有肌肥厚,左心室腔在正位上呈"芭蕾舞足样"。心腔变形在收缩期显著,舒张期轻微或正常。

(3)大多数病例,心室舒张-收缩期时,心腔大小和形态变化明显,说明左心室收缩功能增强,部分病例正常,少数病例减弱。

(4)二尖瓣关闭不全见于50%~90%病例,多呈轻至中度,这与二尖瓣前叶前移和显著的室间隔肥厚影响二尖瓣的功能有关。主动脉-左心室(收缩)压差增大(>20mmHg)多见于流出道狭窄较重的病例。

(5)冠状动脉及其分支正常或者轻度扩张,这是除外冠心病的主要依据。

3. CT成像　造影剂增强心室充盈后,可以显示心室壁,并可进一步测量其厚度,但需要在舒张末期CT图像上观察和测量心肌的厚度(图5-2-2)。CT横断图像经过后处理,可以形成心脏长轴和短轴的多层面重组(MPR)图像,利于对心肌和心腔大小的测量。如果CT图像包括心室舒张末期和收缩末期两组图像,就可以应用软件,测量各房室腔的体积,并计算心功能指标。但是,CT不能够评价流出道狭窄两端的压差。

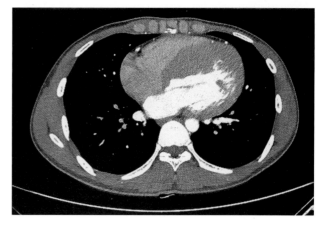

图5-2-2　肥厚型心肌病增强CT图像

4. 磁共振成像　CMR可全面观察左心室壁及其心肌肥厚,在诊断肥厚型心肌病时,主要从以下几方面进行。

(1)形态学改变:在心室长轴、四腔心和短轴位上,可以全面观察各段心肌厚度、心腔大小和形态,测量室壁厚度以舒张末期为准,具体表现主要有①肥厚心室壁厚度≥15mm(有家族史者≥13mm),或肥厚心室壁厚度与正常心室壁厚度比值≥1.3~1.5,以室间隔肥厚多见,其他亚型的病变也可清楚显示,如心尖肥厚为主型(图5-2-3);②多

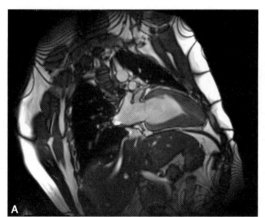

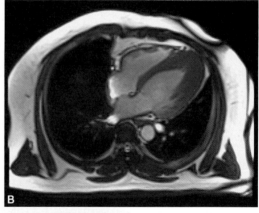

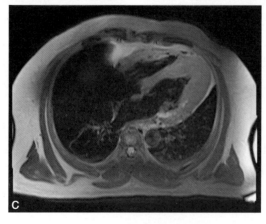

图5-2-3　心尖肥厚型心肌病

患者男,32岁。A、B分别为电影序列平行室间隔长轴两腔心、垂直室间隔长轴四腔心图像,可见左心室心尖段室壁增厚,呈"黑桃心"征象;C.黑血序列亦见左心室心尖段室壁增厚

数肥厚心室壁 T_1 加权像、T_2 加权像呈均匀中等信号,部分病例 T_2 加权像上可见中等信号中混杂点状高信号,提示有心肌水肿(图 5-2-4)。利用造影剂进行心肌灌注扫描,可显示肥厚心肌灌注延迟和不均匀低灌注,提示有心肌缺血;延迟 10~15min 后扫描,肥厚心肌可有斑片状、云絮状异常强化(图 5-2-5、图 5-2-6),说明有纤维化形成;③室间隔

肥厚心肌向左心室腔凸出时,导致左心室流出道狭窄,舒张末期测量内径小于 18mm,垂直室间隔左心室长轴位电影 MRI,可显示左心室流出道内收缩期流空信号;④收缩末期和舒张末期均可见左心室腔缩小、变形;⑤约半数以上左心房不同程度扩大,如合并二尖瓣关闭不全,收缩期可见二尖瓣区反流信号。

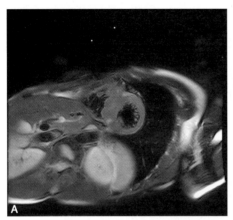
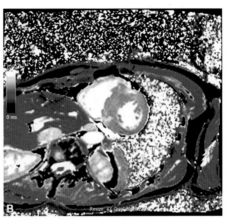
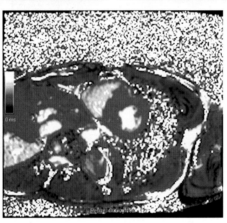

图 5-2-4 非对称性室间隔肥厚

男,49 岁。A. T_2(Triple IR)序列,室间隔肥厚心肌可见斑片状水肿。B、C 分别为非增强 T_1、T_2 Mapping 序列,示室间隔初始 T_1 值约 1 340ms,T_2 值约 46ms,对应同层面左心室侧壁的初始 T_1 值、T_2 值分别约 1 252ms、41ms

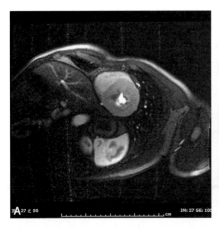
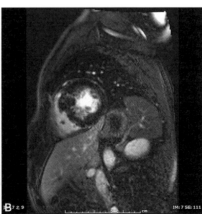
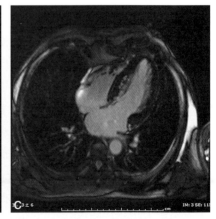

图 5-2-5 非对称性肥厚型心肌病

患者男,43 岁。A. 短轴首过灌注图像,可见室间隔肥厚心肌斑片状充盈缺损;B、C 分别为延迟增强短轴、四腔心图像,可见肥厚心肌有斑片状强化

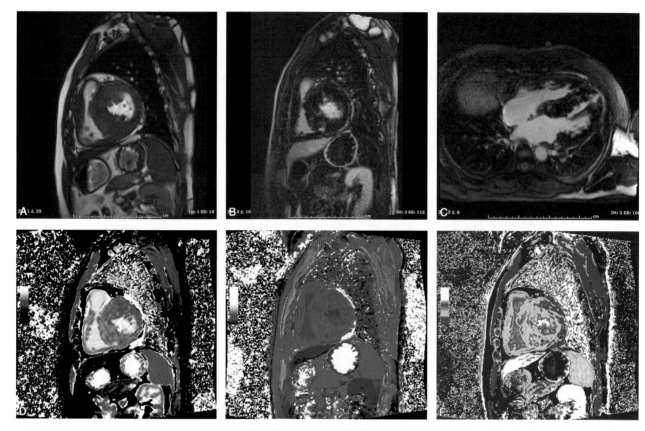

图 5-2-6 肥厚型心肌病 MRI 图像

患者男,45 岁,胸闷 2 个月余。A. CMR 电影序列短轴舒张末期像,可见左心室间隔壁(室间隔)非对称性肥厚;B、C 分别为延迟增强短轴、四腔心图像,可见肥厚心肌有斑片状强化;D、E、F 分别为增强前、后(10min)T_1 Mapping 及 ECV 序列,室间隔肥厚心肌的初始(增强前)T_1 值约 1 312ms,增强后 T_1 值约 401ms,ECV 值约 31%,而对应同层面左心室侧壁的初始 T_1 值、增强后 T_1 值及 ECV 值分别约为 1 221ms、513ms、22%

(2)功能改变:稳态自由进动技术与心电图门控技术相结合,进行心脏电影扫描,提高了 MRI 时间分辨率,可以对心脏功能进行评价,主要表现有①肥厚心室壁收缩期增厚率下降;②左心室舒张功能受限,表现为舒张期肥厚心肌顺应性下降,左心室腔缩小变形;肥厚心肌运动幅度降低,正常心肌运动幅度代偿性增强,左心室收缩功能正常或增强。

(3)心肌标记及心肌应变技术:心肌标记技术(myocardial tagging)是一种通过测量心肌的机械运动情况,来反映心肌受损范围与程度的方法。采用磁化向量空间调制法,将部分磁化向量旋转至水平方向,造成自旋质子去相位。下次射频激发时部分自旋质子仍处于水平方向,在图像上产生网格状黑色暗条。使用电影扫描序列,可显示心脏搏动时这些网状条纹随心肌的运动而产生位移。HCM 可发现肥厚心肌局部网格运动减弱和与正常心肌运动不同步的表现(图 5-2-7)。目前磁共振成像评价心肌应变主要有组织标记(tissue tagging)、特征追踪(feature tracking,FT)和变形配准算法(deformation registration algorithms,DRA)等技术,是定量显示心肌形

变的技术,可以利用常规电影成像序列,进行心肌应变指标的分析。HCM 患者心肌应变较正常人减低,并且其肥厚或纤维化心肌节段的应变值,要低于非肥厚或非纤维化的心肌节段。

(4)CMR 定量技术:近年来,CMR 定量技术在 HCM 诊断中的应用逐渐增多,如 T_1-mapping、T_2-mapping、细胞外容积(extracellular volume,ECV)等技术。定量成像技术对于显示弥漫性病变有优势。非对比增强 T_1-mapping 技术,还可用于钆造影剂过敏或肾功能不全的患者,以评估心肌组织学变化。HCM 患者 T_1 值、T_2 值及 ECV 值会升高。但由于 T_1、T_2 值受影响因素较多,不同扫描机器、序列测得的值也会不同,目前尚无绝对的标准值,只能用同一扫描机器、序列建立的正常数据库来比较(图 5-2-4、图 5-2-6)。

5. 超声心动图 超声心动图对肥厚型心肌病的诊断能起决定性作用,主要表现如下。

(1)室间隔异常增厚,舒张末期的室间隔厚度 >15mm。病变部位心肌回声增强,呈毛玻璃样或斑点状强弱不等,失去正常纤细而平行的心肌纹理图

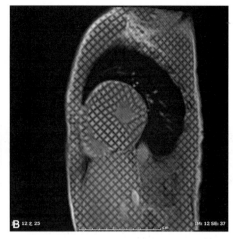

图 5-2-7 肥厚型心肌病心肌标记技术
A、B 分别为左心室短轴舒张末期及收缩末期图像,可见收缩末期室间隔肥厚心肌运动减弱,网格
无明显变形,而左心室侧壁非肥厚心肌网格有变形

像特征。

（2）病变心肌收缩减弱至消失,室间隔运动幅度明显降低,一般≤5mm,收缩期增厚率几乎消失,正常心肌部位运动正常或有代偿性增强。

（3）室间隔/左心室后壁的厚度比可达（1.5~2.5）：1,一般认为比值>1.3：1就有诊断意义。

（4）左心室收缩末期内径低于正常人。

（5）二尖瓣前叶收缩期前向运动,向室间隔靠近,在第二心音之前终止,室间隔与二尖瓣前叶的距离常明显缩小,左心室流出道狭窄。

（6）主动脉瓣收缩中期关闭,由于收缩早期血流速度快,收缩晚期因梗阻加重血流速度突然减慢产生吸引作用所致。

（7）室间隔收缩功能减弱,运动幅度降低,收缩期室壁增厚率下降;左心室侧壁代偿性收缩功能增强,运动幅度增大,使左心室整体收缩功能增强,射血分数增加;而左心室的顺应性降低,二尖瓣 EF 斜率减低,均与舒张功能降低有关。

（8）多普勒超声心动图显示,左心室流出道内收缩期血流速度加快,可直接显示左心室流出道向主动脉瓣口延伸的收缩期喷射的血流束,是本型心肌病的血流特点。

超声心动图诊断 HCM 时,应综合分析,方能得出正确结论,应该注意原发性高血压、甲状腺功能低下等也能引起类似的表现,还要注意勿将左心室假腱索错判为室间隔肥厚。旋转探头进行多方位探查,有益于进行鉴别诊断(图 5-2-8、图 5-2-9)。

【诊断要点】

HCM 的诊断,除了对患者进行全面的心脏病史和家族史信息收集、体格检查以外,影像学检查至关

重要。影像诊断的要点如下:

1. X 线胸片可见左心室增大,亦可在正常范围。

2. 造影剂增强 CT 成像,可以显示左心室壁增厚。

3. MRI 和超声诊断要点

（1）形态学改变主要有①左心室壁心肌增厚≥15mm（有家族史者≥13mm）或肥厚心室壁厚度与正常心室壁厚度比值≥1.3~1.5,以室间隔肥厚多见;②T$_2$ 加权成像,出现肥厚心肌内灶状水肿;③首过灌注成像可显示肥厚心肌内斑片状灌注减低;④延迟增强成像出现肥厚心肌局灶性强化。

（2）功能改变主要有①肥厚心室壁的收缩期增厚率减低;②左心室舒张功能受限。

（3）定量成像技术显示肥厚心室壁的心肌 T$_1$ 值、T$_2$ 值及 ECV 值中度升高。

【鉴别诊断】

主要与以下疾病进行鉴别诊断:

1. 高血压所致的心肌肥厚 原发性高血压心肌肥厚为普遍性肥厚,肥厚程度为轻至中度,无左心室流出道狭窄,收缩期室壁增厚率正常,一般无钆造影剂延迟强化（LGE）改变。

2. 主动脉瓣狭窄 主动脉瓣狭窄时,左心室壁心肌多为对称性轻度肥厚,X 线检查显示升主动脉有狭窄后扩张,超声心动图可见瓣膜口缩小,瓣叶异常,两者不难鉴别。

3. 心肌淀粉样变性 多为系统性淀粉样变性累及心脏,不可溶性淀粉样蛋白沉积在心肌细胞外。影像学表现主要为心肌肥厚和舒张功能受限,左心室壁心肌多为均匀性肥厚,可累及右心室壁、房间隔、瓣膜等。在 CMR 图像上,LGE 表现为特征性心

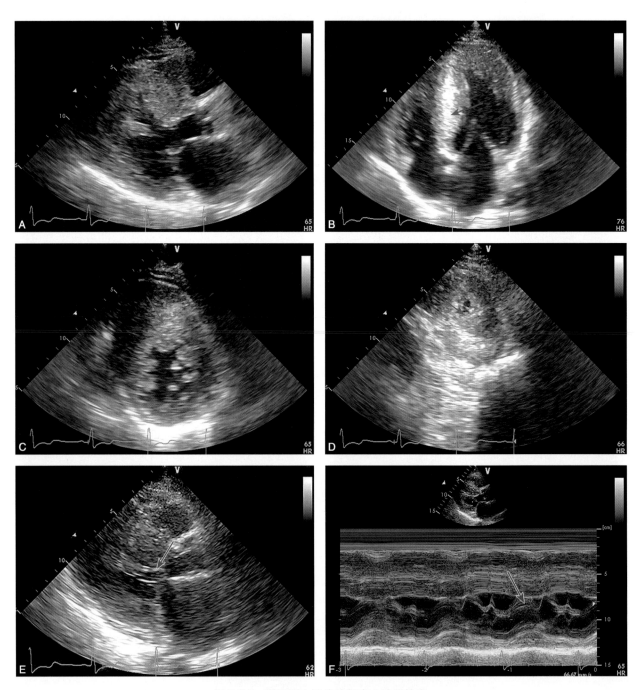

图 5-2-8 肥厚型心肌病的超声心动图检查

A. 二维超声左心室长轴切面显示心肌肥厚(红色箭头所示);B. 二维超声左心室四腔心切面显示心肌肥厚(红色箭头所示);C. 二维超声左心室短轴切面显示心肌肥厚,基底段水平(红色箭头所示);D. 二维超声左心室短轴切面显示心肌肥厚,心尖水平(红色箭头所示)E. 二维超声左心室长轴切面显示 SAM 现象(蓝色箭头所示);F. M 型超声显示 SAM 现象(蓝色箭头所示)

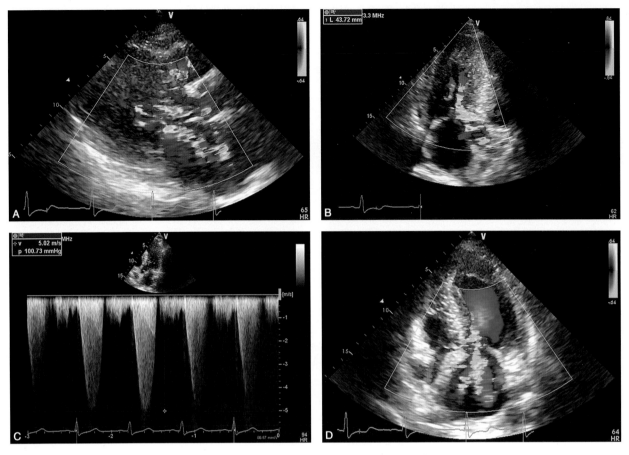

图 5-2-9　肥厚型心肌病的超声心动图多普勒检查

A. 胸骨旁左心室长轴切面，彩色多普勒超声显示左心室流出道血流加速，以及二尖瓣中大量反流（白色箭头所指为 SAM 征位置及二尖瓣反流）；B. 心尖三腔心切面，彩色多普勒超声显示左心室流出道血流加速（白色箭头所指为 SAM 征位置）；C. 连续波多普勒（CW）（心尖五腔心），测量左心室流出道峰值压差为 100.7mmHg；D. 心尖五腔心切面，彩色多普勒超声显示左心室流出道血流加速，以及二尖瓣中大量反流（白色箭头所指为 SAM 征位置及二尖瓣反流）

内膜为主的弥漫性粉尘样强化，T_1 值、ECV 值均会明显升高。

4. **Anderson-Fabry 病**　左心室壁轻至中度增厚，CMR 图像上，多于基底段后侧壁中层可见斑片状、条状 LGE，左心室心肌初始 T_1 值减低是其特征。

5. **运动员型心肌肥厚**　左心室心肌普遍性轻度增厚，通常<15mm，左心室腔常常增大（>55mm），心肌多无 LGE。

二、致心律失常性右心室心肌病

【概述】

1. **定义与诊断标准**　致心律失常性右心室心肌病（arrhythmogenic right ventricular cardiomyopathy，ARVC）又称致心律失常性右心室发育不良（arrhythmogenic right ventricular dysplasia，ARVD），是一种遗传性心肌病，其特征为右心室心肌进行性被纤维脂肪组织所替代，临床常表现为右心室扩大、心律失常和猝死。近年来，基因型-表型的相关研究发现，该疾病早期即可累及左心室，故更新了 ARVC/D 的定义，称为致心律失常性心肌病（arrhythmogenic cardiomyopathy，AC），即心室心肌（左/右心室、罕见于室间隔）进行性被纤维脂肪组织替代。在半数以上的研究中，发现了大多数编码桥粒蛋白的基因发生了突变。

2010 年，心肌病国际专家组在 1994 年 ARVC/D 诊断标准的基础上，结合新的技术和认识制定了修订版诊断标准，以提高诊断该病的敏感性。该标准保存了根据心脏的结构、组织学、心电图、心律失常和基因特征分类的主要和次要标准（表 5-2-1）。该标准摒弃了室壁运动减弱的指标。致病性突变，指的是 ARVC/D 相关 DNA 改变，即编码蛋白质的改变，在大型的非 ARVC/D 对照人群无或罕见。

2. **病因和发病机制与病理改变**　该病病因尚未明确，临床上相对少见，具有一定的家族聚集性，家族性发病占 30%~50%。目前认为是一种常染色体显性遗传病，已确定 12 种发病相关基因，其中大部分是编码桥粒结果的基因。仅根据目前已知的基因突变，尚不能完全解释本病的发病机制。有多种

表 5-2-1 2010 年 ARVC/D 专家组诊断标准修订版

Ⅰ 整体或局部功能障碍和结果改变

主要标准	2D 超声： • 右心室局部室壁不运动、运动障碍或室壁瘤样改变 • 和以下任何 1 个(舒张末期)： 　—PLAX RVOT≥32mm(经过 BSA 校正[PLA/BSA] ≥19mm/m²) 　—PSAX RVOT≥36mm(经过 BSA 校正[PLA/BSA] ≥21mm/m²) 　—或者面积变化分数(FAC)≤33% MRI： • RV 局部室壁不运动或运动障碍或 RV 收缩不同步 • 和以下任何 1 个： 　—RV 舒张末期容积/BSA≥110ml/m²(男)，≥100ml/m²(女) 　—或 RV 射血分数≤40% RV 血管造影： • RV 局部室壁不运动、运动障碍或室壁瘤样改变
次要标准	2D 超声： • RV 局部室壁不运动或运动障碍 • 和以下任何 1 个(舒张末期)： 　—PLAX RVOT≥29 至<32mm(经过 BSA 校正[PLA/BSA] ≥16 至<19mm/m²) 　—PSAX RVOT≥32 至<36mm(经过 BSA 校正[PLA/BSA] ≥18 至<21mm/m²) 　—或者面积变化分数(FAC)>33% 至≤40% MRI： • RV 局部室壁不运动或运动障碍或 RV 收缩不同步 • 和以下任何 1 个： 　—RV 舒张末期容积/BSA≥100 至<110ml/m²(男)，≥90 至<100ml/m²(女) 　—或 RV 射血分数>40% 至≤45%

Ⅱ 室壁组织特征

主要标准	• 在心内膜心肌活检中，至少 1 个标本通过形态学检测分析残余肌细胞<60%(或估计<50%)，RV 游离壁心肌被纤维替代，伴有或不伴有脂肪组织替代心肌组织
次要标准	• 在心内膜心肌活检中，至少 1 个标本通过形态学检测分析残余肌细胞 60%~75%(或估计 50%~65%)，RV 游离壁心肌被纤维替代，伴有或不伴有脂肪组织替代心肌组织

Ⅲ 复级异常

主要标准	• 右胸导联 T 波倒置(V₁、V₂、V₃)或>14 岁(不伴有完全性右束支传导阻滞，QRS 波≥120ms)
次要标准	• >14 岁，V_1、V_2 导联 T_1 波倒置(不伴有完全性右束支传导阻滞)或者在 V_4、V_5、V_6 导联 T 波倒置 • >14 岁，V_1、V_2、V_3、V_4 导联 T 波倒置伴有完全性右束支传导阻滞

Ⅳ 除极/传导异常

主要标准	• 右胸导联(V_1~V_3)Epsilon 波(在 QRS 波终末至 T 波启动之间诱发出低电位信号)
次要标准	• 标准心电图 QRS 波增宽，QRS<110ms，SAECG 至少 1/3 参数显示晚电位 • QRS 波滤过时程(fQRS)≥114ms • <40μV QRS 终末过程(低振幅信号时程)≥38ms • 终末 40ms 平方根电压≤20μV • QRS 不跑终末激动时间≥55ms，测量 V_1、V_2 或 V_3 导联 QRS 最低点至 QRS 末端包括 R' 波，无完全右束支传导阻滞

Ⅴ 心律失常

主要标准	• 持续性或非持续性左束支型室性心动过速，伴电轴向上(Ⅱ、Ⅲ和 aVF QRS 波负向或不确定，和 aVL 正向)
次要标准	• 持续性或非持续性右心室流出道型室性心动过速，左束支传导阻滞型室性心动过速，伴电轴向下(Ⅱ、Ⅲ和 aVF QRS 正向，和 aVL 负向)或电轴不明确 • Holter 显示室性期前收缩>500 个/24h

VI家族史	
主要标准	• 一级亲属中有符合 ARVC/D 专家组诊断标准的患者 • 一级亲属中有尸检或手术病理确诊为 ARVC/D 的患者 • 经评估明确患者具有 ARVC/D 致病基因的有关或可能相关的突变
次要标准	• 一级亲属中有可疑 ARVC/D 患者但是无法证实患者是否符合目前诊断标准 • 一级亲属中有可疑 ARVC/D 患者引起的早年猝死（<35 岁） • 二级亲属中有病例证实或符合目前专家组标准的 ARVC/D 患者
诊断标准	• 2 项主要标准，或 1 项主要标准加 2 项次要标准，或 4 项次要标准
临界诊断	• 具备 1 项主要标准和 1 项次要标准，或 3 项不同方面的次要标准
可疑诊断	• 具备 1 项主要标准或 2 项不同方面的次要标准

RV:右心室;PLAX:胸骨旁长轴位;RVOT:右心室流出道;BSA:体表面积;PSAX:胸骨旁短轴位;aVF:增强电压左足单级导联;aVL:增强电压左臂单极导联

理论解释发病机制,包括基因发育不良假说、转分化假说以及凋亡假说。该病发生的室性心律失常可能涉及多种机制,通常认为常见的持续单形性室性心动过速是由于纤维脂肪组织替代了心肌细胞,产生了折返所致。

ARVC/D 是一种以心室心肌被纤维脂肪组织替代的发育不全为特征的"结构性"的心肌病。心肌萎缩呈进行发展,从心外膜心肌开始,最终累及心室壁全层。大体标本发现,RV 受累位置以 RV 流出道、右心尖和 RV 下壁为好发部位,即"发育不良三角",也有单纯或以 LV 为主的,通常病变局限于心外膜下心肌或者左心室游离壁的中层。终末期或心力衰竭的患者,RV 心腔扩大并多发室壁瘤样改变,且经常双心室受累,但是很少累及室间隔。光镜下典型的病理改变为 RV 全部或局部为纤维脂肪组织或单纯脂肪组织所替代,肌小梁变平;心内膜亦有纤维化,局部偶有单核细胞或炎性细胞浸润;室间隔较少受累,但可见局灶性间质纤维化。

3. 流行病学特点 该病的人群发病率大概在 1/5 000~1/2 000,男女发病比例为 3:1,发病年龄一般在 20~40 岁,罕见于青春期和老年人。该病是青年人猝死的第二大死因,且是运动员猝死的第一大死因,患者每年的猝死发病率为 0.08%~3.6%。

【临床特点】

1. 临床症状、体征 ARVC/D 的临床表现复杂多变,主要表现为心悸、昏厥,有时以心搏骤停为首发症状,发生时查体会发现 RV 扩大的体征及右心功能不全的表现,如颈静脉怒张、肝脏肿大、腹腔积液,双下肢水肿。病程分为四个时期:

第 1 期 隐匿期,RV 仅有细微的结构改变,伴有或不伴有室性心律失常;

第 2 期 心律失常期,症状性室性心律失常,可

以导致猝死,伴有明显 RV 形态功能学异常;

第 3 期 RV 衰竭期,由于进行性及迁延性心肌病变,RV 疾病加重,LV 功能相对正常;

第 4 期 双心室衰竭期、终末期,LV 受累导致双心室衰竭。

2. 心电图、实验室和其他辅助检查 心电图是诊断 ARVC 的重要辅助检查手段,可见诊断标准 Ⅲ、Ⅳ、Ⅴ。典型 ARVC 的心电图,具备室性心律失常心电图的一般特点,其为 RV 起源,表现为左束支阻滞图形,伴有电轴向上,或 RV 流出道型,伴有电轴向下,但并不具有特异性,也可见到多形态、多源性室速(VT)、室扑及室颤(VF)。ARVC 的 VT/VF 在运动试验或负荷状态下更容易诱发出来。

【影像检查技术与优选应用】

多种影像学技术能检测 ARVC/D 患者的右心室结构和功能异常,包括 X 线胸片、超声心动图、心脏 CT、心脏 MR、右心室造影及放射性核素检查。X线胸片诊断价值有限,仅可以观察心影大小和肺血情况。右心室造影是创伤性技术,限制了其在临床的应用。心脏 CT 和 CMR 可以发现心肌脂肪浸润程度。

2010 年的 ARVC/D 诊断标准修订版中,CMR 首次被纳入,并给予了具体量化指标。CMR 的心脏多平面成像电影序列能对左、右心室及右心室流出道的结构和功能进行全面评估,同时黑血序列及脂肪抑制技术可以对脂肪浸润进行准确识别,水脂分离技术的出现进一步提高了心肌脂肪浸润检测的敏感性。CMR 的延迟增强技术(LGE)能评价左、右心室心肌纤维化情况。超声心动图和 CMR 是诊断 ARVC/D 的重要影像学检测方法。无创影像学技术的进步,临床上采用心内膜心肌活检诊断 ARVC/D 的可行性越来越低。

【影像学表现】

1. **X 线表现**　本病 X 线胸片可见心房明显增大、心胸比例增加，以及肺淤血等非特异性征象，对诊断本病的价值有限。

2. **CT 表现**　心脏 CT 显示冠状动脉是其优势，同时可以显示①右心室扩张；②右心室室壁心外膜下心肌脂肪密度灶（图 5-2-10），心内膜下心肌变薄，多见于 RV 发育不全三角区；③右心室壁呈扇形改变，右心室壁膨隆或室壁瘤改变；④左心室室壁脂肪密度灶，主要见于双心室心力衰竭期。结合临床，可以诊断 ARVC/D。

3. **MRI 表现**　本病的 MRI 征象主要有①右心室扩大，以心脏短轴位图像显示最佳，多数病例可见右心室壁局限性外凸，好发于右心室前壁漏斗部、心尖和下壁基底段（图 5-2-11）。依据室壁运动异常结合容积和功能参数，CMR 诊断标准分为主要标准和次要标准。右心室舒张末期容积指数 ≥ 110ml/m^2（男）、≥ 100ml/m^2（女）或右心室射血分数 ≤ 40% 构成主要诊断标准，其诊断 ARVC 特异性为 95%，敏感性为 68%~76%；100 ≤ 右心室舒张末容积指数 < 110ml/m^2（男）、90 ≤ 右心室舒张末容积指数 < 100ml/m^2（女）或 40% < 右心室射血分数 ≤ 45% 构成次要标准，其诊断 ARVC 特异性为 85%~97%，敏感性为 79%~89%；②右心室壁可普遍变薄，但是局限性外凸部的室壁变薄更为显著。无论在 T$_1$ 加权像还是 T$_2$ 加权像上，若室壁内有高信号，则提示为脂肪组织。有时脂肪组织在 SE 图像上的高信号不明显，应用脂肪抑制序列选择性抑制脂肪信号，对本病的诊断特别有价值。此时，脂肪呈低信号，在局限性

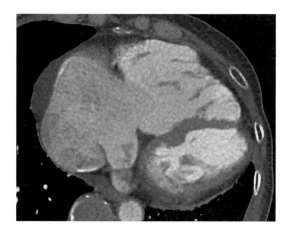

图 5-2-10　横轴面胸部增强 CT 图像
ARVC 患者，女，36 岁，右心室增大，室壁变薄，右心室游离壁心尖段心外膜下脂肪浸润，中间段局限性膨出

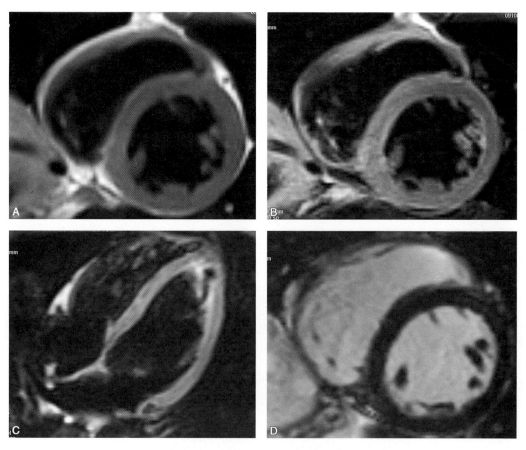

图 5-2-11　致心律失常性右心室心肌病
男，26 岁，短轴 DIR（A）、TIR（B）和 LGE（D），四腔心 TIR（C）示右心室扩大，右心室壁内可见脂肪信号，脂肪抑制后呈低信号，右室壁有局限性变薄，可见少许延迟强化灶

病变者,右心室壁的心肌信号呈"中断"样改变,或者呈岛状低信号;若整个游离壁受侵,则隐约可见右心室壁的轮廓。右心室室壁心肌见延迟强化灶,提示纤维组织替代。右心室容积扩张和功能异常与QRS波离散度呈正相关,而QRS波离散度是ARVC预后不良的独立危险因素。LGE是ARVC患者发生晕厥的独立危险因素。此外,右心室LGE与电生理检查中可诱发的室性心律失常有良好的一致性,LGE能指导电生理研究和心内膜活检,也可为射频消融治疗心律失常基质提供靶点;③病变部位出现节段性室壁运动异常,以反向运动多见,少数为室壁运动减弱;④也可见右心室的普遍扩大,室壁普遍运动减弱;⑤可见右心房扩大。

4. 超声心动图表现 二维及M型超声心动图上,主要表现为右心室明显扩大,右心室室壁局限性或广泛变薄以及受累室壁运动幅度减低、无运动或反常运动;彩色多普勒显示三尖瓣口、右心室流入道及流出道血流色彩暗淡,频谱测值血流速度减低,可伴有三尖瓣反流血流信号(图5-2-12)。

5. 放射性核素检查 应用^{123}I-MIBG和^{201}TI-CI进行放射性核素心室造影和心肌成像,可以早期发现右心室壁局部的放射性充盈缺损,有研究认为这一征象可能早于MRI显示的异常改变。

6. 右心室造影 右心室弥漫或局限性扩张、舒张期膨隆、室壁运动异常以及其他非特异性表现。作为诊断性影像技术,在临床上很少使用。

【诊断要点】

ARVC/D诊断要点已经十分明确,可以严格参照2010年心肌病专家组修订的诊断标准。根据心脏的结构、组织学、心电图、心律失常和基因特征分类的主要和次要标准进行评估,符合2项主要标准,或1项主要标准加2项次要标准,即可以确诊;符合1项主要标准和1项次要标准,或符合4项次要标准,即临界诊断;而符合3项不同方面的次要标准,或具备1项主要标准或2项不同方面的次要标准则要怀疑ARVC/D。修订的CMR标准对ARVC心律失常的发生有很高的阴性预测值。

CMR、超声心动图、右心室造影诊断标准依据室壁运动异常结合容积和功能参数分为主要标准和次要标准见表5-2-2。CMR和心脏CT能显示心室壁

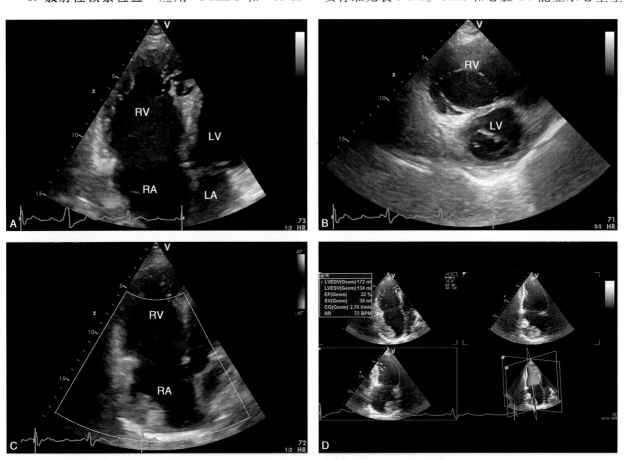

图5-2-12 致心律失常型右室心肌病超声心动图表现

A. 心尖四腔切面,可见右房、右室显著扩大,室壁变薄;B. 胸骨旁左室短轴切面,可见显著扩大的右心室,室壁变薄;C. 彩色多普勒显示三尖瓣口舒张期血流色彩暗淡;D. 右心室三平面三维超声成像测量右心室射血分数显著减低(RVEF:22%),表明右心室收缩功能异常;LV:左心室;LA:左心房;RA:右心房;RV:右心室

表 5-2-2 ARVC/D 功能和结构的 CMR、超声心动图、右心室造影诊断标准

诊断标准	超声心动图	CMR	右心室造影
主要标准	• RV 局部室壁不运动、运动障碍或室壁瘤样改变 • 和以下任何 1 个(舒张末期): —PLAX RVOT ≥32mm(经过 BSA 校正[PLA/BSA]≥19mm/m²) —PSAX RVOT ≥36mm(经过 BSA 校正[PLA/BSA]≥21mm/m²) —或者面积变化分数(FAC)≤33%	• RV 局部室壁不运动或运动障碍或 RV 收缩运动不同步 • 和以下任何 1 个(舒张末期): —PLAX RVOT≥29 至 <32mm(经过 BSA 校正[PLA/BSA]≥16 至 <19mm/m²) —PSAX RVOT≥32 至 <36mm(经过 BSA 校正[PLA/BSA]≥18 至 <21mm/m²) —或者面积变化分数(FAC)>33% 至 ≤40%	• RV 局部室壁不运动、运动障碍或室壁瘤样改变
次要标准	• RV 局部室壁不运动或运动障碍 • 和以下任何 1 个(舒张末期): —PLAX RVOT≥29 至 <32mm(经过 BSA 校正[PLA/BSA]≥16 至 <19mm/m²) —PSAX RVOT≥32 至 <36mm(经过 BSA 校正[PLA/BSA]≥18 至 <21mm/m²) —或者面积变化分数(FAC)>33% 至 ≤40%	• RV 局部室壁不运动或运动障碍或 RV 收缩不同步 • 和以下任何 1 个: —RV 舒张末期容积/BSA ≥ 100 至 <110ml/m²(男),≥90 至 <100ml/m²(女) • —或 RV 射血分数>40% 至 ≤45%	

心外膜/透壁脂肪密度/信号强度,右心室壁薄,右心室及左心室下壁和侧壁可见 LGE 病灶,有研究证实这些特征性表现可能比 RV 容积增大更有利于诊断 ARVC/D。

【鉴别诊断】

1. **先天性右心室室壁瘤** 多数患者无症状,或者症状较轻,以偶然发现居多,就诊时年龄较大。CMR 扫描显示右心室腔扩大,室壁局限性变薄、向心腔外凸出,病变好发于右心室心尖和前壁,呈低信号,提示为纤维组织成分,而无脂肪高信号灶,局部室壁呈反向运动。CMR 所见结合患者无右心室源性心律失常,可以将两者区分开来。

2. **扩张型心肌病** 早期扩张型心肌病左心室功能尚好、伴有右心室源性室性心动过速者,可被误诊为 ARVC/D。但是影像学检查显示扩张型心肌病的受累心室普遍扩张,弥漫性室壁运动幅度降低,与 ARVC/D 的右心室节段性异常改变不同,而且扩张型心肌病脂肪浸润少见,LGE 多见于室间隔心肌中层,这与 ARVC/D 不同,鉴别诊断并不困难。

3. **孤立性心肌炎** 部分心肌炎患者遗留室性心律不齐,病理检查显示心肌内也可能出现大量脂肪,但是其脂肪分布部位与 ARVC/D 不同。影像学所见结合临床病史进行综合分析,可以做出两者的鉴别诊断。

4. **右心室特发性室性心动过速** 起源于右心室的特发性室性心动过速,在心电图上表现为 QRS 增宽的室性心动过速,但是无器质性心脏病的改变。

影像学检查未见明显异常改变,可资鉴别。

三、左心室心肌致密化不全

【概述】

1. **定义** 左心室心肌致密化不全(left ventricular noncompaction,LNNC)又称海绵心肌或心肌窦状隙持续状态,是一种以心室内异常粗大的肌小梁和交错的深隐窝为特征的先天性心肌病。AHA 将其归类为原发性心肌病中的遗传性心肌病,而 ESC 归为未分类型心肌病。

2. **病因和发病机制**

(1)病因:LVNC 的具体病因尚不完全清楚,但目前临床上广泛认为是基因突变导致心肌致密化进程停止。遗传连锁分析显示该病相关基因位于 X 染色体的 xq28 区段上,g4.5 基因突变是产生该病的始因。

(2)发病机制:在人类胚胎发育第 1 个月,冠状动脉循环分化形成前,心脏由心肌纤维编织而成的结构疏松的海绵样网状结构,即心肌小梁及小梁间隙构成,小梁间隙与左心室腔相通,血液可由此向心肌细胞供血。在胎儿发育的 5~8 周,心肌小梁间隙缩小至消失,相对较大的肌小梁间隙发育为心肌内的毛细血管床。心肌纤维逐渐致密化,从心外膜下心肌扩展到心内膜下心肌、从心底部向心尖部推进,同时形成冠状动脉血管系统,心肌的冠状动脉循环逐渐建立。与左心室致密化程度相比,右心室心肌致密化程度相对较低,因此在成熟心脏中经常可以

见到右心室内较多的肌小梁结构。若在此期间基因突变,导致心肌致密化进程停止,较多的、粗大的肌小梁及其深陷的小梁间隙持续存在,而相应区域形成的致密心肌减少,即产生 LVNC。尽管这一观点被广泛接受,但目前没有心肌致密化停止的直接证据。

3. **流行病学特点** LNVM 具有家族发病倾向,12%~50%患者有家族史,可伴有其他先天性心脏畸形,如室间隔完整的肺动脉闭锁、冠状动脉起源异常等。不伴有其他先天性心脏畸形者称为孤立性心肌致密化不全(isolated noncompaction of ventricular myocardium,INVM)。LVNC 男性发病率要高于女性,我国 LVNC 男性约占 76%。

【临床特点】

1. **临床症状、体征** LNVM 症状发生时,患者年龄差别较大,其临床表现多样,可从无症状到疾病末期的充血性心力衰竭、心律失常、体循环血栓乃至心脏性猝死。临床上 LVNC 的误诊率极高,可能与 LVNC 发病率较低、临床医师对该病认识不足有关。LVNC 有心力衰竭、心律失常及体循环栓塞三大临床特点。

(1)心力衰竭:心脏血供不能满足多个异常粗大的肌小梁对血液的需求,导致慢性心肌缺血,心肌收缩功能降低,因而最先发生心力衰竭,临床表现为呼吸困难。

(2)心律失常:其 ECG 表现无特异性,心律失常、束支传导阻滞、复极化异常等较为常见。LNVM 所致心律失常与心肌灌注、冠状动脉血流储备下降及心肌纤维变性有关,常见室上速和心房颤动。

(3)体循环栓塞:体循环血栓栓塞是收缩功能降低、心房颤动、心室内存在肌小梁及深陷隐窝中的缓慢血流引起的。栓子脱落造成血栓栓塞,包括脑血管意外、短暂性脑缺血和肠系膜动脉血栓,发生率为 21%~38%。

2. **心电图** 表现无特异性,心律失常、束支传导阻滞、复极化异常等较为常见。

【影像检查技术与优选应用】

心肌致密化不全的临床症状和体征无特征性,目前诊断 LVNC 主要依靠影像学检查,其中超声心动图被认为是诊断 LNVM 的首选方法;心脏 CT 的优势在于可以排除冠状动脉疾病或冠状动脉异常,定性、定量地评价非致密化心肌,同时 CT 也可弥补MRI 的局限性,对有除颤器或在同步化治疗的患者进行成像。近年来 CMR 越来越多地应用在 LNVM 的诊断,其可以区分致密心肌和非致密化心肌,还

可以判断其心肌的血流灌注情况,评价其心脏的整体功能。心血管(心室)造影,并不用于诊断 LVNC。

【影像学表现】

1. **X 线表现** 心肌致密化不全在 X 线上无特异性征象。

2. **心脏 CT 表现** 心肌病变部位表现为不同程度的非致密化心肌特征,造影剂充盈于肌小梁隐窝中。CT 诊断 LNVM 的标准:在至少两个节段以上发现突出的肌小梁和深陷隐窝,且非致密化心肌与致密化心肌厚度的比值大于 2.3。

3. **CMR 表现** CMR 诊断 LVNC 至今尚无统一标准,目前被广泛接受的是 Petersen 所提出的诊断标准,舒张末期非致密与致密心肌比值大于 2.3,其诊断 LNVM 的敏感性和特异性分别为 86% 和 99%。中国汉族人口诊断标准为非致密心肌与致密心肌比值大于 2.5。

此外,Grothoff 通过对心肌质量的评价来诊断LVNC,并提出了四条诊断标准:①非致密化心肌质量占左心室总体质量的 25% 以上;②非致密化心肌质量大于 $15g/m^2$;③至少除心尖段的一个节段非致密/致密心肌≥3:1;④在心肌第 4 节段与第 6 节段,非致密化与致密化心肌比值≥2:1;符合上述四条则高度怀疑存在 LVNC。但这种量化的诊断方法同时也将肌小梁间的血池质量计算在内,故存在一定的局限性。

LVNC 的 CMR 典型征象(图 5-2-13):

(1)心脏电影及黑血序列:左心室腔正常或不同程度扩张,伴收缩功能减弱,心肌增厚以心尖部最显著。外层致密化心肌(心外膜下心肌)变薄,自基底部或中间部向心尖逐渐变薄,但信号均匀,与正常心肌相似。内层非致密化心肌(心内膜下心肌)自基底或中间部向心尖逐渐增厚,信号不均匀,可见多发粗大、交错排列呈网状或栅栏状的肌小梁结构,小梁间可见深陷隐窝,呈与血流信号一致的低信号,或介于血流及小梁信号之间的偏低信号。心尖部及中远段游离壁受累,基底段和室间隔几乎不受累,非致密化心肌层与致密化心肌层厚度比值可达 2.3 以上。

(2)心肌延迟增强序列:造影剂延迟增强扫描可见不同程度的线状或花瓣状强化,并能充分显示隐藏在肌小梁中的血栓,心肌纤维化改变也是常见征象。

4. **超声心动图表现** 目前,国际公认的超声心动图诊断标准分别由 Chin、Stollberger,以及 Jenni 等提出,其中以 Jenni 提出的最为常用:①受累心室腔

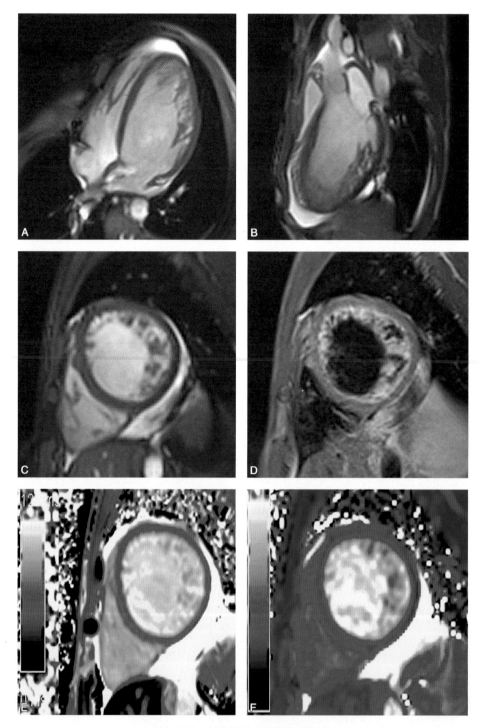

图 5-2-13　LVNC 的 CMR 典型征象

四腔心电影（A）、三腔心电影（B）、左心室短轴电影（C）、黑血 T_2 序列（D）、T_1（E）及 T_2 mapping
序列（F）。心脏电影及黑血序列示左心室中间段至心尖段侧壁及心尖部可见两层心肌，外层为
致密化心肌，内层为由非致密化心肌，呈"栅栏样"改变，基底段和室间隔心肌无受累。左心室舒
张末期，非致密化心肌层与致密化心肌层厚度比值可达 2.3 以上。非致密化心肌 T_1 及 T_2 值较
致密化心肌升高

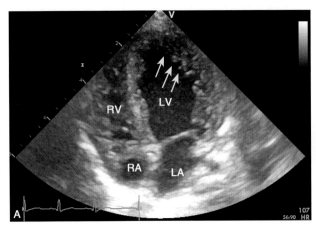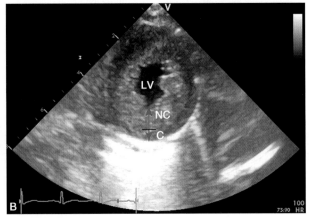

图 5-2-14　心肌致密化不全超声心动图表现

A.心尖四腔切面:左心室腔内可见多发、突入心腔内的心肌小梁和深陷的小梁隐窝,形成网状结构(黄色箭头所示),主要累及心尖部及侧壁;B.左室心尖短轴切面:左室侧后壁及下壁心肌分为两层,薄而致密的外层和厚而非致密的内层,NC/C>2.0;LV:左心室;LA:左心房;RA:右心房;RV:右心室;NC:非致密层;C:致密层

内可见多发、突入心腔内的心肌小梁和深陷的小梁隐窝,形成网状结构,主要累及心尖部及侧壁;②受累心肌明显分为两层,包括薄而致密的致密层(C)和厚而非致密的非致密层(NC),收缩末期 NC/C>2.0(儿童>1.4)(图 5-2-14);③彩色多普勒可见非致密层的肌小梁隐窝内的低速血流与心室腔相通,收缩期心腔内血流进入小梁间隙层。Stollberger 提出将图像中异常粗大肌小梁的数目≥4,且心尖附着有乳头肌亦作为诊断的标准。

经胸超声心动图图像质量较差时,还可通过经食管超声心动图检查显示左心室心肌形态结构。心脏超声造影检查,可通过造影剂在心腔内的充填显影情况判断隐窝、非致密心肌及致密心肌的准确厚度及分布范围,在心腔超声造影时,可见造影剂进入这些细小的隐窝,表现为和心腔显影浓密度相比,这些节段显影稀疏(图 5-2-15),故心腔超声造影的应用,能检出这种常规二维和彩色多普勒超声所不能显示的致密化不全节段,提高致密化不全节段的检出率。实时三维超声心动图亦可直观立体地显示心腔内丰富的粗大肌束及深陷隐窝。

其他超声心动图表现,包括左心室腔不同程度的扩大,室壁运动减低;左心室收缩功能减退,表现为射血分数 EF 值减低;病变区域心腔内可伴发附壁血栓形成。

【诊断要点】

超声、CMR、CT、核素显像等影像技术,可以从心脏解剖形态、心脏功能和心肌微循环灌注等方面诊断和评价 LVNC,具有重要临床和研究价值。其诊断要点主要有以下方面。

1. 影像学检查可见两层不同的心肌结构,外层

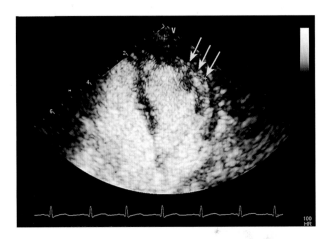

图 5-2-15　心肌致密化不全左室心腔造影超声心动图表现

左心室心尖四腔切面:左心腔造影,可见造影剂进入"增厚的"心肌层,与心腔显影浓密度相比,这些心肌阶段呈稀疏显影,提示为非致密心肌层(黄色箭头所示)

(致密化心肌)较薄,内层(非致密化心肌)较厚,其间可见深陷隐窝,左心室收缩末期内层非致密化心肌厚度与外层致密化心肌厚度比值满足不同检查技术的相应诊断标准(国际诊断标准为舒张末期非致密与致密心肌比值大于2.3;中国汉族人口诊断标准为非致密心肌与致密心肌比值大于2.5;小梁化心肌质量与左心室整体心肌质量比值大于20%)。

2. 病变区域主要位于心尖部、侧壁和下壁。

3. 彩色多普勒可测及深陷隐窝之间有血流灌注并与心腔相通,而不与冠状动脉循环相通。

【鉴别诊断】

1. 扩张型心肌病(DCM)　临床表现与 LVNC 相似,可表现为心力衰竭、心律失常、血栓栓塞等。此外,两者都可出现心腔扩大、二尖瓣反流、左心室内附壁血栓形成和弥漫性心肌运动障碍等。但是扩张型心肌病室壁多均匀变薄、心内膜光滑,而 LNVM

仅致密化心肌变薄,非致密化心肌增厚,心内膜不光滑,隐窝特别明显,心内膜呈网状结构。在功能上扩张型心肌病呈现弥漫性的心室壁动度减弱,LVNC呈现节段性的收缩功能减退,组织多普勒及斑点追踪技术可以定量进行节段性分析。CMR测值中,DCM的球形化指数较高,而LVNC一般仅限于左心室增大。扩张型心肌病亦可出现过度的心肌小梁化特征,但程度轻,其非致密层与致密层的比值,一般小于2.3,其发病部位心尖很少受累。

2. 缺血性心肌病 LVNC患者心电图表现有时与缺血性心肌病极为相似。缺血性心肌病室壁运动多呈节段性降低,核素心肌显影上可见多发节段性减低,冠状动脉造影可显示血管狭窄和/或阻塞性病变。但LVNC典型的心肌形态学改变及冠状动脉造影阴性,以此与缺血性心肌病相鉴别。此外陈旧性心肌梗死等可引起左心室腔扩张,可有粗大的肌小梁,但缺乏深陷的隐窝,非致密化心肌增厚程度小于LVNC,结合临床可以鉴别。

3. 肥厚型心肌病 心肌致密化不全需要与肥厚型心肌病,尤其心尖肥厚型心肌病相鉴别。肥厚型心肌病超声可见粗大的肌小梁,但无深陷的隐窝。心脏MRI可清晰显示肥厚型心肌的位置、范围。

4. 心内膜弹力纤维增生症 多见于婴儿,主要表现为急慢性心衰,超声心动图特点为心内膜增厚,回声增粗,心肌厚度和回声基本正常,左心室扩大,心脏收缩及舒张功能障碍,根据有无粗大肌小梁及之间深陷隐窝,可与LVNC进行鉴别。

5. 心肌炎 可导致心肌重塑并形成肌小梁,易被误诊为LVNC。因此,根据Jenni等诊断标准,在超声心动图检查时需排除患者有心肌炎病史。

第三节 混合性心肌病

一、扩张型心肌病

【概述】

1. 定义与诊断标准 扩张型心肌病(dilated cardiomyopathy,DCM)是一种异质性心肌病,以心室扩大和心肌收缩功能降低为特征,发病时除外高血压、心脏瓣膜病、先天性心脏病或缺血性心脏病等。DCM是原发性心肌病中最常见的一种,约占全部心肌病的70%。患者多因心力衰竭而就医,死亡原因多为心力衰竭进行性加重,也可由心律失常引发猝死。

2. 病因和发病机制与病理改变 基于遗传学

将DCM分为原发性和继发性DCM,其中原发性DCM又包括家族性、获得性及特发性DCM,继发性DCM指全身性系统性疾病累及心肌,心肌病变仅是系统性疾病的一部分。DCM病因尚不清楚,大多数病例可查出抗心内膜的自身抗体,其发病学意义尚不清楚,目前认为病毒性心肌炎是其最主要的致病因素之一。病毒对心肌的直接损害,体液、免疫反应所引起的心肌炎,最后发展为扩张型心肌病。另外,遗传、代谢、中毒等因素可能对本病的发生也起到一定的作用。

病理大体标本:典型病变的表现为"离心性肥大",即两侧心室肥厚,4个心腔扩张,心尖变薄,呈钝圆形,状如牛心。其重量可比正常心脏增加25%～50%,达400～750g。心腔的扩张往往能够掩盖左心室心肌肥厚的程度。右心室壁常呈轻度增厚。有一半以上病例可见附壁血栓,导致心内膜纤维化,在儿童患者较为多见。心肌色苍白且松弛。左心室扩张和乳头肌细胞的排列错乱导致二尖瓣关闭不全,右心室扩张和三尖瓣环的扩大引起三尖瓣关闭不全。

显微镜下可见心肌细胞肥大和不同程度的伸长,肌浆变性失去收缩成分。肥大的心肌细胞由于纵向伸长,以致心肌细胞的横径可在正常范围内。心肌间质纤维化是扩张型心肌病最常见的改变,通常以左心室心肌为重。核大、浓染是心肌细胞的组织学标志。组织学检查见心肌纤维广泛性肥大、变性、坏死和纤维化,心内膜有平滑肌肥厚。电镜下见肥厚型心肌细胞改变的特点是线粒体数量增加,大小、形态多变,核糖体增多,细胞核膜卷曲及不同程度的糖原积聚,肌原纤维通常排列规则,也可不规则。此外,有些病例可见淋巴细胞性间质性心肌炎,其特点是多发性淋巴细胞浸润灶伴有心肌细胞的变性和坏死。

病理生理学表现根据受累心室的不同而异,受累心室表现为收缩功能减退,射血分数及心排血量下降,心室的收缩末期容量增大,病变到一定程度便有舒张末期压上升。

3. 流行病学特点 患者发病年龄为25～50岁,男多于女。2002年中国分层整群抽样调查9个地区8 080例正常人群,DCM患病率为19/10万。2014年中国一项报道显示,对767例DCM患者随访52个月,病死率为42.24%。

【临床特点】

1. 临床表现、体征 本病多起病缓慢,有渐进性呼吸困难,表现为劳力性呼吸困难甚至端坐呼吸、阵发性夜间呼吸困难、心源性哮喘和急性肺水肿等肺循环淤血的症状;水肿和各脏器淤血肿大等体循环淤血的症状;部分患者可发生栓塞或猝死。主要体征为心脏增大,75%的病例可听到第3心音或第4心音呈奔马律。常合并各种类型的心律失常。根据患者发病缓急、病程长短及心肌代偿情况分为4型。

(1)急性型:发病急骤,由于心肌病变比较广泛、严重,心肌收缩力明显减弱,心排血量在短时间内大幅度减少,重者出现心源性休克。由于供血不足,患者常有头昏、恶心、呕吐等症状。血压下降,心音弱,尤以第一心音减弱为著,并常有心律不齐。

(2)亚急性型:病情进展稍缓,心肌受损不如急性型那样严重,但心肌收缩力明显减弱。临床上出现明显的心力衰竭,特别是急性左心衰竭,有咳嗽、呼吸困难、双肺布满水泡音等特征。经1~4周后,可发生全心衰竭,出现颈静脉怒张、肝大及全身水肿等。

(3)慢性型:亦称痨型,病情发展缓慢,多由潜在型逐渐发展而成,少数由急性型或亚急性型转化而来。心脏代偿肥大,心腔扩张明显,临床上主要表现为慢性心功能不全。

(4)潜在型:心脏受损较轻或因代偿功能较好,临床上多无明显的自觉症状。

2. 心电图、实验室检查

(1)心电图:表现多种心电异常,如各类期前收缩、心房颤动、传导阻滞及室性心动过速等;此外还有ST-T改变、低电压、R波递增不良,少数可见病理性Q波,多系心肌广泛纤维化所致,但需与心肌梗死相鉴别。

(2)实验室检查:B型利钠肽(BNP)或N末端B型利钠肽原(NT-proBNP)水平显著升高,提示心功能受损严重,是诊断心功能不全及其严重性、判断病情发展及转归的重要指标。

【影像检查技术与优选应用】

X线胸片可显示左心室和/或右心室增大。超声心动图能清楚显示心腔、心肌与间隔的厚度及运动状态,发现左心室室壁、心尖的收缩变形和血流改变等,对扩张型心肌病的诊断,尤其鉴别心影增大有重要价值。CT对扩张型心肌病的诊断也有意义,特别是对冠心病或其他病因所致左心室扩大的鉴别诊断有很大帮助。CMR能够评估心脏结构及功能,还能够直接观察心肌组织的病理改变,提供包括心肌脂肪变、纤维化等多种病理证据,而新的定量技术出现,如T_1、ECV等指标,可更准确评估心肌间质纤维

化病理学改变,对DCM诊断、鉴别诊断及预后判断有重要作用。

【影像学表现】

1. **X线表现** 心影增大,心胸比例多超过0.6(图5-3-1)。主动脉结、肺动脉段和上腔静脉多数正常。半数以上的病例具有肺淤血、间质性肺水肿等左心功能不全的表现。

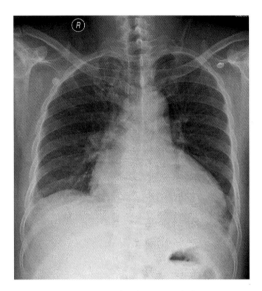

图5-3-1 扩张型心肌X线表现

2. **CT表现** 平扫及增强CT扫描,可直接显示心室腔的大小、形态及心肌厚度和密度,电影CT能直接观察左心室整体收缩功能,有助于本病的诊断,图5-3-2。CT扫描能观察冠状动脉发育情况,以及冠状动脉病变,利于本病与冠心病的鉴别或者合并症的诊断。

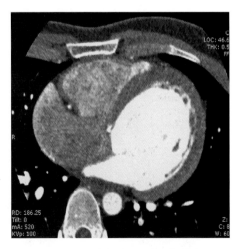

图5-3-2 扩张型心肌病CT表现

3. **MR表现** CMR应用心电图门控技术,能在任意层面成像,并可附加快速成像电影显示心脏运动。DCM的主要形态学改变表现为心室腔扩大(心

室横径的增大较长径的增大更明显），相应心房心室收缩功能减弱，室壁厚度基本正常或变薄。在黑血 T_1WI、T_2WI 或电影（cine）可观察心腔扩张情况，DCM 心腔的扩大多以左心室为主，而以右心室扩大为主者很少，又称为右心室 DCM。心室游离壁和室间隔厚度大致正常或普遍变薄，信号多无明显改变。应用 MR cine 测量心功能，可定期随访患者的心功能情况，为观察临床药物治疗的效果提供可靠的客观指标。当房室瓣扩大而出现二、三尖瓣关闭不全时，可显示血液在房室间反流的部位和程度。出现附壁血栓时，在 SE 序列 MRI 上为高信号，在 MR 电影图像上表现为低或等信号灶。在首过灌注中，心肌一般无明显充盈缺损，延迟强化上，部分 DCM 患者出现心肌中层条状强化（纤维化），具有特征性。此外，新的技术 T_1-mapping 及 ECV 可定量准确评估心肌局灶或弥漫性纤维化情况，对于疾病诊断及预后评估有重要意义。MRI 检查见图 5-3-3。

4. 超声心动图表现

（1）常规二维超声心动图可见 3 种表现①各房室腔径增大：以左心室增大较显著，呈球形，左心室球形指数（左心室长径与短径比值<1.5∶1），提示病理性

左心室重构。左心室长轴切面显示左心室流出道增宽，室间隔向右心室侧膨出（图 5-3-4A）。②各瓣膜开放幅度均减小，以二尖瓣为著。左心室长轴及二尖瓣口短轴切面显示"大心腔，小开口"征象。二尖瓣活动曲线呈"钻石样"改变，E 峰距室间隔距离增宽，CD 段平直。③左心室壁普遍性运动幅度降低，收缩期增厚率下降，左心室收缩功能明显减低（图 5-3-4B）。

（2）多普勒超声心动图可见 3 种表现①彩色多普勒：因心腔扩大，多个瓣膜口可见反流。二、三尖瓣口收缩期心房侧出现以蓝色为主的反流血流信号（图 5-3-4C）。主动脉瓣下舒张期左心室流出道内可见反流血流信号。②脉冲多普勒：主动脉瓣口收缩期血流速度减低，加速时间延长。二尖瓣口舒张期血流速度 E 峰减低，A 峰增高或减低；或表现为 E 峰增高，E/A>2，EDT 缩短，IVRI 缩短。③组织多普勒：二尖瓣环速度 $E_m<A_m$，左心室壁各节段运动速度均减低，峰值时间后移。

（3）斑点追踪超声心动图（STE）：STE 已成为心脏超声诊断的重要方式之一，STE 通过逐帧跟踪斑点得到心肌的应变，是一种与心脏负荷无关的心功能测量方式。STE 与 EF 等传统测量心功能方式

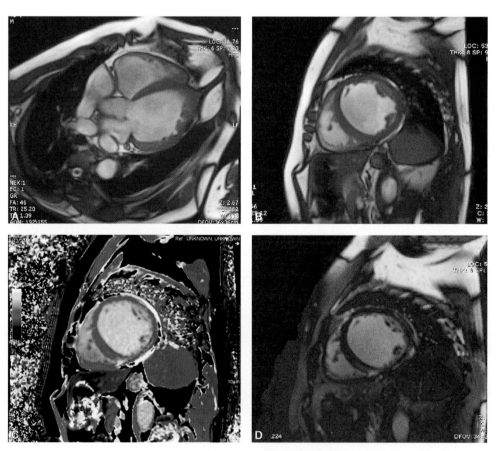

图 5-3-3 扩张型心肌病增强 MRI 检查

A~D 分别为四腔、短轴电影、增强前 T_1-mapping 及延迟强化图像，显示左室明显扩张（LVEF：11%），伴有少量心包积液，T_1-mapping 上中间段 T_1 值升高，延迟强化相应位置出现条状心肌强化

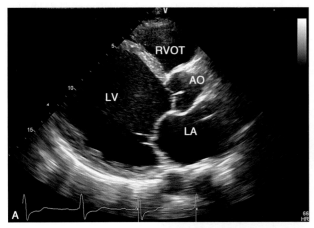
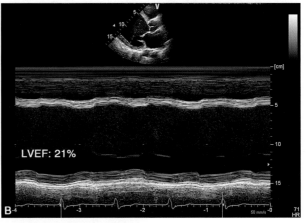
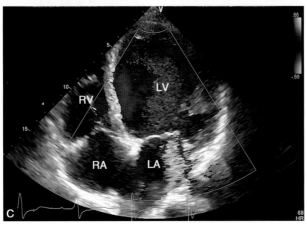

图 5-3-4 扩张型心肌病超声心动图声像图

A.胸骨旁左心长轴切面示左心室呈球形扩张;B.M型超声心动图示左心室壁普遍性运动幅度降低,收缩期增厚率下降,左心室收缩功能明显减低;C.心尖四腔切面:彩色多普勒可见二尖瓣口收缩期左房侧重度反流血流信号;LA:左心房;LV:左心室;RA:右心房;RV:右心室;AO:主动脉;RVOT:右心室流出道;LVEF:左室射血分数

不同之处在于,它可以测量整体和局部的心脏功能。心内膜下心肌的总体纵向峰值应变,是最早在 DCM 中发生变化的参数,在 EF 值还没有发生变化的时候,STE 可以检测到心室早期的收缩功能减退。

(4)三维超声心动图:目前用三维超声法测定左心室整体容积及射血分数,较二维超声法准确,已得到临床和超声界的公认。DCM 患者左心室形状发生改变,左心室横径及前后径的增大程度重于长径增大的程度,因此常规左心室射血分数及左心室短轴缩短率的测值偏低,经常与患者的临床症状不符。三维超声对 DCM 患者左心室收缩功能的评价采用多平面的 Simpson 法,不受左心室形态的影响,可更真实反映左心室功能及全身供血状况,为该病的诊断和治疗提供新的评价标准。

5.**心血管造影** 心室造影,可以显示心腔扩张、造影剂滞留、收缩功能普遍减弱,表现为不同心动周期心室腔的大小和形态无明显变化,也可以观察二尖瓣反流情况。诊断性造影,临床已经很少使用。冠状动脉造影,是在高度怀疑患者有冠心病时,或者需要与心肌病鉴别诊断时使用。

【诊断要点】

DCM 无特征性影像学征象,必须密切结合临床、心电图及影像学检查,在排除其他心脏病的基础上,才能确定本病诊断。DCM 的临床诊断标准为,具有心室扩大和心肌收缩功能降低的客观证据:①左心室舒张末内径(LVEDd > 5.0cm(女性)和 LVEDd>5.5cm(男性),或大于年龄和体表面积预测值的 117%,即预测值的 2 倍标准差+5%;②LVEF<45%(Simpsons 法),左心室缩短率(LVFS)<25%;③发病时除外高血压、心脏瓣膜病、先天性心脏病或缺血性心脏病。

【鉴别诊断】

1.**心肌梗死** 心肌梗死主要根据临床症状、心电图及心肌酶谱检查等做出诊断。心肌梗死出现慢性心力衰竭时,心脏可明显增大,影像学(尤其 X 线表现)所见与心肌病相似。X 线平片不能做出定性诊断,但是有助于发现冠心病所致的心肺改变。超声、CT 和 MRI 可显示心脏横断面解剖,有助于心肌梗死及其机械并发症(如室壁瘤、室间隔穿孔、乳头肌断裂等)的诊断,可以显示心肌梗死部位、范围、室壁的厚度及运动状况、腔内附壁血栓、心腔大小等形态结构。以下特点提示心肌病的诊断：

（1）DCM 多见于 40 岁以下的体力劳动者，无典型心绞痛或急性心肌梗死的发作史。心电图检查，DCM 合并左束支或室内传导阻滞者更为多见。

（2）DCM 心脏显著扩大，较心肌梗死的心脏增大更为明显，且累及各个部位的心肌。心肌梗死若合并室壁瘤形成，在 X 线上可见心影局限性膨出、运动消失或矛盾运动。超声心动图可见室壁瘤壁膨出与室壁有移行连续性，瘤壁十分菲薄，收缩及舒张运动消失，可呈现矛盾运动。

（3）DCM 的冠状动脉 CT 检查可无异常改变，而心肌梗死多有冠状动脉狭窄。

（4）DCM 的 CMR 图像上可见，左心室壁呈不均匀广泛变薄，而急性心肌梗死在 CMR 图像上，与正常心肌容易分辨。

2. **心包积液** 心肌病患者有周围静脉充血及心音低钝，X 线检查发现心脏增大、搏动减弱，与心包积液相似；而心肌病合并心力衰竭时，也可出现心包积液，因此，需要对两者进行鉴别诊断。下列特点有助于心肌病与心包积液的鉴别：

（1）病程半年以上者多数为 DCM。

（2）虽然 X 线显示两者均有心影增大，但心包积液多为球形或烧瓶形心，两心膈角锐利，心缘各弓影界限消失；而扩张型心肌病的心影呈主动脉或主动脉-普大型。心包积液的肺门影多被增大心影所遮盖，而肺野血管纹理正常，巨大心影与清晰肺血管纹理的不对称为大量心包积液的主要征象；而 DCM 多有肺淤血，甚至间质性肺水肿的表现。透视下两者均见心缘波动显著减弱以至消失，但扩张型心肌病伴有心尖搏动外移，而心包积液的主动脉搏动正常与心脏搏动减弱形成鲜明对比，在由立位转为卧位透视时，可见心底阴影增宽，侧位观察心影普遍向前增大。

（3）心包积液在超声、CT 和 MRI 上极容易被发现，各心腔均无明显改变，而扩张型心肌病显示心脏增大，以左心室扩大为主。

3. **风湿性心脏病** 风湿性心脏病二尖瓣关闭不全、主动脉瓣关闭不全、主动脉瓣狭窄等，均可引起左心室的增大，与心肌病引起的左心室增大，以及相对性二尖瓣关闭不全应进行鉴别诊断，其鉴别要点如下：

（1）杂音的动态观察：心肌病发生心力衰竭时，在心尖区闻及收缩期杂音，或者已有杂音的响度增加，随心力衰竭的控制而减弱或消失；而风湿性二尖瓣关闭不全的杂音随心力衰竭的控制而更加响亮。

（2）心肌病的心影呈主动脉型或主动脉-普大型，与整个心脏增大相比，左心房增大不明显；风心病的心影呈二尖瓣型或二尖瓣-普大型，左心房增大较明显。

（3）超声心动图检查，心肌病心力衰竭时，因左心室舒张末压上升而使二尖瓣开放速度减慢，出现城墙样曲线，但是前后叶仍然呈异向运动，当心力衰竭控制后，恢复双峰的异向运动。

4. **三尖瓣下移** 本病之巨大心影易与心肌病混淆，但肺血少，心影增大以右心房室增大为主，心电图有心房扩大、肥厚和右束支传导阻滞改变，部分可见预激症候群，可资鉴别。

二、限制型心肌病

【概述】

1. **定义** 限制型心肌病（restrictive cardiomyopathy，RCM）属于混合性心肌病中的一种，是一种以舒张功能异常为特征，表现为限制性充盈障碍的罕见心脏疾病。WHO 的定义：以单或双心室充盈受限，舒张期容积缩小为特征，但心室收缩功能及心室壁厚度正常或接近正常，可出现间质的纤维增生。

尽管 RCM 在临床上相对少见，但这类疾病在心脏疾病中仍然十分重要。原因在于：①它证明了舒张性心力衰竭的假设，本病患者心室舒张的顺应性异常、心室充盈率受损，心室收缩功能相对受限；②RCM 血流动力学及临床表现与缩窄性心包炎非常相似，但缩窄性心包炎能够通过外科手术治疗而治愈；③RCM 可表现为心室电传导延迟、阻滞，或者表现为骨骼肌疾病，因此通常难以做出正确诊断；④RCM 的诊断标准还未被一致接受，其形态学特征及临床表现与肥厚型心肌病有所重叠，也对现有心肌病的分类概念提出挑战。

2. **病因和发病机制与病理改变** RCM 分为特发性、家族性和继发性三类，后者继发于不同的系统性疾病。

（1）遗传因素：特发性 RCM 大多与遗传因素有关。最常见的遗传方式是常染色体显性遗传，也可常染色体隐性遗传。编码结蛋白（desmin）的基因 DES 突变导致编码结蛋白在心肌堆积可导致 RCM 的发生，部分患者还伴随骨骼肌病和/或传导系统疾病。编码心肌肌钙蛋白 I 的 TNMI3 基因突变，临床也可出现 RCM，有部分患者室间隔肥厚，与伴随限制生理特征的 HCM 相似。最近有研究发现编码心肌肌钙蛋白 T 的 *TNNT2* 基因突变、β-肌球蛋白重链基因 *MYH-7* 的突变均可导致 RCM。

（2）心内膜心肌纤维化：在热带和亚热带常见，可能的机制为病毒或者寄生虫感染后继发的自身免疫反应，引起嗜酸细胞的浸润，最终导致心内膜心肌纤维化。

（3）病理改变：RCM 大体标本观察可见，心脏轻至中度增大，以心房扩大为主。镜下可见，心室壁心内膜纤维组织增生，心内膜和内层心肌纤维化，附壁血栓（常伴有不同程度的机化）形成，导致心内膜显著增厚，心室壁变硬。病变主要侵犯心室流入道和心尖，引起收缩、变形甚至闭塞，腱索及乳头肌亦常受累。上述病理改变，引起心室充盈期舒张功能受限、充盈压升高、心排血量降低和房室瓣关闭不全等主要病理生理变化，最终导致心力衰竭。

如果不考虑心室心肌病理生理特征的病因和本质，RCM 表现为心脏外形变小或正常，心室壁僵硬，以及心室充盈受限的体征。因此，尽管患者的收缩功能正常，但是心室舒张压及心房压力明显增高。如果左右心室均被累及，表现为两侧心室的舒张压，特别是早期舒张压增高。这种血流动力学特征与缩窄性心包炎非常相似。心房压力增高可引起体、肺循环淤血，而相对心室充盈不足导致心排血量下降及心力衰竭。

【临床特点】

1. **临床表现、体征** 本病在临床上尚无统一诊断标准。其典型的临床特点是：①心室大小和收缩功能正常或接近正常；②心室舒张功能障碍，心室压力呈舒张早期快速下降，中晚期升高形成平台状；③组织病理学检查可见心内膜纤维化、嗜酸细胞增多症、心内膜炎等特征性改变。上述典型的压力曲线为限制型心肌病的诊断基础。常见并发症有心力衰竭、心律失常、动脉栓塞及心包积液。

根据受累心室及病变程度不同，本病可分为右心型、左心型和双心室型 3 个亚型。在 3 个亚型之中，以右心型最为常见。

（1）右心型主要为右心回血受阻的表现，临床上出现颈静脉怒张、肝大、腹水，但下肢水肿较轻，心脏听诊可闻及舒张期奔马律、心律失常等。

（2）左心型的临床表现与风湿性二尖瓣病变相似，可有疲倦、乏力、心悸、活动后呼吸困难等症状，心尖部可闻及收缩期或双期杂音，肺动脉瓣区第 2 心音亢进和分裂。

（3）双室型的临床表现，为上述两组症状和体征的总和，但是通常右心损害的表现更为显著。

2. **心电图检查** 心电图改变多见，但无特异性。P 波常呈高尖改变，QRS 可呈低电压，ST 段和 T 波改变常见，约 3/4 患者 V_1、V_2 导联上出现异常 Q 波。

3. **实验室检查** 血浆中脑利钠肽（BNP）水平可以鉴别缩窄性心包炎与限制型心肌病。BNP 由心室肌细胞在心室负荷过重和心室壁张力过高时合成分泌，收缩性和舒张性心力衰竭时，血浆 BNP 水平明显升高，因此 RCM 患者血浆中 BNP 水平升高。而缩窄性心包炎患者心肌正常，受心包限制心肌伸展受限，不能刺激 BNP 的合成分泌。

【影像检查技术与优选应用】

RCM 的临床诊断依靠影像学检查。胸部 X 线平片，很难做出 RCM 的诊断和鉴别诊断。既往确诊本病依赖于 X 线心血管造影和/或心内膜心肌活检。

超声心动图是本病的主要检查方法，但是受超声心动图检查窗口的限制，有时无法清楚显示心包结构，因此难以准确地将 RCM 与缩窄性心包炎鉴别开来，而笼统称之为心肌心包病变。Doppler 技术可以发现限制型心肌病跨瓣膜血流充盈的特点，有助于两者的鉴别诊断。超声心动图基于血流动力学对心脏舒张功能的评价，是其独到的诊断优势和价值。

MRI 对 RCM 的诊断和鉴别诊断价值，在于对心脏和心包结构的同时评价，同时评价心功能情况，对于舒张功能的评价缺乏准确的定量指标。对于心肌纤维化的评价，是 CMR 独到的诊断价值。

CT 对 RCM 的诊断和鉴别诊断价值，在于 CT 对心脏和心包结构的同时评价，特别是 CT 利于显示心包增厚和钙化，特别有利于对两者的鉴别诊断。对于冠心病的评价，是 CT 独到的无创的诊断价值。

心导管和心血管造影是有创的检查技术，在临床诊断性检查中，较少应用。但是，其优势是能够准确测量心室腔的压力，特别是舒张末压反映了心室的舒张功能情况。

【影像学表现】

1. **X 线胸片表现** X 线胸片可见心房增大；胸腔积液和肺淤血也是常见征象。上腔静脉扩张，肺血减少，为右心室排血量降低的表现，左心受累时，心影外形及房室增大情况与心脏瓣膜病二尖瓣狭窄相似，但是心脏和左心房增大的程度较轻，或者心脏无显著增大，可有肺淤血甚至不同程度肺循环高压征象。

2. CT 表现

（1）观察心腔形态与大小：心室腔可无增大，心房多增大；右心室心尖部变钝或闭塞，是心内膜弹力纤维增生症、Loffler 心内膜炎等疾病的特征表现；

（2）观察右心、左心回血受阻征象，如左右心房增大，上、下腔静脉扩张，功能受限时，可以观察到右心衰征象，如胸腔积液、腹腔积液、肝淤血等；左心功能障碍，表现为肺淤血或肺水肿、肺动脉高压等；

（3）观察心包、心包腔和心包周围有无异常；

（4）观察冠状动脉、瓣膜等有无异常。

3. MRI 表现

（1）右心型：主要表现为右心室流入道短缩、变形，心尖闭塞或圆隆，流出道扩张，右心室壁运动幅度减低，右心房显著扩大（图 5-3-5）。右心房径线在收缩-舒张期几乎无变化，上下腔静脉显著扩张。左心房、室的大小形态属正常范围。此外，还可合并心包和/或胸腔积液。MRI 电影显示三尖瓣反流，表现为收缩期右心房内起自三尖瓣口的低信号。

（2）左心型：左心型表现为左心室壁增厚，左心室腔变形，心内膜面凹凸不平，左心房扩大显著，主肺动脉扩张。MRI 电影显示二尖瓣反流，室壁运动减弱。

（3）双心室型：兼有上述两型的 MRI 征象，但是一般以右心室受累更为显著。MRI 还可以准确测量心肌质量，在 RCM 时心肌质量增加。此外，MRI 相位流速电影图像，还可用于评价心室流入道和流出道的血流模式，早期发现舒张功能障碍，以便与其他疾病相鉴别。

4. 超声心动图

（1）常规二维超声心动图：RCM 表现为室壁弥漫性增厚，回声增强（图 5-3-6A）左心室通常不大或者缩小（<40ml/m^2），双房显著扩大（图 5-3-6B）。M 型超声心动图可见室间隔及左心室后壁活动幅度减低，舒张期活动受限，舒张末期左心室内径减小，容量减低。收缩期增厚率低于 30%，射血分数减低，短轴缩短率减小。二尖瓣前叶活动曲线 EF 斜率减低，A 峰增高。

（2）多普勒超声心动图：主要表现为心室舒张功能的异常，RCM 发展到后期具有典型的限制性生

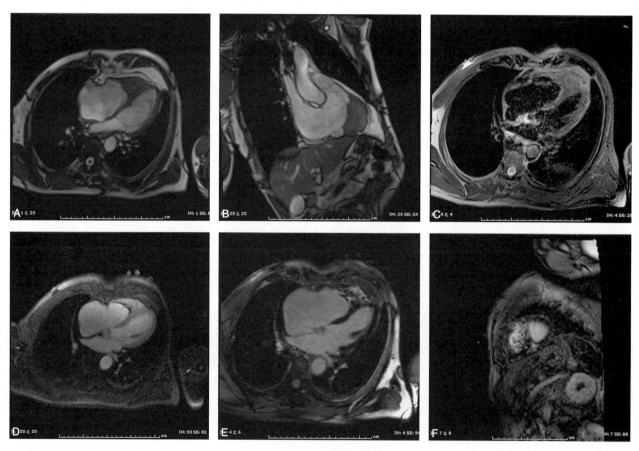

图 5-3-5　限制型心肌病 MRI 表现

患者，男，66 岁，因"间断心悸两月余伴晕厥 1 次"入院。A、B 为心脏电影四腔心和右心室层面，C 为黑血 T$_2$ 序列，可见右心房及右心室增大，右室心尖闭塞，右心室室壁普遍增厚，以内膜增厚为主，且增厚部位心内膜下可见充盈缺损（D），在延迟增强序列上（E、F）可见右室心尖部心内膜下及心肌异常强化

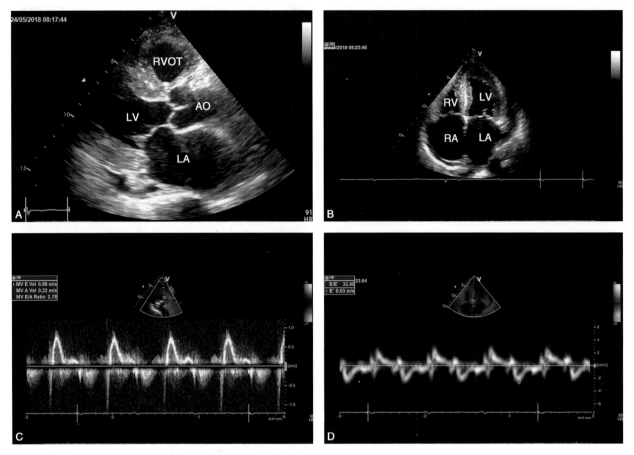

图 5-3-6　限制性心肌病超声心动图声像图

A.胸骨旁左心长轴切面示左室室壁弥漫性增厚,回声增强;B.心尖四腔切面示双侧心房显著扩大;C.二尖瓣口频谱多普勒示 E/A>2.5,呈限制性充盈;D.二尖瓣环组织多普勒频谱,E/e'>14,表明左室限制性充盈状态;LA:左心房;LV:左心室;RA:右心房;RV:右心室;AO:主动脉

理学特点,表现为二尖瓣口血流 E/A>2.5,E 峰减速时间 DT<150ms,IVRT<50ms,二尖瓣环侧壁和室间隔运动速度 e'减低(3~4cm/s),E/e'>14,左心房容积指数显著增高(>50ml/m²)。

(3)二维应变成像,对左心室长轴的收缩功能变化敏感,大多数类型的 RCM 的左心室长轴应变受损,这有助于鉴别限制型心肌病与缩窄性心肌炎。

5. 心导管和心血管造影　不作为诊断 RCM 的常规技术,仅在精准评估心室舒张功能、检测各房室和血管压力、心脏移植前的评估等情况下,方有可能使用。

【诊断要点】

RCM 是以双侧心室或一侧心室充盈舒张受限,而室壁厚度和收缩功能正常或轻度受损为主要特征的一类非缺血性心肌病。MRI 及超声心动图主要表现为心室轮廓大致正常,心室腔可无明显增大,心房明显增大,房室大小不成比例,室壁厚度正常或轻度增厚,心包无异常;舒张功能降低(E/A 比值>2),收缩功能可正常;MRI 可见不同形态的延迟强化,以心内膜下及心肌壁内常见。

【鉴别诊断】

1. 心肌淀粉样变性　本病与特发性限制型心肌病的临床表现相同。虽然影像学检查可见受累心室的舒张功能障碍,房室瓣环扩大及关闭不全、右心房或双心房扩大等异常改变,与限制型心肌病相同,但是根据心肌肥厚、心尖无闭塞、心电图低电压以及在超声和心脏磁共振的特异性征象(超声上表现为心肌闪烁斑点状或颗粒状光点,心脏磁共振表现为心内膜下弥漫性环形强化)可以做出正确的鉴别诊断。

2. 缩窄性心包炎　缩窄性心包炎的临床表现、血流动力学改变与限制型心肌病相同,需要进行鉴别诊断。根据两者分别累及心包和心内膜、导致心包和心内膜增厚的病理学特点,其鉴别诊断的要点是显示增厚的心包抑或心内膜。超声心动图、MRI、CT 都可用于两者的鉴别(表 5-3-1)。

3. 肥厚型心肌病　肥厚型心肌病和限制型心肌病,都有心室舒张功能受限,也需要进行鉴别诊断,超声心动图是首选的检查方法。鉴别要点在于前者是心肌肥厚,而限制型心肌病是心内膜增厚,检查时应注意区别增厚的心内膜及血栓与心肌的回声。

表5-3-1 限制型心肌病与缩窄性心包炎的
超声影像鉴别诊断

	缩窄性心包炎	限制型心肌病
心房大小	扩大	扩大
心包表现	增厚、回声增强	正常
室间隔运动	异常摆动	正常
室间隔位置	随呼吸运动变化	正常
二尖瓣 E/A 比值	增大>2.0	增大>2.0
减速时间	缩短<150ms	缩短<150ms
二尖瓣环 Em	正常	减低<10cm/s
室间隔心肌应变	正常	减低
肺动脉高压	少见	多见
左心室大小、功能	可正常	可正常
二、三尖瓣反流	少见	多见
等容舒张时间	随呼吸变化	不随呼吸变化
二尖瓣 E 峰随呼吸变化	明显增大>25%	无明显变化

4. **先天性心脏病三尖瓣下移畸形** 右心室型限制型心肌病的 X 线平片表现与先天性心脏病三尖瓣下移畸形相似,但是超声心动图可清楚显示后者有三尖瓣下移的改变,出现房化右心室,并可动态观察三尖瓣的活动情况,而没有心内膜增厚。因此,两者的鉴别诊断并不困难。

第四节 获得性心肌病

一、围生期心肌病

【概述】

1. **定义与诊断标准** 围生期心肌病(peripartum cardiomyopathy,PPCM)(Meadow 综合征)是发生于妊娠最末 1 个月或产后前 5 个月的特发性心肌病,不能分类于任何已知心脏病,主要表现为由左心收缩功能障碍引起的心力衰竭。目前常用的诊断标准是:①妊娠最后 1 个月至产后 5 个月内发生心力衰竭;②无其他导致心力衰竭的原因;③既往及妊娠最后 1 个月前无心脏病史;④超声心动图提示左心室收缩功能障碍。

2. **病因和发病机制与病理改变** 围生期心肌病病因尚不明确,可能与病毒感染、免疫因素、遗传因素、妊娠期血流动力学改变、营养不良、内分泌紊乱、高龄妊娠、多次或多胎妊娠、妊娠高血压综合征、保胎时间长、硒缺乏、贫血、肥胖、吸烟、酗酒等因素有关。其发病机制尚不明确,可能为多因素共同作用的结果。病理学改变缺乏特异性,可出现心肌水肿、炎症、纤维化等改变。

3. **流行病学特点** 围生期心肌病的发病率较低,美国妊娠数据显示为 1/4 000~1/3 000,国内研究发病率差异较大。该病较凶险,病死率较高,为 18%~56%。近年来由于围生期心肌病诊断和鉴别技术提高,孕产妇年龄增加,再生技术发展以及多胞胎妊娠增加,使得该病的病例报道出现上升趋势。

【临床特点】

1. **临床症状、体征** 围生期心肌病患者,孕前常无器质性心脏病或缺乏任何心脏疾病体征,在妊娠后期或产后 5 个月内,以典型心衰症状为主,劳力性呼吸困难、疲劳、咳嗽、咯血、端坐呼吸以及非特异性心脏充血症状如腹部不适、胸痛、心悸均可发生。早期临床表现为乏力、运动耐量下降、劳力型呼吸困难、呼吸急促、咳嗽、水肿,晚期可出现端坐呼吸、夜间阵发性呼吸困难、咳粉红色泡沫痰等,典型的左心充血性心衰的症状和体征。严重 PPCM 患者可出现颈静脉怒张、肝淤血、下肢水肿及浆膜腔积液等并发右心衰的临床症状和体征。患者通常血压升高,但血压亦可正常或偏低。体格检查发现心界扩大,心尖部横向或向下移位,肺部湿啰音、颈静脉压力增加和肝大等,可伴有运动障碍,心动过速和第三心音是充血性心力衰竭的典型体征。对围生期心肌病患者来说,心衰的症状和体征都是非特异性的。

2. **心电图、实验室和其他辅助检查结果** 最常见的心电图改变是心律失常,其中以室性期前收缩和心房颤动最多见;可有广泛性 S-T 段下降及 T 波倒置,也可见心房颤动和心房扑动、前间壁导联 Q 波、PR 和 QRS 间期延长,以及束支阻滞。

实验室检查可出现脑钠肽(BNP)、氨基末端脑钠肽前体(NT-proBNP)、肌钙蛋白、C 反应蛋白(CRP)、肌酸激酶(CK)等升高。

【影像检查技术与优选应用】

围生期心肌病的影像学诊断应密切结合临床,一定要排除其他任何心脏病及妊高征等病以后才能诊断。因超声心动图检查便捷、无创、无辐射,是围生期心肌病诊断的关键检查手段。常规超声心动图可以辅助诊断、评估心功能不全的严重程度、评估治疗后心脏大小及心功能的恢复情况,在围生期心肌病的诊断、治疗和随访中起到重要的作用。多巴酚丁胺负荷超声心动图,可用于评价心肌收缩储备功能。孕期患者的声窗条件往往不佳,在多数患者中比较难以获得理想的超声心动图图像,在因图像不佳导致诊断困难或诊断存在疑问时,应结合临床情况,以及必要时进一步进行其他检查(如心脏磁共振检查)以明确诊断。

【影像学表现】

1. X线胸片检查　①心脏大小和形态改变:心影明显增大,以左心室增大为主;②心脏运动改变:X线透视下可见心脏搏动减弱;③肺循环异常:主要包括肺淤血、肺泡性肺水肿、间质性肺水肿(图5-4-1)。

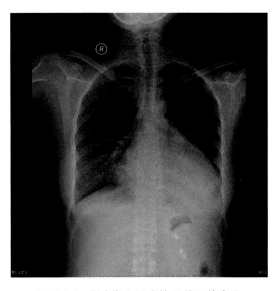

图 5-4-1　围生期心肌病的 X 线平片表现
心影明显增大,左心为主

2. CT 表现　通过平扫及增强 CT 扫描,可直接显示心腔形态、大小、心室壁厚度等,可出现心腔扩大、心包积液、肺淤血、水肿等改变。但是,CT 扫描因为存在 X 射线辐射,不适合妊娠期孕妇的检查。

3. CMR 表现

(1) 形态学评估:心腔扩大,左心室扩大最常见,约 1/3 患者可出现右心室腔扩大,心室壁可正常或变薄。黑血 T_2 序列可出现心肌内高信号,提示心肌水肿。钆剂对比延迟增强序列,可出现心肌的局灶性强化,表明存在心肌炎症或纤维化;少数患者中局灶性心肌损伤可能导致持续性或不可恢复的心肌功能障碍。CMR 还可对左心室血栓进行更明确的评估,亮血序列可表现为心腔内低信号充盈缺损。由于心功能不全出现心包积液,在亮血序列上为高信号。

(2) 功能评估:CMR 电影序列可通过后处理分析,精确评估左右心室容积和功能,PPCM 患者全心运动减弱,左心室收缩功能障碍最常见,出现左心室缩短率及射血分数减低,通常左心室射血分数低于45%;部分患者也可出现右心室功能障碍。心肌标记技术可根据心室壁网格的变形程度来评估心肌运动,PPCM 患者的心肌运动减弱,网格变形小(图 5-4-2)。

4. 超声心动图表现　围生期心肌病的超声心动图表现与扩张型心肌病类似。多数患者表现为左心室增大,部分患者左心室增大也可不明显。右心室和心房也可有增大,左心室壁运动弥漫性减低,左心室 EF 多小于 45%。部分患者伴有右心功能不全,三尖瓣环收缩期位移(TAPSE)小于 17mm,右心室面积变化率小于 35%。彩色多普勒可探及二尖瓣、三尖瓣的反流信号。肺动脉压力可增高。根据多普勒超声测量三尖瓣反流或肺动脉瓣反流峰值流速,可估测肺动脉高压程度。可伴有左心室心尖附壁血栓形成,表现为左心室心尖部中等或中低回声的附壁团块影。

【诊断要点】

围生期心肌病的诊断主要取决于临床病史,在妊娠后期或产后 5 个月内,以典型心衰症状为主,影像学检查也是必不可少的一部分。影像学诊断要点如下:

1. X 线平片出现心影增大,或合并左心功能不全的肺淤血、肺水肿表现。

2. 超声心动图为首选检查技术,主要诊断要点包括:左心室增大,体表面积标化的左心室舒张末前后径大于 2.7cm/m²;左心室壁运动弥漫性减低;左心室射血分数小于 45%(和/或左心室短轴缩短率小于 30%)。需要注意的是,围生期心肌病的诊断还需除外其他瓣膜病和心肌病。

3. MRI 成像能定量和定性评估心脏形态、功能方面的改变。形态学改变主要有①心腔扩大,左心室扩大最常见,心室壁厚度正常或变薄;②黑血 T_2 序列可出现心肌心肌水肿;③钆剂对比延迟增强序列可出现心肌局灶性强化。CMR 还可以同时评估左右心室功能,左心室收缩功能障碍最常见,即左心室缩短率及射血分数减低;部分患者也可出现右心室功能障碍。

4. CT 成像表现为心腔扩大,心包积液等,同时观察肺部表现,以及冠状动脉、肺血管和主动脉有无病变,这是 CT 的特点。

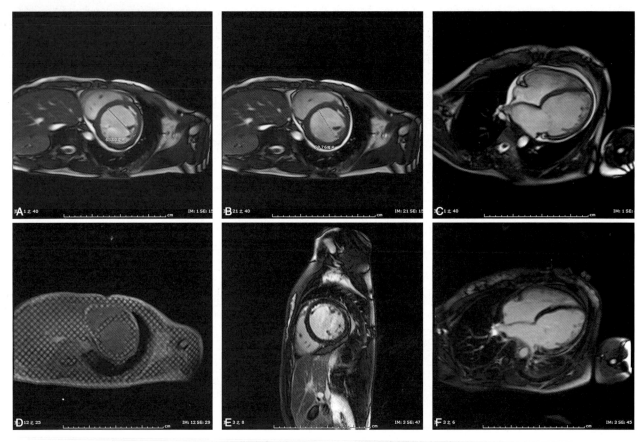

图 5-4-2 围生期心肌病的 MRI 表现

患者女,28 岁,产后 4 个月余,出现胸闷喘气半月。A. 电影序列的短轴舒张末期像,左心室内径约 6.5cm;B. 对应的收缩末期像;C. 四腔心的舒张末期像,CMR 电影序列示左心室腔扩大,运动弥漫性减弱,左心室缩短率 10%,射血分数 13%;D. 心肌标记技术图像,可见收缩末期左心室壁网格未见明显变形;E、F 分别为延迟增强短轴、四腔心图像,可见左心室侧壁心肌条片状强化

【鉴别诊断】

1. 原发性扩张型心肌病 两者均表现为心影增大,心腔扩大伴心功能障碍,很难鉴别。患者是否在围生期发病是最主要的鉴别点。基因检测可能会帮助鉴别。

2. 高血压性心脏病 妊娠前患者有高血压病史,超声心动图及 CMR 提示左心室肥厚,有利于与该病的鉴别。

3. 左心室心肌致密化不全 主要依靠超声心动图及 CMR 确诊,表现为左、右心室腔内突出增大的肌小梁,错综排列,小梁间见大小不等深陷的间隙,并可见间隙内有血流与心腔相通。

二、应激性心肌病

【概述】

应激性心肌病也称为 Takotsubo cardiomyopathy、左心室心尖球形综合征、心碎综合征,是一种特发性心脏综合征,表现为一过性左心室收缩功能障碍,与急性心肌梗死表现类似。通常由急性精神和/或躯体应激事件引发,具有三个特征性表现:

①急性左心室壁功能异常;②缺乏有意义的梗阻性冠状动脉疾病;③左心室收缩功能在几天或几周内可以恢复。

应激性心肌病是一类少见病,具体发病机制不清楚,可能与冠状动脉痉挛、微血管病变、心肌炎以及精神因素和应激有关。

【临床特点】

应激性心肌病好发于女性,大多数有应激因素,其临床表现类似于急性心肌梗死,特点为突发性心绞痛伴胸痛,心电图 ST 段抬高,多导联 T 波倒置和 QRS 波异常。血清心肌酶正常或轻度增高,而冠状动脉造影缺乏具有血流动力学意义的冠状动脉狭窄。受损心肌的收缩功能迅速恢复是本病的最显著特征。

【影像检查技术与优选应用】

应激性心肌病患者往往就诊于急诊,超声心动图检查具有可移动、便捷、无创的特点,可在急诊室床旁对患者的心脏形态、大小、心功能、瓣膜反流情况以及合并的心脏病变进行综合评估,典型的应激性心肌病在超声心动图上可有特征性的表现。治疗过程中可以进行多次超声心动图,对患者心脏的形态和心功能状态变化情况做出实时的记录和评估。因此,超声心动图是应激性心肌病诊断、随访的重要检查方法。

【影像学表现】

1. **超声心动图** 应激性心肌病的超声心动图典型表现,为左心室心尖部呈球形,左心室中部和心尖部室壁收缩减低,基底部室壁收缩增强,可导致左心室流出道收缩期流速增快、压差增加。左心室 EF 值常明显减低,部分患者可有左心室附壁血栓形成。可伴有二尖瓣、三尖瓣和主动脉瓣的反流(图 5-4-3)。在少数应激性心肌病患者,心尖部运动可相对正常,而表现为左心室中部、基底部或者左心室某局限节段(常见为前外侧壁)的运动局限性减低。

2. **X 线检查** X 线检查价值有限,有时可见左心缘向左下扩大。

3. **CT 检查** 增强 CT 可见左心室心尖呈球样扩张。

4. **MRI 检查** MRI 黑、白血技术能够显示左心室心尖部和中间部心腔扩大,心底部正常,受累心肌水肿明显时在 T_2WI 上可以呈高信号,心肌节段运动功能障碍。MR 心肌灌注增强具有重要诊断与鉴别诊断意义,首过灌注心肌无缺血改变,LGE 显示受累节段心肌无延迟强化,从而与心肌梗死相鉴别。

【诊断要点】

左心室心尖部与中部心腔扩大伴心功能下降,甚至心肌水肿,但心肌灌注与延迟增强未见明显异常,结合临床可以诊断本病。

【鉴别诊断】

应激性心肌病需要与急性心肌梗死相鉴别。两者临床表现与心电图改变相似。急性心肌梗死病变部位与冠状动脉分布一致,最重要的鉴别诊断点是心肌灌注与延迟增强,急性心肌梗死首过灌注有心肌低灌注区,延迟增强可见心内膜下或透壁心肌强化;而应激性心肌病无明显异常,且心尖部室壁运动障碍能逐渐恢复,而且冠状动脉造影显示无明显狭窄。

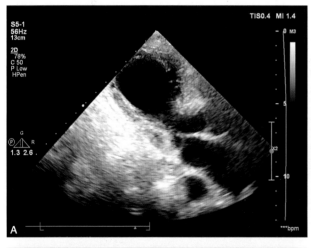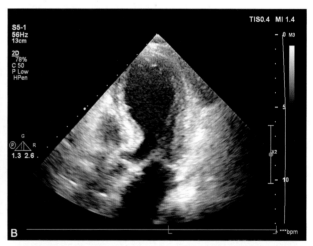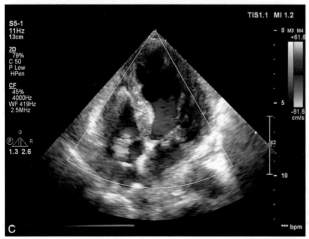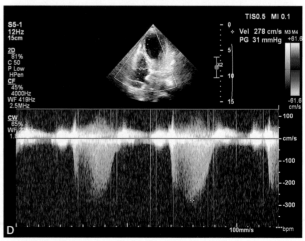

图 5-4-3 应激性心肌病超声心动图
心尖三腔心切面(A)和心尖五腔心切面(B)显示左室形态失常,心尖圆隆呈球形改变,二尖瓣、三尖瓣少量返流(C),连续波多普勒测量三尖瓣返流峰值流速约278cm/s。该患者行冠状动脉造影左、右冠状动脉均未见有意义的狭窄

第五节 继发性心肌病

一、心肌淀粉样变性

【概述】

1. **定义** 系统性淀粉样变性,是由于不可溶性淀粉样蛋白沉积于细胞外导致的全身性疾病。全身器官均可受累,以肾脏及心脏最为常见,其中累及心脏所引起的心肌疾病称为心肌淀粉样变性(cardiac amyloidosis,CA)。

2. **病因和发病机制与病理改变**

(1)病因、发病机制:根据淀粉样蛋白的来源,可将 CA 分为轻链型淀粉样变性(light chain amyloidosis)、家族性淀粉样变性(familial amyloidosis)、老年性淀粉样变性(senile systemic amyloidosis,SSA)和继发性淀粉样变性(secondary amyloid)等。目前研究认为,心肌淀粉样变性由遗传、肿瘤、炎症和自身免疫等原因引起。

1)轻链型淀粉样变性:约占心肌淀粉样变的1/2,是由一种单克隆浆细胞生成的免疫球蛋白轻链所形成的淀粉样蛋白所致,常继发于多发性骨髓瘤、淋巴瘤及巨球蛋白血症。

2)家族性淀粉样变性:属于常染色体显性遗传病,发病人群主要为中、老年人。其淀粉样物质是甲状腺素转运蛋白的突变体,患病率与临床特点因特定的基因突变而异。

3)老年性淀粉样变性:是由心房钠肽样蛋白或甲状腺素转运蛋白引起。

4)继发性淀粉样变性:淀粉样蛋白由血清淀粉样蛋白(SSA)形成,是一种炎性反应产生的急性期蛋白。继发性淀粉样变性多由慢性感染及炎症引起,其患病与结核、骨髓炎、风湿性关节炎和炎性肠病等有关。

(2)病理改变:大体标本可见左心室壁向心性增厚或不成比例的室间隔增厚,心肌变硬,左心室腔正常或缩小。心房受累时,淀粉样物质沉积较稀疏,且不广泛。由于淀粉样物质沉积引起心房限制性功能障碍,导致心房随着心室充盈压升高而不断扩张。当淀粉样物质沉积于心内膜时,心内膜呈颗粒样或砂质样改变。沉积于心外膜可导致心脏表面粗糙或出现异常白色斑块。冠状动脉、静脉中层和基底层也常有淀粉样物质沉积,偶尔血管内膜亦可受损。

组织学上可见弥漫性心肌淡染物质沉着,心肌细胞变性及纤维组织增生。淡染物质为沉积在心肌间质的嗜伊红、均质性淀粉样蛋白。淀粉样蛋白的超微结构包括两种电子致密纤维,它们聚合形成直径 7.5~10nm 的无分支原纤维。这种无分支的特征可以区别其他胞外类似大小的纤维,如胶原纤维。淀粉样蛋白能附着刚果红染料,并在偏振光下呈现特征性苹果绿。这种双折光特性是诊断淀粉样变性的“金标准”。

3. **流行病学特点** 由于其误诊率较高,因此发病率尚不详。国内文献报道,该病男性发病率高于女性(2.87∶1),发病年龄平均(55.7±6.5)岁。

【临床特点】

1. **临床症状、体征** 本病临床表现多样,且缺乏特异性。

(1)心脏症状:早期症状隐匿,或有轻微、非特异性的心脏症状,此时淀粉样沉积多呈局灶性。随着心房和心室淀粉样沉积的进展,患者可出现典型的“收缩功能保留型心力衰竭”,主要表现为端坐呼吸、阵发性夜间呼吸困难及下肢水肿等心衰症状。当淀粉样变性累及右心室时,可出现右心衰竭的症状和体征,颈静脉怒张常见。当疾病进展到终末期,患者出现以双心室收缩和舒张功能受损为特点的“充血性心力衰竭”,此时心衰症状变得更明显。当淀粉样变性累及心脏传导系统时,患者可出现心律失常和猝死。胸痛及晕厥在本病也常见。

强直心脏综合征是系统性淀粉样变性的一种少见的表现形式,心肌组织内有淀粉样蛋白沉积,患者有明显的心脏症状,且不伴有心脏以外的其他器官受累表现,可称为孤立的心脏淀粉样变。该病的临床表现和病理生理特点类似于限制型心肌病。强直心脏综合征可由任何病理过程引起的心功能改变,使心肌纤维异常僵硬或从外部施加收缩压力,从而阻碍血流进入心室腔。强直心脏综合征是一组以“限制性血流动力学”为特征的心脏疾病,病因可分为心包和心肌,典型表现为慢性缩窄性心包炎。临床表现类似于其他原因引起的心力衰竭、呼吸困难、胸痛、典型或不典型心绞痛。ECG 可见异常 Q 波,左室肥厚,束支传导阻滞,室上性/实性心动过速和不同程度的房室传导阻滞。

(2)全身症状:患者早期仅表现为疲劳、乏力。当累及其他器官时,可有相应的临床表现。淀粉样变性累及皮肤黏膜时,患者口周、鼻周及眼周可出现皮色异常或蜡样质硬丘疹、结节或斑块,表面光滑,常伴出血,此外,舌体肥大、指甲营养不良、弥漫性脱发等也可发生;当累及肾脏,患者可出现蛋白尿、低蛋白血症,晚期可出现肾衰竭;累及消化系统时,患者可出现厌食、便秘或腹泻、体重下降等,少数患者可出现消化道溃疡出血、肝脾增大。神经系统及呼吸系统亦可累及,神经系统病变可致肌无力、肢体感觉或运动障碍、体位性低血压、尿失禁等症状,偶见类似干燥综合征、类风湿关节炎、风湿性多肌痛的症状。

2. 心电图、实验室检查

(1)心电图最常见的是 QRS 低电压、束支传导阻滞及电轴偏离异常等。由于右侧心前区导联 R 波降低或缺如,或是出现下壁导联 Q 波,可出现类似陈旧性左心室前壁心肌梗死的图形。当心房浸润淀粉蛋白时,易发生心房颤动。传导组织中的淀粉样蛋白沉积可能引起房室传导异常,主要是二度和三度房室传导阻滞。特别是在家族性淀粉样变性伴多发性神经病变患者中更为突出,常提示转归不良。

(2)实验室检查:心肌生物标志物,如脑钠肽前体 N-末端片段(NT-proBNP)以及肌钙蛋白水平与预后相关,但特异性不高。

【影像检查技术与优选应用】

目前确诊的"金标准"是心内膜活检,但因活检成功率及检出率均低,临床并不常用。采取来自其他部位的组织活检,如腹部皮下脂肪、肠道、肾脏以及骨髓等手段,配合使用非侵入性检测的心脏受累证据,来明确心肌淀粉样变已经成为共识性的诊断方法。当怀疑心肌淀粉样变时,最佳的诊断处理流程包括病史、生化指标、心脏成像(超声心动图、心脏磁共振成像等)、心电图和组织病理学检查等的组合。

超声心动图作为心肌淀粉样变性常用的无创性诊断方法,往往在疾病进展至晚期才有特征性表现,即左心室及室间隔向心性均匀性肥厚,并左心房扩大,可伴房间隔及瓣膜增厚。虽然心肌闪烁斑点状或颗粒状光点为特征性表现,但欠精确,而且在区分其他原因所致的心室壁肥厚存在困难。所以在早期及鉴别诊断中超声心动图存在一定的局限性。与超声心动图相比,心脏磁共振成像(CMR)不依赖于良好的声学窗口,具有更高的空间分辨率,并能提供心肌的组织学特征。CMR 的 LGE 征象对该病诊断具有高度敏感性和特异性,甚至可能优于 LV 室壁增厚的形态学改变。CMR 电影序列可准确显示心肌增厚程度及范围,并检测心脏收缩及舒张功能的改变。更重要的是,CMR 延迟强化序列及 mapping 新技术

的联合应用,可无创性表征心肌组织学特征,提高心肌淀粉样变性的检出率。

【影像学表现】

1. X 线胸片检查 心脏可正常或者轻度增大,心包积液时心影向两侧扩大(烧瓶心),心衰时常见肺淤血征象及胸腔积液。如同时有肺淀粉样变性,可见显著的气管血管征,尚能见到胸膜下高密度结节。

2. CT 表现 采用心电图门控技术,利用心室舒张期采集图像数据,可消除呼吸及心脏跳动所导致的伪影。另外,CT 后处理技术可以从多个方位来观察心脏,通过平扫及增强 CT 扫描可直接显示心室腔的大小、形态及肌壁厚度、心肌的密度。电影 CT 能直接观察左心室整体收缩功能并进行心功能定量分析,有助于本病的诊断。该病患者的平均心肌密度低于肥厚性心肌病和正常人。此外,可发现室间隔,左心室后壁弥漫性肥厚及心包积液等。CT 的另一个应用是排除或者评价冠心病的情况。

3. MRI 表现

(1)心脏形态:SE 脉冲序列和电影(cine)MRI 可精确测量心室壁的厚度及各心腔大小。该病在形态学上多表现为室间隔、左心室壁均匀性向心性肥厚(图 5-5-1A、B)。左心室亦可表现为不对称或离心性肥厚。右心室肥厚常见,其室壁收缩末期厚度可达 1cm。左心室大小基本正常而左心房多增大。右心室壁、房间隔、心房壁、瓣膜、乳头肌亦可受累。

(2)心脏功能:应用电影 MRI 测量心功能,应用电影回放的方法能够动态观察心脏的收缩和舒张功能变化。功能学上该病表现为舒张期血液充盈受限,由于淀粉样物质沉积于室壁致其顺应性下降而继发限制性心肌病改变。早期收缩功能正常,随病变进展而减弱,并继发收缩末期容积扩大。伴随血流动力学改变,心腔内血流呈涡流状态,在黑血序列上可见慢血流呈高信号。有研究表明射血分数即使进入疾病的晚期也可能是正常的,通常严重减少的每搏输出量指数,比射血分数更好地衡量收缩功能。

(3)组织学特征:CMR 的一个关键优势是其通过"心肌组织表征"提供有关组织成分信息的独特能力。该病典型延迟强化模式(图 5-5-1C、D),为心内膜下弥漫性环形强化,并向邻近心肌不同程度扩展,其强化机制可能由于淀粉样蛋白本身沉积致细胞外间质容积明显扩大所致。研究还发现其他延迟强化模式,如透壁性及中层或心外膜下心肌强化,病灶可呈现局限或弥漫的分布方式,且范围与冠状动脉供

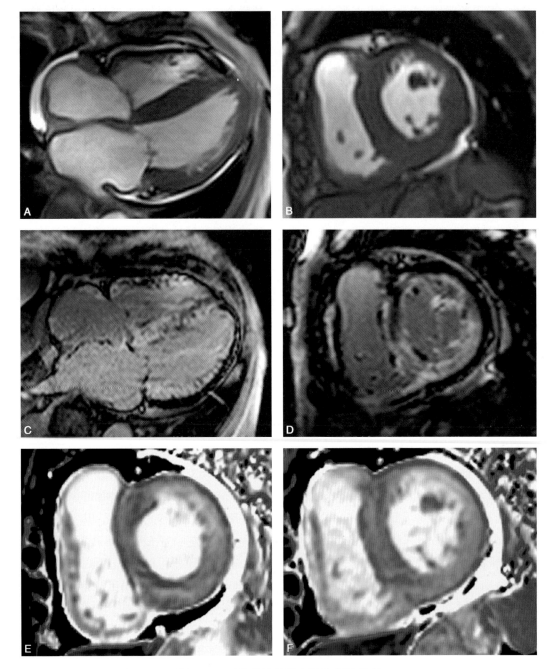

图 5-5-1　系统性淀粉样变性的 MRI 表现

患者,女,63 岁,喘气困难半年,肾脏病理活检示系统性淀粉样变性。心脏 MRI 电影序列(A、B)示心包少量积液,舒张末期双心室心肌增厚伴双房增大。心肌延迟强化序列(C、D)示双心室心肌弥漫性强化,以心内膜下强化为主,心腔内血液信号较低。T_1-mapping 序列(E、F)示左室心肌初始 T_1 值弥漫性增高

血区域不一致。

在 CMR 研究中还发现,该病特征性的钆动力学改变,即静脉注射造影剂后,观察 2min 和 4min 时,造影剂血池清除速率增快,表现为心腔内血液信号更早降低,并且受累心肌更早出现延迟强化。这可能与全身组织淀粉样蛋白负荷程度及肾功能状况有关。

LGE 作为 CA 最常用且重要的评价手段,在显示心肌弥漫淀粉样物质沉积时存在局限性,由于缺少与正常心肌的对比,且钆造影剂清除速率的增快

导致血池与病变心肌的 T_1 值(反转时间)相接近,因此在 LGE 扫描时,正确的 T_1 值很难确定,在 LGE 图像上可能呈阴性表现。在这种情况下,细胞外容积分数(ECV fraction 或 ECF)定量及细胞外容积图(ECV mapping)可作为 LGE 的补充。多项研究表明,该病的 ECF 值较正常人显著升高,当疑似患者而 LGE 阴性时,尤其对并存有或需与其他原因所致的心肌肥厚区分时,ECF 定量有助于提高诊断效能。ECF 值定量及 ECV-mapping 作为新的辅助诊断方法,在早期及鉴别诊断该病、明确心肌浸润程度及监

测疗效上均有一定的应用价值。

4. 超声心动图表现

（1）二维和 M 型超声心动图

1）左右心室壁明显增厚，整个心肌呈斑点样回声增强，92%的患者增厚心肌中可见散在的、斑点状、不规则的强回声，此为本病的特征性表现，这种强回声认为是由胶质和淀粉样变组织形成的结节所致；

2）心脏的瓣膜、乳头肌和室间隔增厚，收缩功能减退；

3）心包腔可有少-中量心包积液；

4）二尖瓣运动曲线示二尖瓣前叶 E-F 斜率减慢（图 5-5-2A）。

（2）多普勒超声评价：舒张期充盈类型不同，预示心肌受累的数量不同，与预后和死亡率相关。

1）主动弛张功能障碍：舒张功能减退早期，室壁厚度 12~15mm；

2）假性正常化；

3）限制充盈障碍：舒张功能减退晚期，室壁厚度大于 15mm（图 5-5-2B）。

【诊断要点】

临床一旦疑诊本病，即应进行活检，心外组织活检阳性，结合临床情况，基本可以确诊，如果仍有疑问，可行心内膜心肌活检，结果阴性而临床仍高度怀疑时，亦不应轻易否定本病，因其病变可呈局灶性分布。以下临床征象与影像学表现，有助于心肌淀粉样变性的诊断。

1. 当患者出现难治性心力衰竭，且无常见心脏病病因者，临床需排除心肌淀粉样变性的可能。

2. 当患者出现一些心脏外的体征，如经典的皮肤红斑、巨舌征、眼周紫癜、指甲营养不良、睾丸肿大

或声音嘶哑等，常提示系统性淀粉样变性。此外，淀粉样心肌患者还可反复出现胸腔积液。当胃肠道受累时，肝脏可明显肿大或体重减轻，此为预后不佳的征象。

3. 淀粉样变性虽可累及肾，却无高血压表现，但由于自主神经损伤，可出现直立性低血压，部分还发生休息时低血压。

4. 心电图表现为电压普遍降低和异常 Q 波。

5. 典型的二维超声表现为，增厚的左心室游离壁及间隔呈颗粒闪光点回声。文献报道，若同时发现房间隔厚度>6mm，则超声诊断心肌淀粉样变性的特异性为 100%。

6. MRI 心肌延迟强化表现为心内膜下弥漫性环形强化。当心肌延迟强化表现为阴性时，心肌细胞外容积分数显著升高，亦可提示心肌受累的可能。

【鉴别诊断】

1. **心肌梗死** 当心肌淀粉样变性累及心脏传导系统时，可引起不同类型的传导阻滞。其心电图表现包括 QRS 波群低电压，胸前导联 R 波递增不良，没有心肌缺血证据的"类心肌梗死"图形，需要与心肌梗死鉴别。心肌梗死主要根据临床症状、心电图及心肌酶谱检查等做出诊断。心肌梗死出现慢性心力衰竭时，心脏可明显增大。CT 和 MRI 可显示心脏横断面解剖，有助于心肌梗死及其机械并发症（如室壁瘤、室间隔穿孔、乳头肌断裂等）的诊断，CT 对冠状动脉病变的显示具有优势。

2. **肥厚型心肌病** 临床中心肌淀粉样变易误诊为肥厚型心肌病。心肌淀粉样病患者心电图检查常见低 QRS 波（所有肢体导联电压<0.6mV），从而可与高血压心脏病或肥厚性心肌病所致的左心室高电压区分开来。原发性肥厚型心肌病，以室壁不均

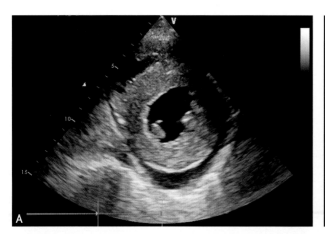
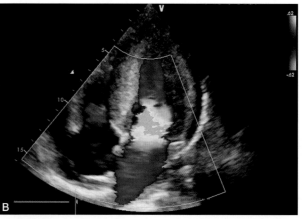

图 5-5-2 系统性淀粉样变性的超声心动图表现

A. 胸骨旁左室短轴乳头肌水平切面；B. 心尖四腔心切面均可见左室壁明显增厚，回声增强，增厚的心肌中可见散在的点状的强回声，心包腔可见少量积液

匀性肥厚为特征(肥厚心肌/左心室后壁厚度≥1.5),少见情况下可表现为左心室心尖或心腔中部心肌明显肥厚。心脏超声显示心肌回声可增强,不呈毛玻璃样浸润性改变,左心室射血分数常明显增加,部分病例存在流出道梗阻。CMR 心肌延迟强化,在肥厚型心肌病和心肌淀粉样变的表现有很大差别,易于鉴别。

3. 高血压性心脏病 高血压长期控制不佳可引起心脏结构和功能的改变,称为高血压性心脏病,早期表现为左心室舒张功能减退和左心室心肌肥厚,而后逐步发展出现心肌收缩功能减退,最终发生心力衰竭。有长期的高血压病史,常伴有眼底、肾功能等动脉硬化的临床指征;淀粉样变性虽可累及肾脏,却无高血压表现,但由于自主神经损伤,可出现直立性低血压,部分还发生休息时低血压。

4. Fabry 病 心脏受累多为疾病的晚期表现,常表现为左心室弥漫性增厚。Fabry 病有其他器官或者系统受累的特异性表现,如特殊面容、神经系统病变、皮肤血管角质瘤等症状。Fabry 病累及心脏的延迟强化灶主要位于左心室下侧壁的外膜下心肌。心脏磁共振心肌 T1 值及细胞外容积分数常呈弥漫性减低,是 Fabry 病不同于其他疾病的特征性表现。

5. 原发性限制性心肌病 心肌淀粉样变性患者,常有类似于限制性心肌病的临床表现,如心脏舒张功能降低、充血性心力衰竭等,因此需与原发性限制性心肌病相鉴别。原发性限制性心肌病多表现为心尖部闭塞伴心内膜条带状强化。

二、自身免疫性心肌病

【概述】

自身免疫性疾病,是机体对自身组织成分或细菌抗原失去免疫耐受性,导致免疫效应细胞或自身抗体的产生,继而造成自身组织的损伤和功能障碍的疾病。自身免疫性疾病常累及心血管系统,其中川崎病、幼年特发性关节炎、风湿热、系统性红斑狼疮、多发性肌炎/皮肌炎等自身免疫性疾病,主要引起心脏炎性反应,包括心包炎、心内膜炎、心肌炎等损害。

1. 系统性红斑狼疮累及心脏 系统性红斑狼疮(systemic lupus erythematosus,SLE)是一种多发于青年女性,可累及多脏器的自身免疫性炎症性结缔组织病,临床上以产生抗核抗体和免疫复合物为特点。心血管系统是 SLE 常累及的靶器官之一,心包、心肌、心内膜、传导系统及冠状动脉均可受累。SLE

的致病机制还不甚明确,目前研究认为心脏和血管的自身免疫性炎症、T 细胞激活释放大量细胞因子,以及长期使用糖皮质激素加速冠状动脉硬化等因素共同作用,导致心脏病变和加快冠状动脉粥样硬化进程。

2. 多发性肌炎/皮肌炎累及心脏 多发性肌炎或皮肌炎(polymyositis/dermatomyositis,PM/DM)是一种以侵犯横纹肌为主的全身性炎症性肌病,主要表现为近端肌无力或疼痛。病理表现为骨骼肌组织中炎症细胞浸润,造成肌肉纤维变性、坏死及再生。由于心肌细胞属横纹肌,所以在炎性肌病中亦可受累。心肌炎症细胞浸润是最常见的病理改变,其次为局灶性心肌纤维化。研究发现,PM/DM 患者出现心脏受累时,心脏传导系统也存在淋巴细胞浸润,可致窦房结纤维化和坏死,进而导致心脏传导阻滞的发生。冠状动脉系统在 PM/DM 中亦可受累。当炎性肌病累及心脏时,患者预后较差。

【临床特点】

1. 系统性红斑狼疮累及心脏

(1)心包病变:是 SLE 累及心脏最常见的表现,患者常主诉胸痛。临床可表现为急性或慢性心包炎,急性以渗出性心包炎常见,而慢性则为纤维性心包炎,伴有摩擦音的干性心包炎并不少见。渗出性心包炎可伴有多浆膜腔积液。如果心包积液量不大,临床上多数患者无明显症状,大量心包积液或心包压塞者,出现呼吸困难、血压下降、心率增快,右心静脉回流受阻表现。

(2)心肌病变:SLE 心肌受累主要表现为心肌炎和心肌病,临床确诊者为 3%~15%。狼疮性心肌炎表现与其他原因所致的心肌炎无明显差异,患者可出现乏力、呼吸困难、心悸、心前区疼痛等症状。可闻及舒张早期奔马律,心尖可出现一过性收缩期杂音,但舒张期罕见。

(3)心内膜炎:SLE 心内膜受累表现为无菌性疣状心内膜炎(Libman-Sacks 心内膜炎),瓣膜赘生物最常见于二尖瓣后叶的心室侧,可同时累及多个瓣膜,偶可闻及心脏杂音,赘生物可脱落引起脑栓塞和外周血管栓塞。

(4)冠状动脉粥样硬化:SLE 的长病程、长期糖皮质激素治疗,以及传统危险因素的聚集等均是发病的危险因素。临床主要表现为心绞痛,甚至出现心肌梗死、心源性猝死。较大的冠状动脉炎可发生血栓形成,引起心绞痛,甚至心肌梗死。

(5)心律失常:SLE 患者最常见的心律失常是

窦性心动过速,多与患者发热、贫血、心包炎、心肌炎和心肌病等有关。室上性心律失常、房室传导阻滞和室内传导阻滞等,多与心脏传导系统受累有关,高度或三度房室传导阻滞相对少见,多与抗核糖核蛋白(RNP)抗体阳性有关。SLE 患者的心电图出现长 Q-T 间期综合征,可能提示预后不良。

2. 多发性肌炎/皮肌炎累及心脏

(1)临床心脏损伤:以心力衰竭最为常见,占 43.8%~76.9%,患者可有不同程度的胸闷、呼吸困难、咳嗽、咳痰,甚至发生胸痛、晕厥等。其次是心律失常,发生率为 12%~42%,患者可有心悸、头晕、胸闷,查体发现心律不齐,心电图提示多种心律失常。另有关于肌病相关的冠状动脉性心脏病及心肌梗死的病例报道。

(2)亚临床心脏损害:较临床心脏损伤更为常见,患者无心脏相关的临床症状,仅表现为心电图异常改变。主要包括房性及室性心动过速、束支传导阻滞、房室传导阻滞、PR 间期延长、房性及室性期前收缩、异常 Q 波、非特异性 ST-T 改变等。传导阻滞中以束支传导阻滞及房室传导阻滞为主,其中又以左前分支传导阻滞及右束支传导阻滞最为常见。炎性肌病患者出现心电图改变,如反复出现心动过速、频发的房性或室性期前收缩、传导阻滞等时需要引起重视。临床表现为典型心绞痛症状者心电图可出现心肌梗死样表现。

3. 心肌酶学 心肌肌钙蛋白 I(cardiac troponin I,cTnI)在诊断心肌损伤中具有很高的特异性,是最可靠的血清标志物。肌酸激酶(creatine kinase,CK)存在肌肉细胞中,肌细胞损伤时被释放到血液中。CK 是包括 3 种同工酶,CK-MM、CK-MB 和 CK-BB。成人骨骼肌主要含 CK-MM,心肌中含 CK-MB,平滑肌中含 CK-BB。当心脏受累时,CK-MB/总 CK 常超过 3%,该比值是用于确定有无心肌损伤的阈值。

【影像检查技术与优选应用】

随着检查手段的进步,自身免疫性疾病累及心脏越来越常见,且多呈亚临床进展。因此在临床中,即使免疫介导型肌病患者无心脏不适症状,但只要出现心肌损伤标志物升高或 ECG 异常,临床就要警惕自身免疫性疾病累及心脏的发生。心脏症状的出现、心肌损伤标记物的升高及心电图异常可初步筛查心脏损伤,心脏超声及磁共振等影像技术的应用,可敏感检测心脏形态、功能及组织学的改变。尤其心脏磁共振的应用,可检测心肌炎性浸润及局灶性纤维化等病理改变。近年来,随着 mapping 定量技术及心肌应变技术的出现,CMR 检测心肌炎性病变的准确性及特异性更是大大提升,为临床早期诊断免疫性疾病累及心脏提供了有价值的信息。

【影像学表现】

1. X 线胸片表现 无特异性征象。当患者出现心衰时,可出现肺淤血等心衰征象。

2. CT 表现 冠状动脉 CTA 可筛查冠状动脉主要分支是否出现病变,并判断冠状动脉狭窄程度。对心腔大小、心肌厚度和瓣膜情况,也可做出一定的评估。

3. MRI 表现

(1)心脏电影序列:可准确测量心脏各房室大小,评估心脏形态、功能是否正常。另可显示心包积液及胸腔积液。在心脏受累的亚临床阶段,心脏形态及功能往往无异常改变,但少量心包积液常常出现(图 5-5-3)。

(2)黑血 T_2 序列:可半定量评估心肌水肿、充血。当心肌出现局灶性水肿时,黑血 T_2 序列上可表现为心肌信号局限性升高,若局部心肌信号强度大于正常心肌组织平均值的两个标准差,则认为心肌水肿存在。心肌弥漫性水肿时,需将心肌与同层面骨骼肌信号强度作对比,当比值大于或等于 2.0,则提示心肌出现弥漫性水肿。由于在系统性肌炎中,心肌和骨骼肌常同时受累,所以应用 T_2WI 序列,半定量标准判断心肌弥漫性水肿会增加假阴性率。

(3)早期增强序列:当存在系统性肌炎时,骨骼肌信号强化超过 20%,或现病史中存在肌痛,则表明骨骼肌受累。若骨骼肌存在炎症,通过增强后心肌信号强度超过增强前的 45%,判断是否存在心肌早期强化。

(4)延迟强化序列:随着心脏磁共振的应用,左心室心肌局灶性纤维化越来越多的被观察到,研究表明左心室游离壁较易受累。当心包受累时,可表现为心包积液、心包膜增厚并强化。

(5)Mapping 序列:在自身免疫性疾病中,当心肌和骨骼肌同时受累且心肌可疑弥漫性水肿时,应用 T_2WI 序列半定量标准判断心肌水肿会出现假阴性,此时需要应用 T_2-mapping 定量技术来检测心肌水肿。研究发现,当心肌出现水肿时,T_2 值升高。同理,当心肌出现弥漫性纤维化时,延迟强化可能表现为阴性,此时 T_1 及 ECV mapping 的应用可提高心肌弥漫性纤维化的检出率,主要表现为心肌 T_1 及 ECV 值升高(图 5-5-3)。

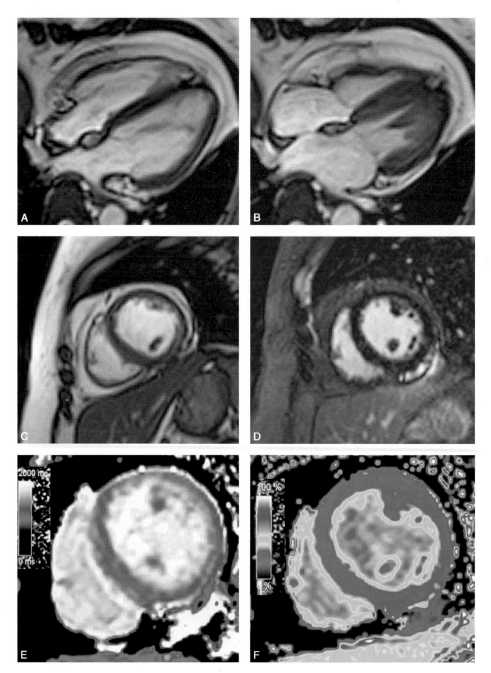

图 5-5-3 皮肌炎 MRI 表现

女性患者,61 岁,临床诊断为皮肌炎,心肌损伤标志物高敏肌钙蛋白及肌酸激酶 MB 同工酶均升高。四腔心舒张末期电影(A)、四腔心收缩末期电影(B)、左心室短轴心舒张末期电影(C)、左心室短轴延迟增强(D)、T₁-mapping(E)及 ECV-mapping(F)图像显示,电影序列及心功能分析示心脏形态及功能未见异常。左心室心肌延迟强化表现为阴性,但在 mapping 序列上左心室心肌 T₁ 及 ECV 值升高,T₂ 值为见明显升高,提示左心室心肌可能出现弥漫性纤维化

4. 超声心动图表现

(1)二维超声心动图特征性表现:疣状赘生物是超声心动图特征性表现,二维超声显示疣状赘生物形态不规则,多位于主动脉瓣的动脉面、二尖瓣的心房侧,尤其在瓣尖的近端或中间部分多见;呈团块状或菜花样,回声不均匀,活动度低。

(2)SLE 累及心包:心包病变在超声下的直接征象,包括心包积液、心包增厚、僵硬、缩窄或蛋壳样

变(图 5-5-4)。

(3)左心室心肌收缩功能及舒张功能受限:超声三维斑点追踪技术,对左心室收缩功能正常的 SLE 患者进行研究,发现其整体纵向、环向及径向应变,较正常对照组均有所减低;重度活动性 SLE 患者中各项应变的下降更明显。此外,研究发现 SLE 患儿右心室总体长轴应变均较正常对照组降低。

(4)冠状动脉的炎性改变:导致局部或整体的

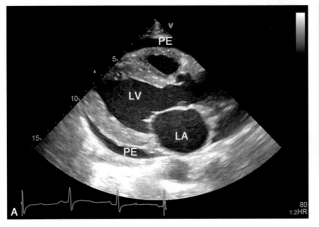
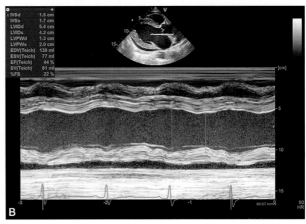

图 5-5-4 SLE 累及心肌和心包超声心动图表现

A. SLE 累及心包,导致心包积液;B. SLE 导致左心室收缩功能减低;LVEF:44% ;LV:左心室;LA:左心房;PE:心包积液;LVEF:左室射血分数

心脏功能障碍,类似急性冠状动脉综合征或心肌病。见缺血性心肌疾病。

（5）多普勒超声心动图:SLE 肺动脉高压常见。

1）肺动脉高压最低诊断标准如下:

肺动脉收缩压（PASP）>35mmHg;TR>2.8m/s

肺动脉舒张压（PADP）>15mmHg

肺动脉平均压（PAMP）>25mmHg;PR>2.5m/s

2）严重程度判断标准如下:

轻度:PASP:35~50mmHg

中度:PASP:50~70mmHg

重度:PASP:>70mmHg

【诊断要点】

临床一旦确诊自身免疫性疾病,应及时筛查心脏是否受累,尤其当心肌损伤标志物及心电图出现异常时,需选择合适的影像检查方法进行辅助诊断,确定是否存在形态、功能或组织学异常。

【鉴别诊断】

细菌性心内膜炎:多存在器质性心脏瓣膜病史,SLE 累及心内膜常伴有进行性发展的血小板减少,赘生物常在瓣膜交界处,不活动,边缘不粗糙,多次血培养均为阴性,足量抗生素治疗效果差。而细菌性心内膜炎易导致感染性贫血,而很少并发血小板减少,赘生物呈毛绒样团状,随瓣膜的活动而活动。

三、血色素性心肌病

【概述】

1. 定义与诊断标准 血色素性心肌病（hemo-chromatic cardiomyopathy）,又称为铁过载心肌病（iron-overload cardiomyopathy）,是一类由心肌内铁离子沉积导致的疾病,可由遗传性血色素病或地中海贫血等反复输血的血液疾病导致。铁沉积在心

脏,引起心力衰竭是重型地中海贫血患者死亡的主要原因。血色素性心肌病表现为心肌舒张功能受损,后期也可表现为收缩功能受损,心脏扩张,产生类似于扩张型心肌病样改变。心肌活检直接测量心肌铁浓度是其诊断的“金标准”。

2. 病因和发病机制与病理改变 血色素性心肌病是铁过载累及心脏,铁过载可由原发性血色素病（遗传性或特发性）和继发性铁过载引起（表 5-5-1）。人体铁过载的病理生理学改变,是在当体内铁负荷超出了铁运输和储存最大能力时,转铁蛋白结合能力被完全饱和,血清中剩余的铁被称为非转铁蛋白结合铁（non-transferrin-bound iron, NTBI）也称为自由铁或不稳定铁。自由铁可以沉积在多种器官和组织中,包括（但并不局限）肝、胰、脾和心肌。输血依赖性患者,只需数年就会出现明显铁沉积。在心脏中会有大量铁的摄取、转运、储存及利用有关的蛋白,其所导致的血色素性心肌病是大多数铁过载患者死亡的主要原因。长期输血最严重的不良并发症是心力衰竭引发的猝死。铁过载引起心脏改变分为 3 期:第 1 期,铁调节的心血管损伤,引起兴奋收缩偶联和心电生理改变,并出现心肌缺血和心肌纤维化;第 2 期,限制型心肌病伴有舒张功能障碍,引起舒张功能障碍性心力衰竭和心律失常,可以出现贫血、凋亡、心肌病和肺动脉高压;第 3 期,双心室扩张型心肌病,导致收缩功能障碍性心力衰竭。

3. 流行病学特点 血色素性心肌病主要继发于输血依赖性贫血引起的铁过载,后者最常见于地中海贫血,尤其是重型 β 地中海贫血。系统性血色素病发生率约为 1/500。近 1/3 的血色素病和继发性铁过载患者可出现心肌铁沉积。由于 CMR 能无创诊断心肌铁沉积,患者能在早期接受铁螯合治疗,

表 5-5-1　血色素性心肌病的病因

原发性血色素病	继发性铁过载
• 经典型(1型)由于 HFE 基因突变导致氨基酸 282 处的半胱氨酸被酪氨酸取代(C282Y)或氨基酸 63 处天冬氨酸被组氨酸取代(H63D),常染色体隐性遗传 • 非经典型 2 型(也称为青少年血色病)由铁调节蛋白突变所致,血幼素(*HJV* 基因),常染色体隐性遗传 • 非经典型 3 型,铁蛋白受体-2 突变(*TfR2* 基因),常染色体隐性遗传 • 非经典 4 型,铁转运蛋白(*SLC40A1* 基因),常染色体显性遗传	• 血红蛋白病(α 和 β 型地中海贫血、镰状细胞性贫血) • 铁粒细胞性贫血 • 骨髓增生异常综合征 • 骨髓纤维化 • 再生障碍性贫血 • 慢性肾病患者静脉补铁 • Friedreich 共济失调(线粒体铁过载) • 饮食摄入量增加 • 慢性肝病

使得近 10 年来心脏相关的发病率和死亡率降低。

【临床特点】

1. **临床症状、体征**　临床表现分为前临床症状期和临床症状期。

前临床症状期:遗传性血色素病是一种单基因疾病,一般要到中年以后才会表现出临床症状。早期可能只表现生物化学异常,或轻微的生理学改变。无症状患者可表现为心律失常,尤其是室上性异位性心律失常,常见于长期治疗的血色素性病患者。

临床症状期:血色素病影响多个器官,首诊大多数都是心外表现,疲劳、关节痛是最常见的临床症状。血色素性心肌病早期由于舒张功能障碍,导致限制性血流动力学和充盈压升高,出现劳力性呼吸困难,随着疾病进展,发生左心室收缩功能障碍的扩张型心肌病症状;早期也可见右心衰竭,可单独发生或继发左心衰竭;双心室衰竭可引起肺充血、外周水肿和肝淤血。心包铁沉积常见,心包收缩或填塞可能会导致临床症状快速恶化。心肌和心脏传导系统铁沉积可引起多种心律失常,房性心动过速最常见,尤其阵发性心房颤动,其次是室性期前收缩和室性心动过速。

2. **心电图、实验室和其他辅助检查结果**

(1)心电图:可作为血色素病和继发性铁过载患者,筛查心脏是否受累的重要辅助检查,血色素心肌病早期就可以出现心律失常,可出现多种心律失常,为临床提供参考。

(2)血清学检查:铁蛋白和转铁蛋白饱和率为最常见的标志物,其铁过载诊断标准为铁蛋白 ≥ 200ng/ml(女),≥300ng/ml(男);转铁蛋白饱和率 ≥55%。该诊断标准受到人口特征影响,敏感性和特异性低,不具有器官特异性。心肌铁沉积程度与铁蛋白之间无相关性。氨基末端前脑利钠肽,可评价心功能,与心肌铁沉积程度相关性强。

(3)经皮肝活检是定量铁过载的确定性检查,但是心肌铁沉积和肝脏铁之间无显著相关性。

心内膜心肌活检适用于主要临床表现为心源性疾病的患者,对于心脏功能障碍的铁过载患者确诊心肌铁沉积有意义。心内膜心肌活检是有创检查,并不适用于无症状患者的筛查。

【影像检查技术与优选应用】

X 线和 CT 对于血色素心肌病诊断价值有限,仅能检出终末期心力衰竭的表现。CMR 能定量心肌铁负荷,明显优于其他影像学检查方法。CMR 的 T_2^*-mapping 技术,能定量心肌铁沉积,与组织学心肌铁浓度相关性强,适用于疑诊血色素性心肌病的诊断,可用于血色素性心肌病铁螯合剂治疗的疗效监测及预后判断。T_2^* 值的下降,同血色素心肌病合并心衰的不良预后有关,同时 T_2^* 值的测定也可用于检测铁螯合剂治疗的效果判断。同时,T_1-mapping 及细胞外容积成像(ECV)可用于评价血色素心肌病是否存在弥漫性心肌纤维化,该病变 LGE 难以检出。

【影像学表现】

1. **X 线胸片和 CT 表现**　心力衰竭期于胸片和心脏 CT 上心脏增大、心包积液、肺淤血等表现,提供的诊断信息有限,但冠状动脉 CT 检查,可以诊断冠状动脉病变情况。

2. **MRI 表现**　①形态改变:血色素性心肌病早期表现为限制型心肌病,可表现为心肌肥厚,在后期多表现为扩张型心肌病,心脏扩张。②功能改变:常表现为舒张功能不全,后期可合并总体收缩功能不全,LVEF 下降。心肌铁含量评估可通过 T_2^* 多回波梯度回波序列,测定心肌 T_2^* 值反映心肌内铁沉积的浓度(图 5-5-5)。正常心肌在 1.5 T 场强下,T_2^* 值为 36~68ms,当 T_2^* 值低于 20ms 时高度提示心肌铁沉积,15~20ms 心肌轻度铁沉积,10~15ms 心肌中度铁沉积,<10ms 心肌重度铁沉积。T_2^* 值测定一

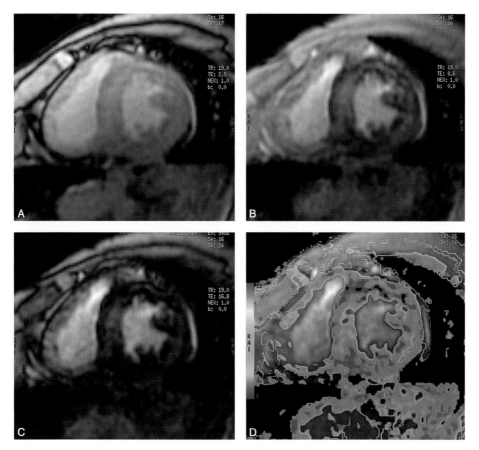

图 5-5-5　地中海贫血 MRI 表现

男,28 岁,输血治疗 20 余年,A、B、C、D 分别为 T_2^*-mapping 图像第 1、4、8 个回波图像和伪彩图,随着回波时间的延长心肌信号强度下降,前壁和下壁下降得更明显,主要在心外膜下。伪彩图(红色向蓝色变化表示图 T_2^* 值 23~5ms 越来越低)显示,前壁(蓝色)心肌重度铁过载,下壁(蓝绿色)中度铁超负荷,间壁和侧壁(黄绿色)轻度铁沉积。同时还可见肝重度铁过载(脾脏已切除)

般采用左心室中段短轴切面,室间隔的心肌 T_2^* 值最为可靠,同时需测定肝脏的 T_2^* 值,患者可表现为肝脏和心脏同时受累或仅为心脏单独受累。③心肌纤维化,LGE 可以显示局灶性纤维化灶,T_1-maping 技术的初始 T_1 值降低,提示心肌铁沉积,而 ECV 的增加,反映了心肌弥散性纤维化,与心肌铁沉积程度相关。

3. 超声心动图表现　超声心动图对该病变的诊断缺乏特异性,疾病初期超声表现为左心室肥厚,心脏舒张功能受限;疾病后期,心脏收缩功能受损,出现心脏扩大,类似扩张性心肌病改变。

【诊断要点】

从血色素性心肌病的诊断流程(图 5-5-6)可见

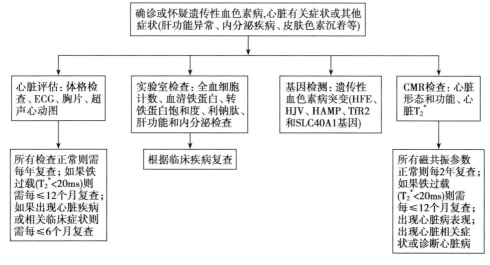

图 5-5-6　血色素性心肌病诊断流程

CMR 对于诊断心肌铁沉积的重要性。临床确诊或怀疑血色素病或继发性铁过载的患者,无论有无心脏相关症状都应行 CMR 检查。CMR 不仅能判断心肌有无铁沉积,还能获得心功能评价。CMR 是无创检查,适合于患者的多次复查和铁螯合治疗的监测。

【鉴别诊断】

1. 原发性限制型心肌病 是以双心室或单一心室舒张功能受损,而室壁厚度和收缩功能正常或轻度受损为主要的特征,双心房明显增大,CMR 延迟强化可见不同形态的强化,以心内膜下或心肌壁内常见;而血色素性心肌病常常有明确临床病史,心肌 T_2^* 及 T_1 值降低,且双心房改变不明显,延迟强化少见。

2. 扩张型心肌病 是以左心室收缩功能障碍为主要特征,伴有心室扩大和心肌质量增加,常常为多种心肌病的终末期改变,临床表现可见心力衰竭和心源性猝死。CMR 上表现心腔扩大,LVEF 降低,近半数患者可见 LGE,以室间隔壁间细线状强化最常见,心肌 T_2^* 不会降低,且 T_1 值可升高,可与血色素性心肌病鉴别。

四、Anderson-Fabry 病

【概述】

1. 定义 Fabry 病又称 Anderson-Fabry 病或弥漫性血管角皮瘤,是一种罕见 X 染色体连锁的溶酶体储积病,由于溶酶体中 α-半乳糖苷酶 A(α-galactosidase A)缺乏,导致神经酰胺三己糖苷(globotriasylceramide,Gb3)的蓄积导致多系统、多器官受累。

2. 病因和发病机制与病理改变 Fabry 发病与 Xq22 的 α-半乳糖苷酶 A(α-Gal A,一种溶酶体酶)基因突变有关,目前报道已有 580 多种突变。α-Gal A 基因突变导致该酶活性部分或全部丧失,造成其代谢底物三己糖酰基鞘脂醇(GL3)和相关的鞘糖脂在人体各器官、组织如心脏、肾脏、胰腺、皮肤、神经、肺等大量贮积,最终引起一系列脏器病变。

Fabry 病心血管损害较普遍,常表现心肌肥厚、心律失常、瓣膜损害并可累及冠状动脉。与其他器官受累一样,心脏功能障碍主要是因为鞘糖脂沉积在心肌细胞及传导组织,心肌细胞的增生及纤维化是重要病理学改变,而鞘糖脂的沉积却只占整个心肌质量的不到 3%。增生的心肌细胞,包含装满鞘糖脂类的液泡,导致最后的纤维化。类似的细胞变性同样发生在心脏瓣膜及传导组织。

3. 流行病学特点 患者一般在儿童至青少年时期出现临床症状,并随病程进展而逐渐加重。许多患者尤其是男性患者常在中青年死于严重的肾衰竭或心脑血管并发症,男性患者平均生存期较健康人群短 20 年,女性患者平均生存期则缩短约 10 年。该病发病率低,确切发病率尚不清楚,据国外报道,男性新生儿中的发病率为 1/110 000~1/40 000,而国内尚无人群发病率统计数据,有报道在终末期肾衰竭透析患者中 Fabry 病的患病率为 0.12%。

【临床特点】

1. 临床症状及体征 Fabry 病是多系统、多器官受累,会出现皮肤、心脏、肾脏、神经系统及消化系统症状,男性患者临床表型重于女性。根据临床表现,通常将 Fabry 病分为两型。①经典型:患者 α-Gal A 活性明显下降甚至完全缺失,脑、肾脏、心脏、周围神经等多系统受累;②迟发型(可进一步分为"肾脏型"和"心脏型"):患者酶活性部分下降,往往限于心脏或肾脏受累。绝大部分男性患者和极少部分女性患者为经典型,大部分女性患者为迟发型。常见临床表现如下:

1)面容:男性患者多在 12~14 岁出现特征性的面容,表现为眶上嵴外凸,额部隆起和嘴唇增厚。

2)神经系统:周围神经系统病变,具有小纤维神经病的临床特点。神经疼痛约出现在 72% 的患者,是儿童发病早期和较为常见的症状之一,多数患者青春期后疼痛程度可能会减轻,表现为下肢远端为主的肢端疼痛,具有慢性或间断发作的特点。疼痛发作常因天气变化、发热、精神紧张、体育锻炼加剧。少汗或无汗是早期和较为常见的临床症状之一,少数患者出现颅神经损害表现。中枢神经系统病变,表现为早发卒中,以短暂性脑缺血发作(TIA)或缺血性卒中常见,以后循环受累多见,预后较差。

3)皮肤血管角质瘤:常见于经典型患者,表现为皮肤小而凸起的红色斑点,多分布于"坐浴"区(生殖器、阴囊、臀部和大腿内侧),也可出现在背部、口周或身体其他部位,血管角质瘤的数量和分布范围可随着病程进展而增加。

4)眼:多数患者可有眼部受累,主要表现为结膜血管迂曲、角膜涡状混浊、晶状体后囊混浊、视网膜血管迂曲,严重者可导致视力降低甚至丧失。

5)胃肠道:常见症状之一,多表现为腹泻、恶心、呕吐、腹胀、痉挛性腹痛、胃肠道吸收不良和便秘等,往往发生在进食后。

6)肾脏:早期表现为尿浓缩功能障碍,如夜尿增多、多尿、遗尿,随病程进展出现蛋白尿甚至达肾

病综合征水平、肾功能受累,一般在 30 岁左右出现终末期肾衰竭。此外,也可有血尿、肾小管酸中毒等表现。

7)心脏:多为疾病的晚期表现,常见肥厚性心肌病(主要表现为左心室肥厚)、传导阻滞、心脏瓣膜病变、左心房增大、快速性心律失常,严重者可导致心力衰竭、心肌梗死。外周动脉受累可引起高血压。部分男性患者心脏受累可能是唯一症状。

8)呼吸系统:表现为慢性支气管炎、呼吸困难、喘息等阻塞性肺功能障碍,吸烟可加重。

9)骨骼系统:青年及成人患者中骨质疏松较常见,多见于腰椎及股骨颈。

10)精神疾病:常见,表现为抑郁、焦虑。

2. 心电图、实验室和其他辅助检查

(1)心电图:不具有特征性,常表现左心室高电压,传到系统受累,如 PR 间期延长、不同程度的传导阻滞、窦性心动过缓、病窦综合征和房性、室性心律失常。

(2)实验室检查:①血 α-GalA 活性测定,血浆、末梢血白细胞 α-GalA 活性明显下降,常仅为正常的 1.0%~10.0%;②皮肤活检,可见到沉积的 GL3;③尿检,除尿蛋白外,沉渣镜检可见泡沫细胞,偏振光检呈双折光性卵圆形脂肪体,电镜下含髓鞘脂;④其他,由于了解致病基因,有些实验室可做出基因及其突变的检测。

【影像检查技术与优选应用】

X 线及 CT 对该病诊断价值有限,而超声心动图不仅能评估心脏结构与功能,还可以评估心脏血流动力学改变,鉴别不同原因引起的左心室肥厚。心脏磁共振不仅用于心脏结构及功能的检测,而且随着新的磁共振技术及后处理快速发展,还可用于心肌组织学特征检测,尤其是 T_1-mapping 成像和 LGE,可见检出心肌鞘糖脂沉积及心肌纤维化相关改变,对疾病早期诊断,鉴别诊断及预后评估有重要价值。

【影像学表现】

1. X 线胸片及 CT 能提示一些该疾病累及心脏的间接征象,如心影增大,肺纹理增粗,心肌增厚等。

2. CMR 表现 形态学上主要表现左心室普遍性增厚,基底段左心室下侧壁为著,收缩功能一般正常,舒张功能轻-中度受限。而在延迟增强上 Fabry 病患者强化的区域,在组织学上与纤维化相对应,但与心肌梗死后的瘢痕不同,胶原纤维并不是杂乱排

列的。Fabry 病患者近半数的 LGE 局限发生在基底段下侧壁。Fabry 病累及瓣膜时常表现二尖瓣和主动脉瓣轻微的结构和功能异常,以关闭不全常见,原因可能是 GL3 沉积于瓣膜并导致继发纤维化,而左心室肥厚、心室功能异常也会导致瓣膜关闭不全。年轻的患者二尖瓣受累常见,主动脉瓣异常通常发生较晚。患者的瓣膜病变通常较轻,不会导致血流动力学异常。

随着新的定量心肌技术 T_1-mapping 出现,可识别 Fabry 病患者早期心脏受累或鉴别生理性或病理性左心室肥厚。由于心肌细胞鞘糖脂沉积导致心肌 T_1 值减低,所以早期无心室壁增厚的 Fabry 病患者,T_1 值较正常心肌减低。而高血压性、主动脉瓣狭窄或肥厚型心肌病所致心肌增厚,心肌发生纤维化,导致 T_1 值升高,T_1-mapping 在鉴别诊断上具有较高的价值(图 5-5-7)。

3. 超声心动图表现 左心室心肌增厚,心脏收缩舒张功能减退,可伴有二尖瓣反流,类似肥厚性心肌病超声表现。仅根据超声心动图,难与其他肥厚型或者限制型心肌病鉴别。

【诊断要点】

患者发病年龄较轻,有家族史,男性患者有典型面容,常出现其他器官受累症状,如皮肤血管胶质瘤、蛋白尿、外周神经疼痛、少汗和眼部病变等。心电图上常出现左心室高电压,以及传导束系统受浸润表现,如 PR 间期延长、不同程度传导阻滞、窦性心动过缓及病窦综合征;心脏彩超上出现左心室增厚,舒张功能障碍;CMR 表现为左心室弥漫性增厚,延迟强化扫描见左心室基底段下侧壁出现强化,T_1-mapping 上心肌 T_1 值明显减低。结合实验室检查,如进行白细胞仪 α-GalA 活性测定,或组织活检发现细胞内糖原染色强阳性的沉积物,可作为确定诊断,且基因检测可明确患者基因突变类型。

【鉴别诊断】

1. 肥厚型心肌病 常表现非对称性心肌肥厚,主要累及室间隔及左心室前壁,肥厚程度多较重,而且发病年龄相对年轻,非对称性室间隔肥厚容易引起左心室流出道狭窄延迟强化表现为肥厚心肌斑片状强化,而 Fabry 病主要表现左心室普遍性增厚,以基底段左心室下侧壁为著,CMR 图像上表现为延迟强化。且该病常伴发其他系统受累的症状,如皮肤血管角化瘤、蛋白尿、外周神经疼痛、少汗和眼部病变等,此外,两者在定量 T_1-mapping 上表现明显不同,Fabry 病心肌 T_1 值明显低于肥厚型心肌病。

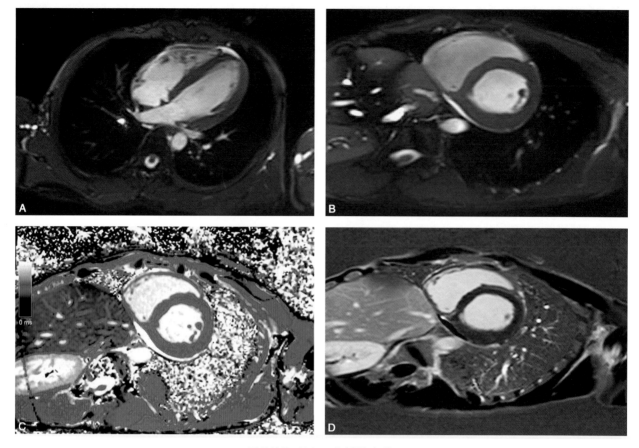

图 5-5-7　Fabry 病 MRI 表现

A~D 分别为四腔、短轴电影、T_1-mapping 及延迟强化图像,显示左室弥漫性增厚,以基底段左室下壁为著,伴有少量心包积液,T_1-mapping 上左室心肌 T_1 值弥漫性减低,延迟强化左室心肌未见明显强化

2. 高血压或主动脉瓣狭窄所致左心室肥厚　常有明确的高血压或主动脉瓣膜病变史,左心室心肌常表现对称性肥厚,延迟强化上阴性或仅有少许强化,且 T_1-mapping 上肥厚心肌 T_1 值较 Fabry 病 T_1 值高。

3. 心肌淀粉样变　患者发病年龄较大,血中或尿中出现 M 蛋白,常并发其他器官淀粉样蛋白沉积,如肾脏、皮肤、胃肠道等出现相应症状,左心室常表现对称性增厚,双房增大,收缩及舒张功能减退,延迟强化呈典型心内膜下环形或弥漫性粉尘样强化,T_1-mapping 上受累心肌 T_1 值明显增高。

五、肿瘤治疗相关心功能不全

【概述】

1. 定义与诊断标准　20 世纪 60 年代,肿瘤治疗相关心功能不全(cancer therapeutics-related cardiac dysfunction,CTRCD)被提出,AHA 将其归类到肿瘤治疗相关继发性心肌病,而 ESC 则将其归类至非家族性限制型心肌病。目前,CTRCD 的诊断尚无统一标准。2014 年美国超声心动图学会(ASE)和欧洲心血管影像协会(EACVI)联合发表的共识声明,定义为接受肿瘤治疗后患者的左心室射血分数(LVEF)下降幅度超过 10%,绝对值<53%,在 2~3 周后复查确认的诊断标准。根据 LVEF 下降程度将 CTRCD 分为有症状型及无症状型两类,后者又可发展为亚临床性左心功能不全。

2. 病因和发病机制与病理改变

(1)化疗药物相关心脏毒性:通常认为,以蒽环类为代表的 I 型抗肿瘤药物,具有剂量依赖性,通过产生氧自由基而使氧化应激增加,引起心肌细胞凋亡,造成不可逆的心血管损伤。以曲妥珠单抗为代表的 II 型抗肿瘤药物,不具有剂量依赖性,心血管损伤若及时干预,通常是可逆的。蒽环类药物相关心脏毒性在光镜下的病理学改变为心肌水肿、心肌细胞消失、间质纤维化和肌浆网扩张等。电镜下为心肌纤维溶解、纤维束广泛消失,Z 线变形、断裂,线粒体裂解以及心肌细胞内空泡形成。

(2)放射治疗相关心脏毒性:放疗相关性心脏病(radiation-related heart disease,RRHD)发病机制至今尚不完全明确,常于放疗后 5~10 年出现心血管并发症,可因射线种类、放射野及剂量不同而异。纵隔辐射累计剂量>30Gy 或日分割剂量>2Gy,有进展为心功能不全的高风险。电离辐射能损害几乎所有心脏组织,潜在病理生理机制与微血管损伤相关,包括心肌毛细血管密度减低,通透性增高,瓣膜内皮损伤及加速微血管粥样硬化。

3. **流行病学特点** 近年来,肿瘤治疗中具有潜在心脏毒性的药物使用范围不断扩大,在提高患者生存率的同时,其导致的心血管损伤等并发症也受到广泛关注。在给予蒽环类药物的数年后,超过50%的患者可发生左心室组织和功能的亚临床性心脏损伤。RRHD 在治疗后 5～10 年发生率高达10%～30%,但因其迟发性使许多医生对其临床识别不足,导致目前对 RRHD 研究有限、治疗效果欠佳。

【临床特点】

1. **临床症状和体征** 不同肿瘤治疗方法均具有程度不一的心脏毒性,呼吸困难、胸痛、外周性水肿、乏力等症状通常,先于亚临床心功能障碍的阶段。肿瘤治疗相关的心血管疾病,主要分为如下九个方面:心功能不全与心力衰竭(HF),是化疗引起的心脏毒性最常见的临床表现;冠状动脉疾病;心脏瓣膜病;心律失常,尤其是 QT 延长药物所致;高血压;血栓栓塞性疾病;周围血管病与卒中;肺动脉高压;心包并发症。

2. **心电图、实验室检查**

(1) 心电图:2016 欧洲心脏病学会指南推荐,肿瘤患者在治疗前与治疗期间进行 ECG 检测,心脏毒性相关的 ECG 异常征象包括心动过缓、房室传导阻滞、房颤、室颤、室上性心动过速、室性心动过速及 QT 间期延长等。然而,ECG 改变并不具有特异性,可能由其他病因导致,并且这些 ECG 改变可能是暂时的,与慢性心肌病的发展并无关联。

(2) 实验室检查:心脏生物学标志物在心血管疾病的检出及预防中发挥重要作用。肌钙蛋白 I(TnI)是一个对心脏损伤敏感的特异性指标,有研究发现 TnI 升高的时间与程度可预测左心室功能障碍,同时与蒽环类药物剂量相关。TnI 可有效评估 CTRCD 的风险分级。脑钠肽和脑钠肽前体(BNP;NT-proBNP)在临床中广泛应用于心衰的检测,即使很低的水平的升高也可以识别高风险患者并指导治疗。

【影像检查技术与优选应用】

超声心动图及其新技术(3D 超声心动图、组织多普勒成像、斑点追踪超声心动图等)应用广泛,尤其在心功能及瓣膜疾病的评估方面具有独特的优势,但是易受图像质量与声窗限制。CT 对发现冠状动脉钙化及心脏其他部位的钙化十分敏感,且是很好的发现冠状动脉损伤、心包和心肌损伤的方法。CMR 对于心脏结构和功能,心肌组织特征的评估均具有明显优势,发现早期心肌损伤如炎症、水肿,特征性识别心肌纤维化,并且可以定量测定心肌应变,提供其他影像学检查无法提供的精确量化评价信息(表 5-5-2)。

【影像学表现】

1. **CT 表现** 放疗相关的晚期心血管损伤,在 CT 上可表现为心包积液、心包增厚、心包钙化、冠状动脉动脉粥样硬化等,对双肺的观察,包括肺间质纤维化等,也是 CT 的优势。

2. **MRI 表现**

(1) 评估心功能:利用 CMR 电影技术评估左心室形态和功能,通常在发现 LVEF 下降的时候,患者已经出现了心衰症状,因此准确检测 LVEF 变化显得尤为重要。迟发性心脏毒性中(治疗结束后超过 1 年),可动态观察到室壁运动减弱、心肌变薄、左心室扩张,同时发现心室舒张末容积减小及收缩末容积增大,反映心室的收缩与舒张功能受损。

(2) 左心室心肌质量:Ⅰ型化疗药物致肌原纤维变性、丢失,可反映为心肌质量减小。目前,CMR 是临床最常用的心肌质量评价方法,同时预测不良心血管事件的敏感性与特异性均较高。在化疗相关

表 5-5-2　CMR 检查技术及其优势

心脏参数		CMR 技术	优势
心肌形态功能	左室质量、LVEF	心脏电影	CMR 已经成为精确测量 LVEF 的"金标准"
心肌形变	GLS、RS、CS 等	心脏电影(FTI)或 tagging 技术	对于评估心脏功能较 LVEF 更敏感
	心肌炎性病变	T_2WI、EGE、mapping 技术	心肌水肿,早期发现心肌早期损伤
心肌组织特性	弥漫性纤维化	T_1-mapping 或 ECV	无需与正常心肌对比,定量检测弥漫性纤维化
	局灶性纤维化	LGE 成像	分析延迟强化的范围及位置,推测病因
心肌灌注储备(PWI)	冠脉血流储备(外周循环及微循环)	灌注成像	优于 SPECT 且较其更敏感

心血管晚期并发症中,CMR 上表现为左心室心肌质量(LV mass)及左心室心肌质量指数(LVMi)均降低。

(3)组织特征:CMR 具有无创识别心肌组织学特性的优势,提供精确量化评价信息。Mapping 技术可发现亚临床阶段的细微心肌损伤。T_2-mapping 技术对心肌水肿十分敏感,治疗早期阶段,可发现 T_2 值升高,T_2 值升高的程度及累及节段可反映心肌水肿严重性。若患者心肌出现纤维化说明心肌已发展至不可逆阶段,在治疗后晚期阶段,延迟强化(LGE)上可发现心肌局灶性强化,但强化模式不具有特异性,有研究发现心肌强化出现在左心室侧壁较常见。T_1-mapping 及 ECV 技术可以很好弥补 LGE 的局限性,用于定量检测心肌弥漫性纤维化。正常心肌在3.0T 场强下,T_1 值约为 1 240ms 左右,ECV 约27%±3%,在化疗后或放疗后晚期,T_1 值及 ECV 升高,可反映心肌弥漫性纤维化。

(4)心肌应变:心肌应变(myocardial strain)技术以心肌纵向、径向和圆周三个方向的运动速度、位移、应变及应变率来评价心肌整体和局部改变,在LVEF 尚正常时发现亚临床性心脏损伤。心脏磁共振特征性追踪(cardiac magnetic resonance feature tracking,CMR-FT)技术,利用心脏标准长轴及短轴电影,通过后处理软件可计算出相应的心肌应变参数,很好地弥补超声检查在声窗和分辨率方面的不足。在化疗过程中,CMR 可发现左心室整体纵向峰值应变(GLS)下降,若化疗后 GLS 较基线水平下降超过 15%,可作为亚临床左心室功能不全的最佳参考指标。

3. 超声心动图表现

(1)化疗性心肌病:二维及 M 型超声心动图上,主要表现为左心室扩大及室壁运动幅度弥漫性减低,严重者全心扩大,可合并心包积液;彩色多普勒显示二尖瓣、主动脉瓣、三尖瓣口反流血流信号。左心室收缩功能主要评估指标:左心室射血分数及左心室总体纵向应变减低(图 5-5-8)。

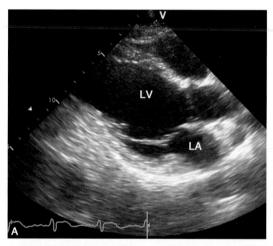
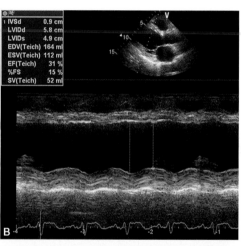
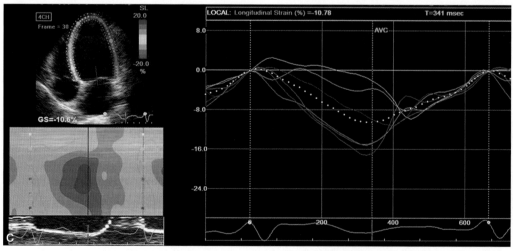

图 5-5-8　乳腺癌患者 EC 方案化疗半年后随访超声心动图表现
A. 胸骨旁左室长轴切面显示左室扩大;B. M 型超声心动图 Teichholtz 法测量 LVEF:31%;C. 心尖四腔切面:左室整体纵向应变减低 GLS:-10.78%

化疗相关左心室收缩功能受损的评估:左心室射血分数(LVEF)是评价心脏收缩功能的主要指标。许多研究将化疗导致的心功能不全定义为如果存在心力衰竭的症状或体征,LVEF 较基线值下降≥5%且绝对值<55%;如果无心力衰竭的症状或体征,LVEF 较基线值下降≥10%且绝对值<55%。根据2014 年美国超声心动图协会(ASE)和欧洲心血管影像协会(EACVI)专家共识,以及 2017 年欧洲心脏协会(ESC)指南,对肿瘤治疗相关心力衰竭的定义是:LVEF 较基线值下降>10%且绝对值<53%,LVEF 应在基线研究后 2~3 周内重复测量核实。

然而 LVEF 的应用有许多局限性。多个研究表明心肌应变的改变早于 LVEF 的下降,心肌应变可以早期检测亚临床心功能不全,并预测后续的 LVEF 的减低和心力衰竭。根据 2014 年 ASE 和 EACVI 专家共识,以及 2017 年 ESC 指南,在恶性肿瘤治疗过程中,左心室整体纵向应变(GLS)早期下降超过基线值的 15%,是预测心脏毒性最有价值的参数,可以提示亚临床心功能不全;在恶性肿瘤晚期患者中,尽管此时 LVEF 可表现为正常,但整体径向应变(GRS)与整体圆周应变(GCS)的测值也发生了变化,其临床预测价值尚在研究中。

2017 年 ESC 指南还提出心肌标志物如肌钙蛋白 I、BNP、NT-proBNP 的升高,可以检测早期心脏损伤及预测心力衰竭;此外,肌钙蛋白 I 与 GLS 联合预测心脏毒性具有高度敏感性(敏感性达 93%)。

化疗相关左心室舒张功能受损的评估:常规超声心动图评估指标主要有二尖瓣口血流频谱 E 峰与 A 峰比值(E/A)、等容舒张时间(IVRT)等。TDI 技术评估指标主要有心肌舒张早期峰值速度(e')、心肌舒张晚期峰值速度(a')及 E/e'。许多研究均证实化疗过程中存在左心室舒张功能受损,且其发生常先于收缩功能受损,但关于早期舒张功能受损是否可预测心室收缩功能受损目前尚无统一结论,有待进一步研究。

(2)放射性心肌病:根据 2013 年 ASE 和 EACVI 专家共识,放射性心肌病超声心动图表现为节段性室壁运动异常(以下壁常见)、轻度左心室整体室壁运动幅度减低、左心室收缩功能减退、心肌舒张功能障碍。几乎所有收缩功能障碍患者都有不同程度舒张功能障碍,主要是松弛受损、室壁顺应性下降。放疗导致的限制型心肌病超声表现见相关章节。

【诊断要点】

迄今为止,尚未有统一的诊断标准推荐用于指导临床实践,更缺少来自我国患者的研究证据。一旦怀疑肿瘤治疗相关的心血管损伤,应结合患者病史、临床症状及体征、治疗方案、影像学检查及心脏生物学标志物等多手段综合诊断。

1. 该病具有充血性心力衰竭(CHF)相关的症状及体征,如第 3 心音奔马律、心动过速或两者都有。

2. ECG 16%~36%肿瘤患者治疗后可发生各种类型的心律失常,其中最严重的是 QT 间期延长(尖端扭转型室速),室上性心动过速可发生于放/化治疗的急性期或治疗后,室性心动过速与放/化疗的急性或慢性心脏毒性(左心室功能障碍及缺血)有关。

3. 超声心动图 表现为 LVEF 较基线降低至少 5%至绝对值<55%,伴随 CHF 的症状或体征;或 LVEF 降低至少 10%至绝对值<55%,未伴有症状或体征,二维斑点追踪(STE)上表现为 GLS 较基线水平下降超过 15%;舒张功能障碍(E/e'下降);多普勒超声上表现为瓣膜反流、瓣环狭窄或血流动力学异常。

4. MRI 治疗早期 T_2 值升高,心肌水肿;GLS 降低,反映亚临床心肌损伤;无论是否出现临床心衰症状及体征,CMR 可发现细微 LVEF 变化;治疗后晚期心血管损伤,在 CMR 上表现为室壁运动减弱,心肌变薄,心室扩大,收缩与舒张功能障碍;LGE 上局灶性强化,T_1 值及 ECV 升高,提示晚期心肌或间质局灶性或弥漫性纤维化形成。

【鉴别诊断】

肿瘤治疗相关心血管损伤的临床表现,以及影像学表现不具有特异性,其征象与其他病因所致心血管疾病的表现可重叠,因此,对于肿瘤患者应详细了解其心血管危险因素,既往病史(是否已有心血管疾病),肿瘤治疗方案、疗程及抗心脏毒性药物的使用等,结合实验室检查,影像学表现等进行综合判断。

1. 风湿性瓣膜病 已有的瓣膜损伤、放射治疗、心内膜感染及继发左心室功能障碍,可导致瓣膜疾病,约 10%患者在放疗后可发生瓣膜损伤,包括瓣膜纤维化、钙化及反流等,需要与风湿性疾病所致相关瓣膜病相鉴别。

2. 扩张型心肌病 因肿瘤治疗的心脏迟发性毒性作用,心肌细胞凋亡,收缩功能减弱,室壁应力升高,晚期左心室扩张,降低的心输出量及射血分数,最终导致心室扩张,心肌变薄。而扩张型心肌病是一种病因不明的原发性心肌病,其影像表现相似,应注意鉴别。

第六节 心 肌 炎

【概述】

1. 定义与诊断标准 WHO 将心肌炎(myocarditis)定义为一种由组织学、免疫学及免疫组化确定的心肌炎性疾病,可局限或弥漫性累及心肌,根据临床病程可将之分为急性、亚急性和慢性,为临床常见病之一。心内膜活检(endomyocardial biopsy,EMB)是公认的诊断心肌炎的"金标准",通过对心肌组织的病理、免疫组化及病毒基因组检测诊断心肌炎。然而,EMB 因有创性及诊断心肌炎敏感性较低,在临床上应用受限。

2. 病因和发病机制与病理改变 心肌炎根据病因分为感染性、特发性、自身免疫性、毒素或药物。在感染性病因中,以病毒感染最常见,其中柯萨奇 B 病毒、细小病毒 B19(PVB19)、B 型人疱疹病毒 6(HV6)和腺病毒检出率最高。心肌炎病理学上以 Dallas 标准为指导,心肌内浸润的组织学证据为心肌炎性细胞浸润,并伴有邻近的心肌细胞变性和坏死。病理生理学上,心肌炎包括三个不同的阶段,第一阶段是病毒诱导的心肌细胞破坏;第二阶段,宿主特定的免疫反应激活,导致 T 细胞分泌细胞因子,进而发现并清除感染的心肌细胞,而这可能破坏正常的心肌细胞;第三阶段,急性炎症过程减退,受损的心肌细胞被胶原蛋白取代,发生弥漫性纤维化,心肌炎从急性转变为慢性阶段。

急性病毒性心肌炎组织学检查发现,心肌变性、水肿、断裂、溶解坏死及细胞浸润等异常改变。慢性者引起心脏房、室的扩大,心内膜增厚,在心肌内形成陈旧性瘢痕。有些病毒性心肌炎,可以引起扩张型或肥厚型心肌病。病毒性心肌炎的上述病理改变,常侵犯心脏各层组织,除心肌外,还累及心包和心内膜。这些心肌损害还可累及心脏传导系统。大体观察心肌炎后的心肌损害,一类演变为扩张型心肌病,另一类导致心肌肥厚。患者的主要临床表现是心律失常,严重者导致心肌收缩力减弱,收缩功能受损,心输出量减少,心功能不全。

3. 流行病学特点 流行病学显示冬春季发病较多,特别好发于年轻男性患者,可能与男女雌激素水平差异相关。据国外尸检研究发现,心肌炎发病率 1%~10%,约 12% 青壮年心肌炎患者表现为猝死,据报道心肌炎与其他心肌疾病,如扩张型心肌病、致心律失常性右心室心肌病的发生有相关性。

【临床特点】

1. 临床症状及体征 病毒性心肌炎是急性心肌炎较常见类型,发病初期会有前驱症状,如感冒、发热、腹泻等,随后出现心慌、胸闷、无力、胸疼。但心肌炎的临床表现异质性较大,大多数情况下,症状较清,甚至完全无症状,具有自限性的。然而,它可表现为近期发作的心衰,心律失常或类似心肌梗死的症状,特别是当急性心肌炎呈暴发性的,引起血流动力学不稳定和心源性休克,导致较高死亡率。

2. 心电图及实验室检查

(1)心电图:心电图诊断心肌炎敏感性较高,但特异性低。窦性心动过速最为常见;房性期前收缩或室性期前收缩是心肌炎患者住院的原因之一,监测时可发现短阵室性心动过速;ST-T 改变常见,代表心肌复极异常,部分患者心电图呈现导联选择性的 ST 段弓背向上抬高,表现类似急性心肌梗死图像,出现束支阻滞或房室传导阻滞提示预后不良;肢体导联特别是胸前导联低电压,提示心肌受损广泛且严重。

(2)实验室检查:急性病毒性心肌炎合并感染时白细胞可升高,红细胞沉降率增快,C 反应蛋白升高,但无特异性。肌钙蛋白、肌酸激酶及其同工酶、乳酸脱氢酶、天门冬氨酸氨基转移酶,以及肌红蛋白等升高,特别是肌钙蛋白敏感性和特异性较高,持续性增高说明心肌持续进行性损伤和加重,往往提示患者预后不良。B 型利钠肽(BNP)或 N 末端 B 型利钠肽原(NT-proBNP)水平通常显著升高,提示心功能受损严重,是诊断心功能不全及其严重性、判断病情发展及转归的重要指标。

【影像检查技术与优选应用】

X 线胸片及 CT 检查对该病诊断价值有限,常可发现是否合并肺部感染性疾病;特别是冠状动脉 CT 检查,对于表现为急性冠状动脉综合征的心肌炎患者,鉴别诊断有很大帮助。冠状动脉造影检查因有创性,对于心肌炎诊断价值不大,但可排除急性心肌梗死诊断。

心脏超声虽不能作为心肌炎确诊手段,但因操作方便,可评估心脏结构及功能,对于心肌炎诊断及随访有重要作用。

CMR 作为一种无创检查手段,不仅能够评估心脏结构及功能,还能够直接观察心肌组织的病理改变,提供包括心肌水肿、充血、坏死及纤维化等多种病理学证据,而新的定量技术出现,如 T_1、T_2-mapping,可更敏感评估心肌病理学改变,对于心肌炎诊断及预后评估有重要价值。

【影像学表现】

1. X 线表现　无法定性诊断心肌炎,且 80% 的病毒性心肌炎 X 线胸片检查无阳性发现,少数患者(不足 10%)因有少量心包积液,可见心脏略有增大和心包积液征象。

2. CT 表现　心脏可无阳性发现,患者心肌受累严重时,心肌可见多发低密度病灶,常合并心包积液征象。冠状动脉 CT 血管成像,对于排除冠心病十分重要。

3. CMR 表现　CMR 可以在组织学水平评估急性心肌炎病理学改变,包括水肿,心肌充血、毛细血管渗漏及心肌坏死及纤维化,对于心肌炎诊断及预后评估有重要价值。对急性和亚急性心肌炎患者进行 CMR 检查,结果显示心室肌壁厚度在正常范围或者略有增厚,在 T_1 加权像上病灶呈多发斑点状低信号,在 T_2 加权像上为高信号,此征象具有一定的特征性,反映了心肌组织内炎性病灶和水肿。此外,室壁运动及收缩期室壁增厚率可节段性下降,心腔可扩大。

慢性期 CMR 所见,可显示室壁有灶性、局限性变薄,病灶比陈旧心肌梗死灶的范围小,伴有低信号改变,室腔可扩大,收缩功能下降,表现为室壁运动减弱。部分病例心肌炎后左心室壁增厚,似肥厚型心肌病样改变。

2006 年路易斯湖标准(Lake Louise criteria,LLC)推荐"T_2WI 评估心肌水肿、早期增强(early gadolinium enhancement,EGE)评估心肌充血,延迟强化(late gadolinium enhancement,LGE)评估心肌坏死及纤维化",三种条件只要符合两种可诊断心肌炎,且文献证明与使用单一 CMR 技术相比,LLC 提高了 CMR 诊断准确性。Lurz 等人比较 LLC 与增加心包积液作为新的标准(心包积液,水肿,充血和细胞损伤,符合三种可诊断心肌炎),发现与 LLC 相比,心包积液增加没有明显改善诊断准确率。

(1) T_2WI:心肌发生损伤时,病毒复制及炎症反应,会破坏心肌细胞导致自由水及蛋白增加,且后续炎症因子释放会增加心肌灌注,加重心肌内自由水含量。自由水中质子在磁场中存在长 T_2 效应,因此受损心肌在 T_2WI 上较正常心肌信号增高。T_2WI 常用的三反转自旋回波序列,可抑制心包外脂肪信号。在 T_2WI 上可定性评估局灶性心肌水肿,当心肌

全部受累时,心肌信号与骨骼肌信号比值 ≥2.0 提示水肿。Gagliardi 等人研究了患有急性心肌炎的儿童,发现有和没有心肌炎患者,心肌 T_2 信号有明显统计学差异。

(2) 早期强化(EGE):心肌细胞损伤释放炎症因子引起血流灌注增加,心肌充血;采用自由呼吸增强 T_1 加权成像,可显示心肌异常强化。以骨骼肌为参考标准,增强后心肌及增强前心肌信号强度比值 ≥4.0 或当骨骼肌发生炎症时,心肌绝对增强值超过 45% 提示心肌充血。前人研究结果表明,EGE 诊断心肌炎敏感性 63%~85%,特异性 68%~100%。

(3) 钆造影剂延迟强化(LGE):延续强化具有较高的信噪比可显示心肌坏死及纤维化。当存在心肌损伤时,心肌细胞膜破裂,导致造影剂过多分布于细胞外间隙,选择合适的反转时间,正常心肌被抑制呈低信号,而坏死区域造影剂残留较多,信号增高。心肌炎心肌强化分布部位多样,多数局限于左心室下壁、下侧壁中外层心肌。不同病毒引起心肌炎,心肌坏死位置不同,文献报道,PVB19 感染心肌炎心肌下侧壁存在 LGE,而在 HV6 感染组室间隔出现 LGE,而心肌坏死部位分布不同导致患者临床症状及预后差异较大。LGE 诊断急性心肌炎特异性较高,但敏感性和准确性较差。LGE 图像易受到患者呼吸及心脏运动伪影干扰,且当发生弥漫性心肌损伤时,没有正常心肌作为参考,诊断心肌炎具有挑战性。

(4) 定量 mapping 技术:T_1 和 T_2 弛豫时间是组织的 MRI 特性,与其内在组织特征、周围的生物环境和外在因素,包括用于生成它们的硬件及软件相关。与传统的 CMR 技术相比,mapping 生成以像素为单位的定量心肌图,mapping 图上的每个像素都提供了一个组织的 T_1 或 T_2 数值,具有较高空间分辨率,且不依赖于相对图像信号强度差异来诊断疾病。心肌每种组织都具有正常 T_1 或 T_2 值范围,其值升高或减低可反映疾病状态或生理变化。无论是细胞内还是细胞外,T_1 和 T_2 弛豫时间较敏感检测到的游离水含量,反映心肌炎病理学改变。

1) T_1-mapping:最近几年,定量 T_1-mapping 作为一种有效手段在心肌炎应用越来越多。有两种可能机制解释损伤心肌的 T_1 值较正常心肌高。一种机制认为,经动物实验研究表明,缺血心肌含水量增加,导致 T_1 值升高,最近,在体研究已经证实这一理论,推测 T_1 延长是由细胞内和细胞外空间总含水量和相对含水量增加所致;第二种机制认为,自由质子在缺血组织中电解质分布改变进一步使 T_1 延长。

文献报道,在1.5T MR图像上,T_1值大于990ms说明心肌损伤,mapping形成伪彩图可直观显示心肌损伤范围。造影剂注射之前获取原始T_1-mapping(native T_1),造影剂注射后在不同时间采集获得增强后T_1-mapping(post T_1),Post T_1间接反映造影剂动力学改变。Post T_1不是心肌组织的内在特性,而取决于造影剂在细胞外空间的积累,心肌组织中造影剂浓度,当血池与心肌造影剂达到平衡时,可以估计心肌细胞外体积(extracellular volume,ECV)分数,ECV和心肌纤维化相关。Ferreira等在50例疑似心肌炎患者比较T_1-mapping与T_2WI的诊断准确性,发现与黑血T_2WI、亮血T_2WI及LGE相比,Native T_1值大于990ms敏感性更高,而诊断准确性相似。

2) T_2-mapping:T_2-mapping检测心肌水肿较敏感,可增加心肌炎诊断准确性。局灶性LGE的患者的心肌T_2弛豫时间,显著高于没有明显LGE患者,说明急性心肌炎的心肌受累。由于心肌炎患者受累心肌不均质性,文献中多采用整体平均T_2值,造成T_2-mapping诊断心肌炎准确性减低。急性心肌炎患者的T_2值和像素值的变化增大。T_2-mapping还能及时监测急性心肌炎的进展变化(图5-6-1)。

4. 超声心动图表现 病变早期,由于心脏的形态结构及功能改变不明显,超声心动图往往缺乏特异性表现,随着疾病的进行性发展,可出现类似扩张型或肥厚型心肌病表现,主要特征如下:

(1) 心腔扩大:急性心肌炎的二维超声心动图,表现为舒张末期心室内径在正常范围,随着疾病进展,心肌重构,心腔扩大,极少数明显扩大,左右心均可累及,以左心扩大为主(图5-6-2)。心室扩张可导致不同程度的二尖瓣或三尖瓣反流。

(2) 心肌增厚、回声异常:急性期由于心肌间质水肿导致心肌增厚,以室间隔及左心室后壁为主,心肌回声减低。亚急性期心肌回声不均,或弥漫性增强,以室间隔左心室面或左心室下壁显著,恢复期心肌厚度及心肌回声可逐渐恢复正常。

(3) 心脏功能异常:表现为收缩功能整体下降,部分患者可以出现心室壁节段性运动异常,为心肌炎症受累不均所致。组织多普勒表现为,瓣环运动速度减低,E/e′升高,但随病情好转数日后很快恢复正常。对于暴发性心肌炎患者,则出现弥漫性室壁运动减低,蠕动样搏动,为心肌弥漫性炎症导致心肌收缩力显著下降所致,早期变化和加重很快。同时,左心室射血分数显著降低,甚至低至10%,部分射血分数极低的患者可出现心室内血栓。

(4) 心包积液:心肌炎病变累及心包时可出现心包积液,表现为心包腔内的无回声区,超声诊断心包积液敏感性高,可以为临床诊断、治疗及预后评估提供重要参考。

(5) 少数暴发性心肌炎病情进展迅速,可出现室间隔穿孔及心腔内附壁血栓。室间隔穿孔表现为室间隔的一束或多束分流,多发生于肌部。附壁血栓则为心腔内的低回声或等回声光团,超声造影时无造影剂进入。

一旦心肌炎临床诊断成立,应注意超声心动图随访其心室大小与功能,包括左心室的容量与射血分数,其他的参数还包括组织运动速度,以评估左心室收缩功能的恢复情况。大部分心脏结构及功能的改变,在有效治疗数天或更长时间即可恢复正常。超声心动图检查的意义还在于帮助及时排除心脏瓣膜疾病、肥厚型或限制型心肌病等,由于其简单、方便,《成人暴发性心肌炎诊断与治疗中国专家共识》建议每天一次或多次床边动态观察。

【诊断要点】

典型病毒性心肌炎,具备以下3项就可以确定诊断:

1. 有病毒感染的证据,例如上呼吸道感染、腹泻或其他病毒感染的表现,在病毒感染后数日内出现心脏受损的表现。

2. 有心肌损伤表现,出现下列任何临床表现之一,即提示发生心肌损伤:①心脏扩大;②心力衰竭;③频发室性期前收缩、多源性或多形性室性期前收缩、房早二联律、多源性房性心动过速、心房颤动、阵发性室性心动过速、房性心动过速和窦房传导阻滞;④出现心包摩擦音;⑤出现病理性杂音;⑥无其他原因可以解释的血清心肌酶升高。

3. 影像学表现,心脏超声上出现室间隔及左心室后壁增厚、心功能减退或合并心包积液。心脏磁共振上出现典型心肌炎表现:心肌水肿,心肌信号与骨骼肌信号比值≥2.0;心肌充血,以骨骼肌为参考标准,增强后心肌及增强前心肌信号强度比值≥4.0,或当骨骼肌发生炎症时,心肌绝对增强值超过45%;心肌坏死:心外膜下心肌点片状延迟强化,以左心室游离壁受累多见;即路易斯湖诊断标准阳性,或合并心包积液,新的定量技术包括T_1及T_2-mapping图上native T_1、T_2及ECV值升高。

【鉴别诊断】

1. **急性心肌梗死** 部分急性心肌炎患者有类似急性心肌梗死症状,包括胸疼、胸闷,心肌损伤标

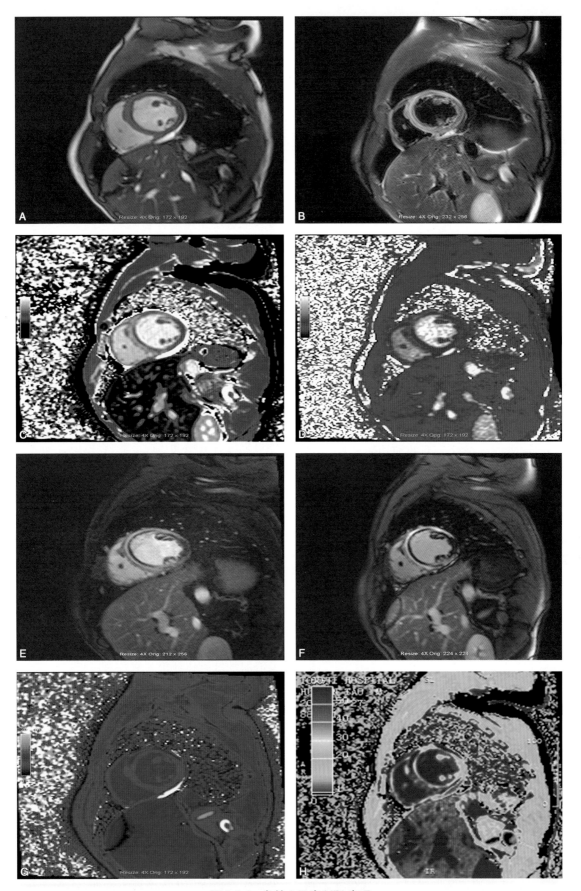

图 5-6-1 急性心肌炎 MRI 表现

A~H 分别为短轴电影、T₂WI、pre T₁-mapping、T₂-mapping、早期增强、延迟强化、post T₁-mapping 及 ECV 图，显示中间段室间隔前部水肿增厚，相应部位 T₁ 及 T₂ 值增高，早期及延迟强化左室前壁、室间隔及下壁中外层心肌呈条状强化，增强后坏死心肌 T₁ 值减低，ECV 值明显升高

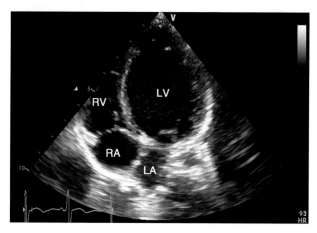

图 5-6-2　急性心肌炎二维超声心动图

心尖四腔切面,可见左心室心腔呈球形扩张;LV:左心室;
LA:左心房;RA:右心房;RV:右心室

志物升高,心电图 ST 段、Q 波改变,冠状动脉 CT 血管成像,或者冠状动脉造影可排除急性心肌梗死诊断,且两者心脏 MRI 上表现不同。

2. **应激性心肌病**　该病在前面已经阐述。该病以绝经期女性居多,主要特征包括:具有严重的心理或生理创伤诱因;急性胸痛症状伴心电图 ST 段升高或 T 波倒置,且能短期内恢复;选择性冠状动脉造影未见明显狭窄;左心室大面积收缩功能异常,主要累及左心室中远段,尤其心尖部为著;心肌酶学变化与左心室受累程度不符;左心室节段收缩功能可恢复。在 MRI 电影序列上可全面显示受累节段运动障碍,呈典型球形扩张,但首过灌注无低信号充盈缺损,LGE 上呈轻度强化或无强化,与左心室受累程度不符,T_1 及 T_2-mapping 上受累左心室中远段心肌 T_1、T_2 值升高。

第七节　与心肌病相关的综合征

一、Loeffler 综合征

【概述】

Loeffler 综合征又称嗜酸性粒细胞增多综合征,是一种病因和发病机制均不明的疾病。该病特点为长期持续的嗜酸性粒细胞增多(外周血嗜酸性粒细胞$>1\,500\times10^6$/L,且时长超过 6 个月),同时伴有多器官功能异常的症状和体征,且可排除其他已知可引起嗜酸性粒细胞增多的疾病。Loeffler 综合征最常累及骨髓,但其最严重的并发症往往继发于心脏和/或中枢神经系统受累。

Loeffler 心内膜炎或称嗜酸性粒细胞增多性心内膜心肌病,为 Loeffler 综合征以心脏受累为主要表

现的一个亚类,其病理特点为单侧或双侧心室心内膜增厚,并累及心内膜下心肌,左心室或右心室内形成较大的附壁血栓,使心室腔内径减小,并成为肺循环或体循环栓塞的诱发因素。loeffler 综合征心脏损害过程病理上分三个阶段,包括坏死期、血栓形成期、纤维化期。坏死期从嗜酸性粒细胞增高后 5.5 周左右开始,可持续至 10 个月,这一期以嗜酸性粒细胞浸润心内膜心肌为特点,导致局部损伤与坏死,或者心脏扩大、心功能减退;血栓形成期在坏死期后出现,可持续至 24 个月,以附壁血栓形成为特点;纤维化期发生在嗜酸性粒细胞开始增高的 24 个月以后,这一期嗜酸性粒细胞完全消失,主要表现为胶原纤维广泛增生,临床上表现为限制型心肌病。

【影像检查技术与优选应用】

Loeffler 综合征是由于各种原因引起的嗜酸性粒细胞增多,炎症浸润器官引起器官功能障碍的临床综合征。浸润到心脏可以引起炎症性心脏病,根据嗜酸性粒细胞浸润心脏的不同部位可以分为心内膜炎、心肌炎、心包炎和冠状动脉炎,其中影像学上最具特征性表现的是 Loeffler 心内膜炎。超声心动图可以综合应用 M 型、二维、彩色多普勒等技术,实时、无创显示心腔大小、室壁运动、心腔内血栓、瓣膜狭窄与反流,还能定量评估心室收缩和舒张功能,是评价 Loeffler 综合征心脏损害的一线检查手段。

CT 可以观察各房室腔的结构,受累心内膜、心肌和心包的异常,特别是对于冠状动脉是否受累,以及是否合并冠状动脉病变、肺血管和肺内病变、主动脉病变等,具有优势。

CMR 技术有其独到的价值,包括对心脏和心肌功能的评价,特别是对受累心肌组织特性的评价,以及心肌的纤维化评价。

【影像学表现】

病例:女性,48 岁,因背痛、心悸 1 年就诊,心脏杂音(-),ECG 提示室性期前收缩。超声心动图显示右心室心尖部探及等回声充盈缺损,致右心室心尖部呈闭塞样改变。各瓣膜形态、启闭未见异常,其上未探及异常回声团块。多普勒检查:心内未见异常血流信号。超声心动图检查图像见图 5-7-1。

【诊断要点】

Loeffler 综合征早期为组织坏死期,诊断要点是发现病变所在,以及受累心内膜、心肌等的严重程度;病变处于心内膜心肌炎症和血栓期时,诊断重点在于显示附壁血栓的有无、位置、大小、形态,各个瓣膜有无受累等。当疾病进展到纤维化期时,表现类

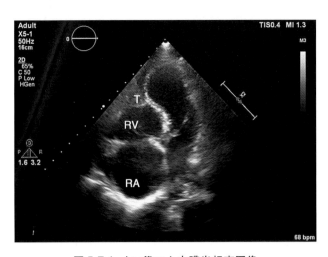

图 5-7-1　Loeffler 心内膜炎超声图像
经胸超声心动图心尖四腔心切面显示右室心尖部血栓形成,心尖呈闭塞样改变;RV:右心室;RA:右心房;T:血栓

似于限制型心肌病,诊断要点在于评估心脏功能,尤其是舒张功能以及继发的瓣膜反流等。

该病需要与心尖肥厚型心肌病、致心律失常右心室心肌病、心尖发育不良、心脏肿瘤、感染性心内膜炎相鉴别。

二、Fiedler 综合征

【概述】

Fiedler 综合征又称特发性心脏肥大综合征、恶性心肌炎,由于病变局限于心肌而不累及心内膜或心包,又称为孤立性心肌炎。本病的病因仍未明了,多数认为与病毒感染有关,多见于青中年,突然发病,表现为进行性心功能不全、低血压、心前区隐痛等,病程短促,可引起猝死。病理诊断应掌握两个标准:①身体其他部分并无引起心肌病变的原发性疾病;②病变只限于心肌间质,而心外膜及心内膜均无炎性病变。其心脏通常呈扩张状态,可见重量增加,心肌质软,间质内和血管周围大量的以单核淋巴细胞为主要成分的炎细胞浸润,少量的中性粒细胞、嗜酸性粒细胞、多核巨细胞浸润也见于部分病例。可发生节段性的肌纤维退变坏死,通常情况下心肌坏死是不多见的。

根据其病理形态特点分为①弥漫性间质性心肌炎(diffuse interstitial myocarditis):镜下,心肌间质和小血管周围有多量淋巴细胞、浆细胞和巨噬细胞浸润。有时也可见到嗜酸性粒细胞和少量中性粒细胞。心肌细胞较少发生变性、坏死。②特发性巨细胞性心肌炎(idiopathic giant cell myocarditis):病变特点是心肌内有局灶性坏死及肉芽肿形成。病灶中心部可见红染、无结构的坏死物,周围有淋巴细胞、

浆细胞、单核细胞和嗜酸性粒细胞浸润,混有许多多核巨细胞。巨细胞的形态、大小各异,可为异物型或 Langhans 型多核巨细胞。孤立性心肌炎所谓独立疾病的诊断,几十年来曾有几度起伏。应当看到心肌间质内的炎细胞浸润仅仅是心肌损伤的一种形态学标志,而任何程度的心肌缺血性损伤或心脏以外的某些疾病尤其是感染、外伤等都可能在心肌内形成类似病理改变。孤立性心肌炎的病理学诊断,应排除上述原因所致的心肌形态学改变,才是这种心肌炎的"孤立性"本质。

【影像学表现】

X 线检查可见心脏增大,往往以左心增大为主。可兼有肺淤血表现,提示左心功能不全。同其他心肌病如扩张性心肌病、缺血性心肌病等 X 线表现类似,仅提示心脏增大,需进一步结合其他检查才能诊断。

超声心动图检查图像采集要点:准确测量心腔大小、室壁厚度和运动幅度;多切面显示心腔内有无附壁血栓形成;全面评估心脏的收缩和舒张功能。超声心动图显示心脏扩大并肥厚,室壁运动幅度减弱,左、右心均可受累,以左心室和室间隔为著,心腔内可有附壁血栓形成。由于其超声表现不具有特异性,因此超声心动图并不能对本病做出病因学诊断,超声心动图检查的意义在于准确评估心肌功能。

【诊断要点】

该病的初步诊断要结合患者的临床症状和体征,患者有心功能不全或心衰的症状和体征,结合 X 线胸片心脏增大及肺淤血或肺水肿等心功能不全的征象,以及超声心动图检查明确心脏结构增大和功能不全的表现是诊断该病的基本条件。此外,还需要排查引发心脏结构和功能改变的其他病因,如冠心病心肌缺血或其他心肌疾患后可疑诊该病,病理学检查可以帮助确诊该病。

三、Uhl 畸形

【概述】

Uhl 畸形(羊皮纸心脏)是 1952 年 Henry Uhl 博士首次描述的一种罕见的心脏畸形,多发生于小婴儿,多认为无家族遗传史。其特征是右心室心肌组织完全或部分缺失,被羊皮纸样的非功能性纤维弹性组织所替代。目前该病多被认为是心脏发育完全后心肌凋亡破坏所致。然而,其病因仍不明确。Uhl 畸形可合并其他心脏畸形,常见肺动脉狭窄和三尖

瓣发育异常。

Uhl畸形的血流动力学改变主要是由于右心室组织缺如,心肌收缩无力,导致右心室向肺动脉泵血功能降低,右心室压力增高,体循环淤血,右心衰竭,而左心室由于回心血减少,搏出量减少而致体循环减少,若伴有房间隔缺损可产生右向左分流而致发绀,此外患儿可因传导束发育异常而发生快速室性心律失常。临床主要表现为右心衰竭、心律失常及发绀等。症状严重程度主要取决于是否存在足够数量的活跃心肌细胞。该病多在产前或新生儿期即得到诊断,也有少数病例报道称在难治性右心衰竭的成年患者中发现。

【影像检查技术与优选】

Uhl畸形的诊断通常采用超声心动图、心导管检查、CT和磁共振成像,超声心动图是诊断该病首选的检查方法。

超声心动图综合应用M型、二维、多普勒等技术,显示右心室的大小形态、室壁厚度及回声、室壁运动幅度、瓣膜反流、心室功能。着重寻找出心肌缺失、室壁薄的位置和准确评估右心功能。同时对其他合并的先天心脏畸形做出诊断。采集图像时不仅要采集常规图像,还要注意从心尖及胸骨旁四腔心切面、右心室流入道切面、右心室流出道切面、大动脉短轴切面、左心室短轴切面对应的右心室短轴切面仔细观察右心室壁的心肌厚度、回声及运动幅度。不仅要找出病变所在位置,对疾病做出定性诊断,还要定量评估右心室整体和局部功能。

心导管检查可直接评价右心系统压力,右心室造影可直接判断右心室大小。

磁共振成像可从多角度、多方位、动态成像,同时对脂肪信号的检出很敏感。同时磁共振成像可显示心腔内有无血栓、有无三尖瓣脱位,为鉴别诊断提供信息。

【影像学表现】

Uhl畸形超声心动图表现为右心扩大,左心内径减小(或正常)。右心室壁变薄,病变处心肌部分或完全缺失,心内膜与心外膜贴近,运动幅度明显减低。左心室壁运动幅度减低(或正常)。三尖瓣环扩张,瓣叶闭合不良,余瓣膜形态及启闭正常。下腔静脉及肝静脉增宽。彩色多普勒可见功能性三尖瓣反流。

心导管检查示右心房压力增高,而右心房、右心室、肺动脉压力曲线相似,右心室造影可见右心室增大、扩张。

磁共振成像显示在平衡稳态自由进动序列上,左右心室短轴和2、3、4腔心长轴上薄壁右心室极其扩张,右心室内无肌小梁,右心室壁未见脂肪信号,右心房增大,而室间隔及左室心肌未见异常。电影磁共振成像显示右心室壁运动减低,右心室壁正常厚度和运动只局限于右心室游离壁的基底段。肺动脉主干直径可在正常范围内。心腔内无血栓、三尖瓣无脱位。

【诊断要点】

Uhl畸形影像表现直接征象是右心室壁变薄,心肌层局部或完全缺失。间接征象包括右心扩大、功能性三尖瓣反流、右心功能不全、体循环淤血。需要注意和扩张型心肌病、致心律失常右心室心肌病、三尖瓣下移畸形等几种疾病相鉴别。Uhl畸形右心室壁变薄表现为心肌组织的缺失,而不是纤维化或脂肪替代,借此与扩张型心肌病、致心律失常右心室心肌病相区别。致心律失常性右心室心肌病右心室流入道和流出道扩张,右心室肌小梁增多,常见右心室节制束反应性增粗。Uhl畸形三尖瓣的位置是正常的,借此与三尖瓣下移畸形相鉴别,后者可见隔叶、后叶明显向心尖部移位,冗长的前叶活动度大,如"风帆样"。

四、Laefftren综合征

【概述】

结节病(sarcoidosis)是一种病因未明的、多系统受累的肉芽肿性疾病。结节病主要侵犯肺组织、淋巴结和皮肤,也可累及心脏、脾脏、肝脏、腮腺等。Laefftren综合征(结节性心肌病)属于浸润性心肌病中的一种,是由进行性肉芽肿浸润心肌所致心脏功能紊乱的一种疾病。

心脏结节病的病理变化包括炎症、水肿、肉芽肿浸润、纤维化和瘢痕形成,可累及心脏的任何部位,包括心包、心肌和心内膜,以心肌最为常见,左室游离壁和室间隔最常被累及,右室和心房也较常被累及。少见的被累及部位为瓣叶和冠状动脉。

【临床表现】

心脏结节病的症状和体征多变,依据心脏累及的部位或累及的程度而不同,可表现为无症状、心悸、晕厥前兆/晕厥、心包积液、心力衰竭、心律失常、猝死等。心力衰竭的原因与较大范围的心肌被累及,使心肌收缩力下降有关,也可能与瓣膜反流有关。肉芽肿样病变可累及所有瓣膜,但最常累及左房室瓣。当肉芽肿样病变累及肺血管时可出现继发性肺动脉高压和右心衰竭。房性心律失常的发生率低于室性心律失常。房性心律失常的发生机制是左心功能不全引起的心房扩大、肉芽肿病变直接累及心房。室性心律失常的发生机制是肉芽肿病变直接累及心室肌。有时可见窦性停搏、房室传导阻滞、束支传导阻滞,以房室传导阻滞最常见。

【影像检查技术与优选应用】

结节病心肌病的病变呈斑片样分布,因此作为"金标准"的心内膜活检阳性率低,加之其并发症高,使得心内膜活检并未成为该病诊断的常规手段,诊断标准中,强调心外结节的活检确诊,再结合心电图的变化、心脏 MRI、PET 等影像学的证据进行结节病心肌病的诊断。对于影像学诊断而言,X 线、CT 对本病的诊断价值有限,但由于其能发现胸部其他病变,结合病史有利于明确诊断;CMR 扫描视野较小,往往比较好地显示心脏病变,但基本不显示胸部病变。目前在 CMR 诊断中,T_2WI 和延迟增强对本病的诊断具有较大意义,也有报道称用定量技术如 T_1-mapping、T_2-mapping 等研究心肌结节病,以及应用 PET/MRI 进行诊断、评估该病也有很大的价值。

【影像学表现】

1. 超声心动图表现 除极少数患者在超声心动图上表现为类似于肥厚型心肌病的左心室壁增厚以外,结节性心肌病的典型超声表现为多个室壁节段的运动异常,且与冠状动脉供血区域不相符,提示非心肌缺血性的多节段室壁运动异常。前室间隔基底段变薄为结节性心肌病较为有特异性的超声表现。患者有时会出现左心室收缩功能减退,超声心动图对于监测患者左心室整体功能有重要作用。

2. X 线、CT 检查 两者检查心脏常常阴性,但可发现其他部位的病变,如纵隔、肺门、肺内病灶。CT 检查还有利于发现或除外冠状动脉病变。

3. MRI 检查 心脏 MRI 对诊断心脏结节病具有重要价值。心脏 MRI 可显示局限性室壁运动异常、局限性室壁增厚或变薄等。虽然超声心动图也能显示这些异常,但 MRI 具有更强大的分辨力。钆增强的 MRI 显像还可显出心脏结节病局部的炎症、水肿和肉芽肿样病变。如为急性期,则 T_2WI 显示室壁水肿高信号,延迟增强室间隔或游离壁心外膜下的条、片状强化。除用于诊断外,CMR 还可用来评估结节病心肌病的预后,大范围、透壁的延迟强化常伴有左心室扩大、LVEF 降低,提示不良事件(室性心律失常、死亡)发生率高、糖皮质激素疗效差、预后不佳。

4. 放射核素显像 静息放射核素显像可检测到心肌灌注减少。其机制与心肌组织被纤维肉芽肿样病变所取代、微血管收缩、局部代谢异常等有关。冠心病患者在运动后可使心肌灌注减少加重,而心脏结节病患者在运动后可使心肌灌注改善。这种反向分布现象是心脏结节病所特有的,对诊断心脏结节病有一定价值。

5. 正电子发射成像(PET) [18]FDG-PET 检查可以通过检查放射性糖的摄取情况,评估结节病心肌病的炎症状态,FDG 摄取升高可提示心肌存在活动性炎症。

【鉴别诊断】

本病的鉴别诊断主要是心肌炎、肌炎或皮肌炎累及心脏、系统性红斑狼疮累及心脏等,影像学鉴别较为困难,最有意义的鉴别诊断点是临床诊断。

五、结节性硬化综合征

【概述】

结节性硬化综合征(tuberous sclerosis complex,TSC)又称 Bourneville's 综合征,是一种可累及全身多个器官的遗传性疾病,具有多种亚型。其主要特征为广泛分布的错构瘤,即正常组织的异常发育生长。结节性硬化综合征累及心脏时表现为心脏内多发的横纹肌瘤,是一种以心肌细胞为主要成分的良性肿瘤。儿童发病率明显高于成人,75%~90%发生于 3 岁以下的儿童。

TSC 是一种常染色体显性遗传性疾病,相关基因为 TSC1(9q34)和 TSC2(16p13)。25%的 TSC 病例由 TSC1 突变引起,其中 45%为新发突变;75%的 TSC 病例由 TSC2 突变引起,其中 80%为新发突变。各种突变类型中,大片段缺失仅占 10%,点突变占 90%。由于 TSC 病例的新发突变率高,突变类型多样,多数病例的缺失片段较小,因此不能被传统的遗传学检查手段如核型分析检出。

【临床表现】

1. 临床表现及体征 TSC 以儿童多见,以典型的癫痫、智力障碍和皮脂腺瘤三联征为临床表现,可累及肾脏、眼、心脏等其他器官组织。研究发现因 TSC 基因失活导致错构瘤蛋白和薯球蛋白表达缺失,从而影响了下游蛋白的表达导致多器官错构瘤。

儿童心脏肿瘤常以心脏杂音、心律失常、咳嗽气急、胸痛就诊,结节性硬化综合征累及心脏时主要由于起自横纹肌的良性错构瘤,生长缓慢、多发,室间隔和心室肌壁为好发部位,左室流出道容易受累。

当患儿有抽搐、面部皮脂腺瘤、色素脱失斑、智障而怀疑 TSC 时，建议心脏检查，明确结节性硬化综合征累及心脏可能；而当胎儿、婴幼儿超声发现心脏占位时，建议做 MRI 观察脑部情况。TSC 的临床症状通常晚于结节性硬化综合征心脏受累时出现，但脑内病灶的诊断对判断神经系统预后有重要的帮助。

2. 病理 肉眼呈菜花状，切面灰褐色，质地中等，镜下细胞较大，呈空泡状，核小，位于中央，大部分肿瘤细胞胞质透亮，小部分肿瘤细胞胞质丰富嗜酸性并由核向细胞膜方向伸展，呈蜘蛛状。免疫组化：Vimentin(+)、Desmin(+)、Actin(+)、myoglobin(+)、bel-2(+)，特殊染色：PAS 染色(+)。

【影像学检查优选】

超声和 CT 在儿童结节性硬化综合征累及心脏的诊断中发挥了各自不同的作用，超声便捷廉价，对心腔内及心包疾病敏感性高，成为首选技术，可评价心功能，且可长期随访。但 CT 图像空间分辨力高，观察范围广。CT 可清晰观察心肌壁内肿瘤，增强后与心肌的区别，部分难以区分界限的肿瘤可在鉴别诊断提供帮助，可观察心外大血管及胸腔，纵隔的情况。MRI 越来越多用于心脏检查，软组织分辨率高，可多方位成像，且胎儿磁共振有时改变体位即可，同时发现颅内及心脏病变，但其扫描时间长，成本大，未普及应用。结节性硬化综合征累及心脏时与 TSC 关系密切，诊断时需结合临床，避免漏诊及误诊。

【影像学表现】

1. X 线表现 X 线平片敏感性及特异性较差，仅用作初筛，可表现为心影增大，心影局部突出，甚至出现"怪异"心。

2. CT 表现 心脏的横纹肌的良性错构瘤，生长缓慢，多发，室间隔和心室肌壁为好发部位，左室流出道易受累。CT 可观察结节性硬化综合征累及心脏的范围、大小、有无钙化及心房心室受压程度。平扫时 CR 与心肌密度相仿，增强后可有轻度强化。对于突出于心外膜的肿瘤，CT 较超声清晰。

3. MRI 表现 MR 可以清晰地显示心肌肿瘤。病灶常位于室间隔并突向心腔，也可累及游离壁及流出道，肿块边界清晰，肿瘤在 T_1WI、T_2WI 及快速序列上均呈类似于心肌的等信号增强后无或者轻度强化。部分伴有不同程度的流出道梗阻。

4. 超声心动图表现 主要超声心动图表现为心脏内多发横纹肌瘤，在出生前和出生后均可被超声检查发现。横纹肌瘤在超声心动图上表现为起源于心肌的多发性结节样肿块，回声较均匀，与正常心肌相比呈高回声，有时可突入心腔内。多普勒超声可用于评估横纹肌瘤是否造成了心室流入道或流出道的梗阻。

【鉴别诊断】

CT 在的鉴别诊断方面有一定优势，常需以下鉴别：①纤维瘤，左室游离壁和室间隔易受累，平扫时较心肌密度略低，增强后延迟强化，常可见钙化，纤维瘤患病年龄偏大。②黏液瘤，中老年多见，左房最多见。突向心腔内并有钙化的充盈缺损为常见的 CT 表现；易碎裂而出现栓塞。③淋巴管瘤，少见，好发于心外膜。也可发生与右心房及壁内，CT 表现为薄壁囊腔，囊壁可强化，包膜及瘤体内可有钙化。④其他少见良性肿瘤如血管瘤、平滑肌瘤、炎性假瘤、脂肪瘤、畸胎瘤等，均罕见。

（夏黎明 王 浩 方 纬）

参 考 文 献

1. Maron BJ, Towbin JA, Thiene G, et al. Contemporary definitions and classification of the cardiomyopathies: An American Heart Association Scientific Statement from the Council on Clinical Cardiology, Heart Failure and Transplantation Committee; Quality of Care and Outcomes Research and Functio. Circulation. 2006,113(14):1807-1816.

2. Elliott P, Andersson B, Arbustini E, et al. Classification of the cardiomyopathies: a position statement from the european society of cardiology working group on myocardial and pericardial diseases. Eur Heart J. 2008,29(2):270-276.

3. Arbustini E, Narula N, Dec GW, et al. The MOGE(S) Classification for a Phenotype-Genotype Nomenclature of Cardiomyopathy. J Am Coll Cardiol. 2013,62(22):2046-2072.

4. McKenna WJ, Maron BJ, Thiene G. Classification, Epidemiology, and Global Burden of Cardiomyopathies. Circ Res, 2017, 121(7):722-730.

5. Sagar S, Liu PP, Cooper LT. Myocarditis. Lancet, 2012, 379(9817):738-747.

6. O'Donnell DH, Abbara S, Chaithiraphan V, et al. Cardiac MR Imaging of Nonischemic Cardiomyopathies: Imaging Protocols and Spectra of Appearances. Radiology, 2012, 262(2):403-422.

7. Rapezzi C, Arbustini E, Caforio ALP, et al. Diagnostic work-up in cardiomyopathies: bridging the gap between clinical phenotypes and final diagnosis. A position statement from the ESC Working Group on Myocardial and Pericardial Diseases. Eur Heart J, 2013, 34(19):1448-1458.

8. 中华医学会心血管病学分会,中国医师协会心血管内科医师分会,中华心血管病杂志编辑委员会. 心肌病磁共振成像临床应用中国专家共识. 中华心血管病杂志,2015,43

(8):673-681.

9. Friedrich MG, Sechtem U, Schulz-Menger J, et al. Cardiovascular Magnetic Resonance in Myocarditis: A JACC White Paper. J Am Coll Cardiol, 2009, 53(17):1475-1487.

10. Messroghli DR, Moon JC, Ferreira VM, et al. Clinical recommendations for cardiovascular magnetic resonance mapping of T1, T2, T2 * and extracellular volume: A consensus statement by the Society for Cardiovascular Magnetic Resonance (SCMR) endorsed by the European Association for Cardiovascular Imagin. J Cardiovasc Magn Reson, 2017, 19(1):1-24.

11. Olivas-Chacon CI, Mullins C, Stewart K, et al. Magnetic Resonance Imaging of Non-ischemic Cardiomyopathies: A Pictorial Essay. J Clin Imaging Sci Wolters Kluwer--Medknow Publications, 2015, 5:37.

12. Schreiber K, Zuern CS, Gawaz M. Loeffler endocarditis: findings on magnetic resonance imaging. Heart BMJ Publishing Group, 2007, 93:354-354.

13. Langwieser N, Olshausen G Von, Rischpler C, et al. Confirmation of diagnosis and graduation of inflammatory activity of Loeffler endocarditis by hybrid positron emission tomography/magnetic resonance imaging. Eur Heart J, 2014, 35:2496.

14. Mihos CG, Larrauri-Reyes M. Clinical presentation and echocardiographic characteristics of Uhl's anomaly. Echocardiography, 2017, 34:299-302.

15. Palen RLF Van Der, Wal AC Van Der, Robles De Medina PG, et al. Uhl's anomaly: Clinical spectrum and pathophysiology. Int J Cardiol, 2016, 209:118-121.

16. Richardson JD, Teo KSL, Bertaso AG, et al. Uhl's anomaly. Int J Cardiol, 2012, 154:e36-e37.

17. Weidemann F, Liu D, Hu K, et al. The cardiomyopathy in Friedreich's ataxia-New biomarker for staging cardiac involvement. Int J Cardiol, 2015, 194:50-57.

18. Raman S V, Phatak K, Hoyle JC, et al. Impaired myocardial perfusion reserve and fibrosis in Friedreich ataxia: a mitochondrial cardiomyopathy with metabolic syndrome. Eur Heart J Oxford University Press, 2011, 32:561-567.

19. Birnie DH, Sauer WH, Bogun F, et al. HRS expert consensus statement on the diagnosis and management of arrhythmias associated with cardiac sarcoidosis. Heart rhythm, 2014, 11(7):1305-1323.

20. Birnie DH, Nery PB, Ha AC, et al. Cardiac Sarcoidosis. Journal of the American College of Cardiology, 2016, 68(4):411-421.

21. 朱强, 胡信群, 周胜华. 心脏结节病的诊断与治疗. 中华心血管病杂志, 2017, 45(9):738-741.

22. 刘雪芹. 心脏横纹肌瘤与结节性硬化症. 中华儿科杂志, 2014, 52(3):234-237.

23. 周莺, 孙爱敏, 董素贞, 等. 胎儿及婴幼儿结节性硬化症伴有心脏横纹肌瘤的 MRI 表现. 中华放射学杂志, 2014, 48(10):858-862.

24. Hinton RB, Prakash A, Romp RL, et al. Cardiovascular manifestations of tuberous sclerosis complex and summary of the revised diagnostic criteria and surveillance and management recommendations from the International Tuberous Sclerosis Consensus Group. Journal of the American Heart Association, 2014, 3(6):e001493.

25. Bhupathi SS, Chalasani S, Rokey R. Stiff heart syndrome. Clinical medicine & research, 2011, 9(2):92-99.

26. Oshima S, Taniguchi K. Stiff heart syndrome. Ryoikibetsu shokogun shirizu, 1996(15):554-556.

27. Kilpatrick TR, Horack HM, Moore CB. "Stiff heart" syndrome. An uncommon cause of heart failure. The Medical clinics of North America, 1967, 51(4):959-966.

28. 中华医学会心血管病学分会中国成人肥厚型心肌病诊断与治疗指南编写组, 中华心血管病杂志编辑委员会. 中国成人肥厚型心肌病诊断与治疗指南. 中华心血管病杂志, 2017, 45(12):1015-1032.

29. Bogaert J, Olivotto I. MR Imaging in Hypertrophic Cardiomyopathy: From Magnet to Bedside. Radiology, 2014, 273(2):329-348.

30. 中华心血管病杂志编辑委员会, 中华医学会心血管病学分会, 中国医师协会心血管内科医师分会. 心肌病磁共振成像临床应用中国专家共识. 中华心血管病杂志, 2015, 43(8):673-681.

31. Te Riele ASJM, Tandri H, Sanborn DM, et al. Noninvasive Multimodality Imaging in ARVD/C. JACC Cardiovasc Imaging, 2015, 8(5):597-611.

32. 中华心血管病杂志编辑委员会 中华医学会心血管病学分会 中国医师协会心血管内科医师分会. 心肌病磁共振成像临床应用中国专家共识. 中华心血管病杂志, 2015, 43(8):673-681.

33. Cochet H, Denis A, Komatsu Y, et al. automated Quantification of right Ventricular Fat at contrast-enhanced cardiac Multidetector CT in arrhythmogenic right Ventricular cardiomyopathy. Radiology, 2015, 275(3):683-691.

34. Chebrolu LH, Mehta AM, Nanda NC. Noncompaction cardiomyopathy: The role of advanced multimodality imaging techniques in diagnosis and assessment. Echocardiography, 2017, 34(2):279-289.

35. 廖玉华. 扩张型心肌病早期诊治的新起点——《中国扩张型心肌病诊断和治疗指南》解读. 中华医学信息导报, 2018, 33(19):21.

36. Nakamori S, Dohi K, Ishida M, et al. Native T1 Mapping and Extracellular Volume Mapping for the Assessment of Diffuse Myocardial Fibrosis in Dilated Cardiomyopathy. Jacc-cardiovascular Imaging, 2018, 11(1):48-59.

第六章　心脏肿瘤

第一节　概　述

心脏原发性肿瘤罕见,占 0.02%~0.056%,其中近 90% 为良性肿瘤。大多数儿童心脏原发性肿瘤是良性的,横纹肌瘤、纤维瘤最常见,约占所有心脏肿瘤的 80%。在胎儿和新生儿中,畸胎瘤和横纹肌瘤是最常见的心脏肿瘤,占所有心脏肿瘤的 70% 以上。而在成人中,最常见的原发性心脏肿瘤是黏液瘤,约占所有心脏肿瘤的 70%~80%。心脏原发性恶性肿瘤仅占 10%,主要为肉瘤,其中 40% 为血管肉瘤,未分化多形性肉瘤、骨肉瘤各占约 10%,平滑肌肉瘤<20%,横纹肌肉瘤少见,而淋巴瘤仅占 1%。转移性心脏肿瘤通过直接扩散或血行播散发生,在儿童中发生的频率低于成人,包括肉瘤、淋巴瘤、睾丸癌和肾母细胞瘤。心脏肿瘤的临床症状不仅取决于肿瘤的大小,在很大程度上还取决于肿瘤发生的部位。如果位于关键位置,即使很小的良性肿瘤也能导致严重的临床后果。而对于绝大多数儿童发生的横纹肌瘤和所谓的组织细胞样心肌病的患者,有人建议只在出现威胁生命症状时才手术,因为这类肿瘤会随年龄增长而消退。

第四版 WHO(2015)心脏肿瘤组织学分类根据肿瘤的来源和组织学行为将其分为:良性肿瘤和瘤样病变、生物学行为未明性肿瘤、生殖细胞肿瘤、恶性肿瘤(表 6-1-1)。

表 6-1-1　WHO(2015)心脏肿瘤组织学分类

1.1	良性肿瘤和瘤样病变		副神经节瘤	8 680/1
	横纹肌瘤	8 900/0	1.3　生殖细胞肿瘤	
	组织细胞样心肌病		畸胎瘤,成熟型	9 080/0
	成熟心肌细胞错构瘤		畸胎瘤,未成熟型	9 080/3
	成人型富于细胞性横纹肌瘤	8 904/0	卵黄囊瘤	9 071/3
	心脏黏液瘤	8 840/0	1.4　恶性肿瘤	
	乳头状弹性纤维瘤		血管肉瘤	9 120/3
	血管瘤,非特指型	9 120/0	未分化多形性肉瘤	8 830/3
	毛细血管瘤	9 131/0	骨肉瘤	9 180/3
	海绵状血管瘤	9 121/0	黏液纤维肉瘤	8 811/3
	心脏纤维瘤	8 810/0	平滑肌肉瘤	8 890/3
	脂肪瘤	8 850/0	横纹肌肉瘤	8 900/3
	房室结囊性肿瘤	8 454/0	滑膜肉瘤	9 040/3
	颗粒细胞瘤	9 580/0	混杂性肉瘤	
	神经鞘瘤	9 560/0	心脏淋巴瘤	
1.2	生物学行为未明性肿瘤		转移瘤	
	炎性肌成纤维细胞瘤	8 825/1		

形态学代码采用肿瘤学疾病国际分类(ICD-O)[463B]。生物行为学编码良性肿瘤为/0,非特定、交界性或未确定生物学行为的为/1,原位癌及上皮内瘤变Ⅲ为/2,恶性为/3

第二节 原发性心脏肿瘤

心脏肿瘤可分为原发性和继发性(转移性)肿瘤,原发性心脏肿瘤又可分为良性和恶性,原发性心脏肿瘤发病率较低,尸检报告其发病率为0.056%,而继发性心脏肿瘤发病率为1.23%,为原发性心脏肿瘤的20~40倍。原发性心脏肿瘤中90%为良性肿瘤,70%~80%为黏液瘤,其次为发生于婴幼儿的横纹肌瘤。心脏原发性恶性肿瘤仅占10%,主要为肉瘤,其中40%为血管肉瘤,未分化多形性肉瘤、骨肉瘤各占约10%,平滑肌肉瘤<20%,横纹肌肉瘤少见,而淋巴瘤仅占1%。

一、心脏良性肿瘤

(一)心脏黏液瘤

【概述】

心脏黏液瘤起源于心内膜下具有多向分化潜能的原始间质干细胞,是最常见的心脏良性肿瘤,黏液瘤可发生于心脏的任何位置,以左心房最为常见(60%~80%),具体位于房间隔卵圆窝处左心房侧,其次为右心房(15%~28%)、右心室(8%)、左心室(3%~4%),心脏瓣膜罕见。黏液瘤一般单发,可多发,但罕见,甚至切除后可以再发,切除后再发率为1%~5%。5%~10%患者合并Carney综合征。心脏黏液瘤可发生于任何年龄,多见于30~60岁女性,男女发生比例约为1:3。

【临床特点】

黏液瘤多为圆形或卵圆形,直径在1~15cm左右,多为带蒂,内部常发生坏死、出血,偶见钙化,临床表现取决于瘤的大小、生长速度、位置、瘤蒂的长短,以及是否有阻塞、嵌顿、出血、坏死和碎屑脱落等情况;常表现为栓塞、心腔内梗阻致血流动力学异常以及全身反应性症状;但瘤体较小者也可以缺乏临床症状。

左心房黏液瘤体格检查在心尖区可听到舒张期或收缩期杂音。右心房黏液瘤可在胸骨左缘3~4肋间听到收缩-舒张摩擦样来回性杂音。右心房黏液瘤造成三尖瓣瓣口阻塞时可呈现颈静脉怒张,肝肿大、腹水、下肢水肿等。黏液瘤患者其心脏杂音的一个重要特点是随体位改变,杂音性质和强度也随之改变。

目前,对于心房黏液瘤的有效治疗方法为手术切除,手术治疗死亡率低,术后并发症少,复发率低,可有效缓解患者临床症状,避免动脉栓塞及(或)猝死。

【影像检查技术与优选】

心脏黏液瘤的诊断常首选超声心动图,而心脏MRI则是黏液瘤明确诊断的推荐检查。超声心动图可以显示其位置、大小、数量、活动性以及血流动力学改变。CT及MRI能较好地显示肿瘤的形态、大小及表面特征,可帮助心脏肿瘤组织学定性诊断。心电图及胸片检查无特异性表现。

【影像学表现】

1. **超声心动图** 心腔中有团块状的较高回声,边界规则清晰,表现为椭圆形或者长椭圆形,也有的瘤体表现为葡萄状或者分叶状,内部回声均匀或不均匀,多数黏液瘤有蒂,长短、粗细各异,附着在房间隔卵圆窝周围,个别蒂附着在左房上端和左房后壁,极少数蒂附着在二尖瓣的瓣环处。彩色多普勒超声呈现:二尖瓣或三尖瓣口的舒张期表现为色彩鲜艳的血流信号,在收缩期房室瓣口有少量的反流。频谱多普勒呈现:舒张期瓣口有正向的湍流频谱。大部分患者合并心房增大,随着心动周期,黏液瘤有规律地摆动。体积较大、蒂比较长的黏液瘤随着心动周期在心房与心室之间活动。黏液瘤超声图像超声表现见图6-2-1~图6-2-3。

2. **CT表现** CT典型表现为分叶的、不均质的、带蒂的低密度影,有时蒂细而不易显现,9%~17%可见钙化,增强轻度强化。CT电影可见活动的带蒂肿块连接于房间隔,部分肿瘤收缩期瘤体变长,可通过二尖瓣达左心室,舒张期退回左心房。

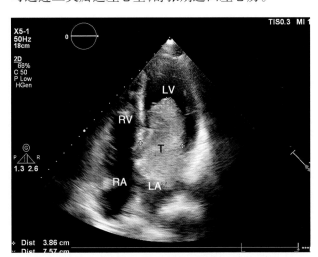

图6-2-1 黏液瘤超声图像

经胸超声心动图心尖四腔心切面显示黏液瘤的形态及附着位置;RV:右室;LV:左室;LA:左房;RA:右房;T:肿瘤

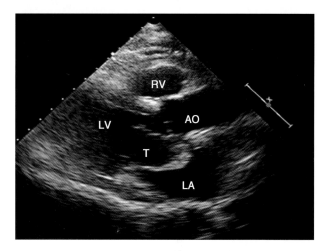

图 6-2-2　黏液瘤囊性变超声图像
胸骨旁左室长轴切面显示左房内的黏液瘤囊性变;RV:右室;LV:左室;LA:左房;AO:主动脉;T:肿瘤

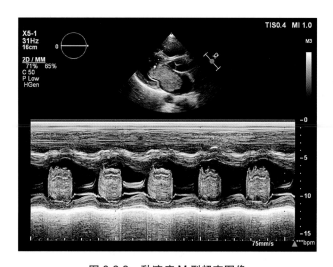

图 6-2-3　黏液瘤 M 型超声图像
M 型超声显示左房黏液瘤通过二尖瓣进入左室,部分肿瘤会造成二尖瓣狭窄

3. **MRI 表现**　可见肿瘤呈圆形或椭圆形、分叶状或不规则形,自旋回波序列(SE)T_1WI 呈均匀或不均匀低或等低信号,与心肌相近或略高,T_2WI 或 Tripple IR 呈高或等高信号,明显高于心肌信号,电影序列肿瘤在高信号血池内呈低信号。早期或延迟增强呈均匀或不均匀轻度或明显强化。黏液瘤一般都有蒂附着于房间隔,少数为宽蒂,电影序列上见肿瘤可随心动周期而运动,部分肿瘤在心室舒张期随血流堵塞房室瓣口。

【诊断要点】

心脏黏液瘤是最常见的心脏原发良性肿瘤,最常见于左心房,其次为右心房。肿瘤富含黏液,密度较低;多数形态规则,有瘤蒂,可活动。中老年患者以胸闷气促来就诊,心前区闻及舒张期、收缩期或双期杂音,影像学检查发现心房内附着于房间隔的圆

形或分叶状软组织肿块,含或不含钙化,随心动周期规律运动,应首先考虑黏液瘤。

黏液瘤病例影像表现见图 6-2-4~图 6-2-7。

【鉴别诊断】

心腔内血栓:血栓的发生往往在相关疾病的基础上,如房颤、心肌梗死、二尖瓣狭窄等;相比于黏液瘤,血栓的活动度较差,基底一般较广,CT 及 MRI 增强后无强化。

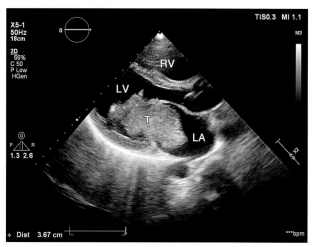

图 6-2-4　黏液瘤病例超声表现
男,43 岁,因胸闷气短 3 年就诊,心脏听诊提示心尖部舒张期隆隆样杂音。超声心动图左房内探及异常团块样回声,有蒂附着于房间隔卵圆窝水平。团块回声较均匀,轮廓清晰,边缘不规则,随心动周期运动,舒张期脱入二尖瓣口,收缩期返回左房内。M 型示二尖瓣前叶呈城垛样改变。多普勒检查:舒张期瘤体堵塞二尖瓣口,瘤体四周可见细束由左房至左室的五彩血流信号。病理诊断为左房黏液瘤。左室长轴切面,显示左房内黏液瘤舒张期进入左室,黏液瘤形态为椭圆形,边界清;RV:右室,LV:左室,LA:左房,T:肿瘤;

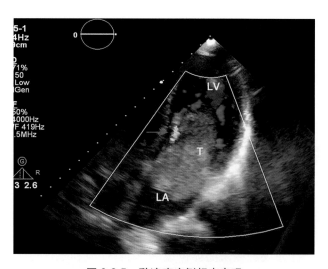

图 6-2-5　黏液瘤病例超声表现
LV:左室;LA:左房;T:肿瘤;心尖四腔心切面,显示左房黏液瘤造成二尖瓣狭窄的高速血流信号(箭头)

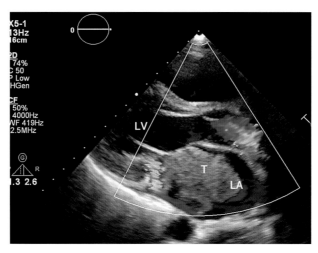

图 6-2-6　黏液瘤病例超声表现
左室长轴切面显示左房黏液瘤造成二尖瓣的反流（箭头）
LV：左室；LA：左房；T：肿瘤

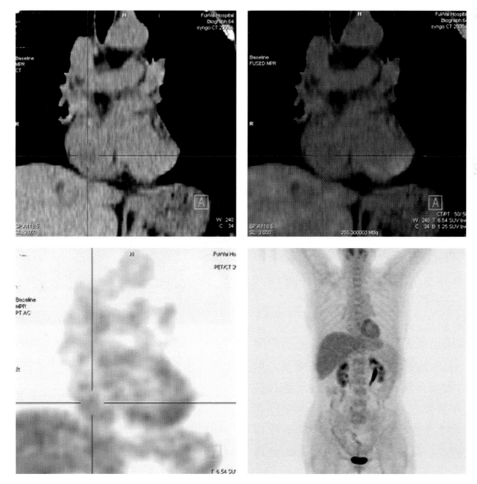

图 6-2-7　心脏黏液瘤的 PET-CT 图像表现
女，63 岁；胸闷，活动后气短半年余，加重 2 周；心脏超声发现右心房占位。右房近下腔静脉处见一稍低密度影，密度尚均匀，形态尚规整，大小约 2.1cm×2.6cm，有轻度放射性摄取，SUVavg 2.0，SUVmax 2.8。病理结果为心脏黏液瘤

瓣膜赘生物:赘生物往往是在瓣膜病变的基础上形成,多位于瓣尖,如心内膜炎时瓣膜增厚粘连,开放受限,黏液瘤虽然可以引起瓣膜的相对启闭受限,但开放程度一般影响不大,且瓣膜的形态学往往正常。

心脏其他的原发良性或恶性肿瘤:黏液瘤活动度好,随着心动周期活动,其他心脏肿瘤一般基底较宽,活动度较差,CT 及 MRI 能够准确观察肿瘤的形态、大小及表面特征,组织学特点,并据此进一步推断肿瘤的病理学基础,结合临床,做出诊断。

(二)乳头状弹力纤维瘤

【概述】

乳头状弹力纤维瘤(cardiac papillary fibroelasto-ma,CPF)是一种罕见的良性肿瘤,其发病率占原发性心脏肿瘤的不到 10%,但该肿瘤却是瓣膜上最常见的原发性肿瘤,约占瓣膜肿瘤的 90%。肿瘤主要发生在主动脉瓣、二尖瓣的后叶与前叶、二尖瓣腱索和乳头肌;少见部位是三尖瓣和肺动脉瓣,左、右心房和心室的心内膜壁等。可见于任何年龄,多见于中老年人或慢性心血管病患者,偶见于儿童与婴儿,男女比例相当。

CPF 源于心内膜组织,带蒂或宽基底附着于瓣膜或心内膜表面。肿瘤大体呈乳白色,质软,表面呈绒毛状或菜花样,呈"海葵样"外观。单发常见,偶为多发。光镜下肿瘤形态为细乳头状的分支结构,乳头表面被覆增生的心内膜细胞,乳头轴心由致密结缔组织、弹力纤维、平滑肌细胞及黏多糖基质构成,其中以弹力纤维为主。

乳头状弹力纤维瘤的发生机制尚不明确,多认为肿瘤、错构瘤、机化血栓以及心内膜对损伤的一种特殊反应;也有证据表明医源性因素可导致肿瘤发生,如胸部放疗、心脏切开手术。

【临床特点】

CPF 患者临床表现无特异性,主要取决于肿瘤发生的部位、大小、生长速度以及是否发生栓塞。最常见的临床症状表现为胸闷、心慌、乏力、发热及栓子栓塞等,发生在瓣膜上可引起瓣膜功能不全等相应的临床症状,发生于主动脉瓣者可致冠状动脉口阻塞,引起心绞痛或心肌梗死,肿瘤栓子脱落常致昏厥或猝死。

CPF 预后较好,对于有症状的患者,应进行外科手术切除;对于无症状的患者,如果肿瘤过大(≥1cm)并且活动度大,即发生栓塞和猝死的危险因素,需要进行手术切除;当无症状患者的肿瘤小于

1cm 且不活动时,需要进行密切的超声心动图随访。手术原则为完整切除瘤体,但应尽可能保留自身瓣膜,部分患者瘤体累及瓣膜较多或者切除后无法修补时,需要行瓣膜置换手术。

【影像检查技术与优选】

超声心动图可为临床提供 CPF 的部位、大小、形态、数目、有无瘤蒂、活动度、与周围组织关系及肿瘤所引起的血流动力学变化等信息,是 CPF 诊断的首选检查。对瘤体较小并且活动度较大的 CPF,CT 和磁共振的敏感性不及超声心动图,肿瘤体积较小,经食管超声心动图、磁共振检查可作为有效的补充检查手段。

【影像学表现】

1. **超声心动图表现**　心脏瓣膜是 CPF 的好发部位,尤其是主动脉瓣和二尖瓣,其次是三尖瓣和肺动脉瓣;亦可发生于心腔附着于心内膜表面。CPF 一般为单发,偶有多发,大小各异,2~50mm 不等,圆形或类圆形,大多边界清楚、质地均匀,常有蒂,有一定的活动度,瘤体以蒂为定点,随心动周期活动,活动幅度较大。乳头状纤维弹力瘤超声图像见图 6-2-8。

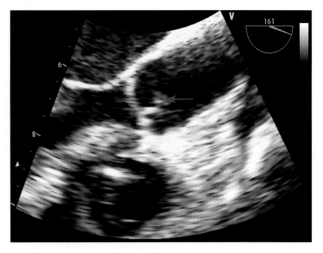

图 6-2-8　乳头状纤维弹力瘤超声图像
箭头所指处为主动脉瓣叶之乳头状纤维弹力瘤

2. **CT 表现**　心脏瓣膜或心室腔内软组织结节或肿块,圆形或类圆形,大多边界清楚、质地均匀,常有蒂,增强后可见强化。

3. **MRI 表现**　典型表现为与瓣膜相连的信号均匀的软组织结节或肿块,随心动周期可活动,T_1WI 及 T_2WI 等或稍高信号,T_2WI 压脂序列高信号,电影序列看见肿块周围湍流信号,增强后可见强化,部分肿瘤外周呈花环样明显强化。

【诊断要点】

老年患者,如发现与瓣膜相连的软组织结节或肿块,可随心动周期活动,需考虑乳头状弹力纤维瘤。

【鉴别诊断】

心脏血栓:常发生于血流缓慢的部位,可结合伴随病变和血流动力学状态综合判断。

细菌性赘生物:常表现为条带状或团块状,形态各异,常发生在高速血流冲击的部位,结合病史不难诊断。

黏液瘤:大部分位于左心房,通常附着于房间隔上,大多数有蒂,活动度较大,可随心动周期活动。

横纹肌瘤:儿童中最常见,在胎儿及婴幼儿期更多见,50%~60%的心脏横纹肌瘤与结节性硬化症相关。倾向多发,室间隔和心室肌壁为好发部位。

(三)心脏纤维瘤

【概述】

1. **定义** 心脏纤维瘤(cardiac fibroma)是原发于心脏的良性结缔组织肿瘤,主要由成纤维细胞和胶原组成,有学者认为,心脏纤维瘤可能是一种先天性心脏疾病。

2. **流行病学特点** 心脏纤维瘤好发于儿童,是儿童中继横纹肌瘤后第二常见原发性心脏肿瘤,男女发病率大致相等。

【临床特点】

心脏纤维瘤的直径在3~10cm之间,常发生于左心室,其次是右心室和室间隔下侧壁。大约70%的患者是有症状的,最常见的临床表现是充血性心力衰竭、室性心律失常和非典型胸痛。14%的纤维瘤患者会出现心源性猝死,通常发生在婴儿中。心脏纤维瘤不会自行消退,手术切除是首选的治疗方法。

【影像检查技术与优选】

超声心动图由于其快速、廉价的特点成为无创性检查心脏的首选方法,可评估肿瘤大小、心室功能和瓣膜情况。心脏磁共振成像(CMR)和CT能较精确地识别肿瘤,判断其与邻近血管及心包的关系,CMR则因为良好的组织分辨率,在评价肿瘤信号特征变化时更有优势。

【影像表现】

心脏纤维瘤表现为心肌内实性的孤立性肿块,常见于左室游离壁或室间隔下侧壁,呈卵圆形或分叶状,边界清楚。超声心动图显示心肌内的均匀中等回声团块。在CT上表现为心肌内稍低于正常心

肌的团块影,密度均匀,边界清晰,增强后可见轻度强化,强化程度低于正常心肌。在MRI的T_1和T_2序列均呈低信号,首过灌注轻度强化,延迟扫描明显强化。

【诊断要点】

本病的诊断要点是心肌内的实性肿块,界清,呈卵圆形,常见于左心室,心超表现为均匀中等回声团块。CT可见肿块呈均匀低密度,增强后轻度强化。MRI上表现为T_1WI和T_2WI上的低信号影,增强后明显强化。

【鉴别诊断】

1. **横纹肌瘤** 多数呈小分叶状,直径在2mm~2cm之间,心超呈均匀的强回声,CT平扫呈等密度灶,边界清楚,增强后明显强化。

2. **黏液瘤** 大多数发生在左心房、单发,肿瘤平均直径在5~6cm。CT典型表现为分叶的、不均质的、带蒂的低密度影,少数可见钙化。电影序列可见活动的带蒂肿块连接于房间隔,随心脏收缩、舒张往返摆动。

3. **乳头状弹性纤维瘤** 常见于成人的心内膜,体积较小,形态不规则,常有蒂,有一定的活动度,通常累及心瓣膜。

(四)脂肪瘤

【概述】

心脏脂肪瘤少见,约占心脏原发性肿瘤的10%,常见于成人,无性别差异。脂肪瘤是由成熟白色脂肪细胞组成的良性肿瘤,心脏脂肪瘤可发生于心脏三层组织,可见于心内膜下层(50%)、心包膜下层(25%)、心肌层(25%)。依据其发生部位可分为心腔内型、肌壁型和心包内型。此外根据肿物与邻近心壁分界是否清楚,亦可分为孤立性和浸润性。

心脏脂肪瘤可发生于心脏各个部位,由多到少依次为右心房、心包、左心室、右心室、左心房等。

心脏脂肪瘤大体形态呈球形或息肉状,直径一般在1~15cm,心腔内型、心包内型肿块可有蒂,多有包膜,包膜完整或不完整。肿瘤切面呈淡黄色,瘤体质软,油腻状。体积较大的脂肪瘤可以液化坏死或囊性变。组织学脂肪瘤由成熟脂肪细胞构成,瘤内可有纤维分隔。

【临床特点】

大多数心脏脂肪瘤患者无明显症状,因此肿瘤通常偶然发现,小的肿瘤可以无症状。临床表现依据肿瘤的部位和大小有所不同。心内膜下肿瘤的瘤栓脱落可致脑血管栓塞;肌壁型肿瘤可致传导缺失

等心律异常;心外膜下肿瘤常因填塞心包或挤压冠状动脉导致胸痛而就诊。

心腔内型脂肪瘤起自心内膜下呈结节状或分叶状突向心腔,与邻近心壁分界多较明确,心壁受累不明显,易于完全切除。肌壁型脂肪瘤主体位于心壁,可呈孤立性,病变局限且边界较清楚,也可呈浸润性,肌壁受脂肪浸润形成弥漫肿块,两者分界不清。后者常推移包埋冠状动脉及分支,较难完全切除。心包内型肿块主体位于心外膜下,常填塞心包但心肌受累不明显,该类肿瘤常有蒂与心肌相连,切除容易,预后良好。

【影像检查技术与优选】

对于心脏肿瘤 X 线平片无法做出准确诊断,但可观察心脏大小、形态、轮廓与肺血情况。心脏脂肪瘤的诊断通常可以先通过超声心动图检出,然而超声心动图对区分肿瘤的特性有局限性。CT 及 MRI 检查可清楚显示脂肪瘤的大小、位置、形态及其与周围组织的关系,明确肿瘤性质、确定病变累及范围。

【影像学表现】

1. 超声心动图表现　表现为心房或心室、心包的强回声团,与邻近脂肪信号一致,当内部出现液化坏死,可探及低回声。脂肪瘤超声图像见图 6-2-9。

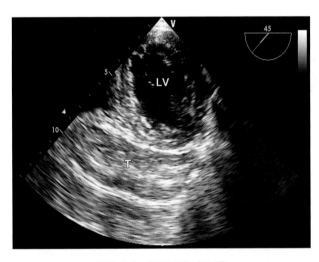

图 6-2-9　脂肪瘤超声图像
心包脂肪瘤 TEE 经食管胃底左室短轴切面图像;LV:左室;T:肿瘤

2. CT 表现　平扫可发现心腔内或肌壁内或心包内脂肪密度肿物,在增强前后 CT 值变化不大,增强后 CT 值呈脂肪密度。

3. MRI 表现　心腔内或肌壁内或心包内软组织团块,T_1WI 为高信号,T_2WI 高信号,压脂序列肿瘤呈低信号,早期增强及延迟增强均无强化。

【诊断要点】

检查发现与心壁相连的心腔内、心壁或心壁外

心包内脂肪成分肿物,边界无论清楚与否,均应考虑到心脏脂肪瘤。

【鉴别诊断】

心包脂肪垫:肥胖者多见。心外膜脂肪散在分布于心包内,以房室沟与室间沟较多;心包脂肪垫存在于心包外心膈角区域,其特殊形态和位置不难与心包脂肪瘤鉴别。

房间隔脂肪瘤样增生:为脂肪细胞过度增生形成的良性非肿瘤性病变,与高龄及肥胖有关,常累及房间隔卵圆孔边缘,但不侵犯卵圆孔膜,形成典型的"哑铃状"影像。

脂肪肉瘤:分化好的脂肪肉瘤类似脂肪瘤,但与良性脂肪瘤相比,其密度或信号不均,边界有一定的浸润性,分化差的脂肪肉瘤含软组织成分增加,增强后可见强化,侵袭性更强。

黏液瘤:黏液瘤形态可变,有蒂附着于房间隔上,突向心腔,活动度较大,常见钙化,CT 值极少呈脂肪密度。

（五）心脏血管瘤

【概述】

心脏血管瘤极为少见,占所有原发性良性心脏肿瘤的 5%~10%。心脏血管瘤组织学上可分为海绵状型(多个薄壁扩张血管组成)、毛细血管型(更小的毛细管状血管组成)及非特殊类型血管瘤(又称动静脉畸形,由厚壁的发育异常动脉、静脉血管和毛细血管组成)。病理上血管瘤由充满血液的血管囊腔构成,囊壁内衬良性增生的血管内皮细胞,可发生纤维化、钙化及血栓形成。

心脏血管瘤可发生于心壁和心包等心脏任何部位,可发生于任何年龄,无性别差异。

【临床特点】

心脏血管瘤临床表现是由多种因素决定,包括肿瘤的部位、大小、生长速度、有无栓塞和浸润程度。心脏血管瘤部分患者无明显症状,可经体检偶然发现,部分患者可表现为呼吸困难、胸痛,右心衰竭,心律失常,心包炎或心包积液(可能是出血性),晕厥和猝死等。

心脏血管瘤可引起较严重的临床症状,且有转变为血管肉瘤的潜在危险,所以一旦发现应尽早行手术治疗,术后需定期随访。

【影像检查技术与优选】

X 线平片检查常用初步检查,其优点是心肺兼顾,既可观察心外形,又能观察肺循环,但由于无法观察心内结构,一般难以做出准确定性诊断。

超声检查是心脏肿瘤的首选检查方法,可明确肿瘤附着处并观察肿瘤形态、边界、回声、活动度等情况,还可以同时观察和评价瓣膜功能,但有时无法区分正常心肌界限,但对心脏血管瘤突出于心腔内或心包腔内的部分显示较好,对全面显示肿瘤向腔外或纵隔侵犯也有一定限度,采用经食管超声心动图检查可更加全面而清晰。

CT 及 MRI 检查有助于显示肿瘤位置、形态,侵及范围与周围结构、邻近器官情况;增强检查可观察肿瘤血供情况,血管瘤增强后呈显著强化,有利于此疾病诊断。MRI 电影可观察肿瘤的活动度情况,并且因其组织的信号差异特征有助于各种肿瘤鉴别。

【影像学表现】

1. **X 线表现** 肿瘤较小者,在胸片检查中可无异常发现,若肿瘤较大,影响血流动力学改变可表现为心胸比率增大以及梨形心、主动脉型心或普大型心改变,肺血可出现增多,心壁血管瘤心脏外生长或心包血管瘤可表现为心影和纵隔轮廓异常,边缘不规则并局限膨隆、增宽,可出现怪异形心脏改变,如果合并心包积液可表现为心影增大呈烧瓶状或球形,另外胸片上可发现胸腔积液及较明显的瘤体钙化。

2. **超声心动图表现** 常表现为稍高及高回声团块,可表现为心壁增厚,或带蒂与心壁相连向心腔内,可影响流出道、瓣膜等引起梗阻和血流动力学异常,彩色多普勒血流显像显示收缩期流出道内五彩镶嵌射流束。血管瘤超声图像见图 6-2-10。

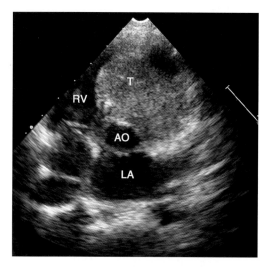

图 6-2-10 血管瘤超声图像
血管瘤位于右室流出道,内部略呈蜂窝状,边界较清晰;RV:右室;LA:左房;AO:主动脉;T:肿瘤

3. **CT 表现** 平扫可发现心外生长趋势的心壁

血管瘤和心包血管瘤,心肌内及心内膜血管瘤较小时心脏房室腔无明显异常改变,并因病灶与心肌壁及房室腔内血液同等密度而不易发现,心脏血管瘤可呈稍低或稍高密度改变,可发现低密度囊变区或小点片状高密度钙化。心脏血管瘤在 CT 增强检查中表现为房室壁局限增厚以及异常密度,可带蒂向房室腔内突出,呈结节状、分叶状或欠规则充盈缺损,因为含丰富的血管囊腔,部分病灶可钙化或纤维化,增强后可呈点片状、结节状均匀性或不均匀性显著强化。

4. **MRI 表现** 常表现为 T_1WI 等、低信号及 T_2WI 高信号改变,且随回波时间延长,病灶与周围正常组织的对比逐渐加大形成所谓灯泡征,出现囊变时其表现为长 T_1、长 T_2 信号,出血表现为短 T_1、长 T_2 信号,钙化表现为长 T_1、短 T_2 信号,增强扫描呈均匀性或不均匀性显著强化。

【诊断要点】

心脏血管瘤非常罕见,可发生于心肌壁及心包,无性别差异,可发生于任何年龄。如发现心脏的软组织团块,CT 呈低密度或稍高密度,MRI T_1WI 等、低信号及 T_2WI 高信号,增强后可见明显均匀或不均匀强化,需考虑到血管瘤可能,术前确诊心脏血管瘤很困难,最终诊断依据病理。

【鉴别诊断】

黏液瘤:形态可变,有蒂附着于房间隔上,突向心腔,活动度较大,可随心动周期活动,常见钙化,增强后呈轻度强化。

心脏横纹肌瘤:儿童中最常见的原发性心脏肿瘤,在胎儿及婴幼儿期更多见,50%~60%的心脏横纹肌瘤与结节性硬化症相关。倾向多发,室间隔和心室肌壁为好发部位,左心室流出道易受累,增强后轻度强化。

血管肉瘤:为成人最常见的恶性心脏肿瘤,约80%发生于右心房,通常表现为较大的、有侵袭性的肿块,心包积血常见。CT、MRI 检查表现为密度或信号不均匀,常出血坏死,增强后呈明显不均匀强化。

(六)横纹肌瘤

【概述】

心脏横纹肌瘤为仅次于黏液瘤的常见良性心脏肿瘤,也是儿童中最常见的原发性心脏肿瘤,在胎儿及婴幼儿期更多见。临床上 50%~60% 的心脏横纹肌瘤与结节性硬化症(tuberous sclerosi,TSC)相关,是一种常染色体显性遗传的神经皮肤综合征,可累及心脏、颅脑、肾脏、皮肤等多个器官系统。在胎儿和婴儿期心脏横纹肌瘤可能是 TSC 的唯一表现。

本病属起自横纹肌的良性错构肿瘤,可能由胎儿心脏成肌细胞衍化而来,典型的瘤细胞为含有空泡和大量糖原的大细胞,被称为"蜘蛛细胞",肿瘤质地较韧,呈分叶状结节,直径可达 2～3cm,病变单发,也可多发,倾向多发,室间隔和心室壁为好发部位,左心室流出道易受累。

【临床特点】

心脏横纹肌瘤患者的临床表现与其部位、大小及组织学起源有关,小的肿瘤一般无症状,较大者常影响传导系统或阻塞流出道,出现明显心律失常、血流动力学改变、晕厥、甚至猝死。三尖瓣的梗阻可产生卵圆孔的右向左分流,出现发绀现象;累及传导系统可产生严重的心律失常,包括完全性房室传导阻滞和药物难以控制的室性心动过速。

横纹肌瘤有自愈倾向,其数量或/和大小可随时间减少,可能因蜘蛛状细胞不能进行有丝分裂,错构瘤即自然消退,因此对无症状且心功能正常的患者可以定期超声随访;对于多发、瘤体较大、药物难以控制的心律失常或存在血流动力学异常患者应积极手术切除。

【影像检查技术与优选】

X 线平片敏感性及特异性较差,仅用作初筛,可表现为心影增大,心影局部突出,甚至出现"怪异"心影。

超声心动图对心脏横纹肌瘤的发生部位、肿瘤大小及与之相关的血流动力学改变、心功能变化等可随时做出评价并随诊监测,超声对心腔内肿瘤敏感性较高,对心肌壁及室间隔肿瘤有一定限度。有时超声无法将病变与正常心肌区分,部分误诊为肥厚性心肌病。

CT 密度分辨率高,可观察肿瘤的范围、大小、有无钙化及心房心室受压程度,增强后有助于判断肿瘤的性质;还可观察心外大血管及胸腔,纵隔的情况。

MRI 软组织分辨率高,可多方位成像,且胎儿磁共振有时改变体位即可同时发现颅内及心脏病变。

【影像学表现】

1. **X 线胸片** 可表现为心影增大,心影局部突出,甚至出现"怪异"心影。

2. **超声心动图表现** 表现为圆形或椭圆形稍强回声结节,内部回声均匀,边界清晰,大部分病例呈多发,生长位置主要在左、右心室壁及室间隔左、右心室面上。当瘤体凸入心脏流入道或流出道,阻

碍血流致流入或流出道狭窄时,CDF 显示狭窄部位五彩镶嵌的血流信号,频谱多普勒可测得狭窄处高速射流信号。横纹肌瘤超声图像见图 6-2-11。

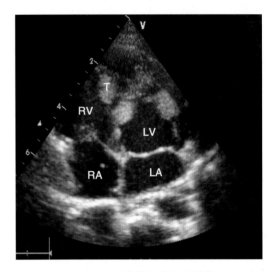

图 6-2-11 横纹肌瘤超声图像
男孩,16 个月,双心室心腔内多发横纹肌瘤;RV:右室;LV:左室;LA:左房;RA:右房;T:肿瘤

3. **CT 表现** 以多发多见,无钙化,室间隔和心室肌壁为好发部位,左室流出道易受累,平扫时与心肌密度相仿,增强扫描呈轻度强化,显示与邻近心肌相似的强化方式。

4. **MRI 表现** 表现为室间隔、心室流出道或房室游离壁类圆形实质性占位,自旋回波 T_1WI 及 T_2WI、GE 快速平衡稳态采集(FIESTA)序列,Philips 平衡稳态快速梯度回波(B-TFE)序列均呈类似于心肌的等信号,增强后轻度强化。

【诊断要点】

儿童常见,当检查发现室间隔或心室肌壁多发软组织结节,回声、密度、信号同邻近心肌,增强后轻度强化,结合患儿有无发热,癫痫,面部皮脂腺瘤及室管膜下结节,即结节性硬化症表现,需考虑到心脏横纹肌瘤。

【鉴别诊断】

1. **纤维瘤** 左室游离壁和室间隔易受累,CT 平扫时较心肌密度略低,增强后轻度强化,常可见钙化,在 MRI 的 T_1 和 T_2 序列均呈低信号,增强后早期强化不如心肌明显,延迟后逐渐强化更明显。患病年龄偏大。

2. **黏液瘤** 中老年多见,左房最多见,肿块突向心腔内,含或不含钙化,随心动周期规律运动。

3. **肥厚型心肌病** 左室壁不对称增厚,可伴流出道梗阻,肥厚部分边缘光滑且不呈结节状。

（七）副神经节瘤

【概述】

80%~85%的嗜铬细胞瘤起源于肾上腺髓质，仅10%~15%来源于肾上腺外。肾上腺外的嗜铬细胞瘤也称副神经节瘤，起源于副神经节细胞，来自神经嵴的神经外胚层。发生在心脏的副神经节瘤非常罕见，小于心脏原发肿瘤的1%，其常起源于左房内脏副神经节、冠状动脉及主肺动脉窗处副神经节，肿瘤常位于左心房顶或主动脉根部，也可位于右房、房间隔、心包及左室。女性略多，患者平均年龄40岁。

副神经节瘤大部分为良性，10%的患者可表现为恶性，主要存在远处转移或局部组织浸润。

【临床特点】

根据是否分泌儿茶酚胺副神经节瘤分为有功能性和无功能性两种。患者临床表现不同，无功能者多由于肿瘤增大引起邻近器官的压迫症状（上腔静脉综合征）以及血流动力学紊乱（堵塞血管或瓣膜开口）；有功能性是由于肿瘤持续或间断自主分泌释放大量儿茶酚胺，而引起持续性或阵发性高血压和多个器官功能及代谢紊乱。最常见的症状是多汗、心悸、头痛三联征。心脏损害可表现为多种异常，如胸痛、心绞痛、心肌梗死、心肌病、心力衰竭等。

多数心脏副神经节瘤血或尿中儿茶酚胺明显升高，但有文献报道心脏副神经节瘤实验室检查也可能正常。心脏副神经节瘤是一种富血供肿瘤，通常由左前降支的分支供血，也可能来自右冠和左冠状动脉系统的双重血管供血。副神经节瘤可局部侵袭或远处转移，手术切除是副节瘤最有效的治疗方法，术后需定期随访。

【影像检查技术与优选】

副神经节瘤的定位诊断依靠各种影像学检查。经胸和经食管超声心动图对心脏副神经节瘤有较高的检出率，尤其经食管超声心动图对心脏副神经节瘤具有较高的检出率。CT对于心脏副神经节瘤的定位诊断、大小、血供来源的判断具有重要作用。MRI及增强CT扫描有助于显示肿物细节和制订手术计划。冠状动脉造影对术前明确肿物供血情况非常重要。[131]I-MIBG、[123]I-MIBG和生长抑素受体显像对肾上腺嗜铬细胞瘤、异位嗜铬细胞瘤等具有良好的定性定位诊断价值，对于临床怀疑异位、恶性或转移嗜铬细胞瘤患者，建议核素扫描。

【影像学表现】

1. **超声心动图表现** 肿瘤呈卵圆形、细颗粒状中低或中等强度回声，中低回声可能与肿瘤变性坏死有关，肿瘤可存在包膜，沿房室沟分布在心外膜冠状动脉分布区。

2. **CT表现** 肿瘤呈类圆形，形态不规则，平扫呈软组织密度，增强后明显不均匀强化，肿瘤中心可见无或低强化区域，与肿瘤变性坏死、或纤维结缔组织瘢痕形成有关。动脉期可观察到肿瘤由冠脉分支供血。

3. **MRI表现** MRI上显示为与肌肉相比略短或等T_1、长T_2信号，即在T_1WI上为略高或等信号、T_2WI上信号明亮。这种信号表现与发生在腹部的副神经节瘤相似，与肿瘤细胞密集且胞浆丰富有关。并且，肿瘤中心显示出长T_1、等T_2信号改变与CT图像上的肿瘤中心纤维瘢痕相对应。如为囊变，在MRI上显示为长T_1、长T_2信号；有肿瘤出血坏死的演变过程，可以由MRI显示。增强后肿瘤呈明显不均匀强化。

4. **核医学表现** ^{131}I-MIBG、[123]I-MIBG和生长抑素受体显像可显示肿瘤放射性浓聚。有文献报道心脏副神经节瘤[131]I-MIBG显像可呈假阴性，[123]I-MIBG较[131]I-MIBG显像而言，可提高异位嗜铬细胞瘤的检出率，而生长抑素受体显像可作为[123]I-MIBG的补充，对临床怀疑恶性副神经节瘤转移的患者有较大的价值。

【诊断要点】

中年患者，高血压病史，伴头痛、心悸和出汗；如在左心房顶或主动脉根部发现软组织肿块，病变增强后呈明显不均匀强化，病变由冠状动脉分支供血，需考虑到副神经节瘤。

【鉴别诊断】

黏液瘤：形态可变，有蒂附着于房间隔上，突向心腔，活动度较大，可随心动周期活动，常见钙化，增强后呈轻度强化。

血管瘤：主要发生于心肌壁及心包，无性别差异，可发生于任何年龄。因病变亦呈明显的强化，需与副神经节瘤鉴别，此时需结合临床症状及实验室检查，进行鉴别诊断。

二、原发性心脏恶性肿瘤

原发性心脏肿瘤少见，在尸检中，发生率仅为0.001%~0.03%，而原发性心脏恶性肿瘤罕见，仅占原发性心脏肿瘤的10%~15%。按照起源分为间叶来源，淋巴来源和间皮来源，这其中的95%为肉瘤，剩余的5%为淋巴瘤和间皮瘤。

【临床特点】

原发性心脏恶性肿瘤的临床表现依据肿瘤部位不同，可以影响血流动力学，血液回流或射血受阻，其中呼吸困难最为常见，瘤栓栓塞、胸闷胸痛、晕厥、心律失常、心包积液、甚至心包压塞都可出现。

【影像检查技术与优选】

原发性心脏恶性肿瘤的检查方法包括超声心动图、X 线平片、CT、MRI、PET/CT 等。

在临床怀疑心脏肿瘤时，超声心动图因其简便、快速而成为首选的检查方法。超声心动图不仅能发现有无心脏肿瘤，可以对心脏肿瘤的部位、形态、对血流动力学影像做出评估，但是超声心动图的操作者依赖性较大，视野较小，容易受声窗影响，不能对肿瘤和邻近组织作出全面评估。

X 线平片可以对心肺形态大致评估，但是较为粗糙，无法准确定位定性。

CT 的视野较大，空间分辨率较高，不仅有助于定位，也可以对肿瘤及邻近组织有无侵犯做出准确评估。在肿瘤定性上，对钙化、出血、脂肪变性较为敏感。

MRI 具有极佳的组织分辨率，对肿瘤的定位、定性准确，同时兼具评估血流动力学影响。在没有禁忌证情况下，是诊断、术前评估的必要检查方法。但是有 MRI 检查禁忌证的情况下不适用，而对于病情不稳定的患者不建议使用，而心律不齐也会降低图像质量。尽管 PET/CT 费用昂贵，但是对于评估有无远处转移、肿瘤定性有一定帮助。

（一）血管肉瘤

血管肉瘤是最为常见的原发性心脏恶性肿瘤。成人多见，男女比例约为 2:1。常起源于右心房或心包，可以由心房向心腔内生长，也可以沿心包浸润生长。引起静脉回流受阻、心包积液、积血而出现右心衰、呼吸困难等症状。镜下表现为起源于血管的未分化细胞快速、过度增生、排列紊乱，并有大片出血、坏死。

【影像学表现】

X 线可见心影增大，右心房影增大或心包积液似"烧瓶心"，部分病例伴肺部转移者可见肺部结节。超声上可以表现为心房内宽基底肿块，为一边界较清的肿块，活动性差，当起源于心包时，多呈浸润性，边界不清，可出现心包积液。

CT 表现为单发或多发结节状软组织密度肿块，CT 值不均，突入心腔，也可呈浸润性生长，边界不清，增强后为心腔内充盈缺损，也可呈广泛浸润性生长。增强后可表现为动脉期心房内充盈缺损，静脉期及延迟期呈不均质强化（图 6-2-12），发生肺部转移者可见肺部结节。

MRI 电影序列上可以表现为心腔内肿块，广基底，活动度较差，信号高度不均，伴出血时，可见瘤体内 T_1WI、T_2WI 高信号。增强后可表现为动脉期心房内充盈缺损，增强早期和延迟期呈不均质强化，可表现为有心外膜向心包放射线样强化，称"日光线"征。

【诊断要点】

1. 广基底附着于右心房的肿块，或心包内浸润生长、边界不清的肿块。

2. 密度、信号不均，瘤体内坏死、出血，心包积液。

3. 动脉期充盈缺损，不均质强化。

【鉴别诊断】

本病需要与黏液瘤及血栓鉴别。黏液瘤多见于发生于左心房，附着基底部窄，活动性好，密度/信号相对较均匀，可有钙化，增强后常不强化或轻度强化。血栓附着的基底较宽、多附壁，增强后无强化，且多伴有血栓形成基础，如心房颤动、扩张型心肌病、心肌梗死等病史。

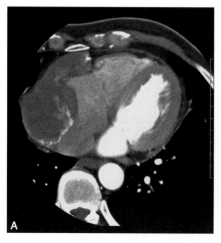 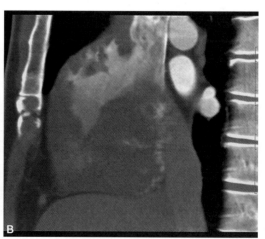

图 6-2-12 患者，男性，60 岁，反复胸痛 1 个月

A. CT 示右心房内见一低密度软组织肿块，边界较清楚，密度基本均匀，心包、下腔静脉受累，未见明显心包积液；B. 增强后可见不均匀强化，矢状位可见放射状强化。病理结果为血管肉瘤

（二）横纹肌肉瘤

横纹肌肉瘤是常见的原发性心脏恶性肿瘤，约占 20%，多见于婴幼儿，是幼儿最常见的原发性心脏恶性肿瘤，成人罕见。肿瘤可起源于任何部位的心肌，有多发的倾向，心脏瓣膜也容易受累。

【影像学表现】

肿瘤不大时，X 线片可无任何阳性发现，肿块较大、或侵犯心包出现心包积液时可发现心影增大。超声心动图上可见局部心肌结节状、肿块样增厚，向心腔内生长，可有心包积液。

肿瘤在 CT 上表现为位于心肌的软组织密度肿块，呈结节状或浸润性生长，密度常低于心肌，与心肌分界不清，瘤体中心坏死时可见中心密度更低，增强后可见实性部分延迟强化，强化不均，坏死部分不强化（图 6-2-13）。

MRI 表现为局部肿块样增厚的心肌，T_1WI 信号与心肌接近，T_2WI 信号高于心肌，瘤体中心出现 T_1WI 低信号，T_2WI 高信号提示瘤体坏死。延迟增强可见实性部分不均质强化，坏死部分不强化。心包受侵犯时，可见结节状浸润，伴有不同程度的心包积液。

【诊断要点】

婴幼儿患者，影像学发现心肌肿块样增厚，组织特性类似心肌组织，可伴有瘤体中心坏死，肿瘤组织强化不均匀，实性部分在 MRI 上可有延迟强化。可有心包积液。

【鉴别诊断】

本病需要与良性的横纹肌瘤和纤维瘤鉴别。横纹肌瘤也多见于婴幼儿，两者鉴别困难。横纹肌瘤半数合并有结节性硬化，随着年龄的增长，有退化吸收的倾向。横纹肌瘤多见于室间隔，坏死少见。

纤维瘤多见于婴幼儿，少部分也可发生于青少年和成人，容易合并钙化、囊变，瘤体因富含纤维，T_1WI、T_2WI 呈低信号甚至无信号，延迟增强可见明显强化，这是相对有特征的征象。

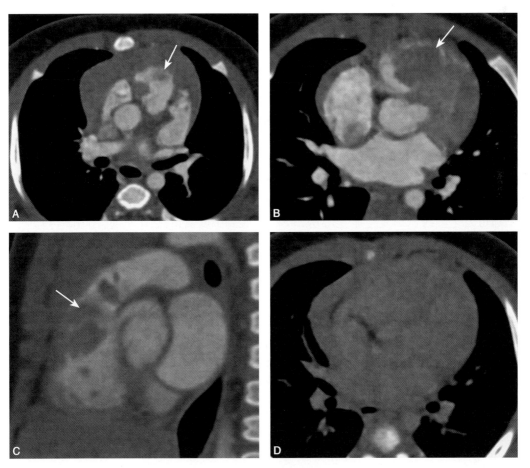

图 6-2-13　横纹肌肉瘤

男，2 月龄，其母妊娠 8 个月时产检发现胎儿心脏占位，出生后 2 个月超声示右心室占位。图 A、B 箭头分别显示右心室流出道、右心室腔内结节，后者大，最大截面 15mm×11mm，动脉期 CT 值约 84Hu，病变边界清晰，分别附着于右室流出道壁、室间隔；A. 右室流出道前方软组织密度影为胸腺影；C. 矢状位重建图像，显示右心室、右室流出道多发结节；D. 延迟期扫描图像，示肿块与心腔内密度大致相同，测量肿块内 CT 值约 118Hu，较动脉期有不均匀强化。病理结果：横纹肌肉瘤

（三）　未分化肉瘤

未分化肉瘤约占原发性心脏肿瘤的1/4到1/3。病理上没有特点的组织类型,因此得名未分化肉瘤。随着免疫组化技术的进步,一些亚型的肉瘤的发现,未分化肉瘤可能有部分归于肉瘤中。

【影像学表现】

大部分未分化肉瘤位于左心房,呈现为分散的浸润性肿块,以沿后壁生长浸润多见。在没有心包积液或心脏形态明显增大时,X线平片意义有限。超声心动图则有助于发现病灶,对于定位、范围、数量有一定帮助,CT上未分化肉瘤呈软组织密度,增强后可以呈不均匀强化。MRI表现为占位性病变,可以是局部结节状也可以是多发、浸润性、T_1WI、T_2WI上信号均与心肌相近,平扫不易分清边界,增强后强化方式不一,强化不均。未分化肉瘤侵犯心包,向心包生长时,容易伴出血坏死。

【诊断要点】

影像学发现左心房内结节状或浸润性肿块,MRI图像上T_1WI、T_2WI信号与心肌接近,肿瘤具有恶性浸润特征,可以伴有坏死出血、心包浸润及心包积液。

【鉴别诊断】

本病主要需要与血管肉瘤鉴别,两者都容易侵犯心包及坏死出血,但是血管肉瘤实性部分信号不均,亦可见稍高信号,增强后强化可见"日光线"征。另外,与未分化肉瘤好发于左心房不同,血管肉瘤则好发于右心房。

（四）　纤维肉瘤

纤维肉瘤可见于各年龄阶段,起源部位不一,心脏任何部位都可发生。约50%发生于左心房,30%发生于心室,20%发生于心包,大部分位于心肌内,可以呈结节状或浸润性生长,瘤体内可伴有变性坏死。

【影像学表现】

X线一般无特异性表现。超声心动图可见心肌结节状、浸润性生长,活动性欠佳。CT上可见肿瘤有心肌向心腔内或心包腔结节状、浸润性生长,可有心包积液,边界不易与心肌分辨。MRI上表现为结节状或浸润性生长,T_1WI信号与心肌相近,T_2WI上信号较心肌呈低信号,增强后可见延迟期明显强化,伴坏死时强化不均,向心包内浸润生长者可见心包积液。

【诊断要点】

影像学发现心肌或心包结节状、浸润性生长肿块、密度、信号与心肌接近,MRI延迟期可见明显强化,有其特征。本病可伴有心包积液。

【鉴别诊断】

本病主要与纤维瘤鉴别,两者信号相近,都表现为明显的延迟增强,但纤维瘤发病年龄较轻,以婴幼儿为主,较少侵犯心包,心包积液少见。

（五）　淋巴瘤

原发性心脏淋巴瘤多为非霍奇金淋巴瘤,可以发生在心脏和心包内,但不包括原发的心外淋巴瘤侵犯、转移至心脏。心脏淋巴瘤多发生在免疫缺陷的患者中,尤其是HIV感染者,发病年龄不一,男性较女性稍多。临床表现可以是快速进展的心衰、心律失常、胸闷、心包压塞和上腔静脉综合征,临床上预后很差。

【影像学表现】

X线可见心脏增大,心包积液等征象。超声上可见典型的低回声肿块,多位于右心房或右心室,心包积液常见。

CT上表现为低密度或和心肌相近密度,增强后轻到中度强化,强化不均(图6-2-14)。

MRI上可见肿块分界不清,在发现占位时往往肿块体积很大,且浸润周围心肌,T_1WI和T_2WI信号均接近于心肌,瘤体内较少发生坏死和出血,增强后

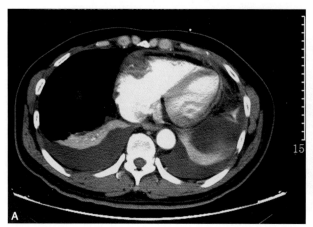
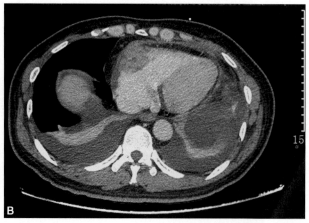

图6-2-14　淋巴瘤

患者男性,46岁,活动后胸闷气急3d。CT示右心房、右心室前壁、房室沟及邻近心包内见一软组织密度肿块,密度与心肌接近,密度均匀,边界较清,轻度强化,右冠状动脉包绕其中,与心包分界不清,心包内未见明显心包积液

可见强化程度不均,轻中度强化。心包积液多见,且心外、纵隔内也常见侵犯。

PET/CT 中淋巴瘤浸润灶在^{18}F-FDG 显像中呈现异常的高代谢,SUVmax 可以从十几到几十;肿大淋巴结也具有相似的高代谢。心包积液及胸膜渗出量较少,且多无明显的代谢活性(图 6-2-15)。

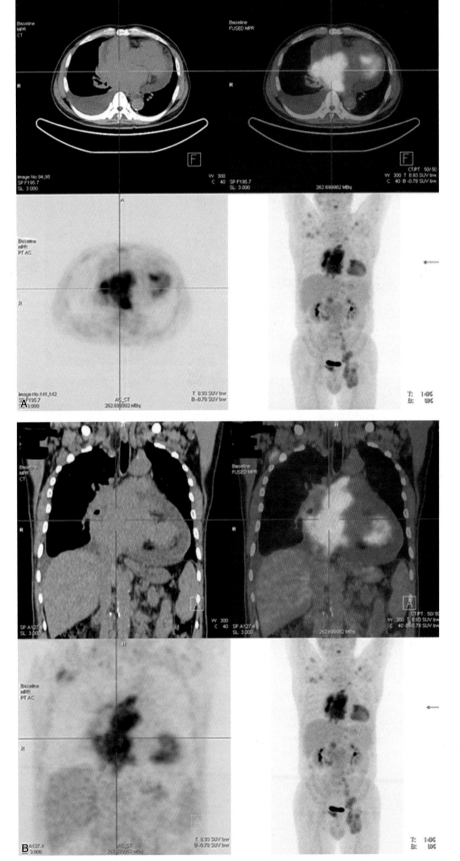

图 6-2-15 心脏淋巴瘤 PET/CT 图像表现

女,51 岁,低热 1 个月余,胸闷、气短伴下肢水肿 1 周,心脏超声发现右心占位。PET-CT 示,心脏增大,右室游离壁及下壁、右房壁、房室环处弥漫不均匀增厚,放射性摄取异常增高,SUVavg 6.2 ~ 6.8,SUVmax 7.2 ~ 8.6;余心肌组织未见明显放射性摄取增高灶;心包腔内见少量液体密度影,未见明显放射性摄取。A. 横轴位图像;B. 冠状位图像

【诊断要点】

影像学发现心脏、心包内与心肌等密度/等信号肿块,密度/信号较均匀。增强后强化程度较弱。结合临床病史,往往有免疫缺陷相关病史的发现。

【鉴别诊断】

主要与其他肉瘤鉴别,相比之下,淋巴瘤不易坏死、出血,信号较均匀,而病史上多可发现免疫缺陷相关病史。

（六）其他：骨肉瘤、脂肪肉瘤、平滑肌肉瘤

骨肉瘤大部分起源于左心房,发现是往往体积较大,且肺静脉和二尖瓣多已受累。钙化多见。在MRI上,T_1WI 多为低信号,T_2WI 上多为高信号,CT则对钙化的发现更敏感,有助于诊断。脂肪肉瘤可见于各心腔和心包,也可起源于瓣膜,起源于心包或侵犯心包时可出现大量心包积液而填塞。瘤体内坏死出血常见,T_1WI、T_2WI 信号也较高。平滑肌肉瘤80%见于左心房,多沿后壁生长浸润、侵犯肺静脉,基底较宽,边缘可见分叶,T_1WI 信号中等信号,T_2WI 呈稍高信号。

病例及影像表现见图 6-2-16~图 6-2-19。

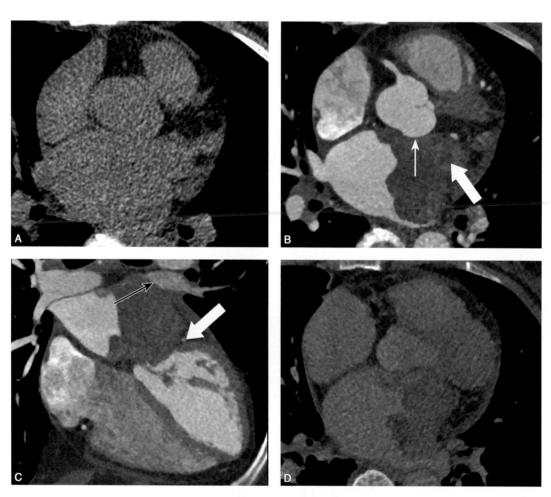

图 6-2-16　心脏平滑肌肉瘤

女,51 岁,2 个月前起无明显诱因出现活动后胸闷、气短,无夜间阵发呼吸困难及端坐呼吸,活动耐量逐渐减低。超声心动图示左房占位,二尖瓣重度狭窄。A. CT 平扫图像显示,左房增大,前后径 48mm,左房内呈等密度,病变处 CT 值约 31Hu;B、C. CT 增强扫描动脉期图像显示,左房腔内巨大不规则占位性病变,呈不规则分叶状,病变侵犯左房前壁、侧壁,并与主动脉窦(图 B 细白箭头)、二尖瓣环(图 C 白箭头)分界不清,并阻塞左上肺静脉入口处(图 C 黑箭头)及二尖瓣口,肿瘤可见不均匀强化(图 B 粗白箭头),CT 值为 62~157Hu。图 D 示延迟期肿瘤 CT 值为 81~110Hu

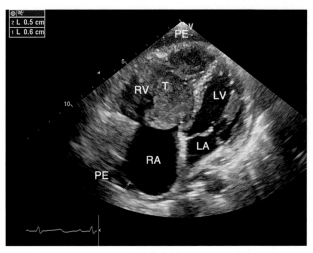

图 6-2-17　右室肉瘤超声图像

肿瘤形态不规则,与右室心肌界限分辨不清,心包腔内可
见少量液性暗区。T:肿瘤;PE:心包积液

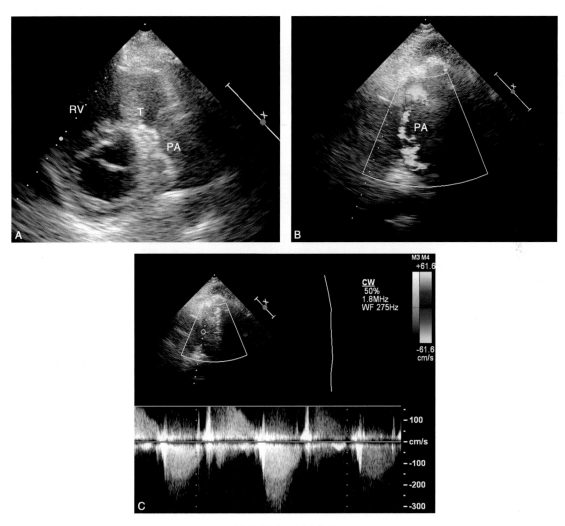

图 6-2-18　心脏肉瘤

男性,46 岁,患者于 1 年前出现干咳,咯血。ECT 显示右肺中野散在异常放射性浓聚。超声心动图显示右室及
肺动脉内中低回声充填,右室处大小约 19mm×15mm,肺动脉内肿瘤长约 37mm,肿瘤造成主肺动脉狭窄。取病
理活检显示心脏内膜肉瘤。A. 肺动脉长轴切面显示右室及主肺动脉内可见不均匀中低回声充填,RV:右室,
PA:主肺动脉,T:肿瘤;B. 彩色多普勒显示主肺动脉内狭窄的高速花彩的血流信号,箭头所示,PA:主肺动脉;
C. 连续多普勒测量主肺动脉内血流速度约 3m/s

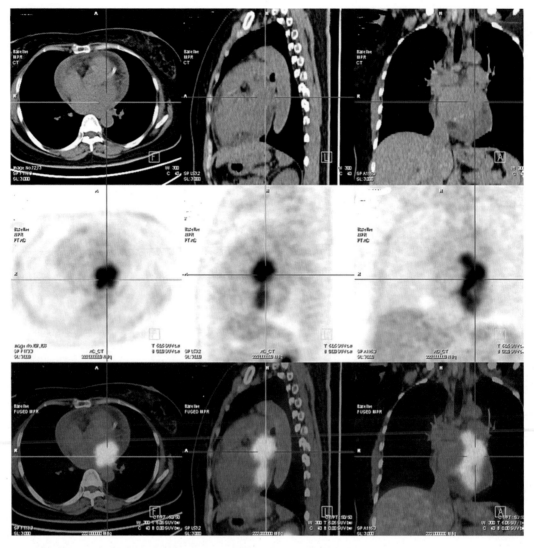

图 6-2-19　心脏肉瘤 PET/CT 图像表现

女,50 岁,心慌、气短、阵发房颤 2 个月;心脏超声发现左心房占位,心包积液。PET/CT 示心影增大,左心房内见团块状软组织密度影,其内见稍低密度影及钙化影,占据心房腔,与房壁分界不清,放射性摄取不均匀异常增高,范围约 4.3cm×3.2cm×7.0cm,SUVavg 6.4~6.8,SUVmax 7.0~8.8。心包腔内见液体密度影,有轻度放射性摄取,SUVavg 1.2,SUVmax 1.5

第三节　心脏转移瘤

【概述】

心脏转移瘤即心脏继发性肿瘤,系非心脏肿瘤经各种途径累及心脏或心包的结果。非心脏肿瘤主要通过以下途径累及心脏和心包:逆行淋巴管转移、血行转移和直接侵犯。心脏转移瘤比原发性心脏肿瘤更多见,约为原发性肿瘤的 20~40 倍。

【临床特点】

本病早期多无症状,且多被原发肿瘤掩盖,故生前诊断率很低。晚期常见的临床症状有呼吸困难、咳嗽、心悸、晕厥和胸痛。约 2/3 的患者心电图出现 ST 段抬高,而无 Q 波异常。最可能累及心脏和心包的原发性肿瘤包括肺癌(图 6-3-1)、乳腺癌、黑色素瘤和淋巴瘤。

【影像检查技术与优选】

超声心动图是诊断心脏肿瘤最简便可靠的检查方法,但在评价肿瘤浸润程度及纵隔、心外转移等方面存在一定局限性。

CT 和 CMR 检查可更加精确地描述肿瘤的部位、大小及与周边组织的关系;CMR 则因为其优越的组织分辨率,在判断肿瘤良恶性、鉴别血栓和血流伪影中更有优势。

【影像表现】

肿瘤的影像表现主要与原发肿瘤相关,大多数心脏转移瘤在 CT 上呈低密度,在 CMR 的 T_1WI 呈低信号,T_2WI 呈高信号,增强后呈轻度或明显强化,心包积液常见。肺癌可直接侵犯心脏,也可经淋巴管和血行转移,当 CT 或 CMR 提示上腔静脉阻塞,且心包或左心房内见肿块影,此时应高度怀疑肺癌心脏转移。

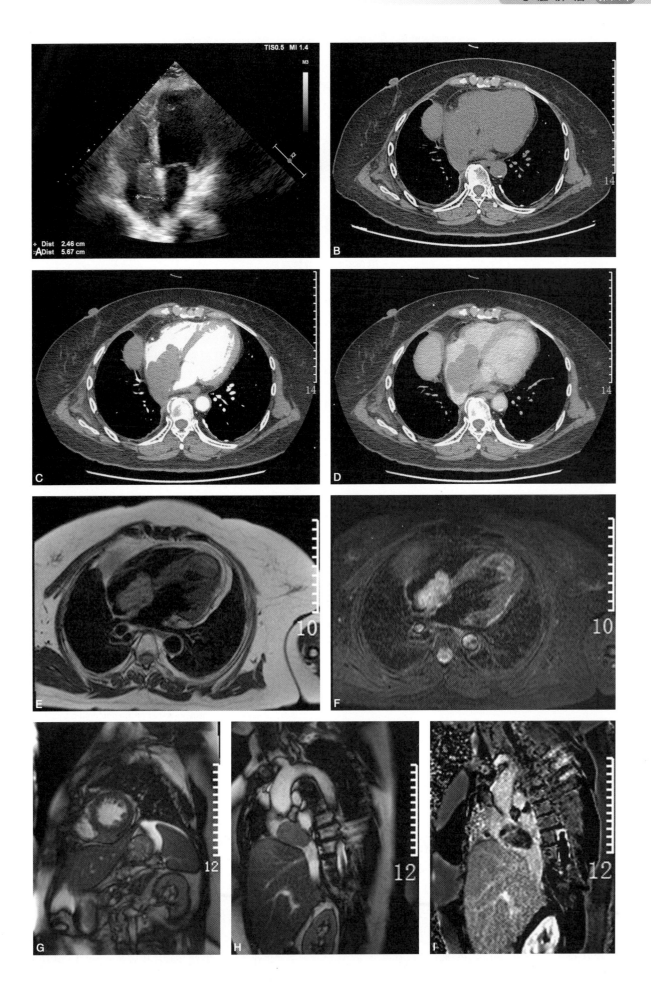

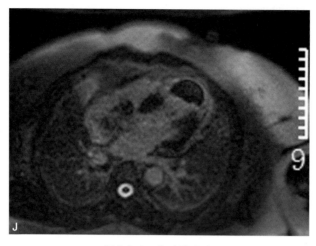

图 6-3-1 心脏转移瘤

患者女,62 岁,右肺癌术后 1 年余,发现脑转移 8 个月余。A. 超声心动图可见右心房内大小约 24.6mm×56.7mm 中等回声附着。B~D. 胸部增强 CT:右心房内大团软组织影并下腔及左冠静脉软组织充盈缺损,可见轻度强化,房间隔显示欠清。E~J. 心脏磁共振:右心房及下腔静脉内见团片异常信号影,T₁WI 呈等低信号,T₂WI 呈高信号,大小约 53mm×27mm,累及房间隔;灌注扫描呈灌注缺损改变,灌注晚期可见少许强化;延迟扫描呈不均匀强化改变;短轴序列心底部近室间隔及左室下壁水平条片类似异常信号影,与左室关系稍密切。病理结果提示为肺癌转移

乳腺癌可直接侵犯,也可经淋巴管转移至心脏,心包积液和心包增厚常见于乳腺癌心脏转移患者,增强扫描心包或心包内结节强化,但确诊依然需要病理组织活检。

黑色素瘤常通过血液转移到心脏,呈多灶性分布,由于黑色素内含顺磁性物质,因此转移灶在 T₁WI 呈高信号、T₂WI 呈低信号,可作为与其他转移性肿瘤的鉴别点。

淋巴瘤心脏转移往往是患者的晚期表现,常见于非霍奇金淋巴瘤患者,转移灶常表现为心腔壁或心包较固定的结节,心包积液穿刺活检有重要的提示作用。

4%~10% 的肾细胞癌可经过下腔静脉转移到右心房,除了心脏内的转移灶,静脉腔内也可见癌栓充填。

骨肉瘤心脏转移的特征性表现是 CT 上高密度的钙化灶在 CMR 上呈低信号。

【诊断要点】

本病的诊断要点是有原发肿瘤病史,临床表现无明显特异性,影像学表现主要与原发肿瘤相关,大多数心脏转移瘤在 CT 上呈低密度,在 CMR 的 T₁WI 呈低信号,T₂WI 呈高信号,增强后轻度或明显强化,但黑色素瘤心脏转移的典型表现为 T₁WI 呈高信号、T₂WI 呈低信号。

【鉴别诊断】

心脏转移瘤需要与心脏肉瘤鉴别,临床上两者鉴别困难。心脏肉瘤常表现为不均质分叶状肿块,出血和坏死常见,并累及邻近的心包和血管,增强后肿块明显不均匀强化。发现原发恶性肿瘤,是鉴别诊断的要点。

心脏转移瘤需要与广泛血栓鉴别。血栓是良性病变,侵犯性差,常发生在心腔内的充盈缺损,增强后无明显强化,而心脏转移瘤往往会有轻度或明显强化。

(胡红杰 王 浩 方 玮)

参 考 文 献

1. Restrepo CS,Vargas D,Ocazionez D,et al. Primary pericardial tumors. Radiographics,2013,33(6):1613-1630.

2. Uzun O,Wilson DG,Vujanic GM,et al. Cardiac tumours in children. (2007-03-04)[2012-09-09]. Orphanet J Rare Dis,2007,2:article 11. http://www.ojrd.com/content/2/1/11.

3. Jain D,Maleszewski J. Benign cardiac tumors and tumor like conditions. Ann Diag Pathol,2010,14:215-230.

4. Carney J,Gordon H,Carpenter PC. The complex of myxomas,spotty pigmentation, and endocrine overactivity. Medicine,1985,64:270-283.

5. Law KB,Phillips KR,Cusimano RJ,et al. Multifocal "tapete" papillary fibroelastoma. J Clin Pathol, 2009, 62 (12):1066-1070.

6. 刘佳霓,唐红. 心脏乳头状弹力纤维瘤的研究进展. 中华老年多器官疾病杂志. 2013,12(7):557-560.

7. 仝开军,舒荣宝,程刘兵. 心脏血管瘤一例临床病理及影像学分析并文献复习. 中华临床医师杂志(电子版),2015,9(1):176-181.

8. Hope N, Darcy AK. Tuberous sclerosis complex diagnostic criteria update: Recommendations of the 2012 International Tuberous Sclerosis Complex Consensus Conference. Pediatr Neurol, 2013, 49(4): 243-254.

9. Sciacca P, Giacchi V, Mattia C, et al. Rhabdomyomas and tuberous sclerosis complex: our experience in 33 cases. BMC Cardiovasc Disord, 2014(14): 66.

10. Spencer D, Evans M, Wang B, et al. Unusual cardiac paraganglioma mimicking an atypical carcinoid tumor of the lung.

Journal of thoracic disease, 2018, 10(1): E31-E37.

11. Randhawa K, Ganeshan A, Hoey ETD. Magnetic Resonance Imaging of Cardiac Tumors: Part 2, Malignant Tumors and Tumor-Like Conditions. Current Problems in Diagnostic Radiology, 2011, 40(4): 169-179.

12. Motwani M, Kidambi A, Herzog BA, et al. MR imaging of cardiac tumors and masses: a review of methods and clinical applications. Radiology, 2013, 268(1): 26-43.

第七章　心包疾病

第一节　概　述

心包是一个包绕心脏和大血管根部的囊腔。心包壁分为两层，内层是浆膜组织构成的脏层（与心肌接触时也称为心外膜），外层是纤维组织构成的壁层。心包疾病可以是独立的疾病，也可以是全身疾病的一部分，如感染性疾病、自身免疫性疾病和肿瘤，都可能继发累及心包。临床常见的心包疾病包括心包炎（急性、亚急性、慢性和复发性）、心包积液、心包压塞和心包肿块。尽管心包疾病的发生率相对较高，但流行病学数据很少。

心包炎是最常见的心包疾病，占所有入院病例的 0.1%，占因胸痛急诊病例的 5%。由于这些数据来自于住院患者，而许多心包炎患者通常不住院，因此可能只占少数病例。普通人群中 16~65 岁的男性患心包炎的风险（相对风险度 2.02）高于女性，其中年轻人患心包炎的风险最高。急性心包炎占所有心血管入院病例的 0.2%，约 30% 的患者在急性心包炎首次发作后 18 个月内会复发。

ESC 欧洲心脏病学会心包疾病诊断和管理指南（2015）中，根据其病因分为感染性和非感染性（表 7-1-1）。在发达国家，病毒通常是心包炎最常见的病原学因素，而在结核病流行的发展中国家，结核病是心包炎最常见的病因。

表 7-1-1　心包疾病的病因

A. 感染性因素

病毒（常见）：肠道病毒（柯萨奇病毒，埃可病毒），疱疹病毒（EBV、CMV、HHV-6）、腺病毒、细小病毒 B19（可能与病原性心肌炎病毒性因子重叠）

细菌：结核分枝杆菌（常见，其他细菌性少见），柯克斯氏体，疏螺旋体；少见：肺炎球菌，脑膜炎球菌，淋球菌，链球菌，嗜血菌属，衣原体，支原体，军团菌，利斯特菌，普罗维登氏菌

真菌（非常罕见）：组织胞浆菌（常见于免疫功能健全患者）、曲霉菌、牙生菌、念珠菌（常见于免疫功能不全患者）

寄生虫（非常罕见）：棘球绦虫、弓浆虫

B. 非感染性因素

自身免疫（常见）：系统性自身免疫和自身炎症性疾病（系统性红斑狼疮、干燥综合征、类风湿关节炎、系统性硬化症）、全身性血管炎（嗜酸性肉芽肿伴多血管炎或过敏性肉芽肿、霍顿病、主动脉弓综合征、白塞综合征）、结节病、家族性地中海热、炎症性肠病、斯蒂尔病

肿瘤：原发性肿瘤（罕见，最重要的是心包间皮瘤）；继发性转移性肿瘤（常见，最重要的是肺癌、乳腺癌和淋巴瘤）

代谢性：尿毒症、黏液性水肿、神经性厌食、其他罕见

创伤和医源性：

早期发病（罕见）

直接损伤（胸部穿通伤、食管穿孔）

间接损伤（胸部非穿通伤、放射性损伤）

延迟发病：心包损伤综合征（常见）如心肌梗死后综合征、心包切开术后综合征、创伤后包括医源性创伤后的类型（如冠状动脉介入治疗、起搏器导线插入和射频消融）

药物相关（罕见）：狼疮样综合征（普鲁卡因胺、肼苯哒嗪、甲基多巴、异烟肼、苯妥英钠）；抗肿瘤药物（常伴有心肌病，可引起心肌病）：阿霉素、柔红霉素、胞嘧啶阿糖腺苷、5-氟尿嘧啶、环磷酰胺；青霉素过敏性心包炎伴嗜酸性粒细胞增多症；胺碘酮、二甲麦角新碱、美沙拉嗪、氯氮平、米诺地尔、丹曲林、普拉洛尔、保泰松、噻嗪类药物、链霉素、硫脲嘧啶、链激酶、对氨基水杨酸磺胺类药物、环孢霉素、溴隐亭、粒细胞-巨噬细胞集落刺激因子、抗-TNF 制剂

其他（常见）：淀粉样变、主动脉夹层、肺动脉高压和慢性心力衰竭

其他（不常见）：先天性部分或完全心包缺如

第二节 心包综合征

一、急性心包炎

【概述】

心包是包绕心脏和大血管根部的无血管纤维弹性双层囊腔,外层由纤维组织、内层由间皮浆液细胞构成,正常心包含有 25~50ml 液体,起润滑和保护心脏的作用。急性心包炎是指心包双层囊腔之间的炎症,可单独存在或合并心肌炎、心内膜炎,或为系统性疾病的一部分,病程多小于 6 周。依据 2015 年欧洲心脏病学会制定的诊断标准,患者满足以下两种表现即可诊断:①心包区胸痛;②心包摩擦音;③心电图(ECG)示新近广泛的 ST 段抬高或 PR 下降;④心包积液(新近或进展)。

急性心包炎是一种炎性心包综合征,发生的病理生理机制目前尚不清楚,部分学者提出心外膜脂肪释放的脂肪因子,可能参与疾病的起因,但这一假说尚未得到证实。急性心包炎的病因是多因素的,世界范围内最常见的病因是特发性,而国家的不同发展阶段常见病因亦有差异,发达国家以特异性和病毒感染最常见,发展中国家以结核性心包炎居多,其次为非特异性、化脓性和风湿性心包炎。

急性心包炎的发生率约占住院患者的 0.03%~0.2%,年轻的男性患者和绝经后的女性患者发病率相对较高,发病时间有明显的季节性,以春季和冬季好发,地区性差异不明显,复发率为 15%~30%,近一半为病毒性和免疫性,特发性者复发率不足 5%。常见的伴发疾病有高血压、心脏压塞或心包出血、充血性心衰、慢性或终末期肾病等疾病,约 1/3 患者累及心肌。

【临床特点】

急性心包炎典型的症状为心包区胸痛,疼痛可以放射到颈部、左肩及颌下区,其次为呼吸困难、发热、咳嗽、乏力等临床症状,典型的体征为心包摩擦音,可一日多变,一旦临床怀疑该病,可在不同位置多次听诊,可伴有房颤、颈静脉怒张、动脉压升高和奇脉。

急性心包炎典型的心电图表现为 ST 段抬高和/或 PR 下降,可持续数小时或数天,可伴 T 波倒置;实验室检查白细胞升高、超敏 C 反应蛋白升高、红细胞沉降率加快、心肌钙蛋白水平和心肌酶 CK 水平升高,对急性心包炎有提示作用。

【影像检查技术与优选应用】

影像学检查首选心脏超声心动图检查,可明确心包积液的有无、评估心功能状态和有无伴发其他心血管疾病。

对怀疑急性心包炎的患者,应进行详细的病史询问,仔细的体格检查(判断有无心包摩擦音),常规进行 ECG 和心脏超声检查,必要的实验室检查,对高度怀疑或明确诊断者,可进行 CT、MRI 或 PET/CT 检查和病因学探查。

【影像学表现】

1. **X 线胸片** 通常为阴性,除非患者有大量心包积液,表现为心胸比例增大,心影呈"烧瓶样"或"普大型"改变。

2. **超声心动图** 60% 的患者可以发现心包积液,心包积液依据心包厚度的不同分为,少量积液(平均厚度 <8mm);中等量积液(平均厚度 8~20mm);大量积液(平均厚度 >20mm)。重要的是心脏超声检查,可以依据血流动力学的变化判断有无心脏压塞,通过有无心室壁的异常运动排除缺血性心肌病。

3. **CT 表现** 典型的表现为心包积液,心包积液依据量的多少分为少量积液(舒张期最大径 <10mm)、中等量积液(舒张期最大径 10~20mm)、大量积液(舒张期最大径 >20mm)。CT 可用于潜在病因学的判断,像肿瘤、结核、肾脏疾病或系统性炎症疾病。另外 CT 在急性心包炎的鉴别诊断中有极高的价值,可用于冠状动脉、心脏瓣膜和周围血管性病变的评估鉴别。

4. **MRI 表现** 为心包增厚(>4mm)、心包积液和心包水肿,钆造影剂延迟强化(late gadolinium enhancement,LGE),可显示心包局限性或弥漫性的强化,心包的强化程度和炎症间呈正相关(表 7-2-1)。MRI 众多序列在急性心包炎的评估和鉴别中具有重要参考价值:黑血脉冲序列提供解剖学信息和组织特征,用于鉴别心肌或血管壁病变;稳态自由进动(steady-state free precession,SSFP)电影序列,可以精确量化心脏功能和识别瓣膜受累;延迟增强技术可以识别心肌炎症、纤维化或瘢痕;MRI 血管造影鉴别大血管的受累程度,也是评估冠状动脉的一种选择,尤其是在儿童患者中;扩散加权磁共振成像和动态测量等新的功能技术,在心脏疾病应用中逐渐兴起。表 7-2-1 总结了目前 MRI 在心包炎应用中的优缺点。

表 7-2-1　目前应用 CMR 评价心包炎

评估	方法	优势	局限性
心包增厚	T_1 或 T_2 加权快速自旋回波序列	评估心包增厚范围和程度限制性心包炎患者多有异常	受空间分辨率的影响正常和轻度增厚的心包难以鉴别
心包水肿	短 T_2 快速反转-恢复自旋回波序列	可鉴别心包炎的活动性	与心包积液鉴别困难
心包炎症	延迟增强序列	心包强化反应心包血管数量的增多"纳入"或"排除"模棱两可的心包炎	心包炎不同分期的相关性仍未明确

5. PET/CT 表现　为心包积液,可伴有心包 FDG 摄取,感染性心包炎的摄取率要高于特发性心包炎患者,中位的最大化标准摄取值约为 2.5,心包的 PDG 摄取与急性心包炎的复发具有相关性,即有 PDG 摄取的患者,急性心包炎复发率较大,相反急性心包炎复发率则较低,另外 PET/CT 可用于良、恶性心包炎和结核性心包炎的鉴别。

【诊断要点】

急性心包炎影像学的直接征象是心包积液,间接征象是心影大小、形态的改变,心包的强化、摄取等征象,明确诊断需结合临床症状、体征和 ECG 检查综合考虑。

【鉴别诊断】

急性心包炎与急性心肌炎鉴别。急性心肌炎表现为心肌水肿,CMR 检查较为敏感,CMR 的新脉冲序列,如扩散加权成像、T_1 和 T_2-mapping,在心肌水肿的检测中具有较高的准确性,但是,约 15% 的急性心包炎患者会有心肌受累。

急性心包炎与急性心肌梗死的鉴别。急性心肌梗死表现为心肌缺血坏死。CTA 可见冠状动脉管腔狭窄或阻塞;CMR 检查较为敏感:MRI Cine 可见局部心肌运动异常,T_2WI 黑血抑制序列心肌局部呈高信号,心肌灌注成像可见低灌注或灌注缺损区,延迟增强可见心肌局限性或全层强化。

二、慢性心包炎

【概述】

慢性心包炎又名限制性心包炎(constrictive pericarditis,CP),表现为慢性炎症引起心包纤维素沉着、瘢痕组织形成、增厚,使心包脏、壁层融合致心包腔闭塞,导致心脏舒张功能下降而充盈受限,心功能减退,心力衰竭,引起全身血液循环障碍的慢性进行性疾病,疾病持续时间大于 3 个月。临床上存在一些罕见类型的限制性心包炎,如渗出性、暂时性和隐匿性限制性心包炎。

结核病仍然是世界范围内限制性心包炎的主要原因,来自中国、伊朗和非洲的病例中,发生率为 22.2%~91%,而欧洲和北美的病例系列报告的结核性限制性心包炎,发生率要低得多(5.6% 或更少),这些地区的大多数病例都是特发性的,或与先前的心脏手术或胸部放射线的照射有关。在接受心脏手术的患者中,慢性限制性心包炎的发生率似乎也较低(0.2%~2.4%)。急性心包炎患者发展为限制性心包炎概率较低约 1.8%,发生率与急性心包炎的病因密切相关,其中原发性或病毒性心包炎,发展为慢性缩窄性心包炎概率较低,而结核、化脓性细菌感染或恶性肿瘤导致的比例较高。限制性心包炎的病理生理学诊断是:①胸内压和心内压分离;②心室相互作用增强。

【临床特点】

限制性心包炎典型的症状表现为右心功能不全、体循环淤血和浆膜腔积液,用力呼吸困难和水肿是最常见的症状,其次是胸部不适、心悸、疲劳、腹部症状、房性心律失常或充血性肝病。最常见的体征包括 Kussmaul 征(颈静脉怒张)、奇脉、肝大、下肢水肿、腹水征阳性、心脏搏动减弱或消失。心脏听诊可闻及舒张早期的声音,即"心包敲击音"。

心电图表现并不明显,约 25% 可见低电压,20%~40% 见房颤,呈现全导联 QRS 波低电压、ST-T 段低平和 T 波倒置。血浆脑钠素(brain natriuretic peptide,BNP)水平的测定可能有助于诊断,由于 BNP 水平可反映心室的收缩和舒张功能,所以在大多数类型的心力衰竭和心肌病患者中,BNP 是升高的。

【影像检查技术与优选应用】

X 线胸片,对于此病的诊断是有价值的。胸片上可以观察心脏的外形和大小,是否有"变形",另外诊断本病的直接征象是心包的钙化,在胸片上有可能被发现。

超声心动图是诊断本病的首选检查技术,图 7-2-1 提供了超声心动图诊断慢性心包炎的流程,仅供参考。

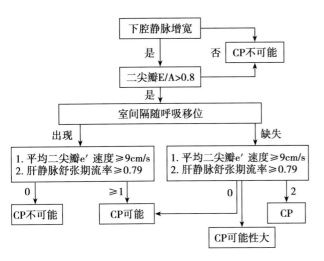

图 7-2-1　建议心脏超声诊断 CP 流程图

CT 检查,更有利于显示心包增厚和钙化;MRI 有利于显示心脏收缩舒张功能,以及对于疾病的鉴别诊断。

【影像学表现】

1. **X 线胸片表现**　特征性的表现为心包钙化,钙化形态可为带状、弧形或蛋壳样,钙化率 12.3%~66.7%;其次可见肺淤血表现、心脏轮廓不规则或僵直、上腔静脉影增宽、胸腔积液、心房增大和/或心室缩小。

2. **超声心动图表现**　主要表现为呼吸相关室间隔移位,为最重要的表现,敏感性 93%;呼吸相关的二尖瓣环舒张速度加快,瓣环中央大于瓣环侧壁处;呼吸相关肝静脉血流逆流,呼气时右侧心脏充盈减少,表现为舒张末期肝静脉血流明显逆流,深吸气时下腔静脉萎陷率小于 50% 或更低,特异性高达 88%。

3. **CT 表现**　心包积液、心包增厚和心包钙化,心包钙化且厚度 ≥3mm,另外下腔静脉增宽具有重要参考价值。心包积液以中-大量为主占比 95% 以上,心包增厚可表现为普遍性和局限性,两者差异不明显,发生率为 70%~90%,CT 发现心包钙化较其他影像检查更敏感;并非心包钙化均为限制性心包炎,然而心包钙化可作为临床监测限制性心包炎症状,或其血流动力学变化的依据。其余常见的表现有心室腔缩小或变形,双心房增大,心脏边缘僵直。

4. **CMR 表现**　下腔静脉增宽、心包积液和非顺应性增厚,活动减低。在短 T_2 反转恢复序列上心包信号增强区提示心包水肿。LGE 可显示心包壁强化,这与心包成纤维细胞增生、新生血管形成、慢性炎症和肉芽组织密切相关,也说明限制性心包炎可能是炎性的,可尝试通过药物治疗来控制。

心脏舒张期室间隔“抖动征”具有特异性,舒张期停止和心室扩大相互依存,这表现为舒张期室间隔随着吸气的增加而变得平坦。CMR 技术不仅可以对心包进行结构评估,而且可以检测出特征性限制性心包炎血流动力学变化。使用速度编码 CMR 可以评估二尖瓣和三尖瓣血流速度,这对限制性心包炎与限制型心肌病(restrictive cardiomyopathy, RCM)的鉴别有重要参考价值,另外 CMR 应变成像亦有助于两者的鉴别。

5. **PET/CT 表现**　对感染性限制性心包炎有一定的诊断价值,表现为心包的高摄取,另外可用于类固醇激素治疗限制性心包炎疗效的评估,目前关于疗效评估的样本量有限,多为结核性心包炎患者。因空间分辨率较低,目前难以鉴别心包或心肌疾病。

【诊断要点】

影像学检查可以观察心包病变的直接征象,以及心包积液或者心包缩窄导致的心脏功能学改变的间接征象。对心包炎和心包积液的病因和性质判断仍有局限性,需结合临床、实验室检查包括积液的细菌学和细胞学检查等。

【鉴别诊断】

限制性心包炎需要与心肌炎鉴别。CMR 对鉴别心包炎和心肌炎有较高的敏感性和特异性,若心包炎合并心肌受累时则两者难以鉴别,这时需要依据临床症状、实验室检查和其他影像学检查综合评估。

限制性心包炎需要与限制型心肌病鉴别。依据 2016 年美国超声心动图协会,关于心脏舒张功能指南:当二尖瓣环内侧 e' 速度>8cm/s 时,出现反流环和肝静脉呼气相血流倒置,可排除限制型心肌病。CMR 左心室应变成像可能是克服组织多普勒成像局限性的一个有用选择,因为限制性心包炎的整体纵向应变,明显高于限制型心肌病。

三、复发性心包炎

【概述】

复发性心包炎(recurrent pericarditis)是心包炎最棘手的并发症,指初诊为心包炎后,经至少 4~6 周无症状期后复发,发生率为初发心包炎的 15%~30%。少数复发性心包炎患者,可发展为缩窄性心包炎。

复发性心包炎病因尚未完全明确,普遍认为与免疫介导相关,但多数无明确的病原学依据或特定的风湿病诊断,复发性心包炎也可继发于感染、特殊药物治疗、全身系统性疾病、心脏损伤后综合征、肿瘤等。复发性心包炎对传统治疗方法疗效差,一线治疗药物为阿司匹林、皮质类固醇和秋水仙碱。

【临床特点】

临床诊断复发性心包炎,基于心包炎性胸痛(咳嗽、深呼吸、转动体位时加重,前倾位时减轻,也可表现为非特异性胸痛)和其他疾病活动性的客观证据,如心包摩擦音、ECG 改变,心包积液,炎性标记物升高和/或 CT 或 MRI 心包炎证据。典型的心包炎表现,如 ECG 改变(广泛导联出现 ST 段弓背向下型抬高、PR 段压低)、心包摩擦音、心包积液等,较初发急性心包炎少见,且程度随复发次数减弱。非特异性症状包括发热、畏寒、食欲缺乏、全身乏力等。

【影像学技术与优选应用】

X 线胸片诊断价值有限。

超声是诊断本病的首选影像学检查方法,具有简便、无创、费用低的优点,能明确有无心包积液并进行半定量评估、引导心包穿刺,并同时评估心内结构及功能。

心脏 CT 检查操作者间影响小,且不受患者自身条件的影响(如声窗、肥胖、肺部情况和骨重叠),可直接显示病变的部位和范围,且可观察心胸情况,有助于病因学诊断,可作为本病的补充检查手段。

MRI 显示心包水肿和炎症敏感性较高,且可同时评价心内结构和功能,目前应用 MRI 来诊断心包疾病的研究越来越多。

【影像学表现】

1. X 线胸片表现　用来观察双肺和纵隔情况,对于心影形态和大小直观显示,是其优点。

2. 超声心动图表现　可见新发心包积液,在心包内液体的衬托下,可见心包增厚,回声增强,心脏外形一般无改变,房室大小正常。超声心动图可用于识别心包疾病危险征象,如心包压塞、早期心包缩窄(如舒张期室间隔反弹)等。当患者表现为急性胸痛综合征,心包炎无法排除时,超声心动图对心肌节段性运动功能评价,可用于本病与 ST 段抬高型心肌梗死的鉴别。

3. CT 表现　可见心包增厚,有时可见心包脂肪边界不清,增强后可见心包明显强化,但有时少量的心包积液与心包增厚难于鉴别。心包钙化少见且多体积较小,CT 对钙化敏感,可用于鉴别慢性复发性心包炎和终末期钙化性心包缩窄。多数可见心包积液,局限、少量的积液较急性心包炎常见。少数可见胸腔积液,下腔静脉增粗少见。进行心脏 CT 检查

时还应注意观察肺内、胸腔及纵隔情况。

4. CMR 表现　诊断心包活动性炎症敏感性较高,是临床排除复发性心包炎最有效的影像学方法。T1 加权黑血序列可显示增厚的心包和心包积液,T_2 压脂序列,高信号提示心包水肿,心包延迟强化(LGE)高度提示心包炎症。但心包 LGE 强化方式并无特异性,可表现为节段性或弥漫强化,均匀性或结节状强化,部分患者可显示邻近纵隔和心外脂肪强化。心脏电影序列,"舒张期室间隔反弹"较缩窄性心包炎少见。用 LGE 指导临床应用激素治疗,可减少心包炎复发率及激素用量。

5. PET/CT 表现　较少单纯用于心包疾病的诊断,有研究发现,心包 FDG 高摄取与心包炎复发有较高的相关性。

【鉴别诊断】

本病的诊断需与临床指标及急性心包炎复发证据相结合,需与慢性心包炎、渗出-缩窄性心包炎、心肌梗死后心包炎等相鉴别,但在影像学上这几种心包炎存在重叠,鉴别困难,需要仔细询问临床病史及治疗经过。

四、心肌心包炎

【概述】

急性心肌炎常与心包炎(myopericarditis)同时发生,心肌心包炎指主要表现为心包炎症状且同时伴有心肌炎的病症。心肌心包炎多由自身免疫介导引起,可继发于多种病原体感染,如柯萨奇病毒、巨细胞病毒、腺病毒、流感病毒、埃可病毒、疱疹病毒、免疫缺陷患者弓形虫或 HIV 感染、天花等;也可继发于系统性疾病如炎症性肠病、系统性红斑狼疮、结节病等,也可见于免疫调节治疗,如应用美沙拉嗪、类固醇等。

【临床特点】

本病中青年多见,患者多表现为持续性剧烈胸骨后疼痛,前倾时缓解,仰卧时加重,有时伴有心包摩擦音。实验室检查可见心肌酶谱异常,如肌钙蛋白 TnI、肌酸激酶水平增高。心电图检查可显示广泛导联 ST 段抬高或 T 波倒置。临床不易与急性心肌梗死鉴别。本病具有自限性。病程具有一定特点:急性期是由病原体介导的直接细胞毒性损伤,可导致多种炎性介质,如 TNF-a 和 IL1 和 IL6 的释放,这加重了免疫反应,造成进一步的心肌损伤,部分病例炎症迁延不愈或刺激持续存在可进入慢性期,慢性心肌炎多为 T 细胞、B 细胞或多种自身抗体介导的

自身免疫损伤。炎症持续存在可造成心脏重塑,并最终发展为扩张型心肌病。

【影像学技术与优选应用】

X线胸片对本病不敏感。

超声心动图可对心肌和心包进行一般形态学及功能学评价,并排除瓣膜病,但超声心动图对心肌炎症的诊断价值有限。

CT可用于排除冠状动脉疾病和其他可致急性胸痛的疾病,如肺动脉栓塞、主动脉夹层等。CT对观察心包积液、心包增厚有帮助。

CMR是目前可显示心肌和心包水肿及损伤最敏感的无创影像学检查方法,且可用于追踪随访疾病进程,且可进行心脏形态学及功能学评价,钆造影剂延迟强化(LGE)序列,可对心肌坏死或纤维化程度进行定性及定量分析。

【影像学表现与诊断】

1. **X线胸片** 多无异常发现。如果存在中量以上的心包积液,胸片可以发现心影的增大。

2. **超声心动图表现** 早期多无异常发现,各房室大小及功能多显示正常;有时仅表现为节段性心肌运动功能减退,与缺血性心肌病类似,本病病情缓解后心肌功能可恢复;心包积液较心包增厚常见,且积液量相对较少,有时仅为微量积液,心包压塞罕见,心包一般无钙化。严重时可见节段性心肌回声增高、室壁增厚并运动功能减退,以室间隔及下侧壁常见,当室间隔增厚明显时,可致左心室流出道狭窄,需与肥厚型心肌病鉴别;也可表现为弥漫性室壁运动减低,左心室射血分数减低,病情缓解后可恢复。

3. **CT表现** 较少用于本病的诊断,一般为急诊排除冠状动脉血管疾病,偶见报道应用CT心肌延迟强化识别坏死的心肌。本病一般无明显冠状动脉血管异常,可见心包积液,心肌CT首过灌注显示正常,延迟强化表现同MRI一致,多为心外膜下心肌强化。

4. **CMR表现** 本病表现与心肌炎相一致,T_2压脂序列可显示节段性或弥漫性心肌信号增高,以心肌内及心外膜下分布为主,有报道T_2高信号恢复时间,可晚于心电图及心肌运动功能恢复时间;LGE序列可见心外膜下和心肌内条带状、结节状或斑片状强化,下侧壁多见,少数表现为肌壁间强化或弥漫性心肌强化,病变节段和心肌相邻心包,显示节段或弥漫LGE序列明显强化;有时可见心包积液,多为少量、局限性积液,增强后有时可见心包强化;心室功能可正常,多轻度减低。

【鉴别诊断】

本病临床表现、心电图表现及实验室检查,均与急性冠状动脉综合征有一定的重叠,当冠状动脉造影(包括CT冠状动脉血管成像)未发现有明显冠状动脉血管狭窄或发育异常,且患者年纪较轻,无心脏疾病危险因素,并有流感等感染性前驱因素时,需考虑病变的可能性。CMR可用于疾病的鉴别,本病LGE序列心肌强化以心外膜下为主,心内膜显示正常,而急性冠状动脉综合征心肌强化以心内膜下为主,且与冠状动脉供血区吻合。

五、心包积液

【概述】

心包为双层囊袋结构,正常心包腔常有少量液体,存在于封闭的浆膜腔内,为超滤的血浆,通常为20~30ml,一般不超过50ml,主要起到润滑作用。心包积液(pericardial effusion)是指漏出或渗出的液体在心包腔内积聚超过了正常值,是心包疾患的一种常见的临床表现。

常见的病因可以分为感染性和非感染性两大类。感染性心包积液的病原体包括结核杆菌、病毒、细菌、原虫等。非感染性心包积液的原因包括肿瘤、风湿性疾病、心脏损伤或大血管破裂、内分泌代谢疾病、放射性损伤、心肌梗死后积液等。

【临床特点】

心包积液的临床症状,因基础病因和发病快慢而不同。慢性心包积液患者早期大多无不适症状,或仅表现为原发疾病的症状。随病情进展及心包积液量的增多,患者可出现气短、胸闷等症状。急性心包积液患者常突发胸闷、气短、呼吸困难等急性心包压塞的症状。由于心包积液大多由慢性进展而来,心包的容量又对积液量的增长有一定的适应性,只有存在大量心包积液时,才能产生心包压塞而影响心脏功能的症状。查体可表现为心界增大,心尖搏动减弱或消失,脉搏细弱、脉压减弱、奇脉。心脏听诊常有心音低钝、心音遥远等表现。心电图可有低电压、心动过速等表现,大量心包积液的患者还会出现心电交替现象。

【影像检查技术与优选应用】

X线胸片可以提示心影的增大,大量心包积液时,心脏呈"烧瓶心"。

超声心动图是诊断本病的首选影像学检查方法,可以观察心包积液及其定量化,评价心脏的舒张和收缩功能。

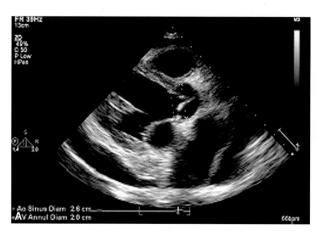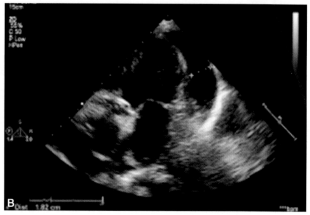

图 7-2-2 超声心动图图像显示心包积液

A.胸骨旁左心室长轴切面可见右心室前方及左心室后方的无回声区;B.非标准四腔心切面显示左心室侧方及右心房顶部的无回声区

CT 及 MRI 检查有助于判断积液的性质,为病因诊断提供依据,可作为本病的补充检查手段。

【影像学表现】

1. X 线胸片表现 只有当积液量大于 300ml 时,才会在 X 线胸片上有所表现。较少量心包积液时,胸片表现为心影向两侧普遍扩大,心影各弧度、切迹消失,心底增宽,大血管变短等。大量心包积液(大于 1 000ml)时,站立位胸片示时心影呈烧瓶样改变。当心包内压增高到影响静脉回流时,会出现上腔静脉影增宽,肺淤血的表现。透视下心影增大的同时,还可观察到心脏搏动减弱甚至消失。当存在包裹性积液时,心影可呈不规则的形状,不对称的增大。

2. 超声心动图表现 一般心包积液均可通过超声心动图确诊。M 型超声显示心包回声和心外膜的回声之间有液性暗区。二维超声心动图可在心前壁之前和心后壁之后均见液性暗区。心包膜和心外膜之间最大舒张期暗区达 10mm 时,积液为少量;10~19mm 之间为中等量;大于 20mm 为大量心包积液。存在特定部位的包裹性积液时,二维超声心动图上可清晰观察到局限性液性暗区(图 7-2-2)。

3. CT 表现 一般通过横断位图像对心包积液进行诊断。主要表现有心包腔增宽,其内呈现液体密度。心包积液的 CT 值常在 10~40Hu 之间。心包积液性质可影响其 CT 值,如出血性心包积液的 CT 值可大于 50Hu。当舒张期心包脏壁层之间间距为 5~15mm 时,积液量为少量(50~100ml);16~24mm 时为中等量(100~500ml);大于 25mm 时为大量(大于 500ml)(图 7-2-3)。

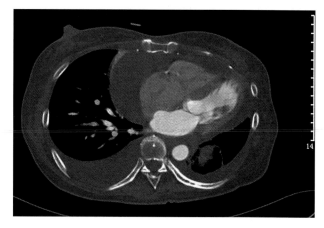

图 7-2-3 心包积液 CT 表现

患者,女性,51 岁,因"反复胸闷气急 20 年,再发加重半年"入院。CT 显示心影增大,心包腔内见低密度影,心包脏壁层之间距离>25mm,CT 值约 10~20Hu,增强扫描未见强化

4. MRI 表现 利用其特有的组织成像技术,对心包积液的诊断准确性几乎高达 100%。T_1 加权像心包积液表现为心脏表面的低信号,有时与心包膜的低信号难以区分。T_2 加权像上心包积液表现为,心外膜和心包的低信号之间的高信号区,在水抑制像上为低信号。信号强度常与积液的性质有关(图 7-2-4)。

【诊断要点】

心包积液通过超声心动图、CT 及 MRI 不难诊断,但多数情况下不是独立的疾病。利用超声心动图,CT 及 MRI 均可以进行准确的定量诊断。

【鉴别诊断】

心包积液,通过上述影像学检查不难做出诊断,其诊断的重点和难点是心包积液的程度及病因的鉴别。心包积液的程度判断不再赘述。心包积液病因

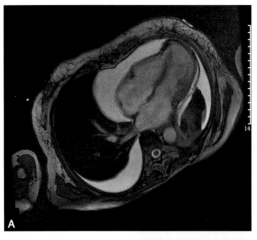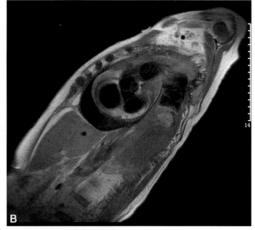

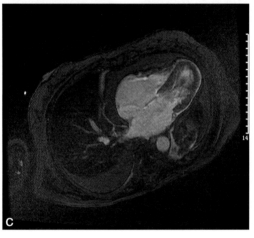

图 7-2-4 心包积液 MRI 表现

患者,女性,51 岁,因"反复胸闷气急 20 年,再发加重半年"入院。CMR 显示,A. T$_2$WI 呈高信号,信号尚均匀;B. T$_1$WI 呈低信号,信号均匀;C. 增强后未见强化

的分析,对疾病的诊断和治疗有重要的指导意义,分析结果应结合临床症状及其他检查指标,如血清学肿瘤标记物、自身抗体标记物与结核标记物进行综合评价。心包积液常常以其他疾病的并发症形式存在,如肿瘤、心力衰竭、风湿病等。

六、心脏填塞

【概述】

心脏填塞(cardiac tamponade)是指心包腔中液体急剧增加,导致心脏受压、心室充盈受阻及其所引起的一系列血流动力学异常,如静脉压升高,甚至心源性休克。心脏填塞为一急症,危及患者生命,一旦发生需紧急做心包腔减压处理。

常见病因:①急性心肌梗死可致心脏游离壁破裂、室间隔穿孔和乳头肌腱索断裂,多见于广泛前壁心肌梗死;②主动脉夹层破裂;③胸部创伤致心血管破裂;④心包炎症包括上呼吸道感染等并发的非特异性心包炎、结核性心包炎等;⑤医源性如主动脉夹层手术、经皮冠状动脉介入治疗或冠状动脉

旁路移植术、布加综合征介入治疗等心脏大血管及其附近手术;⑥部分心脏原发性肿瘤,其次还见于肺部肿瘤直接浸润或转移至心包;⑦急性或慢性肾病、自身免疫性疾病、凝血功能障碍、甲状腺功能减退等疾病;⑧异物穿破心脏、抗生素广泛应用、感染性主动脉炎、升主动脉粥样硬化斑块破裂;⑨阿糖胞苷等药物不良反应;⑩新生儿长期中心静脉插管或全胃肠外营养造成的血液渗透压改变;⑪肺动脉夹层在动脉扩张最大处突然破裂。

心脏填塞的主要异常是心包腔压力增高所致的心脏压迫。心包具有一定程度的弹性,但是一旦达到极限,心脏必须与心包内液体竞争固定的心包内容积。随着心脏填塞的进展,心腔变得越来越小,心腔舒张顺应性下降。

心包积液对血流动力学影响,主要取决于心包腔的压力,由心包积液生成速度和量来决定。缓慢出现的少量心包积液对血流动力学无明显影响,液体积累到超出心包腔容积时才心脏填塞。但如果心

包积液迅速积聚,即使量不多,同样可以引起心包腔内压力急剧升高,出现心脏填塞。因此,心包积液量的多少不一定预示心脏填塞的发生。无论急性还是慢性心脏填塞,一旦心包不能再伸展,仅需增加非常少量的积液即可导致心脏填塞。

【临床特点】

心脏填塞的临床症状主要有心音遥远,心脏搏动减弱,心率加快;颈静脉扩张,中心静脉压升高>15cm水柱(1cm水柱=0.098kPa);动脉压降低,脉压减小。传统的 Beck 三联征(静脉压升高、动脉压下降、心音遥远)是诊断心脏填塞的经典体征。然而在一些慢性心包积液的患者中,亦可表现为心界扩大、心音正常以及血压相对稳定等。

绝大多数急性心脏填塞患者均有静脉压升高。坐位时颈外静脉充盈是静脉压升高的简易标志。也可出现颈静脉搏动,但当颈静脉极度充盈时,搏动反而不明显。静脉压升高还表现为肝颈静脉回流征阳性,肝脏肿大伴触痛,严重者肢体静脉亦显示怒张。测定中心静脉压是判断静脉压有无升高的最可靠方法。

心脏填塞的心电图没有特征性表现,可出现 ST段抬高、T 波低平或倒置、QRS 低电压等心包炎或心包积液改变。如果临床发现完全性心电交替(P 和QRS 向量均随心搏而变化)的心包积液,大多数最后都发展为心脏填塞。

【影像检查技术与优选应用】

X 线胸片用于观察心影的大小和形态,中大量心包积液,胸片可以提示。超声心动图是诊断本病的首选影像学检查方法;CT 检查有助于该病的准确诊断,MRI 检查并不作为首选检查,多在该病复查或随访时选择,有助于其病因学的诊断。

【影像学表现】

1. **X 线胸片表现** 有一定的提示作用,心包积液时心影呈梨形或烧瓶状,左右缘各弓消失,腔静脉影增宽,卧位时心底部变宽,且卧位与立位心影形态显著差异。透视下心搏减弱或消失,肺野清晰无淤血改变,有助于与心力衰竭相鉴别。

2. **超声心动图表现** 在心脏填塞的诊断治疗中起到重要的作用,是心脏填塞首选的检查方法。主要表现包括:心包积液,下腔静脉、肝静脉扩张(预示体静脉压升高),收缩末期和舒张末期左心室减小,每搏量和心输出量减少。经典的超声心动图表现包括:当心包腔压力超过心腔内压力时,右心室舒张期塌陷,吸气时室间隔向左心室突出,以及多普勒血流速度随呼吸变化。

美国超声心动图学会心包疾病指南指出,心脏填塞的超声心动图诊断要点有①心包积液,每搏量减低,心输出量减低,中心静脉压升高,结合心腔塌陷,典型的多普勒变化可以诊断心脏填塞。②左心室变小,类似左心室肥厚。③下腔静脉和肝静脉扩张。④心腔塌陷。⑤心脏大小随呼吸变化(吸气时右心室扩张,左心室变小)。⑥跨瓣血流速度随呼吸变化(吸气时三尖瓣肺动脉瓣增加,二尖瓣主动脉瓣减小),以及吸气时等容舒张时间增加。二尖瓣和三尖瓣血流随时间变化率的计算方法:(呼吸后最大速度-吸气后最大速度)/呼气后最大速度。二尖瓣 E峰在吸气后第一次心跳和呼气后第一次心跳的变化率通常>30%。呼气后第一次心跳,三尖瓣血流下降最明显,变化率>60%(计算出的为负值),同时有肝静脉右心房逆流波的出现。⑦肝静脉血流速度减低,呼气时肝静脉舒张期血流速度减低、逆流波的出现。⑧注意如果只有二、三尖瓣血流频谱随呼吸的变化而没有其他表现,不能够诊断心脏填塞,同时要注意区分心脏填塞和慢性阻塞性肺病的频谱变化与呼吸的关系(图 7-2-5)。

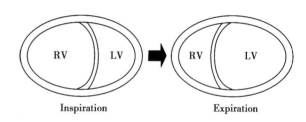

图 7-2-5 心室间相互作用

左图显示吸气时室间隔向左心室侧移位,右图显示呼气时室间隔向右心室侧移位(2013 年 ASE 心包疾病指南)

3. **CT 表现** CT 检查并不作为该病的首选检查,但是对该病的诊断有一定的诊断价值。CT 能够发现心脏以外包括纵隔、肺等结构的病变。同时CT 可以不受胸腔积液、肺不张及心脏或纵隔肿块的影响,观察心包的解剖结构,包括有无钙化的存在。CT 还可以观察超声心动图可能遗漏的局限性心包积液。通过 CT 值的测量有助于判断心包积液的性质。CT 也可显示下腔静脉增宽,直径为腹主动脉的两倍,门静脉周围淋巴水肿,奇静脉内造影剂回流等。其他支持心包压塞的表现包括心脏前缘变平,前后径减小,冠状静脉窦受压,室间隔移位等(图 7-2-6)。

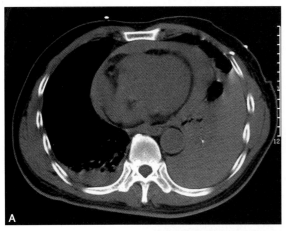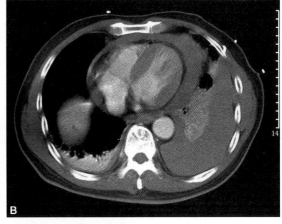

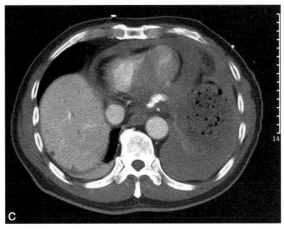

图 7-2-6　心脏填塞 CT 表现

患者,男性,73 岁,因"误吞鱼刺后胸痛胸闷 10 余小时"入院。当地医院心电图提示下壁导联 ST 段抬高(伴基线漂移);血压明显下降,约 60/40mmHg,超声心动图提示中等量心包积液。急诊行心包积液穿刺引流,但症状仍无好转,遂转院。增强 CT 显示心影增大,心包内见稍高密度影,平扫 CT 值 70~80Hu;增强扫描心底部可见造影剂外渗。影像学诊断:心底部活动性出血,心包积血(心脏填塞)

4. MRI 表现　对心包积液检测非常敏感。然而,MRI 检查扫描时间长,如果发生急性心包压塞,并不适用该检查。影像学表现上基本与 CT 检查类似。单纯的心包积液,T_1 加权像心包积液表现为心脏表面的低信号;T_2 加权像上心包积液表现为心外膜和心包的低信号之间的高信号区,在水抑制像上为低信号。信号强度常与积液的性质有关。

【诊断要点】

典型的临床表现及影像学表现尤其是超声心动图的表现,有助于早期诊断。

【鉴别诊断】

心脏填塞是急症,随时都有可能威胁患者生命。当心脏填塞出现低血压、心动过速和静脉压升高时,必须与心肌缺血、主动脉夹层或肺栓塞相鉴别。心肌缺血、主动脉夹层可表现为颈静脉扩张,肺栓塞可表现为奇脉及相应脑缺血的症状。

七、缩窄性心包炎

【概述】

缩窄性心包炎(constrictive pericarditis)是各种原因的心包病变引起心包粘连、增厚、挛缩及钙化,使心包增厚、僵硬,心包腔局部或全部闭塞,限制了心室的舒张,进而影响舒张期心室充盈的一组疾病。其病因包括原发性、感染、外伤及手术、放疗、尿毒症、自身免疫性疾病等。其病理生理改变:心包脏壁层炎症,纤维素渗出,逐渐机化增厚,粘连,长期病变致心包钙化,增厚心包形成缩窄环压迫心腔,引起腔静脉压增高等循环功能障碍。心脏血流动力学表现为限制性充盈异常。

【临床特点】

缩窄性心包炎病史长短不一,可发生在急性心包炎 1 年后或数年后,患者的临床症状和体征均由体、肺循环充血及心输出量减低所致。心输出量减低所致的主要症状有呼吸困难、乏力、缺乏食欲、上腹胀或疼痛等。体、肺循环淤血所致的症状有腹胀、下肢水肿、呼吸困难或端坐呼吸等。临床体征可表现为血压低、心率快、颈静脉怒张、奇脉或心房颤动等。心脏视诊可见收缩期心尖回缩,舒张早期有心尖搏动,触诊时可有舒张期搏动撞击感,胸骨左缘 3、4 肋间及心包叩击音。可出现黄疸、肝大、腹水及肺底湿啰音等。

【影像检查技术与优选应用】

X 线胸片对诊断有一定价值,对心脏的变形和心包钙化较敏感。

超声心动图仍是该病的首选影像学检查方法,且多可确诊,特别有利于对心室舒张和收缩功能的评价。

CT 对心包增厚和钙化十分敏感,且可以观察心脏和心包的其他改变。

心脏 MRI 检查可直接显示病变的部位和范围,且可观察心室和室间隔的运动,可作为本病的补充检查手段。

【影像学表现】

1. X 线表现 心包钙化是 X 线胸片诊断缩窄性心包炎特征性的改变,胸片检查时应常规拍摄正侧位,对心包钙化的显示以侧位片为佳。其显示率为 12.3%～48.53%,典型的心包钙化呈不完整的环形。心影大小及形状的改变可辅助诊断,但不具有特异性。部分患者可有心脏轻度增大,可能与心包积液或心包增厚有关。部分患者心影呈球形或三角形,心缘变直等,心底部横径增宽,心缘部分或全部呈现高密度,形成典型的"盔甲心"表现。胸片还可综合评价肺淤血的程度,主要表现为肺纹理的增粗、模糊,以上野最为明显,肺野密度增高呈毛玻璃样改变,有时还可见到 K 线、肺门影增大的表现。

2. 超声心动图表现 可见心包增厚,但无特异性指标诊断缩窄性心包炎,有些文献提到增厚大于 3mm 为诊断依据。二维超声心动图显示心室腔因舒张受限变小,心房正常或增大,心包膜回声增强,上、下腔静脉扩张、心脏外形固定,房室瓣活动度增大。心室由快速充盈期到缓慢充盈过渡期,可见其充盈突然停止。心包增厚是缩窄性心包炎的直接征象,但其受回声衰减及操作者水平影响较大,经胸超声心动图对心包的测量较为困难,并且有 4%～36% 的患者不出现心包增厚的表现。由于左心房增大及左心室相对缩小。由于心包顺应性下降,心室舒张期回心血量减少,导致左心室后壁在舒张期相对平直,也可作为该病的另一诊断指标。多普勒超声心动图,可反映本病的病理生理特点,为本病治疗提供了更多诊断信息。由于心腔压力和胸腔压力失去联动而导致吸气时左心室充盈压减小,二尖瓣 E 峰减低,呼气时 E 峰增加,二尖瓣的这种超声特点对该病诊断价值较大(图 7-2-7)。

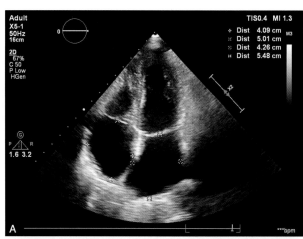

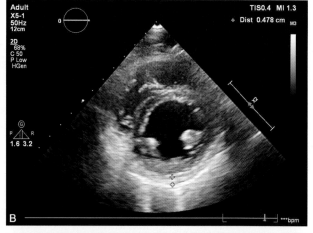

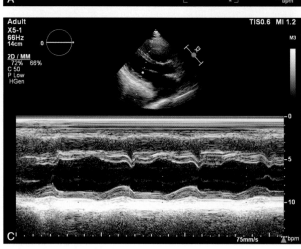

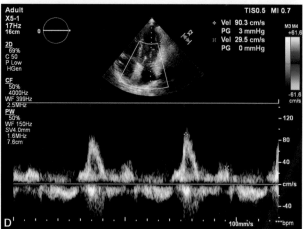

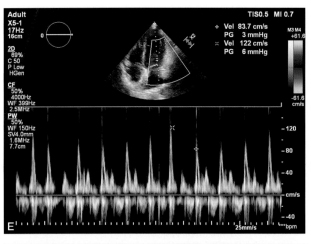
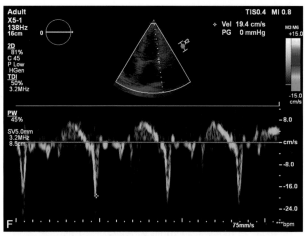
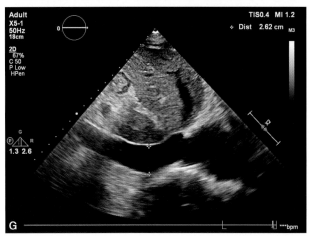
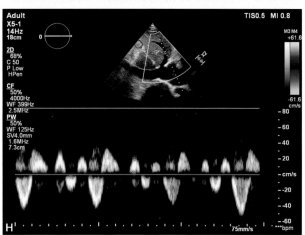

图 7-2-7　缩窄性心包炎超声心动图

A. 心尖四腔心切面显示双心房增大,心室内径正常,房室交界区角度减小;B. 左心室乳头肌短轴切面显示左心室后方心包增厚,回声增强;C. M 型二尖瓣腱索水平曲线显示室间隔随左右心室顺势压差变化左右摆动;D. 频谱多普勒显示二尖瓣血流 E 峰显著大于 A 峰,E 峰减速时间缩短;E. 频谱多普勒显示二尖瓣血流 E 峰随呼吸变化,吸气时 E 峰流速减低 >25%;F. 组织多普勒显示二尖瓣环舒张早期运动速度增高;G. 下腔静脉增宽;H. 肝静脉血流频谱显示呼吸时肝静脉逆流增加

3. CT 表现　对心包增厚具有相当高的特异性和分辨力。正常心包膜常表现为 1~2mm 的线条样软组织密度影,而缩窄性心包炎患者壁层心包厚度可达 4~20mm。CT 可通过评估心包的形状及心脏大血管的形态,如腔静脉扩张、左心室后壁纤维化及肥厚等,是诊断缩窄性心包炎的重要检查手段,其敏感性高于 X 线及超声心动图。CT 对于心包增厚、钙化的定位和累及范围的确定都有很高的价值。缩窄性心包炎的主要 CT 表现为心包病变部位的不规则增厚、粘连,心包下脂肪间隙模糊或消失,增强扫描可见增厚的心包呈中等程度强化。另一个特征性改变是心包钙化,心包钙化以右心室前面和膈面最为常见,其次为左心室侧后面及房室沟等处,可以表现为斑点状、片状或线条状钙化,当钙化局限且较轻时可以表现为细点状的高密度影。CT 间接征象包括:左心室或右心室受压变形、室间隔僵直、右心室充盈受限表现(图 7-2-8)。

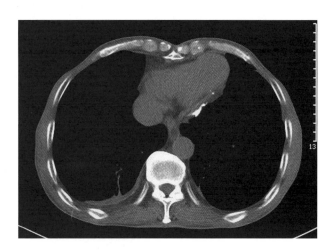

图 7-2-8　缩窄性心包炎 CT 表现

患者,男性,72 岁,因"胸闷气急 7 年余,再发 2 个月,加重 1 个月"入院。既往 7 年前于外院行缩窄性心包炎手术。CT 显示心包增厚钙化

4. MRI 表现　心电门控心脏磁共振成像(gated CMR)可直接显示正常心包膜,由纤维组织构成,在

CMR 上表现为线条样低信号。缩窄性心包炎患者特征性的 CMR 表现,包括心包膜增厚(>4mm),间接征象包括右心室舒张期充盈受限。CMR 可显示局灶性、结节样钙化,但在显示钙化方面不如 CT,而 CMR 在鉴别少量心包积液抑或心包增厚方面却优于 CT(图 7-2-9)。

文献报道,如以>4mm 作为心包膜增厚阈值,CMR 鉴别缩窄性心包炎和限制型心肌病的诊断准确率为 93%,但需要强调的是,缩窄性心包炎的诊断需要结合临床和血流动力学改变。此外,CMR 的电影序列也具备解析血流动力学特征(如室间隔抖动)的潜力;与超声心动图类似,CMR 可显示缩窄性心包炎的血流动力学特征,包括舒张期充盈突然停止,间隔抖动,或在实时电影序列上间隔运动的呼吸变异。CMR 还能够更好地识别心包炎症及心包心肌粘连,如 CMR 心肌标记序列可显示心包-心肌粘连,缺乏心肌标记时,可提示纤维性心包粘连。全面的 CMR 检查包括形态学成像(T₁WI 序列)和功能成像(电影序列)两个方面。附加 T₂ STIR 形态学序列及使用钆剂对比增强延迟扫描,可用于识别心包水肿和炎症。同时,钆造影剂增强 CMR 上,缩窄性心包炎患者可表现为心包膜的延迟强化,提示缩窄性心包炎患者常有更明显的成纤维细胞增生、慢性炎症、新生血管形成及心包增厚。有研究报道心包延迟强化或许可以作为缩窄性心包炎患者抗感染治疗可恢复性的预测指标。

【诊断要点】

诊断需要结合临床和血流动力学改变。心房增大及心包钙化为缩窄性心包炎诊断的特征性表现。心包增厚>4mm,对诊断该病有一定提示意义。

【鉴别诊断】

缩窄性心包炎常常需要与限制型心肌病鉴别。两者的临床表现和血流动力学改变极其相似,但两者的治疗和预后截然不同。缩窄性心包炎可以通过心包切除术治愈;而限制型心肌病其治疗方式完全不同,所以其鉴别诊断很重要。超声心动图及 CMR 检查中,缩窄性心包炎可出现室间隔抖动的征象,限制型心肌病则没有此征象。典型的缩窄性心包炎,心包增厚钙化,亦有助于鉴别。

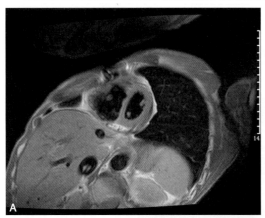
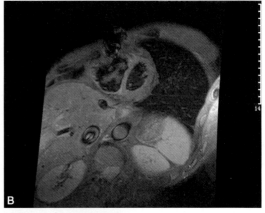
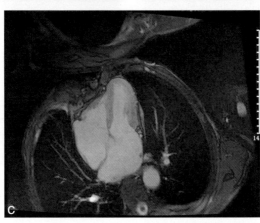

图 7-2-9 缩窄性心包炎 MRI 表现

MRI 短轴位 T₁WI 及 fsT₂WI 序列上,可见心包局部见条片低信号影,考虑心包钙化。四腔心层面可见双心室舒张受限,双心房增大,未见延迟强化

缩窄性心包炎导致的右心回心血液受阻,需要与肝硬化、门静脉高压伴腹水鉴别。该组疾病临床表现与缩窄性心包炎表现相似,但无颈静脉怒张和周围静脉压升高现象,无奇脉,心尖搏动正常。患者有肝硬化、腹水和水肿等表现,食管钡餐造影显示食管胃底静脉曲张;肝功能损害及低蛋白血症等,均能与其相鉴别。

肺心病右心衰竭时,导致颈静脉怒张、肝大、腹水、水肿,需与缩窄性心包炎鉴别。肺心病有慢性呼吸道疾病史,休息状态下仍有呼吸困难,两肺湿啰音,吸气时颈静脉下陷,Kussmaul 征阴性,血气分析低氧血症及代偿或非代偿性呼吸性酸中毒,心电图提示右心室肥厚,胸部 X 线片见肺纹理粗乱或肺淤血,右下肺动脉段增宽,心影往往扩大等,可与缩窄性心包炎鉴别。

缩窄性心包炎还需要与心脏瓣膜病鉴别。局限性心包缩窄由于缩窄部位局限于房室沟和大血管出入口,可产生与瓣膜病及腔静脉阻塞相似的体征,如缩窄局限于左心房室沟,形成外压性房室口通道狭窄,体征及血流动力学变化酷似二尖瓣狭窄。风湿性心脏病二尖瓣狭窄可有风湿热史而无心包炎病史,心脏杂音存在时间较久。超声心动图示二尖瓣增厚或城墙样改变,瓣膜活动受限与左心室后壁呈同向运动。

第三节 特殊原因心包综合征

一、病毒性心包炎

【概述】

病毒性心包炎是一种浆液纤维蛋白性心包炎,由病毒直接感染或自身免疫反应引起的心包急性或慢性炎症病变。病毒性心包炎的明确诊断需要对心包积液进行组织学、细胞学、免疫组织学和分子学研究,并结合心包镜检查获得心包/心外膜活检。

亲心脏性病毒可引起心包和心肌的炎症,通过直接的细胞溶解或细胞毒性作用和/或通过 T/B 细胞驱动的免疫介导机制感染心包后,使心包黏膜上皮细胞发生肿胀、变性、纤维组织增生、炎性渗出,一定程度影响心脏功能。较常见的是柯萨奇病毒 A 组和 B 组、埃可病毒、流感病毒和副流感病毒等。

发达国家的大多数急性心包炎病例,是以病毒感染为基础。急性病毒性心包炎通常表现为自限性疾病,大多数患者会自愈而没有并发症,但少数患者可发生心包压塞,复发性心包炎,更少者可发展为缩窄性心包炎或自体免疫反应。

【临床特点】

病毒性心包炎发病前数周常有上呼吸道病毒感染的症状,可伴有肌肉关节酸痛、腹痛、腹泻等。急性期时可出现心前区剧烈疼痛,伴心悸、胸闷等,深呼吸、体位改变、咳嗽、吞咽可使疼痛加剧。

查体可发现在心前区及左侧腋下部位,可闻及心包摩擦音,心包摩擦音是心包炎的特异性征象,在心脏的收缩期和舒张期都可闻及。心界正常或稍扩大。

心电图检查,早期可发现 ST 段抬高,T 波平坦或倒置,有心包积液时可出现 QRS 波低电压。全血细胞分析淋巴细胞及单核细胞增多。因病毒性心包炎常伴有心肌炎,故患者血清中某些酶类,如肌酸磷酸激酶、乳酸脱氢酶、天冬氨酸转氨酶和乳酸脱氢酶同工酶等活性升高。

【影像检查技术与优选应用】

X 线胸片:能提供肺淤血、心影增大等征象,无法显示心内结构及心脏功能改变,提供信息非常有限。

超声心动图:检查快速方便,作为临床探查心包病变的首选方法,可以发现心包积液、心包膜增厚、心肌增厚以及评估心脏收缩、舒张等运动功能情况,但受视野及声窗限制。

CT、MRI:相较前两者可以提供更大的"视野",能详细显示心脏的解剖信息,还能显示邻近结构和器官。CT 对于心包钙化有高度的敏感性及准确性,作为缩窄性心包炎的常用检查方法;MRI 可以提供功能学评估,多参数成像序列可以鉴别少量心包积液和纤维性心包增厚,重复性高,无电离辐射。

【影像学表现】

大多数患者表现为急性心包炎,少数可发生心包压塞、复发性心包炎,部分迁延不愈发展为慢性心包炎,更少者可发展为缩窄性心包炎,相关影像学表现可见具体相关章节。

【诊断要点】

起病急剧,患者发病前数周常有上呼吸道感染史;心包积液一般为少量或中等量,较少产生心包压塞;可自行痊愈。

【鉴别诊断】

1. 结核性心包炎 大多数患者有原发结核病史,临床有倦怠、食欲减轻、低热盗汗等结核相关表现;胸痛和心包摩擦音少见。心包积液为中等量或大量。未经治疗的结核性心包炎几乎全部发展为缩窄性心包炎,经过系统抗结核治疗的患者近半数可发展为缩窄性心包炎。

2. 化脓性心包炎　患者多急性、暴发性起病,高热、寒战、全身中毒症状,多缺乏典型胸痛;绝大多数患者有心动过速,少数有心包摩擦音。心包渗出液最初为浆液纤维蛋白性,后转为化脓性,随病程进展,炎症可使渗液浓稠、机化导致心包粘连,心包增厚、钙化,极易发展为缩窄性心包炎。脓性心包积液可发展为心包压塞和心包缩窄。

二、细菌性心包炎

【概述】

由细菌感染引起的心包炎症病变。明确诊断需要通过培养、检验心包积液明确感染病原菌或组织学活检。

目前,结核性心包炎为最常见的类型,病原菌为结核分枝杆菌。其他少见类型的化脓性心包炎其病原菌为引起脓胸或肺炎的葡萄球菌、链球菌和肺炎球菌,免疫抑制患者或继发于胸外科手术后致感染的金黄色葡萄球菌,血源性播散或来自咽后间隙、心脏瓣膜、膈肌下方邻近感染的厌氧菌,通过引发免疫介导的无菌渗出或直接感染和化脓反应从而累及心包的脑膜炎奈瑟球菌等。

细菌性心包炎在以往较为常见,发病率和死亡率均较高。自从抗生素及磺胺类药物在临床上应用以来,本病已明显减少。结核性心包炎是目前最常见的类型,也是发展中国家心包疾病的最常见原因。结核性心包炎占发达国家心包疾病的≤4%。相反,在发展中国家临床上显著心包积液的原因,结核病见于90%艾滋病毒感染者和50%~70%非艾滋病毒感染者。结核性心包炎可以发生在任何年龄,男性比女性更常见,慢性心脏压迫类似充血性心力衰竭表现最为常见。结核性心包炎在确诊后6个月的死亡率为17%~40%。

【临床特点】

化脓性心包炎患者常为急性、暴发性起病,常表现高热、寒战,全身中毒症状及呼吸困难、胸痛;结核性心包炎患者有倦怠乏力、体重减轻、食欲缺乏、低热盗汗等症状,胸痛和心包摩擦音少见。突出的症状和体征与已知感染有关,如重症肺炎、脓胸、外伤、结核等。颈静脉怒张及奇脉(心包积液的表现),脓性心包积液易发展为心包压塞和心包缩窄。心电图检查,细菌性心包炎因累及心包脏层下的心肌和心

包渗液的影响,不同时期表现不同。部分结核性心包炎患者血结核抗体检查结果呈阳性。

【影像检查技术与优选应用】

X线胸片,能提供肺淤血、心影增大、心包钙化等征象,无法显示心内结构及心脏功能改变,提供信息非常有限。

超声心动图,检查快速方便,作为临床探查心包病变的首选方法,可以发现心包积液、心包膜增厚、心肌增厚以及评估心脏收缩、舒张等运动功能情况,但受视野及声窗限制。

CT检查相对容易、快捷,对于心包积液、心包增厚和钙化,非常敏感,但是对于评价心脏运动功能较为受限。

MRI可以提供功能学评估,多参数成像序列可以鉴别少量心包积液和纤维性心包增厚,重复性高,无电离辐射。

【影像学表现】

起病表现为急性心包炎,中等至大量心包积液,易发展为缩窄性心包炎,相关影像学表现可见具体相关章节。

【诊断要点】

1. 结核性心包炎　大多数患者有原发结核病史,临床有结核相关表现;胸痛和心包摩擦音少见,心包积液为中等量或大量。易发展为缩窄性心包炎。

2. 化脓性心包炎　多急性、暴发性起病,高热、寒战、全身中毒症状,多缺乏典型胸痛;心动过速,心包摩擦音少见。可发生心包压塞和心包缩窄,极易发展为缩窄性心包炎。

【鉴别诊断】

1. 病毒性心包炎　发病前数周常有上呼吸道感染史,起病急剧;临床表现多有剧烈胸痛、发热,大多数患者有心包摩擦音,心包积液一般为少量或中等量,很少产生心包压塞症状。具有自限性,多可自愈,很少有并发症或发展为缩窄性心包炎。

2. 心脏术后损伤综合征　近期有心脏手术、心肌梗死或心脏创伤病史,临床表现为发热、心前区疼痛、干咳、肌肉关节痛等,心包积液常为浆液血性,可发生心包压塞。此综合征可复发,有自限性,糖皮质激素治疗有效。

三、肾衰竭合并心包炎

【概述】

肾脏疾病及所有终末期肾病(end-stage renal

disease,ESRD)可能与心包受累相关,目前在尿毒症患者中已确认存在三种不同类型:①尿毒症性心包炎,在肾脏替代治疗之前或在其开始后8周内发生的心包炎;②透析性心包炎,在透析稳定后(通常在开始后≥8周);③缩窄性心包炎,非常罕见。

在开始透析的患者中,ESRD患者的心包炎,全球发病率已下降至5%。据报道的透析性心包炎发生率为2%~21%,但近期的数据不多。

【临床特点】

ESRD患者的心包受累,最常表现为急性心包炎和慢性心包积液,很少表现为慢性缩窄性心包炎。这种形式的心包炎的特征为不多见的胸膜炎性胸痛(约30%的患者无症状)、大多数情况下没有ECG异常,可能是由于不合并心肌炎。由于持续的循环超负荷,ESRD患者更容易发生慢性心包积液。并非所有心包积液均由炎症引起,研究表明稳定血液透析患者的心包液体量,仍要大于正常对照组。随着肾脏替代疗法的出现和日益成熟,患者血流动力学上显著渗出的发生率已经降低。尿毒症性心包炎最可能的原因是有毒代谢物的潴留,由于在尿毒症患者中心包积液通常是血性的,因此在开始透析的患者中应该慎重考虑甚至避免使用抗凝药物。

【影像检查技术与优选应用】

同一般急/慢性心包炎,肾功能不全者不建议行增强CT检查。

【影像学表现】

无特殊影像学表现,上述具体心包炎类型参照相关条目。

【诊断要点】

明确诊断肾脏疾病后,方可考虑并发心包炎。

四、系统性自身免疫性及自身炎症性疾病相关性心包炎

【概述】

系统性自身免疫性及自身炎症性相关性心包炎,是指系统性自身免疫性疾病及自身炎症性疾病累及心包,引起心包的炎症反应。系统性自身免疫性及自身炎症性疾病是一种遗传性、周期性、非侵袭性炎症性疾病,其常常与固有免疫异常相关。满足心包炎的诊断标准,且有系统性自身免疫性疾病或自身炎症性疾病病史,即可诊断。通常通过心电图、超声心动图、心脏磁共振来确诊心包炎。

系统性自身免疫性及自身炎症性相关性心包炎的发病机制尚未明确,大量研究显示遗传、感染、环境、内分泌、免疫异常等因素与本病发病有关。目前有猜测认为,其发病机制为系统性自身免疫性疾病产生的炎症因子,如肿瘤坏死因子、白细胞介素-1、白细胞介素-6通过血液循环作用于心包,最终导致心包炎。

系统性自身免疫性疾病可累及全身多个系统,心包炎是最常见的心脏损害表现。最常见的引起心包炎的系统性自身免疫性疾病为系统性红斑狼疮(SLE)。SLE是一种病因不明可累及皮肤、关节、肾脏、浆膜等多系统损害的自身免疫性疾病,多见于15~40岁女性,心包炎是SLE最常见的心脏病变,发病率为6%~50%,但尸检的发病率为60%~80%。

【临床特点】

该类心包炎,最关键的病史确诊是患者存在系统性自身免疫性疾病或自身炎症性疾病。以最常见的系统性红斑狼疮性心包炎为例,SLE性心包炎的临床症状较典型,为胸骨后或心前区疼痛,呼吸、咳嗽、吞咽、转身或胸部前俯时加剧。症状轻重不一,持续时间可短至数小时,亦可持续数周甚至数年。活动期SLE患者,50%以上有心包炎及心包积液表现。

心电图可出现除aVR外,所有导联ST段呈弓背向下型抬高、T波平坦或倒置、低电压,但无坏死Q波;当心包腔内液体快速增长时,可致心包腔内压迅速升高,心室充盈不足而使心搏量下降,引起代偿性窦性心动过速。

实验室指标:①抗核抗体/ds-DNA抗体/Sm抗体阳性;②磷脂抗体阳性(包括心磷脂抗体IgG或IgM水平异常、狼疮抗凝物阳性或梅毒血清试验假阳性至少持续6个月,并经梅毒螺旋体固定试验或梅毒抗体吸收试验证实)。

【影像检查技术与优选应用】

当心包渗液量较大时,X线胸片检查有较大诊断价值。超声心动图是诊断心包积液最敏感的无创方法,能探测出心包内的心包钙化及增厚等。有助于探查心包渗液量和穿刺定位。CT、MRI检查不仅可估计心包渗液量,而且可显示心包膜增厚和钙化及可分辨积液的性质。

【影像学表现】

X线胸片检查示心影扩大,大量积液呈典型烧瓶状改变;超声心动图、CT及MRI可直接显示心包均匀或局限性增厚及心包积液。

【诊断要点】

进行心电图、胸片、超声心动图等影像学检查;

需要常规血液化验等实验室检查,查看系统性免疫性相关抗体指标;有心包积液者必要时进行心包穿刺,对心包积液进行定性定量分析。

（1）凡具有多系统损害表现,特别仅表现为某一系统症状者,且红细胞沉降率>8mm/h,狼疮细胞阳性,抗核抗体>1∶80或抗-DNA结合度>30mg/DL;

（2）具有心包炎临床表现,CT与超声心动图显示心包膜均匀或局限性增厚或少量积液,且积液增长缓慢,量少至中等者,积液可为漏出液,亦可为渗出液;

（3）心包积液中找出狼疮细胞、抗核抗体阳性;

（4）肾上腺糖皮质激素治疗后,积液在短期内吸收,临床表现消除、而其他治疗无效。

【鉴别诊断】

（1）原发性心包炎:无系统性自身免疫性及自身炎症性疾病病史,其他系统往往不受累。

（2）结核性心包炎:心包积液蛋白含量高,可培养出结核杆菌。

五、心脏术后损伤综合征

【概述】

心脏术后损伤综合征(postoperative cardiac injury syndrome,PCIS)是一种由心脏损伤引起的临床综合征,通常是心肌梗死或心脏手术后发生。心脏术后损伤综合征的诊断没有明确标准,但需要确定心包或心肌的先前损伤,以及之后胸膜心包炎症受累的证据。

心脏术后损伤综合征的发病机制尚未完全清楚。目前存在两种假设,第一种理论认为心脏术后损伤综合征,是由心包和/或胸膜间皮细胞的机械损伤引发的自身免疫疾病;第二种理论则是病毒病因学,认为是近期或者重新激活的病毒感染。在这两种理论中,伴随的心包机械损伤是必要条件。

心脏术后损伤综合征被认为是心脏外科手术中常见的并发症,发生率为3%~30%;先天性心脏病,主动脉瓣置换术后,Rh阴性B型血以及有心包炎病史的患者发生率更高。它在心脏或心包损伤后2天或甚至6个月内发展,很少发生在两岁以下的儿童中,老年人的发病率也会下降。

【临床特点】

心脏术后损伤综合征患者必定具有心包和/或心脏损伤的病史。临床表现取决于心包积液产生的速度、质量以及性质。术后早期,即使是数十毫升的心包积液也会导致紧急情况。患者通常表现为胸痛、低烧、心包积液、胸腔积液、呼吸困难等,可闻及胸膜或心包摩擦音。

心脏术后损伤综合征患者心电图很少正常,特征表现包括弥漫性ST段抬高。实验室结果炎症标志物(CRP、ESR、白细胞、降钙素原等)及心肌损伤标志物(肌钙蛋白Ⅰ、CK-MB)升高。免疫分析可检测到部分抗体,包括ECHO病毒,疱疹病毒,腺病毒,EB病毒,巨细胞病毒和支原体等。

【影像检查技术与优选应用】

X线胸片是临床常规检查,当心包渗液量较大时,胸片有较大诊断价值。

超声心动图是诊断心包积液最敏感的无创方法,近85%心脏术后的患者存在心包积液,然而,其中仅有10%~30%为心脏术后损伤综合征患者。

CT、MRI检查不仅可估计心包渗液量,而且可显示心包膜增厚和钙化及可分辨积液的性质。

【影像学表现】

X线胸片显示心影增大,呈"烧瓶样"改变,而两肺纹理清晰;

超声心动图、CT及MRI可直接显示心包积液。

【诊断要点】

（1）心包和/或心肌的机械损伤病史,临床表现胸痛、低烧、呼吸困难等;

（2）炎症标志物及心肌损伤标志物增高;

（3）心电图弥漫性ST段抬高;影像检查提示存在心包积液;

（4）排除其他疾病可能。

【鉴别诊断】

（1）急性冠状动脉综合征:通常无心包损伤或心脏手术病史,血管造影检测犯罪血管可鉴别诊断。

（2）复发性心包炎:较难鉴别,但心包无机械损伤病史。

六、外伤性心包积液和积血

【概述】

外伤性心包积液和积血是指由穿通伤、非穿通伤和医疗性损伤引起心包积液或积血。明确的胸部外伤史是诊断的必要条件。根据发生在心脏危险区域的外伤史,出现Beck三征(动脉压降低、静脉压升高、心音遥远)或伤后短时间内出现失血性休克和大量血胸的体征,则可判断心脏穿透伤。

胸部的钝性伤或锐器引起心肌挫伤、心肌撕裂、心脏破裂及心包内大血管的损伤,最终导致外伤性心包积液或积血。胸部创伤后心包积液的形成原因与急性心肌梗死后 Dressler's 综合征类似,为非特异性炎症伴纤维沉积。具体发病机制尚未明确,目前主要有两种猜测,一是外伤导致的免疫反应,二是创伤后凝血系统变化及多系统损伤。外伤性心包积液和积血较少见,其真实发病率尚不清楚,但因患者多表现危急,所以临床工作者应高度警惕。

【临床特点】

外伤性心包积液或积血的患者,具有明确的胸部外伤史。心包积液对患者产生的血流动力学影响,取决于心包积液产生的速度和心包积液的量。创伤后少量的心包积液,通常无明显症状;中等量以上的心包积液,患者可能出现 Beck 三联征(动脉压降低、静脉压升高、心音遥远),或伤后短时间内出现失血性休克和大量血胸的体征。

外伤性心包积液和积血常为速发,可依据病史、受伤部位和临床表现做出快速诊断,紧急开胸探查,若试图依靠胸部 X 线、心电图、超声心动图,甚至心包穿刺术等,耗时且准确性不高的方法来明确诊断,则会延误患者宝贵的抢救时机。若患者生命体征稳定,则可酌情行上述检查,但仍不排除患者在检查途中出现心包压塞、心搏骤停的可能。

【影像检查技术与优选应用】

胸部外伤时,急诊一般需要拍胸部床旁 X 线胸片,可以观察到气胸、肋骨骨折、胸腔积液、甚至心包积液(如果积液量大)。

超声心动图(急诊适合于床旁超声心动图检查),能够对胸、腹腔和心包积液进行快速的诊断,尤其适用于血流动力学不稳定情况,是急诊诊断创伤性心包积液的首选方法。

CT 也适合于急诊患者的检查,是诊断、评估创伤患者的最佳影像学技术。其优势在于更大范围内观察和评估整个胸腔,不但能够发现心包积液,也能够发现纵隔、内脏、大血管和骨髓的损伤,以及后腹膜血肿、腹腔游离气体、膈肌破裂等,确定手术和指导治疗。但是对于病情危重和不稳定的患者,检查搬运过程中,也会存在一定风险。

MRI 检查时间较长,对行动不便和心电监护等金属物佩戴的患者,不适合进行急诊的 MRI 检查。

【影像学表现】

X 线胸片可以观察到气胸、肋骨骨折、肺部疾患、胸腔积液、甚至心包积液(如果积液量大)。

超声心动图可显示外伤后心包积液或积血,详见心包积液部分。

CT 检查是胸部和心脏外伤后最重要的检查。

CT 图像视野大,可以同时观察胸部(包括胸廓、双肺和纵隔)、心包和心脏大血管的创伤性改变。胸部的创伤,如气胸、骨折、胸腔积液(血)、心包积液(血)、心肌损伤(如心室破裂)、心脏内乳头肌断裂、主动脉假性动脉瘤等。

【诊断要点】

明确有心脏损伤或胸内损伤病史;出现 Beck 三联征或伤后短时间内失血性休克;超声心动图或急诊 CT 证实心包积液或积血。

【鉴别诊断】

心包积血应该只是胸部外伤表现的一部分;例如,胸部外伤可以引起血胸,若心包破口较大,更有可能形成血胸,从而掩盖心包积液或积血的表现。

七、肿瘤累及心包

【概述】

在肿瘤性疾病患者中,由于肿瘤的直接侵袭或转移性扩散至心包,引起一系列临床症状。对该病的诊断首先需影像学发现原发性心包肿瘤,或全身恶性肿瘤存在的证据,并经过心包穿刺和心包或心外膜活检,证实恶性心包疾病。

主要病因是肿瘤累及心包,主要包括:原发性心包肿瘤(脂肪瘤和纤维瘤、间皮瘤、血管肉瘤、纤维肉瘤)及继发性恶性肿瘤(最常见的是肺癌、乳腺癌、恶性黑色素瘤、淋巴瘤和白血病)。原发性或继发性肿瘤累及心包,心包组织或心包积液病理发现肿瘤细胞。

心包转移性肿瘤比原发肿瘤更常见。肿瘤累及心包相对少见,在发达国家肿瘤性心包积液的发生率为 10%~25%,发展中国家肿瘤性心包积液的发病率 15%~50% 不等,而在我国,肿瘤性心包积液占心包积液病因的 12%~23%。

【临床特点】

存在原发性心包肿瘤或全身恶性肿瘤的病史。临床上症状、体征表现多样,无明显特异性,主要包括呼吸困难、胸闷、胸痛、咳嗽、下肢水肿、发热等。弥漫性心包受累的患者可能出现类似于缩窄性心包炎或心包压塞的症状和体征,晚期肿瘤患者可能存在广泛的转移。

心电图常表现为窦性心动过速(>110 次/min)、T 波倒置和 ST 段改变及低 QRS 波;实验室示心包积液中含较高水平的肿瘤标志物,常用的肿瘤标志物,如癌胚抗原(CEA)、细胞角蛋白 19 的可溶性片段(CYFRA 21-1)、神经元特异性烯醇化酶、糖链抗原

（CA 199、CA 72-4）、鳞癌抗原（SCC）、转录因子 3（GATA 3）和血管内皮生长因子（VEGF）。

【影像检查技术与优选应用】

X 线胸片是常规必做的检查，对怀疑心包积液或胸膜、肺部疾病，做到初步诊断的作用。

超声心动图仍是研究心包疾病的主要诊断工具，因它具有方便、快捷、低成本及可重复性的优点。此外，超声心动图用于指导心包穿刺，具有良好的安全性和有效性。但是，超声心动图，对于胸部和肺部疾病的诊断受限。

CT 和 CMR 具有更大的视野，可以检测局部心包积液、心包增厚和肿块，以及相关的胸部异常。

【影像学表现】

1. **X 线胸片** 表现为心影增大，有肿瘤时，也可能存在心脏轮廓变形或者特殊的形态改变。

2. **超声心电图表现** 多表现为心包增厚，呈中强回声光团，伴有血性心包积液。

3. **CT 表现** 心包呈不对称、弥漫性的增厚，厚度不均；心包密度接近结缔组织；部分可形成局部肿块对心脏形成压迫，呈深度凹陷征象。CT 另一优势是对纵隔和肺内病变的诊断，对心包肿瘤侵犯做出病源性质的诊断。

4. **MRI 表现** 心包呈不对称、弥漫性的增厚，T_1WI 上多为等或低信号，T_2WI 上则多为中等或高混杂信号；大量心包积液或为血性心包积液。PET 表现为心包膜不规则增厚，示踪剂异常浓集，代谢异常增高。

【诊断要点】

1. 影像学显示纵隔和心包的肿瘤病变。主要征象包括纵隔内肿块、心包呈不对称、弥漫性的增厚、心包积液及胸腔积液等。

2. 心包积液细胞学分析，为恶性心包疾病的诊断提供依据，应考虑心包或心外膜活检对恶性心包疾病的确认；肿瘤标志物检测，应作为鉴别心包积液良恶性的依据。

【鉴别诊断】

肿瘤性心包疾病主要与放射性心包炎或机会性感染相鉴别。肿瘤侵犯心包，更应该与原发性心包肿瘤相鉴别。心包受肿瘤侵犯，可以追溯到原发性的肿瘤的情况，这也是临床最重要的诊断依据。

八、其他原因所致心包疾病

（一）放射性心包炎

【概述】

放射性心包炎是进行胸部放射治疗，尤其是纵隔照射期间出现的并发症。胸部放射治疗时心包最容易发生损伤，主要表现为纤维增厚和浆液性渗出，可进展为心脏填塞和/或缩窄性心包炎。

放射性心包炎在临床上尚无特征性诊断标准。诊断依据：①心脏受照射史，具备心包损伤所需条件（照射体积＞60%，照射剂量＞60Gy）；②心包积液为淡黄色渗出液，蛋白含量高；③心包积液反复细胞学检查未见癌细胞，细菌培养无抗酸杆菌及化脓性细菌生长；④心包穿刺及激素治疗显效；⑤预后较好。

引起放射性心包炎最常见的原因是霍奇金病的斗篷野照射，还可见于食管癌、乳腺癌、肺癌、胸腺瘤放射治疗后。

当照射体积＞60%，照射剂量＞60Gy 时，就可能发生心包炎、心包积液等并发症。其发病机制主要为电离辐射作用于心包微血管内皮细胞损伤血管壁，进而使血管内皮细胞通透性增加，富含蛋白的纤维渗出液增多，使心内膜表面不同程度的纤维渗出及心包膜纤维化，并伴有轻度的炎性细胞浸润及血管增生，继之出现心包积液和心包肥厚，最后心包纤维化可发展至缩窄性心包炎，偶尔可见钙化。

放射性心包疾病，是放射性心脏疾病最常见的表现之一，因此心包炎是最常见的症状，心包炎的发病率和死亡率与心脏受照体积、辐射剂量成正比。

【临床特点】

患者常有胸部放射治疗病史；心包疾病的临床表现可能因病情不同而不同，可为无症状性心包积液（最常见），也可出现包括呼吸困难、胸闷、胸痛、咳嗽、发热等症状；心包疾病可表现为填塞性心包炎和缩窄性心包炎体征，可包括心包摩擦，心音消沉，颈静脉扩张，肝大，水肿或矛盾运动。

心电图异常，主要为窦性心动过速（＞110 次/min）、ST-T 改变及低 QRS 电压下降、传导阻滞和低电压等。

实验室检测包括血清乳酸脱氢酶、天门冬氨酸氨基转移酶、磷酸肌酸、磷酸肌酸同工酶和 α-羟化酶水平较放疗前明显升高，且升高水平与心脏受照体积和剂量密切相关。

【影像检查技术与优选应用】

X 线胸片是必须做的初步影像学检查，可以观察双肺情况，以及心脏大致轮廓。有心脏变形、心包钙化时，胸片很有帮助。

超声心动图用于诊断心包积液、心包缩窄，以及心脏各个房室的功能。

胸部 CT 具有高分辨率优势，可以检出超声心动图不能或难以发现的心包积液、心包增厚、甚至心包缩窄和钙化。同时对于肺部照射野的损伤,也能很好地显示。

MRI 是心包炎诊断检查的二级检查方法。MRI的优势是显示心肌和心脏的功能,特别是心肌延迟强化,能够帮助临床判断心肌所受的损伤状况。

【影像学表现】

1. X 线表现   心影增大,或呈怪异形状。如果形成心包缩窄,或可以观察到心包钙化。

2. 超声心电图表现   心包积液、心包增厚、心室活动和舒张功能下降、主动脉瓣或二尖瓣增厚及关闭不全。

3. CT、MRI 表现   心包积液、心包增厚,可明确显示心包积液的位置、多少,心包纤维化或钙化,以及室壁厚度等。

【诊断要点】

1. 存在心脏受照射史,具备心包损伤所需条件(照射体积超过 60%,照射剂量>60Gy),心影增大心包积液、心包增厚是主要征象。

2. 放射性心包炎,需要诊断心包受累后导致的心脏功能情况,如心包缩窄,可以导致心脏舒张功能下降;心包大量积液,可以导致心脏填塞等。

【鉴别诊断】

放射性心包炎,需与癌性心包积液、结核性心包炎、化脓性心包炎鉴别。癌性心包积液,有原发性肿瘤的证据;结核性心包炎多数伴有心包钙化;化脓性心包炎临床多有明显的中毒症状。

(二) 乳糜心包

【概述】

乳糜液积聚在心包腔内引起的临床综合征称为乳糜心包,由乳糜、正常淋巴管组成的。乳糜心包的确诊主要依赖于心包穿刺。乳糜心包积液尚无明确的诊断标准。心包积液的细菌培养阴性,且细胞学检查以淋巴细胞为主,可以诊断乳糜心包积液。本病主要见于青壮年,性别差异不明显,病情进展快慢不一。

乳糜心包是一种罕见的疾病,可以是原发性,也可继发性,常见病因见表 7-3-1。发病机制可能为①胸导管及其与心包淋巴管交通;②胸导管压力异常增高,出现反流;③淋巴管与心包腔的异常交通。

【临床特点】

患者有引起乳糜心包的病因,临床症状主要取决于积液量的多少及心包腔内的压力,典型的症状为呼吸困难、咳嗽、乏力,少数病例有心悸、胸痛及哮

喘样发作;体检可见心脏扩大、心尖搏动减弱或消失、心音遥远、颈静脉怒张、肝脏增大、奇脉、奔马律等。

表 7-3-1　乳糜心包病因

分类	病因
先天性	胸导管发育不良、先天性瘘管
创伤	
手术	二尖瓣或主动脉瓣置换术后;先天性心脏矫正手术;冠状动脉旁路移植手术;原位心脏移植术
外伤	钝性外伤;穿透伤
阻塞性	
肿瘤	纵隔畸胎瘤;淋巴瘤;平滑肌瘤等
感染	结核;丝虫病
静脉阻塞	锁骨下静脉血栓形成;下腔静脉血栓形成
特发性及其他	白塞综合征;放射治疗后;变应性肺泡炎

心电图常表现为窦性心动过速、T 波倒置和 ST段改变及低 QRS 波。常规的实验室检查表明没有全身炎症反应;细菌和结核的心包液培养均为阴性,细胞学检查无肿瘤细胞。

心包液检查为外观呈乳白色,或为粉红色(含少量血液),低胆固醇及高三酰甘油(胆固醇/三酰甘油<1),蛋白含量(>35g/L),加入乙醚后很快变清,经苏丹Ⅲ染色,显微镜下可见脂肪球。细菌培养阴性和以淋巴细胞为主。

【影像检查技术与优选应用】

X 线胸片是必备的检查。超声心动图是首选的检查方法,也是心包穿刺时定位的常用方法。心包穿刺术为最特异的检查方法,可以明确心包积液的性质。淋巴管造影能显示心包腔与淋巴系统的交通联系。

CT、MRI 等常规影像学检查,是继超声心动图后补充的检查手段,可以进一步显示胸部和心包心脏的病变。

放射性核素成像已成为诊断乳糜性心包的一种非侵入性方法。

【影像学表现】

1. X 线表现   心影增大,心影呈水滴状或烧瓶状,心包腔内显示出心脏边界,为其较为特异的征象。

2. 超声心电图表现   主要用来观察心包积液,及其评价心包积液对心脏功能的影响。超声心动图可以初步排除心脏和心包周围的肿瘤。

表 7-3-2　主要鉴别要点

疾病	外观	成分	细胞分类	细菌培养	感染症状
乳糜心包积液	牛奶样	低胆固醇及高三酰甘油	淋巴细胞为主	-	-
胆固醇性心包积液	橘黄色	含有大量胆固醇	-	-	-
化脓性心包积液	-	-	大量的中性粒细胞	+	较重

3. CT、MRI 表现　观察心包积液,可显示有无纵隔肿瘤、纵隔淋巴结肿大或其他可能阻塞胸导管的疾病。

4. 核医学检查　特殊标记物进行心脏血池同位素扫描,心包积液的典型表现为"晕轮"征,纵隔内有同位素积聚,可显示胸导管梗阻情况,以及显示淋巴管之间的异常交通支,则提示胸导管阻塞。

【诊断要点】

X 线胸片,心包腔内显示出心脏边界是乳糜心包的直接征象,因为普通的心包积液,是不能显示心脏边缘的。淋巴管造影结合胸部增强 CT 检查,可用于判断胸部导管的损伤或阻塞。

【鉴别诊断】

乳糜心包需与胆固醇性心包积液,以及化脓性心包积液鉴别。主要鉴别要点见表 7-3-2。

(三) 药物相关性心包炎和心包积液

【概述】

某些药物可以引起心包损害而出现心包炎和心包积液,需通过排除法进行诊断,一般停药后可恢复正常。

引起药物相关性心包炎和心包积液的药物,主要包括普鲁卡因酰胺、氢氯噻嗪、甲基多巴、异烟肼、苯妥英,抗肿瘤药物;阿霉素、柔红霉素;胺碘酮、甲磺酸、美沙拉嗪、氯氮平、米诺地尔、丹曲烯、巴托洛尔、苯丁酮、噻嗪类化合物、链霉素、硫脲、链激酶、对氨基水杨酸、磺胺糖、环孢素、溴隐亭及抗 TNF 药物等。

主要发生机制是有四种:免疫球蛋白介导的变态反应,心脏直接毒性,体液抗体反应和细胞介导的超敏反应。药物相关性心包炎和心包积液比较罕见。

【临床特点】

患者有服用引起心脏毒性药物病史,典型症状包括呼吸困难、发烧、胸痛和咳嗽;体征包括心包摩擦音摩擦感心音低沉或消失。心电图表现为非典型 ST-T 改变及 QT 间期延长、T 波平坦、波幅倒置和 PR 压低。实验室数据显示肌钙蛋白 I、C-反应蛋白可轻度升高、红细胞沉降率轻度升高、全血计数显示白细胞计数、肌红蛋白和肌酸磷酸激酶-MB 正常;巨细胞病毒、EB 病毒、甲型肝炎病毒、乙型肝炎病毒、丙型肝炎病毒和风疹病毒的血清学标志物均为阴性;自身免疫检查显示抗核抗体、抗双链 DNA 抗体和抗组蛋白抗体均为阴性。

【影像检查技术与优选应用】

超声心动图是诊断心包积液最敏感又简便的方法,有助于探查心包渗液量和穿刺定位,并能探测出心包内的心包增厚等;当心包渗液量较大时 X 线检查有一定诊断价值;CT、MRI 检查不仅可估计心包渗液量,而且可显示心包膜增厚和钙化,以及可分辨积液的性质。药物相关性心包炎和心包积液,需通过排除法进行诊断,心包穿刺液作常规、病原体和脱落细胞检查以利排除其他疾病。

【影像学表现】

1. X 线胸片　通常表现正常,但在较大量的心包积液中,心脏轮廓可以呈圆形和烧瓶状。

2. 超声心动图表现　显示心包积液,偶有右心室壁心包轻度分离。

3. CT、MRI 表现　同前述的心包积液。可估计心包积液的量,心包膜增厚和钙化及可分辨积液的性质。

【诊断要点】

1. 主要征象为心包积液,CT、MRI 检查可估计心包积液的量,心包膜增厚和钙化等情况。

2. 药物相关性心包炎和心包积液需通过排除法进行诊断;在应用对心脏有损害的药物进行疾病治疗之前,要重视心脏功能基线评估;及时评估及停药,一般停药后可恢复正常。

【鉴别诊断】

需与心肌梗死、系统性红斑狼疮、病毒性或细菌性心包疾病等进行鉴别诊断。心包穿刺液作常规、病原体和脱落细胞检查可进行鉴别。

(四) 代谢异常和内分泌紊乱性心包积液

【概述】

多种代谢异常性及内分泌紊乱性疾病可引起心包损害,心包积液主要原因是甲状腺功能减退。符合以下标准:①有甲减的临床表现和血清促甲状腺激素(TSH)增高,血清游离三碘甲腺原氨酸(FT3、FT4)降低;②明确的心脏异常表现;③排除其他原因的心脏病;④心脏变化经用甲状腺激素替代治疗有效。

在发病机制方面,既有心肌代谢紊乱,也有神经与血管因素参与。甲状腺功能低下引起心包积液,可能与甲减时浆膜腔及内脏细胞积聚大量透明质酸、黏多糖、硫酸软骨素和水分,从而引起积液有关。另外,浆膜对蛋白、黏多糖通透性增加,淋巴回流减慢,以及肾脏基底膜增厚出现蛋白尿,造成低蛋白血症等亦是引起心包积液的原因。5%~30%的甲状腺功能减退患者可发生心包积液。

【临床特点】

患者除有甲状腺功能减退症的基本表现,均出现心悸、胸闷、气促等症状,体征包括心界扩大、心音减弱、心率改变、水肿等。心电图显示心率缓慢,QRS波群低电压,T波低平或倒置,可有P波振幅减低,偶见P-R间期及QRS间期延长。实验室检查示游离三碘甲状腺原氨酸及游离甲状腺素减低、促甲状腺素升高;心肌酶增高;血清胆固醇、甘油三酯增高。

【影像检查技术与优选应用】

超声心动图是诊断心包积液最敏感、简便的方法,能探测出心包内的心包钙化及增厚等。其他影像学方法的应用原则,同前述。

【影像学表现】

心包积液在X线胸片、超声心电图、CT及MRI等影像学上的表现,一如前述。

【诊断要点】

主要影像学征象为心包积液;结合临床相关代谢疾病指标,可以提示该类心包积液的诊断。

【鉴别诊断】

所有心包积液都需要查明原因,也就是需要鉴别诊断。甲状腺功能减退临床表现的复杂多样,需仔细追问病史是否有乏力、怕冷少汗、皮肤干燥、水肿等症状,需检测 T_3、T_4、TSH 而明确诊断。

(五)肺动脉高压相关心包病变

【概述】

肺动脉高压相关心包病变,是指存在引起肺动脉高压的原因,或危险因素使滤过压增高而出现心包积液的过程。肺动脉高压心包积液的发展,似乎与右心室衰竭、右室充盈压力的增加、右心房高血压、冠状静脉窦压力的增加有关。这些过程导致滤过增加和淋巴阻塞,导致心包积液。肺动脉高压患者心包积液占 25%~30%,但很少引起血流动力学损害。

【临床特点】

有肺动脉高压病史,常见临床症状有呼吸困难、疲劳、乏力、晕厥或心绞痛或胸痛;常见体征有右心房、右心室肥厚等。心电图提示右心室超负荷、肥厚和右心房扩张。实验室检查自身抗体、肝功能与肝炎病毒标志物、HIV 抗体、甲状腺功能检查、血气分析、凝血酶原时间与活动度、BNP 或 NT-proBNP 等指标正常。

【影像检查技术与优选应用】

X 线胸片:属于临床必备的影像学检查,可以观察肺及肺动脉高压的肺血改变,以及观察心脏的大小形态,对于少中量心包积液可能诊断受限。

超声心动图检查:是肺动脉高压相关性心包积液诊断的主要依据,是首选的检查方法。

CT 及磁共振成像:能提供更详细的肺实质和肺血管信息及心包积液的量、部位等情况;另外对肺动脉高压的病因,做出重要的诊断。

【影像学表现】

1. X 线胸片表现　提示肺动脉高压的征象有右下肺动脉横径≥15mm,肺动脉段突出≥3mm,中央肺动脉扩张、外周肺血管丢失形成"残根征",右心房、右心室扩大,心胸比增大,心包积液征象。

2. 超声心动图表现　可以估测肺动脉压力,排除其他病因,如先心病、瓣膜病等,还可评价右心功能。评价心包积液也是超声心动图的优势。

3. CT 和 MRI 检查　CT 可以提供更详细的肺实质和肺血管信息,以及心包积液的量、部位等情况,对肺动脉高压病因学的诊断,也有很大帮助。MRI 能评估右心室形态、大小和功能及右心血流动力学特征。

【诊断要点】

直接征象为肺动脉高压的表现,同时有心包积液;间接征象包括右心室肥厚和右心房扩张等。

【鉴别诊断】

识别肺动脉高压的病因是关键,详见肺血管病一章。

(六)心包囊肿

【概述】

心包囊肿是发生于心包的囊肿,是一种相对少见的良性先天性畸形。心包囊肿有单房或多房,常附着于心包外壁,与纵隔和胸膜相邻。心包囊肿是在胚胎时期,胚胎间质中间隙未能与其他间隙融合形成心包腔,而单独形成一腔,且与心包腔隔绝发育而成的。发病率约为1/10万,约占纵隔肿块的7%,可发生于心包任何部位,2/3的心包囊肿位于右心膈角区。

【临床特点】

患者无症状,常见的症状慢性咳嗽、胸痛、呼吸困难、胸骨后压感、心悸和心律失常等,也未必与心包囊肿有关。心电图一般无异常,偶有心律失常出现。

【影像检查技术与优选应用】

X线胸片多没有特殊改变;经胸超声心动图是诊断心包疾病的首选检查。CT是可以确诊的成像方法,但是心包囊肿多是被偶然发现的;MRI检查也可偶然发现心包囊肿。

【影像学表现】

1. X线胸片表现　显示心膈角靠前处圆形、椭圆形或泪滴状阴影,密度淡而均匀,边缘锐利。

2. 超声心动图表现　为囊样回声肿块,呈椭圆形或圆形,无或低回声液性暗区,壁薄,边缘光滑,界清,透声好,紧邻心脏,与心脏不能分离。

3. CT表现　心包囊肿表现为薄壁、分界好、均匀、无分隔、无强化肿块,它们通常是卵形,边界清,呈泪滴状;密度略高于水,约达30~40Hu,且无强化。

4. MRI表现　心包囊肿为薄壁、分界良好、均匀的肿块,在T_1加权序列上呈低到中等信号,在T_2加权序列上呈高信号,增强后囊肿通常不强化。出血或蛋白水平升高的囊肿在T_1加权序列上可能表现为中或高信号强度。

【诊断要点】

心包囊肿影像学特点为薄壁、分界好、均匀、无分隔、无强化的肿块,紧邻心脏,与心脏不能分离。超声心动图是一项重要的初步检查方法,以检测心包肿块和相关的积液,以及血流动力学情况;CT和MRI对囊肿显示更为有利。

【鉴别诊断】

心包囊肿需与心包憩室相鉴别:囊肿比憩室更常见,憩室与心包间隙仍有相通,其大小随着体位或呼吸的变化而变化,而囊肿的大小是恒定的,但可能会改变形状。还需与支气管囊肿、食管囊肿、纵隔皮样囊肿等鉴别。

（胡红杰）

参 考 文 献

1. Adler Y, Charron P, Imazio M, et al. ESC Scientific Document Group. 2015 ESC Guidelines for the diagnosis and management of pericardial diseases: The Task Force for the Diagnosis and Management of Pericardial Diseases of the European Society of Cardiology (ESC) Endorsed by: The European Association for Cardio-Thoracic Surgery (EACTS). Eur Heart J, 2015, 36(42): 2921-2964.

2. LeWinter MM. Clinical practice. Acute pericarditis. N Engl J Med, 2014, 371: 2410-2416.

3. Adler Y, Charron P, Imazio M, et al. The task force for the diagnosis and management of pericardial diseases of the European society of cardiology (ESC) 2015 ESC Guidelines for the diagnosis and management of pericardial diseases. Eur Heart J, 36(2015): 2921-2964.

4. Etesami M, Gilkeson RC, Rajiah P. Utility of late gadolinium enhancement in pediatric cardiac MRI. Pediatr Radiol, 2016, 46(8): 1096-1113.

5. Gerardin C, Mageau A, Benali K, et al. Increased FDG-PET/CT pericardial uptake identifies acute pericarditis patients at high risk for relapse. 2018, doi: 10. 1016/j. ijcard. 2018. 05. 126.

6. 李汉美, 佟明汇, 王巍, 等. 慢性缩窄性心包炎行心包剥脱术的预后及危险因素: 单中心二十年经验. 中国体外循环杂志, 2018, 16(3): 160-164.

7. Xu B, Harb SC, Klein AL. Utility of multimodality cardiac imaging in disorders of the pericardium. Echo Res Pract, 2018, DOI: 10. 1530/ERP-18-0019.

8. Young PM, Glockner JF, Williamson EE, et al. MR imaging findings in 76 consecutive surgically proven cases of pericardial disease with CT and pathologic correlation. Int J Cardiovasc Imaging, 2012, 28(5): 1099-1109.

9. Alraies MC, AlJaroudi W, Yarmohammadi H, et al. Usefulness of cardiac magnetic resonance-guided management in patients with recurrent pericarditis. Am J Cardiol, 2015, 115(4): 542-547.

10. Gerardin C, Mageau A, Benali K, et al. Increased FDG-PET/CT pericardial uptake identifies acute pericarditis patients at high risk for relapse. Int J Cardiol, 2018, 271: 192-194.

11. Benjamin C, Matthew M. Clinical Update in Pericardial Disease. Journal of Cardiothoracic and Vascular Anesthesia, 2019), 33: 184-199.

12. 王文芳, 邓丹琪. 系统性红斑狼疮心脏损伤特点概述. 皮肤病与性病, 2018, 40(01): 34-36.

第八章　心脏电生理疾病

第一节　概　述

传统的心脏电生理疾病即心律失常(arrhythmia)，是心血管疾病中重要的一组疾病。其发生机制多由于窦房结激动产生于窦房结以外，或激动异常，即激动经异常通道传导或传导缓慢、阻滞，最终导致心脏搏动频率和/或节律异常。其中折返活动、自律异常与触发活动是引起心律失常的三大机制，但是心房颤动(简称房颤)以及某些心肌病等，发生心律失常的具体机制目前尚无确切定论。其预后与心律失常的病因、性质、类型、演变趋势，以及是否导致严重的血流动力学障碍相关。轻者可无明显的临床表现，重者可持续累及心脏而导致心力衰竭，亦可突然发作而致猝死。

根据心律失常的类型、患者的症状，以及对血流动力学的影响，心律失常的治疗方法可分为药物治疗和非药物治疗。其中非药物治疗包括：①压迫眼球、屏气等反射性兴奋迷走神经的方法；②电复律、电除颤、射频消融术和心脏起搏器植入术等电学治疗方法；③外科手术等。近来，随着影像技术的不断进步，特别是 CT 血管成像(CTA)和心脏 MRI(CMR)等技术，逐渐用于心律失常疾病相关解剖结构和心肌功能的治疗前后的评价。本章重点介绍与电学治疗方法及外科手术相关的心脏电生理疾病的放射影像检查与诊断，以及放射影像学对心脏电生理疾病治疗策略和预后的评估。

第二节　放射影像检查方法

一、CT 血管成像检查

CTA 通过静脉注射造影剂使心脏各房室以及大血管结构得以清晰显示。房颤进行射频消融前，需要对左心房-肺静脉及周围结构进行影像学评估。

1. **图像采集**

（1）扫描前准备：患者取仰卧位，连接体表心电图，建立上肢外周静脉通道，然后进行心电门控下双定位扫描；

（2）扫描范围：胸锁关节上方水平至心膈面下方 10mm；

（3）造影剂的应用：经上肢外周静脉通路，使用高压注射器，注入非离子型造影剂 50~60ml，然后注入生理盐水 30ml，注射流速均为 3.5~4.0ml/s；

（4）图像采集要求：患者吸气后屏住气，采集过程中同步记录心电图。注入造影剂同时对感兴趣层面进行连续动态扫描，以该层面造影剂浓度达 80~100Hu 为触发点，心电门控下采集扫描范围内容积数据，采集时间 4~7s。

2. **图像后处理**　采集的数据均采用常规参数进行图像重建，重建层间隔 0.3mm，重建层厚 0.5mm。重建后图像数据传输到后处理工作站后，分别进行容积再现(VR)、最大密度投影(MIP)，以及多平面重组(MPR)等三维重建。上述三维重建图像及相关数据测量可提供肺静脉、左心房、左心耳区域详细的解剖学信息，为房颤介入消融治疗术前评估、术后和预后评估提供重要解剖学依据。

二、心脏 MRI 检查

心脏磁共振(CMR)检查包括评价心脏解剖、功能以及心肌灌注和活性的全部检查。前面章节已经阐述，在此不再赘述，仅介绍一下与本章相关的磁共振血管成像(MRA)。

增强 MRA 通过静脉注射顺磁性钆造影剂，缩短血液 T_1 弛豫时间，增加血管与周围背景组织之间的对比度，而获得 MR 血管图像。要获得最佳的 MR 血管图像,团注造影剂后需要计时,过早或延迟扫描都将影响 MRA 的图像质量。MRA 数据采集必须与造影剂在兴趣血管内的循环保持一致。

1. 图像采集

(1)扫描前准备:患者取仰卧位,连接体表心电图,建立上肢外周静脉通道;

(2)扫描范围:以能够包括整个左心房及各支肺静脉为基本范围;

(3)造影剂的应用:经上肢外周静脉通路,使用高压注射器,注入造影剂 Gd-DTPA 为 18~20ml,然后注入生理盐水 30ml,流速均为 4.0~5.0ml/s;

(4)图像采集要求:患者吸气后屏住气,配合心电门控进行扫描。注入造影剂同时对感兴趣层面进行连续动态扫描,测量造影剂到达左心房的时间,3D 小角度激发快速梯度回波序列(3D FLASH)冠状面扫描。扫描延迟时间,根据团注测试造影剂到左心房的循环时间来计算。延迟时间为 4~6s,第一期扫描完成后,为保证检查成功,可进行第二期扫描,每次扫描时间为 18s。

2. 图像后处理 MRA 图像数据传输到后处理工作站后,分别应用 MIP,以及相关切面的 MPR,进行肺静脉和左心房图像重建。

第三节 应用解剖与正常影像学表现

一、心脏传导系统

心脏的传导系统结构,包括窦房结、结间束、房室结、希氏束、左右束支以及浦肯野纤维等结构。窦房结是心脏的起搏点,位于上腔静脉入口与右心房交界处外侧的心外膜脂肪内,呈月牙形,大小约 15mm×5mm×1.5mm。房室结位于右心房三尖瓣附着处后方的房间隔右心房面,冠状静脉窦开口前下方的右心房心内膜下约 1mm 深处,呈椭圆形,大小约 5mm×3mm×0.5mm。窦房结与房室结间有结间束相连,位于房间隔右侧的心内膜下。前结间束自窦房结前缘发出,经上腔静脉前入房间隔与房室结相连,中结间束自窦房结后缘发出后沿上腔静脉后缘经卵圆窝前缘到达房室结顶部。后结间束自窦房结后缘发出,沿右心房界嵴至下腔静脉口,再沿冠状静脉窦口前缘到达房室结后缘的上方。

希氏束为一略呈扁平状的束体,由房室结前部发出,向上达右纤维三角,在三尖瓣隔瓣附着部的室间隔膜部后缘下行至室间隔肌部的上缘。希氏束达主动脉瓣左瓣和右后瓣交界处下方发出左束支纤维,走行于室间隔左侧心内膜下,呈扇形分布。希氏束直接延续为右束支纤维,沿隔乳头肌的后缘入调节束,达右心室前乳头肌基部。左、右束支反复分支形成网状的纤维末梢,即浦肯野纤维,与心肌细胞吻合。

二、左心房及左心耳

左心房位于右心房左后方,较右心房小,左心房壁较右心房壁厚,平均厚度约 3mm。其后部构成心底的大部和心包斜窦的前壁,其前方为肺动脉干和主动脉根部覆盖。左心耳是位于左心房前壁和侧壁之间的不规则盲腔结构,自左心房左上角突向肺动脉干前,胚胎时期原始左心耳被冠状静脉窦来源的心肌包绕后形成,形态变异较大,多有分叶。左心耳基底部较缩窄,无血管壁成分,由含有大量弹性纤维的胶原层和数量不多的平滑肌细胞组成。左心耳体部主要由心肌细胞构成,其内壁有大量的排列不规则的梳状肌和肌小梁,使左心耳具有较强的舒张及收缩功能,可以影响左心房的压力,同时参与左心室血液的回流。左心耳根据解剖形态可分为 4 种,"仙人掌"形:中间叶明显,伴沿中间叶向两侧生长的副叶;"鸡翅"形:主叶明显伴近段弯曲,可有小的分叶;"风向袋"形:主叶明显但弯曲度小,分叶少见;"菜花"形:内部结构复杂、总长度较短、分叶较多(图 8-3-1)。

三、肺静脉

4 根肺静脉即右上、右下、左上及左下肺静脉,分别汇入左心房(图 8-3-2)。右上肺静脉收集右肺上、中叶的血液汇入,左上肺静脉收集左肺上叶及舌叶血液汇入,下静脉收集各自肺下叶血液汇入。肺静脉与肺动脉及支气管走行不同,上肺静脉向下汇入左心房,而下肺静脉呈水平汇入。右上肺静脉位于上腔静脉的后方及右肺动脉的前方,穿过右肺动脉下方由侧面汇入左心房。左上肺静脉走行于左肺动脉前方,在左心耳下方汇入左心房。右下肺静脉在肺门最低处,于右心房的后方横向汇入左心房。左下肺静脉于左心房后外侧走行,汇入左心房。

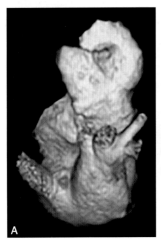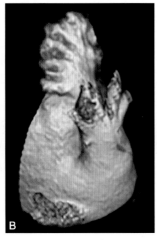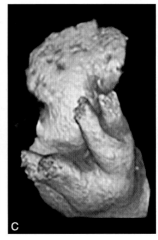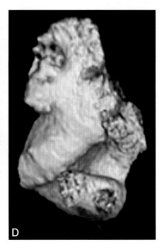

图 8-3-1　VR 相重建显示左心耳的四种解剖形态
A."仙人掌"形；B."鸡翅"形；C."风向袋"形；D."菜花"形

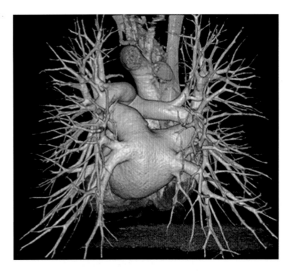

图 8-3-2　肺静脉 CT VR 图像
后上面观,正常的肺静脉-左心房连接,右上、右下、左上及左下肺静脉分别汇入左房

　　肺静脉经常会存在不同类型的解剖变异,射频消融术前需明确变异血管的类型和位置,避免术中遗漏,造成术后复发。具体解剖变异分型详见第四节。

第四节　心电生理疾病治疗的放射检查与诊断

一、心房纤颤射频消融

【概述】

　　心房纤颤(atrial fibrillation,AF)简称房颤,是最常见的心律失常类型之一,机制复杂,发病率高,我国人群房颤发病率约为 0.77%,且随着年龄增加发病率升高。随着对房颤发病机制认识的不断深入,导管消融术已成为房颤非药物治疗的主要手段。研究发现,肺静脉-左心房入口附近的肺静脉肌袖组织可产生异位兴奋灶,这是导致房颤发生的根本原因。这一发现开创了房颤消融的里程碑。因此,在肺静脉-左心房交界部(肺静脉前庭区)或肺静脉口部进行消融隔离为核心的导管消融技术,已逐步成为治疗各种类型房颤的主要手段。该技术的原理为通过导管消融肺静脉口部或开口周围的心房壁组织,阻断肺静脉内异位兴奋灶与心房之间的电学联系,从而消除房颤。该项治疗的主要技术方法:①Lasso 电极(环状标测电极)标测下的节段性肺静脉消融;②CARTO 系统标测下的环肺静脉(即前庭区)消融;③超声球囊肺静脉口部消融。目前,前两种方法在临床的应用较为广泛。消融方式多样,如射频脉冲消融;冷冻消融;超声消融;激光消融等,但现在临床应用最为普遍的是射频脉冲消融。

【临床特点】

　　房颤易于产生如下严重的并发症:①血栓栓塞,房颤患者容易形成心房血栓,尤其是左心房耳部血栓。血栓脱落进入体循环将引起体循环血栓栓塞,重者可导致脑卒中,严重影响患者的生活质量。国内外研究显示,房颤患者脑卒中的发生率是无房颤人群的 5~6 倍。②心功能不全,房颤患者的心室率与患者心功能的状态关系密切,当房颤合并快速心室率(尤其是基础心功能较差时),将导致心输出量急剧减低,造成组织器官灌注不足及急性淤血综合征,重者可致急性心力衰竭,临床上以急性左心衰较为常见。

【影像检查技术与优选应用】

　　随着房颤消融治疗的出现,获得肺静脉-左心房

（Pulmonary Vein-Left Atrium）区域的详细解剖学信息变得尤其重要，对指导房颤消融术中肺静脉近心端和/或心房内精细、复杂的导管标测和消融操作具有重要意义。常见的影像学方法包括经食管超声心动图（transesophageal echocardiography，TEE）、心脏磁共振成像（cardiac magnetic resonance，CMR）、多层螺旋 CT 血管成像（computed tomography angiography，CTA）等。TEE 为经食管检查，会使患者感觉痛苦，并且可能会产生如心房穿孔等严重的并发症，TEE 检查需要操作者有丰富的经验，测量的准确性也受到较大的限制。CTA 及 MRA 肺静脉-左心房成像作为成熟的影像学技术，空间分辨率高，能清晰显示肺静脉-左心房区域详细解剖学信息，可完成肺静脉或/和心房的反复、精细测量，远优于经食管超声心动图，特别是 CTA 技术，由于设备普及率高，检查时间短等因素，目前在临床应用更为广泛。

房颤射频消融术前 CTA 或 MRA 成像可提供的解剖学信息，包括如下几个方面：①左心房—肺静脉图像与三维电解剖标测系统的精确配准；②判断各支肺静脉是否存在解剖学变异并明确变异类型；③各支肺静脉开口位置、形态及管径；④明确各肺静脉投射角度，指导射频消融术中肺静脉造影；⑤肺静脉前庭区的形态及径线；⑥左心房后壁与食管及降主动脉相互位置关系。

【影像学表现】

肺静脉-左心房评价

1. 肺静脉解剖变异 肺静脉解剖变异总的发生率为 10% ~ 44%。目前，国内外已报道的肺静脉解剖变异类型共有 5 种，图 8-4-1 为模式图。按发生率高低依次为：①左肺静脉短共干，Ritsushi Kato 新近提出的变异类型，其定义为左上肺静脉的下缘与左下肺静脉的上缘相接，连接点位于左心房轮廓线以外；②左肺静脉长共干；③单支右中肺静脉单独注入左心房；④双支右中肺静脉单独注入左心房；⑤单支右中肺静脉并右侧最上一支肺静脉（位于右上肺静脉上方）单独注入左心房。其中③④⑤为少见类型，发生率小于 1%。CTA 和 MRA 可以通过 VR 或 MPR 重建直观显示肺静脉解剖变异，并可以进行相关的测量（图 8-4-2 ~ 图 8-4-6）。

在早期研究时曾有学者提出，部分肺静脉变异类型（如单支右中肺静脉单独注入左心房）与房颤的发生有关，但随后国内外多项肺静脉解剖变异的研究均未得到证实。目前学术界的普遍观点是，房颤患者与正常人群肺静脉变异的发生率无差异，变异类型与房颤的发生亦无关联。但房颤患者是否存在解剖变异与手术方案的制订，以及与患者的预后是否相关，值得进一步研究。以节段性肺静脉口部消融手术为例，如患者为左肺静脉共干，消融部位则应选择在静脉共干的开口，这一点在左肺静脉短共干时更为关键，因术中的选择性肺静脉造影很难发现这一变异类型。过于细小的单独右中肺静脉无法进行隔离消融，而其外同样有肌袖组织包绕。已有文献报道，由于该部分肌袖组织为异位兴奋灶，使房颤更易复发。确定解剖变异类型应多方位、多角度观察。CTA 或 MRA 的 VR 及 MIP 图像，在判断左肺静脉短共干这一变异类型时，还应结合多角度斜冠状位 MPR 进行观察，以明确左上肺静脉的下缘与左下肺静脉的上缘相接点是否位于左心房轮廓线以外。

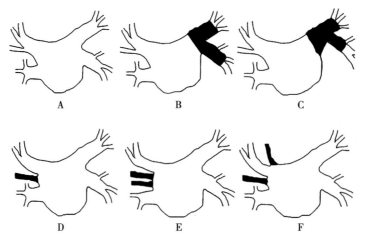

图 8-4-1 肺静脉解剖变异模式图

A. 正常的肺静脉-左心房连接；B. 左肺静脉短共干；C. 左肺静脉长共干；D. 单支右中肺静脉单独注入左心房；E. 双支右中肺静脉单独注入左心房；F. 单支右中肺静脉并右侧最上肺静脉（位于右上肺静脉上方）单独注入左心房

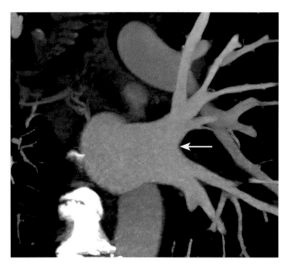

图 8-4-2 肺静脉短共干

MSCT MPR 图像，左肺静脉短共干，箭头所示为左上及左下肺静脉的连接点

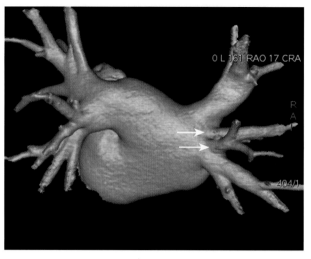

图 8-4-5 双支右中肺静脉

MSCT 的 VR 图像后面观，双支右中肺静脉单独注入左心房（箭头所示）

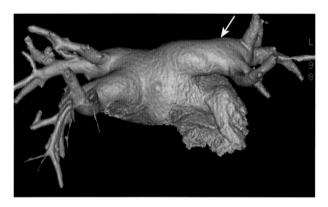

图 8-4-3 肺静脉长共干

MSDT 的 VR 图像后面观，显示左肺静脉长共干

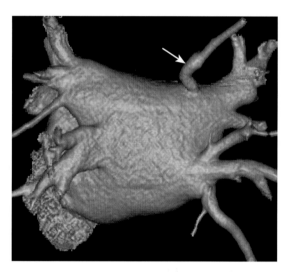

图 8-4-6 右中肺静脉伴右侧最上肺静脉

MSCT 的 VR 图像后面观，右侧最上肺静脉（箭头所示）单独注入左心房

2. **肺静脉开口位置及形态** 大量研究显示，各支肺静脉开口的位置和形态具有一定的规律和特征。主要表现在：①左上及左下肺静脉的入口均高于右上及右下肺静脉入口；②两下肺静脉入口间的距离均大于两上肺静脉入口间的距离；③双上、双下肺静脉入口间的距离均明显大于同侧上下肺静脉入口间的距离；④各支肺静脉开口的形态均呈上下径大于前后径的椭圆形，且各支肺静脉上下径与前后径之比存在较明显的个体差异（图 8-4-7）。

术前在 CTA 的 VR 图像或 MRA MIP 图像上测量各支肺静脉开口的径线，了解各支肺静脉开口的具体形态，对能否顺利进行房颤消融治疗意义重大。

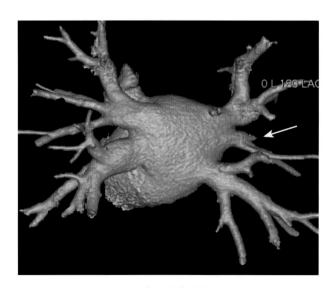

图 8-4-4 右中肺静脉单独开口

MSDT 的 VR 图像后面观，单支右中肺静脉单独注入左心房

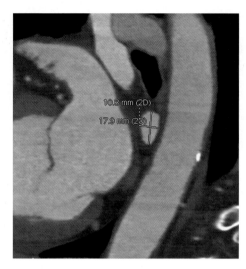

图 8-4-7　左上肺静脉开口的测量

MSCT 的 MPR 图像左上肺静脉开口呈椭圆形,上下径为 17.9mm,前后径为 10.8mm

以节段性肺静脉口部消融为例,术中需将圆环状电极深入到各支肺静脉口内进行标测,以明确异位兴奋的传导路径,若患者有一支或数支上下径远大于前后径的肺静脉,即肺静脉口部过于狭长,标测电极将很难送入肺静脉口内,导致手术难度系数增加,甚至手术失败。若术前已了解患者肺静脉开口形态,则可通过定制特殊长圆形标测电极完成标测。在后处理分析过程中,如发现肺静脉开口极为狭长,可沿肺静脉入口平面做 MPR 重建,给临床医师提供更为直观的图像。

3. 明确各支肺静脉投射角度　肺静脉向左心房的投射角度具有一定的解剖规律,即所有的上肺静脉均向下后方投射,所有的下肺静脉均向前上方投射。肺静脉长轴与人体标准冠状面、矢状面和横切面所形成的夹角统称肺静脉投射角。其中,肺静脉长轴与标准冠状面所形成的投射角临床意义最大。房颤射频消融术中,需用造影导管分别对各支肺静脉进行造影,以了解肺静脉解剖细节,并以此为依据选择不同的标测及消融器械。造影时,球管中心 X 线与各支肺静脉长轴向人体标准冠状面的投射角垂直十分关键。因为,只有这样才能保证术中造影产生的肺静脉影像不出现严重变形,使环状标测电极的选择及消融操作不受术中图像质量的影响。

4. 肺静脉前庭区的形态及径线　近年来,CARTO 系统标测下的环肺静脉消融(前庭消融),因手术时间短、成功率高,受到临床医师越来越广泛的关注。这一术式的核心是,分别在双侧肺静脉前庭区进行环绕一侧所有肺静脉的线性消融。肺静脉前庭区,是指肺静脉开口与左心房体部之间类似漏斗状扩张的区域。它是左心房的一部分,胚胎发育源于原始的腔静脉窦,后与固有左心房融合。肺静脉-左心房 CTA 成像较 MRA 空间分辨率更高,是肺静脉前庭区的形态学研究的重要方法。双侧肺静脉前庭区大小与心房体积密切相关,前庭区过短,前庭消融操作的难度将大大增加,甚至可能导致手术失败。因此,CT 所提供的肺静脉前庭区形态学细节对选择消融术式具有重要指导意义。如 CTA 的 VR 图像显示局部前庭区过小或缺如,则可选择节段性肺静脉消融等术式进行操作治疗。

5. 左心房与食管及降主动脉的关系　左心房-食管瘘及左心房-降主动脉瘘,是最为凶险的房颤消融治疗并发症。发生此类并发症的患者,常继发胸腔大出血而致的失血性休克、败血症、中枢神经系统大量气体栓塞等,过程凶险,最终导致大多数患者死亡。由于正常成人左心房壁厚度较薄,平均仅为3mm,而房颤患者左心房壁更薄。因此,消融温度过高、消融时间过长或局部反复消融操作均可导致过度热损伤,当损伤累及左心房后壁全层,波及食管/降主动脉前壁时,致使局部左心房壁及食管前壁组织坏死,最终导致左心房-食管瘘和左心房-降主动脉瘘。虽然,通过对消融操作进行优化可部分减少上述严重并发症的发生,但对该区域重要脏器详细解剖细节的了解,可使消融部位避开危险的左心房-食管和左心房-降主动脉接触区域,从根本上避免这些致命并发症的发生。Ricardo 等人研究表明,人类食管中下段均与左心房后壁接触,房颤患者由于左心房增大,其与食管中下段的接触长度明显大于无房颤健康人群,持续性房颤患者接触长度可达(18.9±4.4)mm。降主动脉与左心房后壁或左肺静脉近心端接触者约77%,接触长度平均为(13.6±3.1)mm,其中63%与左下肺静脉近心端后壁相接触。另有研究表明,食管中下段与左心房后壁的接触线一般偏左肺静脉入口,其接触部位及走行与降主动脉相似,存在较大的个体差异。因此,房颤消融术前的 CT 成像,应明确食管中下段和降主动脉的走行,以及其与左心房后壁和/或肺静脉近心端的相互位置关系。根据我们的经验,CT 扫描前受检者应小口吞钡,此后再多次做吞咽动作,以免食管内存钡过多而使扫描中出现大量伪影。扫描结束后,在图像三维后处理过程中,应注意选择适当的角度及后处理方法,使食管中下段和降主动脉与左心房、肺静脉的相互位置关系显示清晰，并对降主动脉与左心房后壁或左肺静脉近心端的接触面积、接触长度分别与各支肺静脉开口的距离等进行测量。

6. 左心房—肺静脉图像与三维电解剖标测系统的精确配准 CARTO（源于英文 cartography）系统，是指心脏的电解剖标测系统，本世纪初获得临床推广应用。其基本原理是，特制线圈导管在 3 个不同方位的低磁场发生器中移动，根据物理学的电磁化原理，经相关图像处理软件处理后，将导管标测所获得的电生理信息以二维或三维图形的形式直观显示出来。该系统能实时显示射频导管在心腔中的位置，具有导管定位精确、腔内可视化等优势，有利于导管消融操作的具体实施。同时，该系统应用磁场定位进行标测，明显减少了患者接收 X 线的射线量，克服了传统射频消融的局限性，使其在房颤射频消融实践中表现出明显优势，临床应用价值较高。

基于 CARTO 系统的电生理成像原理，其建立的心脏电解剖图像（也称为壳，geometry），理论上空间分辨率可达 2.0mm，动物及人体临床试验的实际标测精度为 5~7mm，但因采样点数量的限制，实际生成图像的空间分辨率低，无法保证射频消融术中导管的精细操作。因此，2003 年，Solomon 等人首次提出可将 CT 左心房图像数据导入 CARTO 系统，使其与电解剖标测数据进行配准整合，以获得更精准的左心房图像。2006 年 Kistler 等首次进行了 CT 与 CARTO 系统配准整合的无房颤健康人小样本临床研究。该研究表明，CT 与 CARTO 系统配准误差小于 CARTO 系统的实际标测精度。

影像学数据与 CARTO 系统的电解剖数据能否精确配准，不仅影响整合后图像的质量，更与射频消融术中复杂操作的准确性密切相关，是心脏影像学界与电生理学界在该领域的研究热点。国内外已有不少学者对上述问题开展研究，但研究样本量小，且多为无房颤健康人群实验性质的配准研究。通过肺静脉-左心房 CTA 图像与 CARTO 系统进行精确配准的较大样本量对比研究结果显示，CTA 的路标配准误差和最终的表面配准误差值，均远小于 CARTO 系统的实际标测精度（5~7mm），说明基于 CTA 的配准融合技术，具有配准的精确性。

【诊断要点】

房颤射频消融术前行 CTA 或 MRA 左心房成

像，现已逐渐成为临床诊疗常规，CT 和 CMR 左心房成像各具优势，CT 的空间分辨率高于 CMR，因此在左心房成像时，能更好地显示一些细微解剖结构。术前影像学需要判断肺静脉-左心房连接解剖变异、左心耳开口与左上肺静脉脊状结构，以及肺静脉前庭范围等，CT 或 CMA 左心房肺静脉成像，均可以提供 DICOM 数据与 CARTO 系统电生理图像的配准整合，实现术中的有效精细的射频消融。

二、心肌病患者室性心律失常

（一）缺血性心肌病

【概述】

急性或慢性心肌缺血患者发生恶性心律失常，是心源性猝死的主要原因，其中绝大多数是快速性室性心律失常，如持续性室性心动过速和心室颤动。心肌的慢性缺血和心肌梗死后心肌缺血区域的存在，造成心肌细胞膜内外离子梯度变化而产生异常放电。此外，心肌梗死后心肌瘢痕纤维组织，产生传导阻滞，存活心肌束与纤维化心肌之间构成缓慢传导区。大多数致命性心律失常都以组织异质性为基础，存在传导延迟或阻滞的心肌构成折返环路形成心律失常。缺血性心肌病通过可植入式心脏转复除颤器（ICD），或心脏再同步化治疗，可降低缺血性心律失常的风险，减少心源性猝死，从而提高高危人群的生存率。

【临床特点】

临床医师对缺血性心律失常危险评估，多利用左心室射血分数（LVEF）降低作为高危患者筛选标准，其特异性及敏感性不高，缺乏系统的危险分层标准。目前，心脏异常电生理活动是有效评估风险的检查方法之一。随着各种影像技术的不断进步，对缺血性心律失常患者的风险评估和分层提供更为精准的依据。

【影像检查技术与优选应用】

超声斑点追踪技术：是最近几年超声技术发展的新方向。平均左心室整体纵向收缩期峰值应变（global longitudinal strain，GLS）与心肌梗死面积有关，到达纵向收缩期峰值应变时间的标准差（mechanical dispersion，MD）反映心肌变形程度。多项研究证实了上述两项指标在预测缺血导致的心律失常时优于 LVEF，均是独立危险预测因素。

延迟增强心脏磁共振成像：对纤维瘢痕组织和冬眠心肌有很高的分辨率，通过定量心肌瘢痕组织，而识别心血管事件的高危人群,对缺血性心肌病患者风险评估有潜在优势。

利用正电子发射计算机断层显像技术(positron emission tomography,PET)结合CT技术:评估心肌血流受损程度,并被认为可用于评估患者缺血性心律失常发生风险。

【影像学表现】

1. **超声斑点追踪技术**　测量平均左心室整体纵向收缩期峰值应变(global longitudinal strain,GLS),以及达纵向收缩期峰值应变时间的标准差(mechanical dispersion,MD),用于反映心肌变形程度。心肌梗死稳定期(6~12周),超声斑点追踪技术测量GLS可以发现很细小的心肌功能变化,与心脏射血分数(EF)相比更加敏感,尤其在EF>35%的患者,该值越低患者发生心律失常的风险越高,术后40天评估MD>75ms,结合GLS<-16%作为阈值,其阳性预测价值显著优于单独使用EF>35%这一诊断标准。有研究报道,在目前推荐ICD植入的患者中,MD>70ms的患者为高危患者。

2. **磁共振延迟成像**　心肌延迟强化(LGE)代表了心肌坏死及瘢痕组织形成,而后者已经被证实是大多数室性心动过速发生的基础,尤其是折返性室性心动过速。对缺血性心肌病患者LGE的定量分析,是独立于左心室射血分数和左心室内径等参数的预测心律失常发生的独立危险因子,无论LGE心肌的绝对质量或其百分比均能很好预测。还有一些初步研究,利用最新的影像学方法评估坏死心肌面积,进而协助评估缺血性心律失常的风险。其中,有研究提出,CMR可以准确评估心肌梗死及梗死灶周围冬眠心肌的面积,而2年的随访时间里,发生室性心律失常的患者和无不良事件组之间梗死面积比较,差异有统计学意义。

有研究者利用PET结合CT技术评估心肌血流受损程度,并认为可用于评估患者缺血性心律失常发生风险。另外,利用PET定量分析心肌的去交感神经支配面积,也被认为是心律失常的独立影响因素,可有效预测心律失常的发生。

【诊断要点】

缺血性心律失常的患者,危险分层从来不是单一检查手段可以完成,综合分析超声心动图、体表心电图、实验室检查结果、影像学特征,确立评分体系可能是评估缺血性心律失常的更优手段。

(二)其他常见的原发性心肌病

如扩张型心肌病、肥厚型心肌病、限制型心肌病、致心律失常性右室心肌病等,均在本书的第五章心肌病与心肌炎的相关章节中加以详细的描述,不再本章中赘述。

对于心肌病的影像学诊断价值,归纳如下:①提供心脏结构和功能的主要特征与表现,为心肌病的诊断与分型提供直接依据;②提供对原发性心肌病的鉴别诊断(排除继发因素)和并发疾病(如冠心病、瓣膜病)的诊断依据;③精细化评估心肌(心室)功能,特别是舒张功能,通过影像学才能获得准确的数据;④心肌病变的分布范围与病情程度,包括心肌水肿、瘢痕组织和纤维化;⑤心肌病导致的其他功能受累情况,如功能性瓣膜关闭不全、左室流出道梗阻、右心血回流障碍导致的肝脏淤血和腹水、肺淤血和肺动脉高压情况等;⑥影像学为心肌病治疗策略的确定和预后评估提供指导。

具体来说,以下常用的影像学技术,对于心肌病的应用价值归纳如下。

1. **X线胸片**　仍然是目前常用的影像学检查方法,主要用于观察双肺病变,包括肺淤血、肺循环高压等,另外用于观察心脏大致形态和大小。

2. **超声心动图**　对心肌病具有重要价值,是临床首选的影像学检查技术。超声能够反复应用,从急诊、床旁,到门诊的治疗后复查等,简单方便,易于操作,这是其他大型设备难以比拟的。而且,超声心动图检查,对心脏和心肌的结构、形态学诊断,以及心脏功能、瓣膜功能和血流动力学意义的评估,均具有重要价值。应用超声评价心脏和心肌舒张功能、心肌应变等,是其优势。

3. **CT检查**　目前CT冠状动脉血管成像(CCTA)是进行冠状动脉检查的最常用的无创性技术手段,特别有助于鉴别心肌病伴发冠状动脉病变或鉴别原发型心肌病和缺血性心肌病。CT能直观和全面显示心腔和心肌的基本情况。但不作为常规技术来评价心肌和瓣膜功能。

4. **CMR检查**　观察显示心肌钆造影剂延迟强化(LGE),是CMR的独到的优势。心肌病中LGE的发生率与左心室壁应力和质量的增加相关,LGE应被视为严重心律失常和心力衰竭的一个潜在预后判定指标。

除了上述临床诊断心肌病的需求之外,对于心肌病的治疗策略的确定,以及治疗前的精细诊断,也需要影像学技术的辅助。例如,致心律失常性右室心肌病(ARVC)的射频消融,需要在术前了解右心室心内膜的结构、右心室流出道的形态、心肌瘢痕组织的部位与范围、冠状动脉分支的大小与走行等,才能制订出合理的标测计划与方案,减少射频消融的操作时间、降低并发症和失败风险,提高安全性。

对于扩张型心肌病的电生理治疗,包括双腔、三腔起搏器的植入,心肌再同步化治疗和 ICD 植入等。这些治疗方案的确定,需要影像学技术对心室大小、精细化的功能检测(如 EF 值和舒张功能等)、心脏静脉的解剖等,做出详细精确的评价。对于治疗后的随访,同样需要影像学技术再次进行这些精细化测量,以便对照治疗前后的变化,并且评估预后。

三、左心耳血栓及封堵术

(一)左心耳血栓

左心耳是心脏内血栓形成的主要部位,其结构及功能与血栓事件的发生相关。房颤时,由于左心房失去正常的节律性收缩,心耳壁的收缩能力减低,其内血流速度显著下降,导致左心耳排空不充分,再加上左心耳口为缩窄状,血液容易滞留、凝固,进而血栓形成。左心耳形态和血栓栓塞存在一定关系,按照"鸡翅膀""仙人掌""风向袋"和"菜花"分型,发现"鸡翅膀"形态房颤患者脑卒中的发病概率较其他类型低,"菜花"型与血栓事件有明显相关性。左心耳分叶数量越多,血栓事件发生的风险越大,其中大多数左心耳内血栓形成患者中,左心耳分叶数≥3 个。此外,左心耳容积、左心耳深度、左心耳的开口面积、直径都和房耳血栓形成有关。

【临床特点】

随着患者心房的收缩舒张运动,左心耳内形成的血栓容易脱落进入体循环,从而引起血管栓塞,如脑栓塞、肢体栓塞等。临床对房耳血栓形成通常是基于年龄、房颤病程、CHADS2 评分、CHA2DS2-VASc 评分、既往栓塞史等做出评估。影像学上左心耳形态的相关指标也可预测血栓事件的风险,从而完善了 CHADS2 评分、CHA2DS2-VASc 评分的不足之处,更全面且准确地评价房颤患者血栓事件发生的风险。

【影像检查技术与优选应用】

左心耳的影像学成像方法,主要包括经食管超声心动图(TEE)、CT 血管成像(CTA)及心脏磁共振(CMR),这些方法均可对左心耳进行较为准确的观察,收集测量临床手术所需要的解剖学数据,同时可以观察左心耳内有无血栓,对临床治疗具有指导作用。由于 TEE 属于有创检查,CMR 检查时间长、图像分辨率偏低等因素,目前临床更倾向于使用 CTA 技术,检查左心房和左房耳。

【影像学表现】

超声心动图:常规经胸超声心动图(TTE),是基本的排查方法,左心耳血栓为附着于左心耳的活动度较差的固态高回声团块影。由于某些患者声窗不佳的限制,对左房耳的准确观察受限,经食管超声(TEE)则可弥补不足,TEE 可以评估左心耳血栓形成的风险、准确识别左心耳血栓、定位左心耳血栓位置(图 8-4-8),以除外左心耳封堵的最主要的禁忌。

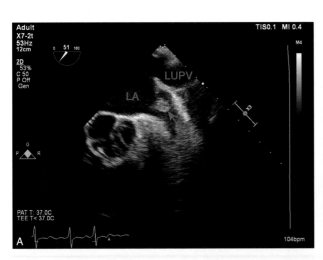
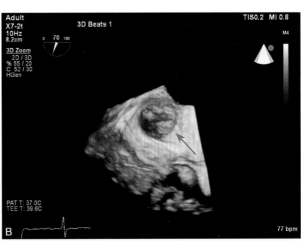

图 8-4-8 TEE 显示左心耳的球状附壁血栓
A. 二维 TEE 图像;B. 经实时三维 TEE 图像显示的左心耳口部的血栓形态

CT 表现：血栓多位于左心耳部，呈片状、半球形或不规则形，其长径多黏附在左心房壁上，在密度上多为均匀一致的相对低密度充盈缺损影（图8-4-9）。其次，CT 增强扫描具有较高的密度分辨率，能较为准确地判断左心房内血栓形成是否为陈旧血栓。若为陈旧血栓、钙化的血栓，且其长径黏附在左心房壁上，此类血栓很难脱落导致动脉栓塞。需要指出的是，由于左房耳内的血流较左心房内的血流相对运动缓慢，容易造成血栓"假阳性"的诊断，这是因为左房耳内的造影剂没有完全与血液混合充盈导致的，这种情况下，需要延迟 30s～1min 再次扫描，待造影剂与血液充分混合充盈后，方能做出准确的诊断。

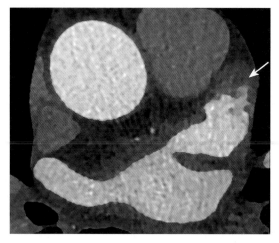

图 8-4-9 左心耳血栓 MSCT 横轴位图像
左心耳内血栓呈低密度充盈缺损（箭头）

【诊断要点】

左心耳血栓在超声上具有典型的影像学表现。CTA 诊断左心耳血栓时需要注意成像的时间，造影剂未足够充盈的房耳及梳状肌，容易导致错误诊断，如果充盈完全，则排除血栓的可靠性极高。

（二）左心耳封堵术及夹闭术

左心耳封堵术或夹闭术，是通过选择合适的封堵器或房耳夹使左心耳闭塞，多用于预防房颤患者形成左心耳血栓或防止已形成的血栓脱落，降低缺血性卒中发生的风险，而这两种手术的实施均需要对左心耳及其周围重要的解剖结构进行精确的观察与测量，所以对房颤患者左心耳解剖结构及功能的定量研究，可以初步探讨左心耳对房颤发生及发展的临床意义，为房颤患者的临床治疗提供客观影像学依据。

【临床特点】

2002 年经皮左心耳封堵系统开始动物试验，其后开展了临床前瞻性对照试验，如 PROTECT AF 和 PREVAIL 研究。2017 年 JACC 发表 Watchman 封堵器械在美国上市后应用安全性的登记研究。但现行相关指南均仅将左心耳封堵列为Ⅱb类推荐。因此，封堵或夹闭术的实施，应严格掌握临床适应证，术前进行充分全面的影像评估，保证装置的顺利准确置入。

【影像检查技术与优选应用】

超声心动图尤其是 TEE 常应用于指导左心耳封堵术，TEE 不仅能引导房间隔穿刺定位，以最大限度保证输送系统与左心耳的同轴性，亦可评估解剖左心耳开口（封堵器锚定区）的大小、深度（图 8-4-10），以及外口的大小，以协助封堵器大小的选择。TEE 相较于 X 线透视可多角度显示封堵器展开后的位置、形态、大小及封堵器周边瘘的情况，确认封堵的稳固性及是否达到释放标准（图 8-4-11）。

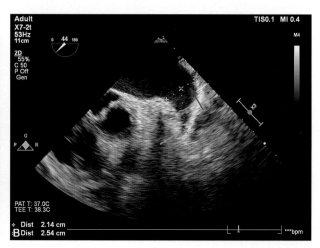

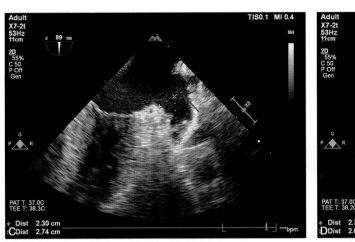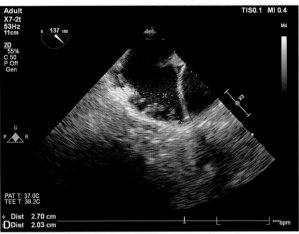

图 8-4-10 TEE 显示左心耳内口(封堵器锚定区)与深度的测量

要求在 0°、45°、90° 及 135° 进行测量,红色箭头所示的测量线为左心耳解剖内口,蓝色箭头所示的测量线为左心耳的深度(解剖内口中点至左心耳上叶最远处的距离)

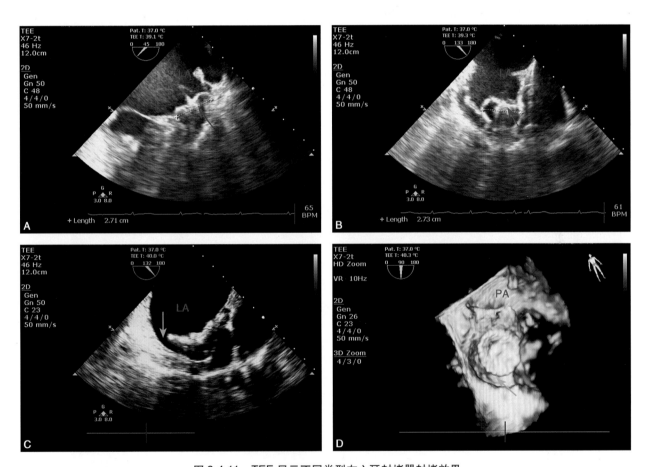

图 8-4-11 TEE 显示不同类型左心耳封堵器封堵效果

A、B. 内塞式封堵器位置良好(红色箭头所示),压缩满意,封堵器周边未余留缝隙;C、D. 塞-盖式封堵器外伞盘于后下缘与左心耳外口贴合不良(蓝色箭头所示)导致翘边

CT 技术因为无创、方便、快捷等多方面优点,并且通过使用较高的空间分辨率图像,实施后处理技术进行血管成像及左心房、肺静脉和左房耳的三维重建,更准确、客观地显示左心耳的解剖结构,是术前必做的检查和测量工具。

【影像学表现】

影像学上需要定量测量的指标如下。

1. 测量左心耳基底部长径、短径、面积、周长 在横断面上找到左心耳同左心房移行处,将定位线固定于垂直左心耳同左心房交界处,通过 MPR 重建冠状位,再将定位线垂直左心耳同左心房交界处,得到左心耳基底部的截面图像(图 8-4-12),测量左心耳基底部长径、短径及面积、周长(图 8-4-13),其中长径为左心耳基底部最长径线,短径为经过并垂直长径中点的径线。

2. **左心耳、左心房容积** 应用心功能处理软件,获得左心耳及左心房 3D 图像,得到左心耳及左心房的总体积,在左心耳同左心房连接处进行切割,获得左心耳单独图像,软件自动测量左心耳体积,两者相减,计算左心房体积(图 8-4-14)。

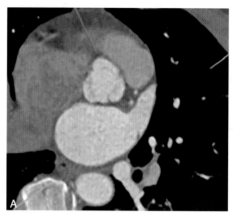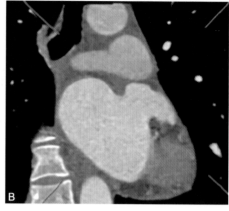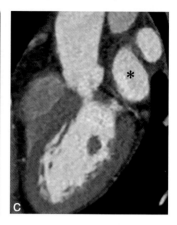

图 8-4-12 左心耳基底部的截面图像
A. 横断面上找到左心耳同左心房移行处,定位线固定于垂直左心耳同左心房交界处重建冠状位;B. 在冠状位定位线垂直左心耳同左心房交界处;C. 重建得到左心耳基底部的截面图像(星号)

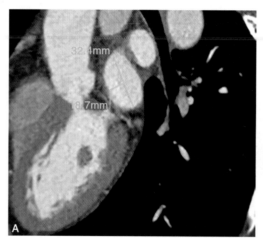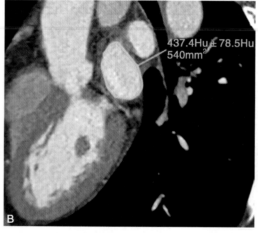

图 8-4-13 左心耳基底部长径、短径及面积测量
A. 左心耳基底部长径及短径测量;B. 左心耳基底部面积测量

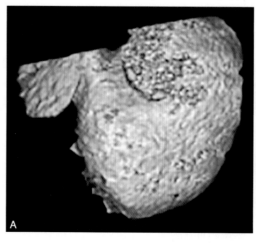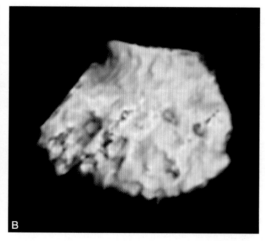

图 8-4-14 左心房及左心耳容积测量
A. 左心房及左心耳容积测量;B. 左心耳容积测量

3. 左心耳深径 在 3D 图像上切割出左心耳，测量左心耳尖端最远点到左心耳基底部平面中心点的距离(图 8-4-15)。

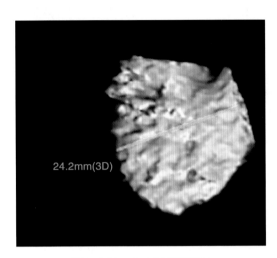

图 8-4-15 左心耳深径测量

【诊断要点】

为了保证完全堵闭左心耳，影像学要选择可靠直观的技术，清楚准确地测量各解剖学参数。

四、起搏器及可植入性心脏除颤器

心脏起搏器是治疗急性缓慢型心律失常最有效且不可替代的方法之一。右心室心尖部(RVA)起搏由于操作简单，稳定性好而得到广泛的应用。但越来越多的证据表明，长期的右心室心尖部起搏与心力衰竭的发生甚至死亡率的增加相关，将起搏电极放置更符合生理性的起搏部位，将会减低起搏后心力衰竭、心房纤颤及病死率。流出道间隔及中间隔部位起搏，因其理论上更接近心脏的生理激动顺序及传导顺序，获得临床推广应用。

【临床特点】

术中和术后心电图的变化，是判断电极是否置入右心室流出道(RVOT)的主要指标。RVOT 间隔部较游离壁偏左后方，典型心电图的特点:①间隔部起搏 QRS 时间较游离壁起搏者短;②间隔部起搏中 I、aVL 导联主波向下或等电位线者比例高。游离壁起搏者 QRS 时间长，I、aVL 导联主波向上，III 导联 QRS 波切迹多见。游离壁起搏者 III 导联 QRS 波切迹多见，原因可能与游离壁起搏总体心室激动时间延长，左心室侧壁激动延迟有关。aVF 导联的正极及等同正极位于近足部(下方)，这些导联正向波时提示心肌除极方向从上方指向足部，相反，起自心室下方(心尖部或流出道以下)则在此导联形成负

向波。

【影像检查技术与优选应用】

目前临床上多采用 X 线透视下，以及床旁非透视下植入起搏电极导管两种方法。X 线透视下对电极在心影中位置的判断主要依靠右前斜位和左前斜位。

【影像学表现】

1. 电极在心影中位置高度的判断，可根据 X 线胸片后前位判断。以心影与椎体影的相对位置将心影划分为上中下 3 个区域，判断电极在心影中的相对高度。

(1) 高位:距心影底部高于 2 个椎体影(图 8-4-16B);

(2) 中位:距心影底部 1.5~2 个椎体影;

(3) 低位:距心影底部 1.5 个椎体影以下的区域为低位，包括电极头端明显向下，位于近右心室心尖部者(图 8-4-16A)。

右心室间隔面中位起搏的效果，与右心室间隔部的解剖密切相关。心影下缘上 1.5-2 个椎体影高度，相当于 HIS 束的高度，大约相当于室上嵴水平面。在植入术中根据 X 线后前位投照时心影与脊柱影的关系，可以大概判断该位置，同时结合左前斜位与右前斜位影像这样就在三个平面上确定了其大概位置。

2. 右前斜位 10°~30° 用于判断电极的前后位置。沿心影左右缘之间的最长径将心影纵向 4 等分，由脊柱侧至右心室前壁侧分别称为 1~4 区,3 区与 4 区为心影的右侧 50% 的部分，相当于心脏中的心室部分，而电极头端越靠近 4 区的右心缘，则电极越靠近右心室前壁。右前斜位下电极头端应尽可能位于心影中 3 区，电极在此处可以确保有足够长电极已经进入右心室，部分患者可能因心脏转位在正位见电极未过脊柱影，而在右前斜位可见此时电极仍位于第 3 区。3 区可以确保电极位于右心室的中部，而 4 区则可能在靠右心室前壁的位置，此时需注意在右前斜位下电极头端不能过于靠近心影左缘，否则有发生右心室前壁穿孔的可能。

3. 电极在心影中左右位置的判断，以左前斜位 45° 影像为主，可酌情参考左前斜位 30°~60° 影像，当电极头端指向脊柱侧为电极在右心室间隔面。

【诊断要点】

X 线下心脏三位像可以帮助定位电极的位置，结合术中心电生理的变化才能准确定位。

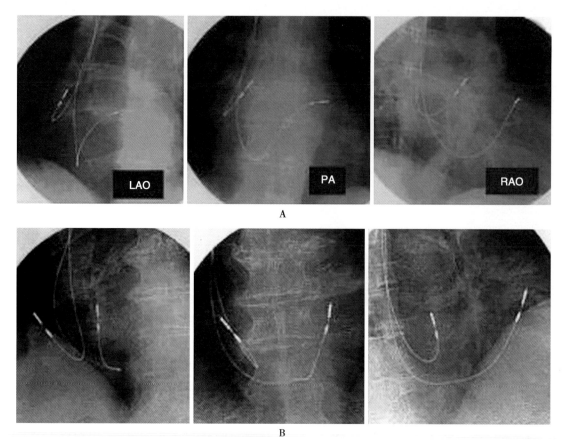

图 8-4-16　左前斜、正位及右前斜 X 表现
A. 低位间隔；B. 高位游离壁

第五节　放射影像学对心电生理疾病治疗策略和预后的评估

本节将从放射影像学对房颤射频消融治疗策略和预后的评估进行阐述。

（一）对治疗及其疗效评估

随着 CT 及 MRI 技术的飞速发展，完善的三维重建功能及图像后处理功能，并且术中图像与电生理三维标测系统进行精确配准，有助于房颤射频消融手术的顺利进行。同时，影像学可对房颤患者肺静脉解剖学变异、各支肺静脉开口位置及形态、各肺静脉投射角度、肺静脉前庭区的形态及径线、左心房后壁与食管及降主动脉相互位置关系等，进行影像学评价，以利于射频消融术的顺利进行。相关细节已在本章中详细描述，不再赘述。

近年来，心血管磁共振成像（CMR）钆造影剂延迟强化（LGE）因可用于不同类型心肌病瘢痕负荷的判断而受到临床医师的关注，对于选择适当的治疗方法、判断预后非常重要。对于心房纤颤的患者，导管消融前应用 LGE 对心房纤维化进行检测和定量

分析，了解患者左心房结构重构程度，有助于选择合适的患者行导管消融术。Oakes 等人研究显示，左心房重构程度较轻的患者，房颤射频消融术后复发率低，随着重构程度的增加，术后房颤复发率随之增加。Kuppahally 等人对房颤射频消融患者术前行 LGE 检查，并于术后进行预后随访。结果显示，左心房重构程度轻的患者，导管消融治疗逆转左心房结构和功能效果较好，房颤导管消融术后的长期预后似乎与左心房重构的分级有关，而与房颤的状态（阵发性或持续性）无关。因此，应用 LGE 对房颤患者的心房纤维化程度进行定量化分析，可遴选出更适合进行导管射频消融治疗的患者，从而减少目前房颤射频消融治疗病例选择的盲目性，更有益于房颤患者的治疗。

（二）对术后和预后的评估

肺静脉狭窄是房颤消融治疗最严重的并发症之一，房颤消融治疗早期肺静脉狭窄的发生率非常高。据国外文献报道，其发生率为 12%～33%；1999 年我国台湾有报道，该并发症的发生率高达 42.4%。随着射频消融操作水平的不断提高、消融方法的不断改进，以及消融能量的优化控制，多支肺静脉重度狭

窄的发生率逐步降低,已降至 5%~8%。但同时,因接受房颤消融治疗的人数逐年飞跃式增加,罹患这一医源性疾病的实际人数也随之不断增加。此外,由于该并发症起病隐匿、症状出现较晚,早期不易识别。因此,临床急需能够对消融治疗术后患者进行定期复查的无创影像学检查方法。CT 检测肺静脉狭窄敏感性更高,是目前判断肺静脉狭窄程度最精确的无创检查方法。消融治疗术后定期行 CT 检查,可及时、准确地发现肺静脉狭窄,对及时制订相应的治疗方案起到了关键作用。

1. **肺静脉狭窄的发生机制**　肺静脉狭窄可在房颤消融术后即刻出现,此时造成肺静脉狭窄的主要原因是,射频介入治疗后肺静脉管壁及其外包绕的肌袖组织过度物理损伤(射频或超声波的热损伤及冷冻损伤),导致组织水肿、局部管壁坏死挛缩或急性血栓形成。目前,消融治疗结束后常规于术中再次进行各支肺静脉造影,判断是否存在即刻肺静脉狭窄。最早期的研究认为,消融治疗术后若未发生即刻狭窄,则不会发生术后迟发性狭窄,同时,即刻狭窄也不会在术后进一步发展。但是,近期国内外大量个案报道,消融治疗术后 6 个月内发生的迟发性狭窄并不少见,且大部分即刻狭窄术后逐步加重,至术后 6 个月才趋于稳定。动物实验结果显示,目前推测即刻狭窄和迟发性狭窄术后进展的机制为,静脉管壁及其外包绕的肌袖组织在发生深部组织损伤后出现大面积瘢痕形成、瘢痕收缩以及继发内膜增生。

2. **肺静脉狭窄的临床表现**　Packer 等人对 23 例房颤消融治疗术后出现症状的肺静脉狭窄患者进行研究,结果表明,各项症状出现的时间平均为(103±100)d。最常见的症状为呼吸困难,共 19 例,其中劳力性呼吸困难 12 例,静息性呼吸困难 7 例,持续性咳嗽者 9 例,胸痛者 6 例。Saab 等人对 18 例经 CT 证实出现多支严重肺静脉狭窄的患者进行报道,其中 44% 存在严重呼吸困难,39% 有持续性咳嗽,28% 有反复发作的肺部感染并痰中带血。肺静脉狭窄出现临床症状与否、症状的严重程度与狭窄肺静脉的支数及肺静脉的狭窄程度密切相关。马长生等人研究显示,单支肺静脉即使出现严重狭窄也不会导致呼吸困难,这与 Saab 等人的研究结果一致。但近期,国外多篇关于无呼吸困难的单支肺静脉重度狭窄个案报道显示,肺静脉重度狭窄相应肺内引流区反复出现难治性肺炎,这提示单支肺静脉狭窄仍有临床意义。射频术后肺静脉狭窄症状出现晚、缺

乏特异性,此时患者早已因射频消融治疗出院,因此常首先就诊于呼吸科,如呼吸科医生未结合消融手术史,则极易导致误诊。

3. **肺静脉狭窄的无创影像学表现**　房颤射频消融术后的患者,应多角度观察肺静脉-左心房三维影像。消融术后的肺静脉狭窄在影像上常表现为,肺静脉左心房开口部和/或肺静脉近心端出现可识别的管腔狭窄。可为向心性狭窄,也可为不对称的偏心性狭窄,狭窄段长度在数毫米至数厘米之间,部分病例狭窄段管壁光滑,但大多数病例表现为狭窄段管壁呈锯齿状或不规则的向心性内收。狭窄程度较轻者仅表现为局部管腔不规则,狭窄程度重者表现为该支肺静脉呈杯口状或鼠尾状截断。根据狭窄段平均管腔直径占狭窄近端及远端最大肺静脉直径平均值的百分比,可将狭窄分为 5 度:①管壁不规则,狭窄小于 25%;②轻度狭窄,狭窄大于 25%,小于 50%;③中度狭窄,狭窄大于 50%,小于 75%;④重度狭窄,狭窄大于 75%,但未完全闭塞;⑤完全闭塞,狭窄 100%(图 8-5-1)。

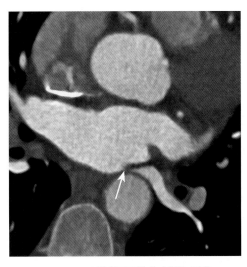

图 8-5-1　MSCT 冠状位 MPR 图像
房颤消融术后左下肺静脉近心端重度狭窄(箭头所示)

4. **房颤消融治疗术后患者的影像学应用方案**　自房颤消融术后肺静脉狭窄受到广泛关注以来,国内外已有大量个案报道显示迟发性狭窄并不少见,该类病例术后肺静脉即刻造影常显示正常,但于 3 个月内出现严重迟发性狭窄。Dill 等人研究显示,消融术后即刻肺静脉狭窄中的 75% 患者,在术后 3 个月内加重,且其中大多数为狭窄程度大于 50% 者,仅约 25% 的即刻狭窄在 3 个月后狭窄程度减轻,且主要为狭窄程度小于 50% 的病例。Cha 等人应用 CT 技术,进行大样本量肺静脉狭窄的研究,结果表明,房颤消融术后第 1 周内肺静脉狭窄进展最快,且

均直径减少约(0.6±0.8)mm,其次为3个月内,月均直径减少约(1.8±1.2)mm,术后3个月至6个月狭窄进展逐渐减慢,至6个月时基本稳定。

CT是目前检测肺静脉狭窄敏感性最高、判断狭窄程度最为精确的影像技术。结合上述研究结果以及重度肺静脉狭窄的严重后果,参考国外经验,并根据国内专家的工作体会,提出了以CT进行房颤消融术后肺静脉狭窄的随访原则:①应在完成房颤消融治疗后常规进行术中即刻肺静脉造影,初步评估患者术后是否出现肺静脉狭窄及其危险性;②无论患者术中即刻造影是否显示肺静脉狭窄,术后是否出现呼吸困难、咳嗽、咯血等呼吸系统症状,接受房颤消融治疗的患者应在术后1~3个月内进行1次CT肺静脉成像,以除外迟发性肺静脉狭窄;③对术中发现即刻狭窄小于50%者,应于术后1周内行CT肺静脉成像,判断肺静脉狭窄是否进展,并评估进展程度,如狭窄无明显进展且未出现呼吸系统症状,应于3~6个月内复查肺静脉CT,确定是否存在不可逆的狭窄,并判断最终狭窄的程度;④术中即刻造影显示肺静脉狭窄程度大于50%者,属危险度最高的肺静脉狭窄病例,无论是否出现呼吸系统症状,均应于术后1周内至少进行两次肺静脉CT成像。如未出现严重呼吸系统症状,两次检查时间应间隔4~5天。此后应密切随访,至少于6个月后再次进行肺静脉CT成像,以最终评估肺静脉狭窄程度。

与MRA及食管超声检查相比,CT检测肺静脉狭窄敏感性更高、判断狭窄程度更精确。但患者若多次进行该项检查,X线辐射剂量也随之增加。因此,有学者提出,可用MRA或经食管超声部分替代CT。对此,专家的观点是,对于存在肺静脉狭窄需多次进行肺静脉CT成像的患者,术后3~6个月稳定期的成像,可以选择MRA。经食管超声评价肺静脉狭窄的敏感性、特异性均较低,尚不具备临床应用条件。

此外,CMR的LGE检查在心血管领域的应用价值日渐增加,越来越多的临床工作者也应用该成像技术,进行房颤射频消融术预后的评估。消融左心房和肺静脉所致瘢痕程度与消融远期成功的相关性是目前的研究热点。LGE可检测出房颤射频消融治疗手术所致的局部纤维化瘢痕,识别射频消融治疗是否存在未损伤的裂隙。McGann等人应用LGE技术识别房颤导管消融术后左心房损伤所致的局部纤维化,结果显示,左心房壁延迟强化(LGE的面积>13%左心房的面积)可预测房颤复发的概率下降,即

房颤消融后复发,与消融后左心房CMR延迟强化程度呈负相关。

5. 左心房耳夹闭封堵术　经心外膜左心耳夹闭术是一种新的手术方法,是预防和治疗左心耳血栓的一种方法。它是利用U型弹簧可施加一定的闭合力的机械原理,研制出的从心外夹闭左心耳的夹闭装置(图8-5-2)。

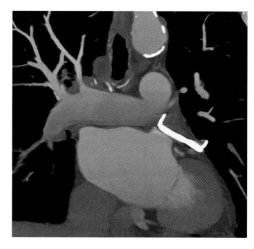

图8-5-2　左心耳夹闭封堵术术后MSCT冠状位MPR图像

术后影像学评估主要采用CTA技术完成。CTA容积重建图像,结合横轴位、冠状位和矢状位等多方位MPR图像,观察左心耳夹形态、夹体两瓣结构对合情况、夹体放置的方位、左心耳闭合情况、有无残余左心耳憩室及左心耳残端最大深度等夹闭术的手术效果指标,并评价左心耳夹附近左心房壁有无手术操作损伤所造成的局部增厚变形,以及相邻重要解剖结构,如左冠状动脉回旋支、左下肺动脉有无左心耳夹受压狭窄等并发症的发生,其中左心耳残端最大深度的测量选取沿左心耳夹长轴走行方向的斜冠状位,以左心耳夹近心侧距上述斜冠状位层面左心房轮廓线的最大距离,测量左心耳残端最大深度,超过10mm则左心耳残腔过大,残腔内血栓形成可能性明显增高。

(于　薇　王　浩)

参 考 文 献

1. Doll N,Borger MA,Fabrecius A,et al. Esophageal perforation during left atrial radiofrequency ablation:Is the risk too high? J Thorac Cariovasc Surg,2003,125(4):836-842.

2. Scanavacca MI,D'Avila A,Parga J,et al. Left atrial-esophageal fistula following radiofrequency catheter ablation of atrial fibrillation. J Cardiovasc Electrophysiol,2004,15(8):960-962.

3. Pappone C, Oral H, Santinelli V, et al. Atrio-esophageal fistula as a complication of percutaneous transcatheter ablation of atrial fibrillation. Circulation, 2004, 109(22):2724-2726.

4. Sonmez B, Demirsoy Yagan N, et al. A fatal complication due to radiofrequency ablation for atrial fibrillation: Atrio-esophageal fistula Ann Thorac Surg, 2003, 76(1):281-283.

5. Gillinov AM, Petterson G, Rice TW. Esophageal injury during radiofrequency ablation for atrial fibrillation. J Thorac Cardiovasc Surg, 2001, 12:627-633.

6. Cury RC, Abbara S, Schmidt S, et al. Relationship of the esophagus and aorta to the left atrium and pulmonary veins: Implications for catheter ablation of tarial fibrillation. Heart Rhythm, 2005, 2(12):1317-1321.

第九章　先天性心脏病

第一节　概　述

先天性心脏病(congenital heart disease,CHD)简称先心病,是由于胚胎期心脏血管形成障碍、发育与连接异常、或出生后应自动关闭的通道未能闭合导致的畸形,是婴幼儿中最常见的先天缺陷之一。根据流行病学调查提示,先心病的发病率约占全部活产婴儿的6‰～10‰,我国每年新增先心病患者15万～20万。

先心病种类繁多,目前至少已知35种,可有两种以上畸形并存,临床症状亦因畸形种类不同而表现迥异,轻者可终身无症状,重者生后即出现严重症状,如缺氧、休克甚至夭折。

妊娠第2周开始形成原始心脏,约第4周起有循环功能,至第8周房、室间隔已完全长成,即四腔心。这个过程主要包括:细胞迁移,尤其是神经管细胞的迁移;心脏血流动力学的形成;部分心肌细胞的死亡,定向生长和细胞定植等。先心病的形成主要出现在这一时期,在这一阶段,有任何因素影响了心脏胚胎发育,即可导致心脏某一部分发育停顿或异常,造成先心病。影响心血管系统发育的可能因素很多,主要有两大类,即内因和外因,以外因居多。

内因主要与遗传因素有关,可为染色体异常或多基因突变引起,据统计,约315种临床综合征伴有先心病,同一家庭中可有多人同患某一种先心病也说明其与遗传因素有关。

外因多为与母亲相关的危险因素,尤其是妊娠早期的宫内感染,特别是孕早期的风疹病毒感染、流行性感冒、流行性腮腺炎等,其他如缺乏叶酸、接触放射线、服用药物(抗癌药、抗癫痫药等)、代谢性疾病(糖尿病、高钙血症、苯丙酮尿症等)以及农药中毒、一氧化碳中毒、吸毒、大量酒精摄入及环境污染等均可能与先心病有关。

但是大多数先心病的病因尚不清楚,目前认为先心病的发生可能是胎儿周围环境与遗传因素相互作用的结果。因此加强孕期的保健,尤其是孕早期适当补充叶酸,积极预防风疹、流感等病毒感染,避免与发病相关的因素接触,对预防先心病的发生有积极意义。

小部分单一先天性心脏病(如房、室间隔缺损和动脉导管未闭等)在5岁以前(尤其是1岁以内)有自愈的机会;另外小部分患者畸形轻微、对循环功能无明显影响,无需任何治疗;但大多数先心病患者需手术或介入治疗矫正畸形,尤其是复杂性先心病,常需联合治疗或多期手术治疗。随着检查和治疗技术的进步,大多数先心病可在胎儿期或婴儿期得到准确诊断,并进行介入或手术治疗,在很大程度上改善了先心病患者的预后,部分可恢复正常,不影响生长发育,使成人先心病患者的数量稳步增加。

第二节　心脏大血管的胚胎发育

一、心脏的胚胎发生

心脏发生早期是一个直管,以后心管发育而分为三个膨大部分,自头端向尾端为心球、心室和心房。心球头端连动脉干,心房尾侧联于静脉窦。前、后主静脉和脐静脉等注入静脉窦。

1. 心脏外形的形成　由于心管生长的速度比心包快,迫使心管在心包腔内由直管变为曲管,最初变为"U"形继而变为"S"形。这种变化主要是心球和心室两部分向右前下方生长移动,同时心房和静脉窦相对向后上方移动,于是心房和静脉窦移到心室的后上方和心球的背侧,因而早期分别在头尾侧的心管动脉端(心球、心室)和静脉端(心房和尾侧的静脉窦),这时并列在一起成为前后排列。

上述原始心房、心室向两侧扩大生长,由于前方有心球,后方有食管限制,心房只能向左右侧扩张。因而心房在左右两侧特别突出,形成未来的心耳。心房和心室相连的孔道,称房室管(以后分别为左、右心房室口),在心脏外表面相当于房室管处呈一深沟,称为冠状沟。心球与心室之间原来也有一条深沟,以后由于心球的一部分被心室吸收,此沟变浅而消失。心球的变化是近心室部分被心室吸收,形成右心室动脉圆锥和左心室主动脉前庭;心球连动脉干的部分则与动脉一起分隔为主动脉和肺动脉。心脏发育到此阶段,已基本具有成人心脏之外形,但内部尚未分隔成左右两半。

2. 心脏内部的分隔 在胚胎第2个月内,心脏内部先后生成各种隔膜,将心脏分隔成左右心房和左右心室。

(1)心房和房室管的分隔:由于先后发生矢状位的隔膜,把原始的一个心房分隔成左、右心房。

1)原发隔(第一房间隔):约在妊娠第4周末,心房顶部正中线上发生一个镰状隔膜称原发隔。它沿房壁自上而下向房室管生长。此时房室管的前后壁分别形成前、后内膜垫。在原发隔下缘与房室管内膜垫之间,暂时存留一个孔,称第一房间孔(原发孔)。在原发隔继续生长的同时,前后内膜垫合拢而愈合,称为中间隔。中间隔将房室管分隔成左、右心房室口,由口边缘的内膜垫发生二尖瓣和三尖瓣。以后原发隔继续生长,并与房室管内膜垫愈合,使第一房间孔封闭,但在封闭之前原发隔的顶部被吸收,出现另一个孔,称为第二房间孔(继发孔),它使左右心房相通。

2)继发隔(第二房间隔):于妊娠第7周时,在原发隔之右侧,由房的顶壁又发生一隔膜,称继发隔。此隔不完整,呈新月形,其下缘围成一孔,称卵圆孔,原发隔和继发隔相互遮盖另一隔膜上的孔,即继发隔从右侧遮盖第二房间孔,原发隔从左侧遮盖卵圆孔。原发隔较薄而柔软,能在右心房血液的压力作用下(胎生时右心房压力高)向左心房开放,起着卵圆孔瓣膜的作用,故称之为卵圆孔瓣,因此它只许右心房血液经卵圆孔、第二房间孔流入左心房。反之,将关闭卵圆孔,阻止血液倒流。出生后肺脏开始呼吸,肺循环增强,左心房内压力升高,迫使原发隔(卵圆孔瓣)紧贴于继发隔,继而完全愈合(生后5~7天),封闭卵圆孔,而形成永久的房间隔。在隔的右侧面留有卵圆孔的痕迹,即成人的卵圆窝。卵圆孔完全闭合,在1岁儿童中仅占18%,2岁儿童占50%,成人有20%~25%卵圆孔未完全闭合,但多数

仅留有细小的裂隙。

偶尔有卵圆孔在出生前即已封闭,此异常称卵圆孔早闭,可引起右心极度肥大,而左心发育较差,患儿常在生后短时间内死亡。

(2)静脉窦的变化:胚胎第6~8周,由于心房迅速生长扩大,开口于右心房背侧壁的静脉窦也发生变化。它的大部分被右心房吸收,合并为右心房的一部分,即静脉窦。窦壁构成右心房的后壁,因而原先开口于静脉窦的上、下腔静脉(实际是两者之前身)就直接开口于右心房。静脉窦的另一部分演变成冠状窦。同时左心房也吸收合并肺静脉根部,以致左心房后壁两侧各有2个肺静脉开口于左心房。

(3)心球的分隔:心球的近侧部分(接心室部分)被吸收合并进入右心室和左心室。远侧部分(连于动脉干的部分)有2个内膜垫:腹侧和背侧、左侧和右侧内膜垫。左右内膜垫汇合形成远侧心球隔,该隔分隔出腹侧的肺动脉口和背侧的主动脉口,并且局部的内膜垫形成主动脉口和肺动脉口的半月瓣。在动脉干的两侧壁上各形成1条内膜嵴,此2条嵴向动脉干远端伸延,则位置改变,右嵴斜至前壁,左嵴则斜至后壁,以后2条嵴生长合拢,在心球和动脉干内形成一个螺旋形中隔,称主动脉肺动脉隔,其下端与远侧心球隔相连续。该2个隔将心球远侧部分和动脉干分为前后交叉的2条血管,即肺动脉和主动脉。肺动脉起始部在主动脉的前方,而远端肺动脉居主动脉的左后方。

(4)心室的分隔:两个心室彼此隔开,使右心室与右心房及肺动脉相通,左心室与左心房及主动脉相通。这包括一系列复杂的变化。以下3个结构参与2个心室的分隔,即室间隔、近侧心球隔及房室内膜垫。

1)室间隔:在胚胎第4~5周时,从心室底壁的中央发出1条矢状位的半月形隔膜,称室间隔,它向上生长,前后两端与房室管前、后心内膜垫相愈合,但游离缘中央部向上凹缘,与近侧心球下缘之间(此时房室管前、后心内膜垫尚未愈合,中间隔尚未形成)暂时留有一孔,称室间孔,使左右心室相通。由于心球和心室形成U形弯曲,心球部分后壁被心室吸收,以及心室的发育,使房室管口移至心球的下口处。

2)近侧心球隔:心球近侧部分两侧壁上亦各形成1条内膜嵴,2条嵴生长合拢形成近侧心球隔。近侧心球隔上端与远侧心球隔相续,但其下端位置有变化,即隔的位置呈矢状位,右嵴向下斜过后壁,与

房室管后内膜垫相接,左嵴向下斜过前壁,与房室管前内膜垫相接。近侧心球隔分隔心球为右侧的动脉圆锥及左侧的主动脉前庭,但心球隔下缘对向室间隔的凹缘,其间的孔就是室间孔,此孔后来由房室管内膜垫、心球隔下缘以及室间隔凹缘相对生长,最后汇合,封闭室间孔,使左右心室完全分隔。该汇合处即形成室间隔膜部,而原来半月形的室间隔即成为室间隔的肌部。心球被心球隔分为右侧的动脉圆锥通向右心室,左侧的主动脉前庭通于左心室,由于心球后壁完全被吸收,故发育完成的心脏主动脉前庭后壁是由房室管内膜垫演变来的二尖瓣前瓣构成。

3)房间隔与房室管内膜垫中央相接,而室间隔与内膜垫近右缘处相接,因此内膜垫的一部分隔于右心房与左心室(主动脉前庭)之间,故有房室间隔之名,其形成室间隔膜部的一部分。

3. 心脏瓣膜的发生 当心内膜垫前、后融合后,房室管便分成左、右心房室管,此时房室管四周心内膜下方的间充质增生,形成房室瓣,以后房室瓣心室面肌性组织退化而由致密结缔组织所取代。在左心房室中形成两个叶状的瓣膜,故称二尖瓣,在右心房室中则形成三尖瓣。房室瓣通过腱索组织与心室壁上的乳头肌相连。

4. 大动脉瓣的形成 在动脉球分隔时,除有2个大的纵行动脉球嵴外,另有2个小嵴,这2个小嵴与大嵴交错排列。当动脉球和动脉干分隔成主、肺动脉干后,在主、肺动脉入心室口处,各有1个小嵴和2个大嵴的一半,其逐步成为3个增厚的结缔组织块,随着血流的方向,最终成为2个单向开口,3个瓣叶组成的半月瓣。

二、大动脉的发育

胚胎早期,心管头端心球通过前肠两侧的第1对主动脉弓与背侧主动脉相连。到第4周末心球和第一对主动脉弓之间延长形成动脉干,以后由动脉干发起一对腹侧主动脉位于咽之腹侧。有人认为在人胚胎期由2个腹侧主动脉融合扩大成主动脉囊。在主动脉囊与背侧至动脉间除第1对动脉弓以外,依次出现第2~6对动脉弓。在第3对出现时,第1、2对已退化。第5对发育不全,不久即退化。第3对动脉弓腹侧部分形成颈总动脉,向上延伸为颈外动脉。第3对动脉弓与其以前的背主动脉联合延续而形成颈内动脉。第4对动脉弓左右演变不同,右侧的形成无名动脉和右锁骨下动脉,左侧形成主动脉弓。第6对动脉弓变化左右也不相同,两弓的内侧部分连于肺动脉干而形成左、右肺动脉;右侧弓的外侧部分退化,左侧弓的外侧部分形成动脉导管。动脉导管出生后闭锁为动脉导管索(动脉韧带)。如发育异常,可出现右侧主动脉弓、双主动脉弓、右锁骨下动脉起点异常(如右锁骨下动脉起于主动脉弓末端,经食管后方至右侧,称迷走锁骨下动脉)等。

三、静脉系统的发育

(一)体静脉

在妊娠3~4周,胚胎的静脉由脐静脉、卵黄静脉和主静脉3部分组成,它们均为左右成对。脐静脉和卵黄静脉的演变都与肝脏发育有关,在肝脏发育过程中,卵黄静脉分化为3段,在肝中的一段变成窦状隙,入肝的为远心段、出肝的为近心段,肝内血流通过近心段经静脉窦的左、右角入心脏。随着静脉窦左角和卵黄静脉左侧支消失,右侧支便扩大成为肝静脉,静脉窦并入心房后,该段即成为下腔静脉的终末部,而远侧段即为门静脉的始基。脐静脉在肝脏内发育过程中通过门静脉入肝,与肝窦相通,流入肝脏的血液主要靠左脐静脉,而右脐静脉和左脐静脉的近心端逐渐萎缩消失。左脐静脉远心端则演变成静脉导管与下腔静脉相连,使一部分来自胎盘的血液经静脉导管流入下腔静脉。

主静脉系统发育变化很大。在胚胎第8周,两侧前主静脉之间建立交通血管。右总主静脉与右前主静脉的近端部分尾侧共同形成上腔静脉,奇静脉的入口是两部分胚胎起源的分界。右前主静脉近端部分颅侧演化成右侧头臂静脉。两侧前主静脉间的交通支血管演化成无名静脉和左侧头臂静脉。当血流转向右侧,左总主静脉远端萎缩,残留部分与静脉窦左侧部分形成冠状静脉窦。主静脉的尾侧部分演变复杂。两侧后主静脉在起始部分先后分出下主静脉及上主静脉,后主静脉在中肾的背侧,下主静脉在中肾的腹、内侧,上主静脉在后主静脉的背、内侧。3组静脉之间形成吻合支,并在尾端形成骶主静脉。右下主静脉的近端与右侧肝心通道(静脉窦与肝窦状隙之间的近端卵黄静脉称为肝心通道,即hepato-cardiac channels)演化为下腔静脉的肝段,其余部分则成为下腔静脉的肾段(包括肾静脉),上主静脉参与形成肾静脉入口远端的下腔静脉。右上主静脉与右后主静脉的近端形成奇静脉。近端左、右上主静脉间吻合支与左主静脉参与形成半奇静脉。

(二)肺静脉

肺静脉来源于2个不同的部分,一部分是由肺血管丛汇合形成的 1 个管道,其延伸至静脉窦的中部,但不相通;另一部分则由心管的窦房区向外凸出形成原始肺静脉胚芽。最初为单一的肺总静脉,开口于原始心房,以后肺血管丛汇合形成的管道与肺总静脉相连,随着左心房的不断生长,肺总静脉逐渐吸收成为左心房的平滑部,故 4 条肺静脉最终开口于左心房。

第三节　先天性心脏病节段分析法

先天性心脏病,尤其是复杂先天性心脏畸形,都存在心脏房室和大血管的连接和发育异常,对先天性心脏病的准确诊断是进一步外科治疗的基础,病理学家 Van Praagh 等首先提出了针对先天性心脏病的节段分析法的概念,即将心脏分为心房、心室、大动脉三个节段,首先根据形态学标记或特征,确定心脏三个节段,随后进一步循序分析各节段的解剖连接、空间位置关系和发育异常,该方法为先天性心脏病提供了一个基本的归类及诊断原则。

一、心脏位

在描述先天性心脏病时,首先需要描述心脏在心腔的大体位置及与内脏的相对位置关系,而 X 线正位片为我们提供了最简便的方法。内脏位包括胸腔脏器和腹腔脏器的形态及位置,对于复杂先天性心脏病的诊断是非常重要的,心脏位置与内脏位置密切相关。胸腔脏器主要指两肺的形态结构。正常左肺两叶,右肺三叶,左主支气管较长,左肺动脉走行其上,右主支气管稍短,右肺动脉走行其下。CT横断及重建图像可以很好地显示支气管的形态及其与肺动脉的关系。腹腔脏器主要指肝脏、胃泡及脾脏的位置。正常肝脏位于右侧,胃泡和脾脏位于左侧,下腔静脉位于脊柱右侧。

1. **左位心**(levocardia)　指过心尖的心脏长轴指向左侧胸腔。CT 横断图像上选取沿房、室间隔划一长轴线,以胸骨-脊柱中线为基准,经长轴线心尖位于左侧胸腔。在胸片上若胃泡位于左侧膈肌下则为正常的左位心(图 9-3-1),若胃泡位于右侧膈肌下则称为单发左位心(图 9-3-2)。

2. **右位心**(dextrocardia)　指过心尖的心脏长轴指向右侧胸腔。在胸片上若胃泡位于左侧膈肌下为单发右位心(图 9-3-3),位于右侧膈肌下则称为镜面右位心(图 9-3-4)。

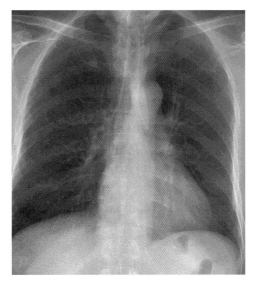

图 9-3-1　正常左位心

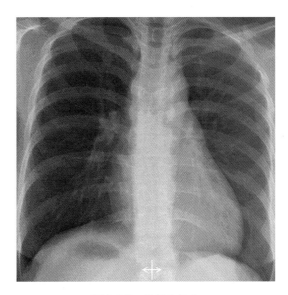

图 9-3-2　单发左位心

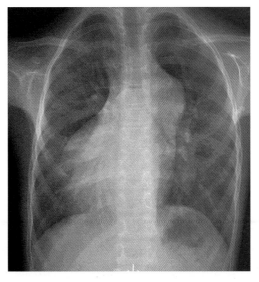

图 9-3-3　单发右位心

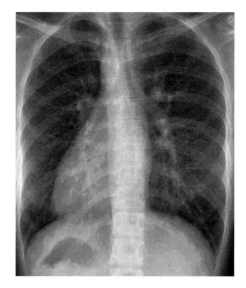

图 9-3-4 镜面右位心

3. **中位心**（mesocardia） 指过心尖的心脏长轴位于胸廓正中线（图 9-3-5）。

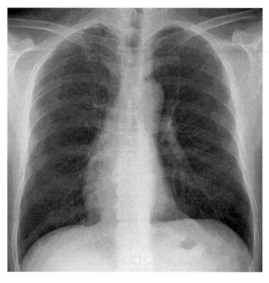

图 9-3-5 中位心

二、节段分析法

全面的先天性心脏病诊断应包括下列 3 个方面：心房、心房位及内脏-心房连接；心室、心室位及心房-心室连接；大动脉、大动脉位及大动脉-心室连接。

（一）心房、心房位及内脏-心房连接

1. **心房** 左心房和右心房主要依靠心房耳部的解剖形态来区分，左心耳呈拇指状，耳部与体部连接有明显的颈部，左心房内壁较光滑，有左右肺静脉汇入。右心耳呈大三角形，耳部与体部无颈部连接，右心房内壁有条形梳状肌而不光滑，有上下腔静脉

和冠状静脉窦汇入。

2. **心房位** 由于心脏和胸、腹腔等脏器胚胎发育的内在联系，左、右侧心房的位置关系，可分为：

（1）心房正位：正常情况下左、右心耳代表的左心房和右心房分别位于心脏左、右侧，为正常位置关系。

（2）心房反位：左、右心耳代表的左、右心房分别位于心脏右侧和左侧，为正常位置的镜面关系。

（3）心房不定位：两心耳均为解剖左或右心耳形态，又称为心房异构，分为左心房异构（双侧心房均为解剖左心房结构）和右心房异构（双侧心房均为解剖右心房结构）；由于心脏和胸、腹腔脏器胚胎发育的内在联系，心房不定位时，多存在相应内脏不定位，可根据左、右肺脏分叶与支气管形态区分左、右两肺的分布，来确定左、右心房的位置。

3. **内脏-心房连接** 根据胸部肺脏、腹部肝脏和胃泡的位置关系，通常将内脏心房位分为三种：

（1）内脏-心房正位：左、右心房位置正常，即左心房位于左侧，右心房位于右侧；腹腔脏器位置正常，即肝脏位于右侧腹腔，脾脏位于左侧腹腔；肺和支气管形态正常，即左肺为两叶结构，右肺为三叶结构。

（2）内脏-心房反位：左、右心房位置相反，即左心房位于右侧，右心房位于左侧；腹腔脏器位置相反，即肝脏位于左侧腹腔，脾脏位于右侧腹腔；肺和支气管形态相反，即左肺为三叶结构，右肺为两叶结构。

（3）内脏-心房不定位：双房同为左心房结构（左心房异构），肝脏位置不定，多合并多个脾脏，双肺多为左肺结构；双房同为右心房结构（右心房异构），肝脏位置不定，多合并无脾，双肺多为右肺结构。

（二）心室、心室位及心房-心室连接

1. **心室** 左、右心室主要的解剖形态区分包括心室腔的形态，心室部肌小梁结构，心室调节束、室上嵴圆锥肌结构，房室瓣与半月瓣的纤维连接等。左心室呈椭圆形，室壁较厚，有乳头肌，肌小梁纤细，无室上嵴圆锥肌，房室瓣与半月瓣间为纤维连接；右心室呈大三角形，室壁较薄，肌小梁粗大，有室上嵴圆锥肌，房室瓣与半月瓣间无纤维连接。

2. **心室位** 若形态学右心室位于形态学左心室的右侧，即心室正位，根据心脏胚胎学称为心室袢；若位置相反，即心室反位，根据胚胎学称心室

左袢。

3. 心房-心室连接 根据心房与心室的连接位置关系,通常将其连接关系分为如下五种:

(1)房-室连接关系协调:指左心房-左心室连接;右心房-右心室连接。

(2)房-室连接关系不协调:指左心房-右心室连接;右心房-左心室连接。

(3)房室连接不定型:指不定型的心房与左心室或右心室相连,见于双室型或单室型心脏。

(4)心室双入口:双房与一个心室相连,多为一组共同房室瓣或房室瓣骑跨,见于单心室心脏。

(5)房室无连接:指一侧房室瓣闭锁,以肌肉脂肪或结缔组织将心房与心室隔开,见于单心室心脏。

(三)大动脉、大动脉位及大动脉-心室连接

1. 大动脉 大动脉根据其分支及供血进行判定。

(1)主动脉(根部及升主动脉)发出冠状动脉及体动脉(头臂动脉)分支。

(2)主肺动脉干发出左、右肺动脉,分支进入肺内。

(3)如果一支大动脉干既发出冠状动脉、体动脉又发出肺动脉,提供体循环与肺循环血液,则称为共同动脉干。

2. 大动脉位 正常情况下,肺动脉起自右心室,主动脉起自左心室,肺动脉瓣水平略高于主动脉瓣水平,以肺动脉瓣水平为准;升主动脉位于主肺动脉干右后方;若升主动脉位于其右前方,则称为右位型异位;升主动脉位于其左前或后方,则称为左位型异位;此外尚有两大动脉前后、左右并列等多种排列关系。

3. 心室-大动脉连接 分为三种。

(1)心室-大动脉连接协调:左心室-主动脉,右心室-肺动脉;

(2)心室-大动脉连接不相协调(大动脉转位):左心室-肺动脉,右心室-主动脉;

(3)心室双出口:两大动脉起自同一心室(可以是左心室、右心室或未定型心室);

(4)心室单出口:单一动脉起自任一心室(包括发育不全的心室,流出腔),也可以骑跨于室间隔之上。可见于主动脉或肺动脉其中一支闭锁或与心室无直接连接(肺动脉闭锁多见),也包括共同动脉干。

CT的横断图像及重建图像能连续性、多方位、多角度地显示心脏、大血管的连接,同时心、肺、腹部脏器兼顾,比平片和心血管造影更好地显示内脏结构和位置,为复杂先心病心脏结构异常的节段分析提供了简便、准确的影像学方法。进行复杂先天性心脏病CT图像分析时,需按上述步骤和方法分析才能基本做到诊断完整、有条理、不遗漏病变,同时也能加深对该疾病病理生理的认识,有助于复杂型先天性心脏病的进一步外科临床治疗。

第四节 左向右分流先天性心脏病

一、房间隔缺损

【概述】

房间隔缺损(atrial septal defect,ASD)系胚胎发育时期原始心房分隔过程发生异常,在左、右心房间残留未闭的缺损致左、右心房间异常交通,单纯房间隔缺损发病率为7%~10%,女性相对多见。缺损较小的单纯ASD多无临床症状,常成年期才发现。房间隔缺损绝大多数为单孔型,少数为多孔型、筛孔型。房间隔缺损可单独存在,也可合并其他畸形,较常见的为肺静脉异位引流、肺动脉瓣狭窄及二尖瓣裂等。

按病变部位ASD可分为原发孔型(Ⅰ孔型)和继发孔型(Ⅱ孔型),房间隔缺损分型如图9-4-1。

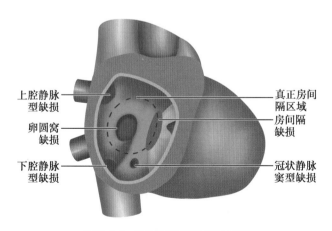

图9-4-1 房间隔缺损分型示意图

1. 原发孔型 因心内膜垫发育障碍所致,位于房间隔的下部,缺损常较大,常伴有二尖瓣或三尖瓣裂,引起关闭不全(图9-4-2)。

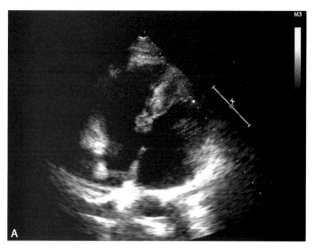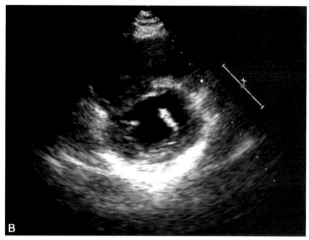

图 9-4-2 女,48 岁,原发孔型房间隔缺损合并二尖瓣前叶裂
A. 原发孔型房间隔缺损;B. 二尖瓣前叶裂

2. **继发孔型** 最多见,包括中央型、下腔型、上腔型、静脉窦型房间隔缺损,以中央型最多见。

(1)中央型:又名卵圆窝型,缺损位于房间隔中心卵圆窝,四周房间隔组织基本完整;

(2)下腔型:缺损位于房间隔后下方下腔静脉入口,下缘完全缺如,与下腔静脉入口相连或残留少许边缘,主要由左心房后壁构成缺损后缘;

(3)上腔型:又名静脉窦型,缺损位于房间隔后上方上腔静脉入口下方,没有后缘,与上腔静脉口界限不清,上腔静脉血直接流入双侧心房,常合并右上肺静脉异位引流;

(4)冠状静脉窦型:又称为无顶冠状静脉窦,是冠状静脉窦与右心房分隔不全或完全无分隔,使左心房的血液经冠状静脉窦进入右心房(详见第六节无顶冠状静脉窦);

(5)混合型:上述两种以上缺损同时存在。需要注意的是,偶有上腔静脉型和下腔静脉型 ASD,合并部分肺静脉的缺损、甚至部分肺静脉异位引流的存在,写诊断报告时,需要提醒临床注意。

无论哪种类型的房间隔缺损,造成的血流动力学变化是一致的,其分流量主要取决于缺损的大小、两侧心房压力差以及心室的顺应性。缺损较小,分流量小,缺损较大时大量含氧量高的血液自左心房流向右心房,加上腔静脉的回流量,使得右心房、右心室及肺血流量增加,导致右心房、右心室扩张、心肌肥厚,晚期可出现肺动脉高压,使左向右分流减少,出现双向分流甚至右向左分流(艾森曼格综合征)。

【临床特点】

症状:婴儿期房间隔缺损大多无症状,一般由常规体格检查或闻及杂音而发现此病。儿童期可表现为乏力、活动后气促。大分流量病例可因体循环血量不足而影响发育,患儿体格较小、消瘦、乏力、多汗和活动后气促,并因肺循环充血而易患支气管炎或肺炎。当伴有哭闹、肺炎或心力衰竭时,右心房压力可超过左心房,出现暂时性右向左分流而呈现青紫。在成人可能发生心力衰竭或持续发绀。

体征:心前区较饱满,右心搏动增强,心浊音界扩大。第一心音正常或分裂,后者主要由于二尖瓣关闭音提前所致。通过肺动脉瓣的血流量增加,造成肺动脉瓣相对狭窄,胸骨左缘第 2、3 肋间产生收缩中期 Ⅱ～Ⅲ 级喷射性杂音。肺动脉瓣延迟关闭,产生不受呼吸影响的肺动脉瓣区第二心音固定分裂。分流量大时,通过三尖瓣的血流量增多,造成三尖瓣相对狭窄,胸骨左缘下方可闻及舒张期隆隆样杂音。肺动脉扩张明显或有肺动脉高压者,可在肺动脉瓣区听到第二心音亢进和收缩早期喀喇音。如同时合并二尖瓣脱垂,心尖区可闻及全收缩期或收缩晚期杂音。

【影像检查技术与优选应用】

影像学检查可为临床提供房间隔缺损的位置、数目、大小以及合并的其他常见畸形,为临床掌握手术指征及禁忌证、评估预后提供较全面的诊断信息。

X 线胸片可根据心脏形态大小的改变提示房间隔缺损的诊断,但缺损较小者 X 线平片可无异常改变,合并肺动脉高压者难以与其他先心病相鉴别,仅能作为初步检查。超声心动图检查,可直接观察房间隔缺损的大小、部位及血流动力学变化,了解伴发畸形,是术前诊断的首选方法,临床普遍应用。

CT 和磁共振对 ASD 的诊断也有帮助,特别是磁共振视野大,无射线辐射,无需造影剂,对于小婴儿心率较快时仍能获得优质图像,具有广阔的应用前景,但不作为诊断单纯房间隔缺损的常规检查方法。对于特殊类型的房间隔缺损,如冠状静脉窦型缺损或合并肺静脉异位引流时,CT 是最佳检查方法之一。

【影像学表现】

1. **超声心动图** 常用切面,包括胸骨旁四腔心、大动脉短轴切面,剑突下四腔心、大动脉短轴切面,剑突下腔静脉长轴切面。相对于较肥胖的成年人等常规切面显示不清者,可选用右侧透声窗的各切面,对诊断非常有帮助。

超声心动图表现:

(1)M 型超声心动图:右心室增大,右心室流出道增宽。室壁运动异常:心房内异常交通时,右心容量负荷增加,致使右心室前壁运动幅度增强,而室间隔运动幅度减低、平坦,甚至与左心室后壁呈同向运动。

(2)二维超声心动图:右心扩大可见,右心房、右心室内径增大,右心室流出道增宽;房间隔连续性回声中断:这是诊断房间隔缺损的直接征象,不同类型的房间隔缺损,回声缺失的部位亦不同。中央型:缺损位于房间隔中部的卵圆孔处,四周有完整的房间隔组织结构(图 9-4-3)。上腔型可见,近似胸骨旁四腔心切面示缺损位于室间隔后上方;剑突下切面显示下腔静脉入口处房间隔回声中断,上腔静脉骑跨于房间隔之上。下腔型可见,近似胸骨旁四腔心切面示缺损位于房间隔后下方,剑突下切面探查显示下腔静脉入口处房间隔回声中断,下腔静脉骑跨于房间隔上。混合型:上述两种以上缺损同时存在,缺损常较大。

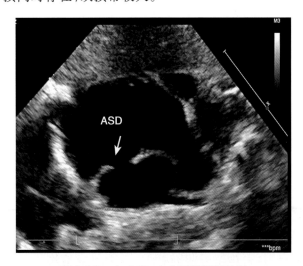

图 9-4-3 女,2 岁,中央型房间隔缺损

对于胸骨左缘或剑突下切面显示不清以及肥胖患者,可采取右侧卧位,应用右侧旁四腔、心房两腔或上下腔静脉长轴切面,常能清楚地显示房间隔缺损。

(3)彩色多普勒超声心动图:彩色多普勒可显示左心房向右心房分流的穿隔分流束,其宽度与房间隔缺损的大小成正比,缺损大,分流束宽,缺损小,分流束窄。若出现肺动脉高压时,随着压力的增高,左向右分流会逐渐减少,最后导致心房水平的右向左分流,临床上出现发绀等症状。

(4)声学造影:一般情况下,诊断 ASD 不需要做声学造影检查,只有当患者的声窗太差,对房间隔缺损观察不清时,以及当左心房过房间隔向右心房的分流观察不清时,可以采用声学造影。血流经肘静脉注入声学造影剂后右心房、右心室顺序显影,由于左心房和右心房存在压差,右心房出现负性显影区,左心房内一般无声学造影剂。声学造影过程中,嘱受检者做 Valsalva 动作、连续咳嗽等,使右心房压力暂时升高,产生一过性少量房水平右向左分流,以便左心房内出现少量声学造影剂回声,从而提高诊断准确性。合并肺动脉高压时,房水平为双向或右向左分流,左心房内可清晰呈现造影剂回声。

(5)经食管超声心动图(TEE):一般情况下,诊断 ASD 不需要做 TEE 检查,只有当经胸超声的声窗太差,对房间隔缺损观察不清时,以及需要仔细观察 ASD 的位置、形态大小、与周围组织关系,以便指导介入封堵治疗时,可以行 TEE 检查。经食管超声心动图不受胸壁和肺组织的影响,声束方向与房间隔近呈垂直,因此不易造成回声失落导致的假阳性,且可最大限度显示房间隔全部解剖结构,如房间隔缺损的位置、数目、大小及周边残余房间隔解剖状态,对房间隔缺损的诊断、分型及介入适应证的选择有重要价值。

2. **X 线胸片表现** 肺血增多,心脏呈"梨"形,右心增大,肺动脉段突出,主动脉结偏小或正常(图 9-4-4)。

3. **CT 表现**

(1)直接征象:房间隔不连续,左、右心房间可见有造影剂相通(图 9-4-5、图 9-4-6),可在轴位图像上测量房间隔缺损的前后径,在冠状位图像上测量上下径,同时对其进行分型,从而为房间隔修补术或者介入封堵术治疗提供影像学信息。

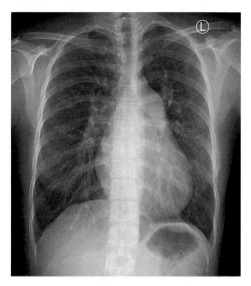

图 9-4-4　X 线胸片表现

男,56 岁,查体 X 线胸片示心影增大呈梨形,提示可能存在房间隔缺损

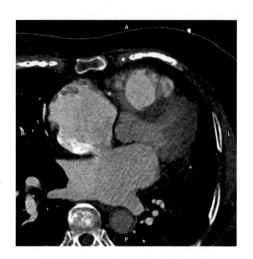

图 9-4-5　房间隔缺损(中央型)

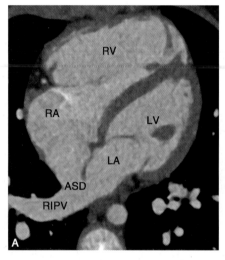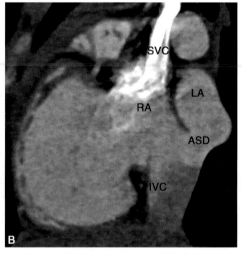

图 9-4-6　房间隔缺损(下腔型)

　　(2)间接征象:右心室扩大、室壁肥厚,右心房扩大,肺动脉高压改变,即表现为主肺动脉横径超过同水平升主动脉横径。观察房间隔缺损的同时,还应观察房-室连接及心室-大动脉连接关系,同时应注意合并冠状动脉起源和走行异常,有无合并肺静脉异位引流,主动脉弓、主动脉降部有无缩窄,气管发育情况。

　　4. 磁共振表现　横轴位和短轴位自旋回波序列上,可见房间隔连续性中断,电影序列可见穿隔血流,由于房间隔较薄,因此信号强度较弱,尤其是对小的缺损观察受限。

　　【诊断要点】

　　房间隔连续性中断、右心室及右心房扩大;若收缩期和舒张期都能见到房间隔连续性中断,诊断可信

度大,若仅一期可见,则需要结合间接征象共同判断。ASD 诊断不难,但是需要精细化诊断,如 ASD 位置大小、缺损个数、与上下腔静脉和主动脉根部关系、与左右肺静脉的关系等。另外,对于较大的 ASD 或者中老年患者,临床治疗前,需要提供更多的功能学信息,如ASD 的分流量、右心房室体积及功能、肺动脉压力、三尖瓣关闭情况,以及是否合并冠心病等。

　　【鉴别诊断】

　　小的 ASD 应与卵圆孔未闭相鉴别。卵圆孔未闭缺损直径<5mm,超声可探及卵圆窝处回声呈两层,中间有斜行缝隙。ASD 合并部分型肺静脉异位引流,需要与完全性肺静脉异位引流合并房间隔缺损鉴别;Ⅰ孔型房间隔缺损,需要与心内膜垫缺损鉴别。

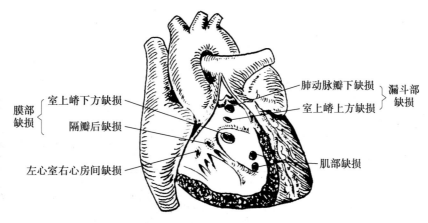

图 9-4-7　室间隔缺损分型示意图

图中标注：膜部缺损（室上嵴下方缺损、隔瓣后缺损）、左心室右心房间缺损、肺动脉瓣下缺损、室上嵴上方缺损、漏斗部缺损、肌部缺损

二、室间隔缺损

【概述】

室间隔缺损（ventricular septal defect，VSD）在先天性心脏病发病率中居第一位，在存活新生儿中的发病率为 1.3‰~2.4‰，作为单独畸形，其发病率约占先心病的 25%。因胚胎时期室间隔各部分发育不全或互相融合不良而引起的心室间异常血流交通，常常单独存在，也可同时存在于其他复杂先天性心脏病中，例如法洛四联症、永存动脉干等。作为复合畸形，VSD 占所有先心病的 50%。

室间隔任何部位均可发生缺损，根据 2010 年欧洲心脏协会（ESC）成年人先心病治疗指南，VSD 分为以下四型（图 9-4-7）：

1. **膜周部室间隔缺损**　最多见，缺损位于室间隔膜部及其周边肌部，缺损可扩展至流入部、小梁部或流出部；又分为单纯膜部型、嵴下型、隔瓣下型；缺损与三尖瓣和主动脉瓣毗邻；室间隔膜部瘤较多见，膜部瘤顶端可为盲端亦可见缺损。

2. **肌部室间隔缺损**　缺损位于室间隔肌部，多靠近心尖部，一般缺损较小，缺损边缘均为肌肉组织，可多发呈筛孔型，自然闭合发生率较高。

3. **双动脉下室间隔缺损**　少见，又称为漏斗部缺损、干下型、嵴上型、主动脉下型、肺动脉下型等，缺损位于主动脉及肺动脉下方，缺损顶部由主动脉瓣与肺动脉瓣之间的纤维连续组成；由于合并有主动脉瓣脱垂（尤其是右冠瓣），故此型多伴有主动脉瓣反流。

4. **房室通道型室间隔缺损**　又称为隔瓣下、非膜周室间隔缺损，房室间隔缺损型室间隔缺损，缺损位于三尖瓣隔瓣下方并以三尖瓣环为界，通常发生在唐氏综合征。

当室间隔缺损时，左心室的血可通过缺损进入右心室，其分流量及方向主要取决于缺损的大小、左、右心室压力差和肺血管的阻力。直径小于 5mm 的缺损分流量小，通常不引起肺动脉压升高，即使右心室压力较正常偏高，左、右心室的压力仍然保持很大的差距。缺损直径为 5~10mm 者属于中等大小的缺损，分流量较大，肺循环血量超过体循环血量，通过肺循环进入左心血量明显增加，引起左心房、左心室扩张。缺损直径大于 10mm 者为大缺损，由于肺循环血流量过高，肺血管内阻力增大，肺小动脉管壁内膜增厚，部分管腔变窄，右心室压力增大，当右心室压力等于或者超过左心室压力时，可出现右向左分流，出现艾森曼格综合征，患者可出现发绀。

【临床特点】

患儿的临床表现与室间隔缺损的大小和肺血管阻力的情况有关，并随年龄而变化。缺损小者一般无明显症状；缺损大者，左向右分流量多，体循环血流量减少，患者活动乏力、气急、多汗、气短、活动受限，易反复发生呼吸道感染，甚至导致充血性心力衰竭。一旦发生右向左分流，可出现发绀，此时说明已到病变晚期。

典型体征为在胸骨左缘第 2~4 肋间闻及响亮粗糙的收缩期杂音，多可扪及震颤。缺损小，分流量少者往往心脏杂音更响。合并肺动脉高压时，肺动脉区第二心音亢进；重度肺动脉高压者并有活动后唇甲发绀。

【影像检查技术与优选应用】

1. **X 线胸片**　可根据心脏形态大小的改变提示室间隔缺损的诊断，但缺损较小者 X 线胸片可无异常改变，合并肺动脉高压者难以与其他先心病相鉴别，仅能作为初步检查。

2. **超声心动图检查**　可直接观察室间隔缺损的大小、部位及血流动态变化，了解伴发畸形，是术前诊断的首选及普遍应用的影像学方法。目前单纯用以诊断室间隔缺损的 X 线心血管造影检查已经基本不用,只有在为明确和排除室间隔缺损各种伴发畸形如动脉导管未闭、主动脉缩窄或室间隔缺损的封堵治疗时才应用。

3. **CT 和磁共振**　对诊断也有帮助,但扫描方法及检查前准备较复杂,很少用于单纯 VSD 的诊断,主要用于复杂先天性心脏病的诊断。

单纯诊断 VSD,临床不再需要做心血管造影检查。只有在较大 VSD、病程长(年龄大)的患者,特别是患者有血氧饱和度不饱和、疑诊艾森曼格综合征时,临床需要做右心导管检查,以及心室造影检查。另外,当患者采用介入封堵治疗 VSD 时,需要做心导管和心室造影检查。

【影像学表现】

1. **超声心动图**　目前应用最广泛的诊断室间

隔缺损的检查方法,可直接显示膜周部(图 9-4-8)、肌部(图 9-4-9)和干下型(图 9-4-10)室间隔缺损,特别是肋骨下、胸骨旁探查还可显示增大的左心房,室间隔膜部瘤等其他合并畸形。

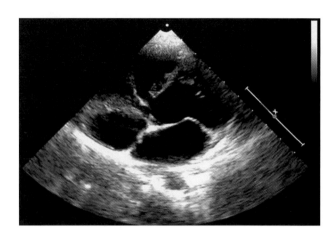

图 9-4-8　膜周部室间隔缺损
女,3 岁,二维超声示膜周部室间隔缺损

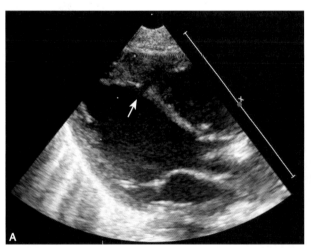

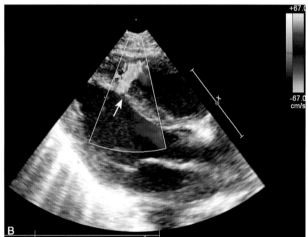

图 9-4-9　肌部室间隔缺损
男,8 月龄,A. 二维超声示肌部室间隔缺损;B. 彩色多普勒超声示左向右穿隔血流束

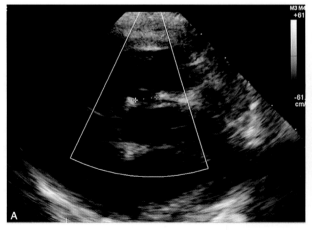

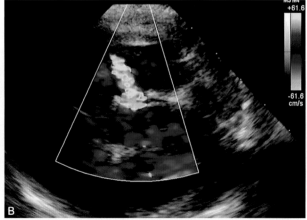

图 9-4-10　干下型室间隔缺损
女,2 岁,A. 二维超声示干下型室间隔缺损;B. 彩色多普勒超声示左向右穿隔血流束

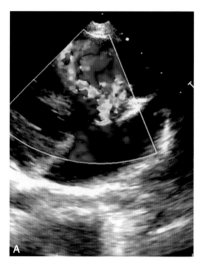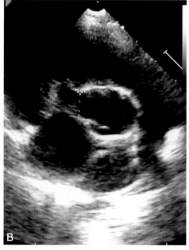

图 9-4-11　室间隔膜部瘤

女,2 岁,A. 彩色多普勒超声示膜部瘤上左向右分流信号;B. 二维超声示室间隔膜部瘤凸向右心室,其上见多个破口

（1）直接征象:可以显示室间隔缺损的位置、数目及大小,缺损部位的回声连续性中断,断端回声增强、粗糙;室间隔膜部瘤（图 9-4-11）可呈瘤样突向右心室,囊壁上可有连续性中断。

（2）间接征象:右心室流出道增宽,肺动脉增宽,合并肺动脉高压时,右心增大、右心室前壁增厚。

（3）多普勒超声心动图:可显示心室水平的分流信号,明确分流方向、时相和速度,当缺损较小时,于缺损处可见左向右分流的明亮五彩花色信号,收缩期可探及高速湍流频谱;缺损较大时呈双向分流;若肺动脉压力明显升高,则为右向左的分流。

（4）声学造影:左向右分流时右心室可有负性造影区;右向左分流时,可见右心室显影后造影剂进入左心室。

2. X 线胸片表现　室间隔缺损的 X 线胸片改变,取决于缺损的大小、心内分流量及肺动脉高压三者之间的关系。小的室间隔缺损,分流量小,胸部 X 线片大致正常。中至大量分流者,肺血增多,肺周边动脉与中心动脉成比例增粗,胸片可见心影增大,主要为右心室扩大,呈梨形心（图 9-4-12）,两肺血管纹理增多增粗,肺门血管增宽,透视下可见肺门舞蹈征;合并重度肺动脉高压时,双侧肺门动脉明显增宽,搏动增强,肺动脉段凸出,但中外肺野的肺血反而减少,肺血管纹理纤细扭曲,形成"截断"现象;主动脉结正常或缩小等。室间隔小缺损在儿童期可自然闭合,随诊观察其 X 线胸片可见肺血增多逐步减少至正常范围,心脏大小不变或正常,相应的心脏杂音消失。

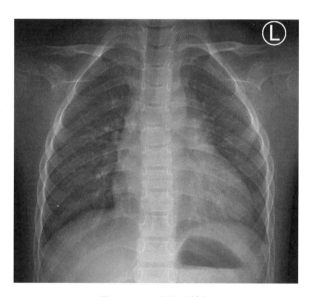

图 9-4-12　室间隔缺损

女,4 岁,室间隔缺损,X 线片示双肺血增多,左心室增大为主,肺动脉段轻度突出

3. 心导管和心血管造影　可直接显示缺损,了解缺损的部位、大小、数目、室间隔膜部瘤及主动脉关闭不全或主动脉瓣的脱垂。由于室间隔为一个"S"状弯曲的弧形结构,只有在 X 线与之成切线时,方能更好地显示室间隔缺损的直接征象。本病的诊断以采用长轴斜位（左前斜位）左心室造影为宜。根据右心室显影密度、分流的喷射方向和右心室最早显影的部位,一般可以判断缺损的解剖类型及其分流量。

4. CT 表现　除了观察室间隔缺损,还应该观察其他心内结构,如主动脉窦是否合并窦瘤、室间隔膜周部是否合并膜部瘤、主动脉瓣有无脱垂等;还应注意观察心脏外大血管结构,如肺动脉增宽程度,判定有无肺动脉高压和肺动脉血栓,观察主动脉弓部是否合并缩窄或动脉导管未闭,观察冠状动脉走行是否正常。

（1）直接征象:可见室间隔不连续,左、右心室间可见造影剂通过(图9-4-13);CTA可三维重建观察室间隔缺损位置及其与周围结构间的关系,通过多方位重建图像多角度、多方向测量室间隔缺损的大小,准确地对室间隔进行分型。

（2）间接征象:左心室增大或者双心室增大,肺动脉增宽,即表现为主肺动脉直径超过同层面升主动脉直径,提示可能存在肺动脉高压可能。晚期发生艾森曼格综合征时,则左心室缩小、右心室肥厚。

5. 磁共振　横轴位和短轴位自旋回波序列上,可见室间隔连续性中断。隔瓣后室间隔缺损,于四腔位可见隔瓣后两心室间交通;嵴上型室间隔缺损垂直于室间隔根部,斜矢状位可见主动脉根部与右心室流出道间的圆锥部间隔消失;漏斗部室间隔缺损以短轴位显示为佳。电影序列可见心室水平穿隔血流,根据血流信号可判定分流方向及估测分流量,同时有利于检出较小的室间隔缺损,电影序列准确性更高,通过后处理还可以测定射血分数、心排血量等。

【诊断要点】

根据心脏杂音的部位及性质特点,结合超声心动图、心电图和X线检查结果,不难诊断室间隔缺损。合并肺动脉高压及其他复合畸形时,右心导管测定肺动脉压力,是最可靠的检查方法。VSD合并其他超声不能很好显示的复合畸形时,CT或者CMR检查很有必要。

【鉴别诊断】

室间隔缺损应与主动脉窦瘤破入右心室鉴别。

室间隔缺损时,主动脉壁、主动脉窦均正常,可见收缩期心室水平左向右分流;而主动脉窦瘤破入右心室的主动脉前壁下方不完整,受累的主动脉窦呈囊袋状扩张,主动脉窦破口处见持续性的左向右分流,且以舒张期为主。

三、动脉导管未闭

【概述】

动脉导管未闭(patent ductus arteriosus,PDA)是指动脉导管在出生后仍然没有闭合,导致主动脉与肺动脉之间异常交通的先天性疾病。动脉导管由左侧第6对主动脉弓的背侧部分演变而来,是胎儿期连接降主动脉与肺动脉的正常血管,一端起于肺动脉主干分叉处或左肺动脉近端的后侧壁,向后上方偏左走行,另一端和主动脉弓(左锁骨下动脉起始处以远对侧1cm左右)相连。右位主动脉弓者,动脉导管亦可由右肺动脉连接右位主动脉弓,偶见左肺动脉连接左锁骨下动脉或无名动脉者。动脉导管未闭占先天性心脏病的20%,发病率仅次于室间隔缺损位居第二。

动脉导管的闭合分两个时期,一是生理性闭合期,随着婴儿出生啼哭后第一口吸气正常肺循环的建立,一般在生后10~15小时内动脉导管发生生理性闭合,但在7~8天内有潜在性再开放的可能;二是解剖闭合期,导管内膜逐渐增厚,弥漫性纤维增生完全封闭管腔,最终形成导管韧带,88%于8周内完成,若生后半年至1年还未能闭合,则称为持续动脉导管未闭,简称动脉导管未闭。导管纤维化一般起源于肺动脉侧,向主动脉侧延伸,所以有部分患者主动脉端不完全闭合而呈壶腹状。

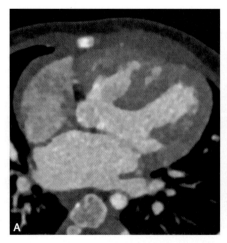
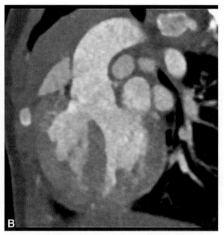

图9-4-13　膜周部室间隔缺损
女,2岁,CTA横轴位图(A)及斜冠状位(B)示膜周部室间隔缺损

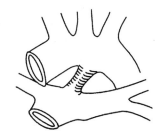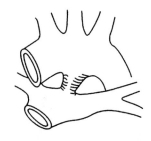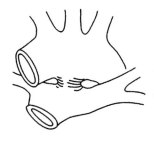

图 9-4-14 动脉导管未闭分型示意图

【临床特点】

动脉导管未闭根据其长短、粗细大致分为三型：管型、漏斗型、窗型（图 9-4-14）。

管型：导管两端连接的主动脉与肺动脉直径大致相等，状如圆柱；漏斗型：最多见，导管近主动脉侧较粗大，至肺动脉侧管径逐渐变细，形似漏斗；窗型：导管短而粗，有时与间隔缺损难以区分，主动脉与肺动脉近乎紧贴，是较为罕见的一种类型。

分流量与导管粗细、主肺动脉压有关。一般主动脉压力高于肺动脉，血液经未闭的动脉导管自主动脉向肺动脉分流，肺动脉同时接受主动脉及右心室的血流，导致肺动脉血流量增加，左心负荷增加，使左心扩张、心肌肥厚。长期大量的肺血流量使肺动脉压进行性增高，当肺动脉压力等于或高于主动脉时，可产生双向或以右向左分流为主的分流，此时患儿常常出现差异性发绀（下肢比上肢重）。

临床症状主要取决于主动脉至肺动脉分流血量的多少以及是否产生继发肺动脉高压和程度。导管细小者可无明显症状；当导管较粗大时可出现心悸、气短、反复呼吸道感染，严重者可出现左心衰竭；重度肺动脉高压时，患者可出现发绀，往往下肢重于上肢，称为分界性发绀或差异性发绀。

典型体征为在胸骨左缘第 2~3 肋间闻及双期连续性机器样杂音，伴震颤，可有周围血管征；细小 PDA 以及合并重度肺动脉高压者杂音常不典型，或仅有收缩期杂音，甚至无杂音，但肺动脉高压者常见肺动脉区第二心音明显亢进。

【影像检查技术与优选应用】

X 线胸片：至今仍是必需的检查项目，主要用于观察双肺、肺血的情况，用于观察心脏外形和大小情况，结合临床杂音，以及典型者可见的主动脉弓部的"漏斗征"，可以初步提示该病的存在，但是不能做出最终的诊断。

超声心动图，是诊断该病的最佳技术和首选技术，具有操作简单便利、可靠和无创伤、无辐射等优点。特别是二维超声心动图结合彩色多普勒超声心动图，能清楚显示 PDA 的形态和血流动力学改变。

CT 及磁共振：是诊断本病的后选技术，只有在超声检查不明确、临床又高度怀疑的情况下应用。另外，患者有动脉导管未闭合并其他复杂的心内、心外畸形时，如超声对主动脉弓缩窄、冠状动脉发育异常、肺静脉发育畸形等观察受限时，可以行 CT 或者 CMR 的检查。CMR 由于扫描检查时间较长，在临床也较少应用。

心导管和心血管造影：同样具有更加严格的适应证。单纯诊断动脉导管未闭，临床不再需要做心血管造影检查。只有在临床疑诊艾森曼格综合征，或者采用介入封堵治疗动脉导管未闭时，需要做心导管和心血管造影检查。

【影像学表现】

1. 超声心动图表现

（1）二维超声心动图：心底短轴切面和胸骨上窝主动脉弓长轴切面，于左肺动脉的起始部与降主动脉之间有异常通道交通。根据异常通道的形态可分为漏斗型（图 9-4-15A）、管型（图 9-4-16A）和窗型。其他表现有左心室增大，室间隔活动增强。肺动脉明显增宽，且搏动增强。合并肺动脉高压时，右心室扩大，右心室壁增厚。

（2）M 型超声心动图：心室波群 M 型超声显示左心增大，室间隔活动增强。

（3）多普勒超声心动图：可探到异常血流从降主动脉经异常导管进入主肺动脉分叉处或左肺动脉起始部（图 9-4-15B，图 9-4-16B）。连续多普勒于肺动脉内可探及连续性左向右分流信号，形态呈"锯齿形"连续高速频谱（图 9-4-15C，图 9-4-16C）。出现肺动脉高压时，可见右向左分流信号。

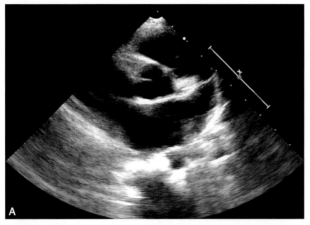

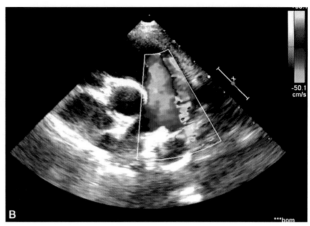

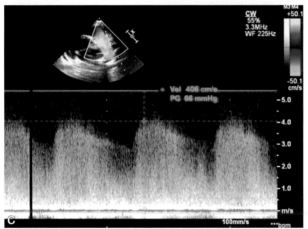

图 9-4-15　漏斗型动脉导管未闭

A. 二维超声心动图示降主动脉与左肺动脉间根部间一漏斗状交通；B. 多普勒超声心动图示动脉导管水平左向右分流；C. 连续多普勒示收缩期和舒张期连续性高速频谱

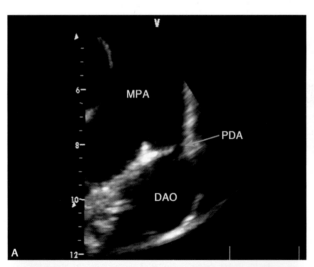

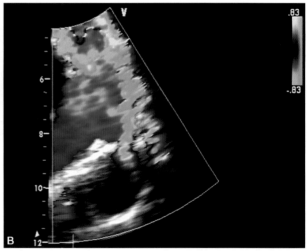

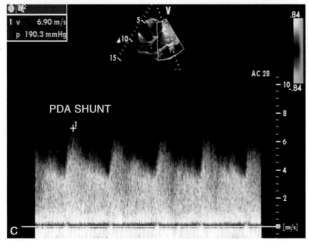

图 9-4-16　管型动脉导管未闭

A. 二维超声心动图示降主动脉与主肺动脉分叉处间一管状交通；B. 多普勒超声心动图示动脉导管水平左向右分流；C. 连续多普勒示收缩期和舒张期连续性高速频谱

（4）声学造影：声学造影对肺动脉高压的判断有重要意义。主动脉压大于肺动脉压时，部分患者在二维切面上，由肺动脉分叉处沿主动脉外侧壁可见细长负性造影区，与彩色多普勒分流束相对应。当出现肺动脉压高于主动脉压后，在降主动脉内可见充盈的造影剂，左心房及左心室内无造影剂。

2. X 线表现　可显示肺血增多、肺动脉段突出、左心室和右心室增大、主动脉结突出或增宽。值得注意的是分流量小的细小 PDA，心肺可无明显异常改变，分流量较大时可发生肺动脉高压，X 线可见肺动脉增粗，主动脉弓部呈漏斗状膨出，下方降主动脉开始处骤然内缩（"漏斗征"），为本病的典型 X 线表现（图 9-4-17）。

3. CT 表现

（1）直接征象：降主动脉与肺动脉间可见动脉导管显影和相通。CT 可分析动脉导管的类型、直径

及长度。矢状位是显示导管的最佳体位（图 9-4-18、图 9-4-19）。

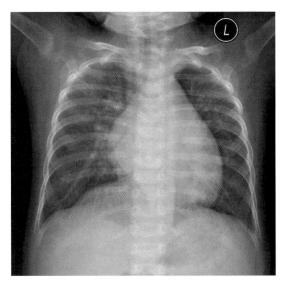

图 9-4-17　胸部 X 线表现
女，11 月龄，胸部 X 线片示肺血增多、肺动脉段略突出、左心室和右心室增大、主动脉结突出

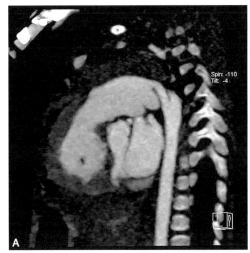
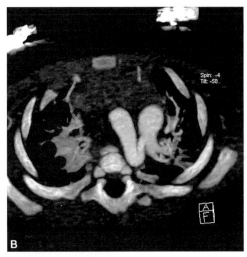
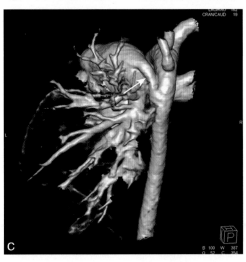

图 9-4-18　管型动脉导管未闭
女，1 岁，CTA 斜矢状位多平面重组图像（A）、横轴位最大密度投影图像（B）及容积再现图像（C）示管型动脉导管未闭

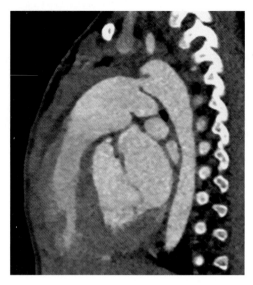

图 9-4-19　漏斗型动脉导管未闭
女,1 岁,CTA 斜矢状位多平面重组图像示漏斗型动脉
导管未闭

（2）间接征象:左心增大,肺动脉扩张。常合并室间隔缺损、上动脉缩窄、离断等。

除了观察动脉导管未闭,CT 图像的视野很大,还需要观察患者有无合并其他复杂的心内、心外畸形时,如主动脉弓发育不良与缩窄褶曲、主动脉瓣（是否二瓣化）和瓣上狭窄、冠状动脉发育情况、肺静脉发育畸形、双肺异常等。

4. 心脏磁共振（CMR）　横轴位、冠状位和矢状位自旋回波序列,均可显示位于主动脉弓降部的未闭动脉导管,表现为降主动脉上段内下壁连续性中断,与主动脉或左肺动脉近段之间有管状低或无信号相连。电影序列上可见降主动脉和肺动脉间可见异常连接的高速血流信号。沿主动脉长轴的斜矢状位是显示动脉导管的最佳位置,对比增强的 MRA（CE-MRA）能够更准确和清楚地显示动脉导管未闭。

5. 心导管和心血管造影　选用标准左侧位投照,行主动脉弓降部造影,可见主动脉显影的同时,肺动脉也显影,还可显出动脉导管和主动脉弓局部漏斗状膨出。心导管检查可以测量肺动脉压力,血氧分析可显示肺动脉血氧含量高于右心室,间接提示肺动脉水平有左向右分流。

【诊断要点】

根据典型的连续性杂音做出 PDA 的诊断并不困难,但合并肺动脉高压或其他心内分流时,心脏杂音不典型。经胸超声和多普勒超声心动图检查,基本可以明确诊断动脉导管未闭,显示为动脉导管与主肺动脉分叉处或左肺动脉近段间的连通,多普勒

超声检出经未闭动脉导管的分流束,可明确诊断。本病的诊断要点,还应该包括主动脉根窦部、主动脉弓、心腔内畸形等,合并症的情况。

【鉴别诊断】

1. 房、室间隔缺损　单纯房、室间隔缺损和动脉导管未闭,经 X 线胸片和超声心动图检查,结合临床资料都能做出诊断和鉴别诊断。右心导管检查,测量各心段血含氧量的差别,能间接提示房、室间隔缺损和动脉导管未闭,并可直接测定肺动脉压力,计算分流量和全肺阻力,为进一步治疗的可行性提供重要依据。

2. 主-肺动脉间隔缺损　窗型动脉导管未闭需与主-肺动脉间隔缺损鉴别,前者窗型动脉导管的位置多位于弓降部或降主动脉近段,而后者位于升主动脉,且肺动脉高压较重,结合 CT、磁共振和心血管造影能做出准确的鉴别诊断。

3. 体肺侧支血管　在肺动脉发育不良（或狭窄）的患者,常常有体动脉（主动脉）发出异常血管向双肺（肺动脉）供血,称为体-肺侧支血管。在弓降部发出的体肺侧支血管,容易当成动脉导管未闭。动脉导管未闭的血管发出位置较为固定,且直接连接于主肺动脉或者左肺动脉,与体肺侧支血管不同。

四、心内膜垫缺损

【概述】

心内膜垫缺损（endocardial cushion defect,ECD）是指心内膜垫结构胚胎发育障碍,房室瓣水平上下的间隔组织发育不全或缺如,同时伴有不同程度的房室瓣畸形,导致心室之间、心室与心房之间相互交通的一组心脏畸形,是一组包括不同程度的低位房间隔、部分流入道室间隔和房室瓣的发育不完全造成的心脏畸形,又称房室间隔缺损、房室管畸形、共同房室通道等,是较为少见的先心病,占先天性心脏病的 5%。常合并其他复杂畸形,最常见的是法洛氏四联症。大约 40% 唐氏综合征患儿伴有先天性心脏病,其中 40% 为心内膜垫缺损。

根据房室瓣异常、室间隔缺损的情况,分为三型,即部分型心内膜垫缺损、完全型心内膜垫缺损和过渡型心内膜垫缺损。部分型最多见,完全型次之,过渡型（中间型）最少见。

1. 部分型心内膜垫缺损　具有完整的室间隔,两组独立的房室瓣,表现为原发孔型房间隔缺损,可伴有二尖瓣前叶裂或三尖瓣隔叶发育不良。

2. 完全型心内膜垫缺损　是心内的十字结构

消失,由原发孔型房间隔缺损、非限制型流入道室间隔缺损及共同房室瓣构成,又分为三型:Rastelli A,前共瓣有裂隙,可分为二、三尖瓣成分,前共瓣腱索附着于室间隔缺损的嵴上;Rastelli B,前共瓣有裂隙,可分为二、三尖瓣成分,前共瓣腱索附着于室间隔右心室面的异常乳头肌上;Rastelli C,前共瓣没有裂隙,并且无腱索附着,形成漂浮瓣;其中,A 型最多。

3. 过渡型心内膜垫缺损 具有部分型与完全型心内膜垫缺损的特点,包括原发孔型房间隔缺损、流入道限制型室间隔缺损及两组异常的房室瓣。

【临床特点】

心内膜垫缺损由于病理解剖变化差异较大,病理生理表现也很悬殊。单纯的部分型心内膜垫缺损,病理生理改变与继发型孔型房室间隔缺损相似,但由于二尖瓣前叶存在裂缺,常合并二尖瓣反流,致左心房、左心室扩大。

完全型房室间隔缺损,则是四个心腔均相通,导致大量的左向右分流,加上房室瓣反流明显,心脏容量负荷明显增加,以右心系统更为显著,右心房、右心室均扩大,易早期出现肺动脉高压。

临床表现:本病为一组心内结构的复合畸形,临床表现各不相同。其血流动力学改变主要为心房、心室水平分流及房室瓣分流。心房、心室水平的分流量取决于缺损大小、房室瓣与房、室间隔组织的关系及体、肺循环的压力和阻力,二房室瓣的反流程度主要与瓣膜畸形有关。临床上以活动后心悸、气短、呼吸道感染、呼吸衰竭为主要症状,可伴有发绀,比单纯房间隔缺损出现的症状早、进展较快。

部分型 ECD 婴儿出生时无明显症状,完全型 ECD 常在 1 岁内出现症状,表现为喂养困难、上呼吸道感染反复发作、肺炎、生长缓慢等,重者表现为呼吸困难、肝脾大、周围水肿、晕厥和发绀等。

部分型 ECD 具有第二心音固定分裂,存在二尖瓣反流时可见心尖搏动增强,并于心尖部闻及全收缩期杂音;过渡型 ECD 有类似室间隔缺损的杂音;完全型 ECD 多伴有发绀,只能闻及单一的第一心音,胸前区广泛的收缩期杂音。

【影像检查技术与优选应用】

超声心动图:为首选和确诊的检查方法,不仅可以明确诊断 ECD,还可以准确分型,为患者手术方案及治疗提供可靠的信息,也可对术后心脏进行随访评价。

X 线胸片:可以显示肺血增多情况,以及房室增大情况,但是不能直接对本病做出诊断。

CT 和磁共振检查:是超声心动图检查后备选的检查技术,多在超声难以显示的心脏外部病变时应用,如外周肺动脉发育情况、主动脉发育情况、冠状动脉发育情况等。CT 对房室瓣反流和瓣膜的解剖细节显示受限;磁共振检查较为复杂,检查耗时长,不适合小儿麻醉等不配合检查的患者,故临床应用较少。

心导管和心血管造影:目前主要用于对肺动脉高压和血流动力学评价时使用,为有创的检查技术。

【影像学表现】

1. X 线胸片 目前仍然是必须做的检查。依据不同的房、室水平分流及房室瓣反流特点,可表现为肺血增多、全心增大或右心系统增大为主,缺乏直接诊断的能力(图 9-4-20)。

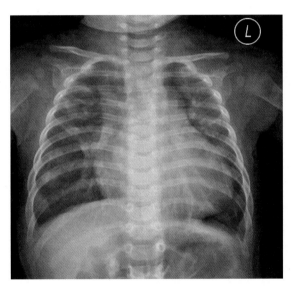

图 9-4-20 胸部 X 线表现
男,8 月龄,胸部 X 线片示肺血增多、左右心室增大

2. 超声心动图

(1)二维超声心动图:是诊断 ECD 的主要方法,可以直接显示 ECD 的解剖特点,以心尖四腔心切面观察最佳。

部分型房间隔缺损(图 9-4-21A、图 9-4-21B):心尖及剑突下四腔切面显示房间隔下部回声中断,二尖瓣、三尖瓣房室瓣环在室间隔上附着点处于同一水平,还可以观察到二尖瓣前叶裂等二、三尖瓣畸形;室间隔完整,可观察到两组独立的房室瓣。

完全型房室间隔缺损(图 9-4-22):典型征象是心尖及剑突下四腔切面显示心脏十字交叉结构消失;左、右心房室瓣融合成一个共同的房室瓣口,剑突下左心室短轴切面是评价共同房室瓣结构形态最好的切面,可清晰显示瓣叶、乳头肌及数目和附着点。

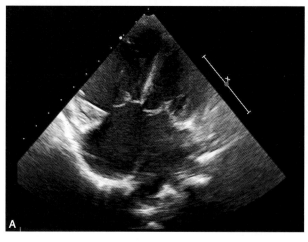
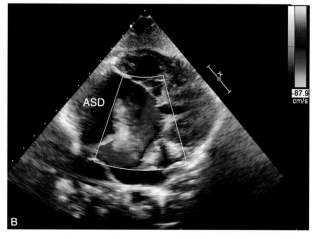

图 9-4-21 部分型心内膜垫缺损

男,6 月龄,A. 二维超声心动图示房间隔下部回声中断,室间隔连续,可见两组独立的房室瓣;B. 彩色多普勒超声心动图示房间隔下部缺损处穿隔血流

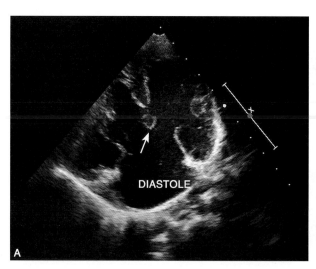
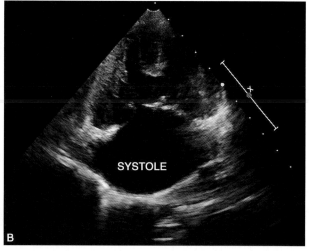

图 9-4-22 完全型心内膜垫缺损

女,3 月龄,二维超声心动图示房间隔下段回声中断,室间隔上段回声中断,心内十字交叉结构消失,代之为一共同房室瓣膜结构显示(箭头),共同房室瓣膜有腱索与室间隔残端相连

过渡型(中间型):介于部分型与完全型之间,心尖和剑突下四腔切面示有原发孔房间隔缺损和室间隔缺损(多为限制性,单发或多发),但四腔心及左心室瓣口短轴切面显示左、右心房室瓣口是分开的。

(2) 多普勒超声心动图

1) 彩色多普勒:可显示心房或心室水平的左向右分流或双向分流,对评价房室瓣反流、评估房室瓣的病理损害程度有较大价值;对于较小的膜部室间隔缺损(前后桥瓣与室间隔嵴顶部粘连不紧密所导致的心室交通),二维超声心动图多难以显示,此时诊断主要依靠彩色多普勒。

2) 射频多普勒:将脉冲多普勒取样容积置于房间隔缺损、室间隔缺损口的右心室面,分别显示收缩期、舒张期湍流频谱,二尖瓣、三尖瓣有裂隙时心房侧取样可显示收缩期湍流频谱。用连续多普勒测定室缺口处或右侧房室瓣的反流速度,可估测右心室压及肺动脉压。

(3) 心脏声学造影:经肘静脉注射造影剂后,右心房、右心室顺序显影;如果房水平分流为右向左时,则造影剂自右心房,通过原发孔缺损的部位进入左心房;房水平分流为左向右时,右心房内出现负显影区;左心房内亦可出现造影剂回声,尤其是合并左上腔静脉畸形时,对诊断有较大帮助。

3. CT 表现

(1) 直接征象:横断面图像及多平面重组的左、右前斜位显示较好,可表现为房间隔下部连续性中断,房室间隔十字交叉结构消失及共同房室瓣环。

部分型及过渡型心内膜垫缺损具有两个房室环、两组房室瓣,部分型心内膜垫缺损(图 9-4-23)表现为房间隔下段连续性中断,缺损无下缘,直抵房室瓣环,提示原发孔型房间隔缺损存在;完全型心内膜垫缺损(图 9-4-24)具有一个房室瓣环、共同房室瓣,在部分型心内膜垫基础上,可见室间隔上段连续性中断,横断四腔心层面十字交叉结构完全消失,左右外侧房室瓣环构成共同房室瓣环。CT 可以显示房、室间隔缺损,但对瓣环畸形、瓣叶裂等显示不佳。

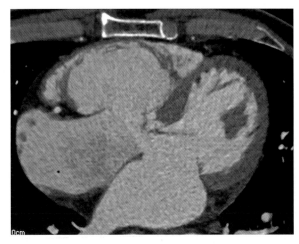

图 9-4-23 部分型心内膜垫缺损
CTA 示两组房室瓣,房间隔下端缺损,缺损无下缘、直抵房室瓣环

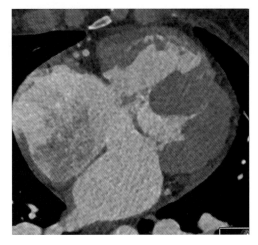

图 9-4-24 完全型心内膜垫缺损
CTA 示共同房室瓣,房间隔下端缺损,室间隔上端缺损,心内十字结构消失

(2)间接征象:表现为四个心腔不同程度的扩大,各级肺动脉增宽,肺动脉高压表现为主肺动脉管径超过同层面升主动脉管径。同时还可以显示合并的其他心血管畸形。

4. 磁共振表现 横轴位和短轴位自旋回波序列上,可见房、室间隔连续性中断,并可见房间隔缺

损与房室瓣的位置关系及房室瓣数量,电影序列可见穿隔血流,电影序列准确性更高。

5. 心导管和造影表现 当临床术前评估肺动脉高压时,会行心导管检查,心室造影是有创检查,目前没有单独为诊断该病而实施的必要性。"鹅颈征"是心内膜垫缺损特征性的心室造影表现,正位和右前斜位左心室造影是最好的显示位置。"鹅颈征"的形成是由于左心室流入道缩短、左心室流出道拉长及房室瓣位置改变、二尖瓣构成左心室右缘所致。同时,也可以观察到房室瓣的中大量反流。

【诊断要点】

部分型心内膜垫缺损:存在原发孔型房间隔缺损(位于房间隔下部,近十字交叉处);大多合并二尖瓣前叶裂;具有完整的室间隔;具有两组独立的房室瓣。

过渡型心内膜垫缺损:存在原发孔型房间隔缺损;存在流入道的限制型室间隔缺损;有两组异常的房室瓣(房室瓣可部分融合)。

完全型心内膜垫缺损:多同时具备以下三个条件,原发孔型房间隔缺损;流入道非限制型室间隔缺损,以及共同房室瓣。

【鉴别诊断】

部分型心内膜垫缺损需要与继发孔型房间隔缺损的鉴别。前者多为原发孔型房间隔缺损,即房间隔缺损位于房间隔下部,多伴有二尖瓣前叶裂及其所致的不同程度的瓣膜反流;而继发孔型房间隔缺损位于房间隔中部和其他位置。

完全型心内膜垫缺损需要与房间隔缺损合并室间隔缺损鉴别。两者一是房间隔缺损的位置不同,二是前者有一组共同房室瓣,常合并瓣膜的关闭不全。

完全型心内膜垫缺损需要与单心室鉴别。前者残存室间隔,而后者无室间隔,仅见心室内粗大的肌束;前者临床上患者多没有发绀,后者属于发绀属复杂先天性心脏病。

五、主-肺动脉间隔缺损

【概述】

主-肺动脉间隔缺损(aorto-pulmonary septal defect, APSD)是一种少见的先天性心脏病,也称主肺动脉窗,是指升主动脉与肺动脉干之间存在直接交通,而两组半月瓣发育正常的心脏畸形;发生率占先天性心脏病的 0.1%~0.2%。

其发病机制是由于在胚胎第 5~8 周动脉干发

育过程中,主动脉瓣下圆锥与肺动脉瓣下圆锥分离期间动脉干脊与两圆锥脊未完全融合,导致动脉干不能完全分割为升主动脉和肺动脉,形成 ASPD。

根据主-肺动脉间隔缺损的大小及位置分为三型:Ⅰ型缺损位于升主动脉近段,靠近半月瓣,远段近肺动脉分叉处间隔完整;Ⅱ型缺损位于升主动脉远段,靠近肺动脉分叉处,近段间隔完整;Ⅲ型为Ⅰ、Ⅱ型共存,缺损较大,半月瓣瓣上至肺动脉分叉处间隔均缺损。

【临床特点】

由于主-肺动脉直接交通,压力高的动脉血大量分流至肺动脉,使肺静脉回流血量增加,左心负担加重,引起左心房、室增大,体循环血量减少,导致主动脉发育不良或迟缓;同时由于肺血增多,患儿易患呼吸系统感染,此常为就诊最初原因;病程后期肺动脉一系列病理变化会引起肺动脉高压,右心室负荷加重,左右心室同时肥厚、增大,当肺动脉压力高于主动脉后,会出现肺动脉内静脉血向主动脉分流,出现全身发绀。

主-肺动脉间隔缺损杂音变化大,可从连续性杂音至无杂音。以左侧第三肋间杂音最明显。

【影像检查技术与优选应用】

X 线胸片:仍是必须做的检查。表现为肺血增多,肺动脉增宽,肺纹理增粗等左向右分流肺动脉高压改变;左心室增大,晚期心衰时可表现为全心增大。

超声心动图:可以明确诊断该病,可明确缺损的大小与部位,结合血流动力学异常对主-肺动脉间隔缺损做出分型诊断,还可以明确左心负荷及心功能情况,是主-肺动脉间隔缺损首选检查方法。

CT 及磁共振检查:是诊断本病的后选检查手段,当超声心动图诊断不明确或者需要排查其他心血管畸形时,可以应用。CT 和 CMR 可以明确缺损位置、大小及合并的其他先天畸形。

心导管和心血管造影:由于是有创检查,目前在临床上较少应用。但是对于肺动脉发育及其肺动脉高压的评估,仍然是诊断的"金标准"。

【影像学表现】

1. **X 线表现**　表现为肺血增多,肺动脉段突出,左右心室增大,肺动脉高压征象明显。

2. **超声心动图**

(1) 二维超声心动图:主动脉短轴切面显示主动脉左侧壁与肺动脉干内侧之间的动脉壁回声中断,断端回声稍强(图9-4-25)。根据回声中断的大小与部位不同,可对主-肺动脉间隔缺损做出分型诊断。Ⅰ型缺损

位置较低,紧邻肺动脉瓣上方;Ⅱ型缺损位置较高,位于升主动脉远端,紧邻肺动脉分支移行处;Ⅲ型主-肺动脉间隔近乎缺如,升主动脉与肺动脉融合成共同腔。

其他切面可显示左心房室增大,右心室肥大,主、肺动脉增宽等继发性改变。

(2) 多普勒超声心动图:彩色多普勒血流显像显示升主动脉与肺动脉间经缺损血流相通。如缺损较小,主动脉压大于肺动脉压,主要存在左向右分流,可见明亮的彩色分流信号从主动脉进入肺动脉。如为中等大小的缺损,两者之间压力差不大,分流速度较低,彩色信号暗淡,收缩期为左向右分流,舒张期为右向左分流。如缺损为Ⅲ型,主动脉腔与肺动脉腔完全相通,两者之间的压力均等,主动脉与肺动脉的血流混杂一起,彩色多普勒显示无明显分流信号。脉冲和连续多普勒可在缺损部检测出连续性低速分流信号。

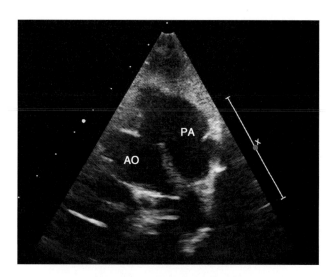

图 9-4-25　主-肺动脉间隔缺损
二维超声心动图显示升主动脉(AO)与肺动脉(PA)之间有间隔缺损,两者相通

(3) 声学造影:主-肺动脉分隔缺损作为单独病变时,如只存在左向右分流时,充满造影剂回声的肺动脉腔内出现负性造影区。如为双向分流,依据分流量的大小不同,主动脉腔内出现浓度不等的造影剂回声,左心房、左心室内无造影剂回声出现。如为间隔完全缺如,肺动脉显影后,则于主动脉腔内立即出现与肺动脉腔内相同浓度的造影剂回声,左心房、室腔内无造影剂回声。

3. **CT 表现**

(1) 直接征象:多平面重组可显示主动脉与肺动脉之间动脉管壁局限性缺损,主动脉与肺动脉直接交通,合并肺动脉高压时,肺动脉管径增宽,远端分支增粗,合并有心脏衰竭时心影增大(图9-4-26)。

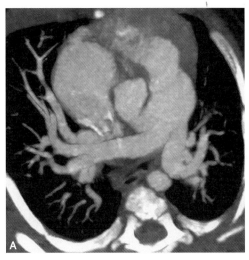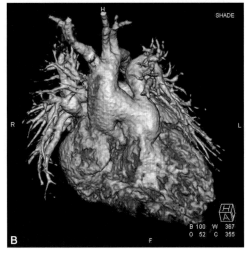

图 9-4-26　主-肺动脉间隔缺损(Ⅱ型)

女,2 月龄,斜横轴位多平面重组图像(A)与容积再现图像(B)可见升主动脉与主肺动脉之间间隔缺损,造影剂相通

（2）其他征象:合并其他先天畸形,如室间隔缺损、动脉导管未闭、主动脉缩窄、法洛氏四联症等,会出现相应表现。

4. 磁共振　与 CT 表现类似,优势在于无创、无辐射。横轴位、冠状位及矢状位可显示位于主动脉与肺动脉之间的局限性缺损,磁共振电影序列和对比增强的 MRA(CE-MRA),更利于显示主-肺动脉间隔缺损,可见主动脉与肺动脉间异常连接的高速血流信号。

5. 心导管和心血管造影　右心导管检查可判断左向右分流量的大小,有无右向左分流,以及肺动脉压力情况。若导管从主肺动脉直接进入升主动脉和头臂干,或左心导管检查时导管从升主动脉到达主肺动脉,则对本病诊断有重要意义。

心血管造影,能够显示血液的分流情况和肺动脉发育情况,将导管末端置于升主动脉或主肺动脉根部,正、侧位或双斜位投照可直接显示升主动脉-肺动脉间的缺损部位及大小等。

【诊断要点】

升主动脉与主肺动脉之间直接交通,而两组半月瓣发育正常。根据主-肺动脉间隔缺损的大小、位置及肺动脉高压情况进一步分Ⅰ型、Ⅱ型和Ⅲ型。

【鉴别诊断】

1. 主-肺动脉间隔缺损需要与永存动脉干的鉴别　主-肺动脉间隔缺损的两组半月瓣单独存在,且室间隔多完整,而永存动脉干仅有一组半月瓣,且绝大多数患者合并有较大的膜周部室间隔缺损。

2. 主-肺动脉间隔缺损需要与窗型动脉导管未闭的鉴别　主-肺动脉间隔缺损,其缺损口位于升主动脉与主肺动脉之间,而窗型动脉导管未闭为降主动脉与主肺动脉分叉处或左肺动脉间的异常交通。

六、永存动脉干

【概述】

永存动脉干(persistent truncus arteriosus)又称共同动脉干,是指由单一动脉干同时供应体循环、肺循环和冠状动脉血液,其基本病变是一个高位的瓣下室间隔缺损和起自两心室底部有一组半月瓣的单支动脉干,主动脉与肺动脉均起源于此动脉干。

胚胎发育早期,原始心室的出口经心球与动脉干连接,其后心球退化,动脉干内的主、肺动脉隔将主干分为主动脉与肺动脉,如果动脉干间隔发育障碍,则形成永存动脉干,不同程度骑跨在并存的室间隔缺损上,接受来自两心室的血液。本病只有一组半月瓣,瓣叶数目 2~6 个不等,以 3 个瓣叶最常见,占 60%~70%;此动脉干发出主动脉、肺动脉和冠状动脉,且绝大多数肺动脉起自冠状动脉与头臂干之间的永存动脉干,是一种少见的发绀型先天性心脏畸形,占全部先心病的 0.5%~3%,本病约 96.5%患者合并有较大的膜周部室间隔缺损。本病预后差,如未及时治疗,绝大多数在 1 岁内夭折。

永存动脉干的分型方法较复杂,目前倾向于将其简化合并,分为两型。Ⅰ型:永存动脉干发出主动脉,再分出左右肺动脉,一般主肺动脉干极短。Ⅱ型:左、右肺动脉分别发自永存动脉干,没有主肺动脉。永存动脉干常合并其他畸形(如主动脉弓发育不良,单侧肺动脉狭窄或缺如等)。

【临床特点】

根据本症的解剖畸形,体、肺循环同时与两心室相连,接受两者的混合血,一方面使体动脉血氧饱和度降低,另一方面因肺循环直接源于体循环,肺血流量明显增多,并早期出现肺血管的阻塞性病变,部分病例还兼有干瓣关闭不全,导致左、右心室容量或阻力负荷均增加,终致出现充血性心力衰竭。

肺血流量增多时,临床上常表现为呼吸困难、心力衰竭、心动过速和肺部感染症状,发绀表现较轻;肺血流量减少时,发绀明显,常伴有杵状指(趾)。永存动脉干患儿生后即有明显的心脏杂音,表现为胸骨左缘第3~4肋间响亮、粗糙的收缩期杂音和震颤,可向右上传导;共同瓣关闭不全者,心底部可闻及舒张期杂音。

【影像检查技术与优选应用】

X线胸片:仍是必须做的检查。用以观察肺血增多或减少(取决于肺动脉发育和有无狭窄)、有无合并肺动脉高压改变,以及心影的大小和形态。

超声心动图检查:是诊断该病首选且最主要的检查技术,不仅可以确诊该病,且同时可以评估经过室间隔缺损的血流、永存动脉干的瓣膜及其功能情况,以及主肺动脉发育和压力情况等。

CT检查:主要是增强CT检查。有文献报道,与手术结果对照,CT心血管成像对永存动脉干的分型及细节诊断优于超声心动图和心导管检查。CT的优势是对永存动脉干局部解剖细节和周围血管关系的观察,如主动脉与肺动脉和冠状动脉三者之间的关系、肺动脉及其分支的特征和发育情况、永存动脉干与室间隔缺损的关系等,是超声心动图检查有力的补充。但是,CT图像对瓣膜的观察欠佳,难以显示永存动脉干瓣膜的反流等情况。

心脏磁共振CMR检查:无创、无辐射是其优势,且能够显示永存动脉干基本的解剖异常和一些功能评价,如室间隔缺损的分流、瓣膜的反流、甚至肺动脉压力的评估。但是,该项检查因费时、操作较为复杂、难以对儿童开展等因素,在我国的应用并不普及。

心导管和心血管造影:仍然是诊断该病的"金标准",但是属于有创检查,临床较少应用。心导管检查有利于评价肺动脉和各个房室的压力情况,心室造影有利于显示血流的状态,以及对冠状动脉和肺动脉外围分支的显示更为清晰。

【影像学表现】

1. X线胸片表现 主要表现为大量左向右分流的X线征象,肺血明显增多,升主动脉扩张,肺动脉段平直或局限性凸出位置偏高,心影扩大,近似二尖瓣-主动脉型或斜卵圆形,双心室大,以左心室增大为主,晚期合并重度肺动脉高压的改变。

2. 超声心动图表现

(1)M型超声心动图:可显示室间隔缺损、大动脉骑跨,不能探及主肺动脉和肺动脉瓣,其诊断限度较大。

(2)二维超声心动图:能清楚显示大动脉干的宽度、肺动脉发出部位、右心室流出道发育情况、室间隔缺损大小和部位、永存动脉干瓣瓣叶数目等本病的主要畸形。

(3)彩色多普勒超声:升主动脉长轴像可见升主动脉和主肺动脉均由动脉干发出,可显示粗大的动脉干同时接受左、右心室的血流,显示心室水平的双向过隔血流,右向左血流为蓝色,左向右血流为红色。部分患者于左心室流出道可探及大动脉瓣口的红五彩镶嵌色反流性血流束,提示关闭不全。脉冲和连续多普勒检查,在主肺动脉部位未能探及血流信号。

3. CT表现 CT的二维、三维重建技术及容积再现技术,在显示大血管解剖方面有着明显的优势,能够为永存动脉干的术式设计提供全面的解剖信息(图9-4-27)。

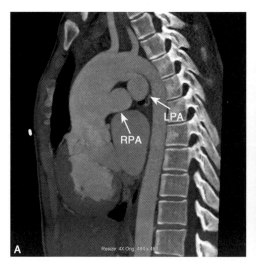
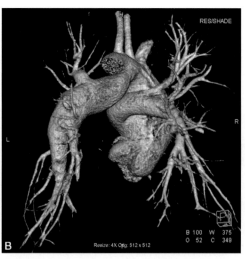

图9-4-27 永存动脉干Ⅱ型

男,16岁,最大密度投影(A)及容积再现(B)显示未见主肺动脉干,左、右肺动脉直接从主动脉弓下壁、升主动脉后壁发出

（1）直接征象：横断位是诊断的基础，横断位可见一支大的动脉干自心室发出，冠状动脉、肺动脉、主动脉均起源于单一动脉干，多平面 MIP 图、三维图可清晰显示单一动脉干起源于心脏，并依次发出冠状动脉、肺动脉、主动脉。心脏短轴位显示仅有一组半月瓣，可与主动脉-肺动脉窗鉴别。大多数病例可分辨半月瓣瓣叶形态，但有时 MSCT 判断动脉瓣瓣叶数目受限制。

观察肺动脉、肺内肺动脉形态和发育：横断位逐层观察可了解血管的来源和走行，故鉴别中央肺动脉和侧支血管较为容易。当一侧肺动脉缺如时，需判断该侧肺内肺动脉供血来源，如动脉导管未闭、体肺动脉侧支血管。冠状位可详细显示动脉导管或侧支血管的起源、走行、数量、管径、是否存在狭窄。

判断单一肺动脉干骑跨、室间隔缺损：心脏长轴位，利于判断动脉干骑跨在室间隔上的程度。斜矢状位 MIP 图观察室间隔缺损的部位及大小，横断位四腔层面，显示左心房增大，左心室增大。

观察冠状动脉的起源、走行：永存动脉干时冠状动脉起源和分布异常较常见，影响手术方式，横断位可清晰显示冠状动脉起源及走行。通常左冠状动脉起自动脉干瓣的左前侧，右冠状动脉起自动脉干瓣的右前侧。有时左右冠状动脉起自同一个冠状动脉窦。

（2）合并其他畸形：CT 对于伴随畸形如主动脉缩窄、主动脉弓离断、动脉导管未闭、右位主动脉弓、主动脉憩室等能较好的显示或排除。斜矢状位利于观察主动脉弓降部的形态，判断有无主动脉弓的发育异常。

【诊断要点】

术前了解永存动脉干的分型、肺动脉发育情况、侧支循环建立情况，以及冠状动脉的解剖关系，对手术方案的选择有重要的价值。除此之外，还要注重观察室间隔缺损位置和大小，以及与永存动脉干的空间关系；注重永存动脉干共瓣的发育和关闭不全情况等。

【鉴别诊断】

1. 主-肺动脉间隔缺损（APSD）　主要区别在于 APSD 可见主、肺动脉各有一组完整的半月瓣，而永存动脉干仅有一组半月瓣。

2. 半共同动脉干（hemi-truncus arteriosus）　一侧肺动脉起源于升主动脉，另一侧肺动脉仍然起源于右心室，但是仍为两组半月瓣，而且肺动脉瓣发育良好，属于肺动脉起源异常。

3. 肺动脉闭锁合并室间隔缺损　即假性永存动脉干，心脏具有两个心室，房室连接关系正常，巨大室间隔缺损，主动脉单个出口，心室与肺动脉之间没有直接血液流通，肺动脉血液供应来自未闭的动脉导管或/和其他体肺侧支。一般肺动脉根部仍然有残迹，应注意仔细识别。

七、肺静脉异位引流

【概述】

肺静脉异位引流（anomalous pulmonary venous connection，APVC）是指单支、多支或全部肺静脉未引流入解剖学左心房，而是直接引流入腔静脉-右心房系统的先天畸形。

根据异位引流肺静脉支数的不同，APVC 可分为部分性肺静脉异位引流（partial anomalous pulmonary venous connection，PAPVC）和完全性肺静脉异位引流（total anomalous pulmonary venous connection，TAPVC）。根据异位引流部位的不同，又可进一步分成心上型（引流入垂直静脉、无名静脉及上腔静脉）、心内型（直接引流至右心房或冠状静脉窦）、心下型（引流入下腔静脉、门静脉或肝静脉）及混合型（以上两种或两种以上引流畸形的组合），心下型最常合并引流通道狭窄或梗阻。

APVC 既可为单发畸形，也可合并其他心血管畸形。最常见的合并畸形为房间隔缺损、单心室等。

【临床特点】

临床上无肺静脉狭窄的患者，其体征表现与大量分流的房间隔缺损相似，唯症状较重，常伴有发绀或杵状指（趾），胸骨左缘多可闻及轻度收缩期杂音。肺静脉回流明显受阻者可出现肺水肿表现。

【影像检查技术与优选应用】

X 线胸片：仍是临床必须做的检查。对心上型 TAPVC 有相对特征性征象，可提示本病的诊断，对心下型 TAPVC 引流静脉狭窄所致的肺静脉高压及肺水肿征象也有帮助。但是对其他类型 TAPVC 诊断限度较大，仅可用于筛选和初步诊断。

超声心动图：为首选影像学检查方法，对 TAPVC 的形态学诊断和血流动态观察非常有力，但是对混合型和心下型 TAPVC 解剖细节的显示，以及对引流肺静脉显示及其狭窄的诊断还有相当大的限度。

CT 检查：由于图像的空间分辨率很高，利于显示肺动脉、肺静脉，以及上下腔静脉、肝静脉和门静脉系统的血管，利于显示血管走行过程中的狭窄，及其肺静脉与心房的连接关系,已经成为临床诊断该病的实际的"金标准"。

心脏磁共振检查:以无创、无辐射为优点,以大视野、多体位扫描,可补充超声心动图的不足。但是,该检查由于耗时、花费大、对于不配合患者的检查受限等因素,并不适合我国国情,临床开展与应用较少。其图像的空间分辨率也劣于 CT 检查。

心导管和心血管造影:可显示 TAPVC 各支静脉的走行、静脉干的血流、及其与腔静脉、冠状静脉窦、右心房的连接关系,实现 TAPVC 各分型诊断,通过心导管直接测量肺动脉压等,但是属于有创伤性技术,检查费用高、花费时间长等缺点,临床上已经逐步被超声和 CT 检查取代。

【影像学表现】

1. X 线胸片

（1）部分型肺静脉异位引流:TAPVC 的普通 X 线表现与少至中等量左向右分流的房间隔缺损相似。自上肺野或肺门下部,见镰刀状或弯月状阴影沿右心缘通向膈下,为右侧肺静脉或右下肺静脉引流至下腔静脉的特征性表现。常并存右肺或右肺动脉的发育不全,共同构成所谓镰刀综合征（scinitar syndrome）。

（2）完全型肺静脉异位引流:X 线表现随引流部位及有无肺静脉回流受阻而有所不同。心内型 TAPVC 包括引流入冠状静脉窦和右心房两种,右心房、室增大及肺血增多,所见与房间隔缺损类似。心上型 TAPVC 包括引流至右上腔静脉、左无名静脉及奇静脉等情况。扩张的垂直静脉（或左上腔静脉）、无名静脉及右上腔静脉使上纵隔阴影增宽,以引流入左无名静脉者最多见,与增大的心影共同构成"雪人"征或"8"字征而具有很高的诊断价值（图 9-4-28）。文献报道心下型 TAPVC 几乎均有肺静脉回流受阻,表现为肺静脉高压的征象（肺淤血、间质肺水肿甚至肺泡性肺水肿）以及肺膨胀过度。混合型 TAPVC 多为心内和心上型的组合。

2. 超声心动图表现

（1）M 型超声心动图对诊断肺静脉异位引流有一定限制,仅表现为右心容量负荷增加,室间隔与左心室后壁呈同向运动。如为 TAPVC,则在主动脉波群可观察到左心房后壁出现搏动方向与主动脉壁相同的线状回声。

（2）二维超声心动图对 TAPVC 多能做出正确诊断,包括对心内型及心上型的分型,但是对混合型和心下型的分型诊断尚有一定限制。

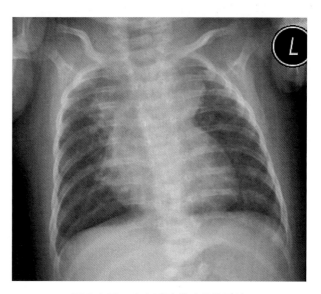

图 9-4-28　心上型肺静脉异位引流

女,1 个月 12 天,心胸比率约 0.58,两侧上纵隔增宽,类似"8"字型或雪人样心脏外形,进一步超声证实为心上型肺静脉异位引流

TAPVC 在二维超声心动图的左心室长轴、短轴及四腔断面上均可见右心房、室增大,右心室流出道增宽,室间隔主要与右心协同运动。在大动脉短轴、左心室长轴及心室四腔心图像上,均可见左心房内径变小,发育差,四腔心断面左心房后侧壁部位可探查到 4 支肺静脉汇成一条较宽的共同肺静脉,而无一根肺静脉进入左心房,房间隔回声脱失。

（3）彩色多普勒超声可显示共同肺静脉内的血流,并于心房水平观察血流方向。心内型 TAPVC 引流入冠状静脉窦者（图 9-4-29）,可探查到扩张的冠状静脉窦,并可见共同肺静脉干内的血流引流入冠状静脉窦。如引流入右心房,可显示共同肺静脉血流进入右心房的开口处。

心上型 TAPVC 于胸骨上窝主动脉弓短轴探查,在主动脉弓短轴外方可见一血管环,主动脉弓短轴左侧异常的垂直静脉、上方的左无名静脉及右侧的上腔静脉;并且上腔静脉多增宽。彩色多普勒在主动脉弓短轴左侧可探及朝向探头的血流信号,在其右侧可探及背离探头的血流信号。

心下型 TAPVC 超声容易漏诊,二维超声心动图若探及下腔静脉及肝静脉异常扩张,并且左心房、左心室比正常小、左心房发育差时,应考虑心下型 TAPVC 的可能性。

（4）声学造影对本病的诊断常有所提示。除心房水平的左向右分流即右心房侧出现负性显影区外,房间隔缺损患者的肺动脉压力不高,而于心房水平可见大量右向左分流,表现为左心房出现大量声学造影剂(二氧化碳气泡),应考虑到本病的可能。

3. CT 表现 CT 具有较高的时间、空间和密度分辨率,扫描范围大,影像无重叠,而且检查方便、安全、快捷,结合三维重建,在 TAPVC 的诊断上具有明显优势,可对肺静脉的走行及汇入部位逐支追查,同时还可了解有无肝、脾等内脏器官位置的异常;三维重建可立体直观显示 TAPVC 的解剖形态,有助于手术方案的制订(图 9-4-30、图 9-4-31)。

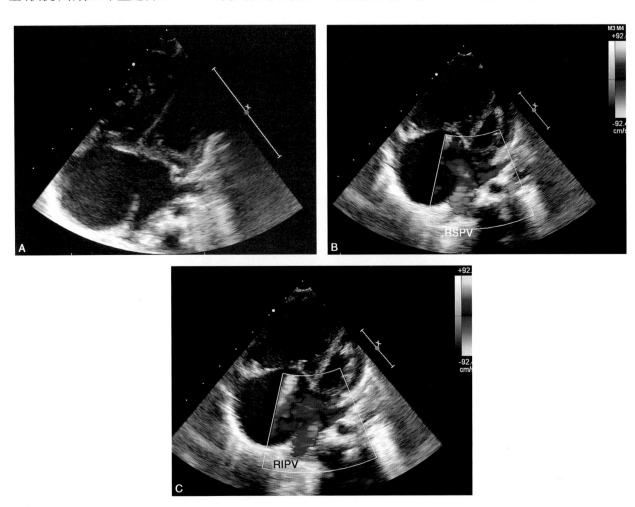

图 9-4-29 心内型肺静脉异位引流

男,8 月龄,二维超声心动图(A)显示扩张的冠状静脉窦,并可见左侧一支肺静脉经其左侧壁汇入冠状静脉窦;彩色多普勒图(B、C)分别见右上肺静脉(RSPV)、右下肺静脉(RIPV)汇入冠状静脉窦

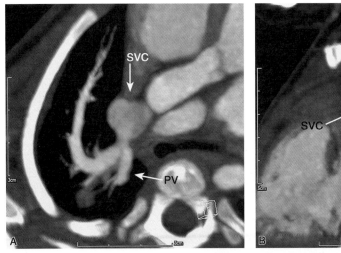
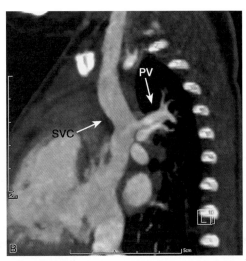

图 9-4-30 部分型肺静脉异位引流(心上型)

女,1 岁 2 个月,最大密度投影图像(A)、多平面重组图像(B)可见右上肺静脉与上腔静脉见异常交通

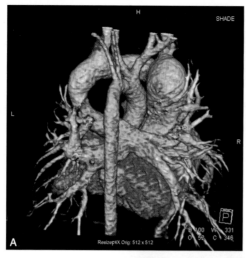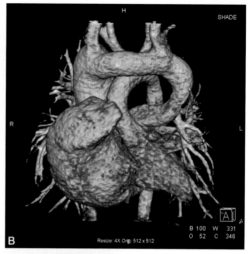

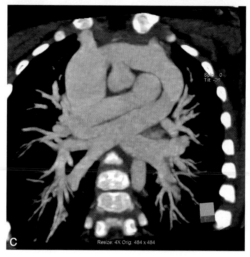

图 9-4-31　心上型 TAPVC

患者,男,5 个月,心脏大血管整体背面观容积再现图像(A)、肺静脉局部容积再现前面观(B)及最大密度投影(C)可见四支肺静脉经垂直静脉、上腔静脉汇入右心房

4. 心脏磁共振表现　磁共振扫描应用心电门控 SE 序列,体轴横断位为最常采用的标准体位,可以清楚显示左、右 4 支肺静脉与左心房的连接关系。如果显示 4 支肺静脉与左心房未相连,多在右心房后或其上方有一条共同肺静脉,直接与上腔静脉、冠状静脉窦或右心房相连,此为确诊 TAPVC 的征象;同时可见腔静脉、冠状静脉窦和右心房扩张;冠状位显示左、右上腔静脉及无名静脉扩张,所见可与 X 线胸片和 X 线心血管造影所示"8"字征相对应;若发现某一条或数支肺静脉与腔静脉或右心房直接连通,则可诊断 PAPVC。

【诊断要点】

需要对每一支肺静脉及其引流的部位进行详细说明,需要描述共同静脉干及其与腔静脉、右心房、冠状静脉窦等连接情况,需要观察和诊断上述每一支肺静脉及其引流途径上的狭窄情况,特别是有血流动力学意义的狭窄;需要描述房间隔缺损的位置

和大小形态,有无血流受阻情况,需要评估肺动脉高压和右心功能不全情况等。

【鉴别诊断】

TAPVC 需要与永存左上腔静脉鉴别。永存左上腔静脉只是引流血管走行的变异,没有血流动力学异常。常见的永存左上腔静脉来自左侧头臂静脉,沿心脏左缘向下垂直汇入扩张的冠状静脉窦或者直接汇入右心房;或者经主动脉弓下直接汇入右侧上腔静脉。

部分型肺静脉异位引流需要与冠状静脉窦型房间隔缺损、上/下腔静脉型房间隔缺损鉴别。冠状静脉窦型房间隔缺损,也称为无顶冠状静脉窦缺损,左心房的血液部分进入冠状静脉窦和右心房,但是四支肺静脉均完全回流入左心房。上/下腔静脉型房间隔缺损,常常合并部分肺静脉窦缺损,甚至房间隔缺损较大时,部分肺静脉似乎直接引流入右心房,这种情况与部分型肺静脉异位引流的血流动力学一

致。少数Ⅱ孔中央型房间隔缺损,也可见到合并部分型肺静脉异位引流(常见于右上肺静脉,引流入上腔静脉)。

TAPVC需要与左侧三房心鉴别。左侧三房心时,左右四支肺静脉引流入左心房的"副房",副房与左心房之间间隔以膜状结构,并有裂孔相通。通常情况下,右心房借房间隔缺损与左心房相通。但是,房间隔缺损如果与"副房"相通,有较大的缺损存在,血流动力学上相对于肺静脉引流入右心房。

第五节 左心系统发育异常

一、左侧三房心

【概述】

三房心(Cor triatriatum)首次报道于1868年,是一个心脏内有三个心房腔的少见先天性心脏病,由胚胎心脏发育障碍形成的组织皱襞、膜或纤维肌性隔膜分隔左或右心房为两个腔所致,占先天性心脏病的0.1%~0.4%,可分为左侧三房心(cor triatriatum sinister)和右侧三房心(cor triatriatum dexter),后者更为少见。在通常情况下,相应心房近端部分(腹侧腔)回纳静脉血,而远端部分(背侧腔)与房室瓣相连,包含心耳及卵圆窝。分隔心房为两个腔的膜的大小及形态差异显著,其可类似于隔膜或漏斗状、带状、完整隔膜(无孔)或含有1个或多个开口(开孔)隔膜,开口可小(限制型)、可大(广泛开放型)。左侧三心房单独发生者约占30%,亦可合并其他心脏畸形,如法洛四联症、右心室双出口、主动脉缩窄、室间隔缺损、心内膜垫缺损、共同房室通道、动脉导管未闭、房间隔缺损、肺静脉异位引流、永存左上腔静脉等。

左侧三心房的胚胎发生机制:①肺发育时肺总静脉与左心房融合不良(错误连接理论),不完全隔膜将左心房分为两腔;②原始房间隔发育异常,畸形隔膜将左心房分为两个腔(异常隔膜理论);③胚胎静脉窦右角包埋总肺静脉,从而阻止其汇入左心房(包膜理论)。

【临床特点】

左侧三房心的基本病理特征,是左心房被房内纤维肌性隔膜异常分隔为真房和副房两腔,通常真房不大,具有左心耳和二尖瓣,卵圆孔通常位于真房与右心房之间;绝大多数病例(90%)隔膜上有孔,使副房与真房相连通,隔膜孔从1~2mm至1~2cm不

等;少数患者隔膜上无孔或者有两个以上的孔。临床上,依据副房与全部或部分肺静脉相交通,分为完全型和不完全型。完全型左侧三心房是指左、右肺静脉全部引流至副房,其中Ⅰ型为真房与副房无交通,合并房间隔缺损,副房与右心房相通;Ⅱ型为真房与副房之间有交通,无房间隔缺损;Ⅲ型为真房与副房及右心房均有交通。部分型左侧三心房是指左、右肺静脉部分引流至副房,其余肺静脉引流至真房,其中Ⅰ型为真房与副房之间无交通,合并房间隔缺损,副房与右心房有交通;Ⅱ型为真房与副房之间有交通,真房与右心房之间可合并房间隔缺损;Ⅲ型为副房与真房及右心房均有交通。

由于左心房被纤维肌膜分隔成两个心腔,临床表现取决于隔膜孔的大小及数目等。患者可以无症状,或仅闻及心脏杂音,往往由常规心脏检查发现。而有症状患者,左侧三心房的血流动力学改变可为正常至类似于二尖瓣狭窄,发现肺静脉回流受阻,引起不同程度的肺静脉高压及右心负荷增加。新生儿最常见的早期症状有呼吸窘迫、发绀、反复呼吸道感染、喂养困难等;成人临床表现常常较晚,患者可有晕厥、劳力性呼吸困难、咯血、端坐呼吸、易疲劳、远处血栓栓塞症状等。

因此,临床上,三房心常常被延迟诊断,尤其是成人,一方面由于少见,另一方面由于其临床表现为类似于其他常见的心脏或肺部疾病,如支气管炎,肺结核,或恶性肿瘤,支气管哮喘,原发或继发性肺动脉高压,或二尖瓣狭窄等。

【影像检查技术与优选应用】

X线胸片:仍然是必须做的检查,但是对于该病是诊断受限,仅能提供间接的肺血情况和心脏外形和大小信息。

超声心动图:是诊断左侧三心房的首选检查方法,尤其是经食管超声心动图,可精确评估隔膜解剖结构、评估心房形态、特征性解剖关系,以及其他心内结构及肺静脉引流。超声的不可替代的优势是,显示房间隔缺损、副房与真房之间的血流,以及肺静脉引流和二尖瓣的血流情况。

CT或磁共振检查:是超声检查的补充检查技术。由于比超声的检查视野大,更有利于评估心外畸形,如四支肺静脉的发育和引流情况、副房和真房与肺静脉的空间关系、肺动脉和主动脉,以及冠状动脉的情况等。

【影像学表现】

1. X线胸片表现 左侧三心房主要表现为左心

房增大,肺静脉高压、肺静脉淤血,甚至肺动脉高压、右心负荷增加等表现,类似于二尖瓣狭窄的表现。胸片不能显示心内结构、不能直接用于诊断三房心。

2. 超声心动图表现

(1)二维超声心动图:可直接显示左心房内隔膜回声,胸骨旁长轴和心尖四腔切面是诊断该病的最有价值切面。可见异常隔膜样回声将左心房分为上下两腔,上腔与肺静脉相通(副房),下腔与二尖瓣口交通为真性左心房。隔膜横行于卵圆窝上方与左心耳后上方之间,回声可以是完整的,也可以是间断的,有一个或数个孔使副房与真性左心房相通(图9-5-1)。

(2)多普勒超声检查可见左心房内隔膜样回声、风帆状,舒张期突向二尖瓣,收缩期背离二尖瓣运动;可显示隔膜上的交通口血流是否加速,测量交通口直径,计算交通口面积,推断其压差,同时尚有助于观察隔膜孔的数量及部位;当隔膜完整时,可显示副房的血流回至右心房,而无血流通过隔膜至真房。超声心动图还可以发现并发的房间隔缺损和其

他合并畸形。

3. CT表现 CT优势在于快速扫描、高空间分辨率、多平面重组,同时观察心内、心外结构及肺组织;劣势在于辐射、使用碘造影剂、不能观察血流动力学。三维重组CT图像,有助于直观地显示左心房内纤维肌性隔膜,增强扫描横断面及多平面重组直接显示为左心房内线状充盈缺损,并将左心房分隔成两腔,隔膜一端附着于左心房侧壁,另一端附着于房间隔。腹侧腔与二尖瓣及左心房耳部相连通,为真房。背侧腔与肺静脉相通,为副房;若左、右肺静脉全部与副房相连通为完全型,否则为部分型。隔膜孔表现为左心房内线状充盈缺损的局部中断、真房与副房之间造影剂直接相通;但是由于隔膜孔大小不一,尤其是较小者,CT不能准确显示。其次,CT亦可直观地显示左心房增大的程度、肺静脉淤血及肺静脉、肺动脉增宽、右心室增大的情况,尤其是CT在显示肺静脉与副房或真房相连,以及肺静脉异位引流等其他心外畸形更具有优势(图9-5-2、图9-5-3)。

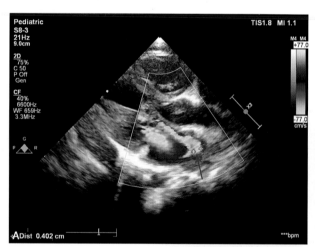
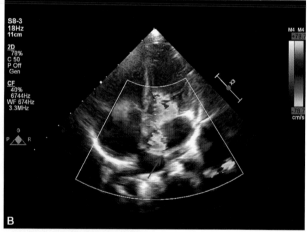
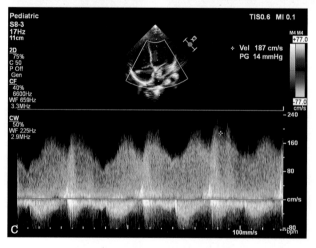

图9-5-1 超声心动图检测三房心
A.胸骨旁左心室长轴切面;B.心尖四腔切面;C.连续多普勒显示交通口血流速度

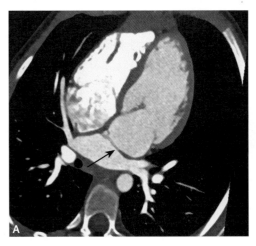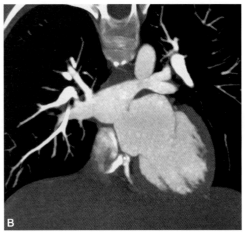

图 9-5-2　完全型 Ⅱ 型左侧三房心

A. 横轴位显示心房内隔膜(箭头);B. 冠状位真房与副房相通,左右肺静脉汇入副房

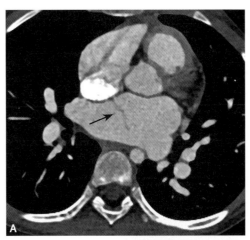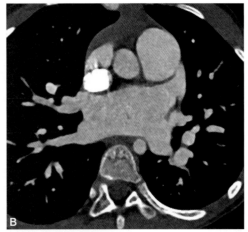

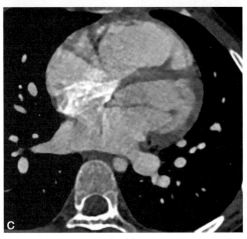

图 9-5-3　不完全型 Ⅲ 型三房心

A. 横轴位显示心房内隔膜(箭头),真房与副房相通;B. 横轴位显示左侧肺静脉汇入真房,右侧肺静脉汇入副房;C. 四腔心平面显示房间隔缺损

4. 磁共振表现　CMR 优势在于无辐射、可多方位多平面成像、软组织分辨率高,不仅可以显示形态学解剖异常,亦可观察房室功能及血流动力学;劣势在于扫描时间长,空间分辨率较低,不能显示肺血情况,不利于在不能配合检查的儿童患者中应用。

对于左侧三房心,磁共振显示左心房内隔膜是诊断的关键,在 T_1WI 和 T_2WI "黑血"序列上,隔膜显示为左心房内线状等或稍低信号,在"白血"电影序列上,隔膜通常显示为左高右低、后高前低、凸向真房的弧形低信号线,副房位于真房的背侧、上方并偏右侧,并可动态观察血流通过隔膜孔的情况。磁共振亦可观察左心房增大、肺静脉、肺动脉增粗、右心室增大情况,肺静脉与副房或真房相连,以及房间隔缺损等。

【鉴别诊断】

如果左侧三房心的隔膜孔较小,肺静脉回流受阻,临床表现和 X 线胸片改变与二尖瓣狭窄类似,需要与后者鉴别。

如果左侧三房心的隔膜孔较小,且副房与右心房有房间隔缺损相通,血流动力学改变与完全型肺静脉异位引流(心内型)相类似,需要与后者的鉴别,鉴别要点是副房的存在,以及左心房内隔膜的存在。

【诊断要点】

左侧三房心需要评估左心房内纤维隔膜的解剖形态、是否存在隔膜孔及其大小、数目,真房与副房交通情况;肺静脉与真房、副房连接情况;是否存在房间隔缺损、肺静脉异位引流等心内外畸形;是否存在肺静脉淤血及肺动脉高压等。

二、先天性主动脉瓣上及瓣下狭窄

【概述】

先天性主动脉瓣上狭窄(supravalvular aortic stenosis,SVAS)是一种固定形成的先天性左心室流出道(LVOT)梗阻性疾病,其发生于主动脉瓣 Valsava 窦上缘以上升主动脉的局限性或弥漫性狭窄,约占固定形式先天性左心室流出道梗阻性病变的 7%,占先天性心脏病的 0.2%~0.5%;同时合并肺动脉分支狭窄、智力障碍、"小精灵"面容时称为 Williams 综合征。其中约 4.4% 的 SVAS 患者合并 Marfan 综合征。

先天性主动脉瓣下狭窄(subvalvular aortic stenosis,SAS)亦是一种固定形成先天性左心室流出道(LVOT)梗阻,约占所有先天性心脏病的 1.2%。SAS 解剖变异多样,通常表现为变化多端的渐进过程;25%~50%患者可合并其他先天性心脏病,如室间隔缺损、动脉导管未闭、主动脉缩窄、左心室乳头肌异常、房室间隔缺损、Shone 综合征、主动脉弓离断,永存左上腔静脉等。

SVAS:确切病因及机制尚不清楚。胚胎发育期,圆锥动脉干是单腔的直筒型结构,随后沿着管腔内壁纵向长出两条脊,其相互融合成纵向间隔、即圆锥动脉间隔,其将动脉干分隔为升主动脉和主肺动脉。SVAS 与圆锥动脉间隔及主动脉囊发育不良有

关。该疾病与 Williams 综合征(一种由 7q11 带弹性蛋白基因半合子缺失或突变引起的遗传性疾病)高度相关,表明其病理基础是存在有缺陷的结缔组织。SVAS 少见为常染色体显性遗传的家族性发病。

SAS:病因尚不完全清楚,无遗传基因及家族性发病。胚胎发育期,由于动脉干与圆锥部交界处的心球吸收不全或二尖瓣前叶的发育异常所致。虽然 SAS 被分类为先天性心脏缺损,但其在出生时和婴儿期都很罕见,其进展过程和术后复发率很高,表明其可能存在后天条件。

【临床特点】

SVAS 为大血管层面梗阻,可形成狭窄前的高压区,左心室压力负荷过重,左心室壁逐渐肥厚和左心室腔扩张,最后导致左心衰。冠状动脉开口于主动脉狭窄前高压区时,冠状动脉灌注压显著增高,表现为冠状动脉扩张迂曲,冠状动脉总血流量增加,但舒张期血流量减少;累及冠状动脉开口时,可合并冠状动脉近端狭窄。心肌肥厚及冠状动脉血流动力学改变是引起心肌缺陷的主要决定因素。SVAS 在形态学上可分为漏斗型(升主动脉呈漏斗状,最窄处位于主动脉峰水平)、管型(又称发育不良型,呈条索状狭窄,病变累及范围大)、隔膜型(主动脉瓣上方存在有一隔膜,隔膜上有孔,隔膜上方的升主动脉发育较好)三种。

SAS 的病理解剖显示主动脉瓣下一纤维性隔膜或环形肌-纤维嵴。纤维性隔膜上有一小孔,小孔的大小决定狭窄程度,其为左心室流出道层面梗阻,使左心室排出受阻,导致左心室壁肥厚;狭窄严重者,左心室排血量受限,外周动脉供血减少,导致多器官缺血。二尖瓣前叶所致的左心室流出道狭窄常为瓣叶发育不良或者附着位置前移至主动脉右窦下方所致。SAS 可分为膜样狭窄(Ⅰ型)和纤维肌性狭窄(Ⅱ型)两型。

SVAS 主要表现为心排血量不足致冠状动脉功能不全的症状,如运动后心悸、气短、头晕、心绞痛等。轻度狭窄可症状不明显;而严重狭窄者,儿童期即可出现症状,甚至可以猝死。SVAS 血流优先喷射入头臂动脉,即所谓 Coanda 效应,听诊可见胸骨右缘第二肋间或第3~4肋间闻及收缩期杂音3~4级,并且右上肢收缩压明显高于左侧。如为 Williams 综合征,可出现智力减退、特殊面容、牙齿异常、婴儿期高钙血症、多发性周围肺动脉狭窄等表现。

SAS 在儿童中具有可变和不可预测的进展率,而成人的进展速度较慢。其临床表现与主动脉瓣狭

窄类似,如劳力性呼吸困难、心绞痛、直立呼吸、心力衰竭和心脏猝死等,但听诊可无升主动脉的收缩期喷射性咔嚓音。

【影像检查技术与优选应用】

X线胸片:仍是必须做的检查。可以用来观察肺血情况,主动脉瓣上/下狭窄的间接征象,如左心室的增大。

超声心动图:是诊断SVAS、SAS的首选和确定诊断的检查方法,可靠地评估SVAS、SAS的解剖、梗阻水平以及血流动力学情况,评估左心室功能和心肌的肥厚情况,以及便于术后随访。

CT或磁共振:是超声检查的补充检查手段,主要用于进一步评估冠状动脉、升主动脉、主动脉弓及弓上血管解剖结构,尤其是SVAS与冠状动脉的关系,CT还利于显示肺动脉的异常,对于诊断威廉姆斯综合征非常有帮助。

心导管和心血管造影:是有创检查,临床上已经较少应用。准确测量跨狭窄的压力阶差,心导管检查仍是诊断的"金标准"。

【影像学表现】

1. X线胸片表现 表现为心影大致正常或轻到中度增大、左心室不同程度增大,升主动脉一般无扩张或不对称扩张,但心影增大、主动脉扩张均提示血流动力学显著的异常。胸片不能用于直接诊断SVAS及SAS。

2. CT表现

(1)主动脉瓣上狭窄(SVAS):横断位及多平面重组均可直接显示SVAS的部位、程度及范围,但主动脉窦及瓣叶正常;其次为左心室肥厚、扩张,较SAS及主动脉瓣狭窄为轻;升主动脉远段狭窄后扩张,若冠状动脉位于狭窄的近端,冠状动脉可迂曲扩张,若狭窄累及冠状动脉开口,则冠状动脉狭窄、细小。应同时注意观察周围肺动脉是否存在狭窄(Williams综合征)。

(2)主动脉瓣下狭窄(SAS):横断位及多平面重组均可直接显示主动脉瓣下方不同程度的狭窄,以及肌性、纤维性隔膜的大小、位置;其次为左心室心肌肥厚、扩张,较主动脉瓣狭窄更为显著;升主动脉狭窄后扩张可有可无;严重者可出现左心房增大、肺淤血、混合性肺动脉高压征象,甚至出现左心衰及肺水肿(图9-5-4)。

3. 磁共振表现 优势在于无辐射、可多方位多平面成像、软组织分辨率高;劣势在于扫描时间长,空间分辨率较低,对于婴儿和婴幼儿SVAS及SAS需要镇静,其具有诱发猝死的风险。磁共振可直接、清晰显示SVAS或SAS的部位、程度及范围,以及左心室肥厚、扩张,升主动脉狭窄后扩张等形态学表现,亦可观察狭窄局部湍流及合并的主动脉瓣膜反流等血流动力学情况,并可同时评估左心室功能,以及主动脉弓部解剖情况。

4. 超声心动图

(1)二维超声心动图:主动脉瓣下狭窄,隔膜型可见于主动脉瓣下左心室流出道内探及凸向左心室流出道的隔膜样回声。根据隔膜的形态,可表现为一端附着于室间隔,另一端附着于二尖瓣前叶根部,或仅表现为不对称性一端附着(图9-5-5)。肌肥厚型表现为主动脉瓣下肥厚的肌性组织凸向左心室流出道。除此之外,可有特殊类型的主动脉瓣下狭窄,如左心室假腱索或二尖瓣附瓣致主动脉瓣下狭窄,通过超声心动图检查均可检出。

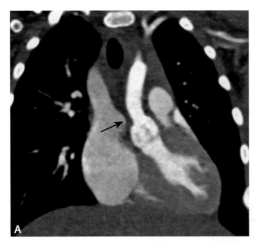
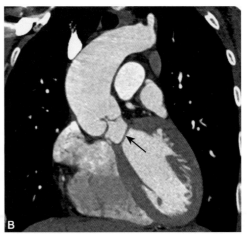

图9-5-4 先天性主动脉瓣上及瓣下狭窄
A.冠状位显示主动脉瓣上狭窄;B.冠状位显示主动脉瓣下狭窄,隔膜型

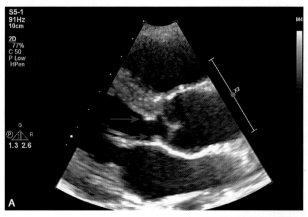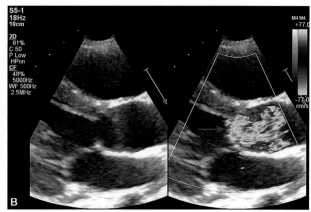

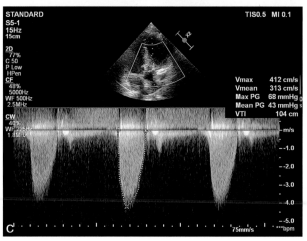

图 9-5-5　超声心动图检测主动脉瓣下狭窄(隔膜型)

A.胸骨旁左心室长轴切面;B.胸骨旁左心室长轴切面二维及彩色多普勒血流显像;C.心尖五腔心切面采用连续多普勒
测量主动脉瓣下血流速度,心尖五腔心切面连续多普勒测量显示此处血流速度为 4.1m/s

主动脉瓣上狭窄可单独存在,也可为全身多系统变化的一部分,如合并特殊面容、智力障碍、高钙血症等的 Williams 综合征。根据升主动脉发育不全的程度分为膜型、壶腹型主动脉瓣上狭窄及升主动脉缩窄三型。膜型主动脉瓣上狭窄表现为主动脉窦上缘窦管交界处有一中心有孔的薄膜,遮挡于主动脉瓣口之上,升主动脉内径无明显异常。壶腹型狭窄主要表现为升主动脉窦管交界处的局部狭窄,远端升主动脉内径正常(图 9-5-6)。升主动脉缩窄表现为整个升主动脉发育不全,升主动脉弥漫性狭窄,内径变细。

(2) 多普勒超声,彩色多普勒显示通过狭窄处血流束变细,为五彩镶嵌的湍流血流信号,心尖五腔心切面连续多普勒测量,可以获得狭窄口的血流速度,从而计算跨狭窄处的压力阶差。

【鉴别诊断】

肥厚型心肌病:最常见为不对称性局限性室间隔肥厚,可继发左心室流出道梗阻及二尖瓣前叶前向运动;与主动脉瓣狭窄及主动脉瓣上、下狭窄继发性弥漫性左心室壁增厚不同。肥厚型心肌病没有主动脉瓣下/瓣上隔膜等异常征象。

主动脉瓣狭窄、主动脉瓣上狭窄、主动脉瓣下狭窄之间的鉴别。三者主要是表现为不同部位的左心室梗阻病变,主动脉瓣瓣上、下狭窄常为先天性,儿童多见,表现为相应部位缩窄,合并或不并隔膜结构,但主动脉瓣是正常的;而主动脉瓣狭窄可为先天性,亦可为后天性,其中后天性更为常见,主要表现为主动脉瓣增厚、钙化等器质性病变,并伴狭窄或关闭不全等功能异常。

【诊断要点】

SVAS 及 SAS 需要评估梗阻狭窄的部位、形态、程度、范围及类型;左心室扩大及心肌肥厚情况;冠状动脉开口与梗阻水平的关系,以及冠状动脉自身情况和心肌灌注状况。同时,需要观察肺动脉及主动脉弓、周围血管受累情况等;同时应了解是否合并其他畸形。

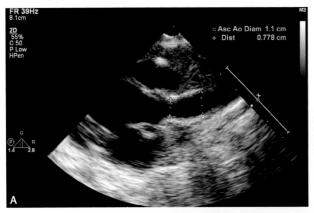
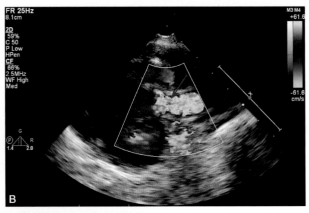

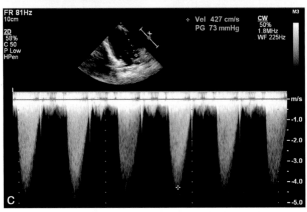

图 9-5-6 超声心动图检测主动脉瓣上狭窄(壶腹型)

A.胸骨旁左心室长轴切面;B.胸骨旁左心室长轴切面彩色多普勒血流显像;C.心尖三腔心切面连续多普勒测量主动脉瓣上血流速度。可见主动脉瓣上窦管交界处管腔局限性狭窄,远端内径无明显变化。彩色多普勒显示通过狭窄处血流束变细,为五彩镶嵌的湍流血流信号,心尖三腔心切面连续多普勒测量显示此处血流速度为 4.3m/s

三、先天性主动脉窦瘤及破裂

【概述】

先天性主动脉窦瘤(congenital sinus of valsalva aneurysm,SVA)于 1839 年首次报道。SVA 是一种少见的先天性心脏病,是指主动脉窦腔局限性向外瘤样突出,可破裂,导致心力衰竭或其他灾难性心脏事件。主动脉窦瘤破裂常见于 30~40 岁,婴儿和儿童不常见;SVA 破裂通常可形成主动脉-心腔瘘,最常见为右冠状窦瘤-右心室瘘,其次为无冠窦瘤-右心房瘘、左冠窦瘤-右心室或左心房瘘,甚至破入肺动脉干或心包内。

主动脉窦瘤胚胎发育异常的原因尚未十分清楚,一种观点认为是左右两侧球嵴胚胎发育不良和融合不全所致;另一种观点则认为是主动脉窦部动脉壁中层发育不良形成局限性薄弱,在血流冲击下膨出,从而形成主动脉窦瘤;亦认为是自发的基因突变引起的;其他病因尚包括三期梅毒、主动脉创伤等继发因素。

【临床特点】

主动脉窦瘤的基本病理变化是主动脉中膜缺陷,并与主动脉瓣环组织的分离,扩张的主动脉窦瘤壁由疏松结缔组织构成,缺乏弹力纤维及平滑肌纤维;窦瘤多呈白色纤维膜状,窦壁光滑,多数壁薄,以右冠窦瘤最为常见(65%~85%),其次无冠窦瘤(10%~30%),左冠窦瘤少见(1%~5%)。窦瘤的扩张方向与其邻近的组织及主动脉、心腔压力有关,窦壁逐渐减弱和扩张,通常持续多年;破裂时,破裂方向与突出方向一致。先天性主动脉窦瘤的瘤体较小,呈锥形或憩室状,一般直径约为 1cm,可单独发生,亦可合并室间隔缺损,主动脉瓣脱垂及关闭不全等。

约 20%的主动脉窦瘤不破裂而无临床表现,婴儿型主动脉窦瘤通常无症状,典型症状见于年轻成人(通常小于 30 岁)。巨大主动脉窦瘤可产生压迫效应,如导致右心室流出道梗阻、主动脉瓣叶变形反流、压迫冠状动脉导致心肌供血不足、压迫传导系统引起心律失常等产生相应临床表现。若主动脉窦瘤突然破裂,心脏负荷骤然加重,导致类似急性心功能失代偿表现,如突然胸骨后剧烈疼痛,短时间内感到胸闷、心悸、气急、呼吸困难等,体检时可在胸骨左缘第 3~4 肋间闻及响亮的连续性杂音。若窦瘤破入心包可引起急性心包压塞。

【影像检查技术与优选应用】

X线胸片:仍是必须做的检查。根据窦瘤破裂的部位,如破入右心系统,血流动力学为左向右分流先心病类似,可以观察肺血增多情况;如果破入左心系统,血流动力学类似主动脉瓣关闭不全,可以观察左心室是否有增大。

超声心动图:是诊断主动脉窦瘤及破裂的首选检查,并可以确定该病的诊断,能够观察破裂口的血流情况,是超声的优势。

CT或磁共振检查:可以作为超声的补充检查。特别是CT成像,由于扫描视野大,较超声更利于显示周围组织关系,如CT对窦瘤与冠状动脉关系的显示,CT对于窦瘤抑或室间隔膜部瘤、升主动脉-左心室异常通道等的鉴别诊断,是其优势,有利于制订手术方案。磁共振由于图像的空间分辨率不足,在该病的诊断上,临床较少应用。

【影像学表现】

1. **X线胸片表现**　主动脉窦瘤无破裂者,可无异常表现。对于主动脉窦瘤破裂者,主要表现为心影增大,肺动脉段突出,肺纹理增多、肺野充血等。合并心力衰竭者可出现肺淤血。

2. **超声心动图表现**

(1) 二维超声心动图:观察到受累主动脉窦扩大,呈瘤样扩张。如果窦瘤破裂,可以观察到破口和血流异常。超声心动图可以同时观察到各个房室的增大情况,以及主动脉瓣的情况。

(2) 多普勒超声,彩色多普勒显示通过窦瘤破口处血流束,以及破口血流流向的房、室腔。

3. **CT表现**　三维、多平面重组可直观显示主动脉窦瘤形态、大小及其部位。主动脉窦瘤未破裂者表现为主动脉窦壁向外呈瘤样或锥形膨出,窦壁完整,未与其他血管腔异常沟通;心脏大小及肺血无明显异常。主动脉窦瘤破裂后,可显示瘤壁中断,并与邻近某个心腔直接沟通;通常破裂后心脏短期内迅速增大,以左右心室增大为主,肺循环压力增高,肺内充血并淤血(图9-5-7、图9-5-8)。

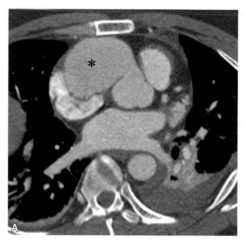
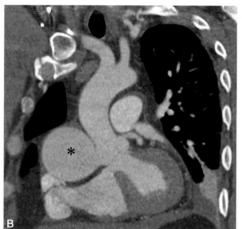
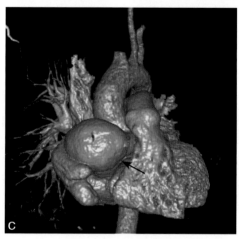

图 9-5-7　右冠窦瘤
横轴位(A)、左前斜MPR重组图像(B)及VR前面观(C)显示右冠窦壁向外呈瘤样

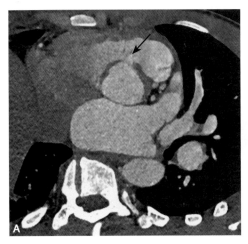
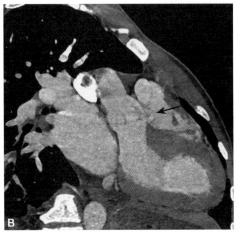

图 9-5-8 右冠窦瘤破裂
横轴位（A）及右前斜 MPR 重组图像（B）显示右冠窦瘤破裂与右心室相通（箭头）

CT 图像的采集需要心电门控，保证图像不受心跳的影响。需要注意观察窦瘤与主动脉瓣和冠状动脉的关系。

4. 磁共振表现 "黑血、白血"序列可直接显示主动脉窦瘤形态、大小及其部位，有助于评估瓣膜及主动脉根部形态；电影序列可用于评估心功能、升主动脉异常血流等。对于主动脉瘤破裂者，电影序列尚可显示窦瘤破口处的低信号异常血流束，同时可观察心功能及主动脉瓣关闭不全等（图 9-5-9）。

【鉴别诊断】

马方综合征：是遗传性基因缺陷的结缔组织病，主动脉异常表现为升主动脉扩张，范围较为广泛，可累及主动脉窦及主动脉瓣并继发主动脉瓣反流，主动脉窦呈弥漫性扩张，不同于主动脉窦瘤为单一窦的局限性瘤样扩张，另外，马方综合征者极少破入心室或心房。

主动脉瓣脱垂：主动脉瓣瓣叶脱向左心室，并继发主动脉瓣关闭不全，一般无严重的主动脉窦扩张。

冠状动脉瘘：主要与主动脉窦瘤破入心腔相鉴别。冠状动脉瘘是指冠状动脉及其分支与心腔直接沟通，可见相应冠状动脉及分支代偿性扩张、迂曲，主动脉窦通常无变化或轻度扩张；不同于主动脉窦瘤破裂者主动脉窦明显扩张并与心腔直接沟通，而冠状动脉是正常的。

主动脉瓣狭窄：主动脉窦扩张继发于主动脉瓣狭窄，主动脉瓣狭窄可同时发现升主动脉扩张。

【诊断要点】

重点评估主动脉窦瘤的部位、大小、形态及邻近结构受压情况；主动脉窦瘤是否破裂及破裂口大小、破入心腔及分流量情况；心功能及瓣膜关闭情况，以及与冠状动脉开口的关系。

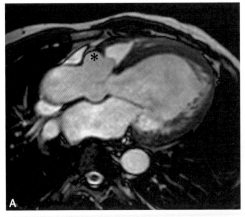
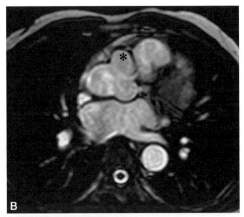

图 9-5-9 右冠窦瘤
横轴位（A）及左心室流出道平面（B）显示右冠窦壁向外呈瘤样

四、主动脉缩窄

【概述】

主动脉缩窄（coarctation of aorta，COA）是一种常见的主动脉的先天性狭窄畸形，其特征是由于主动脉缩窄引起上身高血压。95%以上的 COA 发生于主动脉弓峡部区域（左锁骨下动脉起始点与动脉导管或导管韧带附着处之间），其约占先天性心脏病的 5%～10%，但亦可发生在从主动脉弓到髂骨分叉的任何部位。

主动脉缩窄的发生机制：①动脉导管纤维化闭锁过程中波及主动脉峡部或主动脉峡部过度缩窄所致；②血流动力学理论，即与流经主动脉峡部的血流量减少有关。胚胎时期，左心室血液仅约 10% 流经主动脉弓峡部，右心室血液大部分经肺动脉、动脉导管进入降主动脉。新生儿主动脉弓峡部直径仅为升主动脉直径的 70%～80%；当伴有左心室流出道梗阻或室间隔缺损时，血液分流至右心室，使流经主动脉弓峡部的血流减少。

【临床特点】

典型 COA 位于主动脉的峡部，即左锁骨下动脉和动脉导管之间，其中局限性狭窄为真性狭窄，由腔内膜样结构或嵴状结构向腔内凸起形成；长段狭窄，即管性狭窄，往往为发育不良所致，常发生于动脉导管之前的主动脉弓部，亦称为主动脉弓部发育不良。主动脉缩窄常合并动脉导管未闭、室间隔缺损、主动脉瓣二瓣化等。

依据是否合并动脉导管未闭，COA 分为单纯型（不合并动脉导管未闭）和复杂型（合并动脉导管未闭）；依据主动脉缩窄的部分及动脉导管相对关系可分为导管前型及导管后型。

动脉导管未闭前，COA 的影响不大。动脉导管关闭后，血流动力学变化主要取决于缩窄的程度以及是否合并其他畸形；升主动脉常扩张，降主动脉常见来源于锁骨下动脉及内乳动脉的侧支血管；左心室压力增高、负荷加重，逐渐出现左心室肥厚、增大。

COA 典型临床体征为上肢血压明显高于下肢血压，桡动脉搏动强，头部血压增高，引起头痛、头晕、耳鸣等；股动脉搏动弱或消失，下肢血供不足，表现为下肢发凉、发麻、跛行。听诊可闻及收缩期杂音或连续性杂音。心电图多为左心室肥厚。重度 COA 合并粗大动脉导管未闭和室间隔缺损患儿，下肢发绀，常在婴儿期发生肺部感染和心力衰竭。

【影像检查技术与优选应用】

X 线胸片：仍是必须做的检查。根据主动脉缩窄的程度，可以观察到主动脉弓部的异常改变，如缩窄近端和远端的扩张，形成了主动脉弓降部的"3 字征"，也可以观察到主动脉缩窄的间接征象，如升主动脉扩张、左心室增大、肋骨切迹等。

超声心动图：是诊断主动脉缩窄的首选检查，并可以提示该病的诊断，能够观察和评价缩窄两端的血流情况，从而计算压力阶差。超声心动图还可以发现主动脉缩窄常常合并的动脉导管未闭及其血流情况。

CT 或磁共振检查：可以作为超声的补充检查。特别是 CT 成像，由于扫描视野大，较超声更利于显示周围组织关系，如 CT 对主动脉弓发育情况的整体显示，以及缩窄近心端与头臂血管开口和动脉导管未闭的关系，以及主动脉瓣是否为二叶瓣等，CT 对于主动脉缩窄形成的侧支血管的显示，也有优势，有利于制订手术方案。

磁共振检查：由于检查耗时长，获得的信息并不比 CT 多，图像的空间分辨率不足，在该病的诊断上，临床较少应用。

【影像学表现】

1. **X 线表现** 正侧位胸片，最常见表现是左锁骨下动脉边界增宽，但最有价值征象是主动脉弓的异常轮廓，在主动脉峡部上下形成双凸起表现。即主动脉弓下缘与降主动脉连接部显示一"切迹"，降主动脉不同程度的膨凸，形成"双弓"阴影或称为"3"字征；升主动脉扩张和/或主动脉结缩小；肋骨切迹，呈局限性半圆形的凹陷，好发于 4～8 后肋下缘，由于肋间动脉侧支循环形成、扩张、搏动所致，并随年龄增长变得更为常见，见于 75% 的成人 COA 患者。多数心脏不大或轻度增大，多为不同程度的左心室肥厚、增大。

2. **CT 表现** 可直接显示主动脉弓峡部管腔不同程度狭窄，尤其多平面及容积重现可直观显示缩窄的部位、形态及程度（图 9-5-10），同时显示远、近端主动脉状况、头臂血管有无受累及程度。其次可显示粗大侧支血管形成，以锁骨下-内乳-肋间动脉系统扩张最为常见，其次为锁骨下动脉锁-肋椎动脉主干-肋间动脉，颈横动脉-肩胛上动脉-肋间动脉。左心室肥厚或增大。常见合并动脉导管未闭、室间隔缺损、主动脉弓发育不良等畸形。主要观察动脉导管与缩窄处的关系，从而明确主动脉缩窄分型。

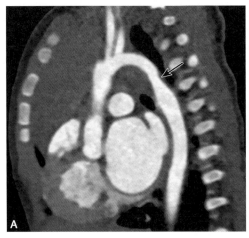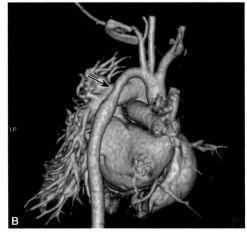

图 9-5-10　主动脉缩窄
左前斜位(A)及 VR 重组图像左侧位观(B)显示降主动脉近段缩窄

3. **磁共振表现**　可直接显示主动脉缩窄的部位、形态、程度及远、近端主动脉状况、头臂血管受累情况;电影序列可显示主动脉缩窄段的异常低信号血流束,以及合并的二尖瓣、主动脉瓣异常;而 PC 技术可测量流速以判断狭窄前后的压力阶差。磁共振亦可显示左心室肥厚或增大及功能状况,以及动脉导管未闭、室间隔缺损等畸形。

4. **超声心动图表现**　二维超声心动图,经胸骨上窝探查可显示主动脉缩窄的部位和长度,缩窄段的内膜呈嵴状增厚凸出或隔膜样狭窄,以及降主动脉的狭窄后扩张,主动脉局限性明显缩小是直接征象,间接征象有左心室壁肥厚。

彩色多普勒超声心动图,狭窄部位可见血流束变细,血流加速,通过狭窄后呈五彩镶嵌色,频谱可显示高速湍流频谱。动脉导管未闭可以有相应表现。频谱方向可识别主动脉与肺动脉间分流方向。合并畸形有主动脉瓣二瓣化,主动脉弓发育不良,动脉导管未闭,室间隔缺损等。

【鉴别诊断】

主动脉弓离断:详见下一个疾病的介绍。主要表现为主动脉弓连续性完全中断,不同于主动脉缩窄表现为局限性狭窄。

主动脉炎:一般表现为多处、多发狭窄,且常累及一级分支;不同于主动脉缩窄通常位于主动脉弓峡部。

【诊断要点】

主动脉缩窄应评估的要点,包括缩窄的部位、程度、范围,主动脉弓及弓上血管受累情况;是否存在动脉导管未闭及其与主动脉缩窄的关系;同时需要了解侧支循环形成情况及是否合并其他畸形。

五、主动脉弓离断

【概述】

主动脉弓离断(interrupted aortic arch,IAA)是极少见的先天性心脏病(约占 1%),是指主动脉弓缺如或仅存残余纤维索带、而无管道,属于主动脉缩窄的极端表现,几乎均并发其他心血管畸形,如室间隔缺损、动脉导管未闭,或较少见的主肺动脉窗或永存动脉干等。

胚胎第 6~7 周时,左侧第 4 对主动脉弓与动脉囊左半以及其相连的背主动脉形成主动脉弓,若期间某段早期退化或萎缩,则出现主动脉弓离断。大约半数的 IAA 患者具有 22q11.2 染色体带 1.5~3Mb 区域的半合子缺失。

【临床特点】

主动脉弓离断很少单独存在,几乎都合并动脉导管未闭、室间隔缺损,称为主动脉弓离断三联征,其中升主动脉仍由左心室直接供血,而降主动脉则由动脉导管、右心室供血。当动脉导管关闭的前 2 周,几乎所有的主动脉弓中断患者被发现。大多数患者在出生的第一天发现。尽管绝大多数 IAA 病例存在于新生儿,但在儿童期、成年期、甚至在老年人中都有报道,这可能与动脉导管未闭、侧支循环和/或平衡循环有关。

按主动脉弓离断部位分为三型,A 型(在左锁骨下动脉以远处离断,30%~44%),B 型(在左颈总动脉与左锁骨下动脉开口之间离断,50%~67%),C 型(在无名动脉与左颈总动脉之间离断,3%~5%)。大多数主动脉弓离断,手术修复良好,预后良好。

患者主要表现为下肢血压和两上肢血压存在明

显差别,并差异性发绀,或因伴有室间隔缺损,右心室血液的血氧饱和度很高,下肢发绀不明显,其特征是下半身的斑点或灰色外观。新生儿主动脉弓离断可表现为呼吸急促、喂养不良和嗜睡。面部畸形经常出现,大约 50% 的主动脉弓离断患者合并 Di-George 综合征。

【影像检查技术与优选应用】

超声心动图是诊断主动脉弓离断的首选检查,该病不可能单独存在,通常要合并动脉导管未闭和室间隔缺损等,超声心动图诊断的重点是评估心内畸形,若怀疑主动脉弓离断的存在,临床需要 CT 或磁共振进一步检查。CT 或磁共振对于主动脉离断及其侧支血管的评估优于超声心动图。

【影像学表现】

1. **X 线表现** 由于该病合并其他心内的先天性畸形,胸片上表现各不相同。主动脉弓离断可表现为,主动脉结显示不清或缩小或被瘤样扩张的肺动脉段掩盖;侧位显示主动脉弓低位。心影正常或扩大;肺血管可正常或增粗。

2. **CT 表现** 横断面及三维重组可直观显示为主动脉弓连续性中断,升主动脉与降主动脉无直接连接,动脉导管连接肺动脉与降主动脉;直观显示离断部位与弓上血管的关系并进行分型;可显示合并其他心内外畸形。通常左心室肥厚或扩大、肺动脉增宽并肺血增多(图 9-5-11)。

3. **磁共振表现** 可直接显示主动脉离断的部位,以及与弓上血管的关系并进行分型;显示动脉导管未闭、室间隔缺损,以及主动脉瓣形态以及主动脉瓣下发育不良等其他畸形。左心室肥厚或扩大、肺动脉增宽。

4. **超声心动图表现** 二维超声心动图,经胸骨上窝主动脉弓长轴探查显示,主动脉弓部仅为较强回声的纤维条索时,应疑似主动脉弓闭锁。若同时探及降主动脉与主动脉弓不相连,而与主肺动脉或右肺动脉相连,则可诊断为本病。根据离断的部位不同分为三型。本病同时还可发现合并的动脉导管未闭或/和室间隔缺损。

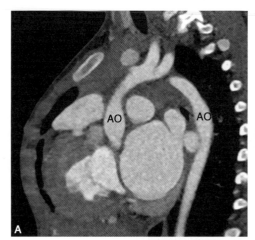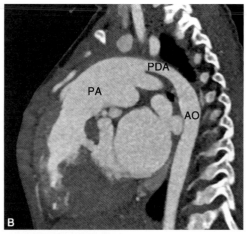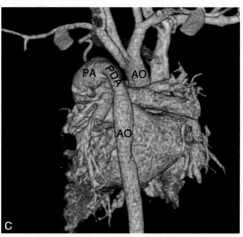

图 9-5-11 主动脉弓离断
CT 矢状位(A、B)及 VR 后位观(C)显示主动脉弓连续性中断,升主动脉与降主动脉无直接连接,动脉导管连接肺动脉与降主动脉

【鉴别诊断】

主动脉缩窄:详见主动脉缩窄的内容,主要表现为主动脉弓峡部局限性狭窄,而非离断。

【诊断要点】

主动脉弓离断需全面、重点评估离断的部位,及与弓上血管的关系,需要测量离断之间的距离,以便为手术提供指导。另外,需要评估合并的动脉导管未闭、室间隔缺损等畸形。

六、双主动脉弓

【概述】

双主动脉弓(double aortic arch,DAA)是一种常见的血管环形式,是主动脉弓系统的一类先天性异常,其中气管、食管被主动脉弓及其分支的连接段完整或部分包绕和压迫。双主动脉弓具有多种形式,但共同的特征是左主动脉弓和右主动脉弓同时存在。一般情况下,双主动脉弓和血管环的发病率是未知的,其中血管环大约占手术治疗心血管畸形的1%,45%~65%接受血管环修复的患者有双主动脉弓。

双主动脉弓与主动脉弓发育异常有关,血管环是咽弓动脉在退化和保留过程不正常发生时形成的,血管结构完全环绕气管和食管。当双侧第四对主动脉弓及背主动脉均不退化吸收时,即形成双主动脉弓。

【临床特点】

不同解剖类型双主动脉弓的病理生理学不变。双主动脉弓病理解剖特点是升主动脉位置异常,在气管前分成左、右两个主动脉弓,包绕气管和食管并产生不同程度的压迫、狭窄;双主动脉弓于食管后方合并而延续为降主动脉、形成完整的血管环;其中右弓发出右颈总动脉及右侧锁骨下动脉分支,左弓发出左颈总及左侧锁骨下动脉分支。双主动脉弓具有多种形成,一般分为两型:双主动脉弓均开放(Ⅰ型)、一侧主动脉弓闭锁(Ⅱ型),后者常见于左侧。对于Ⅰ型者,左或右主动脉弓之一较大,或两者大小相仿。一般右主动脉弓顶点高于左侧主动脉弓,其中75%右侧主动脉弓占优势。双主动脉弓伴随其他心血管异常不常见,其中动脉导管未闭、房间隔缺损、室间隔缺损、法洛氏四联症等畸形最为常见,少见合并永存动脉干、大动脉转位、肺动脉闭锁和复杂的单心室缺损。有时亦可发现与双主动脉弓相关的、更重要

的非心脏特征之一是食管闭锁,其比双主动脉弓更早被诊断。

双主动脉弓一般无血流动力学异常,主要表现为血管环包绕、压迫气管和食管导致的呼吸和吞咽困难,其严重程度取决于血管环包绕、压迫的程度。气管受压导致上呼吸道阻塞,影响吸气,并较小程度影响呼气。食管压迫而吞咽困难的典型表现为婴幼儿呕吐和喂养不耐受,晚期吞咽困难。吞咽功能障碍可导致呼吸道症状,由于吸入和/或压迫或刺激气管黏膜。双主动脉弓修复后患者的远期预后良好,持续呼吸道症状是最常见的不良结局。

【影像学技术和优选应用】

X线胸片:是必须做的检查,但是诊断该病较为受限,因为肺血和心脏大小和外形可以没有异常。

超声心动图:可以发现该病的存在,但是弓部的解剖较为复杂,超声心动图可能受声窗范围的影响,对主动脉弓的整体显示较为困难。

CT或磁共振:是诊断双主动脉弓的主要检查方法,可显示气管梗阻的严重性和位置,同时可准确提供主动脉弓上的血管解剖。

【影像学技术和优选应用】

1. X线胸片表现　双主动脉弓患者,胸片上可提示血管环的存在。前后位或后前位胸片上可显示上纵隔、气管两侧主动脉弓影,相应水平气管受压变窄,通常右侧高于左侧;侧位胸片上,可见右主动脉弓压迫其他后壁的痕迹;食管造影可见相应水平食管压迹,造影剂通过缓慢受阻,其上段食管扩张,亦可排除先天性食管畸形。

2. CT表现　CT是诊断双主动脉弓最好的成像方法。横断位、多平面重组、容积再现均可清晰显示血管环、双主动脉弓的形态、走行、主动脉弓起始分叉部及汇合部、左、右弓分支血管,以及气管、食管受压情况,在横断位上双主动脉弓于气管两侧呈特征性"(　)"样血管结构;若一侧主动脉弓闭锁呈韧带样结构,则主动脉弓呈"("或")"样血管结构。另外,需观察合并其他畸形。主动脉和气道的三维重组对于术前规划是有帮助的(图9-5-12)。

3. **磁共振表现**　与CT一样,磁共振图像可清晰显示升主动脉、双主动脉弓、降主动脉及血管环结构,以及与气管、食管的关系、压迫程度。另外,需观察合并其他畸形。

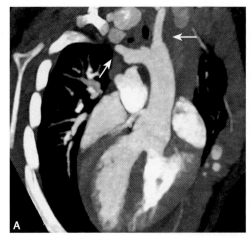
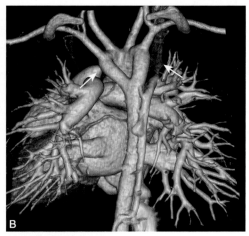
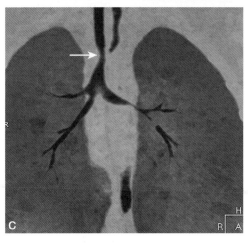

图 9-5-12　主动脉双弓

右前斜 MPR(A)、VR 后面观(B)及最大密度投影(C)显示主动脉弓起始部分叉,两侧颈总动脉及
锁骨下动脉分别起自两侧血管环,气管受压中度狭窄

4. **超声心动图表现**　超声心动图在胸骨上窝区探查,可以显示主动脉弓及头臂动脉的位置与走行的异常。

【鉴别诊断】

气管软化症:可为先天性或继发性,表现为气管软骨环消失,呼气、吸气时气管前后径变化明显;血管环压迫者表现为气管后壁局限性受压变窄,而软骨环正常。

肺动脉吊带:是指左肺动脉起源于右肺动脉后壁,并跨过右主支气管及气管下段继发狭窄,鉴别点在于左肺动脉起源及走行。

先天性喘鸣与哮喘:是指婴儿出生后发生的吸气性喉鸣,常见喉骨软化;一般无气管狭窄及心血管异常。

【诊断要点】

双主动脉弓需重点评估主动脉弓的形态、走行及血管环的构成;气管、主支气管及食管发育情况、受压部位及程度;同时应了解是否合并其他畸形。

第六节　右心系统发育异常

一、法洛四联症

【概述】

法洛四联症(tetralogy of Fallot,TOF)是包括肺动脉狭窄、室间隔缺损、主动脉骑跨和右心室肥厚,四种病理改变为特征的先天性心脏病。其发病率约占先天性心脏病的 10%,占发绀型先天性心脏病的50%,是肺少血型先天性心脏病中最多见的一种。本病诊断需靠影像检查,关键在于右心室流出道-肺动脉梗阻和室间隔缺损的判断。治疗上,根据肺动脉发育情况,选择根治性外科矫正畸形或姑息治疗。

【临床特点】

患者症状主要与肺动脉狭窄程度、缺氧程度有关。一般均存在不同程度的发绀,活动后心慌、气促及杵状指(趾),喜蹲踞;狭窄严重者,可出现生长发育迟缓。心脏听诊于胸骨左缘3~4肋间可闻及粗糙收缩期杂音,伴震颤;肺动脉区第二心音减弱。心电图表现为电轴右偏,右心房肥大,右心室肥厚;约有20%的患者出现不完全性右束支传导阻滞。

基本病理改变包括肺动脉狭窄、室间隔缺损、主动脉骑跨、右心室肥厚。其中肺动脉狭窄和室间隔缺损为法洛四联症主要畸形基础。

血流动力学改变主要决定于肺动脉狭窄的程度、室间隔缺损的大小。肺动脉狭窄越重,室间隔缺损越大,则右向左分流越重。肺动脉重度狭窄时,肺血减少,右心室血经室间隔流入骑跨的主动脉,使动脉血氧饱和度明显下降,患者发绀严重。肺动脉中度狭窄或病情发展,肺动脉循环阻力与体循环阻力相等时,分流少,发绀轻。肺动脉轻度狭窄时,则左向右分流为主,肺血增多,发绀轻。因此,肺动脉狭窄的程度决定了血液分流的方向、分流量及临床症状。

【影像检查技术与优选应用】

X线胸片:仍然是必须做的检查。用于观察两侧肺血、心脏与内脏的位置关系,以及心脏外形和大小情况。

超声心动图检查:是首选的检查方法,并且可以确定诊断。心脏超声可从不同切面观察解剖畸形:包括室间隔缺损的类型和大小,主动脉骑跨率,肺动脉狭窄部位和程度,二尖瓣大瓣与主动脉瓣的纤维连续性。配合彩色多普勒技术可获得血流动力学参数及心功能指标。但由于透声窗的原因,对心外血管畸形评估受限。

CT和磁共振检查:是超声心动图检查的补充,弥补超声对合并心外畸形观察的不足。CT尤其在冠状动脉、远端肺动脉及主动脉发育及气道发育情况具有优势。磁共振除显示解剖畸形外,还可获得心功能及血流动力学数据。

心导管造影:可采用左心导管模式,导管将由主动脉经由室间隔缺损进入右心室,可以一次性完成右心室、肺动脉、室间隔缺损和冠状动脉的造影显示。心导管造影具有创伤性、费用高,目前已经不作为单纯以诊断为目的检查,但是在显示肺动脉发育情况、体肺侧支的显示与栓塞封堵,仍是最好的检查技术。

【影像学表现】

法洛四联症影像学表现与其肺动脉狭窄、室间隔缺损、主动脉骑跨、右心室肥厚的基本病理基础密切相关。CT或CMR检查均可以显示下面的病变。

(1) 肺动脉狭窄:其范围自肺动脉瓣下右心室漏斗入口至左、右肺动脉分支的任何一个部位,其中以漏斗部狭窄最为常见,占30%以上。室上嵴肌肥厚、移位、发育异常也参与漏斗部狭窄。狭窄可较局限,或呈管状。于狭窄和瓣口之间所形成的漏斗部心腔被称第三心室。单纯肺动脉瓣狭窄少见,但漏斗部狭窄合并肺动脉瓣狭窄较多见,约占75%。狭窄按程度分为轻、中、重三型。

(2) 室间隔缺损:法洛四联症的室间隔缺损分为三种类型:膜周部型、漏斗肌部型及双动脉下型。其中膜周部型约占80%,其缺损的上缘为主动脉瓣,前上缘为漏斗,前下缘及下缘为隔缘小叉,后下缘为中央纤维体。典型的法洛四联症的室间隔缺损为大型、非限制型缺损,紧靠主动脉根部。

(3) 主动脉骑跨:法洛四联症通常有不同程度的升主动脉骑跨和主动脉根部扩张、前移。骑跨程度在25%~75%之间,常为50%左右。

(4) 右心室肥厚:为继发性改变。右心室肥厚与肺动脉狭窄及心室水平分流有关。其增厚的程度一般不会超过左心室厚度,表现为心肌壁增厚,肌小梁肥大凸出。心脏轮廓向外扩大,右侧心室腔未见缩小,室间隔向左侧推移,左心室位置后移。

1. 超声心动图表现

(1) 二维超声心动图:主动脉增宽骑跨,对位不良型室间隔缺损(膜周部或漏斗部),左心室长轴切面显示主动脉前壁与室间隔连续性中断,漏斗间隔前移,流出道狭窄(肌性肥厚或狭窄环),右心室前壁肥厚,右心室腔通常扩大,肌小梁肥大。左心内径正常或偏小。肺动脉瓣常有增厚或二瓣化,开放受限。主肺动脉及分支常伴狭窄(图9-6-1、图9-6-2)。

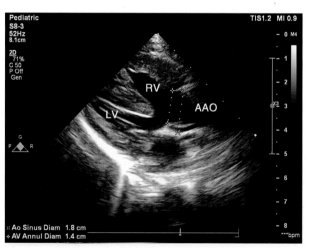

图9-6-1 法洛四联症超声心动图表现

胸骨旁左心室长轴显示主动脉增宽,并骑跨于室间隔之上,骑跨率70%,室间隔上部回声中断;RV:右心室;LV:左心室;AAO:升主动脉

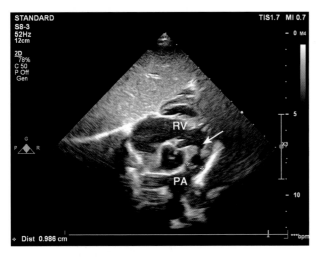

图9-6-2 法洛四联症超声心动图表现
剑突下大动脉短轴显示右心室流出道狭窄,肺动脉发育可。测量处为肺动脉瓣环,箭头处为狭窄的右心室流出道。RV:右心室;PA:肺动脉

(2)多普勒超声心动图:室水平双向低速分流,彩色暗淡。右心室流出道及肺动脉内血流加速,五彩镶嵌,往往测得高速充填频谱(一般流速在4m/s以上)(图9-6-3、图9-6-4)。常合并动脉导管未闭或体肺侧支,卵圆孔未闭或房间隔缺损。

2. X线胸片表现 肺血减少,血管纤细;左心腰凹陷,心尖圆钝上翘,主动脉结突出,呈"靴状心"(图9-6-5A)。

3. CT表现

(1)直接征象

1)肺动脉狭窄:多为漏斗部狭窄或同时合并肺动脉瓣狭窄,也可合并肺动脉主干或分支狭窄(图9-6-5B)。局限性狭窄者可在右心室流出道见到异常增厚的肌束或隔膜;弥漫性狭窄者,可见右心室流出

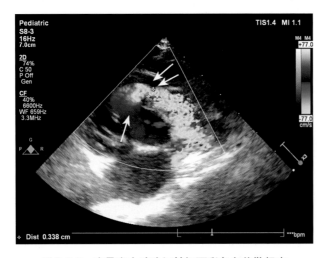

图9-6-3 胸骨旁大动脉短轴切面彩色多普勒超声
右心室流出道五彩镶嵌血流,而室间隔缺损处低速血流(单箭头处为室间隔缺损,双箭头处为右心室流出道狭窄处)

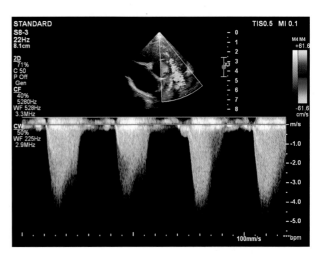

图9-6-4 连续多普勒测量右心室流出道内高速频谱,流速达4.5m/s

道狭窄呈线样。肺动脉瓣狭窄时,表现为瓣膜增厚。如果为局限性狭窄,往往还合并狭窄后扩张。CT、MRI对漏斗部至周围肺动脉狭窄的部位及程度均可很好的显示。对流出道及肺动脉主干的观察采用左、右前斜位,左、右肺动脉多于近似冠状位显示较佳(图9-6-5)。

肺动脉发育情况的评估对手术治疗有重要意义。肺动脉主干和左右肺动脉内径及其连续情况是评估肺动脉发育状况的主要内容。左、右肺动脉内径相加与横膈水平降主动脉内径的比值称McGoon指数,当该指数>1.5时可考虑进行根治手术。Nakata等提出,以左右肺动脉近第一分支处的横截面积相加值,除以体表面积为肺动脉指数(Nakata指数)作为评估肺动脉发育的参数。一般认为,肺动脉指数>100mm²/m²才能承受根治手术。临床实践中,也有低于标准而手术成功的病例。CT对肺动脉发育的评估明显优于超声心动图。

2)室间隔缺损:常为高位的室间隔大缺损,表现为主动脉瓣下室间隔连续性中断。

3)主动脉骑跨:主动脉明显增宽,向前向右移位,骑跨于室间隔之上。骑跨程度一般在50%左右。值得注意的是,即使目测骑跨率超过50%,也并非是右室双出口,因为主动脉根部与二尖瓣前叶有纤维连接,说明主动脉源自左心室而非右心室。只有主动脉与二尖瓣无纤维连接时,方可考虑右心室双出口的诊断。

4)右心室壁增厚,肌小梁粗大,增强检查显示异常粗大的腔内充盈缺损,宛如"丛林"状。部分病例右心室腔扩大。

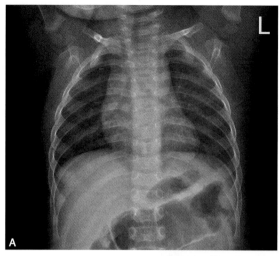
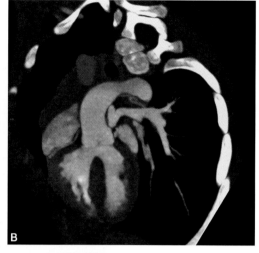
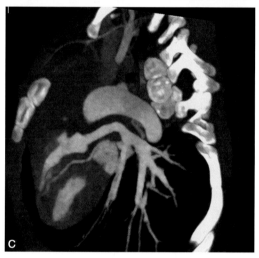

图 9-6-5 法洛四联症影像表现
A.胸部正位片示靴形心;B、C.左前斜位 MPR 示肺动脉狭窄,主动脉瓣下室间隔连续性中断,主动脉明显增宽,骑跨于室间隔之上

（2）间接征象:①右心房扩大,上下腔静脉扩张;②左心室及左心房内径正常或偏小;③在肺动脉瓣闭锁时,肺动脉瓣口无血流,造影剂不显影;④侧支循环血管的建立表现为,主动脉弓及降主动脉发出多条侧支血管供应肺动脉,肋间动脉及支气管动脉增粗、扭曲。肺动脉狭窄越严重者,侧支动脉越多、越粗。也常见合并动脉导管未闭。部分患者合并冠状动脉畸形,需注意观察。

【诊断要点】

四个病理解剖畸形是诊断本病的基础,即肺动脉狭窄、室间隔缺损、主动脉骑跨和右心室肥厚,特别是前两个。

本病以心脏超声为最基本的检查方法,CT、MRI可以作为有益补充,尤其弥补超声对心外结构显示的不足。放射影像发展的趋势在于准确评估肺血管功能情况,以帮助临床准确把握治疗指征及评估预后。以下几点对患者治疗有重要意义:①冠状动脉起源、走行是否正常,如果冠状动脉走行于右心室流出道或肺动脉前方,术中处理右心室流出道狭窄时可能误伤;②粗大的体-肺侧支尤其起源于头臂血管的侧支提示给临床,考虑是否术前进行封堵和栓塞;③McGoon 指数和 Nakata 指数,与手术预后相关性强,测量需要准确,肺动脉直径一般在冠状面图像上肺动脉分叉 1cm 处测量。

【鉴别诊断】

1. **右心室双出口** 主动脉起自右心室,主动脉瓣下和肺动脉瓣下双肌性流出道,主动脉起始部与二尖瓣没有纤维连接。

2. **肺动脉闭锁** 重症法洛四联症与肺动脉闭锁(Ⅰ、Ⅱ型)的血流动力学改变相当,在 CT、MRI 上容易误判,这是因为图像的空间分辨率不足,对肺动脉瓣膜闭锁和有无血流通过的显示不足。超声对于肺动脉瓣血流的评估具有优势。

二、肺动脉闭锁

【概述】

肺动脉闭锁(pulmonary atresia,PA)是一种先天性心脏病复杂畸形,属于肺少血型先心病。根据有无室间隔缺损将其分为两类,即伴有室间隔缺损的肺动脉闭锁(pulmonary atresia with ventricular septum defect,PA/VSD)和室间隔完整的肺动脉闭锁(pulmonary atresia with intact ventricular septum,PA/IVS),后者更为少见,多于出生前或后夭折。本病占全部先天性心脏病的1%~2%。

【临床特点】

肺动脉闭锁其主要病理学特点是右心室漏斗部、肺动脉瓣或肺动脉主干及其左、右分支不同部位完全闭锁。

1. 伴有室间隔缺损的肺动脉闭锁(PA/VSD) 从任一心室至肺动脉的管腔连续性中断且没有血流通过,肺动脉与心脏无解剖连接,其严重形式表现为自身肺动脉部分或完全缺如。伴有室间隔缺损临床表现与法洛四联症相似,发绀较后者出现为早,多发生于生后数日,收缩期杂音往往较轻,胸、背部可能听到来自动脉导管未闭或支气管侧支循环的连续性杂音,第1心音之后常可听到收缩早期喷射音,心底部第2心音增强而单一。室间隔完整临床表现类似重度肺动脉瓣狭窄,青紫显著,缺氧严重。心电图显示P波高尖,伴有右心室发育不良时,可见左心室肥大,但电轴往往在正常范围或轻度右偏。室间隔缺损的肺动脉闭锁分型示意图(图9-6-6):Ⅰ型,右室漏斗部和/或肺动脉瓣闭锁,主肺动脉及两侧肺动脉融合;Ⅱ型,主肺动脉闭锁,两侧肺动脉融合存在;Ⅲ型,两侧肺动脉存在,但不融合;Ⅳ型,一侧肺动脉闭锁,该侧依靠体-肺侧支循环、支气管动脉供血;Ⅴ型,两侧肺动脉闭锁,两侧肺依靠体-肺侧支循环、支气管动脉供血。

肺动脉闭锁后必然存在其他途径供应肺部血流,主要有动脉导管、直接的主动脉-肺侧支动脉(源自主动脉弓降部及降主动脉中、上段),间接的主动脉-肺侧支动脉(源自主动脉弓的分支,如锁骨下动脉)、冠状动脉、支气管动脉或胸膜动脉丛。直接及间接主动脉-肺侧支动脉可为明显的粗大动脉分支,数目较多,称为主要的主动脉-肺侧支动脉(major aortopulmonary collateral arteries,MAPCA)。

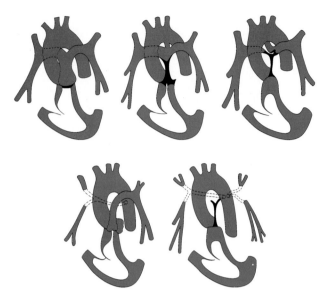

图9-6-6 肺动脉闭锁示意图

2. 室间隔完整的肺动脉闭锁(PA/IVS) 90%以上的病例肺动脉在瓣膜水平完全闭锁,肺动脉窦相互融合成一隔膜。多数患者肺动脉瓣环与主干发育不全,有时右心室流出道重度狭窄或完全闭合,少数病例闭锁在流出道水平,瓣膜发育不良但未闭锁。极少数为肺动脉无瓣叶,主干完全闭锁。

右心室血液没有出路(室间隔完整),右心室压力极度升高,体静脉回流的血液自右心房通过卵圆孔或房间隔缺损至左心房与肺静脉血混合,然后进入左心室及主动脉,肺循环的灌注主要依靠未闭动脉导管和支气管动脉;右心室和三尖瓣常发育不良;右心房正常或增大。

临床处理根据肺动脉发育情况,采取外科手术方式根治性完全矫正(全腔-肺手术)或姑息性部分矫正(Glenn 手术、体肺分流术等)血流异常。肺动脉发育差或矫正后出现肺动脉高压者预后差。放射影像学检查方法能明确该畸形以及分型。

【影像检查技术与优选应用】

X线胸片:仍然是必须做的检查。用于观察两侧肺血、心脏与内脏的位置关系,以及心脏外形和大小情况。

超声心动图检查:是首选的检查方法,并且可以确定诊断。心脏超声可从不同切面观察主要解剖畸形:包括肺动脉闭锁的位置、室间隔缺损,观察心室的大小和功能都能够配合彩色多普勒技术可获得血流动力学参数及心功能指标。但由于声窗的原因,对心外血管畸形、外围肺动脉和体肺侧支的发育评估受限。

CT 和磁共振检查：是超声心动图检查的补充，弥补超声对合并心外畸形观察的不足。CT 尤其在冠状动脉、固有肺动脉及主动脉发育、体肺侧支等显示方面具有优势。磁共振对于婴幼儿的检查较为困难。

心血管造影：目前已经不作为单纯以诊断为目的检查，但是在显示肺动脉发育情况、体肺侧支的显示与栓塞封堵，仍是最好的检查和指导治疗的技术。

【影像学表现】

1. **X 线表现**　肺血减少，部分患者可以观察到不规则走行的体肺侧支血管；心影增大，心腰凹陷，靴型心。

2. **超声心动图表现**

（1）肺动脉闭锁合并室间隔缺损（PA-VSD）

1）二维超声心动图：类似法洛四联症，主动脉增宽骑跨，左心室长轴切面显示主动脉前壁与室间隔连续性中断，漏斗间隔前移，右心室流出道狭窄，肺动脉瓣部位探及膜样回声，未见瓣叶活动，或右心室流出道呈盲端，未探及肺动脉瓣，主肺动脉近端呈条索状强回声，主肺动脉远端及分支发育不良。

2）多普勒超声心动图：室水平双向低速分流，或右向左低速分流，彩色暗淡。右心室流出道至肺动脉无血流连续性。主动脉弓或大动脉短轴探及肺动脉内源于动脉导管或侧支性血流（图 9-6-7）。

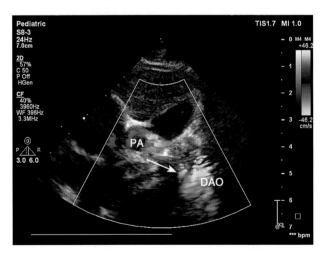

图 9-6-7　胸骨旁高位切面显示肺动脉内血流仅来自侧支

DAO：降主动脉，PA：肺动脉，箭头处为侧支

（2）室间隔完整的肺动脉闭锁：二维超声心动图：右心房扩大，右心室壁明显增厚，室腔变小，室间隔完整，房间隔中部回声中断或回声分离，右心室流出道为盲端，未探及肺动脉瓣，主肺动脉及分支发育

不良，三尖瓣发育不良，瓣环偏小，瓣叶短小，活动受限，降主动脉与主肺动脉之间可探及一异常通道。

3. **CT、磁共振表现**

（1）直接征象：伴有室间隔缺损的肺动脉闭锁直接征象把握三条主线：①明确右心室流出道-肺动脉瓣-肺动脉干-左、右肺动脉及其分支于何处闭锁；②明确室间隔缺损的部位和大小；③必有来源于主动脉系统的侧支血管或动脉导管直接供应双肺，需要观察这些血管的发育和走行情况。肺动脉闭锁CT 表现为闭锁部位的管腔内无造影剂充盈。室间隔缺损多位于膜周部。

根据肺动脉闭锁发生部位分五型：

Ⅰ型：右心室漏斗部闭锁，肺动脉干及左、右肺动脉完整，动脉导管与肺动脉干或左肺动脉相连。

Ⅱ型：肺动脉瓣闭锁，右心室漏斗部存在，动脉导管与肺动脉主干或左肺动脉相连。

Ⅲ型：肺动脉干下部闭锁，肺动脉干上部多呈锥状狭窄，动脉导管与肺动脉分叉部或左肺动脉相连（图 9-6-8）。

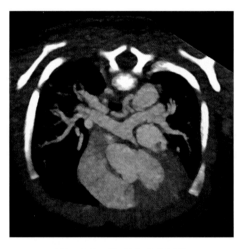

图 9-6-8　Ⅲ型肺动脉闭锁

CT 横轴位及冠状面显示肺动脉干下部闭锁，肺动脉干上部多呈锥状狭窄

Ⅳ型：全部肺动脉干闭锁，左、右肺动脉汇合部存在，分支多细小，动脉导管与左肺动脉相连。

Ⅴ型：固有肺动脉不存在，左、右肺动脉不汇合，左、右肺动脉分支分别来自主动脉侧支血管或动脉导管。

依据自身肺动脉和粗大的主-肺侧支动脉的存在与否，可将肺动脉闭锁伴室间隔缺损分为三型：

A 型：自身肺动脉存在，肺血来自未闭的动脉导管。

B 型：自身肺动脉和粗大的主-肺侧支动脉同时存在。

C 型:自身肺动脉不存在,肺血由粗大的主-肺侧支动脉供应。

(2)室间隔完整的肺动脉闭锁必有房间隔缺损或卵圆孔未闭,肺动脉闭锁多发生于肺动脉瓣水平,肺动脉供血主要来自动脉导管,肺动脉发育不良者,可合并主动脉侧支参与肺动脉供血。

根据右心室发育情况分为两型:

Ⅰ型:肺动脉闭锁伴右心室发育不良,右心室腔小而狭窄,右心室壁增厚。

Ⅱ型:右心室腔正常大小或扩张,三尖瓣关闭不全,右心房增大。

(3)间接征象:心脏增大,一侧心房或心室明显增大,心室肥厚;主动脉常增宽、骑跨;肺血常减少;肺及胸廓发育不良;可伴发腔静脉或肺静脉畸形,亦可伴有心脏异位。

横断面结合多平面及容积再现重组图像,可清晰显示肺动脉闭锁部分及范围,固有肺动脉的发育状况,侧支血管起源、粗细及走行,为治疗决策的制订提供非常有价值的信息。对固有肺动脉发育状况的判断,CT 图像甚至优于心血管造影,因它有效克服了心血管造影的影像重叠及密度分辨率较差的不足。

【诊断要点】

以下几点有助于临床决策:①提示临床肺动脉闭锁类型;固有肺动脉有无融合及其发育情况;②粗大的体-肺侧支的数量、尤其起源于头臂血管的侧支提示给临床。

【鉴别诊断】

肺动脉闭锁需要与重症法洛四联症鉴别。肺动脉重度狭窄时,超声检查能够探测到肺动脉(瓣)没有闭锁,而右心室造影和 CT 检查时可能误诊。但两者混淆并不会产生治疗策略的改变,因为血流动力学意义相同。

肺动脉闭锁需要与永存动脉干鉴别,两者血流动力学改变相近。Ⅴ型肺动脉闭锁合并室间隔缺损,肺动脉分支来自主动脉侧支血管或动脉导管,而永存动脉干左右肺动脉均起源于动脉干,且左右肺动脉走行相对正常。

三、三尖瓣下移畸形

【概述】

三尖瓣下移畸形由 Ebstein 于 1866 年首次发现并报道,故又称 Ebstein 畸形,它是一种少见先天性心脏病,发病率不足先天性心脏病的 1%,男、女发病率无明显差别。

三尖瓣叶附着缘自三尖瓣环下移至右心室腔内,功能性三尖瓣孔向右心室下移,造成右心室流入道心房化。

三尖瓣叶和腱索由胚胎右心室内层心肌在流入道分层形成。胚胎右心室发育过程中,内层心肌与右心室肌壁的其他部分脱离,其近房室环的心房面被心内膜垫组织覆盖,以后通过穿孔、吸收形成肌性瓣叶和腱索组织,两者后被纤维组织替代形成了最终的三尖瓣叶及其附件。三尖瓣前瓣形成较早,隔瓣和后瓣形成较晚,在胚胎第 3~4 个月时才逐步形成,如果胚胎发育过程中,右心室内层心肌与肌壁其他部分脱离过程停顿,则三尖瓣后瓣和隔瓣附着于右心室流入道与小梁部结合处,形成三尖瓣下移畸形。

三尖瓣下移畸形示意图(图 9-6-9):

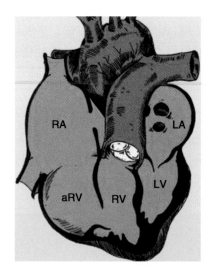

图 9-6-9　三尖瓣下移畸形示意图

下移瓣叶将右心室分为两部分,一部分位于三尖瓣口近端,相当于右心室流入道,称为"房化右心室";房化右心室扩大,与右心房连成一大腔可呈瘤样,其肌壁萎缩变薄,往往纤维化,收缩功能降低。另一部分位于远端,由小梁部和流出道构成,称为"功能性右心室"。"功能性右心室"室壁薄,右心室流出道大小不等,并因替代右心室收缩功能可呈代偿性肥厚。右心房常明显扩大。

三尖瓣下移畸形的血流动力学改变取决于三尖瓣下移程度、房间隔缺损或卵圆孔未闭存在与否、右心室及左心室功能。"房化右心室"与右心室而不是右心房同步收缩,与右心房间产生逆流。右心房收缩时,将其腔内血液射入"房化右心室",其中一部分血液通过下移三尖瓣口流入功能右心室。当右心室收缩时,心室内部分血液反流入右心房,右心房腔内血量增加,压力增高,右心房扩大。如果同时合并房间隔缺损或卵圆孔未闭,则在心房水平可出现右至左分流,临床上出现发绀。"功能右心室"因较正常右心室小而且室壁较薄,流出道常肥厚,故当其收缩时,进入肺动脉的血量减少,加之新生儿肺血管阻力高,可出现右心室功能不全。

【临床特点】

因病变的严重程度不同,临床表现具有多样性,轻者可在成年时偶然发现,重者可表现心悸、气短、易疲乏、口唇微绀等一般症状,查体可闻及心杂音,心界左移,心尖区可叩及收缩期杂音,部分患者在新生儿期或者婴幼儿期就能出现严重心力衰竭。80%三尖瓣下移畸形合并有房间隔缺损、室间隔缺损、肺动脉狭窄、肺动脉闭锁、主动脉缩窄、动脉导管未闭等多种先天畸形,以房间隔缺损最为常见。本病矫正需要外科手术。

【影像检查技术与优选应用】

X线胸片:仍然是必须做的检查。用来观察肺血管情况和心脏增大及其程度。

超声心动图检查:是本病最主要的首选和确诊的影像检查技术,可以用于观察瓣膜附着点及发育情况,显示三尖瓣反流等功能情况。

CT及磁共振检查:因对瓣膜显示不佳,主要从瓣环及右心室、右心房形态或功能上进行观察。心脏磁共振可准确评估右心室功能。

【影像学表现】

1. **X线胸片表现**　右心房、室高度增大,与肺血并不匹配,肺血管可大致正常。

2. **超声心动图表现**

(1)二维超声心动图:胸骨旁左心室长轴切面,以及心尖四腔心切面显示右心扩大,心尖四腔心切面显示三尖瓣前叶冗长,蓬帆样,隔叶向心尖部移位(图9-6-10);右心室流入道切面显示三尖瓣后叶附着点向心尖部移位(图9-6-11);三尖瓣瓣叶对合点下移。室间隔左移,左心室内径变小,呈"香蕉"形。下移平面与原三尖瓣瓣环之间形成房化右心室(图9-6-12)。探及卵圆孔回声分离或房间隔中部回声中断。

GOSE评分:在心尖四腔心切面舒张期,依次测量右心房+房化右心室面积a、功能右心室面积b、左心房室面积c,计算GOSE分数即a/(b+c);对GOSE分数进行分级,≤0.5为1级,0.5~0.99为2级,1~1.49为3级,≥1.50为4级(图9-6-13)。GOSE级别越高预示手术矫治失败或死亡风险越高。

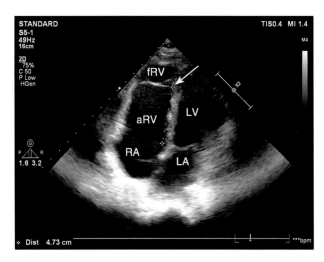

图9-6-10　胸骨旁心尖四腔心切面显示三尖瓣隔叶附着点下移

RA:右心房,aRV:房化右心室,fRV:功能右心室,LA:左心房,LV:左心室,箭头处为隔叶附着点

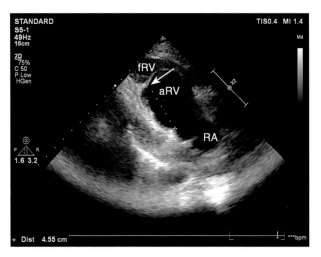

图9-6-11　胸骨旁右心室流入道切面显示三尖瓣后叶附着点下移

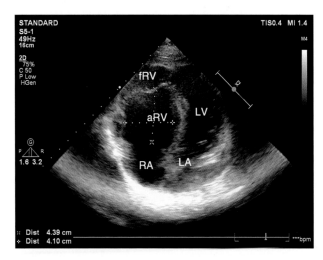

图9-6-12　胸骨旁心尖四腔心切面显示右心扩大,左心小,呈香蕉形,可测量房化右心室大小

RA:右房,aRV:房化右室,fRV:功能右室,LA:左房,LV:左室

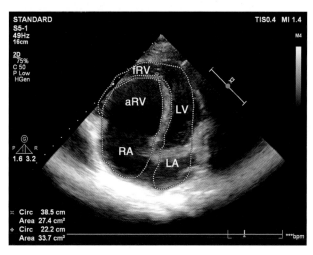

图 9-6-13 心尖四腔心切面测量 GOSE 分数

（RA+aRV）/（fRV+LA+LV）= 33.7/27.4 = 1.23，分级为 3 级

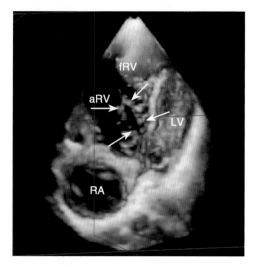

图 9-6-14 实时三维超声

显示右心房室明显扩大，可显示三尖瓣口

（2）多普勒超声心动图：收缩期三尖瓣中等量反流，反流速度一般在 2.5m/s 以下，反流口位置较低。房水平探及双向分流。

（3）三维超声：立体显示瓣叶下移程度，计算右心室容积（图 9-6-14）。

超声表现：三尖瓣下移，右心房及房化右心室连在一起呈瘤样扩张改变，功能右心室小。诊断标准：下移的隔瓣附着缘与二尖瓣前瓣附着缘之间的距离 ≥8mm，以隔瓣和后瓣多见，前瓣少见或罕见。

3. CT 表现

（1）直接征象：CT 增强横断面及斜矢状面图

像，显示三尖瓣隔瓣及后瓣细小，附着点下移（图 9-6-15），三尖瓣前瓣长且大。瓣叶形态在心电门控图像上显示更为清楚。有时，由于心脏搏动伪影影响三尖瓣瓣叶附着点及瓣叶形态的观察、判断，准确性受到限制。

（2）间接征象：右心房明显增大，"房化右心室"增大，见图 9-6-15A，右心房及房化右心室连在一起呈扩张改变，功能右心室小。右心室流出道大小不等。

（3）合并畸形：三尖瓣下移畸形可并发房间隔缺损、肺动脉狭窄、肺动脉闭锁、室间隔缺损、主动脉缩窄、动脉导管未闭等。

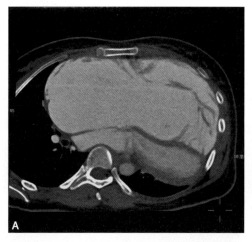
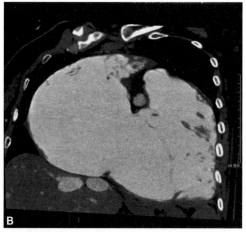

图 9-6-15 三尖瓣下移畸形 CT 表现

横轴位（A），左前斜重组图像（B）显示三尖瓣隔瓣及后瓣细小，附着点下移，三尖瓣前瓣长且大，右心房明显增大

4. 磁共振表现

（1）直接征象：表现同 CT（图 9-6-16A、B）；延迟强化扫描中，心肌出现强化可用于判断心肌的纤维化程度，图 9-6-16C。

（2）间接征象：通过在后处理软件上描画功能右心室、房化右心室、左心室舒张及收缩末期的心室容积来获得各个心室的射血分数值。此外，还可通过"（RA+aRV）/（fRV+LA+LV）"比值对病变的严重性进行评估。注：aRV 代表房化右心室，fRV 代表功能右心室。具体的，当比值小于 0.5 时记为 1 分，比值介于 0.5~1.0 之间时记为 2 分，比值介于 1.1~1.4 之间时记为 3 分，比值大于 1.5 时记为 4 分，分数越高，表明疾病越严重。心脏磁共振因不受气体衰减影响，对右心室功能判定的准确性及可重复性优于超声（图 9-6-16D）。

【诊断要点】

三尖瓣附着缘下移至右心室腔内，右心室发育差，具有房化右心室，右心房明显增大，三尖瓣关闭不全。

【鉴别诊断】

本病需要与累及三尖瓣的其他病变进行鉴别，如三尖瓣发育不全、三尖瓣脱垂等，主要观察瓣环位置、三尖瓣瓣叶发育和抵止点，以及右心室发育情况。

四、三尖瓣闭锁

【概述】

三尖瓣闭锁（tricuspid atresia）是一种少见发绀型先天性心脏病，约占先天性心脏病的 1.3%，先天性心脏病尸检病例的 3.02%。在常见发绀型先天性心脏病中，排在法洛四联症、大动脉转位之后，居于第三位。主要病理学特征为右心房与右心室之间无直接沟通。男性发病率略多于女性。可伴有严重心外畸形（神经系统、骨骼肌系统和消化系统等）。

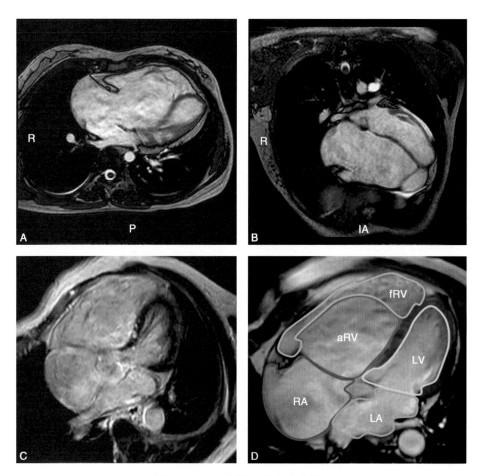

图 9-6-16 三尖瓣下移畸形磁共振

A、B. 三尖瓣隔瓣及后瓣细小，附着点下移，三尖瓣前瓣长且大，右心房明显增大；C. 延迟强化扫描心肌强化；D. 后处理软件上描画功能右心室、房化右心室、左心室舒张及收缩末期的心室容积

【临床特点】

最常见临床表现为发绀,多为生后即出现。如果合并大室缺,肺动脉无狭窄或合并右位大动脉错位,由于肺动脉血流较多,发绀可不明显或较轻微。如果房间隔缺损小的病例,临床上呈现体循环静脉充血、颈静脉怒张、肝大和周围型水肿。由于肺循环血量少,大多数病例从新生儿期起即可呈现发绀、劳累后气急,并可采取蹲踞体位或发生缺氧性昏厥。2岁以上患者常出现杵状指(趾)。肺血流量增多的病例,发绀程度减轻,但常有气急、呼吸快速,易发作肺部感染,常呈现充血性心力衰竭。听诊胸骨左缘常可听到肺动脉瓣狭窄或室间隔缺损产生的收缩期吹风样杂音,合并有动脉导管未闭者可听到连续性机器样杂音。肺血流量增多者可听到舒张中期滚筒样杂音。心电图检查90%的病例为电轴左偏。肺动脉增粗者电轴正常或右偏。心前区导联均显示左心室肥大、T波倒置改变。80%病例示P波高或增宽并有切迹。

三尖瓣闭锁可分为五种类型:①肌型,心房底部由肌性组织与心室隔离,无瓣膜组织,相当于三尖瓣处见小陷窝;②膜型,房室管的膜性组织于三尖瓣处构成右心房底部;③三尖瓣无孔型,有三尖瓣,但瓣叶融合,未穿孔,闭锁瓣膜有腱索与右心室相连;④Ebstein型,三尖瓣下移,瓣叶融合,未穿孔;⑤房室通道型,共同房室瓣,瓣叶一部分阻塞右心室入口。其中肌型最多见,约80%左右。肌性三尖瓣闭锁被视为右侧房室无连接,由于没有右心室流入道发育,因而右心室为残余心室。有作者将其归入单心室;无孔型三尖瓣闭锁房室连接存在,右心室有潜在或发育不全流入道,称其为三尖瓣闭锁。右心房常扩大,而右心室发育不良,特别当室间隔完整或肺动脉闭锁时,右心室仅仅为腔隙状改变(图9-6-17)。

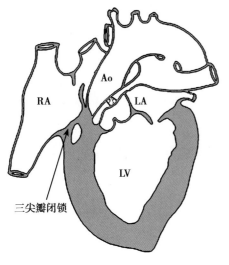

图9-6-17 三尖瓣闭锁示意图

三尖瓣闭锁常伴其他心血管畸形,包括房间隔缺损和/或卵圆孔未闭,冠状静脉窦隔部分或全部缺损,室间隔缺损(肌部缺损多见),左上腔静脉、动脉导管未闭,主动脉缩窄,肺静脉异位引流等。

腔静脉回流血液进入右心房后,为维持肺循环,血液必须通过房间隔缺损或未闭卵圆孔或冠状动脉窦隔进入左心房,与肺静脉回流血液混合后,进而流入左心室,大部分血液射入主动脉,部分血液经室间隔缺损进入右心室后射入肺动脉。肺动脉常常呈发育不良及肺动脉瓣或瓣下狭窄改变,肺血流量减少,血氧饱和度减低,发绀明显。心室大动脉连接错位者,左心室血液进入肺动脉,部分血液经室间隔缺损进入右心室后射入主动脉。左心室由于承担两个心室功能,常常肥厚及扩大。

【影像检查技术与优选应用】

超声心动图:是该病首选且可以确诊的检查方法,对于心内畸形具有优势。

CT和磁共振检查:可补充超声对合并心外畸形观察的不足。CT尤其在冠状动脉、肺动脉外围分支、主动脉发育、气道发育情况等具有优势。CT还常用于姑息性手术术后随访,如改良锁骨下动脉-肺动脉分流血管(B-T分流)是否通畅;Glenn手术体-肺分流是否梗阻、上腔静脉-肺动脉双向分流是否通畅等。

磁共振检查较CT难以获得更多的信息,临床应用较少。心血管造影为有创伤性检查、费用高,目前已经不作为单纯以诊断为目的的检查。

【影像学表现】

1. X线胸片表现 肺血流减少患者,心影正常或轻度扩大;肺血流量增多患者,心影可以扩大。典型的胸部X线征象为心脏右缘平直,左心缘圆钝,左心房增大,心尖抬高。

2. CT、磁共振表现

(1)直接征象:肌型三尖瓣闭锁,横断面图像显示右侧房室沟部位正常、三尖瓣位置凹陷,局限性肌纤维组织增厚,表现为与室壁等密度软组织封闭三尖瓣孔,CT对肌型闭锁诊断一般较为准确;膜型三尖瓣闭锁,右侧房室沟结构增厚,三尖瓣口被隔膜状结构封闭(图9-6-18A、B)。对于三尖瓣无孔型、Ebstein型及房室通道型三尖瓣闭锁,多层螺旋CT难以准确诊断。MR电影更有诊断优势(图9-6-18C、D)。

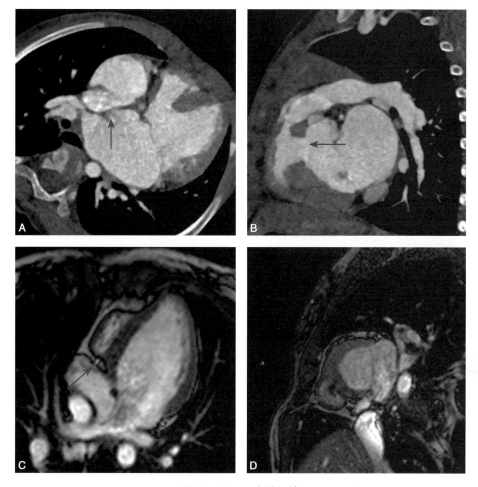

图9-6-18　三尖瓣闭锁

四腔心CT(A)、右心室流出道CT(B),磁共振电影(C、D)(另一例)示三尖瓣口被隔膜状结构封闭,右心室发育不良,室间隔缺损

三尖瓣闭锁首先根据心室与大动脉连接关系分为三型,然后依据室间隔缺损大小,肺动脉狭窄或闭锁情况分为几种亚型。

Ⅰ型,三尖瓣闭锁,心室大动脉连接正常:Ⅰa肺动脉闭锁,室间隔完整;Ⅰb肺动脉狭窄,小的室间隔缺损;Ⅰc肺动脉无狭窄,大室间隔缺损。

Ⅱ型,三尖瓣闭锁,右位型大动脉错位:Ⅱa肺动脉闭锁,大室间隔缺损;Ⅱb肺动脉狭窄,室间隔缺损;Ⅱc肺动脉无狭窄,室间隔缺损。

Ⅲ型,三尖瓣闭锁,左位型大动脉错位:Ⅲa肺动脉或肺动脉瓣下狭窄;Ⅲb主动脉瓣下狭窄。

(2) 间接征象:右心室不同程度发育不良。当较大的室间隔缺损及肺动脉无狭窄时,右心室腔仅轻度缩小。当合并肺动脉闭锁及室间隔完整时,右心室仅呈一封闭腔。房间存在交通,CT表现房间隔连续性不同程度中断,多位于继发孔位置。左心室增大,壁可肥厚。心室大动脉连接可相适应,亦可不相适应,表现为右位型大动脉错位,或左位型大动脉错位。

(3) 合并畸形:三尖瓣闭锁常伴其他心血管畸形,如室间隔缺损(肌部缺损多见)、左上腔静脉、动脉导管未闭、主动脉缩窄、肺静脉异位引流等。表现同各畸形。

3. 超声心动图表现

(1) 二维超声心动图:左心室扩大,右心室发育较小,房间隔回声中断。心尖四腔心切面显示室间隔上端回声中断,十字交叉结构存在,三尖瓣呈闭锁状,未探及明确三尖瓣瓣叶活动(图9-6-19)。肺动脉瓣增厚,开放受限。

(2) 多普勒超声心动图:剑突下切面显示房水平右向左分流;室水平探及双向分流;三尖瓣瓣口未能探及明确的前向血流;肺动脉瓣前向血流增快;大动脉短轴探查有无体肺侧支。

【诊断要点】

三尖瓣闭锁,需要准确描述三尖瓣闭锁情况,以及可能影响外科治疗方式的右心室发育、肺动脉发育、室间隔缺损、侧支血管及合并畸形情况。

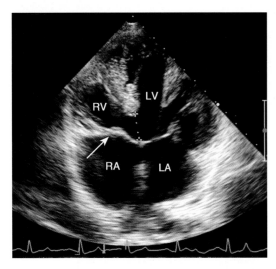

图 9-6-19　心尖四腔心切面显示三尖瓣呈闭锁状
RA:右心房,RV:右心室,LA:左心房,LV:左心室

【鉴别诊断】

三尖瓣闭锁需要与左室型单心室合并右心室输出腔(或小梁囊)或未定型单心室鉴别。鉴别的重点是观察三尖瓣的情况,三尖瓣闭锁没有三尖瓣的结构,而二尖瓣的位置和结构正常;单心室是具有三尖瓣(或者共同房室瓣),右心室有瓣膜结构的流入道。

五、肺动脉吊带

【概述】

肺动脉吊带(pulmonary artery sling,PAS)又名迷走左肺动脉,是指左肺动脉起源于右肺动脉。肺动脉吊带是先天性心脏病中极为少见的疾病。本征由 Glaevecke 和 Doehle 于 1897 年首先报道,1958 年 Contro 等将其称为"肺动脉吊带"。临床根据左肺动脉有无对气道、食管压迫产生症状决定是否外科手术矫正。

【临床特点】

气道不全梗阻引起的通气障碍是本病患儿最突出的表现,气管内分泌物的滞留可引起肺不张和肺炎。阵发性呼吸困难、喘鸣和反复肺部感染是患儿的主要临床表现。

右肺动脉起源正常,左肺动脉起自右肺动脉后方,位于气管的右侧、右主支气管的上方,呈半环形跨过右主支气管向左向后穿行于食管前和气管后到达左肺门。走行异常的左肺动脉对与其紧密接触的气管、支气管和食管产生不同程度的压迫是本病的病理基础。此外,动脉导管或韧带向左后方与降主动脉相连,此结构和异常的左肺动脉一起形成血管

环可造成对左主支气管的压迫。本病常合并气管及支气管发育不良。由于气管、左主支气管受压及发育不良常导致通气不良,支气管黏液引流不畅,易产生阻塞性感染、阻塞性肺气肿。

【影像检查技术与优选应用】

CT 是首选检查方法,可明确左肺动脉与气管的解剖关系。超声心动图检查尽可能提示诊断。

【影像学表现】

1. **X 线表现**　不具有诊断该病的能力。

2. **CT、磁共振表现**

(1) 直接征象:左肺动脉异常起源于右肺动脉,走行迂曲,绕行于气管后方,向左走行至左肺,并形成血管环,压迫左肺动脉近段使之不同程度狭窄,支气管树重组均有气管、左或右主支气管不同程度受压改变(图 9-6-20)。

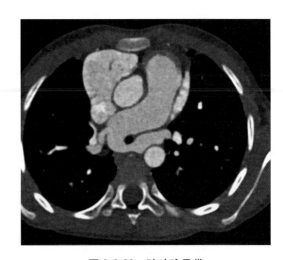

图 9-6-20　肺动脉吊带
左肺动脉异常起源于右肺动脉,绕行于气管后方,向左走行至左肺,并形成血管环

(2) 间接征象:气管、左或右主支气管常伴不同程度发育不良。左肺血管分支多较右侧细小,左肺血减少。常合并肺内感染、阻塞性肺气肿等。合并其他心内畸形或腔静脉畸形者有相应征象。

3. **超声心动图表现**　二维超声心动图,于大动脉短轴切面、胸骨上窝右肺动脉长轴切面、剑突下肺动脉长轴切面均无法显示肺动脉分叉,主肺动脉直接延续为右肺动脉,右肺动脉发出另一支血管结构,该血管向左走行,即为左肺动脉(图9-6-21);彩色多普勒,显示右肺动脉有收缩期血流进入该血管,血流速度可增高(图9-6-22)。此外,还应明确是否伴有其他心血管畸形,如动脉导管未闭、双上腔静脉、房间隔缺损、室间隔缺损等,避免漏诊。

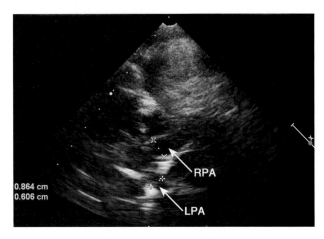

图 9-6-21 左肺动脉异常起源于右肺动脉,肺动脉长轴切面

显示左肺动脉起源于自右肺动脉

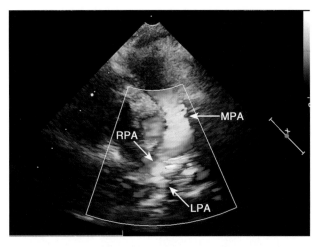

图 9-6-22 左肺动脉异常起源于右肺动脉,彩色多普勒
彩色多普勒显示收缩期右肺动脉血流入左肺动脉

由于超声心动图的局限性,不能完整显示左肺动脉与气道的关系和对气道的压迫情况,但可以直观、无创地显示左肺动脉的起源。并有助于早期诊断是否存在左肺动脉狭窄,这对本病的早期确诊、及时治疗及降低病死率有积极的临床意义。

【诊断要点】

左肺动脉起源于右肺动脉、从后方绕行包绕气道。具体分型,说明对气道、食管的影响程度。

【鉴别诊断】

交叉肺动脉,该畸形无需手术,不包绕气道及食管。

六、肺动脉起源异常

【概述】

肺动脉异常起源于升主动脉(anomalous origin of pulmonary artery from the ascending aorta, AOPA)

是指右肺动脉或左肺动脉中的一支,异常起源于升主动脉,而另一支仍与主肺动脉延续,又称半永存动脉干,是一种非常少见的先天性心血管疾病。本病多累及右肺动脉,单独发生少见,多合并其他心血管畸形,如法洛四联症、室间隔缺损等。本病 CT、磁共振和导管造影均能确诊。治疗需要外科矫正行肺动脉重建术。预后则与异常起源的肺动脉肺动脉高压程度有关。

【临床特点】

肺动脉异常起源于升主动脉病理解剖分为两型:Ⅰ型为右肺动脉异常起源于升主动脉;Ⅱ型为左肺动脉异常起源于升主动脉。有作者尚根据其起源离主动脉瓣和无名动脉的距离,分近端型和远端型两种亚型。右肺动脉异常起源占绝大多数。右肺动脉异常起源于升主动脉是由于右肺动脉向左侧迁移延迟。常常合并主肺动脉窗、动脉导管未闭和主动脉弓中断。左肺动脉异常起源升主动脉,常伴有主动脉弓发育异常,第 5 弓伴第 6 弓缺如或第 6 弓缺如。

血流动力学特征是患侧肺或称"体循环肺"接受升主动脉的高压灌注,出现肺动脉高压及肺血管的相应改变,中层弹力纤维增生及内膜增厚、硬化等。与肺动脉相连续的健侧肺病理学检查可能正常,但因常常合并粗大的动脉导管未闭,亦可能在早期就出现与体循环压力相似的肺动脉高压及肺小血管改变。

【影像检查技术与优选应用】

CT 和磁共振对本病诊断具有优势。超声对本病有一定局限,易漏诊,但常常可以提示诊断。心导管造影具有创伤性、费用高,目前已经不作为单纯以诊断为目的的检查。

【影像学表现】

1. **X 线表现** 起源于主动脉一侧的肺动脉,其肺野内表现为肺血增多,肺血管增粗,与另一侧肺的肺动脉不对称。

2. **CT、磁共振表现**

(1)直接征象:显示主动脉只发出一侧肺动脉,另一侧分支处呈盲端改变,边缘光滑;患侧肺动脉异常起源于升主动脉,其内造影剂充盈与主动脉充盈的时间一致(图 9-6-23)。

(2)间接征象:肺动脉增宽,双肺血管增粗,肺野透亮度下降。出现肺动脉高压时,肺动脉管径进一步增宽,心影增大,以右心增大为主。合并其他先天性心血管发育畸形则有相应的表现。

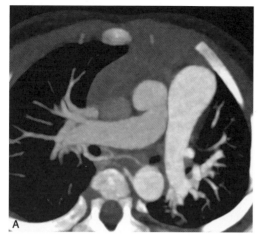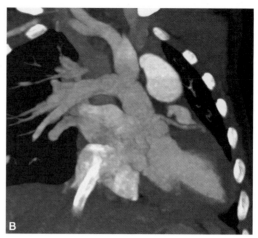

图 9-6-23　右肺动脉异常起源于升主动脉
A. 横轴位；B. 冠状位

3. 超声心动图表现

（1）二维超声心动图：于主动脉长轴、心尖五腔心、剑突下或胸骨上窝等切面，可观察到一侧肺动脉发自升主动脉的后壁、左或右后侧壁，起源部位多在主动脉瓣上 1～3cm（图 9-6-24）。根据其走向等特征，确定为左或右肺动脉，一般以右侧肺动脉多见。异常起源的肺动脉常较对侧肺动脉粗，但其管壁结构及分支均正常。由于动脉水平左向右分流，可出现左心扩大。继之可产生双侧肺动脉高压，右心室压力增高，三尖瓣反流。本病患者常伴有其他先天性心血管畸形，包括动脉导管未闭、法洛四联症、主-肺动脉间隔缺损、主动脉缩窄等。

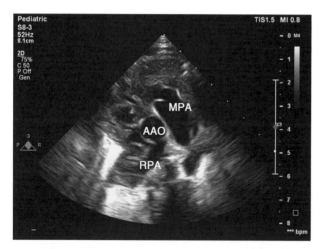

图 9-6-24　右肺动脉异常起源于升主动脉，主动脉短轴切面
显示右肺动脉起源于升主动脉后壁

（2）彩色多普勒超声：可观察到升主动脉血流进入异常起源的肺动脉（图 9-6-25）。

【诊断要点】

一支肺动脉起源于主动脉，需要观察两支肺动

脉的发育情况和之间的距离，需要评估肺动脉高压情况。

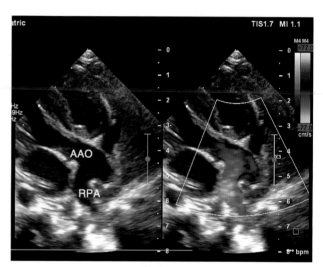

图 9-6-25　右肺动脉异常起源于升主动脉，升主动脉长轴切面
显示升主动脉血流入异常起源的肺动脉

【鉴别诊断】

该病需要与永存动脉干鉴别。后者只有一条大动脉起源于心室，只有一组动脉瓣。肺动脉起源异常有两条大动脉起源于心室，有两组独立的动脉瓣。

七、无顶冠状静脉窦

【概述】

无顶冠状静脉窦（unroofed coronary sinus，UCS）又称冠状窦间隔缺损，为冠状静脉窦（coronary sinus，CS）与左心房的间隔完全或部分缺损，造成左心房与 CS 的直接交通，是一种罕见的先天性心脏病，在先心病中的发病率为 0.2%～0.3%。无顶冠状静脉窦大多合并有其他心脏畸形，如永存左上腔静脉

（persistent left superior vena cava，PLSVC）、房室管畸形、三房心、三尖瓣闭锁、左心房异构、部分肺静脉异位引流等。手术是治疗 UCS 的主要方法。完全型合并 PLSVC 患者应尽早手术，并且手术效果满意；其他类型的 UCS 的手术指征则与房间隔缺损相同。UCS 手术的远期效果较好，再手术的主要原因包括心内隧道的狭窄等。放射影像学检查均能明确该畸形。

【临床特点】

本病多无明显症状。多数患者在成人期表现为房间隔缺损的症状，少数右向左分流量大者可以出现轻度发绀。另外，10%～25% 的患者还可发生脑栓塞，表现为一过性脑缺血发作、中风或脑脓肿。患者可主要表现为房间隔缺损的体征：胸骨左缘第 2、3 肋间可听诊到柔和的 2～3 级收缩期杂音，以及肺动脉瓣区第二心音分裂、亢进。心电图多表现为电轴右偏，右心室肥厚并可有右束支阻滞；胸部 X 线胸片可表现为肺血增多、肺动脉段突出、右心房和右心室增大、如合并左上纵隔影增宽，常提示存在左上腔静脉；超声心动图可见缺损的部位和大小，冠状静脉窦开口的情况，以及是否合并左上腔静脉等。

【影像检查技术与优选应用】

X 线胸片：是必须做的检查，可以显示肺血增多和心影增大，形态类似房间隔缺损。

超声心动图：是首选的诊断方法，但对本病有一定局限，易漏诊。

CT 和磁共振：对本病诊断具有优势，特别是 CT 成像，因为层面比较薄，配合多层面重组图像，能够发现冠状静脉窦的异常。

【影像学表现】

1. **X 线表现**　可表现为肺血增多、肺动脉段突出、右心房和右心室增大，心脏形态类似房间隔缺损，如合并左上纵隔影增宽，常提示存在左上腔静脉。

2. **CT、磁共振表现**　冠状静脉窦与左心房的间隔完全或部分缺损，造成左心房与冠状静脉窦的直接交通，根据缺损部位不同，各型表现有所差异，可分为以下 4 型（图 9-6-26）：

Ⅰ型：完全性缺损合并永存左上腔静脉（PLSVC）；

Ⅱ型：完全性缺损未合并 PLSVC；

Ⅲ型：中间部分缺损；

Ⅳ型：终末端部分缺损。

（1）Ⅰ型无顶冠状静脉窦：由于左心房和冠状静脉窦的间隔完全缺损，伴 PLSVC，PLSVC 连接于左心房顶部，PLSVC-无顶冠状静脉窦-右心房-右上腔静脉形成"U"形（图 9-6-27A）手术可选择经 PLSVC 插管心内隧道重建冠状静脉窦、房间隔重建。

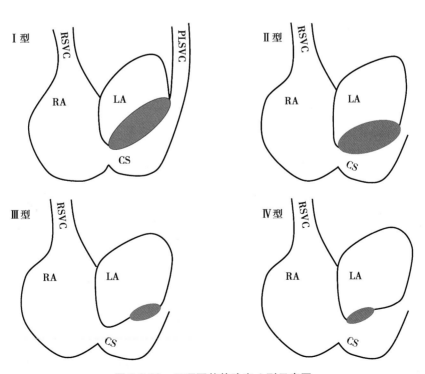

图 9-6-26　无顶冠状静脉窦 4 型示意图

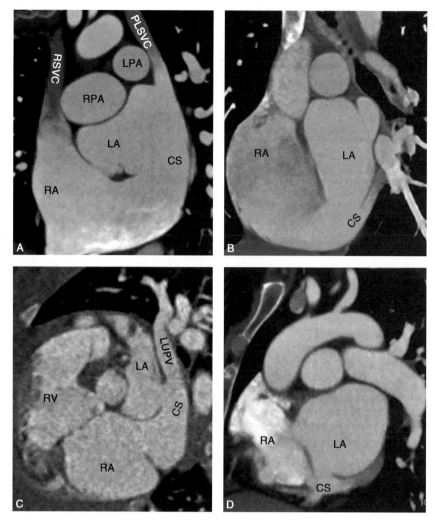

图 9-6-27 无顶冠状静脉窦 4 型 CT 图
A. Ⅰ型;B. Ⅱ型;C. Ⅲ型;D. Ⅳ型

（2）Ⅱ型无顶冠状静脉窦:完全性缺损未合并 PLSVC。左心房和冠状静脉窦的间隔完全缺损,不伴有 PLSVC（图 9-6-27B）。手术可采用房间隔重建。

（3）Ⅲ型无顶冠状静脉窦:冠状静脉窦中间部分缺损,在冠状静脉窦间隔中间段至上游段的某处有 1 个或几个圆形或椭圆形缺损,使冠状静脉窦既与左心房又与右心房相交通（图 9-6-27C）。手术多采用直接修补冠状静脉窦缺损。

（4）Ⅳ型无顶冠状静脉窦:终末端部分缺损,冠状静脉窦与左心房缺损位置位于冠状静脉窦的终末端达冠状静脉窦的出口处（图 9-6-27D）。手术可采用直接修补缺损、房间隔重建或修补。

部分病例可以同时出现中间部和终末端的两处缺损,可考虑为混合型。

3. 超声心动图表现

（1）二维超声心动图:超声胸骨长轴切面及非标准四腔心切面,可见冠状静脉窦增宽,冠状静脉窦壁与左心房间可见部分或完全回声中断（图 9-6-28）。

（2）彩色多普勒:左心房血流通过完全或部分缺损的冠状静脉窦顶,部分流入右心房（图 9-6-29）。房水平分流可导致右心房室增大。

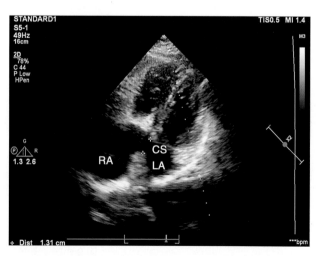

图 9-6-28 无顶冠状静脉窦,胸骨旁四腔心切面
显示冠状静脉窦增宽,冠状静脉窦壁与左心房间完全回声中断

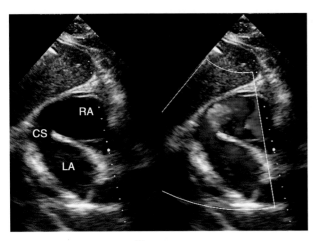

图 9-6-29　无顶冠状静脉窦,剑突下双房心切面
显示冠状静脉窦口,彩色多普勒显示左心房血流通过缺如的冠状静脉窦顶部分流入右心房

（3）经食管超声及右心声学造影:如常规经胸超声诊断本病有困难时,可进一步行经食管超声及右心声学造影检查明确诊断。本畸形多合并永存左上腔静脉,右上腔静脉常较细小,甚或缺如,有的还同时合并下腔静脉近心段缺如。此外,超声心动图还需明确是否合并其他心内畸形,较多见的有房间隔缺损、单心房、部分型或完全型心内膜垫缺损,其次是法洛四联症、室间隔缺损、右心室双出口、部分性或完全性肺静脉异常连接,以及房室连接异常和心脏转位等。

【诊断要点】

左心房与冠状静脉窦的直接交通,观察是否伴有永存左上腔静脉,左右上腔静脉间是否有桥静脉连接。

【鉴别诊断】

本病需要与心内型肺静脉异位引流鉴别。肺静脉异位引流的肺静脉血管,直接进入右心房。

本病需要与冠状静脉窦型房间隔缺损鉴别。后者是房间隔缺损,是位于房间隔下部分的缺损,位于冠状静脉窦开口的上方,左右心房相沟通。

第七节　房室及大动脉连接异常

一、完全型大动脉转位

【概述】

完全型大动脉转位(complete transposition of the great arteries)是指房室连接一致而心室大动脉连接不一致,即解剖右心室与主动脉连接、解剖左心室与肺动脉连接的先天性心脏病。

完全性大动脉转位,最明显的特征是主、肺动脉相对位置异常。常见主动脉在肺动脉的右前方,或者主动脉位于肺动脉的正前方、左前方。完全性大动脉转位可按是否合并室间隔缺损及左心室流出道梗阻分类。完全性大动脉转位不伴有其他心血管畸形(除卵圆孔未闭、动脉导管未闭)时称为单纯型完全性大动脉转位(约占 50%)。伴室间隔缺损者占 40%~45%,合并左心室流出道梗阻约占 25%,梗阻可发生于左心室流出道的任何部位。两条冠状动脉通常开口于一个或两个面对肺动脉的主动脉窦,与正常血液循环系统不同,完全性大动脉转位形成了体循环和肺循环之间相互平行的循环系统。只有在两个循环之间存在交通(开放的卵圆孔、房间隔缺损、室间隔缺损、动脉导管未闭)时,才能维持患者的生存。完全性大动脉转位患儿的肺血管疾病发生得早,大多数伴有室间隔缺损的患儿在 6 个月时即出现肺血管疾病。

【临床特点】

完全性大动脉转位约占先天性心脏病的 5%,男性多于女性。临床表现为新生儿吸氧无效的严重发绀,伴有轻微呼吸困难。如果没有分流,患儿很快夭折。如伴有大的室间隔缺损,生后 1 周之内就可出现充血性心力衰竭。伴有大的室间隔缺损,以及肺动脉狭窄或肺动脉瓣下狭窄的患儿,临床症状相对较轻,如果不治疗仍可存活数年。前列腺素 E1 有助于保持动脉导管开放,以往常做急诊球囊房间隔造口术进行姑息治疗。因为生后肺循环以及与之相连的左心室压力下降,如果不早期手术,左心室将不能正常发育,以至于不能于大动脉转换术后为体循环供血,目前主张在新生儿期进行大动脉调转术及冠状动脉移位术。此外,晚期手术主要有心房内挡板血流改道术(Mustard 术)和房间隔移位术(Senning 术)等。

【影像检查技术与优选应用】

X 线胸片是常规检查,对于观察肺血情况,以及心脏大小和外形有帮助,但是不能对该病做出明确的诊断。

超声心动图是本病的首选和可以确诊的检查方法,对于心内结构的良好显示,能够基本上确定大动脉转位的诊断,以及室间隔缺损和瓣膜功能的评价。

CT 和磁共振检查属于大型影像学设备的检查,是在行超声心动图之后,根据临床需要采取的进一步检查。其优势是对心脏或者心腔之外大血管位置关系和发育情况的显示。心血管造影为有创、费用高、风险高的检查,在临床较少应用。

【影像学表现】

1. X线胸片表现　完全性大动脉转位,无肺动脉狭窄或肺动脉狭窄轻者,心脏呈中度至重度增大,以右心室增大为甚,肺动脉段不凸,但肺门血管扩张,呈明显肺血增多改变,正位胸片上主动脉弓部血管影狭小,也是完全性大动脉转位表现。完全性大动脉转位合并明显肺动脉狭窄者,X线胸片的表现较不典型,肺血减少,心影略呈靴形。

2. CT表现　CT诊断完全性大动脉转位,必须明确房室连接、心室大动脉连接是否一致,判断心房、心室、大动脉的位置及其连接关系。根据房室连接一致、心室大动脉连接不一致的特点,CT诊断完

全性大动脉转位并不困难(图9-7-1,图9-7-2)。

CT扫描还需要判断房、室间隔缺损的大小和部位,以及判断有无动脉导管未闭。CT扫描还能显示左心室流出道狭窄、主肺动脉及肺内分支的狭窄,对侧支循环血管也能很好地显示,尤其在显示冠状动脉方面具有独到的诊断价值,而明确冠状动脉的类型是进行大动脉调转及冠状动脉移位术的关键。

3. 磁共振表现　完全性大动脉转位的磁共振检查,同样能够判断心房、心室、大动脉的位置及其连接关系,磁共振检查还可观察左、右心室的大小和体积,室间隔缺损的有无及其大小和部位,有无左心室流出道、肺动脉的狭窄,以及主动脉与肺动脉的位置关系等。

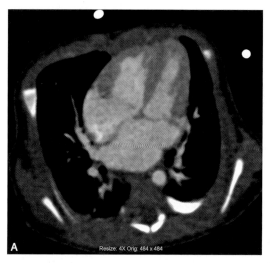
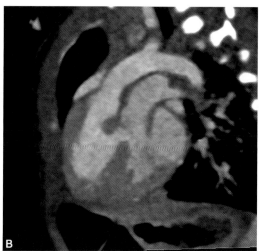

图 9-7-1　完全型大动脉转位 CT 表现

A.房室连接一致;B.心室-大动脉连接转位,左心室发出肺动脉,有室间隔缺损

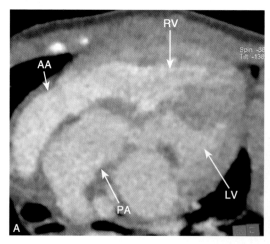
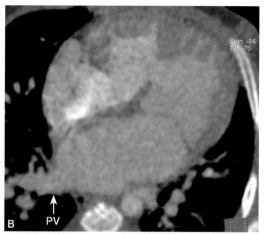

图 9-7-2　完全型大动脉转位

A.多平面重组图像示左心室发出肺动脉,右心室发出主动脉;B.多平面重组图像示完全性大动脉转位合并室间隔缺损

4. 超声心动图表现 通过顺序分段的超声心动图检查,可以确定心房、心室及大动脉位置及其相互连接关系。剑突下切面,可以同时显示两侧心室的流出道及大动脉,对诊断完全性大动脉转位特别有价值。剑突下四腔或两房切面,常用于检查有无卵圆孔未闭或房间隔缺损;胸骨旁左心室长轴切面,是显示间隔缺损的最佳切面。胸骨上主动脉弓长轴切面,容易显示未闭的动脉导管。完全性大动脉转位,仍保持肺动脉瓣与二尖瓣直接连接的特点(图9-7-3)。

5. 心血管造影表现 完全性大动脉转位的心血管造影的关键,首先是将心导管送入左心室,导管可从右心房经卵圆孔或者房间隔缺损,至左心房达左心室。左心室造影可清楚显示肺动脉起于左心室,并根据室间隔的偏离方向初步判断两个心室的相对压力水平。长轴斜位左心室造影,还可较好地显示室间隔缺损的部位、大小及数目,还能较好地显示左心室流出道和肺动脉瓣的狭窄。左心室后前位投照造影,以排除周围肺动脉的狭窄。

侧位右心室造影则可显示主动脉起于右心室,瓣下有圆锥肌,明确有无动脉导管未闭和主动脉缩窄,对大动脉相对位置关系及圆锥间隔有无移位都能很好地显示,圆锥间隔前移者,易伴主动脉缩窄。对准备进行大动脉Switch手术者,还需要进行升主动脉造影,以观察冠状动脉的类型,投照位置采用正位,或正位向足侧成角投照。

【诊断要点】

影像诊断的关键在于,识别静脉与心房、心房与心室,以及心室与大动脉的连接关系,完全性大动脉转位表现为房室连接一致,而主动脉与右心室漏斗部直接相连,肺动脉与左心室相连;术前精细化评估的内容,还应该包括室间隔缺损的距离主动脉的位置与大小、肺动脉及其外围分支的发育、肺动脉有无狭窄和肺动脉高压、冠状动脉发育及其走行等。

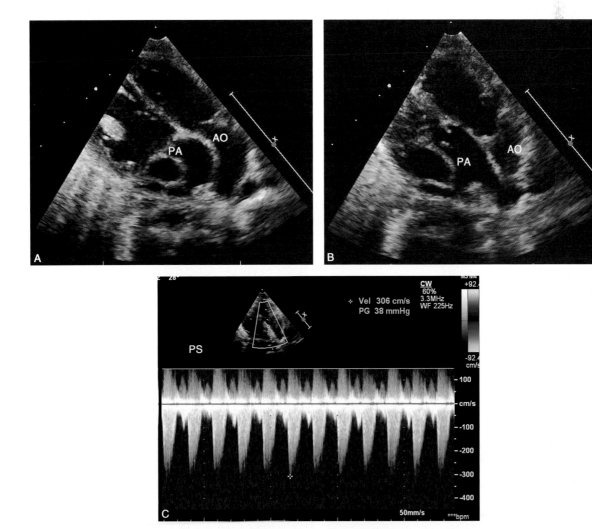

图9-7-3 完全型大动脉转位

A. 二维超声心动图示心室-大动脉连接异常,主动脉位于肺动脉右前方;B. 二维超声心动图示主动脉位于肺动脉右前方,主动脉与肺动脉平行,可见肺动脉分叉及肺动脉瓣开放受限;C. 频谱多普勒示肺动脉前向血流加速,约3米/s

【鉴别诊断】

本病需与右心室双出口进行鉴别。两者相同之处在于主动脉在前发自右心室、肺动脉在主动脉后方，鉴别点是在垂直于室间隔长轴面的观察，完全型大动脉转位，肺动脉完全起自形态学左心室，而右心室双出口的肺动脉完全或50%以上发自形态学右心室。

二、矫正型大动脉错位

【概述】

矫正型大动脉错位又称 L 型大动脉错位（L-transposition of the great arteries，L-TGA），表现为心房心室连接不一致和心室大血管连接不一致，即右心房-左心室-肺动脉，左心房-右心室-主动脉的连接关系。矫正型大动脉错位的心管向左成祥，使解剖左心室位于右侧，从右心房接受体静脉血，解剖右心室位于左侧，从左心房接受肺静脉血，主动脉位于左前方。

【临床特点】

矫正型大动脉错位，均有传导系统异常，其最常见的伴发心脏畸形为室间隔缺损、肺动脉狭窄和三尖瓣异常。如果无其他心脏畸形，虽然房室连接与心室大动脉连接均不一致，但是血液循环正常。若合并室间隔缺损，其血流动力学改变与单纯室间隔缺损相似。如果合并室间隔缺损和肺动脉梗阻，由于室间隔缺损往往较大，其血流动力学改变类似法洛四联症。矫正型大动脉错位的症状和体征也与伴随畸形有关，如果无伴随畸形，患者在相当长时间内无症状；若合并室间隔缺损，其症状和体征与室间隔缺损相似；合并室间隔缺损及肺动脉狭窄者的临床表现类似法洛四联症。

【影像检查技术与优选应用】

X 线胸片：仍然是必须做的常规检查，对于观察肺血情况，以及心脏大小和外形有帮助，但是不能对该病做出明确的诊断，在该病的心脏位置，类似中位心为其特征。

超声心动图：是本病的首选和可以确诊的检查方法，对于心内结构和大血管与心室的连接关系的良好显示，能够基本上确定该病的诊断，对室间隔缺损和瓣膜功能的评价非常有价值。

CT 和磁共振检查：属于超声心动图检查之后的补充检查。其优势是观察视野广，对心脏或者心腔之外大血管位置关系和发育情况的显示具有很大帮助。

心血管造影：有创、费用高、风险高，在临床较少应用。

【影像学表现】

1. X 线表现　矫正型大动脉错位，由于升主动脉向前向左移位，构成左心缘上段，在后前位 X 线胸片上，心左缘上段为一段较长向外膨隆的结构，左肺门影可被其部分遮掩，右心缘上段则见不到升主动脉影，该表现具有一定的特征性。无伴随畸形的矫正型大动脉错位，心脏大小及肺血均在正常范围；伴有室间隔缺损者可见肺血增多，心脏增大常较明显；伴三尖瓣（左侧房室瓣）关闭不全者，可见肺淤血和左心房增大的征象；伴肺动脉狭窄者，肺血减少。矫正型大动脉错位，由于心室左祥，心脏位置常有异常，以右旋心和中位心较为多见。

2. CT 表现　矫正型大动脉错位的诊断，也需要判断心房、心室和大动脉的位置及其连接关系，房室连接不一致，心室大动脉连接也不一致，是矫正型大动脉错位诊断的根本点。此外，还应观察有无合并其他先天畸形，如室间隔缺损（约72%）、肺动脉狭窄（约60%）、房间隔缺损等；合并室间隔缺损者，缺损往往较大（图9-7-4）。

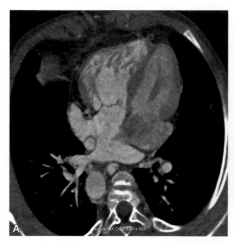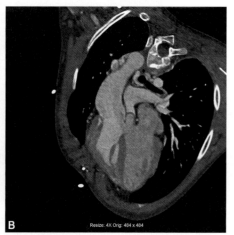

图 9-7-4　矫正型大动脉转位
A. 房室连接不一致；B. 心室-大动脉连接转位

3. 磁共振表现 常应用心电门控自旋回波 T1 加权像或其他黑血序列、梯度回波电影和造影剂增强 MRA 序列进行本病的磁共振检查。磁共振自旋回波 T1 加权像,可很好地显示心肌小梁的粗糙程度,并据此判断心室位置,有时还可根据心室内有几个乳头肌来判断心室是形态学右心室还是形态学左心室。观察室间隔缺损的有无及其大小,有无肺动脉狭窄及其严重程度等。三尖瓣关闭不全也是矫正型大动脉错位常见的伴随畸形,在梯度回波电影图像上,根据异常血流束,能判断有无房室瓣反流及其严重程度。

4. 超声心动图表现 应用二维超声心动图剑突下短轴切面,可以确定心房位置,根据左、右心室的解剖特征可确定心室位置(图 9-7-5)。二维超声心动图心尖、剑突下四腔及胸骨旁、剑突下短轴切面可以确定房室连接不一致。心尖四腔切面可以显示心室解剖特征,如肌小梁结构、调节束以及两侧房室瓣附着于室间隔的位置。剑突下长轴和胸骨旁长轴切面,对确定心室大动脉的连接有帮助,可见位于右侧的解剖左心室与肺动脉相连,位于左侧的解剖右心室与主动脉连接,同时可见三尖瓣与主动脉无纤维连接的特点。胸骨旁短轴切面可以确定主动脉与肺动脉的空间位置关系,心尖及剑突下切面可用于检查有无伴随的室间隔缺损。对矫正型大动脉错位进行长期、系统的心功能测定对术后随访检查有非常重要的意义,还可观察远期发生的三尖瓣关闭不全等。

5. 心血管造影表现 矫正型大动脉错位需进行左、右心室造影。在行形态学左心室造影时,导管自右心房送入形态学左心室,而形态学右心室造影时,用猪尾导管自主动脉逆行送入形态学右心室,采取正位投照。

矫正型大动脉错位的心血管造影诊断,最关键的问题是确定形态学左、右心室,肌小梁形态是判断心室形态的主要根据,肌小梁粗糙者为形态学右心室,肌小梁光整者为形态学左心室。矫正型大动脉错位伴随畸形,以室间隔缺损最多见,了解室间隔缺损的大小、部位及数目。肺动脉狭窄是另外一个常见伴随畸形,需要显示肺动脉瓣、瓣下及周围肺动脉的狭窄。三尖瓣关闭不全也为矫正型大动脉错位常见伴随畸形,进行逆行形态学右心室造影,能很好地显示三尖瓣关闭不全。

【诊断要点】

根据房室连接不一致,心室大动脉连接也不一致,对矫正型大动脉错位做出正确诊断并不困难。对本病的精细化评估的内容,还应该包括室间隔缺损的位置与大小、肺动脉及其外围分支的发育、肺动脉有无狭窄、冠状动脉发育及其走行、二尖瓣和三尖瓣功能情况等。

【鉴别诊断】

矫正型大动脉错位需要与完全型大动脉转位鉴别。完全型大动脉转位是房-室连接正常而大动脉与心室关系异常的畸形;而矫正型大动脉转位,是房室连接不一致,大动脉与心室关系也异常。

矫正型大动脉错位需要与右心室双出口鉴别。共同点是主动脉均起自于右心室,矫正型大动脉转位的肺动脉完全起自左心室,而右心室双出口的肺动脉完全或大部分起自于右心室。

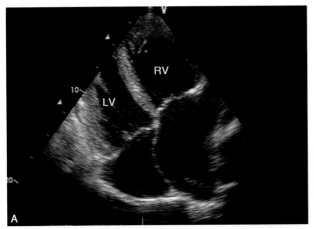
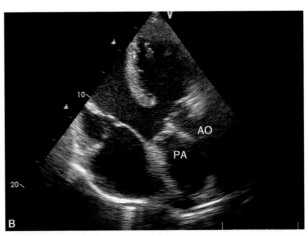

图 9-7-5 矫正型大动脉转位

A. 二维超声心动图示房室连接不一致,左心房-右心室,右心房-左心室;B. 二维超声心动图示心室-大动脉连接异常,右心室-主动脉,左心室-肺动脉,同时可见室间隔膜周部回声中断,主动脉位于肺动脉右前方,两者平行

三、右心室双出口

【概述】

右心室双出口（double outlet right ventricle, DORV）是一种复杂的发绀型先天性心脏病，发病率占先天性心脏病的5%。右心室双出口属于"圆锥动脉干"发育异常，关于它的定义一直存在一些争论，目前较为公认的是"50%规则"，即一条大动脉全部和另一大动脉瓣环的50%以上，起自形态学右心室，同时，需要注意两大动脉与二尖瓣根部均失去纤维连接。室间隔缺损是左心室的唯一出口，主动脉与二尖瓣之间无纤维连接。可同时伴有肺动脉狭窄、主动脉缩窄、主动脉弓离断、一侧心室发育不全、完全型肺静脉异位引流等其他心血管畸形。临床常采用右心室双出口矫治术，加室间隔缺损修补术对其进行治疗。

【临床特点】

DORV属于圆锥与大动脉连接异常。胚胎时期，右心室接受从心房来的血液，再通过室间隔进入左心室及心球，心球可形成右心室小梁部、流出道、主动脉和肺动脉近端，若这段时期发育异常即可形成右心室双出口。大型室间隔缺损是左心室的唯一出口。大多数DORV房-室连接一致。

根据室间隔缺损和大动脉位置关系将DORV分为四种亚型：

主动脉瓣下室间隔缺损：最常见，室间隔缺损位于主动脉瓣下或圆锥下方（1cm内范围），主动脉瓣下没有圆锥时，主动脉与二尖瓣间有纤维连接。

肺动脉瓣下室间隔缺损：又称陶西平综合征（Taussing-Bing syndrom），当有肺动脉瓣下圆锥时，常合并肺动脉瓣及瓣下狭窄；当没有肺动脉瓣下圆锥时，肺动脉与二尖瓣间可见纤维连接，肺动脉增宽并不同程度骑跨在室间隔之上，当骑跨率大于50%，并偏于右心室侧时，称为右心室双出口，偏于左心室侧时，则称为大动脉转位伴室间隔缺损。

双关型室间隔缺损：缺损较大，在肺动脉瓣及主动脉瓣的下方，缺损与两动脉瓣均邻近（<1cm）。

无关型室间隔缺损：缺损远离两大动脉的开口（>1cm），位于右心室的入口或肌部。

临床表现取决于室间隔缺损的位置、有无肺动脉狭窄以及主肺动脉的位置。室间隔缺损位于主动脉下合并肺动脉狭窄时，临床表现类似于法洛四联症，主要表现为发绀、杵状指、生长发育迟缓等；无肺动脉狭窄时，临床表现类似于大型室间隔缺损，主要表现为气急、多汗、反复呼吸道感染、充血性心衰等。室间隔缺损位于肺动脉下时，临床表现类似于大动脉转位伴室间隔缺损，较早便可出现发绀、心衰等。体格检查胸骨左缘3、4肋间可闻及粗糙收缩期杂音，伴震颤，肺动脉第二音减轻或消失。

【影像检查技术与优选应用】

X线胸片：不能确定右心室双出口的诊断，但可以观察双侧肺血和心脏大小形态。

超声心动图：是诊断该病的首选和确诊方法。超声心动图的优势是对心腔内结构的显示，也特别有利于对室间隔位置和肺动脉狭窄抑或肺动脉高压的评估。但是，超声心动图对心脏外血管的诊断受限。

CT和磁共振检查：是对超声心动图检查的补充。主要是为了观察肺动脉外围分支的发育情况、主动脉弓部发育情况、体肺侧支的情况，以及冠状动脉的发育情况等。

心血管造影：由于是一项创伤性检查，目前已经不作为诊断性检查。

【影像学表现】

1. **X线胸片表现** 主动脉瓣下室间隔缺损，不伴肺动脉狭窄的右心室双出口，其血流动力学改变类似大的室间隔缺损，故X线胸片表现也与大的室间隔缺损相类似，呈肺血增多，肺动脉高压，左、右心室增大，左心房增大等改变。

主动脉瓣下室间隔缺损，伴肺动脉狭窄的右心室双出口，其血流动力学改变类似法洛四联症，其X线胸片表现也与法洛四联症相类似，呈肺血减少、心腰凹陷、右心室增大的改变。

2. **超声心动图表现** 心尖流出道、剑突下长轴及短轴流出道切面，胸骨旁左心室及右心室流出道长轴切面是检查心室流出道最常用的切面。在绝大部分右心室双出口中，上述切面均可显示1支大动脉完全起自右心室，而另1支大动脉部分骑跨在室间隔之上，50%以上起自右心室。在判断是否达到50%以上的标准时，需要从多切面进行综合观察。

经典的右心室双出口是两条大动脉完全起自右心室，两组半月瓣与房室瓣之间均无纤维延续性，而以肌性圆锥结构分开，形成双肌性流出道，常合并室间隔缺损，伴或不伴肺动脉瓣或瓣下狭窄。有时二维切面仍难以完全正确地显示骑跨的大动脉与心室的连接关系。如果大动脉半月瓣与房室瓣之间不连续，即存在双圆锥，可见主动脉瓣与肺动脉瓣位于相似水平，胸骨旁左心室长轴及心尖流出道等切面还可见后位大动脉与二尖瓣之间有肌性组织分隔。

右心室双出口的分型主要根据两大动脉的位置关系和大动脉与室间隔缺损的位置。根据大动脉排列、室间隔缺损的位置，以及有无肺动脉瓣口狭窄可以分为5型。①肺动脉高压型：室间隔膜周部缺损，靠近主动脉瓣下。两大动脉均主要发自右心室，关系正常，主动脉在肺动脉的右后方，肺动脉瓣环位置高于主动脉瓣环，主动脉瓣与二尖瓣环肌性连接。②法洛四联症型：室间隔缺损位于主动脉瓣下。大动脉关系正常，肺动脉位于左前，瓣及瓣下狭窄，主动脉位于右后，骑跨于室间隔缺损之上，骑跨率大于50%。③陶西平（Taussig-Bing）畸形：室间隔上端回声脱失，室间隔缺损位于肺动脉瓣下。大动脉关系异常，主动脉位于左前，瓣下肌性圆锥结构，肺动脉位于左后，内径增宽，骑跨于室间隔缺损之上，骑跨率大于50%。④双动脉下型：室间隔干下部缺损，缺损位于双动脉下。两大动脉均起自右心室，关系正常或异常，瓣下无肌性圆锥结构。⑤远离型：室间隔缺损位于室间隔流入部，两大动脉开口与室间隔缺损之间的距离较大，两者之间有乳头肌、三尖瓣瓣叶与腱索组织。两大动脉均起自右心室，关系正常或异常（图9-7-6）。

3. CT表现

（1）直接征象：主动脉、肺动脉全部或两者中的一条大动脉全部、另一条大动脉50%以上起自于右心室，多角度重建图像有助于确定大动脉的起源；可以准确地判断大动脉的骑跨率，当肺动脉起自于右心室，合并肺动脉狭窄时，若主动脉骑跨率大于75%且在右心室侧，为右心室双出口，反之为法洛四联症（需要注意主动脉根部与二尖瓣有无纤维连接）；不合并肺动脉狭窄时，若主动脉骑跨率大于50%且在右心室侧，为右心室双出口，反之为室间隔缺损并主动脉轻度骑跨。可以根据室间隔缺损与两大动脉的关系，对右心室双出口进行分型。

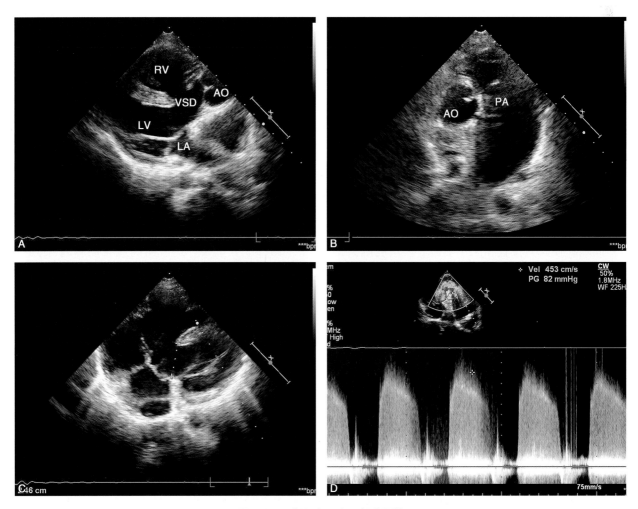

图9-7-6　右心室双出口超声图像

A. 胸骨旁左心室长轴切面，主动脉完全起自右心室，室缺位于主动脉瓣下；B. 右心室流出道长轴切面，显示肺动脉扩张；
C. 心尖四腔心切面，测量室间隔缺损；D. 肺动脉瓣反流频谱，显示重度肺动脉高压

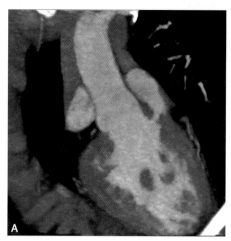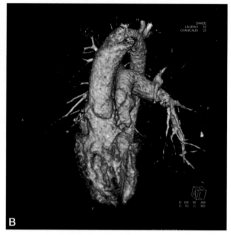

图 9-7-7　右心室双出口并右心室室壁肥厚、肺动脉扩张
A. 多平面重组图像；B. 容积再现图像

（2）间接征象：右心房、室腔内径扩大，如室间隔完整，可伴发左心室发育不良，左心室相对较小；肺动脉狭窄较常见；CT 可以通过测量肺动脉主干和左右肺动脉直径、测量 McGoon 指数来评估肺动脉发育情况。还可显示右心室双出口可能存在的左上腔静脉、肺静脉异位引流、主动脉缩窄、主动脉弓离断、冠状动脉异常等对手术有影响的并发畸形（图 9-7-7）。

4. 磁共振表现　应用心电门控自旋回波 T1 加权像，或其他黑血技术和梯度回波电影，获取横断位、长轴位和矢状位等多体位心脏图像，造影剂增强 MRA 采用冠状位或矢状位扫描，然后进行多角度最大密度投影重建。

CMR 可显示两支大动脉均起自形态学右心室，并可显示两者的排列关系。四腔位、左斜矢状位可显示室间隔缺损及其位置和大小形态。多角度磁共振电影序列，可明确显示室间隔缺损的大小、位置、血流方向及有无肺动脉瓣狭窄并存。3D 增强 MRA 技术，还可以很好地显示右心室双出口可能存在的左上腔静脉、肺静脉异位引流、主动脉弓发育不良等。

5. 心血管造影表现　本病应该进行右心室和左心室造影。右心室造影，既可采用右心系统插管，也可用猪尾导管由主动脉逆行插入右心室，后者的造影效果更好，部分患者还可加做升主动脉造影。

右心室双出口的造影诊断必须注意主动脉和肺动脉的发出部位，左心室发育情况，室间隔缺损的部位、大小及其与大血管的血流和空间关系，二尖瓣与主动脉之间有无圆锥，肺动脉的发育情况，冠状动脉的起始和走向，主动脉弓发育以及房室连接情况等。主要诊断依据是主动脉和肺动脉均起自右心室，或者绝大部分起自右心室，两大动脉下均有圆锥。判

断室间隔缺损位于主动脉瓣下还是肺动脉瓣下，是右心室双出口 X 线心血管造影诊断的难点。主动脉瓣下室间隔缺损不伴肺动脉狭窄的右心室双出口，其注意事项与大的室间隔缺损相类似；主动脉瓣下室间隔缺损伴肺动脉狭窄的右心室双出口，其注意事项与法洛四联症相似。应该注意观察外周肺动脉的狭窄情况、冠状动脉的走向等；肺动脉瓣下室间隔缺损不伴肺动脉狭窄的右心室双出口，与完全性大动脉转位的血流动力学改变类似，要注意观察冠状动脉和主动脉弓的发育。

【诊断要点】

主动脉、肺动脉完全或大部分起自于右心室；膜周部室间隔缺损最多见，明确其位置关系，特别是室间隔缺损与主动脉和肺动脉的半月瓣距离，对外科手术修补十分重要。还应明确冠状动脉起源、走行是否正常。McGoon 指数与手术预后相关性强，测量需要准确，肺动脉直径一般在冠状面图像上肺动脉分叉 1cm 处测量。

【鉴别诊断】

右心室双出口需要与法洛四联症和大动脉转位鉴别。当肺动脉完全起自右心室，主动脉骑跨时，先判断有无肺动脉狭窄，有肺动脉狭窄时，需与法洛四联症鉴别。

当主动脉完全起自右心室，肺动脉骑跨时，50%以上骑跨于右心室侧，为右心室双出口，50%以上骑跨于左心室侧，则为完全型大动脉转位并室间隔缺损。

四、单心室

【概述】

单心室（single ventricle，SV）又称共同心室、三

腔二房心、原始心室或心室双入口等,是一种严重的发绀型先天性心脏病,由于原始心管的心室球段发育异常所致。指一个心室腔通过两个房室瓣口或一个共同房室瓣口同时接受左右心房的血液,这个单一心室腔常为一巨大主腔和一个小残腔,也可仅为一个单心室腔,两个大血管起自单心室,大血管间相互关系可正常也可错位。约占各类先心病的1%左右。常合并房间隔缺损、动脉导管开放、肺动脉高压、肺动脉瓣狭窄、主动脉缩窄等其他心血管畸形。患者常常因肺循环血量过多或过少而出现不同程度的发绀及心力衰竭的症状。治疗上需要外科手术(双向腔肺动脉吻合术、全腔肺动脉吻合术等)矫正血流。超声、CT等均可确诊。

Vanpraph 和 Anderson 根据心室结构、大动脉关系和心房内脏位置提出以下分类法:

1. 按心室结构形态分类

(1) 左心室型,占63%~80%,临床最为常见,其心室为左心室形态,肌小梁细小,并有残留右心室腔。

(2) 右心室型,占5%,其心室为右心室形态,肌小梁粗大,并有残留左心室腔。

(3) 中间型,占7%,为左右心室共腔,无室间隔,又称共同心室;其前壁肌小梁粗大,后壁肌小梁细小,在不同形态的心室壁之间可见小的肌嵴,保持原始单心室结构,心室腔的基底部有或无流出道,有学者将其称为共同心室或巨大室间隔缺损。

2. 按照大血管的关系分类

Ⅰ型主动脉,肺动脉解剖关系正常,即主动脉瓣口位于肺动脉的右后方。

Ⅱ型主动脉右错位,主动脉瓣口位于肺动脉瓣口的右前方。

Ⅲ型主动脉左错位,主动脉瓣口位于肺动脉瓣口的左前方。

3. 按照心房、内脏位置分类

(1) 原位,占87%,心房和内脏的位置正常。

(2) 反位,占3%,心房和内脏位置呈镜面像。

(3) 异位,占10%,心房和内脏位置异常,所在部位无法确定,可伴无脾症。

真正的单一的心室很少见,大多数的单心室具有两个心腔(有功能的大腔和残余小腔),正常的心室具有流入道、小梁部及流出道三部分,有功能的大腔至少具有与心房相连的流入道和小梁部两个部分,又称为主心室。单心室除主心腔外,可有一个发育小的心腔,它与正常心室的区别在于体积小,没有

流入道,不与房室瓣相通连,故称之为发育不全腔。该小心腔可分2种:若其具有小梁部和流出道部,而没有流入道部,并与大动脉相连,则称为输出腔;如果心腔很小,既不与大动脉又不与房室瓣相通连,则称为小梁囊,发育不全的小心腔与主心腔的通道称球室孔。左心室型单心室发育不良的小心腔位于主心室的左或右前方,在右前方者相当于右心室球袢的右心室,位于左心室的右前;在左前方者相当于左心室球袢,右心室位于左心室的左前方。右心室型单心室发育不全的小心腔位于主心腔的左或右下方,在左后下方者,发生在室球袢向右成袢,右后方者见于向左成袢的情况。左心室型单心室发育不全小心腔的壁上有粗大的肌小梁,多为三角形;而右心室型单心室发育不全的小心腔壁较光滑,多呈椭圆形。

二尖瓣和三尖瓣可各自开口或联合成一个共同房室瓣开口于单心室,三尖瓣的隔瓣与二尖瓣的基底部之间无室间隔,解剖学上有连接,三尖瓣与二尖瓣也可发育不全或闭锁。在合并无脾脏的患儿中,单心室常与共同房室瓣和内脏异位并存。

85%的单心室合并大血管错位,发生左或右大动脉错位的机会均等。有输出腔者,主动脉发自输出腔,肺动脉起自主心腔。如果发育不全的小心腔是小梁囊,则两根大血管均起自主心腔。大动脉位置关系仍然是主动脉位于肺动脉的左或右前方。大动脉左错位者,主动脉从左前方的输出腔发出,与矫正型大动脉错位的解剖相似,但是血流动力学不同,约15%的单心室不合并大动脉错位,称 Holme 心,临床比较少见。因此,凡无大动脉错位者不要轻易诊断单心室。

肺动脉或主动脉的流出道可有狭窄,肺动脉狭窄可位于肺动脉瓣、瓣下或两者并存。在无大动脉错位的单心室,通常有肺动脉狭窄,多为输出腔狭窄或球室孔狭窄。瓣膜本身狭窄通常瓣口窄小,合并大动脉错位的单心室,其主动脉瓣下的流出道或球室孔也窄小,形成主动脉瓣狭窄,并可呈进行性加重,而主动脉狭窄或闭锁较罕见。

【临床特点】

单心室的血流动力学改变主要取决于单心室腔内体循环的动脉血与肺循环静脉血混合的程度,以及单心室至肺动脉和主动脉的排血阻力,可出现3种血流动力学改变:①肺循环阻力增高,肺血减少,患者在婴儿期出现发绀,伴日益加重的杵状指(趾);②肺循环阻力不高,肺血增多,患者的发绀较轻或无

发绀,发生心力衰竭较早;③肺循环阻力稍高,肺血适中,患者呈中度发绀,不引起心力衰竭。合并肺动脉狭窄者的发绀为轻至重度,常有呼吸困难及疲倦,心脏不大或轻度增大,心前区搏动不显著,肺动脉区有收缩期杂音向心尖部传导,肺动脉第二音单一。不合并肺动脉狭窄肺血多者的临床表现为早发心力衰竭,反复呼吸道感染,发育差,发绀轻,静脉压升高,心脏增大,心脏搏动强,肺动脉区的杂音响亮。

【影像检查技术与优选应用】

超声心动图是诊断单心室的首选和确诊的技术。CT 的应用是超声心动图的有力补充。CT 评价肺动脉(特别是外围肺动脉)的发育情况、观察是否存在腔静脉畸形和肺静脉异位引流、心房异构、冠状动脉发育异常等,是对超声心动图检查的补充。CT 还可用于术后观察腔静脉与肺动脉的吻合情况,以评价预后情况。

【影像学表现】

1. X 线胸片表现　本病 X 线胸片的表现取决于肺动脉有无狭窄及大动脉错位的类型。

(1) 单心室合并左位型大动脉错位、不合并肺动脉狭窄者,心影中度增大,以左心室增大为主,为"主动脉型心脏",左心缘上段略膨出与中下缘形成"切迹",为漏斗部心腔的投影,肺血明显增多,有肺动脉高压征象,升主动脉左位,这是单心室最常见的类型。

(2) 有漏斗部心腔合并或不合并右位型大动脉错位的单心室的 X 线胸片与室间隔缺损合并肺动脉高压者相同。

(3) 单心室合并较重的肺动脉狭窄或肺动脉发自漏斗部心腔者,X 线胸片多显示肺血减少,心脏呈靴形,类似法洛四联症的表现。

2. 超声心动图表现　可以根据主心腔壁的小梁回声是否粗糙及肌束分布,来判断是左心室还是右心室型单心室,能显示房室连接关系、大动脉位置以及有无狭窄等(图 9-7-8),超声特别有利于观察房室瓣膜的情况。

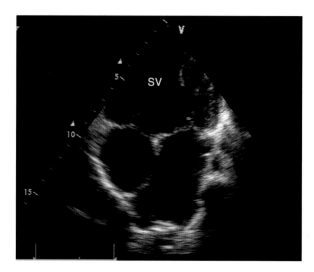

图 9-7-8　男,2 月龄,二维超声心动图示单心室

3. CT 表现

轴位图像可显示单心室解剖特征、房室瓣及房-室连接类型,以便于对其进行分型。左心室型和右心室型单心室,均可见心室腔由大的主心室和小的残留心腔组成,左心室型的主心室肌小梁纤细光滑,位于残留心腔的左后下方;右心室型的主心室的肌小梁较粗糙,位于残留心腔的右前上方。当左、右心房通过两组房室瓣与同一心室腔相连,在心脏四腔心位可以清晰地显示两组房室瓣结构,有时两组房室瓣间的纤维间隔消失,可见房-室间通过共同房室瓣相连。左心室型常常合并大动脉连接不一致,同时需要观察肺动脉的发育情况,为临床进行腔静脉-肺动脉吻合术提供影像学信息(图 9-7-9)。

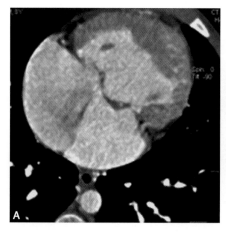
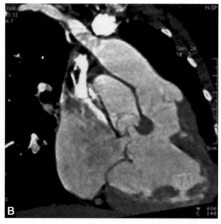

图 9-7-9　单心室合并肺动脉瓣狭窄

男,8 岁,A. 轴位 MPR 图像示房间隔缺损,室间隔未见明显显示,心室壁较厚;B. 斜冠状位 MIP 图像示左右肺动脉主干均起自于同一心室,且肺动脉与心室连接处明显变细,高度提示肺动脉瓣狭窄

4. 磁共振表现 横断位图像适用于显示心脏内部形态结构,体肺静脉回流和两大动脉的空间排列关系,横断位和冠状位适用于观察主心室和残余心腔的形态结构、相对位置关系、球室孔,以及心腔与主、肺动脉的连接方式。在体轴横断位或冠状位图像上,左心室型单心室呈椭圆形或扁圆形,心腔壁较光滑或有纤细的肌小梁结构;右心室型单心室的主心室腔为不规则形或三角形,心室壁呈粗大不规则的肌小梁结构。冠状位图像还可显示半月瓣下肌性漏斗部,将半月瓣与房室瓣分隔开来。

5. 心血管造影表现 导管经右心系统进入单一心室腔,进行心室造影,多体位投照。

(1)具有输出心腔合并左位型大动脉错位的单心室:①可见一个大心室占据心室区的大部或全部,肌小梁细小,似左心室形态,无肌性流出道;②在大心室腔的左或右上方(偏前)有一略呈三角形的小心腔,肌小梁较粗,似右心室形态,为输出腔,通过球室孔与主心腔相通;③二尖瓣、三尖瓣或共同房室瓣与大心室腔相连,输出腔与房室瓣无连通;④通常肺动脉与主心室相连,不合并肺动脉狭窄者,肺动脉干扩张,主动脉起自输出腔,常呈发育不全的改变。如果主动脉位于肺动脉的左前或右前方,则可诊断为左位或右位大动脉错位。二尖瓣前瓣与主动脉后瓣的连续性消失,为大动脉错位另一个诊断指征。

(2)无输出腔的单心室:单心室腔肌小梁可细小、粗厚或混合存在,主动脉和肺动脉均起自主心室,无输出腔,部分病例在主心室的下方可见小梁囊,此型多合并肺动脉狭窄。

【诊断要点】

根据心室肌小梁结构判断单心室类型,以及房-室连接类型;确定房室瓣数量;明确大动脉与心腔的连接关系及两大动脉的空间排列关系。

【鉴别诊断】

单心室需要与巨大室间隔缺损鉴别。巨大室间隔缺损的两个心室均存在,两组房室瓣分别开口于左、右心室,且能根据心室小梁结构区分左右心室。而未定型单心室的心室小梁结构,形态既不像左心室,也不像右心室;而左、右心室型单心室为共同房室瓣或两组房室瓣,且多合并心室与大动脉连接关系不一致等其他畸形。

五、十字交叉心

【概述】

十字交叉心(crisscross heart)是极少见的先天性心血管畸形,指腔静脉与肺静脉血流在房室水平交叉但不混合及心室空间位置异常,其基本特征是房室连接区空间位置异常,包括心房、心室间隔扭转,使心室及与其连接的心房处于对侧位置上。以往也称为上下心室畸形。

十字交叉心的病理解剖复杂。其特点之一是房室瓣位置的改变,心室顺钟向旋转时,右侧房室瓣位置明显高于左侧房室瓣,即三尖瓣位于右前上方,二尖瓣居中,位于左后下方。特点之二是三尖瓣环发育较小,右心室流入道发育较差。另一特点是心室呈上下排列关系,右心室位于左心室的前上方,构成左心缘,左心室位于右心室的后下方,不构成左心缘,室间隔呈水平位。几乎所有的十字交叉心都合并室间隔缺损,其他合并畸形有肺动脉狭窄、主动脉瓣下狭窄、心房异构、房室瓣骑跨等。

根据房室连接、心室大动脉的连接关系将十字交叉心分为4型。①正常十字交叉心:房室连接一致。心室大动脉连接一致。②十字交叉心伴完全性大动脉转位:房室连接一致,心室大动脉连接不一致。③十字交叉心伴右心室双出口:房室连接一致,右心室双出口。④十字交叉心伴矫正性大动脉转位:房室连接不一致,心室大动脉连接一致。

【临床特点】

由于三尖瓣位于右上方,右心室位于上方心脏左缘,右心房血液从右向左流,构成了十字交叉的"一横",而左心室位于下方偏中,左心房位于后方,高于左心室,二尖瓣位置居中,左心房血流自上而下流向左心室,构成了十字交叉的"一竖"。血流动力学变化及患者的临床表现主要取决于房室连接、心室大动脉连接及伴发的其他畸形。

【影像检查技术与优选应用】

超声心动图可确诊。CT可较超声心动图更清晰直观地观察房-室连接情况、心室的位置关系,同时显示大血管的位置及其与心室的连接是否一致,评价肺动脉的发育情况及观察是否存在腔静脉畸形。

【影像学表现】

1. X线胸片表现 根据是否合并心内分流或肺动脉瓣狭窄,肺血可有增多或减少,心影增大。

2. 超声心动图表现 心房正位,心室右旋,右心室位于左前上方,左心室位于右后下方,房室连接正常,左右心室流入道呈交叉关系,主动脉起自右心室。

3. CT表现 见图9-7-10。

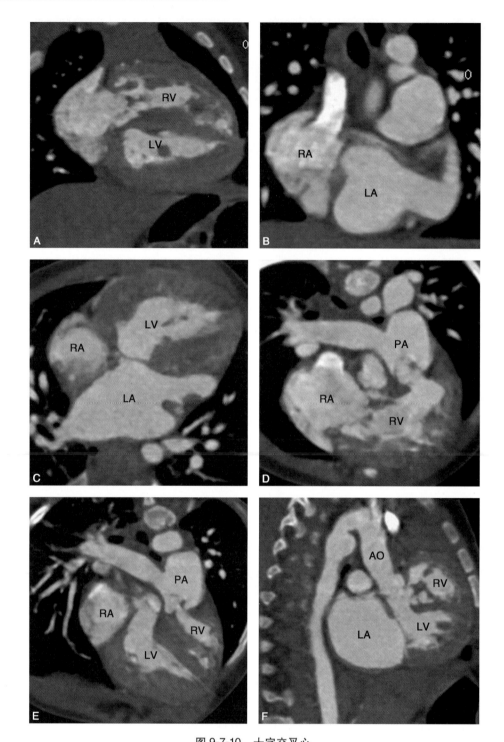

图 9-7-10 十字交叉心

A. 冠状位示两心室呈上下排列,左心室位于右心室下方,呈"上下楼"关系;B. MPR 示两心房位置;C. 横轴位示左心房位于后方,左心室位于前方,两者呈前后关系;D. MPR 示右心房与居上的右心室相连,右心室发出肺动脉;E. MPR 示右心室位于左心室左前方;F. 矢状位 MIP 示左心房位于后方,主动脉与下方的左心室相连,右心室位于上方,膜部室间隔缺损

(1)确定内脏-心房位置关系:根据肝脏和胃泡的位置判断内脏位置,根据房耳的形态以及肺静脉、腔静脉与心房的连接关系判断心房的结构和位置。

(2)确定心室位置:心室内肌小梁纤细,心腔内可见乳头肌,为形态学左心室结构;心室内肌小梁粗大,流入道呈三角形,心腔内可见调节束,为形态学右心室结构。

(3)确定房室连接关系:房室连接可一致,亦可

不一致。房室瓣水平显示两心室流入道血流方向交叉,是十字交叉心定性诊断的依据。右心房经三尖瓣与位于左上方的右心室相连,左心房经二尖瓣与位于右下方的左心室相连。

(4)确定心室-大动脉连接关系:心室与大动脉的连接可一致,亦可不一致。冠状位及矢状位重建室间隔大多呈水平走行。

(5)合并畸形的诊断:常见的并发畸形有肺动

脉狭窄、室间隔缺损、动脉导管未闭、房间隔缺损、主动脉缩窄等。注意观察冠状动脉的起源及走行，除外冠状动脉畸形。

【诊断要点】

明确房室连接空间位置异常，包括心房、心室间隔扭转，使心室及与其连接的心房处于对侧位置上，心室呈上下排列关系，右心室位于左心室的前上方，但心室与大动脉连接关系正常。

（王锡明　刘　辉　段艳华）

参 考 文 献

1. 马小静. 先天性心脏病 CT 诊断图谱. 北京：人民卫生出版社，2010.

2. 中国医师协会心血管内科分会先心病工作委员会. 常见先天性心脏病介入治疗中国专家共识— 房间隔缺损介入治疗. 介入放射学杂志，2011，20（1）：3-8.

3. Han BK，Rigsby CK，Hlavacek A，et al. Computed Tomography Imaging in Patients with Congenital Heart Disease PartI：Rationl and Utility. An Expert Consensus Document of the society of Cardiovascular Computed Tomography（SCCT）：Endorsed by the Society of Pediatric Radiology（SPR）and the North American Society of Cardiac Imaging（NASCI）. J Cardiovasc Comput Tomogr，2015，9（6）：475-92.

4. 吴在德，吴肇汉. 儿科学. 6 版. 北京：人民卫生出版社，2004.

5. 金征宇. 医学影像学. 北京：人民卫生出版社，2008.

6. Romaguera R，Paya R，Ridocci F. Ventricular septal defect as casual finding in non-invasive CT-angiography. Eur Heart J，2008，29：1438.

7. Khoshnood B，Lelong N，Houyel L，et al. Prevalence，timing of diagnosis and mortality of newborns with congenital heart defects：a population-based study. Heart，2012，98（22）：1667-1673.

8. Baumgartner H，Bonhoeffer P，De Groot NM，et al. ESC Guidelines for the management of grown-up congenital heart disease（new version 2010）. Eur Heart J，2010，31（23）：2915-2957.

9. Goitein O，Fuhrman CR. Incidental finding on MDCT of patent ductus arteriosus：use of CT and MRI to assess clinical importance. AJR Am J Roentgenol，2005，184：1924-1931.

10. Kluckow M. Hemodynamic assessment of the patent ductus arteriosus：Beyond ultrasound. Semin Fetal Neonatal Med，2018，23：239-244.

11. Surgical pathology of patent ductus arteriosus. Cir Cir，1957，25：482-496.

12. 王新房. 超声心动图. 4 版. 北京：人民卫生出版社，2009.

13. 梁长虹，黄美萍. 先天性心脏病多层螺旋 CT 诊断学. 北京：人民卫生出版社，2009.

14. Rastelli G，Kirklin JW，Titus JL. Anatomic observations on complete form of persistent common atrioventricular canal with special reference to atrioventricular valves. Mayo Clin Proc，1966，41（5）：296-308.

15. 张玲利，谢明星，杨亚利，等. 超声心动图在诊断主动脉肺动脉间隔缺损中的应用价值. 中华超声影像学杂志，2007，16（9）：759-763.

16. 孔令秋，唐红，冯沅，等. 部分型肺静脉异位引流超声与多排螺旋 CT 诊断价值的对比. 中华超声影像学杂志，2013，22（5）：450-451.

17. 刘永顺，赵月霞，程召平，等. 双源 CT 大螺距技术在婴幼儿完全性肺静脉异位引流诊断中的应用. 医学影像学杂志，2015，（9）：1575-1578.

18. Seale AN，Uemura H，Webber SA，et al. Total anomalous pulmonary venous connection：morphology and outcome from an international population-based study. Circulation，2010，122：2718-2726.

19. Ferguson EC，Krishnamurthy R，Oldham SA. Classic imaging signs of congenital cardiovascular abnormalities. Radiographics，2007，27（5）：1323-1334.

20. Nance JW，Ringel RE，Fishman EK. Coarctation of the aorta in adolescents and adults：A review of clinical features and CT imaging. J Cardiovasc Comput Tomogr，2016，10（1）：1-12.

21. Yang DH，Goo HW，Seo DM，et al. Multislice CT angiography of interrupted aortic arch. Pediatr Radiol，2008，38（1）：89-100.

22. Ezon DS. Fixed subaortic stenosis：a clinical dilemma for clinicians and patients. Congenit Heart Dis，2013，8（5）：450-456.

23. Vallakati A，Nerella N，Chandra P，et al. Incidental diagnosis of cor triatriatum in 2 elderly patients. J Am Coll Cardiol，2015，59（22）：e43.

24. Yang D，Li X，Sun JY，et al. Cardiovascular magnetic resonance evidence of myocardial fibrosis and its clinical significance in adolescent and adult patients with Ebstein's anomaly. Journal of cardiovascular magnetic resonance，2018，20（1）：69.

25. Longwei Sun，Yu-Hsiang Juan，Jimei Chen，et al. Evaluation of Unroofed Coronary Sinus Syndrome Using Cardiovascular CT Angiography：An Observational Study，AJR，2018，211（2）：314-320.

26. 马晓静，黄国英，梁雪村，等. 先天性矫正型大动脉转位的超声心动图特征. 中国超声医学杂志，2015，31（10）：913-916.

27. 邸海燕，郑春华，包敏，等. 超声心动图诊断先天性矫正型大动脉转位的价值. 中国超声医学杂志，2016，32（12）：1076-1079.

28. Yim D，Dragulescu A，Ide H，et al. Essential Modifiers of Double Outlet Right Ventricle：Revisit With Endocardial Surface Images and 2. 3-Dimensional Print Models. Circ Cardiovasc Imaging，2018，11：e006891.

29. Saleeb SF，Juraszek A. Anatomic. imaging，and clinical characteristics of double-inlet，double-outlet right ventricle. Am J Cardio，2010，105：542-549.

第十章　主动脉及外周血管疾病

第一节　概　述

主动脉是人体最重要的动脉管,平均寿命下可为身体提供近 2 亿升血液。它从心脏的左心室发出,走行于胸、腹腔,被膈肌分为胸主动脉和腹主动脉,并发出重要的分支向全身各部输送血液。

主动脉壁由内膜、中膜、外膜三层组成。内皮排列的内膜很薄;中膜较厚,包含同心的弹性和胶原纤维片、内层和外层的弹性边缘区域以及平滑肌细胞;外膜主要含有胶原蛋白、滋养血管和淋巴管。

除了管道的功能外,主动脉通过位于升主动脉和主动脉弓中的压力感应受体在控制全身血管阻力和心率中起重要作用。主动脉压的增加导致心率和全身血管阻力的降低,而主动脉压的降低导致心率和全身血管阻力的增加。通过管壁的弹性,主动脉在心脏舒张期间具有"第二泵"的作用,这对于冠状动脉灌注及其他机制都很重要。

在健康成人中,主动脉直径通常不超过 40mm,并向下逐渐变细。主动脉的扩张受到多种因素的影响,包括年龄,性别,体型(身高,体重,体表面积)和血压等。男性每十年主动脉扩张速度约为 0.9mm,女性约为 0.7mm。这种缓慢但渐进的主动脉扩张在成年中后期被认为是衰老的结果,与较高的胶原蛋白与弹性蛋白比率及增加的管壁僵硬和脉压有关。

主动脉疾病是一组严重威胁人类健康的心血管疾病,很多均为危重急症。随着中国人口老龄化以及心血管疾病危险因素的增加,主动脉疾病越来越多见,发病率也逐年增多。与其他动脉疾病类似,主动脉疾病可在长期亚临床发展后才被诊断或突发急性表现。急性主动脉综合征(acute aortic syndromes,AAS)经常是疾病的首发表现,需要快速诊断和决策以减少不良预后。AAS 包含 7 个疾病:急性主动脉夹层(acute aortic dissection,AAD)、壁内血肿(intramural haematoma,IMH)、穿透性主动脉溃疡(penetrating aortic ulcer,PAU)、主动脉假性动脉瘤(aortic pseudoaneurysm)、主动脉瘤(慢性)破裂[(contained)rupture of aortic aneurysm]、创伤性主动脉损伤(traumatic aortic injury)、医源性主动脉夹层(Iatrogenic aortic dissection)。其他的主动脉疾病还有主动脉瘤、累及主动脉的先天性疾病、主动脉粥样硬化病变、主动脉肿瘤等。

根据 2014 年欧洲心脏协会(ESC)指南数据,在 1990 年至 2010 年间,主动脉瘤和主动脉夹层的全球总体死亡率从每 10 万人中 2.49 人增加到 2.78 人,男性更高。另一方面,腹主动脉瘤的发病率在过去二十年中有所下降。主动脉疾病负荷随着年龄增长而增加,男性较女性更易发病。

主动脉疾病的评估包括临床检查和实验室检查,但超声、CT、磁共振成像(magnetic resonance imaging,MRI)等影像学检查对疾病的诊断起着至关重要的作用。血管内介入在主动脉疾病的治疗中发挥着越来越重要的作用,但许多情况下外科手术仍然是必要的。AAS 和急性冠状动脉综合征之间的快速鉴别诊断很困难但非常重要,因为这两种急症的治疗方法完全不同。胸主动脉瘤和腹主动脉瘤通常是偶然发现,需强调健康筛查的重要性。由于急性主动脉事件后的存活率稳步提高,因此采用适宜的影像检查技术定期随访慢性主动脉夹层和 AAS 急性期后的患者是必需的。遗传性和先天性主动脉疾病的早期诊断需要特别强调,因为预防措施在避免后续并发症方面发挥着重要作用。老年患者的主动脉疾病通常表现为血栓栓塞性疾病或动脉粥样硬化性狭窄/闭塞,一旦发现应积极干预。

外周血管是指除心血管和脑血管以外的躯干、四肢血管。外周动脉疾病(peripheral arterial disease,PAD)包括动脉粥样硬化、血栓闭塞性脉管炎、纤维肌性发育不良及动脉瘤等。外周静脉疾病(peripheral venous disease,PVD)包括下肢静脉曲张、下肢静脉瓣关闭不全、下肢深静脉血栓、髂总静受压综合征、胡桃夹综合征、布-加综合征等。外周血管疾病患病率高,与心脑血管事件高度相关,且重症患者致残率高,应引起高度重视。外周血管疾病诊断常用的检查方法是 CT 血管造影(CTA)、磁共振血管造影(MRA)、多普勒超声以及下肢血管造影。

第二节　急性主动脉综合征

急性主动脉综合征(acute aortic syndromes,AAS)被定义为累及主动脉的具有相似临床特征的紧急情况。不同表现的 AAS 有一个共同的路径,最终均会导致血管内膜和中膜的破裂,形成壁内血肿(IMH),穿透性主动脉溃疡(PAU)、主动脉夹层(AD)或甚至主动脉破裂。腹主动脉瘤破裂也是 AAS 的一部分。当撕裂或溃疡使血液从主动脉腔渗透到中膜或滋养血管破裂导致中膜内出血时,即发生急性主动脉综合征。中膜内血液的炎症反应可能导致主动脉扩张和破裂。

一、主动脉夹层

【概述】

1. 定义与诊断标准

(1) 定义:主动脉夹层(aortic dissection,AD)被定义为主动脉管壁内出血引起的中膜层破坏,导致管壁层撕裂分离并继发形成真腔和假腔。多数情况下,最初都会存在内膜破口,血液顺着破口流入中膜,随着进展,当外膜破坏时主动脉可直接破裂,也可经再破口使血液重新进入主动脉管腔,使真假腔间形成交通。夹层多数沿着血流顺行撕裂,但也可逆行撕裂。

(2) 分型:AD 分型的目的是指导临床治疗和评估预后。其分型可按破口的位置和夹层撕裂的范围分为 DeBakey Ⅰ 型、Ⅱ 型和Ⅲ型,但除非特别说明,临床通常应用的是 Stanford 分型,这种分型主要考虑升主动脉是否受累,与手术方式决策相关。

DeBakey 分型:Ⅰ 型,夹层从升主动脉根部开始,侵犯撕裂累及大部或全部主动脉,包括主动脉弓与部分或全部降主动脉。Ⅱ 型,夹层仅累及升主动脉,从升主动脉根部开始到无名动脉开口的近端,但不累及主动脉弓部。Ⅲ 型,夹层仅累及降主动脉,即从左锁骨下动脉开口以远向降主动脉延伸。Ⅲa 型,夹层仅累及降胸主动脉。Ⅲb,夹层累及降主动脉全程。

Standford 分型:A 型,所有累及升主动脉的夹层,包括 DeBakey 分型中的 Ⅰ 型和Ⅱ型;B 型,仅累及降主动脉的夹层,等于 DeBakey 分型中的Ⅲ型。

(3) 分期:根据临床症状出现的时间可对 AD 进行分期。传统分期将 AD 分为急性期(发病时间≤14d)和慢性期(发病时间>14d)。AD 进入慢性期后病情趋于稳定,其并发症特别是主动脉破裂发生率远低于急性期。但研究表明,发病 14d 以上的 AD 并发症发生率仍较高,说明传统分期对 AD 的病情评估并不准确。最新指南将 AD 分为急性期(发病时间<14d)、亚急性期(发病时间 15~90d)和慢性期(发病时间>90d)。所以,急性 AD 的定义为出现症状在 2 周以内者。

2. 病因、发病机制

(1) 病因:急性主动脉夹层是最常见的致死性主动脉疾病。各种原因导致的主动脉壁退变或中层弹力纤维和平滑肌病变是主动脉夹层形成的内因,而主动脉腔内血流动力学变化是形成夹层的外因。常见的病因包括:高血压和动脉粥样硬化,结缔组织遗传疾病如马方综合征等,先天性血管疾病,外伤及损伤等。

(2) 发病机制:主动脉夹层发生的先决条件是主动脉管壁内存在或产生了撕裂,多发生在主动脉腔内血流变化或血流剪切力变化最大部位,如升主动脉窦管交界上方右侧升主动脉壁、降主动脉起始部近左锁骨下动脉处。主动脉腔内高压血流经破口进入中膜将管壁层分离,形成不同类型的主动脉夹层。主动脉夹层向胸腹主动脉方向撕裂时一般呈螺旋状,遇到分支动脉时可将分支开口在内膜部位撕脱,撕脱处内膜形成新的破口(再破口)。主动脉夹层的原发破口一般仅一个,但远端可有多个再破口,再破口使真、假腔血流可以交通共存。假腔持续扩大和真腔受压变窄,是急性主动脉夹层最基本的病理生理改变。急性期假腔扩大,外膜的应力明显升高,可致破裂大出血死亡。

3. 流行病学特点　到目前为止,AD 的流行病学资料很少。且部分患者在入院前即死亡,其真实发病率难以评估。根据 Oxford 血管研究数据,AD 的年发病率为 6/100 000 人。男性发病率高于女性并随年龄而增长。由于临床表现不典型和延迟诊断，女性的预后更差。在 IRAD 国际注册研究中，AD 患者的平均年龄是 63 岁，65% 为男性，Stanford A 型 AD 占 60%~70%。中国的 AD 发病率虽然没有系统的流行病学调查数据，但从近年发表的文献数据来看，AD 在中国的发病率远高于欧美国家。中国的 AD 注册研究（Sino-RAD）结果显示，我国 AD 患者的平均年龄为 51 岁，较西方国家年轻 10 岁以上，其中男性约占 76%。与 AD 相关的最常见风险因素是高血压，65%~75% 的 AD 患者合并高血压，且多数难以控制。其他的风险因素包括预先存在的主动脉或主动脉瓣疾病、主动脉疾病家族史、心脏外科手术史、抽烟、钝性胸部创伤和成瘾药物静脉注射等。

【临床特点】

1. 临床表现

（1）胸痛：胸痛是急性 AD 最频繁出现的症状。突发的严重胸痛和/或背痛是最典型的特征。疼痛是剧烈的，呈撕裂样、刀割样，明显不同于其他原因导致的胸痛。胸痛最常见（80%），其次为背痛（40%）和腹痛（25%）。前胸痛与 A 型夹层相关，B 型夹层则更多见背痛或腹痛。疼痛可随着内膜片撕裂的路径而游走。

（2）心脏并发症：心脏并发症在 AD 是最常见的。A 型夹层可导致主动脉根窦部扩张、主动脉瓣对合不良等均可引起主动脉瓣关闭不全，轻者无明显临床表现，重者可出现心力衰竭甚至心源性休克。夹层累及冠状动脉开口可导致急性心肌梗死、心力衰竭等。夹层假腔渗漏或破入心包可引起心包积血或心包压塞，发生率约为 17.7%。

（3）终末器官灌注不良：AD 累及主动脉重要分支血管可导致其供血的终末器官灌注不良或出现缺血的临床表现。夹层累及无名动脉或颈总动脉可导致中枢神经系统症状，发生率为 15%~40%，约一半是短暂性神经损伤；夹层累及脊髓动脉时，可致局部脊髓缺血或坏死，下肢轻瘫或截瘫；一侧或双侧肾动脉撕裂受累可致血尿、无尿、严重高血压甚至肾衰竭等表现；夹层累及肠系膜上动脉时则有可能引起肠道缺血表现，尤其当肾动脉假腔内大量血肿形成并压迫真腔致重度狭窄时。尽管 30% 的 A 型夹层和 15% 的 B 型夹层患者可出现下肢动脉搏动减弱，但明确的下肢缺血很少见。

2. 体征 除上述症状外，疑似 AD 的患者出现以下体征有助于临床诊断。血压异常：AD 常可引起远端肢体尤其是受累侧血流减少，搏动减弱。尽管多数 AD 患者合并高血压，但当分流显著时也可表现为低血压。主动脉瓣区舒张期杂音：提示主动脉瓣反流的存在。神经系统体征：脑供血障碍时出现淡漠嗜睡、昏迷或偏瘫。脊髓供血障碍可有下肢肌力减弱甚至截瘫。胸部体征：AD 大量渗出或者破裂出血时，可出现气管向右侧偏移，左胸叩诊呈浊音，左侧呼吸音减弱；双肺湿啰音提示急性左心衰。腹部体征：AD 导致肠道供血障碍时，可造成肠麻痹甚至坏死，表现为腹部膨隆，叩诊呈鼓音，广泛压痛、反跳痛及肌紧张。

3. 实验室检查 因胸痛怀疑 AD 并收住院的患者，需完善实验室检查以助鉴别诊断或检测并发症。包括血常规、C-反应蛋白、血清降钙素、肌酸激酶、肌钙蛋白 I 或 T、D-二聚体、肝功、肾功、乳酸、血糖、血气等。其中 D-二聚体对 AD 的诊断和鉴别诊断有重要价值。当 AD 发生时，D-二聚体可快速升高，发病 1h 内即可升至最高值，明显不同于其他导致 D-二聚体缓慢升高的疾病。D-二聚体升高，则 AD 的诊断可能性增加，但 D-二聚体阴性也不能除外主动脉壁内血肿和穿透性溃疡的可能。

【影像检查技术与优选】

1. CT 在中国，CT 是评估 AD 的首选检查。CT 检查应用广泛，扫描速度快，可迅速检查危及生命的急性胸痛患者，且具有极高的阴性预测价值。CT 对 AD 的诊断敏感性>95%，总的诊断准确性达到 96%。平扫对于 AD 的诊断不是必需的，增强扫描可发现管腔中分离的内膜片。诊断 AD 经横轴位图像即可，但多平面重建图像在进一步明确诊断和确定受累范围方面起着重要的补充作用，特别是分支受累。CT 的主要作用是提供精确的 AD 受累范围与程度测量，包括扩张主动脉的长度和直径、真腔和假腔的识别、重要分支的受累情况，以及从内膜破口到重要血管分支的距离等。后 64 排 CT 采用"胸痛三联征"扫描，可一次性明确导致急性胸痛的最重要的三种可能病因，即 AD、肺栓塞和冠心病。

2. 超声心动图 经胸超声心动图（transthoracic echocardiography，TTE）和经食管超声心动图（transesophageal echocardiography，TEE）是诊断 AD 重要的检查方法。它可以移动到床边，能对病情危重患者进行筛查或用于术中和术后 ICU 监测。TTE 通过标准经胸 M 型超声心动图和二维超声心动图检测到主动脉中的内膜片来诊断 AD。但 TTE 检查在胸壁结构异常、肋间隙狭窄、肥胖,肺气肿等患者中受到限制,这些限制导致了检出率的下降和诊断准确性的降低。TTE诊断升主动脉AD的敏感性和特异性分别为77%~80%和93%~96%,而降胸主动脉远段夹层的检出率仅为70%。TTE更大的临床价值是被用于评估升主动脉受累时的主动脉瓣关闭不全和心功能,而非诊断主动脉夹层。TEE则克服了TTE的限度,不仅可以检测内膜片、定位破口和再破口位置,观察假腔内血栓形成,还可使用彩色多普勒和脉冲多普勒等,鉴定逆行AD。TEE还可观察真假腔之间的内膜片运动,甚至真腔的塌陷,并以此作为灌注不良的机制。TEE诊断AD的敏感性可达到99%,特异性为89%。但因TEE是有创检查,急诊临床较少采用。

3. MRI MRI对AD的诊断价值与CT相似,据报道敏感性和特异性可达到98%。除了解剖形态学的显示,MRI还能对主动脉瓣功能、内膜片的摆动及通过破口的血流、真假腔内血流进行评价。MRI对于检测心包积液、主动脉瓣关闭不全或颈动脉夹层的存在也非常有用。但由于该检查扫描时间较长,多数情况下并不适用于心血管急症,尤其是血流动力学不稳的AD患者通常很难配合耐受。另外,对于体内置入起搏器等金属装置和支架等金属物的患者也存在扫描的相对禁忌。对于CT增强扫描相对或绝对禁忌的患者,MRI可作为首选的替代检查方法。

【影像学表现】

1. X线胸片 X线胸片对于AD的诊断价值有限。出现纵隔增宽(图10-2-1)、主动脉壁钙化内移等征象提示AD可能,需进一步检查明确诊断。

2. CT CT平扫能隐约显示撕裂后向管腔内侧移位的内膜片,尤其是内膜片上有钙化(图10-2-2)时。CT血管造影(CTA)可提供更多的重要解剖信息,包括:有无内膜片,内膜片撕裂累及的主动脉段范围、真腔和假腔识别、破口和再破口定位、顺行和/或逆行夹层识别、分支受累情况、终末器官有无缺血(脑、心肌、肠、肾等)、心包积液及其程度、胸水的程度、主动脉周围有无出血、有无纵隔出血等征象。

(1) 内膜片及其撕裂范围:内膜片撕裂是AD诊断的直接征象。增强轴位图像上显示为横穿于主动脉管腔内的线样低密度影(图10-2-3A),将主动脉管腔分成为两个腔,即真腔和假腔。虽然轴位

图像上观察内膜片更清晰,但因内膜片沿主动脉长轴纵向延伸,多平面重组和曲面重建等三维重建图像可更为直观地观察内膜片撕裂的范围(图10-2-3B)。

(2) 真腔和假腔:真腔多居于夹层的主动脉管腔内侧(图10-2-4A),但当内膜片呈螺旋形撕裂走行时,真腔也可居于外侧。假腔较大,常居于真腔的外侧,其密度可低于真腔也可与真腔相等。假腔内血流速度缓慢,常合并血栓形成(图10-2-4B)。真腔一般小于假腔,有时甚至可被假腔压闭(图10-2-4C)。真假腔的准确区分对明确重要的分支动脉起自真腔还是假腔,以及血管内介入治疗至关重要。

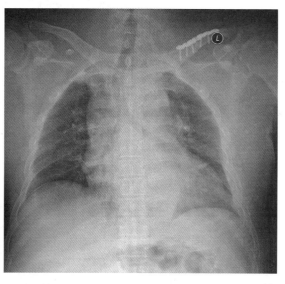

图 10-2-1 主动脉夹层胸部X线表现
主动脉A型夹层,胸部X线正位片示升主动脉扩张,致纵隔明显增宽向右侧移位

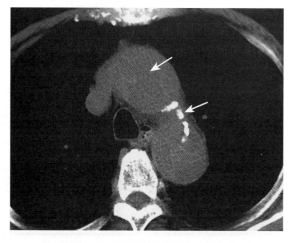

图 10-2-2 主动脉A型夹层CT平扫表现
CT平扫轴位图像示主动脉弓部管腔内隐约可见内移的线样略高密度影(白箭),并可见钙化(白箭),线样影外侧的管腔密度略高于内侧

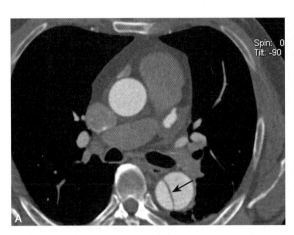
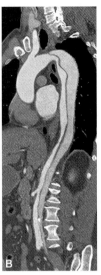

图 10-2-3　B 型主动脉夹层内膜片撕裂 CTA 表现

A. 轴位图像示降胸主动脉管腔内线样低密度影（黑箭），提示有内膜片撕裂；

B. 斜矢状位 MPR 图像可见降胸主动脉全程管腔内长线样低密度内膜片影，自弓部向下延伸至腹主动脉下段

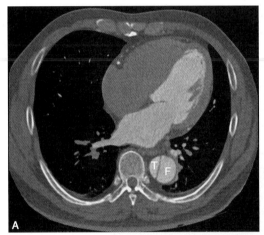
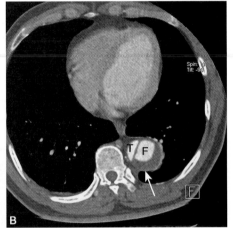
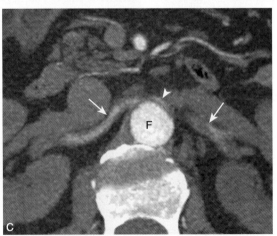

图 10-2-4　主动脉夹层真假腔 CTA 表现

B 型主动脉夹层，轴位图像（A）示线样内膜片将降胸主动脉管腔分为真（T）、假（F）两腔。真腔较小居内侧，假腔较大居外侧；A 型主动脉夹层，轴位图像（B）示线样内膜片将降胸主动脉管腔分为真（T）、假（F）两腔，真腔较小居内侧，假腔较大居外侧并可见周缘低密度血栓形成（白箭）；A 型主动脉夹层，轴位图像（C）示腹主动脉段夹层，真腔（白箭头）几乎被假腔（F）压闭，起自真腔的双侧肾动脉（白箭）仅浅淡显影

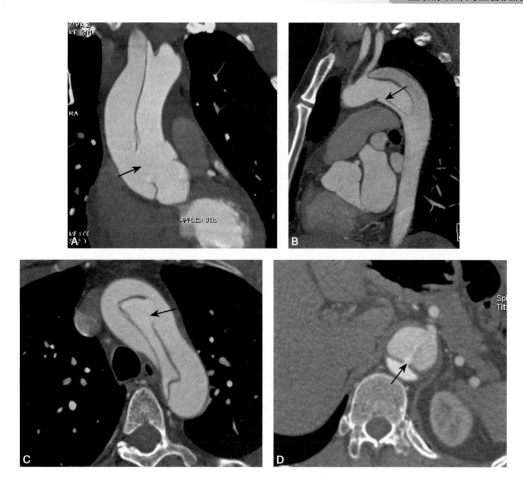

图 10-2-5 主动脉夹层破口及再破口 CTA 表现

A 型主动脉夹层,斜冠状位 MPR 图像(A)示升主动脉全程管腔内可见线样内膜片,根部线样内膜片连续中断处(黑箭)为原发破口;B 型主动脉夹层,斜矢状位 MPR 图像(B)示升主动脉正常,左锁骨下动脉以远降主动脉内可见线样内膜片,连续中断处(黑箭)为原发破口;A 型主动脉夹层,轴位图像(C)示主动脉弓部线样内膜片连续中断(黑箭),为再破口;A 型主动脉夹层,轴位图像(D)示腹主动脉管腔内线样内膜片连续中断(黑箭),为再破口

(3)破口和再破口:表现为线样内膜片的连续性中断。原发破口多位于升主动脉根部(图 10-2-5A)和左锁骨下动脉以远的降主动脉近端(图 10-2-5B)处。再破口则可位于主动脉任意其他节段(图 10-2-5C、D)。

(4)顺行和逆行夹层:当破口位于升主动脉根部,内膜片通常从升主动脉根部向上沿升主动脉、弓部及降主动脉顺行撕裂;或破口位于左锁骨下动脉以远时,内膜片沿降主动脉向下撕裂延伸。但当原发破口位于主动脉弓部或降主动脉近端时,内膜片既可顺行向下撕裂,也可同时逆行撕裂至升主动脉(图 10-2-6)。

(5)分支受累:主动脉的重要分支血管如窦部发出的冠状动脉,颈部的左锁骨下动脉、左颈总动脉和无名动脉,腹部的腹腔干、肠系膜上动脉和双侧肾动脉,以及双侧髂总动脉、髂外动脉等是否有内膜片撕裂累及(图 10-2-7A、B),或是起自真腔还是假腔(图 10-2-7C),对于评估其供血的终末器官是否有缺血可能及治疗决策都至关重要。

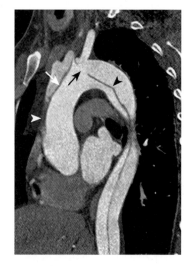

图 10-2-6 主动脉夹层顺行及逆行撕裂 CTA 表现

A 型主动脉夹层,斜矢状位 MPR 重建图像示原发破口位于主动脉弓部左锁骨下动脉开口下方(黑箭),内膜片从此处顺行向下撕裂累及降主动脉全程(黑箭头),同时逆向撕裂累及升主动脉(白箭)。因升主动脉内逆行撕裂的内膜片没有再破口,假腔内可见低密度血栓形成(白箭头)

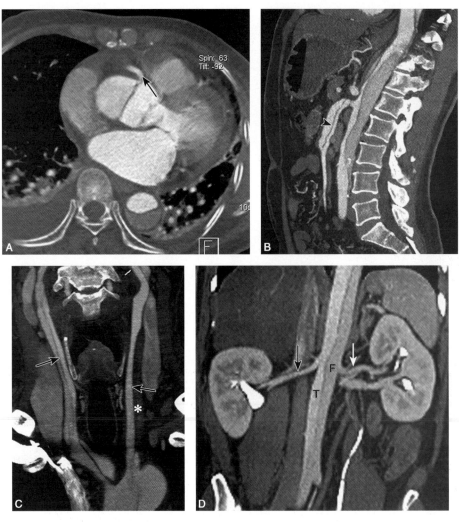

图 10-2-7 主动脉夹层顺行及逆行撕裂 CTA 表现

A 型主动脉夹层,轴位图像(A)示窦部内膜片撕裂累及右冠状动脉开口(黑箭);A 型主动脉夹层,矢状位 MPR 重建图像(B)示肠系膜上动脉内有低密度线样内膜片撕裂(黑箭);A 型主动脉夹层,冠状位薄层 MIP 重建图像(C)示双侧颈总动脉全程内膜片撕裂累及(黑箭),左侧颈总动脉夹层假腔内血栓形成(*);冠状位 MPR 重组图像(D)示左肾动脉(白箭)起自假腔(F),右肾动脉(黑箭)起自真腔(T)

(6)终末器官缺血:当重要的分支动脉起自假腔,或撕裂受累时,均可致该动脉供血的终末器官缺血。CTA 通常无法评估终末器官的功能改变,但对肾脏却可通过实质强化较对侧肾减低来评估肾灌注减低及功能不全。比如当肾动脉起自假腔且假腔密度明显低于真腔时,或肾动脉内有内膜片撕裂累及且真腔被血栓充填的假腔压迫重度狭窄或闭塞时,可见其供血的肾实质灌注较对侧明显减低甚至无灌注(图 10-2-8)。当内膜片撕裂累及冠状动脉开口或近端时,则提示心脏缺血的可能。当内膜片撕裂累及颈动脉时,如有一侧颈总动脉密度低于对侧,则提示同侧颅内半球缺血的可能。更准确地评估脑缺血则可在主动脉 CTA 扫描的同时尝试行头颅灌注扫

描。此外,当肠系膜上动脉夹层真腔被压闭时,需观察肠壁有无低强化、水肿增厚及扩张等肠缺血坏死的改变。

(7)心包积液及胸膜腔积液:主动脉急性内膜片撕裂时常可合并胸膜腔积液和/或心包积液(图 10-2-9)。

(8)主动脉周围血肿和纵隔血肿:当主动脉夹层假腔破裂时可合并主动脉周围血肿(图 10-2-10)或纵隔血肿。

3. 超声心动图 直接征象为主动脉管腔内撕裂的内膜片回声,可随心脏搏动在腔内摆动,将动脉管腔分为真腔和假腔(图 10-2-11A~B)。M 型活动曲线显示收缩期扩张者为真腔,另一腔为假腔;二维

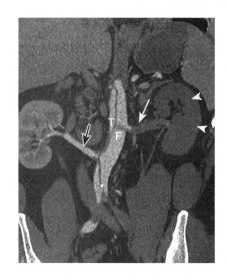

图 10-2-8 主动脉夹层终末器官缺血 CTA 表现

A 型主动脉夹层,冠状位 CPR 重建图像示腹主动脉内膜片撕裂累及左肾动脉,左肾动脉内假腔血栓形成及真腔被压闭致血管无强化(白箭),左肾实质(白箭头)也无强化,提示左肾缺血;右肾动脉(黑箭)起自真腔(T),右肾实质强化,提示灌注良好

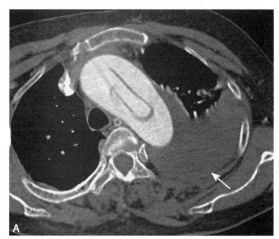 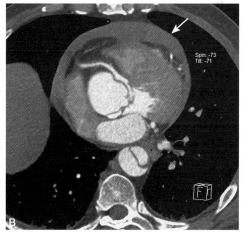

图 10-2-9 A 型主动脉夹层合并胸腔积液及心包积液 CTA 表现

A. 轴位图像示主动脉弓部内膜片撕裂,左侧胸膜腔见液性低密度影(白箭);B. 轴位图像示心包区液性低密影(白箭)包绕

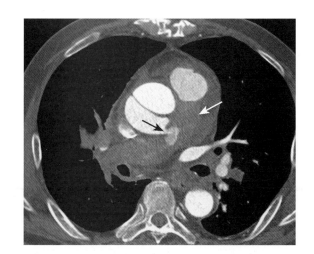

图 10-2-10 主动脉夹层合并主动脉周围血肿 CTA 表现

A 型主动脉夹层,轴位图像示升主动脉管腔扩张,内可见线样内膜片撕裂,假腔内后侧壁破裂(黑箭)致造影剂(血液)外渗,周围血肿(白箭)形成

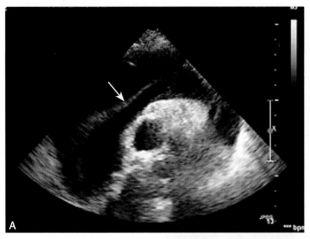
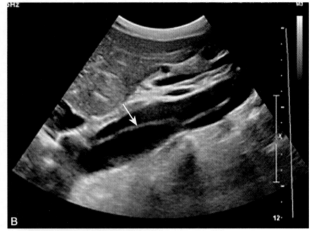
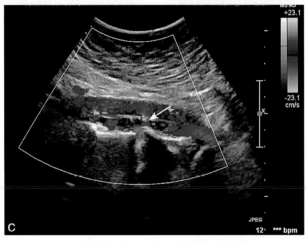

图 10-2-11　主动脉夹层超声心动图
A 型主动脉夹层,升主动脉纵切面(A)示升主动脉扩张,管腔内撕裂的内膜片呈线样回声(白箭),将主动脉分为真假两腔;
B 型主动脉夹层,腹主动脉长轴切面(B)示管腔内撕裂的内膜片呈线样回声(白箭),将腹主动脉分为真假两腔;A 型主动脉
夹层,彩色多普勒图像(C)示血流通过破口(白箭)呈现五彩镶嵌的血流

超声图像显示腔内云雾影或附壁血栓者为假腔,另一腔为真腔。部分患者可显示主动脉内膜的破裂口,断裂的内膜随血流摆动于真假腔之间,收缩期朝向假腔,舒张期朝向真腔。彩色多普勒或脉冲多普勒显像显示收缩期血流速度快者为真腔;而血流速度缓慢,血流信号延迟出现或呈逆向血流信号或无血流信号者为假腔。彩色血流显像血流通过破口处呈现五彩镶嵌的血流(图 10-2-11C)。75% 患者破口处呈双向血流,收缩期血流从真腔流向假腔,舒张期很少流动或从假腔流向真腔,再破口处血流流动与破口处相反,收缩期血流从假腔流向真腔,舒张期很少流动或从真腔流向假腔。夹层累及主动脉根部时可致主动脉瓣环扩大,引起主动脉瓣反流,超声可观察和测量反流的量并评估反流的严重程度。

4. MRI　MRI 自旋回波黑血序列可清晰显示内膜片,真腔显示流空的低信号,而假腔显示略高的信号,表示有湍流。亮血序列也可清晰显示内膜片及真假腔(图 10-2-12A)。DCE-MRA 则可全程显示内

膜片撕裂的范围和程度,明确显示破口、真假腔、分支受累等 AD 的主要征象(图 10-2-12B)。MRI 对于检测心包积液,主动脉瓣关闭不全或颈动脉夹层的存在也非常有用。可以清楚地观察近端冠状动脉及其撕裂累及情况。真腔和假腔间的流动可以使用相位对比电影-MRI 或通过标记技术来量化。

MRI 可清楚显示夹层撕裂的范围和程度,黑血序列均表现为信号流空。当假腔血流缓慢时,则表现为不均匀偏高信号,特别是伴有血栓时,此征象尤为明显。电影序列的斜矢状面可全程显示主动脉,动态显示内膜片及真、假腔,以及破口的位置,破口表现为内膜片连续中断,真腔内血流经破口向假腔内喷射。DCE-MRA 是主动脉夹层最重要的检查序列,结合多平面重建以及 MIP、VR 等后处理技术,可全程显示主动脉夹层的范围、程度、破口及分支受累情况。通常早期真腔信号强度高于假腔,晚期真腔内信号渐低,而假腔内信号逐渐升高。当假腔内血栓,则表现无信号。

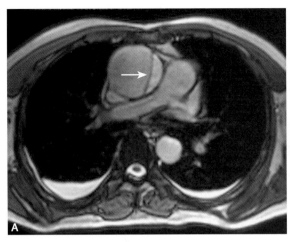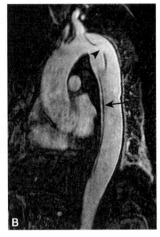

图 10-2-12 主动脉夹层 MRI 表现

A 型主动脉夹层,亮血序列轴位图像(A)示升主动脉扩张,管腔内可见线样低信号内膜片(白箭)将升主动脉分成真、假两腔,真腔小居内侧,假腔大居外侧;B 型主动脉夹层,DCE-MRA 斜矢状位图像(B)示左锁骨下动脉以远的降主动脉管腔内可见低信号线样内膜片(黑箭),将降主动脉分成真、假两腔,左锁骨下动脉以远可见内膜片连续中断(黑箭头),为原发破口

【诊断要点】

1. 多见于中年患者,常合并有难治性高血压病史。

2. 临床表现为急性撕裂样胸背痛或胸腹痛。

3. 实验室检查可有 D-二聚体快速升高。

4. 超声、CTA、MRI 等影像学检查具诊断价值,尤其是主动脉 CTA,在主动脉管腔内见到线样低密度内膜片影,即可明确诊断 AD。此外,CT 可对整个主动脉进行综合评估,包括内膜片撕裂累及的范围,扩张主动脉直径,重要分支的受累及器官缺血等。

【鉴别诊断】

由于本病以急性胸痛为首要症状,鉴别诊断主要考虑冠心病急性心肌梗死和急性肺栓塞。此外,其他表现为胸痛的主动脉疾病,尤其是急性主动脉综合征包括的疾病也需要鉴别排除。

1. **主动脉壁内血肿** 症状与 AD 相似,可理解为主动脉夹层的一种特殊类型或先兆病变。壁内血肿与主动脉夹层的 CT 征象主要区别在于:没有假腔,没有线样内膜片,可见环壁的低密度血肿。

2. **冠心病急性心肌梗死** 疼痛一般逐渐加剧、部位多局限于胸骨后、不向后背放射、止痛疗效明显;而主动脉夹层疼痛突发,极为剧烈,部位广泛、多向后背放射、止痛治疗多无效。急性心梗时心电图和心肌酶谱呈规律性异常改变;而主动脉夹层则呈非特异性异常。但需注意主动脉夹层累及冠状动脉时的心电图和心肌酶谱改变。CT“胸痛三联征”扫描可明确鉴别 AD、肺栓塞和冠心病。

3. **急性肺动脉栓塞** 主要表现为胸闷、憋喘,也可以咯血、胸痛为首发症状。患者多有发绀、憋喘,查体 P2 亢进。心电图显示右束支传导阻滞或“SIQ Ⅲ T Ⅲ”,实验室检查也可有 D-二聚体升高。肺动脉 CTA 可明确诊断,表现为肺动脉管腔内低密度充盈缺损。CT“胸痛三联征”扫描可明确鉴别 AD、肺栓塞和冠心病。

4. **急腹症** B 型 AD 或夹层累及腹主动脉分支时,可引起腹痛等急腹症的临床表现,易误诊为肠系膜动脉血栓,急性胰腺炎,急性胆囊炎,消化道溃疡穿孔及肠梗阻等。腹盆腔 CT 增强扫描可明确诊断或排除上述所有疾病。

【小结】

临床表现为突发急性撕裂样胸痛,实验室检查 D-二聚体快速升高,结合 CTA 检查显示主动脉管腔内线样内膜片影及真假两腔形成,AD 的诊断不难。主动脉夹层最大的风险在于极高的死亡率,48h 死亡率高达 50%,急诊手术是目前唯一有效的治疗方法。因此,术前经 CT 快速扫描并正确诊断,提供手术必要信息是至关重要的,除了常规的解剖信息,放射科医师应重视一些重要功能信息的提供,比如终末器官如肾、心、肠、脑是否存在低灌注的表现等。一侧肾实质的强化较对侧减低可明确提示灌注不良,一侧颈总动脉及颈内动脉的密度减低,往往提示同侧颅内低灌注的可能。这些重要信息与术后死亡及严重并发症有着重要的关系,应及时提供。

AD 腔内隔绝或外科修补术后均需要影像学检

查定期随访监测。根据指南,术后 3、6、12 个月,以及之后每年均应进行影像学随访,监测脏器功能及主动脉重构情况。特殊患者的随访频率应个体化。对于病情稳定且假腔无明显扩张的患者,可按每 2~3 年的频率进行影像学随访。影像学随访观察的主要内容包括假腔血栓化及扩张程度、有无内漏、有无吻合口漏、有无新发夹层及破口、支架位置形态、支架周围有无感染、脏器分支供血情况等。研究表明,外科或介入术后假腔血栓化水平可以预测患者远期预后。每次随访时应对比前后两次影像学检查以评估相应部位主动脉重塑情况及假腔的扩张速度等,有相关指征时应及时进行干预。TTE 对评估 AD 术后近端主动脉和心脏病变具有重要作用,建议作为常规随访检查。同时也建议将 X 线胸片和心电图作为心脏术后的常规复查项目。另外,对于不能常规进行 CTA 检查的患者,可行 MRI 检查以避免反复行 CTA 带来的辐射损害。

二、主动脉壁内血肿

【概述】

主动脉壁内血肿(intramural hematoma,IMH)属于急性主动脉综合征。IMH 约占急性主动脉综合征的 10%~25%。降主动脉最常受累,占所有病例的 60%~70%,其次为升主动脉(30%)和主动脉弓(10%)受累。

1. 定义与诊断标准 血肿在主动脉管壁的中膜进展,没有假腔和内膜破口。当主动脉管壁环形或新月形增厚>5mm 且其内没有可检出的血流,即可诊断为 IMH。根据有无升主动脉累及,IMH 分为两型:累及升主动脉的 IMH 为 Stanford A 型;无升主动脉累及的 IMH 为 Stanford B 型。Stanford A 型与 B 型对预后的影响不同。Stanford A 型 IMH 导致心脏周围和/或胸腔积液、主动脉夹层、动脉瘤形成和死亡的风险明显高于 Stanford B 型。

2. 病因、发病机制 关于 IMH 的发病机制目前尚有争论,主流的学说认为主动脉内膜破溃或溃疡,或者主动脉壁内滋养血管自发破裂出血,为其主要原因。主要病因包括高血压、动脉粥样硬化,创伤性因素和巨细胞动脉炎等也是可能的发病原因,其他如糖尿病、妊娠、大量长期的吸烟史或腹主动脉疾病等也常见于 IMH 患者。约超过 80% 的 IMH 患者合并有高血压。主动脉壁内血肿可发生在主动脉任何部位,但常发生在压力最大的部位,如升主动脉的右侧壁和峡部近端,有较高的危险性和致死率。

3. 流行病学特点(自然病程、变化和并发症)与主动脉夹层患者相比,IMH 患者的年龄可能更大,但两者死亡率相近。与亚洲患者相比,欧美 IMH 患者治疗后的死亡率更高。根据 IRAD 注册研究,A 型 IMH 的院内死亡率与 A 型主动脉夹层类似,且病变越接近主动脉瓣死亡率越高。此外,数据显示 30%~40% 的 A 型 IMH 可进展为主动脉夹层。急性 B 型 IMH 的院内死亡风险为 10%,与 B 型主动脉夹层近似。

稳定的 IMH 经药物治疗可缩小甚至消失,不稳定的 IMH 则可发展为典型的夹层、动脉瘤甚至破裂等并发症。有研究显示 25%~64% 的 IMH 经治疗后吸收,而 15%~64% 的 IMH 则进展成为典型的主动脉夹层。急性期 IMH 并发症的预测因子包括:经积极药物治疗仍存在持续和再发的疼痛、难以控制的高血压、升主动脉受累、最大主动脉直径≥50mm、进展的主动脉管壁增厚>11mm、主动脉管径逐步增大、再发胸水、继发于局限性夹层的穿透性溃疡或溃疡样凸起、终末器官缺血(脑、心肌、肠、肾,等)。总体而言,IMH 患者的长期预后优于 AD 患者,5 年生存率为 43%~90%。

【临床特点】

1. 症状与体征 与主动脉夹层相似,疼痛是 IMH 最常见的症状,与主动脉夹层一样也被描述为"撕裂样",可以发生在胸骨后、颈部、喉部、肩胛间、后背下部、腹部或者下肢等。当血肿向远端传播时,疼痛可以移动。疼痛一般不能被止痛药物缓解,多伴有明显的血压升高,血压降低时症状可减轻。当病变累及主动脉分支,可出现相应脏器灌注不足症状,如晕厥、脑梗死、心肌梗死、肠系膜缺血和急性肾功能不全。初次疼痛后的再发疼痛被视为极危险的信号,是愈后不良因素,特别是期间经历几小时至几天无痛阶段的患者,可能提示 IMH 转变为主动脉夹层或破裂。主动脉瓣受累时,可出现主动脉瓣舒张期杂音;锁骨下动脉受累,可有左、右肢体动脉血压不等;部分患者存在血管杂音、心包积液和胸腔积液等体征。少数患者无明显症状。

2. 辅助检查

(1)血清 D-二聚体:可明显升高。

(2)心电图:心电图常无特异性改变,部分 A 型 IMH 累及冠状动脉可出现急性心肌缺血或梗死的心电图表现。

【影像检查技术与优选】

1. CT CT 扫描时间快,能完整评估胸腹主动脉和分支血管,是评估 IMH 的首选方法。CT 平扫对于 IMH 的诊断很关键,可显示主动脉周围新月形的略高密度影,是 IMH 的特异性征象。CTA 则可以显示 IMH 的病变部位和受累范围,测量主动脉直径和血肿的厚度,发现主动脉分支累及以及相关器官的灌注异常等,同时可以提供主动脉、髂总动脉、髂外动脉以及股动脉血管解剖信息,帮助规划血管内介入手术。平扫和增强扫描相结合,检测 IMH 的敏感性高达 96%,阴性预测值接近 100%。但少数情况下,鉴别 IMH 与粥样硬化性主动脉增厚、血栓、血栓化的夹层是困难的,可经 MRI 检查加以鉴别。CT 的缺点是存在 X 线辐射,以及使用含碘造影剂,存在过敏反应和肾毒性的潜在风险。

2. 超声心动图 TTE 是临床实践中用于测量近端主动脉节段的最常用技术,通常用于评估主动脉瓣及累及升主动脉的疾病。对于累及升主动脉的 IMH,TTE 的敏感度和特异度分别为 77%~80%,93%~96%。然而,TTE 观察降胸主动脉存在"盲区"。TTE 对于检测临界值 5mm 的 IMH 灵敏度<40%。因此,TTE 不能作为疑诊 IMH 患者的唯一成像技术。食管和主动脉位置接近,允许 TEE 检查获得高分辨率图像。TEE 是半侵入性的检查,需要镇静和严格的血压控制,以及排除食管疾病。TEE 诊断 IMH 的灵敏度和特异度分别为 100% 和 91%,同时还能发现 IMH 的并发症,如心包渗出、纵隔出血、主动脉破裂。

3. MRI MRI 可清晰显示增厚的主动脉管壁,检测 IMH 的敏感性可达 100%。比 CT 更有优势的是,MRI 尤其是动态电影梯度回波序列,可鉴别 CT 无法识别的 IMH 和粥样硬化性增厚、夹层假腔的血栓化。另外,MRI 还根据血红蛋白退化产物的信号特征判断血肿的新鲜与陈旧,急性期(<7d)的氧合血红蛋白在黑血 T_1WI 序列上呈等或稍高信号,亚急性期(7d)的正铁血红蛋白则呈高信号。该血肿信号强度的演变过程在评估伴有复发症状的患者预后时具有较高价值,无上述信号特征则提示可能有新鲜(继发)出血存在,需密切随访,必要时临床干预。

A 型和 B 型急性 IMH 的诊断应密切关注原发(微)破口的存在,有无这种(微)破口的呈现,可指导选择不同的治疗方法,特别是考虑胸主动脉腔内修复(TEVAR)手术时。

【影像学表现】

1. X 线 胸部 X 线检查对于 IMH 没有明确的诊断价值。

2. CT

(1)管壁增厚:管壁增厚是 IMH 的直接征象。CT 平扫 IMH 急性期可见主动脉壁周缘环形或新月形的高密度影(图 10-2-13),CT 值为 50~70Hu。亚急性期 IMH 可以表现为等密度,此时 CT 平扫难以区别增厚的管壁与主动脉管腔,如有钙化轻度内移征象则可提示可能存在 IMH。CT 增强扫描在主动脉管腔周围可见新月形或环形的不强化低密度影包绕,厚度超过 5mm(图 10-2-14A)。多平面重组和曲面重建图像可显示并评估血肿累及的部位及范围,并据此分为 A 型 IMH(图 10-2-14B)和 B 型 IMH(图 10-2-14C)。因血肿局限在管壁内,其内缘是内膜,所以重建图像上长段显示的血肿内缘是光滑的,这可以和粥样硬化的管壁内缘不规则增厚相鉴别。当 IMH 患者的主动脉扩张管径≥50mm 或最大血肿厚度>11mm 时,可预测血肿进展、主动脉夹层等不良后果,需外科干预,死亡风险也会增加。血肿厚度的测量最好是基于垂直于主动脉长轴的横轴位图像上获得的测量值,更为准确。

(2)溃疡样凸起、穿透性溃疡和壁内血池:IMH 常可见溃疡样突起(ulcer-like projection,ULP)、穿透性主动脉溃疡(penetrating aortic ulcer,PAU)和壁内血池(intramural blood pool,IBP)。ULP 定义为从主动脉管腔突入到含血栓的主动脉壁的局限性突起,与主动脉管腔相连接(图 10-2-15A),通常大于 3mm。无粥样硬化的主动脉 IMH 中更可能出现 ULP。合并 ULP 的 IMH 预后较差,特别是当 ULP 位于升主动脉或主动脉弓时,经常发展为夹层、动脉瘤或破裂。较大的 ULP 直径和深度与较高的并发症风险相关。预测并发症风险的 ULP 阈值为直径 10~20mm 和深度 5~10mm。

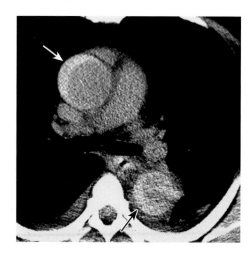

图 10-2-13 主动脉壁内血肿的 CT 平扫征象
A 型急性 IMH,平扫轴位图像示升主动脉(白箭)和降胸主动脉(黑箭)管壁周缘新月形的高密度影,提示新鲜血肿形成

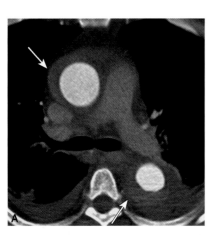
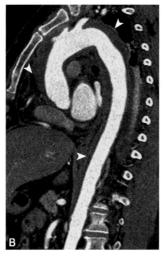
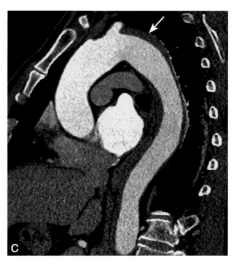

图 10-2-14　主动脉壁内血肿的 CTA 征象

A 型 IMH,轴位图像(A)示升主动脉(白箭)和降胸主动脉(白箭)管壁周缘新月形低密度影包绕;A 型 IMH,斜矢状位 MPR 重建图像(B)示升主动脉、主动脉弓及降主动脉管壁周缘弥漫性低密度血栓附着(白箭头);B 型 IMH,斜矢状位 MPR 重建图像(C)示左锁骨下动脉以远降主动脉管壁弥漫性低密度血栓影附着(白箭)

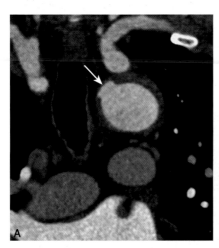
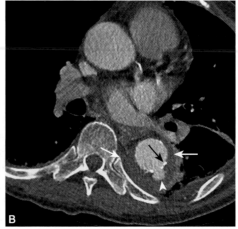

图 10-2-15　主动脉壁内血肿合并溃疡样凸起和穿透性溃疡的 CTA 表现

A 型 IMH,冠状位 MPR 重建图像(A)示主动脉弓管壁新月形低密度增厚影包绕,右上管壁可见局限性小凸起(白箭),与主动脉管腔相通,突入低密度的血肿内;B 型 IMH,轴位图像(B)示胸主动脉管壁新月形低密度增厚影包绕,左后管壁处可见与管腔相通的局限性凸起(白箭头),突入低密度的血肿(白箭)内,血肿的内缘可见小点状高密度钙化(黑箭),提示胸主动脉管壁有粥样硬化改变

　　PAU 为粥样硬化斑块溃疡穿透内膜进入中膜,形成的囊样凸起,多见于老年人,且有广泛的主动脉粥样硬化(图 10-2-15B),合并 PAU 的 IMH 通常较局限。在没有病理评估的情况下 ULP 和 PAU 两者较难区分,一些研究使用广义的影像学术语 ULP 来涵盖此两者,另一些则根据局灶性囊样凸起发生在有粥样硬化病变的主动脉壁还是无粥样硬化病变的主动脉壁来进行区分。

　　IBP 与主动脉腔的连接非常细小,或没有可见的交通,但与主动脉分支动脉(支气管动脉、肋间动脉或腰动脉)相连,常发生在降主动脉,也被称为主动脉分支动脉撕裂或分支动脉假性动脉瘤(图 10-2-16)。根据目前的文献,IBP 似乎不增加 IMH 进展、手术干预及死亡的风险,但具有较高的血肿不完全吸收风险。较大的和与分支动脉有明显连接的 IBP,血肿不完全吸收的风险较高,并且随时间推移而增大,最终需血管内栓塞。

　　(3) IMH 的随访:IMH 的自然进程有不同的转

归,应经影像学检查密切随访,观察药物治疗后的变化。观察的重点主要是主动脉管径、ULP 大小和血肿厚度的变化等。IMH 的血肿和 ULP 可以减轻、吸收(图 10-2-17),也可逐步增大,甚至进展成为动脉瘤或典型夹层(图 10-2-18),甚至发生破裂(图 10-2-19)。应测量并记录最大主动脉直径,PAU 的直径和深度,以及血肿的最大轴向厚度等信息,帮助临床治疗决策。

3. **超声心动图** IMH 在超声心动图上的直接

征象是局部或弥漫性主动脉壁增厚,通常大于 5mm。短轴切面图像为围绕主动脉管腔的新月形或环形增厚,其管腔内缘轮廓光滑,急性期血肿为中低均质回声(图 10-2-20),慢性期为无回声。主动脉管腔内不伴有内膜片飘动,主动脉管腔与血肿之间不存在血流交通。间接征象为主动脉上的钙化灶向主动脉腔内移位大于 5mm,但也有患者初起时管壁厚度小于 5mm,可在随访中逐步增厚进而演变为 IMH。因此,发现小于 5mm 的血肿也不能完全排除 IMH 的诊断。

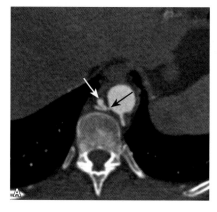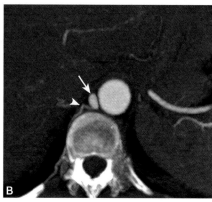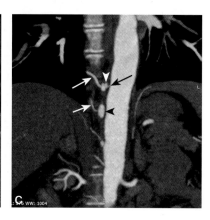

图 10-2-16 主动脉壁内血肿合并壁内血池的 CTA 表现

B 型 IMH,轴位图像(A)示胸主动脉下段右侧壁新月形低密影包绕,其内可见异常动脉瘤样高密影(白箭),与肋间动脉相连,且与主动脉管腔有极细小交通(黑箭);轴位图像(B)示主动脉穿膈层面右侧壁新月形低密影包绕,其内可见异常动脉瘤样高密影(白箭),并与右侧肋间动脉(白箭头)相交通;冠状位薄层 MIP 重建图像(C)示降主动脉穿膈层面右侧壁管壁轻度增厚,其内可见两处似动脉瘤样扩张的高密度血池影,上方一个(白箭头)与管腔有极纤细交通(黑箭),下方一个与管腔无交通(黑箭头)。上下两个血池均与肋间动脉(白箭)相连

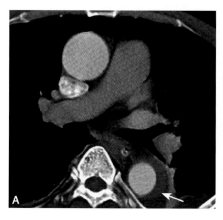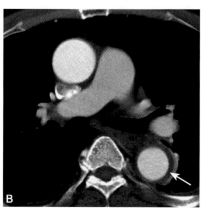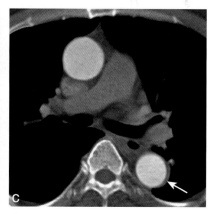

图 10-2-17 主动脉壁内血肿 CTA 随访好转表现

B 型 IMH,轴位图像(A)示胸主动脉管壁新月形低密影(白箭)包绕,血肿厚约 10mm;5 天后复查,同一层面轴位图像(B)示胸主动脉血肿(白箭)厚度较前变薄,厚约 5mm;半年后复查,同一层面轴位图像(C)示血肿几乎消失(白箭)

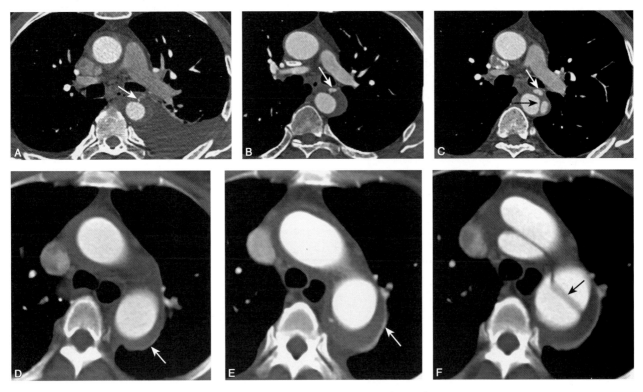

图 10-2-18　主动脉壁内血肿 CTA 随访进展表现

B 型 IMH(A~C),轴位图像(A)示胸主动脉管壁新月形低密影包绕,可见极小的溃疡样凸起(白箭),左侧中量胸膜腔积液;1 个月后复查,相近层面轴位图像(B)示胸主动脉附壁低密度血肿较前增厚,溃疡样凸起(白箭)较前明显增大。左侧胸水吸收;3 个月后复查,相近层面轴位图像(C)示溃疡样凸起较前增大(白箭),血肿变为明确的线样内膜片撕裂(黑箭)。A 型 IMH(D~F),轴位图像(D)示升主动脉及胸主动脉管壁(白箭)均可见新月形低密影包绕;1 周后复查,同一层面轴位图像(E)示胸主动脉低密度血肿影厚度较前增加(白箭);2 周后复查,同一层面轴位图像(F)示主动脉管腔内出现撕裂的线样内膜片影(黑箭)

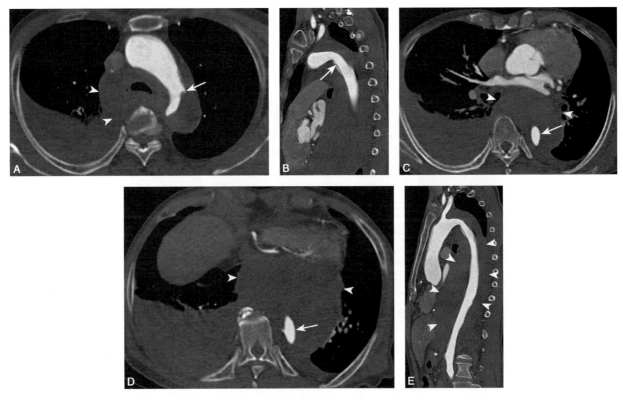

图 10-2-19　主动脉壁内血肿破裂 CTA 表现

B 型壁内血肿,轴位图像(A)示主动脉弓部层面管壁周缘低密度血肿影包绕,弓部大弯侧可见局限性溃疡样凸起(白箭),纵隔内可见血肿(白箭头),右侧中量胸水;斜矢状位 MPR 重建图像(B)示主动脉弓下壁可见造影剂外渗(白箭)呈细长条状;轴位图像(C~D)示胸主动脉周缘大量低密度血肿(白箭头)包绕压迫,致胸主动脉管腔受压狭窄变形(白箭),前方左心房及左心室亦明显受压变形;斜矢状位 MPR 重建图像(E)示主动脉弓及降主动脉弥漫性低密度管壁增厚并大量血肿影(白箭头)包绕,壁内血肿和破出的血肿不可分

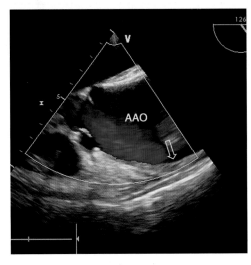

图 10-2-20　主动脉壁内血肿的超声表现
A 型壁内血肿，左室长轴切面显示，升主动脉（AAO）后壁呈新月形增厚（空心箭），内为均质中低回声，管腔轮廓光滑，无撕裂的内膜片，无假腔形成；彩色多普勒显示主动脉与血肿之间无血流交通

4. **MRI**　与 CT 相似，IMH 在 MR 轴位图像上表现为主动脉壁的新月形或环形增厚，壁厚常大于 5mm，血肿沿主动脉长轴延伸，内、外缘均光整。在黑血（自旋回波）T_1 序列中，急性期的血肿表现为等信号（氧合血红蛋白）（图 10-2-21A），随着血肿进展，其信号增高（高铁血红蛋白）。在亮血（梯度回波）T_2 序列中，急性期的血肿（小于 7d）表现为高信号，亚急性期或慢性期的血肿表现为等信号（图 10-2-21B）。3D CE MRA 可见增厚的主动脉壁无内膜断裂及强化表现。

【诊断要点】

1. **临床症状**　急性胸/背/腹部疼痛。

2. **实验室检查**　D-二聚体升高

3. **影像学检查**　首选 CT。CT 平扫表现为主动脉壁新月形或环形的略高密度增厚影，伴或不伴钙化内移。CT 增强扫描可见主动脉壁周缘新月形或环形低密度增厚影，可伴或不伴溃疡样凸起/穿透性溃疡或壁内血池征象。

【鉴别诊断】

1. **大动脉炎**　详见本章第六节。主动脉管壁增厚的疾病除了 IMH，最常见的是大动脉炎。大动脉炎临床表现常无急性胸痛，实验室检查可有红细胞沉降率和 C 反应蛋白水平升高，以及风湿免疫相关指标异常。因为是管壁的炎症，大动脉炎在影像学上可表现为管壁均匀的环形增厚，这与 IMH 更多见管壁的新月形增厚不同。CT 平扫上 IMH 的主动脉壁增厚可呈现高密度或略高密度，这一特异性征象也可与大动脉炎鉴别。另外，大动脉炎最常累及主动脉颈部分支致环形增厚，而 IMH 几乎不累及颈动脉。FDG-PET 检查大动脉炎可见炎性增厚的主动脉管壁呈弥漫性 FDG 高摄取，可用于诊断并监测大动脉炎的治疗反应。

2. **主动脉夹层**　详见前述。IMH 的症状和危险因素与主动脉夹层相似，临床也可表现为急性胸部和/或背部疼痛。影像学检查可明确区分典型夹层和 IMH。主动脉夹层与壁内血肿的 CT 征象主要区别在于：主动脉管腔被线样内膜片分为明确的真、假两腔，有明确的破口。主动脉夹层血栓化的假腔虽然也表现为管壁一侧的低密度影，但通常厚度要明显大于 IMH 的血肿厚度，且破口也较大。

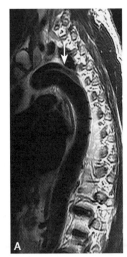 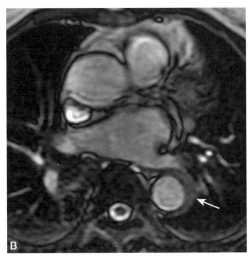

图 10-2-21　主动脉壁内血肿的 MRI 表现
A 型壁内血肿，矢状位 T_1WI 图像（A）示主动脉弓和降主动脉管腔内呈流空低信号，弓部上缘附壁血肿呈等信号（白箭），血肿内缘光滑，可见等信号的动脉中膜；B 型壁内血肿，亮血序列轴位图像（B）示胸主动脉管壁新月形等信号的血肿影（白箭）包绕

3. **穿透性主动脉溃疡（PAU）**　详见后述。PAU 起自粥样硬化的主动脉节段，溃疡穿透内弹力膜进入中膜，常呈囊状动脉瘤的形态凸出管壁，凸出管壁的 PAU 与 IMH 形态和影像学表现完全不同，鉴别不难。因 PAU 常合并局限性壁内血肿，应与 IMH 鉴别。PAU 合并的壁内血肿通常局限在邻近的主动脉，而 IMH 的血肿累及范围通常更长。PAU 不凸出管壁时则应与 IMH 合并的溃疡样凸起（ULP）相鉴别。常见于初始 CT 检查，而 ULP 则被认为代表后续影像观察中出现的新内膜中断，通常不与粥样硬化斑块相关。在没有病理的情形下，PAU 可能与 ULP 无法区分，这导致在临床应用时两个概念常常被混为一谈。

【小结】

IMH 的发病机制仍存在争议，越来越多的证据表明 IMH 与微内膜撕裂有关。影像学检查尤其是 CT 和 MRI 具诊断价值，可明确显示新月形或环形的管壁增厚和 ULP 或 PAU 的合并存在。影像学报告应提示影响预后的征象，包括 Stanford 分型，最大主动脉直径，血肿厚度和 ULP 或 PAU 的存在。总体而言，IMH 患者的长期预后优于主动脉夹层。

急性 IMH 的治疗与主动脉夹层相似。A 型 IMH 往往可发展为严重并发症（夹层或破裂）甚至死亡，因此多数 A 型 IMH 需要进行紧急手术（诊断后 <24h）。急诊手术适用于心包积液、主动脉周围血肿或合并大动脉瘤的复杂病例。而对于老年患者，或主动脉扩张 <50mm、IMH 厚度 <11mm 的情况，应先采用药物保守治疗并密切监测病变进展。B 型 IMH 进展为并发症的频率较低，并且经常能完全吸收。最初应采用药物治疗。血管内介入治疗（TEVAR）或外科手术与 B 型 AD 具有相同的适应证。有主动脉扩张或 ULP 的患者应密切随访，如果症状持续或再次出现，或者观察到进行性主动脉扩张，则应积极干预。急性期 TEVAR 干预的指征是药物治疗后，IMH 仍然扩大，并且 CT 增强扫描发现内膜撕裂破坏。

三、穿透性主动脉溃疡

【概述】

1. **定义**　穿透性主动脉溃疡（penetrating aortic ulcer，PAU）定义为主动脉粥样硬化斑块的溃疡穿透内弹力膜进入中膜。PAU 占所有 AAS 的 2%~7%。溃疡的进展可能导致 IMH、假性动脉瘤，甚至主动脉

破裂或急性 AD。该病变自然病程的特征是进行性主动脉扩张形成囊状或梭形动脉瘤。PAU 可能是多个，并且凸出的大小和深度可能变化很大。

2. **病因、发病机制**　PAU 常在胸主动脉广泛动脉粥样硬化的情况下发生。最初，严重动脉粥样硬化导致出现粥样硬化性溃疡，此时通常无症状且病变局限于内膜层。随着溃疡进展，它穿透内弹力膜进入中膜，形成 PAU。如果主动脉滋养血管受到侵蚀，PAU 可在邻近主动脉壁内形成 IMH。慢性粥样硬化病变继发的中膜纤维化可阻止血肿的扩展，但某些情况下 IMH 可能会扩张形成夹层。主动脉瘤和夹层均有破裂的可能。PAU 破裂的发生率高于夹层，为 38%~42%。

3. **流行病学特**　PAU 的实际发病率仍未知，约占所有 AAS 的 2%~7%。PAU 通常被认为是老年人的疾病，患者年龄平均在 75 岁左右。患者常有动脉粥样硬化病史、高血压、吸烟史、或其他心血管疾病危险因素。PAU 最好发的位置是降胸主动脉（B 型）中下段，其次为腹主动脉。主动脉弓部 PAU 少见，升主动脉受累很罕见，但 PAU 在升主动脉段进展更快（A 型）。

【临床特点】

1. **病史及症状、体征**　PAU 可能是无症状的，也可能类似于 AD。多表现为胸背部疼痛，可放散至左侧锁骨区域，也可表现为腹痛，但腹部无明显压痛点。患者多伴有高血压，伴或不伴血流动力学不稳定，但很少有脏器或肢体缺血的表现。其他伴随症状可能有声音嘶哑、晕厥等。在没有严重进行性扩张的情况下，PAU 自发破裂少见，但有症状的患者并发症的风险很高。预测 PAU 破裂的高危因素包括：复发性或难治性疼痛、血流动力学不稳定、主动脉周围出血、显著的进行性胸腔积液、伴随 IMH，以及巨大溃疡。在严格控制血压、心率的基础上，如果出现 IMH 的增厚、胸痛再发、有休克前兆、胸腔积液（血）增多需积极手术干预。

2. **心电图、实验室和其他辅助检查**　PAU 最常见的心动图异常为高血压导致的左心室肥厚的表现。实验室检查通常无特殊。

【影像检查技术与优选】

1. **CT**　CT 平扫时，可能可以见到主动脉局限性扩张的轮廓。CT 增强扫描，包括轴位和多平面重组图像，是诊断 PAU 的首选影像检查技术。轴位图像是 PAU 诊断的基础，三维重建图像则可从不同方

向观察瘤颈及瘤体,病变显示更清楚。VR重建图像可直接观察血管的全貌,但不能很好地显示合并的IMH。PAU常和IMH共存,两者可互为关联。CT对于主动脉病变的诊断几乎有100%的敏感度和特异度。通过前瞻性或回顾性心电门控技术采集图像可以避免心脏搏动引起的升主动脉根部的运动伪影,提高诊断准确性。心电门控技术结合管电流调制技术,可以减少辐射剂量。回顾性心电门控技术扫描,还可用于瓣膜和功能的评估。

2. **超声心动图** TTE可以经常为AAS的诊断提供线索。常规二维超声可观测腹主动脉内径、血管形态、有无凸起、管腔内有无内膜片回声及斑块的位置及回声、管壁厚度等。彩色多普勒超声可探查瘤腔内血流充盈情况及血流方向。此外,TTE还能够提供主动脉根部、主动脉瓣关闭不全、心包积液、局部室壁运动异常以及左心室和右心室功能的快速信息。TEE则能够提供床边和术中心脏功能的信息且无需造影剂,尤其适用于机械瓣或心脏起搏器植入的患者。除了提供良好的胸主动脉视图外,TEE还可以对主动脉瓣功能,左心室功能进行评估。但该检查为有创检查,需要镇静、检测心率、血氧饱和度及血压,和由经验丰富的医生操作。目前也有利用超声声学造影检查诊断主动脉病变,可明显提高图像的对比分辨率,提高诊断准确性。

3. **MRI** MRI可以对主动脉疾病进行全面的研究,提供形态学,功能和生化信息。MRI技术的进步,比如实施更快的梯度、更新的序列和超快的MR血管造影,已经使该项检查成为主动脉疾病成像的重要方式。MRA可以在有或没有注射造影剂的情况下进行,并且显示与CTA相似的发现。黑血序列能很好显示主动脉壁组织,亮血序列能较好显示管腔,对比增强MRA允许快速采集得到血管

的高分辨率、高对比度的三维数据。MRI在鉴别壁内血肿、动脉粥样硬化斑块,以及腔内血栓方面优于CT,并且允许动态成像而没有电离辐射,可以作为主动脉病变随访和非急性主动脉病变诊断的首选检查。与CT相比,MRI对于PAU的潜在缺点是它无法显示经常伴随PAU的内膜钙化的移位。另外扫描时间过长,限制了其在重症患者的临床应用,以及对于某些植入金属器械(如心脏起搏器)的患者禁用。

【影像学表现】

1. **CT** CT平扫可以显示局限性凸起的PAU轮廓,包括凸起壁的钙化。CT增强扫描可见主动脉管壁的局限性囊样凸起(图10-2-22A),大小不等,多见于降胸主动脉,弓部也是好发部位(图10-2-22B)。瘤体边缘可规则,也可因多个溃疡凸起融合而呈现不规则外形(图10-2-22C)。瘤体与正常管壁的夹角最少一侧为锐角。PAU可单发,也可多发(图10-2-22D)。CT所见PAU的深度及直径是预测其预后的指标,若深度超过10mm(图10-2-22E)及直径>20mm则提示有可能进展为IMH、主动脉夹层或发生破裂。PAU通常伴有广泛的主动脉粥样硬化(图10-2-22F)。PAU常合并邻近主动脉的IMH,表现为PAU两侧局限性的增厚的低密度血肿影(图10-2-22G,H)。

2. **MRI** 黑血序列可显示主动脉壁的局限性凸起,并邻近管壁合并的壁内血肿形成。MRA特别适用于显示主动脉壁弥漫性粥样硬化背景下的溃疡。PAU在对比增强MRA图像上表现为主动脉管壁边缘造影剂充盈的囊状突起(图10-2-23)。对于需要多次随访观察的PAU,MRI优于CTA检查,可以很好地记录疾病的进展。虽然PAU有发展为进行性瘤样扩张并增大的倾向,但进展通常很慢。

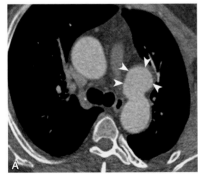
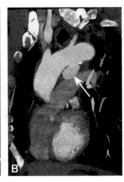
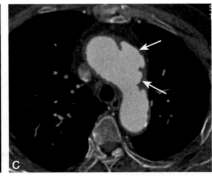
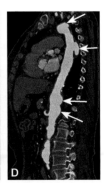

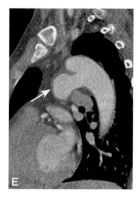
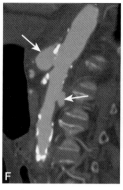
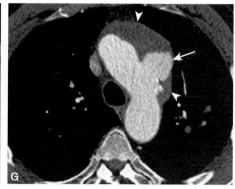
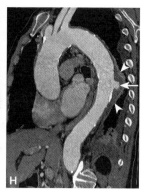

图 10-2-22 穿透性主动脉溃疡 CTA 表现

主动脉峡部 PAU,轴位图像(A)示主动脉峡部管壁局限性向左前的瘤样凸起(白箭头),瘤体壁光整,瘤腔与主动脉管腔相通;主动脉弓部 PAU,斜冠状位薄层 MIP 重建图像(B)示主动脉弓下壁局限性向下瘤样凸起(白箭),瘤体壁光整,瘤腔与主动脉管腔相通,瘤体两侧与管腔成锐角;主动脉弓部 PAU,轴位图像(C)示主动脉弓大弯侧管壁局限性向外不规则瘤样凸起(白箭),未凸起的弓部大弯侧管壁可见钙化;降主动脉多发 PAU,斜矢状位 MPR 重建图像(D)示胸、腹主动脉多发局限性瘤样凸起(白箭),降主动脉管壁可见不规则增厚、钙化等粥样硬化改变;主动脉峡部 PAU,斜矢状位 MPR 重建图像(E)示主动脉峡部管壁向前局限性瘤样凸起(白箭),可见略窄的瘤颈和较深的瘤体(白箭),瘤体直径 22mm,深径 29mm,瘤颈 13mm;腹主动脉多发 PAU,斜矢状位薄层 MIP 重建图像(F)示腹主动脉管壁弥漫性钙化,管壁两侧可见局限性大小不等的瘤样凸起(白箭),瘤体壁一侧或两侧与腹主动脉管壁成锐角;主动脉弓部 PAU,轴位图像(G)示主动脉弓大弯侧管壁局限性向外瘤样凸起(白箭),瘤腔与主动脉管腔相通,瘤体两侧可见局限性低密度增厚的血肿影(白箭头)并存;降胸主动脉 PAU,斜矢状位薄层 MIP 重建图像(H)示降胸主动脉中段后侧壁局限性瘤样凸起(白箭),瘤腔与主动脉管腔相通,瘤体两侧可见局限性低密度增厚的血肿影(白箭头)并存

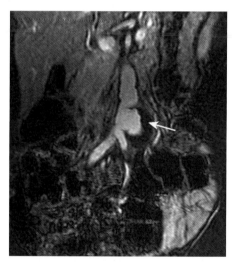

图 10-2-23 穿透性主动脉溃疡 MRA 表现

腹主动脉 PAU,动态增强 MRA 冠状位图像示腹主动脉下端管壁局限性向左侧瘤样凸起(白箭),与主动脉管腔相通,瘤体壁光整,瘤体内可见低信号血肿形成;腹主动脉余段弥漫性粥样硬化改变

3. 超声心动图 TTE 使用方便、快捷,可用于急诊心脏及主动脉疾病检查,可显示主动脉壁的局限性无回声突起,彩色多普勒可以显示其内血流。TEE 可显示 PAU 具有锯齿状边缘的火山口样溃疡,主动脉管壁通常存在广泛的粥样硬化斑块。TEE 可提供良好的主动脉壁图像,有助于评估动脉粥样硬化性溃疡穿透中膜甚至外膜的深度。

【诊断要点】

1. PAU 多见于老年患者,常合并有高血压。

2. 通常无症状,或表现为急性胸痛,病变多位于降胸主动脉。

3. 影像学检查可显示主动脉广泛粥样硬化基础上的局灶性管壁囊样突起,可伴或不伴 IMH。

【鉴别诊断】

1. 主动脉壁内血肿(IMH) 详见本章第二节。IMH 与 PAU 两者临床表现相似,且 PAU 常合并 IMH,而 IMH 也可合并溃疡样突起或 PAU,有时较难鉴别。IMH 的血肿通常较为长段弥漫,且厚度小于 PAU 合并的局限性 IMH 厚度,常可见小的溃疡样凸起或 PAU 合并存在,但都凸向血肿内却不超出血管壁;而 PAU 多见于老年人,主动脉管壁可见弥漫性粥样硬化改变,PAU 凸出管壁,常合并邻近主动脉的 IMH,但大多局限在 PAU 两侧。

2. 假性动脉瘤 详见本章第二节。通常继发于钝性外伤,临床少见;也可继发于主动脉感染和穿透性溃疡破裂。假性动脉瘤与 PAU 的本质区别是凸起的瘤腔是血肿而非管腔,瘤壁是包裹血肿的纤维结缔组织而不是真正的管壁,而 PAU 凸起的管壁是主动脉管壁。CT 图像上,破裂口较小时瘤腔密度低于主动脉管腔密度,周缘可有低密度血肿形成。瘤腔长段紧贴主动脉,与两侧正常主动脉管壁的夹角均为锐角,并可压迫局部主动脉致凹陷狭窄。PAU 与正常管壁的夹角虽然也多呈锐角,但瘤体不压迫局部主动脉,也不与管壁大段紧贴。

3. 动脉粥样硬化溃疡 在广泛粥样硬化斑块

的基础上,为斑块内的小凹陷,局限于管壁的斑块内,不凸出管壁,多无症状。

【小结】

PAU 是溃疡性动脉粥样硬化病变穿透内弹力膜进入中膜,并且与主动脉壁内血肿形成有关。影像学检查 PAU 表现为管壁局限性囊样凸起,降胸主动脉多见。PAU 有缓慢进展并破裂的风险,须长期随访。有研究提出,直径 > 20mm 或瘤颈 > 10mm 的无症状 PAU 代表疾病进展的较高风险,可能是早期干预的征象。对于 PAU 患者,尚无随机对照研究比较外科手术和腔内介入治疗的效果,治疗的选择通常基于临床表现、解剖学特征和并发症。但由于 PAU 病变局限、患者年龄通常较大,支架植入比外科手术可能更为适宜,也正被越来越多地应用且效果良好。

四、主动脉假性动脉瘤

【概述】

1. 定义与诊断标准 主动脉假性动脉瘤(aortic pseudoaneurysm)定义为主动脉管壁全层破坏导致的破裂扩张,渗出的血液仅由周围结缔组织包裹形成假性瘤体。当主动脉假性动脉瘤的压力超过周围包裹的纤维组织的最大耐受张力时,可发生致命的破裂。随着假性动脉瘤体积的逐步增大,可出现其他威胁生命的并发症,包括瘘的形成和对周围结构的压迫或侵蚀。

2. 病因、发病机制 主动脉假性动脉瘤的发病机制现认为是主动脉因某种因素的作用发生破裂出血继而被周围的软组织包绕形成的局部血肿,血肿可逐步形成由纤维结缔组织为囊壁的含血囊腔。导致主动脉假性动脉瘤的因素包括创伤(外伤、手术)、感染、动脉粥样硬化穿透性溃疡、自身免疫性疾病(如白塞综合征)和动脉壁先天性发育不良等。如常见的主动脉峡部的假性动脉瘤通常继发于胸部钝性创伤,这是由于机动车事故、坠落和运动损伤等导致的快速运动过程中的突然减速的结果。医源性病因主要是因主动脉外科及基于导管的介入手术造成的。上述各种原因导致主动脉管壁全层破裂,血液通过破口进入周围组织并被包裹在主动脉周围形成局限性血肿,即假性动脉瘤。瘤体与母血管之间常有一个破口相通,但也可有数个破口,破口一般较小。病理上,假性动脉瘤的腔内为凝血块、血栓及血液,其瘤壁无正常动脉壁的内膜、中层及外膜三层结构,而完全由纤维结缔组织构成。

【临床特点】

1. 临床表现 主动脉假性动脉瘤常有外伤病史,但非外伤性假性动脉瘤越来越多地被检出。大多数患者在情绪激动或用力时,突发后背或胸部撕裂样剧烈疼痛起病,急性期使用普通止痛药物疼痛不能缓解。随后可出现声音嘶哑、干咳或咯痰带血丝。也有患者以突发大咯血、休克急诊入院,或以渐进性呼吸困难起病。偶有患者无特殊症状、偶然发现有胸部阴影而就诊。当为感染所致假性动脉瘤时,胸痛症状可合并反复发热,发作时可伴有呕吐。

2. 体征 外伤性假性动脉瘤查体时肺部听诊常可闻及呼吸音降低,测血压可不稳,腹主动脉假性动脉瘤体检时可发现腹部搏动性包块。感染性假性动脉瘤患者可无明显阳性体征,也可有单侧或双侧胸腔积液的体征,部分患者可有血压增高。当瘤体增大,患者可出现假性动脉瘤压迫周围脏器的体征,如 Horner 综合征、上腔静脉阻塞综合征、喉返神经受压的体征等。

3. 实验室检查 感染性假性动脉瘤时,实验室检查可出现白细胞增多,细胞学检查则可检测到致感染的相关病原菌。

【影像检查技术与优选】

1. X 线胸片 胸部 X 线正侧位片仅可显示中后纵隔占位性病变,与降胸主动脉关系密切,表现与真性动脉瘤、主动脉夹层以及纵隔肿瘤相似,不能做出定性诊断。

2. CT CT 具有扫描速度快,覆盖范围广,图像分辨率高,后处理功能强等优点,短时屏气即可完成主动脉全程的扫描,非常适用于主动脉急诊病变的检查。CT 轴位图像结合多种重建图像能够提供假性动脉瘤的瘤体、破口大小、有无血栓形成及其相邻组织解剖结构变化等情况,尤其是三维重建图像可以任意角度和方位旋转显示破口的位置和大小,为临床制订合理治疗方案提供重要的信息。

3. 超声心动图 超声心动图亦可用于本病的检查。常规 TTE 检查能够无创、准确地显示升主动脉、主动脉弓、降主动脉各部分,可明确假性主动脉瘤部位、破口、范围、形态、大小,并和真性动脉瘤相鉴别,还可判断瘤体内是否有血栓,以及瘤体对邻近器官的压迫和对血流动力学的影响,在假性主动脉瘤的诊断中具有重要的价值。同时,TTE 很容易排除心肌梗死,有利于假性动脉瘤的鉴别诊断。但 TTE 最大的限度是难以清楚显示降胸主动脉及其病变。TEE虽可较清楚显示胸降主动脉及其病变,但是其视野小、空间分辨率和软组织对比度均不高,亦属有创技术,其临床应用价值有限,尤其在紧急的状况下。

4. MRI　MRI为无创伤、无射线的影像学技术,可直接行任意方向切面扫描,软组织对比度最好,空间分辨率较高,十分有利于主动脉假性动脉瘤的显示。MRI对主动脉假性动脉瘤的破口显示极佳,诊断准确率可达100%,GRE电影动态观察可清楚显示经狭颈破口向瘤腔内喷射的血流信号,同时主动脉旁巨大肿块,内可见不均质的流空信号,均提示假性动脉瘤。因此,对于主动脉假性动脉瘤的影像定

性诊断,MRI优于CT或动脉造影,并可避免碘过敏和有创检查的风险,是主动脉假性动脉瘤有效的无创检查方法。

【影像学表现】

1. X线胸片　胸部X线正侧位平片可以作为筛选检查,可见相应部位的占位,如胸主动脉假性动脉瘤表现为中后纵隔占位性病变,且病灶与主动脉关系密切,但其表现与真性动脉瘤、主动脉夹层以及纵隔肿瘤相似,不能做出定性诊断。

2. CT　受到解剖特性的影响,外伤导致的假性动脉瘤通常好发于主动脉峡部和升主动脉根部,尤其是峡部(图10-2-24A)更多见。感染所致的假性

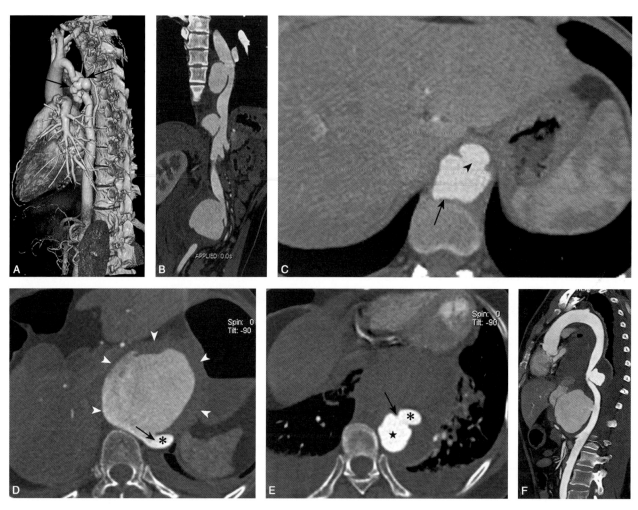

图10-2-24　假性动脉瘤CTA表现

外伤性主动脉假性动脉瘤,VR彩色重建图像(A)示主动脉峡部不规则多发假性动脉瘤形成(黑箭);真菌性主动脉假性动脉瘤,冠状位MPR重建图像(B)示降主动脉多发假性动脉瘤形成,从上至下分别位于降胸主动脉、主动脉穿膈层面和腹主动脉。瘤腔大小形态不一,均可见明确的破口与主动脉相交通。所有瘤体与主动脉管壁的夹角均为锐角;感染性主动脉假性动脉瘤,轴位图像(C)示主动脉管壁螺旋中断,破口(黑箭头)处造影剂(血液)外渗形成不规则瘤体(黑箭);感染性主动脉假性动脉瘤,轴位图像(D)示腹主动脉(*)右侧壁破裂(黑箭),假性动脉瘤瘤体(白箭头)较大,密度明显低于主动脉管腔并周缘低密度血栓形成;感染性主动脉假性动脉瘤,轴位图像(E)示降胸主动脉(*)后壁连续中断,破口(黑箭)处造影剂(血液)外渗形成假性动脉瘤(★),瘤体较小,瘤腔密度与主动脉管腔相同;感染性主动脉假性动脉瘤,斜矢状位薄层MIP重建图像(F)示降主动脉两处假性动脉瘤形成,瘤体均长段紧贴主动脉,并压迫致局部主动脉段凹陷狭窄,瘤体与两侧主动脉管壁均呈锐角

动脉瘤可发生在主动脉任何部位,且一般为多发(图10-2-24B),CT增强扫描轴位和重建图像可显示主动脉管壁连续中断处的破口,造影剂(血液)外溢在局部旁侧形成球形或不规则形的瘤体(图10-2-24C),周缘常可见血栓形成。瘤体较大时密度通常低于主动脉管腔密度(图10-2-24D),但破口较大或瘤体较小时瘤腔可与管腔密度相同(图10-2-24E)。因是外渗的血液被纤维组织包裹形成的瘤腔,瘤体可如同占位病变长段紧贴压迫局部主动脉,致主动脉受压凹陷甚至轻度狭窄(图10-2-24F)。瘤体通常与相邻两侧主动脉管壁均呈锐角,但当瘤体较小时则至少一侧与管壁呈锐角。

3. **超声心动图** 假性动脉瘤的超声表现为病变动脉旁的异常无回声或混合性回声区,其边界清晰,瘤壁厚薄不均,无动脉壁的各层结构,部分由动脉壁的内膜、血凝块及周围纤维组织构成,瘤体内部可见大量浮动的点状中强回声或似"云雾状"回声,壁上附着低强回声(血栓),瘤体与动脉相通,局部动脉壁连续中断,一般通道口较狭小,故瘤体内血流速度缓慢,易形成血栓。彩色多普勒血流显像可显示动脉内血流信号无明显变化,瘤体内血流缓慢、紊乱,或呈涡流,破口处可见五彩镶嵌的血流。频谱多普勒扫查瘤体内呈涡流频谱,而破裂口由于是血流进出瘤体的共同通道,血管进入瘤体的血流和瘤体流回血管的血流均由此通过,所以可见收缩期血流自血管进入瘤体内,舒张期可见血流由瘤体内反流入血管内,呈正、负双向分流,由于此种血流频谱在整个收缩期及舒张期均持续存在,故称为"双期双向"血流频谱。

4. **MRI** 假性动脉瘤的典型MRI表现:位于主动脉旁层状不均匀中等信号或中等度高信号的较大占位性病变,其外缘形状不规则,内部多有偏心小囊腔、内壁光滑,经裂隙状破口与主动脉相通。这些征象具有较高的特异性,很容易做出假性动脉瘤的诊断和鉴别诊断。假性动脉瘤在SE脉冲序列收缩期T_1WI加权像上呈低信号,舒张期图像上为略低信号,瘤壁较厚。在SE脉冲序列T_1WI加权像上瘤壁呈层状不均匀中等信号或中等略高信号,而在GRE电影图像上呈较低信号。有瘤腔者MRI均可显示裂隙状破口,以及经破口向瘤腔内喷射的血流信号。瘤体在SE脉冲序列T_1WI加权像上呈均匀中等信号-中等高信号,电影图像上为较低信号。造影增强后假性动脉瘤可呈现轻-中度不均匀强化。当瘤体较大时,可见直接压迫局部降主动脉,使之轻微变

形;或压迫邻近气管、食管、肺动脉使之变形移位;亦可侵蚀邻近脊柱,产生局限性骨质缺损。

【诊断要点】

1. 明确的外伤史,特定的好发部位如主动脉弓降移行部(峡部);感染史,多见于年轻人,为多发病灶。主动脉破裂时患者常表现为突发剧烈疼痛,少数患者可出现失血性休克症状;病情稳定后则可出现瘤体较大产生的压迫症状。

2. **查体** 外伤患者肺部听诊常可闻及呼吸音降低,测血压可不稳。腹主动脉假性动脉瘤查体可触及腹部搏动性包块。

3. **影像学检查可明确诊断** 超声、CTA、MRI均等可明确显示假性动脉瘤破口的位置、大小,局部瘤体的大小及血栓等。通常假性动脉瘤瘤体紧贴主动脉管壁,与两侧管壁多呈锐角,并压迫相邻的主动脉管壁致凹陷。瘤体内血流缓慢或密度低于主动脉管腔。

【鉴别诊断】

1. **主动脉真性动脉瘤** 真性主动脉瘤的瘤体为主动脉腔的延续呈瘤样扩张,瘤壁与主动脉壁相延续。假性动脉瘤的瘤体显示为主动脉壁旁的血肿,瘤壁与主动脉壁不相延续,瘤体常对主动脉真腔有压迫而致其狭窄。

2. **穿透性溃疡** 穿透性溃疡是主动脉管壁形成的局限性突起,其穿透内膜到达中膜,CT表现为平扫类似血肿密度,增强穿透内膜进入管壁,或表现为管壁的局限性外凸。

【小结】

主动脉假性动脉瘤并非是真正意义的动脉瘤,实属主动脉破裂,局部形成血肿机化所致,其瘤壁仅由纤维结缔组织构成,而不具备正常动脉壁结构,瘤体血流通过破口与母体主动脉相通,中央部分在高压血流冲击下逐渐腔化,最终发展成破口小、瘤腔大的囊性肿块。其最常见的发生部位是主动脉弓与降主动脉交界的主动脉峡部。

通常主动脉假性动脉瘤主要位于胸降主动脉的一侧,邻近主动脉的壁均有不同程度增厚,局部主动脉轮廓外见与主动脉表现相似的瘤样占位。当瘤体较大时,可直接压迫局部主动脉,使之受压变形,或压迫邻近气管、食管、肺动脉使之移位;少见侵蚀邻近脊柱,产生局限性骨质缺损。

主动脉疾病诊断主要依赖于影像学检查。其中CTA检查快速、全面,且具备强大的后处理功能等优点,非常适宜于主动脉假性动脉瘤的检查。CT轴位

图像结合多种重建图像能够提供假性动脉瘤的瘤体形态、破口大小、有无血栓形成及其相邻组织解剖结构变化等情况,为临床制订合理治疗方案提供重要的信息,且通过三维后处理可以任意角度和任意方位旋转显示破口的位置和大小。轴位图像是诊断和各种图像后处理的基础,各种图像后处理方法是对轴位图像的有力补充,弥补了轴位图像对病变三维空间关系显示的不足。

五、主动脉瘤自发破裂

详见本章第三节。

六、创伤性主动脉损伤

【概述】

1. **定义与诊断标准** 钝性创伤性主动脉损伤(traumatic aortic injury,TAI)最常发生的原因是由于正面或侧面撞击造成的突然减速(通常是在高速机动车事故中或从高处坠落),导致主动脉管壁局限性撕裂或壁内血肿形成,更严重的损伤则可导致血管壁直接破裂,常可致迅速死亡。根据指南,现已按照损伤的不同程度及表现提出了主动脉损伤的分型:Ⅰ型(内膜撕裂),Ⅱ型(壁内血肿),Ⅲ型(假性动脉瘤)和Ⅳ型(破裂)。

2. **病因、发病机制** TAI 最常发生的原因是由于正面或侧面撞击造成的突然减速,通常是在高速机动车事故中或从高处坠落。快速减速导致主动脉的相对固定部分(例如主动脉根部或动脉韧带或膈膜附近)的扭转和剪切力。纵隔的压迫和向上推力,突然的血压升高以及脊柱上主动脉的拉伸的组合也可以解释损伤的发病机制。主动脉创伤最常位于主动脉峡部及根窦结合部。

3. **流行病学特点** 近年来,我国胸腹部大血管损伤的发生率有上升趋势,其中交通发展、社会治安是其主要原因。继脑损伤后,TAI 是钝性创伤患者中第二大常见死亡原因,现场死亡可能超过 80%。创伤性主动脉损伤大多数发生于胸主动脉,而大约 90% 的胸主动脉损伤发生在主动脉峡部,因升主动脉、主动脉弓相对游离,当发生不同方式的钝性损伤时,由于应力的变化,容易发生相对固定与游离交接处的主动脉峡部的破裂及其他损伤。TAI 常常伴有主动脉瓣的撕裂、心脏的挫伤或破裂、冠状动脉撕裂和/或心包积血致心包压塞。此外,约 7%~8% 的损伤位于升主动脉根部,仅有近 2% 的损伤病例发生在降主动脉穿膈处,其中的 10% 可同时伴有膈肌撕裂,这是因为降主动脉周围有筋膜组织、动脉韧带、肋间

动脉及胸膜壁层使之固定的缘故。纵隔扩大、低血压<90mmHg、长骨骨折、肺挫伤、左肩胛骨骨折、血胸、骨盆骨折是 TAI 的预测因子。

【临床特点】

主动脉损伤占全身血管损伤的比例较低,但这类血管损伤伤情严重,多伴有重度失血性休克,且常合并胸腹内脏器损伤或全身多发伤(伴有颅脑损伤的胸腹部大血管损伤),除因意识障碍而掩盖体征外,颅内高压时可使血压升高,导致失血性休克不明显或程度较轻,具有诊治困难、病死率高的特点。

胸主动脉损伤常见有失血性休克、血胸、胸痛和呼吸困难等。常合并肋骨及脊柱骨折、肺挫伤、颅脑损伤、腹腔内脏损伤、食管和心脏损伤而出现相应的临床表现,常可掩盖潜在性胸主动脉损伤的表现。

腹主动脉损伤常伴有严重的失血性休克、腹腔积血、腹膜刺激征。有时腹腔大血管损伤所致腹膜后血肿可以是隐形的,腹腔内积血少,典型病例是腰背部的刀刺,此类患者由于后腹膜血肿的存在,可表现为腰背痛及肠麻痹。

【影像检查技术与优选】

1. **X 线胸片** X 线胸片可作为胸主动脉段损伤的初步筛选检查手段,当有上纵隔增宽、主动脉结构模糊时,要高度怀疑,需进一步检查。

2. **CT** 急诊 CT 扫描速度快,尤其适用于创伤性主动脉损伤的检查,诊断 TAI 的敏感性和特异性接近 100%。在检出主动脉损伤如假性动脉瘤、内膜片撕裂或血栓形成等的同时,CT 还可发现与 TAI 相关的其他征象包括纵隔血肿,血胸等,并同时一站式显示其他器官(脑、内脏、骨骼等)的创伤性征象。CT 还可对需要进行腔内介入(TEVAR)治疗的患者图像进行至关重要的三维重建,指导手术方案的制订。CT 目前被认为是 TEVAR 术后患者随访的标准成像模式,但对于年龄较小的 TAI 患者,应考虑 X 线辐射损伤和含碘造影剂对肾脏的损害。

3. **超声心动图** TEE 可以在床边或手术室中快速进行,对 TAI 的诊断敏感性可达到 100%,检测主动脉壁损伤的特异性高达 98%,对于具有亚外膜损伤的 TAI,敏感性为 91%,特异性可达 100%。尽管有这样优异的诊断结果,TEE 因其有创性在临床的应用受到限制,在评估相关的胸部或腹部损伤方面的价值也很有限。

4. **MRI** MRI 虽然无辐射,无需造影剂也能很好地显示主动脉及其分支血管的情况,但因成像时间长,严重限制了 MRI 在创伤性主动脉损伤等急重症患者的应用。另外,创伤患者多携带一些维持生

命的电子仪器等,也不适宜 MRI 检查。对于年龄较小的 TAI 患者的 TEVAR 术后随访,应考虑 X 线辐射和含碘造影剂对肾脏的损害,当使用 MRI 兼容的支架移植物时,可选择 MRI 作为术后监测随访的最佳替代检查方法,检测有无内漏、假性动脉瘤和支架移植材料相关的并发症。

【影像学表现】

1. 胸部 X 线　主动脉大范围损伤时胸部 X 线可显示纵隔增宽,纵隔/胸部>0.25。主动脉弓部有损伤如假性动脉瘤时可显示轮廓模糊,主动脉结消失(图 10-2-25)。肠外还可见左侧胸膜顶帽征,左主支气管凹陷,主肺动脉窗密度增高,胸廓骨性组织骨折等并发征象。

2. CT

(1)创伤性主动脉内膜损伤(TAI-Ⅰ型):最常见的是主动脉峡部或弓部主动脉管腔内见到断裂并凸向管腔内的短线样低密度影(图 10-2-26A、B),一

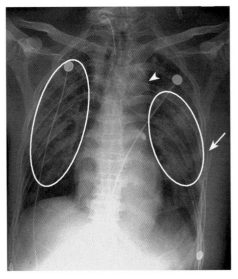

图 10-2-25　主动脉损伤的 X 线表现

车祸伤致主动脉峡部假性动脉瘤,胸部 X 线正位片示主动脉结边缘略模糊(白箭头),双侧肺野内大片密度增高影(圆圈),提示创伤性肺炎,左侧多发肋骨骨折(白箭)

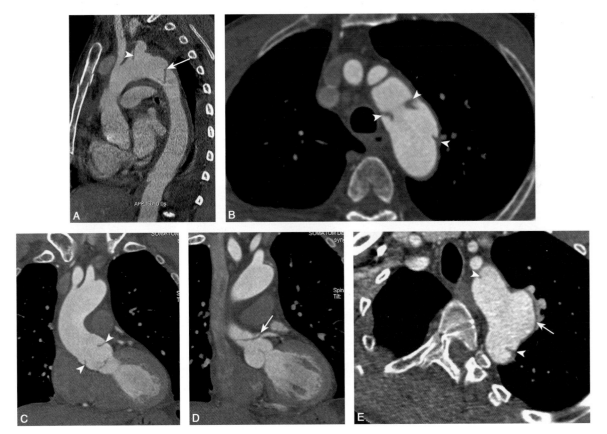

图 10-2-26　创伤性主动脉内膜损伤的 CTA 表现

车祸伤,斜矢状位 MPR 重建图像(A)示主动脉弓部(白箭头)及峡部(白箭)均可见局限性短线样低密影凸向管腔内,提示管壁内膜损伤撕裂;车祸伤,轴位图像(B)示主动脉弓部多个短线样低密影凸向管腔内(白箭头),提示管壁内膜损伤撕裂;车祸伤,斜冠状位 MPR 重建图像(C)示升主动脉根窦部短线样低密影凸向管腔内(白箭头),提示管壁内膜损伤撕裂;高空坠落伤,斜冠状位 MPR 重建图像(D)示升主动脉根窦部短线样低密影延伸至左冠状动脉开口(白箭),提示主动脉内膜损伤撕裂累及冠状动脉;车祸伤,轴位图像(E)示主动脉弓部短线样低密影凸向管腔内(白箭头),并弓部大弯侧管壁局限性向外瘤样扩张(白箭),提示管壁内膜损伤撕裂合并动脉瘤形成

般较为局限,局部管腔可局限性扩张。主动脉根窦部也是创伤后管壁撕裂损伤的好发部位(图10-2-26C),虽然内膜较局限,但极易撕裂累及冠状动脉开口(图10-2-26D),致冠状动脉血供不足及心肌缺血。损伤撕裂的主动脉管壁局部常常同时合并动脉瘤形成(图10-2-26E)。

(2)创伤性主动脉壁内血肿(TAI-Ⅱ型):表现为平扫血液渗出略高于主动脉密度,增强后轴位图像显示环绕管壁的主动脉周缘环形或新月形低密度血肿影(图10-2-27A),斜矢状位重建图像可观察血肿累及的范围(图10-2-27B)。峡部或弓部常可见微小的溃疡样凸起(图10-2-27C、D),还可见颅内出血(图10-2-27E)等其他部位的创伤改变。

(3)创伤性主动脉假性动脉瘤(TAI-Ⅲ型):好发于主动脉弓及峡部,可见明确的破口及假性动脉瘤,瘤体密度通常低于主动脉管腔,周缘可见低密度血栓(图10-2-28A)。三维重建图像可更好地观察破口及瘤体的情况(图10-2-28B),还可立体观察到瘤体与主动脉的贴合、压迫、成角等情况。瘤体通常偏向管壁一侧,瘤体两侧边缘与主动脉多呈锐角(图10-2-28C)。

(4)创伤性主动脉破裂(TAI-Ⅳ型):当损伤时剪切力过大时,主动脉管壁可直接撕裂破溃,血液渗出。表现为主动脉峡部或弓部管壁有造影剂渗出,局部周围及纵隔内形成大量血肿,常合并胸膜腔积液、心包积液等。腹主动脉破裂时则可在腹膜后形成巨大血肿。

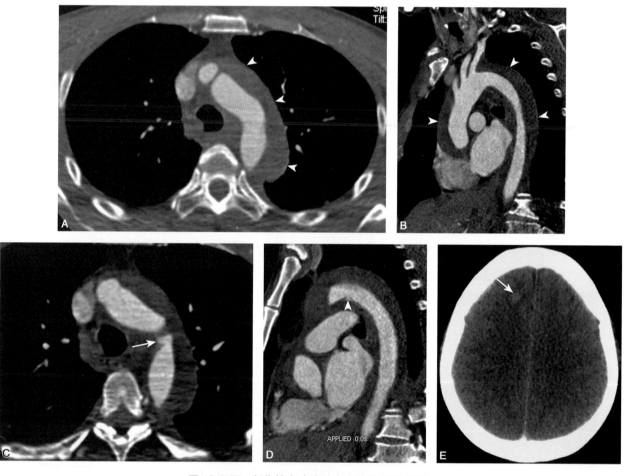

图 10-2-27　创伤性主动脉壁内血肿的 CTA 表现

车祸伤,轴位图像(A)示主动脉弓部大弯侧管壁周缘低密度血肿影(白箭头)包绕;车祸伤,斜矢状位 MPR 重建图像(B)示升主动脉、主动脉弓及降主动脉弥漫性低密度血肿影包绕管壁(白箭头);车祸伤,轴位图像(C)示主动脉弓部大弯侧管壁周缘低密度血肿影包绕,可见溃疡样小凸起(白箭);车祸伤,斜矢状位 MPR 重建图像(D)示主动脉弓及降主动脉弥漫性低密度血肿影包绕管壁,弓部下壁可见局限性小溃疡样凸起(白箭头);车祸伤,CT 轴位平扫图像(E)示右侧额叶内出血灶(白箭)

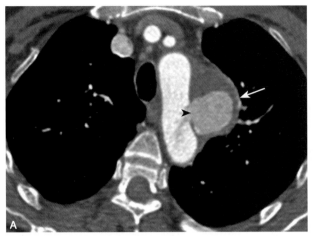
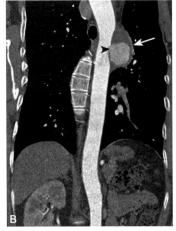
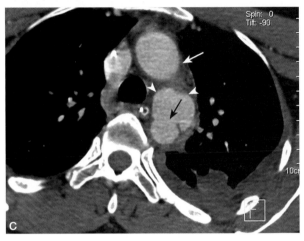

图 10-2-28 创伤性主动脉假性动脉瘤的 CTA 表现

车祸伤后 2 年余,轴位图像(A)示主动脉弓部大弯侧可见管壁连续中断(黑箭头),局部外侧形成动脉瘤样体(白箭),与管腔相通,但密度低于管腔,周缘并低密度血栓形成,瘤体压迫弓部外侧壁致略凹陷;同一病例,CPR 曲面重建图像(B)更直观显示主动脉弓及降主动脉全程,可清晰显示弓部外侧壁的破口(黑箭头)及局部的瘤体(白箭),瘤体密度低于主动脉管腔,周缘有低密度血栓形成;车祸伤,轴位图像(C)示主动脉峡部前壁连续中断(黑箭),局部前方形成局限性与管腔相通的不规则瘤样凸起(白箭头)

3. 超声心动图 超声心动图发现主动脉腔内有分隔真、假腔间的夹层内壁是确诊局限性内膜损伤撕裂的可靠征象;也可探及主动脉管腔外的假性动脉瘤、破裂后胸、腹腔内的血肿。

4. MRI 因扫描时间过长,MRI 通常不被应用于创伤性主动脉损伤的急诊检查。

【诊断要点】

1. 明确的外伤史,如出现胸痛、腹痛,严重者出现休克等症状,应想到有主动脉损伤的可能。

2. 急诊主动脉 CTA 检查可明确诊断。TAI 的 CTA 直接征象主要有主动脉峡部或弓部的血管管壁和/或形态异常,包括管壁损伤致内膜撕裂,管壁破裂致假性动脉瘤形成、管壁内膜小的损伤破裂致管壁内血肿形成、甚至管壁全层破裂致活动性血液外渗等;间接征象包括主动脉周围和/或纵隔血肿形成、胸腔积液、心包积液等。

【鉴别诊断】

明确的外伤史是和绝大多数症状相似疾病进行鉴别的依据。胸主动脉损伤常见胸痛和呼吸困难等,此时应与急性肺栓塞相鉴别;腹主动脉损伤常见腹痛,当出现腹膜后血肿时,表现为腰背痛及肠麻痹,此时应与急腹症相鉴别。

急性肺动脉栓塞:临床主要表现为胸闷、气短、憋喘,患者多出现发绀,查体 P2 心音亢进,实验室检查 D-二聚体升高。CTPA 可见双肺动脉管腔内低密度充盈缺损。

急腹症:肠系膜动脉血栓、肠梗阻、急性胰腺炎、急性阑尾炎、急性胆囊炎等急腹症均可出现腹痛,当消化道穿孔或脏器炎症周围渗出明显时均有腹膜刺激征,与主动脉损伤破裂症状类似。但 CT 增强扫描均可诊断上述疾病。

【小结】

创伤性主动脉损伤最常见的是假性动脉瘤。主动脉损伤致管壁破裂后,若破口较小血液外溢后先在周围软组织中形成局限性波动性血肿,以后逐渐被增生的纤维组织所包裹,血块液化吸收,形成假性动脉瘤。根据创伤史和典型的 CT 表现,其诊断不难;创伤性主动脉夹层较少见,多为局限性夹层,诊断的关键是辨认内膜片的撕裂;创伤性主动脉壁内血肿的形成原因可能是峡部的微小管壁撕裂致小溃疡形成,也可能是主动脉中层滋养血管被损伤并发生破裂出血所致,其典型的 CT 征象为主动脉壁新月形或环形低密度增厚的血肿影,可在峡部发现微小的溃疡样凸起。急性壁内血肿可发展形成典型的双腔夹层、动脉瘤甚至破裂,须严密随访;严重的主动脉损伤可直接发生主动脉破裂,可在主动脉周围形成局限性血肿。因此,对于有创伤病史的患者,无论症状轻重,均应行紧急行主动脉 CTA 检查,排除主动脉损伤可能。

创伤性主动脉损伤的治疗包括药物治疗、手术或血管内介入。为降低主动脉破裂的风险,应控制患者的平均血压不超过 80mmHg。开放手术修复 TAI 的术后死亡率和截瘫率分别为 16%～31% 和 5%～19%。数据表明 TEVAR 目前是 TAI 的首选治疗选择,与开放手术相比,TEVAR 可明显提高术后生存率及降低截瘫发生率。

第三节　主动脉瘤

主动脉瘤是继主动脉粥样硬化后第二常见的主动脉疾病。在 2014 年欧洲心脏协会关于主动脉疾病诊断和治疗的指南中,将主动脉瘤根据病变部位及治疗方案的不同分为胸主动脉瘤(thoracic aortic aneurysm,TAA)和腹主动脉瘤(abdominal aortic aneurysm,AAA)。TAA 和 AAA 的分法是人为的,病变也可能同时存在。研究显示约 27% 的 AAA 患者可出现 TAA,其中多数是女性和老年人。值得注意的是,主动脉瘤的存在可能与其他部位的动脉瘤相关,比如髂动脉瘤、腘动脉瘤等。有报道称 AAA 患者股动脉或腘动脉瘤的发病率高达 14%。此外,主动脉瘤患者发生心血管事件及心血管并发症的风险增加,但大多与动脉瘤无关,而与常见的危险因素(如吸烟或高血压)和炎症等有关。

一、胸主动脉瘤

【概述】

1. 定义与诊断标准

(1)定义:各种原因造成的胸部主动脉管壁局限或弥漫的病理性扩张至一定界值,即可诊断为胸主动脉瘤(TAA)。胸部主动脉,包括主动脉窦及根部、升主动脉、主动脉弓以及膈肌以上的降胸主动脉,均可发生瘤样扩张。TAA 以升主动脉瘤最为常见,其次为主动脉根窦部动脉瘤、降胸主动脉瘤及弓部动脉瘤。

(2)诊断标准:由于升主动脉的瘤样扩张很难界定扩张处与正常管壁的分界,采用扩张处管径大于正常管径的 50% 以上作为诊断标准并不适宜。临床上,升主动脉扩张>50mm,降胸主动脉扩张>40mm 即可诊断为 TAA(健康成人的主动脉直径通常不超过 40mm,并向下游逐渐变细)。

2. 病因、发病机制

(1)病因:胸部主动脉瘤的发生由多因素导致,归纳起来主要为退行性、先天性、机械性、自身免疫性及感染性 5 大方面。退行性改变最常见为主动脉粥样硬化,常与高血压、吸烟史及脂质代谢异常有关。先天或遗传性病因以马方综合征多见。机械性病因是指穿透伤或致伤物直接作用于主动脉壁引起动脉瘤,可发生于任何部位。自身免疫性疾病如巨细胞动脉炎和大动脉炎,可并发主动脉根部和弓部的动脉瘤。另外,细菌、病毒、结核等感染也可致 TAA 形成,但较罕见。

(2)发病机制:主动脉由内膜、中膜及外膜组成。中膜由呈同心圆排列的平滑肌细胞、胶原纤维和弹性纤维。当致病因素致中膜受损,弹性纤维变性及断裂、平滑肌细胞减少,胶原纤维增多,代之以纤维瘢痕组织,动脉壁即失去弹性,病变段在血流冲击下逐渐膨大形成动脉瘤。

3. 流行病学特点及病程、风险　TAA 以中老年人多见,但马方综合征患者的 TAA 多在 30～40 岁出现,感染性和外伤性动脉瘤多见于青壮年人,而先天性动脉瘤多于 20～30 岁被确诊。据报道 TAA 的年发病率约为 10.4/10 万人,且随年龄增长而增加,男性多于女性。目前,随着生活条件、生活方式的改变及人口老龄化等诸多因素,TAA 发患者数呈明显上升趋势。我国目前尚无 TAA 发病率的流行病学调查数据,但按此推算,我国 TAA 患者也可能有数百万。

有家族史的患者其 TAA 增长更快,达 2.1mm/年。马方综合征患者的 TAA 生长平均为 0.5～

1mm/年,而 Loeys Dietz 综合征患者的 TAA 生长速度甚至超过 10mm/年,致平均死亡年龄 26 岁。通常降主动脉瘤(3mm/年)比升主动脉瘤(1mm/年)增长更快。当升主动脉瘤直径>60mm 或降主动脉瘤>70mm 时,夹层或破裂的风险迅速增加。

【临床特点】

1. **典型症状** TAA 患者通常无症状,常在影像检查后被偶然发现。当动脉瘤增大,压迫周围组织与器官时可出现相应症状与体征。但 TAA 很少通过压迫症状、胸痛、主动脉瓣区杂音等被发现而诊断。马方综合征患者则可通过影像检查有效地筛查 TAA 风险。

2. **体征** TAA 患者检查时发现的体征与病因、部位有密切关系。高血压可发生于 20%~23% 的患者。升主动脉或主动脉弓部动脉瘤压迫上腔静脉和无名静脉可能出现上腔静脉阻塞综合。胸部叩诊胸前区有异常的浊音区,心脏浊音区增大;主动脉瓣、二尖瓣听诊区可有杂音。

3. **心电图、实验室和其他辅助检查** 无特异性,有主动脉瓣关闭不全的患者心电图可出现左心室肥厚或高电压。

【影像检查技术与优选】

一旦怀疑 TAA,应考虑用超声心动图和/或胸部 X 线、CT 或 MRI(平扫或增强扫描)充分观察整个主动脉,并检查可能受影响的部位。主动脉瘤的治疗关键取决于其大小,因此必须注意测量垂直于长轴的动脉瘤直径,还应找寻可能共存的壁内血肿、穿透性溃疡和分支动脉瘤等。当 TAA 直径达到需干预的临界值及评估随访期间的扩大率时,应采用 TTE、CT 或 MRI 中的一项检查进行监测,并检查结果的一致性,这一点尤其重要。

1. **X 线胸片** X 线胸片对 TAA 的诊断价值极其有限,通常是在筛查其他疾病时偶然发现纵隔增宽或主动脉结凸出等征象,但主动脉轮廓正常并不能排除胸主动脉瘤。

2. **超声心动图** 常规经胸超声心动图(TTE)无创、经济、便捷,是筛查主动脉瘤最合适的方法。可用于连续测量最大主动脉根部直径,评估主动脉瓣关闭不全,以及 TAA 患者择期手术的时机。TTE 可经胸骨旁、胸骨上窝及剑突下等切面观察胸主动脉,但在一定程度上受声窗狭小制约影响对胸主动脉全程显示;经食管超声心动图(TEE)能弥补以上不足,在显示胸主动脉瘤部位、范围方面与 CT、MRI 具有相同的能力。二维超声检查可识别向外膨凸的瘤体壁是否为真正的血管壁,从而及时做出明确诊断,彩色多普勒检查可显示瘤体处的涡流信号,并可评估主动脉瓣有无反流及反流的程度。

3. **CT** CT 作为一种无创性检查方法,已被广泛用于 TAA 的诊断,在主动脉疾病的诊断、风险分层和治疗中起着重要作用。CT 应用广泛,扫描速度快,图像采集和处理所需时间短,能够获得整个主动脉的完整数据,尤其是心电门控采集模式对于减少主动脉根部和胸主动脉的运动伪影至关重要。CTA 检查及其影像后处理技术,可多角度、多平面、全方位直观显示主动脉瘤的全貌并能确定是否合并其他主动脉疾病。CT 的主要缺点是含碘造影剂有肾毒性损伤和发生过敏反应的可能,以及存在 X 线辐射。无法获得功能学数据比如血流和主动脉瓣反流的评估等也是 CT 的限度。

4. **MRI** MRI 和 CT 一样目前是诊断主动脉瘤的"金标准"。MRI 主动脉成像不需要注射造影剂,无放射损伤,能清晰显示大血管内腔、管壁及邻近组织,完整地显示主动脉瘤腔和附壁血栓,并能用多平面成像立体地观察其范围、程度及邻近解剖,还可精确测量各部位管径。其诊断胸主动脉瘤的敏感性与特异性等同甚至高于 CT 和 TTE。但 MRI 成像存在较多缺点,比如扫描时间长,不适于血流状态不稳定的急重诊患者,不能显示瘤体壁的钙化,体内植入金属物患者属检查禁忌。

【影像学表现】

1. **X 线胸片** 当瘤体扩张超出纵隔时,可显示升主动脉瘤的纵隔右侧缘增宽(图 10-3-1A)、主动脉弓部瘤的主动脉结向左侧异常凸出、胸主动脉瘤的降主动脉影向左侧膨凸(图 10-3-1B)。

2. **超声心动图** TTE 可显示升主动脉或根窦部的扩张,动态观察瘤体处主动脉运动减弱甚至消失,以及瘤体内附壁血栓情况,还可准确测量瘤体及胸部主动脉各区域的径线。实时二维超声可显示动脉硬化性升主动脉瘤管壁僵硬,管壁回声不同程度增强、增厚。测其胸主动脉径线可见主动脉瓣、主动脉窦无明显扩张,升主动脉开始逐渐扩张,至主动脉弓趋向正常。而马方综合征的 TAA 则显示主动脉管壁菲薄、光滑,测其胸主动脉径线可见主动脉瓣环扩张,主动脉窦及升主动脉明显扩张,近主动脉弓部则接近正常。主动脉弓及降胸主动脉通常不扩张。主动脉窦部呈"三叶花瓣"状改变,扩张的窦部、升主动脉以及趋向正常的升主动脉弓部构成一个"花瓶"状的形态。有超声文献以升主动脉内径>42mm 或>45mm 作为诊断 TAA 的标准。

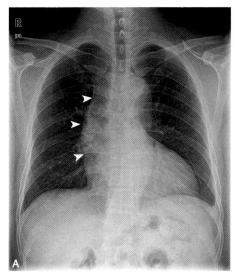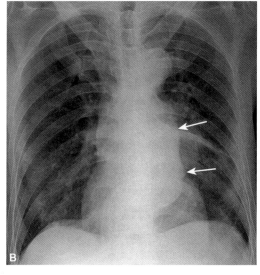

图 10-3-1　胸主动脉瘤胸部 X 线表现

升主动脉瘤,胸部 X 线正位片(A)示纵隔明显增宽,向右侧缘扩展(白箭头),提示升主动脉瘤样扩张可能;降胸主动脉瘤,胸部 X 线正位片(B)示纵隔影增宽,其左侧缘不规则膨凸(白箭),提示降胸主动脉瘤样扩张可能

3. CT　CT 增强扫描可显示主动脉根窦部(图 10-3-2A)、升主动脉(图 10-3-2B)、主动脉弓(图 10-3-2C)、降胸主动脉段(图 10-3-2D)等不同位置的局限性瘤样扩张,并能显示瘤体壁的钙化和瘤腔内有无附壁血栓。粥样硬化性的升主动脉扩张为渐进性、均匀性的,扩张处管壁与正常管壁自然延续无明确分界(图 10-3-3),测量时应取垂直于升主动脉长轴的最大宽径为瘤体直径。马方综合征的升主动脉

瘤样扩张更多位于根窦部(图 10-3-4A),呈"葱头样"改变(图 10-3-4B),近弓部管腔已接近正常,且常合并有夹层的存在(图 10-3-4C)。由于根窦部的明显扩张可致主动脉瓣叶在舒张期对合不良,造成主动脉瓣关闭不全及不同程度反流,所以马方综合征的 TAA 常可合并左心室增大及心肌肥厚。TAA 也可向下延续成弥漫性胸腹主动脉瘤(图 10-3-5A、B)。

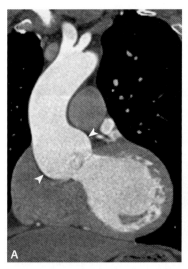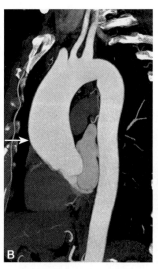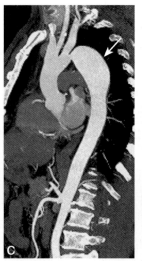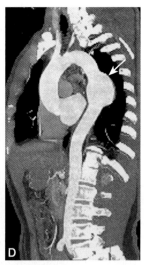

图 10-3-2　不同部位胸主动脉瘤 CT 表现

主动脉根窦部动脉瘤,冠状位 MPR 重建图像(A)示主动脉根及窦部局限性瘤样扩张(白箭头),其余升主动脉及弓部显示正常;升主动脉瘤,斜矢状位薄层 MIP 重建图像(B)示主动脉瘤样扩张(白箭),主动脉弓及降胸主动脉显示正常;主动脉弓部动脉瘤,斜矢状位薄层 MIP 重建图像(C)示主动脉弓远端及降胸主动脉上端局限性瘤样扩张(白箭),其余主动脉段显示正常;降胸主动脉瘤,斜矢状位薄层 MIP 重建图像(D)示降胸主动脉上段局限性瘤样扩张(白箭),其余主动脉段显示正常

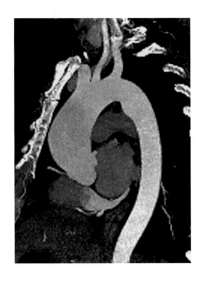

图 10-3-3 粥样硬化性升主动脉瘤 CT 表现

升主动脉瘤,斜矢状位薄层 MIP 重建图像示升主动脉瘤样扩张(67mm),扩张为渐进性、均匀性,扩张处管壁与正常管壁自然延续无明确分界

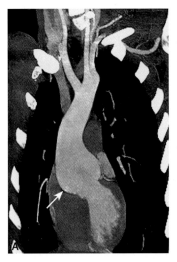
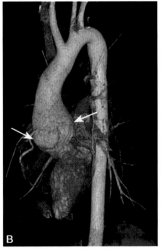
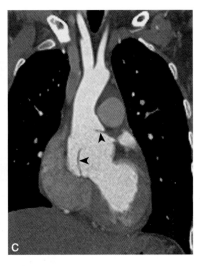

图 10-3-4 马方综合征升主动脉瘤 CT 表现

升主动脉瘤,斜冠状位薄层 MIP 重建图像(A)示主动脉根及窦部局限性瘤样扩张(白箭),其余升主动脉及弓部显示正常;彩色 VR 重建图像(B)示主动脉根窦部瘤样扩张(白箭),呈"葱头样"改变;升主动脉瘤,斜冠状位 MPR 重建图像(C)示升主动脉根窦部局限性瘤样扩张,并可见撕裂的线样低密度内膜片影(黑箭头),其余升主动脉段显示正常

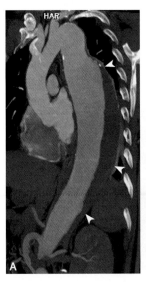
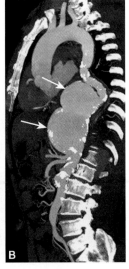

图 10-3-5 胸腹主动脉瘤并存 CT 表现

弥漫性胸腹主动脉瘤,斜矢状位薄层 MIP 重建图像(A)示胸主动脉和肾上段腹主动脉弥漫性瘤样扩张(白箭头),瘤腔内可见长段附壁低密度血栓形成。多发胸腹主动脉瘤,斜矢状位薄层 MIP 重建图像(B)示胸主动脉下段和肾上段腹主动脉多发瘤样扩张呈"葫芦"状(白箭),瘤体壁及降主动脉全程管壁均可见弥漫性粥样硬化(钙化)改变

4. MRI 快速自旋回波的 T_1WI 和 T_2WI 加权成像序列主要用于形态学诊断,主动脉的瘤样扩张及其瘤腔内的附壁血栓等均能显示,还可测量扩张管腔的直径。三维动态增强磁共振血管成像能准确显示胸主动脉的局限性扩张,呈梭行、囊状或梭囊状凸出,界限清楚。还可显示瘤壁的厚度和形态,以及是否有粥样硬化斑块和附壁血栓。粥样硬化斑块表现为形态不规则或呈结节状低信号,而附壁血栓在 SE 脉冲序列 T_1WI 表现为高信号时为新鲜血栓,为中低信号时说明血栓已机化。

【诊断要点】

1. TAA 通常无症状,多属偶然发现,诊断需依据影像学检查结果。偶有疼痛、压迫症状,体表触诊搏动性膨隆,听诊有杂音与震颤。

2. 临床上,TAA 的诊断标准为升主动脉瘤瘤体直径>50mm,降主动脉瘤体直径>40mm,但影像学诊断标准通常要低于这一指标。当升主动脉瘤的直径>60mm 或降主动脉瘤的直径>70mm 时,提示破裂的风险迅速增加,应积极干预。

【鉴别诊断】

升主动脉瘤的影像学表现较具特异性,通常诊断不难,但降胸主动脉瘤有时需与假性动脉瘤、穿透性主动脉溃疡等鉴别。

1. **穿透性溃疡(PAU)** 详见本章第二节。PAU 在降胸主动脉中下段最常受累,升主动脉少见,常合并胸主动脉弥漫性粥样硬化改变。PAU 大小变化很大,较大的 PAU 需与该段的 TAA 鉴别。通常 PAU 局限性凸出管壁,与邻近正常管壁的夹角最少一侧为锐角,而 TAA 与正常管壁的夹角通常为钝角。PAU 常可合并邻近管壁的壁内血肿,而 TAA 通常不会见到合并壁内血肿的存在。

2. **假性动脉瘤** 详见本章第二节。通常继发于钝性外伤,临床少见;也可继发于主动脉感染和穿透性溃疡破裂。胸部外伤性假性动脉瘤通常位于主动脉峡部,其与动脉瘤的本质区别是凸起的瘤腔是血肿而非管腔,瘤壁是包裹血肿的纤维结缔组织而不是真正的管壁。CT 图像上,破裂口较小时瘤腔密度低于主动脉管腔密度,周缘可有低密度血肿形成。瘤腔长段紧贴主动脉,与两侧正常主动脉管壁的夹角均为锐角,并可压迫局部主动脉致凹陷狭窄。

【小结】

TAA 可发生于胸部主动脉的任何部位,最常见的是升主动脉瘤。TAA 通常无症状,多在影像检查时被偶然发现。主动脉瘤的治疗关键取决于其大

小。因此,应采用超声、CT 或 MRI 评估整个主动脉并测量瘤体大小。必须注意测量需在垂直于主动脉长轴的横轴位图像测取最大瘤体直径,还应该寻找可能共存的壁内血肿、穿透性溃疡和分支动脉瘤等并发疾病。评估动脉瘤大小的变化应尽可能使用同一种检查方法,测量则应采用相同测量方法及层面;指南推荐在 CT 三维重建图像上测量瘤体最大直径,尤其在迂曲或扭结的血管时。

临床上,TAA 的诊断标准通常为升主动脉瘤体直径>50mm,降主动脉瘤体直径>40mm。当升主动脉瘤的直径>60mm 或降主动脉瘤的直径>70mm 时,破裂的风险迅速增加。此外,应关注不同 TAA 手术指征的阈值。升主动脉瘤的手术指征:马方综合征患者最大瘤体直径≥50mm;有其他危险因素(包括家族史)的患者最大瘤体直径≥45mm,或大小增加>3mm/年;Loeys Dietz 患者最大瘤体直径>42mm;主动脉瓣二瓣畸形(BAV)患者最大瘤体直径≥55mm。弓部主动脉瘤的手术指征:瘤体最大直径≥55mm 或出现局部压迫症状或体征。降胸主动脉瘤的 TE-VAR 手术指征:瘤体最大直径≥55mm;外科手术指征:瘤体最大直径≥60mm。

二、腹主动脉瘤

【概述】

1. **定义与诊断标准** 腹主动脉瘤(abdominal aortic aneurysm,AAA)常见,几乎总是位于肾下段腹主动脉。诊断标准是瘤体直径≥30mm。也有作者提出以直径增加>50%的替代定义,即瘤体直径为邻近正常主动脉直径的 1.5 倍以上,但当瘤体和正常管壁之间的界限无法明确区分时这一定义常常不能确定应用。"小"AAA 的定义在文献中表述不同,通常为 30~49mm 或 30~54mm,上限取决于临床干预预设定的阈值,但 AAA 直径不能被视为决定干预的唯一标准。

2. **病因、发病机制及自然病程**

(1)病因:这种疾病的主要病因是退行性的,尽管它常常与动脉粥样硬化疾病有关。年龄、男性、动脉粥样硬化性心血管疾病史,吸烟和高血压都与 AAA 的存在有关。血脂异常被认为是较弱的危险因素,而糖尿病患者的 AAA 风险降低。AAA 家族史是发生 AAA 的有力预测因子,并且风险随着受影响的兄弟姐妹的数量呈指数增加。

(2)发病机制:AAA 是遗传学、生物化学、免疫学等诸因素共同作用的结果。动脉粥样硬化、高血

压、吸烟等危险因素引起血管壁损伤，启动炎症反应，进而中膜细胞外基质降解、血管壁中膜平滑肌细胞凋亡，外膜炎症及纤维化，导致中膜细胞外基质重塑而促进 AAA 形成。

3. **流行病学特点及自然病程** 目前为止尚缺乏对 AAA 的系统人口筛查及流行病学数据。有若干国家提出了人口范围的 AAA 筛查方案，但因执行困难，结果参差不齐。在最近一组针对>65 岁瑞典男性的筛查中，AAA 的发病率约为 2.2%。数据显示的近年 AAA 发病率下降可能主要归因于西方国家吸烟率的下降。在大且危及生命的 AAA 形成之前，瘤体的直径长期呈亚临床增长，1~6mm/年。这一平均变化值涵盖了动脉瘤直径进展的广泛变化。瘤体的增大可能取决于遗传和环境因素，其中长期吸烟是瘤体快速增长的最有效因素。此外，瘤体越大，其直径增长越快，AAA 破裂的风险随动脉瘤的最大直径呈指数上升。女性 AAA 破裂风险高于同样动脉瘤直径的男性；女性破裂的 AAA 直径平均比男性小 10mm。临床干预的指征是：症状，或 AAA>55mm 或扩张速度>10mm/年。

【临床特点】

1. **临床表现** 多见于老年男性，约 75% 的患者无明显症状，少数患者出现腹部隐痛或跳痛，部分伴有腰骶部胀痛不适。当并发破裂大出血时，可突发剧烈腹痛伴休克。因破裂的 AAA 临床表现与其他腹部急诊类似，诊断不能仅仅依赖症状和体征，应立即行影像学检查明确诊断。由于大部分患者直至破裂前无任何临床症状，甚至患者本人对有无动脉瘤一无所知，所以 AAA 早期诊断率低，常因其他原因行腹部影像学检查而偶然发现。

2. **体征** 腹部触诊可以在脐周或中上腹扪及搏动性包块，有时有轻压痛，可同时伴有下肢急性或慢性缺血症状，部分患者听诊可闻及腹部血管杂音及震颤等。

3. **心电图、实验室检查** 腹主动脉瘤未破裂时心电图及实验室检查通常无特殊。

【影像检查技术与优选】

1. **CT** CT 和 MRI 目前是诊断主动脉瘤的"金标准"，均可全程显示主动脉及动脉瘤病变，并精确测量各种管径。CT 可快速成像，特别适用于心血管急症，但存在 X 线辐射及碘造影剂肾损害。CT 对 AAA 的术前评估包括测量瘤体的最大直径及长径、瘤体上缘距肾动脉开口的距离，瘤体两侧正常腹主动脉（近端瘤颈）和髂动脉（远端瘤颈）的直径，以及瘤体与两端瘤颈的角度、瘤颈管壁有无钙化等。这些重要的信息可直接指导腔内介入治疗的手术决策。术前评估还应包括髂动脉瘤、髂动脉或肾动脉的闭塞性疾病以及畸形血管的存在。AAA 支架修复后复查，建议 CT 延迟扫描，以检测内漏。

2. **超声心动图** 腹主动脉超声目前仍然是 AAA 的主要筛查方法。检查通常在仰卧位进行，侧卧位也可能会得到更多征象。在测量直径之前，应尽可能获得主动脉的图像，以确保所选择的图像垂直于主动脉长轴，避免过高估计实际直径。在这样获得的切面上，从瘤体一侧外边缘到另一侧外边缘测量前后径，记为 AAA 的直径。有 AAA 的老年患者采用超声检查定期进行随访是很好的方法，指南建议男性≥65 岁，吸烟者和有 AAA 家族史的人群应采用超声检查定期筛查、监测 AAA 的变化，重点是测量瘤体直径，并对比前次结果观察瘤体直径的变化及附壁血栓的形成及变化情况。

3. **MRI** MRI 和 CT 一样也可以作为 AAA 术前和术后评估的"金标准"。快速自旋回波序列 T1 和 T2 加权成像序列主要用于形态学诊断，动脉瘤及其瘤腔内的附壁血栓均能显示；但由于该检查扫描时间较长，不适用于急性破裂或濒临破裂的 AAA 患者。另外，对于体内置入起搏器等金属装置和支架等金属物的患者也存在扫描禁忌。对于 CT 增强扫描相对或绝对禁忌的患者，MRI 可作为首选的替代检查方法。

【影像学表现】

1. **腹部 X 线** 因本身密度及受到腹腔脏器、腰大肌及脊椎重叠影响，腹主动脉瘤即使再大，在腹部 X 线平片上也不能显示，但当瘤壁重度钙化时，可显示瘤样扩张的高密度钙化的瘤体边缘，提示腹主动脉瘤（图 10-3-6）的存在。常在腹部立位平片或腰椎正侧位片可见。

2. **CT** CT 平扫仅能显示主动脉呈瘤样扩张，对瘤腔内信息及瘤体与周围组织关系无法确认。CTA 可在轴位及重建图像上明确显示腹主动脉的局限性瘤样扩张（图 10-3-7A），通常为向两侧均匀膨凸的梭形，也可呈偏向一侧的囊袋状凸起（图 10-3-7B），在三维重建图像上显示更为直观。轴位图像还可显示瘤体管壁的钙化及瘤腔内的附壁血栓形成（图 10-3-7C）。除了形态学的观察，CTA 还可测量并提供与手术相关的重要的信息，包括瘤体的最大直径及长径、瘤体上缘距肾动脉开口的距离、瘤体两侧正常腹主动脉（近端瘤颈）和髂动脉（远端瘤颈）的直径（图 10-3-7D），以及瘤体与两端瘤颈的角度、瘤颈管壁有无钙化等。此外，以下关于瘤体急性破裂、濒临破裂及慢性破裂的重要 CTA 征象也应给予明确提示。

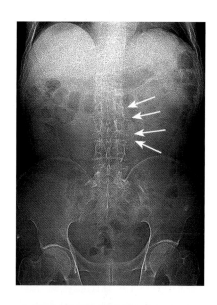

图 10-3-6　腹主动脉瘤 X 线表现

腹主动脉瘤,腹部立位 X 线平片示脊柱左旁凸起的浅淡弧形高密度影(白箭),提示腹主动脉瘤样扩张并瘤体壁钙化

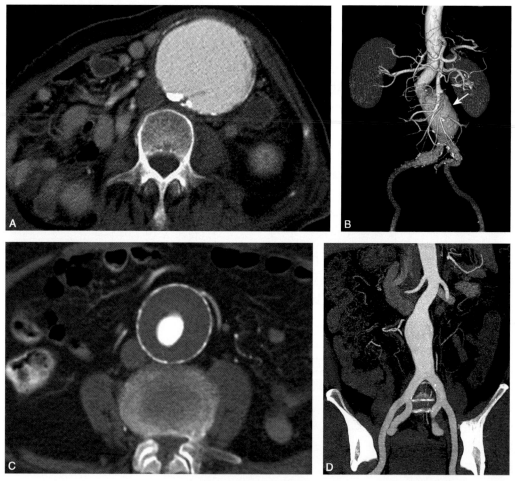

图 10-3-7　腹主动脉瘤 CT 表现

腹主动脉瘤,轴位图像(A)显示腹主动脉重度瘤样扩张占据腹腔,向前累及左侧腹壁致受压膨隆,瘤体管壁可见高密度钙化;VR 重建图像(B)示肾下段腹主动脉局限性瘤样扩张,呈囊袋状凸向左侧(白箭);轴位图像(C)示腹主动脉瘤样扩张,瘤壁弥漫性钙化似壳样,瘤腔内可见低密度血栓形成;冠状位 MIP 重建图像(D)示腹主动脉下段局限性瘤样扩张,可在该重建图像上直接测量标记各种所需径线值(瘤体最大直径、长径、瘤体上方距肾动脉开口的距离、瘤体上方正常腹主动脉直径等)

(1) AAA 破裂的 CT 征象:主要为典型的 AAA 合并血肿形成。破裂的 AAA 可显示活动性造影剂外溢或瘤体变尖(图 10-3-8A)等征象;新鲜的血肿常高于腰大肌密度(图 10-3-8B),可局限性于腹膜后,位于主动脉后外侧,也可以腹膜后、腹腔都有(图 10-3-8C),腹腔内血肿一般位于主动脉前或前外侧。

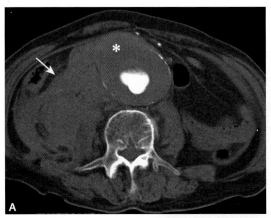
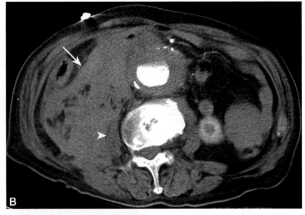
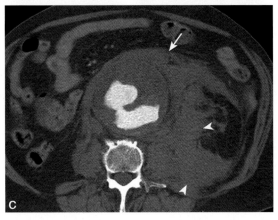

图 10-3-8　腹主动脉瘤急性破裂 CT 表现

腹主动脉瘤破裂,轴位图像(A)显示腹主动脉瘤样扩张,瘤体内可见低密度附壁血栓形成,瘤体右前部位变尖(＊),瘤体右后方腹膜后可见大量血肿(白箭)形成;轴位图像(B)示腹主动脉瘤样扩张,瘤体内低密度血栓形成,瘤体右前方腹腔内(白箭)及右后方腹膜后可见大量血肿形成。腹膜后血肿密度高于紧贴的右侧腰大肌(白箭头);轴位图像(C)示腹主动脉瘤样扩张,瘤体内可见低密度附壁血栓形成,血栓局限性变薄。瘤体左前方腹腔内(白箭)及左后方腹膜后(白箭头)均可见大量血肿形成

（2）AAA 濒临破裂的 CT 征象:CT 平扫瘤体周缘出现新月形高密影(图 10-3-9A),且增强密度高于腰大肌;AAA 瘤体绝对直径>70mm(图 10-3-9B);AAA 瘤体年增长大于 10mm;瘤体钙化中断;附壁血栓变薄(图 10-3-9C)等。

（3）AAA 慢性破裂的 CT 征象:主动脉旁规则光滑的低密度血肿形成,当瘤体壁无钙化时血肿常与瘤体内附壁血栓不可分,位于腹膜后累及同侧腰大肌(图 10-3-10A)。皱褶主动脉征(draped aortic sign):AAA 瘤体后壁失去正常张力及弧度,紧贴并粘连于后方椎体的前缘(图 10-3-10B),提示 AAA 瘤体壁功能不全并且有微泄漏,即使没有血肿形成也可诊断。邻近的椎体前缘可被侵蚀变平直(图 10-3-10C)甚至局限性缺失(图 10-3-10D)。

3. 超声心动图　二维超声重点观察病变处动脉管壁的连续性,瘤体的位置、大小及有无附壁血栓形成,测量并记录腹主动脉扩张最明显处横切面直径及上下径,对比计算 AAA 年增长量。扩张的 AAA 多呈梭形或纺锤形,病变段内膜不光滑,管壁常可见大小不等的高回声斑块,部分后伴声影。彩色和频谱多普勒可观察血流情况,在扩张的瘤腔内可见红蓝相间的血流信号。腹主动脉的主要分支是否受累也可观察。

腹主动脉瘤管腔呈梭形、囊状或圆柱状扩张,除了动脉管径增宽以外,还可出现长度增加,囊腔多向左侧偏移,很少偏向右侧。当附壁血栓形成,血栓呈同心圆或偏心性层状分布于扩张的腹主动脉壁上,在二维显示低或中等回声,血栓的层状结构可以被显示或者显示不清。超声还可检测合并的管壁及瘤腔内病变,如附壁血栓(图 10-3-11A)或斑块(图 10-3-11B)。而且多普勒超声还可以提供瘤腔内血流的信息(图 10-3-11C)。

4. MRI　快速自旋回波的 T_1 和 T_2 加权成像序列主要用于形态学诊断,主动脉的瘤样扩张及其瘤腔内的附壁血栓等均能显示,还可测量扩张管腔的直径(图 10-3-12A、B)。三维增强磁共振血管成像能准确显示病变的部位、大小、形态及邻近分支血管受累等情况(图 10-3-12C、D),还可鉴别慢血流和血栓,对指导治疗和判断预后具有重要价值。

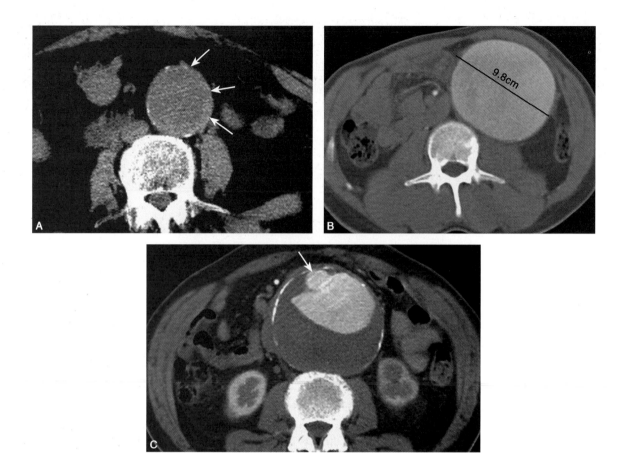

图 10-3-9　腹主动脉瘤濒临破裂 CT 表现

腹主动脉瘤濒临破裂,平扫轴位图像(A)显示腹主动脉瘤样扩张,瘤体边缘可见新月形略高密度影(白箭),提示新鲜出血;腹主动脉瘤濒临破裂,增强轴位图像(B)示腹主动脉重度瘤样扩张占据左侧腹腔,向前紧贴左侧腹壁并致受压膨隆,测量瘤体最大直径为 98mm,提示破裂风险;腹主动脉瘤濒临破裂,增强轴位图像(C)示腹主动脉瘤样扩张,瘤体壁可见散在高密度钙化,瘤体内见低密度附壁血栓形成,前方血栓局限性变薄(白箭)提示濒临破裂

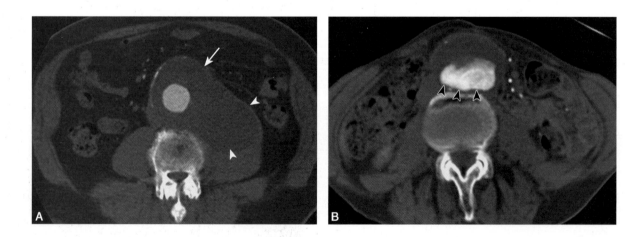

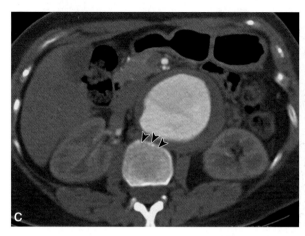
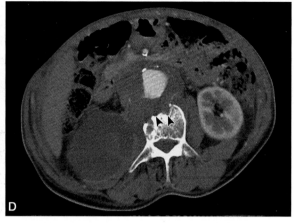

图 10-3-10　腹主动脉瘤慢性破裂 CT 表现

腹主动脉瘤慢性破裂,增强轴位图像(A)示腹主动脉瘤样扩张(白箭)并瘤腔内较多低密度附壁血栓形成,瘤体左后方可见边界规则的紧贴腰大肌且密度低于腰大肌的低密度血肿(箭头),与瘤体左侧壁不可分;腹主动脉瘤慢性破裂,轴位图像(B)示腹主动脉瘤样扩张,瘤腔内低密度附壁血栓形成,瘤体壁后缘失去弧形张力及圆滑边界,变形紧贴椎体前缘(黑箭头),瘤壁与椎体之间脂肪间隙消失;腹主动脉瘤慢性破裂,轴位图像(C)示腹主动脉重度瘤样扩张,瘤腔内边缘少许低密度附壁血栓形成,瘤壁右后缘紧贴椎体左前缘,致椎体左前缘受压略变平直(黑箭头);腹主动脉瘤慢性破裂,轴位图像(D)示腹主动脉瘤样扩张,瘤腔内大量低密度附壁血栓形成,瘤体右后壁失去张力及圆滑边界,变形并皱褶样紧贴椎体右前缘(黑箭头),致部分椎体受压不规则凹陷。瘤体右后方腹膜后还可见慢性破裂所致的低密度血肿形成,致右侧腰大肌明显受压

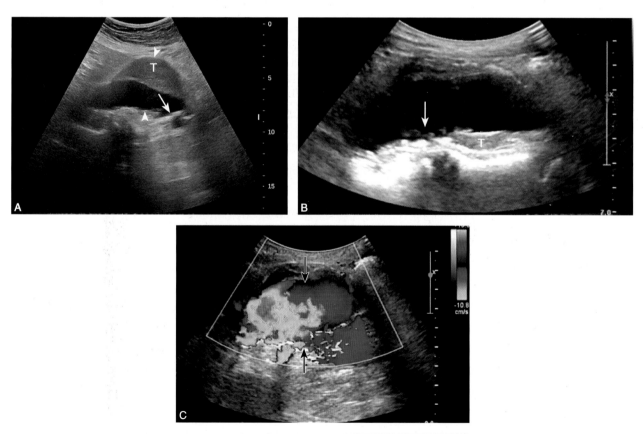

图 10-3-11　腹主动脉瘤超声表现

腹主动脉瘤,二维超声(A)示腹主动脉呈瘤样扩张(白箭头),瘤壁见粥样硬化斑块(白箭),瘤腔内可见低回声的血栓(T)附着;腹主动脉瘤,二维超声(B)示肾下段腹主动脉瘤样扩张,瘤体内见低回声少许附壁血栓(T)形成;腹主动脉管壁增厚,内膜不光滑,可见多个斑状强回声附着于管壁(白箭),CDFI(C)示瘤体内血流呈涡流(黑箭)

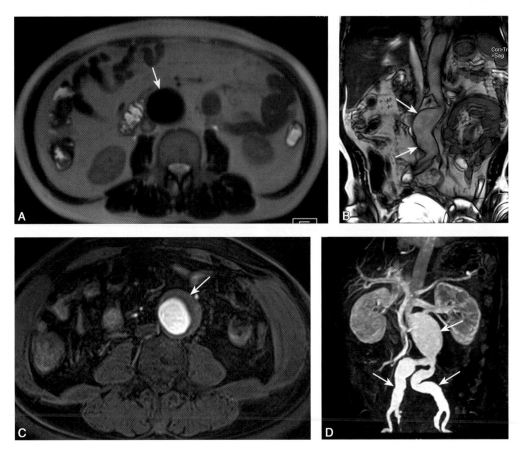

图 10-3-12　腹主动脉瘤 MRI 征象

腹主动脉瘤，单次激励快速自旋回波（黑血）序列（A）轴位图像示扩张的腹主动脉（白箭）；腹主动脉瘤，True-Fisp 亮血序列冠状位重建图像（B）示肾下段腹主动脉不规则瘤样扩张（白箭）；腹主动脉瘤，增强扫描轴位图像（C）示腹主动脉瘤样扩张（白箭），瘤体内见未强化的低信号附壁血栓形成；腹主动脉瘤，动态增强 MRI 血管成像（DCE-MRA）MIP 重建图像（D）完整显示肾下段腹主动脉瘤样扩张（白箭），并双侧髂总动脉不规则瘤样扩张（白箭头）

【诊断要点】

1. AAA 通常无症状，多属偶然发现，诊断需依据影像学检查结果。

2. 破裂或濒临破裂的 AAA，临床表现可有腹痛，低血压、搏动性包块；腹主动脉瘤破裂时，可突发剧烈腹痛及休克。

3. 影像学检查腹主动脉局限性瘤样扩张，直径≥30mm 可诊断 AAA。

4. 当平扫时扩张的主动脉瘤腔边缘出现新月形略高密度影、增强时腹主动脉瘤直径>70mm、造影剂渗入附壁血栓致血栓变薄中断，或多次随访瘤体扩大超过 10mm/年，需注意动脉瘤有破裂趋势。

【鉴别诊断】

AAA 的影像学表现较具特异性，通常诊断不难，但有时也需与假性动脉瘤、穿透性主动脉溃疡等鉴别。

1. 穿透性主动脉溃疡（PAU）　详见本章第二节。与 AAA 类似，腹主动脉的 PAU 可无症状，也可

表现为腹痛，且腹主动脉 PAU 与 AAA 均常合并腹主动脉广泛的粥样硬化改变。腹主动脉 PAU 通常小于 AAA。但局限性凸出管壁的较大 PAU 需与较小的囊样 AAA 相鉴别。CT 图像上，腹主动脉 PAU 局限性凸出管壁，但瘤体与邻近正常管壁的夹角至少有一侧为锐角，而 AAA 瘤体两侧与正常腹主动脉管壁的夹角通常均为钝角。

2. 假性动脉瘤　详见本章第二节。假性动脉瘤尤其是位于腹主动脉的假性动脉瘤少见。假性动脉瘤通常继发于钝性外伤、医源性损伤如主动脉外科或介入手术，也可继发于主动脉感染（细菌、病毒和结核等）和 PAU 破裂。其与动脉瘤的本质区别是管壁全层断裂，局部凸起的瘤腔是血肿而非管腔，瘤壁是包裹血肿的纤维结缔组织而不是真正动脉瘤的管壁。血肿位于破裂的管壁一侧，紧贴并压迫局部动脉段，可致管腔受压轻度狭窄。

【小结】

腹主动脉瘤通常无症状，多偶然发现，腹主动脉

瘤未破裂时,临床表现可有腹痛、背痛,可扪及搏动性包块;腹主动脉瘤破裂时,可突发剧烈腹痛及休克,实验室检查 D-二聚体升高,结合影像学检查能明确诊断局限性瘤样凸起的 AAA,还可测量 AAA 的大小、形态、瘤体内有无血栓、瘤壁有无钙化,以及急性破裂、濒临破裂和慢性破裂等征象。

AAA 的治疗取决于动脉瘤直径,瘤体直径>55mm 或出现腹痛症状或快速生长(>10mm/年)是手术干预的指征。但女性 AAA 更容易破裂,并且在瘤体直径较小的情况下即会破裂。因此将女性 AAA 直径>50mm 作为手术干预指征。

评估动脉瘤大小的变化应尽可能使用同一种检查方法,测量时应采用相同的测量方法,直径测量时是否包括管径没有定论,但每次测量需一致,即边-边对比测量:仅测量两侧管壁内侧缘之间的直径,或测量两侧管壁外侧缘之间的直径。指南推荐在 CT 三维重建图像上测量动脉瘤瘤体最大直径,测量必须垂直于血管中心线,否则是不准确的。常规轴位 CT 图像的直径测量也是不准确的,指南推荐在 CT 三维重建图像上测量瘤体最大直径,尤其在迂曲或扭结的血管。CT 测量的管径变化>5mm 才能算是有意义的变化,<5mm 均有可能是测量误差造成。标准的测量有助于评估一定时间段内真实的瘤体大小变化,避免造成瘤体增大的错误征象。在舒张期还是收缩期测量则没有定论,但舒张期图像可重复性更好。

第四节 累及主动脉的遗传综合征

一、染色体和遗传相关的胸主动脉瘤和夹层

在过去的十多年间,基因和遗传方面的研究进展,逐步提出了"染色体和遗传相关胸主动脉瘤和夹层"的名称,该类疾病必须为常染色体显性遗传。马方综合征是该类疾病中最常见的一种,其他疾病还包括 Loeys-Dietz 综合征、Turner 综合征、Ehlers-Danlos 综合征、动脉迂曲综合征、动脉瘤-骨关节炎综合征等。这类疾病均会累及心血管系统,而且血管受累多不仅仅局限于胸主动脉。影像学检查方法,尤其是无创影像学检查方法,对于这类疾病的诊断和随访具有重要的价值,不仅可以评估主动脉瘤和夹层,而且可以发现其他心血管系统的异常。该类疾

病的影像学表现有重叠,需要通过影像学表现、临床表现和基因检测综合确诊。

(一)马方综合征

【概述】

马方综合征(Marfan syndrome)是最常见的先天性遗传性结缔组织疾病,也是染色体和遗传相关胸主动脉瘤和夹层的最常见疾病,为常染色体显性遗传。马方综合征的病因主要是纤维蛋白原 1(fibrillin 1, FBN1)基因缺陷。

【临床特点】

马方综合征的临床表现主要以骨骼、眼和心血管三大系统的病变为主要特征。骨骼受累最为常见,主要表现有全身管状骨细长、漏斗胸、鸡胸等。眼异常包括晶状体脱位和高度近视等。心血管系统受累主要表现为大动脉中层弹力纤维发育不全,主动脉扩张形成动脉瘤,扩张到一定程度会造成主动脉破裂或出现夹层。

【影像检查技术与优选】

X 线平片检查可发现升主动脉增宽造成的轮廓改变,对于腔内情况及其他结构受累情况无法显示。X 线平片对马方综合征心血管系统应用价值有限,主要应用于骨骼改变的诊断和评估。X 线主动脉造影检查曾经是诊断马方综合征的重要方法,可显示主动脉根部瘤样扩张,但是该方法属于有创检查方法。

超声心动图检查简便易行,在本病心血管系统受累的诊断中具有重要作用。能够检测主动脉根部瘤样扩张、主动脉瓣叶伸长、二尖瓣脱垂等征象。对于并发主动脉夹层的患者,还可评价夹层对主动脉瓣及冠状动脉的累及情况。其缺点是对主动脉病变范围的评价具有一定局限性。

CT 检查能够清晰显示本病的各种征象,结合各种后处理方法能够准确显示和测量主动脉管腔和管壁径线的变化、冠状动脉和主动脉瓣受累情况。值得注意的是,本病累及的部位主要是升主动脉根部和主动脉瓣,因此必须采用门控采集方可能克服心脏搏动伪影带来的影响。其缺点就是有电离辐射、需要注射含碘造影剂等。

MRI 检查无电离辐射,无需注射含碘造影剂即可通过其多方位、多参数成像全面显示病变,甚至通过电影成像显示不同心动周期时相下主动脉瘤形态和瓣膜开闭情况。但对于伴发急性主动脉夹层患者的应用受限,而且目前的 MRI 检查技术对于冠状动脉的显示还有一定的限制。

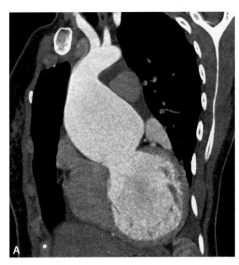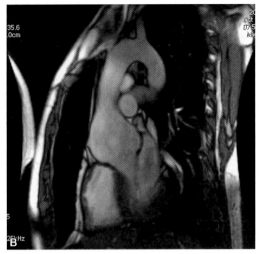

图 10-4-1　马方综合征的 CT 和 MRI 表现

斜冠状位 CT 图像（A）和 MRI 亮血图像（B）显示主动脉根窦部及升主动脉近段的瘤样扩张，呈典型的"大蒜头"样表现

【影像学表现】

1. X 线　X 线胸片可以发现主动脉根部扩张，合并主动脉瓣关闭不全时会出现左心室增大的表现。X 线主动脉造影检查可显示主动脉根部扩张，合并主动脉瓣关闭不全时可见造影剂舒张期反流至左心室。

2. 超声心动图　主动脉根部显著扩张，管壁变薄。主动脉瓣环扩大，瓣叶伸长，并可显示主动脉瓣关闭不全。二尖瓣冗长，可出现二尖瓣脱垂。

3. CT　典型表现为主动脉根窦部及升主动脉近段的瘤样扩张，扩张的瘤体与正常或轻度扩张段的升主动脉分界清楚，呈"大蒜头"征（图 10-4-1A）。显著扩张的主动脉窦可造成冠状动脉开口和近段的压迫、移位，从而造成狭窄甚至闭塞。左心室增大多提示合并主动脉瓣关闭不全。合并主动脉夹层时，可显示内膜片及真假腔。

4. MRI　可显示 CT 上述征象（图 10-4-1B），同时可显示主动脉瓣关闭不全。

【诊断要点】

马方综合征主要累及骨骼、眼和心血管三大系统，其诊断需要通过临床综合指标确定。1996 年，国际专家小组制订了马方综合征的临床诊断标准，即 Ghent 标准，并在 2010 年进行了修订（*The revised Ghent nosology for the Marfan syndrome. J Med Genet*，2010，47：476）。影像学检查在马方综合征的该诊断标准中具有重要作用，尤其是对于主动脉根窦部及升主动脉近段的瘤样扩张的显示和测量。

【鉴别诊断】

马方综合征主要需与能够引起升主动脉扩张的疾病进行鉴别。动脉粥样硬化性升主动脉瘤多见于年龄较大者，病变多合并弥漫粥样硬化病变且进展缓慢，多不累及主动脉窦。高血压导致的升主动脉扩张多为均匀性扩张，而不呈瘤样。主动脉瓣狭窄造成的的升主动脉瘤，属狭窄后扩张，多位于升主动脉中段，而且主动脉瓣叶表现有增厚、钙化等。梅毒性主动脉瘤的瘤壁往往伴有钙化，梅毒病史和实验室检查有助于鉴别。根据马方综合征典型的"大蒜头"征，结合临床表现，诊断并不困难。

【小结】

心血管系统受累的评估在马方综合征的诊断、治疗和预后判断中均具有重要的意义。CT 和 MRI 能够准确显示并测量主动脉根窦部即升主动脉近段的瘤样扩张，对于伴发的主动脉瓣、冠状动脉及左心室改变均可进行评估。

（二）染色体和遗传相关胸主动脉瘤和夹层的其他疾病

Loeys-Dietz 综合征（Loeys-Dietz syndrome）是一种常染色体显性遗传性主动脉瘤综合征，于 2005 年首次报道，与Ⅰ型或Ⅱ型转化生长因子受体 1 或 2 编码基因突变有关，平均死亡年龄为 26 岁。特征性临床表现是主动脉迂曲和动脉瘤、眼距增宽、悬雍垂裂或腭裂等三联症。颅面部特征明显，包括腭裂、颅缝早闭、下颌后缩、斜视、突眼等。心血管系统的病变则表现为广泛的、进展性的动脉病变，动脉迂曲可见于整个动脉树，大多数患者（98%）有主动脉根部动脉瘤，常常导致主动脉夹层。

特纳综合征（Turner syndrome）是由于 X 染色体（染色体组型 45X0）的部分或完全单体。女性患者表现有身材矮小、各种先天性心脏病、主动脉异常、代谢和激素变化造成的肥胖、葡萄糖耐量受损、高血脂、卵巢功能不全。约75%的TS患者合并心血管系统异常，主要表现为大动脉的广泛扩张，主动脉扩张一般位于升主动脉根部。二叶式主动脉瓣的发生率为30%，主动脉缩窄的发生率为12%。

Ehlers-Danlos综合征（Ehlers-Danlos syndrome）的Ⅳ型（即血管型）是非常罕见的常染色体显性遗传结缔组织病，是由编码Ⅲ型原骨胶原的COL3A1基因突变造成。临床特征包括：薄的半透明皮肤、广泛淤青、过早老化的皮肤、特征性的面部表现（眼距增宽、鼻背宽平、嘴唇纤薄、耳朵垂长、脸颊中空、面部皮肤丰满多皱纹）。心血管系统受累主要造成大、中动脉的广泛扩张。

动脉迂曲综合征（arterial tortuosity syndrome）是大、中动脉迂曲、伸长、狭窄和动脉瘤，与SLC2A10基因突变有关。患者有面部特征的改变（面部拉长、睑裂狭小下斜、钩形鼻、高腭穹、小颌畸形）、各种结缔组织病的皮肤（柔软过度弹性的皮肤）和骨骼（蜘蛛指、胸廓畸形、关节松弛挛缩）表现。

动脉瘤-骨关节炎综合征（aneurysms-osteoarthritis syndrome）是一种常染色体显性遗传疾病，与SMAD3基因突变有关。早期出现关节异常（包括骨关节炎和剥脱性骨软骨炎）、主动脉瘤和夹层。还可出现颅面部、皮肤、骨骼异常。

二、二叶式主动脉瓣

【概述】

二叶式主动脉瓣（bicuspid aortic valve，BAV）是指主动脉瓣由二叶式替代三叶式的先天性异常，其发生率为1%~2%，男性多于女性（为2:1~4:1）。BAV的两个主动脉瓣膜形态不同，多为两叶大小不等。*Notch 1*基因突变与BAV有关。

【临床特点】

BAV的特征不仅是存在异常的瓣膜结构和机械力，还常常伴发主动脉瓣狭窄、主动脉瓣反流、升主动脉瘤、主动脉夹层、心内膜炎等疾病，这些伴发疾病在年轻BAV患者的发生率明显高于正常主动脉瓣人群，致使BAV的病死率明显增高。BAV患者的主动脉病变与马方综合征患者类似，主动脉扩张、动脉瘤、夹层、破裂的风险增加。BAV与相关的主动脉病变的关系尚不清楚，可能与基因有关，也可能是继发于主动脉血流状态的改变，或者与两者均有关。近来的指南建议BAV患者无症状升主动脉瘤如果

直径达到4~5cm就应该干预，而非5.5cm。BAV还会并发许多先天性心血管异常，最常见的是主动脉缩窄，约占26%。另外，二叶式主动脉瓣患者发生感染性心内膜炎的比例也明显增高。

【影像检查技术与优选】

X线平片和X线主动脉造影价值局限，不用做二叶式主动脉瓣的评估。

超声心动图简便易行，是临床诊断BAV的一线影像学检查方法。但在瓣叶弥漫性钙化、声窗限制、操作技术水平等均会影响其准确性。超声心动图对升主动脉中远段和主动脉弓的评价困难。

CT能够对主动脉瓣和主动脉的情况进行全面评估，但需要采用门控扫描克服心脏搏动伪影的影响，对于超声心动图检查鉴别二叶式和三叶式主动脉瓣困难的病例采集图像应该包括收缩期和舒张期。CT可准确测量主动脉瓣和主动脉的形态学参数，对于诊断及手术方案的制订具有重要作用和价值。

MRI的主要优势在于对血流动力学的评估，相位对比MRI能够测量主动脉瓣区的血流量、血流速度等，以此评估BAV病变的严重程度。延迟对比增强MRI还可评估继发的心肌纤维化，判断患者远期预后。

【影像学表现】

1. **X线** X线胸片和X线主动脉造影均不能显示可以发现主动脉根部扩张，合并主动脉瓣关闭不全时会出现左心室增大的表现。X线主动脉造影检查可显示主动脉根部扩张，合并主动脉瓣关闭不全时可见造影剂舒张期反流至左心室。

2. **超声心动图** 超声心动图可详细评价BAV患者主动脉瓣的情况，进行诊断、分型，发现主动脉瓣关闭不全、主动脉瓣狭窄等，并评估其程度。超声心动图还可评价BAV患者的心功能情况。超声心动图对主动脉根部扩张的显示具有优势，但BAV伴发的主动脉扩张最明显的部位是升主动脉中远段和主动脉弓，经胸超声心动图显示困难。经食管超声心动图对BAV和伴发的心血管畸形评价非常准确。

3. **CT** BAV多为两个大小不等的瓣叶，融合的瓣叶一般较大，其融合处称为嵴（raphe）；也有两个瓣叶发育完全、对称，且无嵴。根据嵴的数量可将BAV分为三型：0型为无嵴型，1型为一嵴型，2型为二嵴型（图10-4-2）。无嵴型BAV又称为单纯型BAV，最为罕见。两个瓣叶可左右方向分布，左右冠状动脉开口分别位于两个瓣叶；也可前后方向分布，

左右冠状动脉开口均位于前方的瓣叶。一嵴型可根据瓣叶融合的方式,分为三个亚型:左冠瓣和右冠瓣融合的 L-R 型、右冠瓣和无冠瓣融合的 R-N 型、无冠瓣和左冠瓣融合的 N-L 型。70%以上的 BAV 是 L-R 型,常常伴有主动脉缩窄。大多数主动脉缩窄患者(89%)伴有 L-R 型 BAV。R-N 型 BAV 约占 10%~20%,该类型 BAV 患者的瓣叶常常出现严重的病理学改变,尤其是年轻的 BAV 患者,其主动脉瓣狭窄和主动脉瓣反流发生率高,且进展迅速。L-N 型少见,约占 5%~10%。二嵴型 BAV 则主要为 L-R/R-N 型。CT 不仅能够显示 BAV 的形态学特征,明确 BAV 的诊断,而且能够显示 BAV 的类型及并发的其他心血管异常。但是,主动脉根部及主动脉瓣的心脏运动伪影明显,因此需要心电门控 CT 才能清晰显示 BAV,并观察不同心动周期的瓣膜状况。

BAV 的典型表现是主动脉瓣在舒张期为单条闭合线,在收缩期为椭圆形的瓣口。无嵴型 BAV,仅通过舒张期重建图像即可做出诊断,无需收缩期重建图像(图 10-4-3);但一嵴型和二嵴型 BAV 患者则需要重建收缩期和舒张期的图像才能做出准确的诊断,因为嵴较为明显或瓣叶弥漫钙化的 BAV 患者,可在舒张期的表现类似三叶式主动脉瓣。收缩期和舒张期的重建图像还可分别对主动脉瓣狭窄和主动脉瓣关闭不全做出诊断和测量。

CT 测量主动脉瓣钙化的质量积分,与主动脉瓣狭窄严重程度相关,是独立的预后因子,可作为严重的无症状主动脉瓣狭窄患者是否手术的决定性参数。BAV 的主动脉瓣反流多为轻度至中度,CT 可能漏诊轻度主动脉瓣反流,尤其是存在严重瓣膜钙化时。

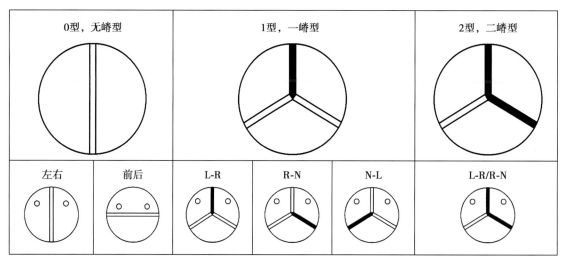

图 10-4-2 BAV 分型示意图

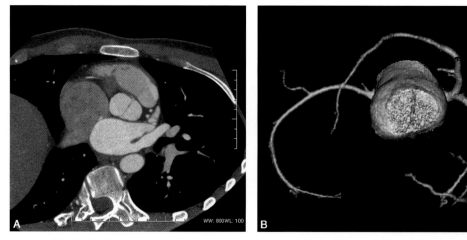

图 10-4-3 BAV CT 表现

舒张期主动脉根部 CT 图像(A)和 VR 图像(B)显示主动脉瓣在舒张期为单条闭合线,两个瓣叶对称,无嵴,为 0 型无嵴型;VR 图像显示左、右冠状动脉开口分别位于两窦

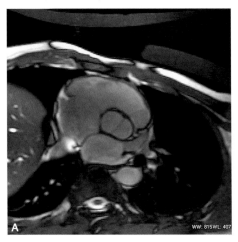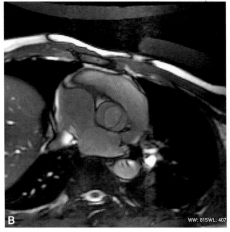

图 10-4-4　BAV MRI 表现
主动脉根部 MRI 电影图像舒张期图像（A）显示单条闭合线，收缩期图像（B）显示瓣口为椭圆形

感染性心内膜炎在 BAV 患者的发病率达 30%，是潜在的致命性并发症，更需要手术处理。CT 检测瓣膜赘生物的敏感性（96%）和特异性（97%）均高，但是较小的赘生物（小于 4mm）可能被漏诊。CT 评价感染性心内膜炎的主要价值是评价其并发症，如瓣周脓肿等。

BAV 常常伴发主动脉扩张、动脉瘤、夹层。主动脉夹层的发生率是正常主动脉瓣患者的 5~10 倍，且其发生率与主动脉扩张的程度有关。CT 多种后处理技术综合应用，能够很好地显示和测量升主动脉扩张和升主动脉瘤的解剖学信息，如最大直径、形状、范围、与周围结构的空间毗邻关系。

4. MRI　MRI 可综合评价 BAV 患者的主动脉瓣结构、左心室容积、定量主动脉瓣狭窄和反流程度、评价胸主动脉等。MRI 还可评估血流状态，显示通过主动脉瓣狭窄后的湍流，定量血流和峰值流速。延迟对比增强 MRI 能够用于识别严重主动脉瓣狭窄患者的心肌纤维化，严重主动脉瓣狭窄伴心肌纤维化患者的左心室功能更差，心肌纤维化对主动脉瓣置换后的远期临床预后具有重要影响（图 10-4-4）。

【诊断要点】

BAV 的影像学检查的价值不仅是诊断和分型，更重要的是对伴发的心血管异常进行评估，如主动脉瓣狭窄、主动脉瓣反流、升主动脉瘤、主动脉夹层、心内膜炎等。这些信息的提供对于临床选择正确的治疗方案、疗效评估及随访等具有重要的意义。

【鉴别诊断】

无嵴型 BAV 的诊断相对简单。而一嵴型和二嵴型 BAV 则主要需要与发生严重钙化和粘连的三叶式主动脉瓣进行鉴别。三尖瓣的三个瓣叶大小均

等，每个瓣叶约占 120°，在收缩期显示更清晰，因此需要舒张期和收缩期的图像共同分析才能得出正确的诊断。

【小结】

发现 BAV 并评价其主动脉瓣情况和主动脉并发症及相关的先天性心血管畸形对于了解 BAV 的临床意义极为重要。心脏 CT 和 MRI 可用于准确评价 BAV 的形态学信息和伴发的心血管改变。了解 BAV 的临床意义和影像学表现特征，有助于准确诊断、指导制订正确处理方案。

三、主动脉缩窄

详见本章第四节。

第五节　主动脉粥样硬化病变

【概述】

主动脉粥样硬化性病变（atherosclerotic lesions of the aorta）是一类疾病/病变的总称，包括血栓栓塞性主动脉疾病、机动性主动脉血栓、粥样硬化性主动脉闭塞、钙化主动脉、珊瑚礁主动脉五个疾病/病变。这五个疾病或病变或与重要的临床风险事件高度相关，或与手术治疗高度相关，应认识这类疾病并在影像学报告中予以正确诊断。

1. 定义与诊断标准

（1）血栓栓塞性主动脉疾病（thromboembolic aortic disease）：作为粥样硬化的进程，主动脉斑块继发炎症、纤维沉积、表面侵蚀和继发血栓均可引起血栓性或粥样硬化性栓塞。

（2）机动性主动脉血栓（mobile aortic thrombosis):也称主动脉漂浮血栓(aortic floating thrombus),常发生于没有主动脉弥漫性粥样硬化的年轻患者,自 TEE 应用于脑或外周栓塞的患者后开始报道,多位于主动脉弓。一旦脱落可导致分支动脉如外周动脉栓塞、内脏动脉栓塞及颅内动脉栓塞等,使供血的终末器官出现缺血。

(3)粥样硬化性主动脉闭塞(atherosclerotic aortic occlusion):粥样硬化性主动脉闭塞好发于肾下段腹主动脉,可导致截肢或死亡的风险,广泛的侧支形成可防止急性缺血现象的发生。粥样硬化斑块本身不一定会导致主动脉完全闭塞,但涡流和血流减慢淤滞则可导致狭窄的主-髂动脉内继发血栓堆积,最终引起闭塞。

(4)钙化主动脉(calcified aorta):也称瓷化主动脉(porcelain aorta),以管壁弥漫性钙化形成僵硬的、似蛋壳样的主动脉管壁为特点。钙化主动脉定义为主动脉的环形钙化布满主动脉圆周或接近圆周,但这一定义仍存在争议。钙化主动脉分为两型,Ⅰ型:累及升主动脉的钙化主动脉(Ⅰa:累及全部升主动脉,术中无法钳闭;Ⅰb:累及部分升主动脉,术中虽可钳闭,但增加手术并发症风险);Ⅱ型:只累及主动脉弓或降主动脉的钙化主动脉。

(5)珊瑚礁主动脉(ccoral reef aorta):珊瑚礁主动脉是一种非常罕见的腹主动脉严重钙化病变,仅见个案报道。其特征是凸向管腔内的似"珊瑚礁"样的团状钙化,好发于肾动脉旁和肾上段腹主动脉,可引起腹主动脉和分支动脉的重度狭窄甚至闭塞,出现内脏缺血、顽固性肾性高血压及下肢缺血的临床表现。重度钙化的存在还可限制治疗的血管内通路。

2. 病因、发病机制

(1)血栓栓塞性主动脉疾病:主动脉粥样硬化血栓形成是一个复杂的慢性炎症疾病,其病因学理论已演变为复杂的生物学过程,如内皮功能障碍、炎症反应、细胞凋亡和组织因子等。

(2)机动性主动脉血栓:病变的病理、生理机制尚不十分清楚。可能的诱因有血管内皮损伤、凝血功能异常、血管源性或非血管源性恶性肿瘤、雌激素或外源性激素使用、血管创伤等。发病机制可能为内皮损伤,胶原暴露,血小板与胶原黏附,或血小板被激活并相互凝集,释放凝血酶激活纤维蛋白原,后者网罗红细胞和白细胞形成血栓。

(3)粥样硬化性主动脉闭塞:腹主动脉闭塞可能是高凝状态导致的血液沉积,也可能是因为小血

管过细、心脏血栓栓塞、夹层和远端主动脉缩窄等。高压血流对动脉壁产生张力性机械性损伤,促使局部血栓形成,脂肪变性沉积物促进动脉粥样硬化形成,另外感染可引起血管壁细胞功能改变,血管通透性改变,以及形成的免疫复合物沉积在血管壁,激活补体进一步损伤血管内膜,都可促使血栓形成。

(4)钙化主动脉:钙化发生在中膜,钙盐沉积在纤维帽及粥瘤灶内,可致动脉壁变硬变脆,易于破裂。钙化的量与动脉粥样硬化的程度直接相关。血管钙化是由细胞介导的,由一系列相关基因、蛋白参与的主动过程,其中促进因素(如钙磷代谢)和抑制因素(如胎球蛋白 A 和基质 Gla 蛋白)的失衡是影响血管钙化的决定性环节。

(5)珊瑚礁主动脉:发病机制尚不十分明确,但普遍认为是纤维蛋白及血小板血栓的钙化引起的病变,可发生于损伤的主动脉内皮组织处。多数珊瑚礁主动脉患者存在易患动脉粥样硬化疾病的危险因素,如糖尿病及吸烟等,但目前尚不能确定珊瑚礁主动脉就是由动脉粥样硬化引起的,其钙化性斑块引起的主动脉管腔狭窄与主动脉粥样硬化不同,因而是一种独特的疾病。

3. 流行病学特点

(1)血栓栓塞性主动脉疾病:危险因素包括年龄、性别、高血压、糖尿病、高胆固醇血症、久坐不动的生活方式、吸烟和炎症等。主动脉斑块与脑血管和外周栓塞事件相关。患有复杂主动脉斑块(有活动性血栓或溃疡的斑块,或 TEE 检测厚度≥4mm 的斑块)的患者卒中风险是无斑块患者的四倍。≥4mm 的主动脉斑块是复发性脑梗死和任何血管事件的独立预测因子。急性缺血性卒中患者中严重主动脉弓部粥样斑块的患病率>20%,与心房颤动和颈动脉粥样硬化相似。此外,心脏导管插入术,主动脉内球囊反搏动和心脏手术在内的干预也可诱发栓塞事件。升主动脉的动脉粥样硬化是心脏手术后中风的主要危险因素。风险水平取决于手术操纵升主动脉时的疾病的存在位置和程度。

(2)机动性主动脉血栓:本病罕见,多数为个案报道。一项超过 1 万例的大宗研究数据显示其发病率约 0.45%,17% 伴远侧动脉栓塞,6% 出现致死性栓塞。好发于主动脉弓-降移行部(峡部)及降主动脉,升主动脉少见,脱落概率高达 73%。

(3)粥样硬化性主动脉闭塞:腹主动脉粥样硬化性闭塞少见,无确切的流行病学数据。

(4)钙化主动脉:据报道其发病率高达 18%,

但实际工作中主动脉钙化多见于腹主动脉,尤其是肾下段。但胸部主动脉的管壁环形钙化极少见,这可能是因为诊断定义存在争议或不明确,导致文献中报道的发病率有很大差异。

(5) 珊瑚礁主动脉:珊瑚礁主动脉极罕见,仅见个案报道,目前不超过 200 例。男女均可发病,女性更多见(约 67%)。患者好发年龄为 40~50 岁左右,比多数主动脉粥样硬化患者年轻 10~20 岁。目前尚不清楚是否有明显的地域特征及人口学特征,确切的发病率也有待进一步观察,有文献报道其发病率在 0.6%~1.8% 之间。

【临床特点】

1. 临床表现

(1) 血栓栓塞性主动脉疾病:血栓栓塞通常很大,通常会阻塞中到大动脉,引起中风,短暂性脑缺血发作,肾梗死和外周血栓栓塞。胆固醇晶体栓塞往往会阻塞小动脉,可导致"蓝趾"综合征,新增或加重肾功能不全和肠系膜缺血。

(2) 机动性主动脉血栓:通常无症状,其自然进程不明确。血栓附着点极小,而栓体随快速流动的血液漂浮运动,极易脱落导致外周动脉栓塞从而引起颅内或四肢等部位的急性缺血等症状,如栓塞上肢的动脉可引起胳膊疼痛、麻木等。

(3) 粥样硬化性主动脉闭塞:患者通常无症状,腹主动脉下段及髂、股动脉的闭塞可导致患者突然出现间歇性跛行、静息痛、趾端坏疽或溃疡,以及外周动脉搏减弱或消失,症状可进行性加重。此外,还可引起严重的脊髓、肠管、肾的缺血表现。

(4) 钙化主动脉:钙化主动脉患者通常无临床症状,其意义在于对主动脉手术的影响。钙化显著干扰主动脉插管,以及交叉钳夹和冠状动脉旁路移植物的放置,显著增加中风和远端栓塞的风险,被列为主动脉瓣置换术的危险因素。一组数据显示约15%的主动脉瓣狭窄患者因钙化主动脉而无法执行手术。

(5) 珊瑚礁主动脉:症状和临床表现取决于病变范围及肾动脉、肠系膜上动脉和双侧下肢动脉分支有无受累。一般有三大症状:肾血管性高血压引起的头痛、头晕和视力、视觉异常,是最常见的症状;双下肢动脉闭塞引起的下肢静息痛、间歇性跛行也较常见;肠系膜缺血引起的症状:慢性缺血常致腹痛、腹泻、体重减轻等。出现急性完全性闭塞时,可出现剧烈腹痛,甚至肠管坏死引起急腹症表现。

2. 体征

(1) 血栓栓塞性主动脉疾病:血栓或斑块脱落时根据栓塞的分支动脉出现相应的体征,如血栓经颈动脉入颅可引起中风的相应体征,阻塞肾动脉可引起肾梗死的相应体征。

(2) 机动性主动脉血栓:血栓不脱落时无症状及体征,脱落时根据栓塞的分支动脉出现相应的体征,如栓塞上肢动脉可引起胳膊疼痛、麻木等。

(3) 粥样硬化性主动脉闭塞:可致一侧或双侧下肢动脉搏减弱或消失。

(4) 钙化主动脉:通常无临床体征。

(5) 珊瑚礁主动脉:根据累及填塞的腹主动脉分支血管可出现一侧或双侧下肢动脉、足背动脉的波动减弱或消失、踝肱指数对称性下降等体征。

3. 心电图、实验室和其他辅助检查结果 长期严重的高血压患者,会出现心电图、心功能及眼底的异常。实验室检查包括血脂、肾功能等,肾动脉狭窄或闭塞的患者可存在肾功能不全,血肌酐和尿素氮升高。

【影像检查技术与优选】

1. X 线 因无法显示主动脉的管壁和管腔,胸/腹部 X 线平片仅可显示主动脉管壁的重度钙化,和主动脉扩张、迂曲的边缘形态,对主动脉粥样硬化病变的诊断价值有限。

2. 超声心动图 TTE/TEE 是较早尝试用于评价主动脉粥样硬化斑块的影像学检查方法,可精确测量动脉管壁内中膜厚度,因此能够探测早期的主动脉斑块。近年来,有学者应用新的 TEE 成像技术对胸主动脉 AS 斑块进行成像。与传统 TEE 相比,同步多平面 TEE 的检查时间明显缩短,能够快速而准确地检测主动脉弓斑块,尤其是复杂斑块。TEE 的 3D 形态学多视图组合技术对降主动脉进行重建,可以多平面、多角度观察斑块的特征,有助于易损斑块的判定。超声分子影像学在研究胸主动脉粥样硬化斑块方面亦有一定的进展。与 TTE 相比,TEE 对主动脉粥样硬化斑块成像的限度主要是侵入性检查方法,存在发生严重并发症的潜在风险;显示主动脉弓病变仍存在一定的盲区;识别易损斑块特征如斑块内出血等方面能力仍有限在。

3. CT 可显示主动脉管壁的粥样硬化病变,尤其是钙化病变。CT 是显示钙化斑块最敏感的影像学检查方法。CT 还可以清晰显示粥样硬化病变相关的壁内血肿,表现为新月形的等或稍高密度病灶,钙化内移是壁内血肿的特征性表现。CT 增强扫描可以准确识别主动脉粥样硬化斑块及继发血栓等。三维重建图像可全程显示病变的范围、斑块及血栓的形态,以及造成的狭窄程度等,还可同时观察分支动脉的闭塞及供血器官的缺血等改变,以及测量闭塞病变的长度等。CT 的限度主要是其软组织分辨率低,无法准确鉴别易损斑块特征如斑块内出血、纤维帽破裂等细节征象。

4. **MRI** 二维 MRI 能清晰显示斑块的负荷、成分及分布等特征,其评价结果与 TEE 具有高度的一致性。但二维 MRI 技术存在成像速度慢、覆盖范围小、主动脉弓处血流抑制不充分、层面间分辨率低的缺点,这些缺点限制了这一技术在主动脉斑块成像方面的应用。三维高分辨率 MR 管壁成像技术由于扫描速度快、覆盖范围广、主动脉弓区域血流信号抑制充分等优点,可以评价斑块的分布与成分特征,还可以准确测量斑块的负荷,如管腔面积、管壁面积、最大管壁厚度以及标准化管壁指数等。三维质子加权快速自旋回波序列在主动脉斑块定量方面具有较好的可操作性和可重复性。此外,MRI 还可评估主动脉的血流动力学改变。因此,MRI 以其高分辨率、多对比度成像等优点能够准确识别斑块的成分,判断斑块的易损性,在主动脉粥样硬化性病变成像方面具有无可替代的优势。对于评估药物治疗斑块的效果也具有重要价值。

【影像学表现】

1. **X 线** X 线平片无法显示主动脉管壁及管腔,因此无法识别粥样硬化斑块及继发血栓。胸部 X 线平片仅能显示主动脉结的钙化及迂曲或扩张的胸部主动脉的边缘。腰椎侧位片常可显示脊柱前方重度钙化的主动脉管壁,有时可呈壳样(图 10-5-1)。

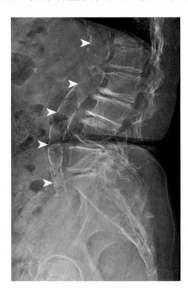

图 10-5-1 主动脉粥样硬化 X 线表现
钙化主动脉,腰椎侧位片示椎体前方的腹主动脉迂曲,管壁弥漫性高密度钙化,形成壳样改变(白箭头)

2. **超声心动图** TTE 二维超声可显示主动脉管壁的三层结构为"两亮一暗"三条平行回声带(图 10-5-2A),内、外膜回声略高,中膜为低回声。内膜+中膜厚度(IMT)是测量壁厚及内膜变化的参数,对管壁粥样硬化的早期评价很有意义。二维超声可直接显示主动脉管状结构、内膜变化和粥样硬化斑块的大小、形态、回声、部位等。主动脉内壁光滑、完整为正常;粥样硬化斑块显示为内缘粗糙不平,不规则凸向管腔(图 10-5-2B)。软斑块通常形态欠规则,为较强或等回声;硬斑形态规则,轮廓清晰,为强回声,后方伴声影;血栓为较均匀低回声,表面光滑,动态观察结构较松散(图 10-5-2C)。TEE 由于距离心脏较近,并克服了肺部气体和胸骨柄的干扰,可以更加清晰地探查主动脉弓部病变。TEE 可以精确测量动脉管壁内中膜厚度,识别早期的粥样硬化斑块。同步多平面 TEE 能够快速而准确地检测主动脉弓斑块,尤其是复杂斑块。TEE 的 3D 形态学多视图组合技术对降主动脉进行重建,可以多平面、多角度观察斑块的特征,有助于易损斑块的判定。

3. **CT**

(1) **血栓栓塞性主动脉疾病**:在主动脉管壁粥样硬化斑块的基础上并发的血栓,通常远大于管壁单纯的粥样硬化增厚或斑块(图 10-5-3A)。可见低密度附壁血栓凸向管腔内,内缘多数不规则(图 10-5-3B),大面积附着于管壁时内缘也可规则光滑(图 10-5-3C)。血栓多位于斑块的管腔侧,常与低密度斑块不可分(图 10-5-3D)。当管壁钙化时,可见内侧凸向管腔的低密度血栓和外侧管壁的高密度钙化,这与壁内血肿正好相反,与动脉瘤瘤腔内的附壁血栓相似,但主动脉管腔不扩张。血栓发生于分支血管时可致动脉闭塞以及供血器官的缺血梗死(图 10-5-3E)。

(2) **机动性主动脉血栓**:血栓最常见于弓部、峡部和降胸主动脉(图 10-5-4A),升主动脉少见。血栓近端带蒂附着于管壁,远端游离,随心动周期呈漂浮状态(图 10-5-4B)。血栓形态多样,可为条状、柱状、梭行等,尾端可光滑也可有分叉(图 10-5-4C、D)。主动脉管壁一般均显示正常,也可有轻微粥样硬化改变。

(3) **粥样硬化性主动脉闭塞**:经典的表现是肾下段腹主动脉及双侧髂总动脉闭塞,有时也可以向下蔓延至双侧髂外动脉甚至双侧股动脉致闭塞(图 10-5-5)。主动脉全程,尤其是腹主动脉可呈现弥漫性粥样硬化改变,包括管壁增厚、不规则斑块,甚至多发溃疡、PAU 形成。

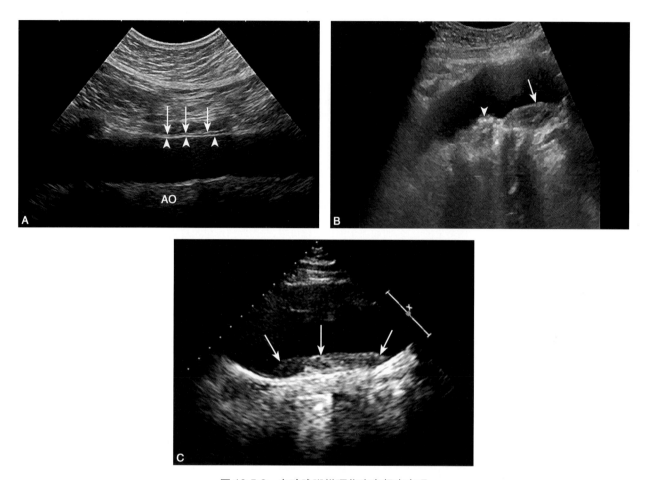

图 10-5-2 主动脉粥样硬化病变超声表现

正常主动脉管壁,二维超声平行于主动脉长轴切面(A)可清晰显示高回声的光滑内膜(白箭头)及同样高回声的外膜(白箭),内外膜之间的线样低回声为中膜;二维超声平行于管壁长轴切面(B)可清晰显示不规则凸向管腔的混合性斑块,可见强回声的钙化斑(白箭头)及低回声的非钙化性斑块(白箭);二维超声平行于管壁长轴切面(C)可清晰显示附壁血栓(白箭),为较均匀低回声,表面较光滑,动态观察结构较松散

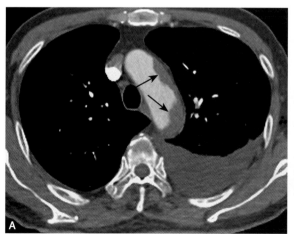
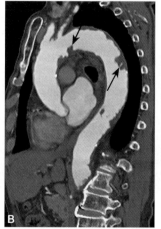
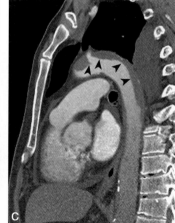

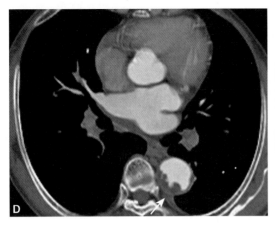
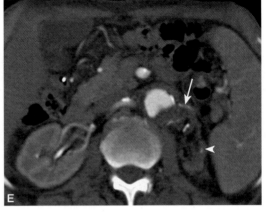

图 10-5-3　血栓栓塞性主动脉疾病 CT 表现

轴位图像（A）示主动脉弓附着于管壁的不规则低密度血栓（黑箭）凸向管腔内,明显大于通常的粥样硬化斑块;斜矢状位 MPR 重建图像（B）示主动脉弓、峡部、降主动脉多发附着于管壁凸向管腔低密度血栓（黑箭）,血栓深径大于附着处的直径,明显大于粥样硬化斑块,凸出的内缘呈不规则形态;斜矢状位 MPR 重建图像（C）示主动脉弓及降主动脉上段弥漫性低密度血栓附着（黑箭头）,血栓管腔侧内缘光滑;轴位图像（D）示降胸主动脉管壁增厚,提示粥样硬化改变,管腔右后方可见不规则低密度血栓凸向管腔内（白箭）,与增厚的管壁不可分;轴位图像（E）示腹主动脉管壁增厚、钙化,提示粥样硬化改变,左肾动脉开口处腹主动脉及左肾动脉（白箭）管腔内均为低密度血栓充填,致血管闭塞,左肾实质（白箭头）萎缩且无灌注强化

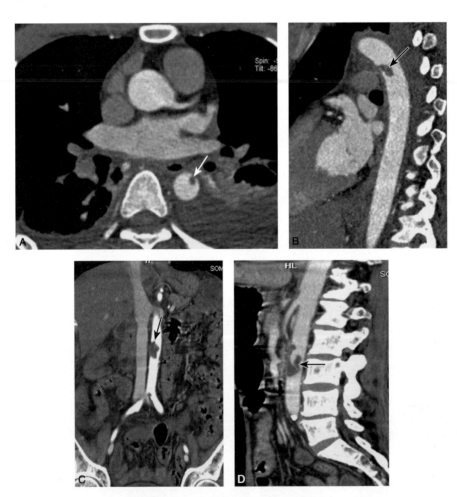

图 10-5-4　机动性主动脉血栓 CT 表现

车祸伤,轴位图像（A）示升主动脉及降胸主动脉管壁正常,降胸主动脉左前壁可见附壁低密度血栓影（白箭）,左侧中量胸水,右侧少量胸水;车祸伤,斜矢状位 MPR 重建图像（B）示降主动脉管壁正常,峡部可见"水滴"形低密度血栓（黑箭）,形态光整,其近端附着于正常主动脉管壁,远端游离漂浮;冠状位 MPR 重建图像（C）示腹主动脉管壁正常,管腔内可见形态不规则的低密度血栓（黑箭）;矢状位 MPR 重建图像（D）示腹主动脉管壁正常,下段管腔内可见形态不规则的低密度血栓（黑箭）

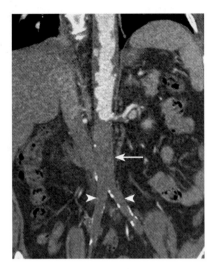

图 10-5-5　粥样硬化性主动脉闭塞 CT 表现
冠状位 MPR 重建图像示肾下段腹主动脉(白箭)及双侧髂总动脉(白箭头)完全闭塞,闭塞段动脉管壁可见散在钙化,闭塞段上方腹主动脉管壁可见不规则增厚的粥样硬化斑块、溃疡及可能的血栓形成

(4)钙化主动脉:腹主动脉更为多见,轴位图像可显示腹主动脉管壁的环形蛋壳样高密度钙化(图 10-5-6A),三维重建图像可显示主动脉全程弥漫性粥样硬化改变,以钙化为主,致动脉壁呈蛋壳样改变(图 10-5-6B、C)。

(5)珊瑚礁主动脉:肾上段腹主动脉好发,高密度的团状钙化病变附着于腹主动脉后壁向管腔内凸出,病变表面毛糙不规则,呈珊瑚礁样坚硬的形态,可致管腔及分支动脉的重度狭窄及供血脏器的缺血改变。

4. MRI　二维 MRI 能清晰显示斑块的负荷、成分及分布等特征,但二维 MRI 技术成像速度慢、覆盖范围小、主动脉弓处血流抑制不充分、层面间分辨率低。最新的三维高分辨率 MRI 管壁成像技术扫描速度快、覆盖范围广、主动脉弓区域血流信号抑制充分,不仅可以评价斑块的分布与成分特征(图 10-5-7A~C),准确测量斑块的负荷,如管腔面积、管壁面积、最大管壁厚度以及标准化管壁指数等,还可以显示动脉壁斑块的出血(图 10-5-7D~E)。三维质子加权快速自旋回波序列在主动脉斑块定量方面具有较好的可操作性和可重复性。

【诊断要点】

1. **血栓栓塞性主动脉疾病**　老年人多见,可有分支或外周动脉闭塞引起的相应缺血或梗死症状。CT 增强扫描可见主动脉管壁弥漫性或散在的粥样硬化斑块,部分节段有附壁血栓形成与斑块融合重叠,轴位图像可显示血栓位于斑块内侧,不规则凸向管腔,有时可见分支动脉血栓栓塞后闭塞。

2. **机动性主动脉血栓**　主动脉管壁通常正常,或有轻度粥样硬化改变,可见管壁某处附着的带蒂的、栓体悬空漂浮的长条状或不规则的低密度充盈缺损征象。附着点更多见于弓部和峡部。

3. **粥样硬化性主动脉闭塞**　初步诊断主要使用多普勒超声,CT 三维重建图像则可提供腹主动脉及双侧髂动脉、股动脉、腘动脉等节段闭塞的更完整的信息,指导治疗决策。

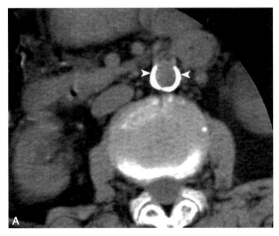
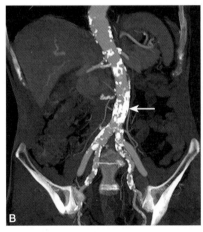
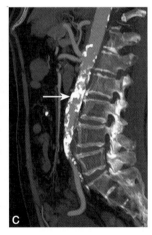

图 10-5-6　钙化主动脉 CT 表现
轴位平扫图像(A)示腹主动脉管壁环形壳样钙化(白箭头);冠状位 MIP 重建图像(B)示腹主动脉全程、双侧髂总动脉、髂内动脉弥漫性管壁钙化形成,以肾下段腹主动脉(白箭)为著;矢状位 MIP 重建图像(C)示腹主动脉全程管壁钙化,以肾下段腹主动脉(白箭)为著,呈壳样包绕管壁

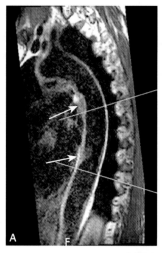
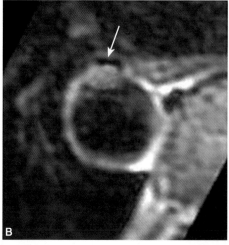
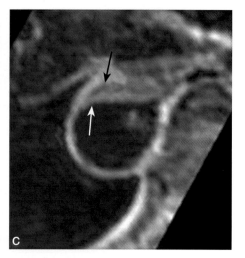
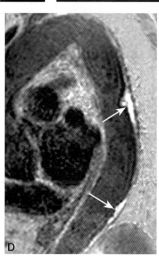
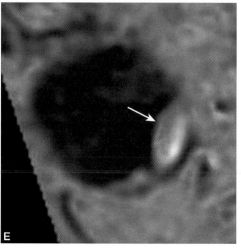

图 10-5-7　主动脉粥样硬化病变 MRI 表现

3D T2-VISTA 序列图像（A~C）显示胸主动脉斑块；A. 斜矢状位流空低信号的胸主动脉及其前壁斑块（白箭）；B. 垂直于斑块的横断面高分辨管壁成像，可清晰显示斑块内的钙化（白箭）；C. 垂直于斑块的横断面高分辨管壁成像可清晰显示斑块的脂质核（黑箭）及薄的纤维帽（白箭）；SNAP 序列图像（D~E）显示狭窄动脉斑块内出血；D. 斜矢状位低信号的胸主动脉，其后壁斑块内可见高信号出血（白箭）；E. 垂直于斑块的横断面高分辨成像，可清晰显示附壁斑块及继发高信号出血（白箭）（本组 MRI 图像由东南大学附属中大医院李澄教授提供）

4. **钙化主动脉**　主动脉全程粥样硬化改变，与其他粥样硬化病变不同的是，病变以钙化斑块为主，弥漫性的以钙化为主的斑块导致管壁呈蛋壳样改变，腹主动脉病变更为显著。

5. **珊瑚礁主动脉**　CT 平扫或增强扫描具有诊断价值。病变多位于肾动脉旁或肾上段腹主动脉的后壁，具特征性。此外，病变局限，为钙化成分为主的不规则凸向管腔的较大高密度斑块。

【鉴别诊断】

主动脉粥样硬化性病变包含 5 个疾病或病变，主要是互相间的鉴别诊断。

1. **血栓栓塞性主动脉疾病**　需与粥样硬化性主动脉闭塞鉴别。两者均为老年人好发，管壁均有主动脉弥漫或散在的粥样硬化病变，不同的是血栓栓塞性主动脉疾病可见继发血栓形成并不规则凸向管腔，不导

致主动脉完全闭塞，仅有时见分支动脉因血栓栓塞而闭塞；而粥样硬化性主动脉闭塞可致腹主动脉下段及双侧髂动脉的完全闭塞，且更少见，鉴别不难。

2. **机动性主动脉血栓**　与其他粥样硬化性病变不同，机动性血栓为孤立病变，其余节段主动脉管壁通常正常，或仅有轻度粥样硬化改变。可见于年轻人。

3. **钙化主动脉**　主动脉粥样硬化的一种表现形式，管壁的粥样硬化病变以钙化斑块为主，致管壁呈现蛋壳样改变，与其他主动脉粥样硬化病变多混合性斑块的表现形式不同，较容易鉴别。

4. **粥样硬化性主动脉闭塞**　需与血栓栓塞性主动脉疾病鉴别，同上。

5. **珊瑚礁主动脉**　需与腹主动脉粥样硬化病变相鉴别。珊瑚礁主动脉好发肾旁及肾上段腹主动

脉,病变部位具诊断价值;而典型的腹主动脉粥样硬化性病变多好发于肾下段腹主动脉。珊瑚礁主动脉患者的平均年龄约为 50 岁左右,较其他主动脉粥样硬化病变患者的年龄年轻 10~20 岁;其发生率较其他腹主动脉粥样硬化性闭塞病变的发生率(约0.6%)更低,极为罕见。

【小结】

主动脉粥样硬化性病变是 5 个疾病/病变的总称,其病理及影像学表现既有重叠又有各自的特点,影像科医师应认识这类疾病并在临床工作中做出正确的诊断。CT 相对于超声和 MRI 在主动脉粥样硬化病变的应用更为广泛,尤其对于钙化病变的识别,但超声和高分辨 MRI 对于斑块性质的识别具有重要的临床价值。当患者出现不明原因的外周动脉栓塞时,应采用 TEE 观察主动脉弓和胸部主动脉,评估有无斑块并精确显示斑块的部位及形态,同时还可排除心源性栓子来源的可能。

主动脉粥样硬化性病变的诊断对于预防临床心血管事件及早期治疗非常重要。不管是粥样硬化斑块破裂引起的继发血栓,还是机动性血栓,都有可能脱落造成外周动脉的栓塞。研究证实,高度机动的主动脉内血栓和带蒂的主动脉血栓脱落造成栓塞事件的发生率高达 73%。血栓的位置和形态等因素可指导临床采用内科抗凝治疗还是外科血栓切除术,由于高的中风风险,有人认为当血栓位于升主动脉、主动脉弓和峡部时应及时手术治疗。在溶栓治疗的同时还有大的血栓存在或有再发的血栓栓塞事件,也是血栓切除术的指征。除血栓外,约 25% 的不明原因中风是由主动脉弓部厚度 ≥4mm 的斑块脱落导致的,斑块厚度越大意味着更大的栓子栓塞风险。检出主动脉钙化对主动脉外科手术的患者意义重大。钙化主动脉严重影响手术操作的难度,并有可能导致斑块在术中脱落而增加中风或外周动脉栓塞的风险。采用影像学方法检出并准确评估钙化斑块的部位和范围、形态和狭窄程度等,可有效指导手术方案的制订并避免术中钙化斑块脱落引发中风或外周动脉栓塞。

第六节 累及主动脉的全身性疾病

一、大动脉炎

【概述】

大动脉炎是一种累及动脉全层的慢性非特异性血管炎性疾病,病因不清,好发于年轻女性,主要累及主动脉及其主要分支,以及肺动脉。其中以头臂

血管、肾动脉、胸腹主动脉及肠系膜上动脉为好发部位,常呈多发性,可以引起动脉管腔狭窄、闭塞或扩张,甚至形成动脉瘤。关于该病的详细介绍请参考第十二章。

主动脉病变 CT 表现(图 10-6-1)主要包括:

(1)主动脉及其主要分支血管单发(或多发)局限性(或节段性、弥漫性)受累;

(2)主动脉管壁环形增厚;

(3)受累段管腔狭窄(或扩张);

(4)可伴真/假性动脉瘤、夹层形成;

(5)可伴有丰富侧支循环形成。

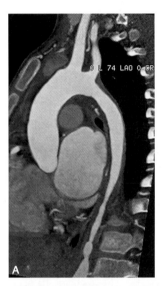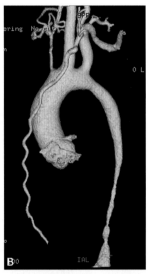
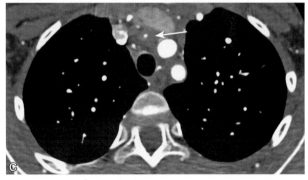

图 10-6-1　大动脉炎 CTA

A. 矢状位示降主动脉管壁环形增厚,管腔重度狭窄;B. VR 示降主动脉弥漫重度狭窄;C. 横轴位示头臂动脉受累,无名动脉(白箭)管壁环形增厚,管腔重度狭窄

二、白塞综合征

【概述】

白塞综合征是一种不明原因的全身多系统、慢性、反复发作的血管炎性病变。累及系统包括血管、关节、胃肠道、神经系统、泌尿生殖系统、呼吸系统及心脏。常常首发于中年,为 30~50 岁。性别整体无明显差异。白塞综合征患者血管受累可分为三种情

况:静脉闭塞、动脉闭塞及动脉瘤(尤其是假性动脉瘤)形成。关于该病的详细介绍请参考第十二章。

白塞综合征累及血管易造成静脉及动脉血栓、动脉瘤形成。镜下可观察到动脉壁中层及外膜纤维化,同时伴有滋养血管狭窄及硬化,及周围淋巴细胞、浆细胞浸润,中层弹力纤维破坏。

皮肤黏膜病变是本病的特征性表现。受累系统及表现如表 10-6-1 所示:

白塞综合征临床诊断标准依赖于临床症状而非影像学表现,如表 10-6-2 所示。

白塞综合征累及主动脉时常常表现为,主动脉瓣关闭不全、主动脉扩张,以及假性主动脉瘤形成,同时可以合并肺动脉瘤。影像学检查可表现为相关征象。

病例:男,29 岁。近几年来反复发生口腔溃疡,>10 次/年,间断发热,有痤疮。无高血压、糖尿病史,无外伤史,无传染病及其他慢性病史。红细胞沉降率 83mm/h,C 反应蛋白 13.10mg/L,D-二聚体 1.22μg/ml,均高于正常(图 10-6-2)。

三、主动脉周围炎(IgG4)

【概述】

IgG4 相关性系统性疾病是一种多器官免疫相关性疾病。自 2003 年首次提出这一概念,IgG4 相关性疾病目前全世界报道约 3 482 例。由于对该疾病认识程度不足,目前本病流行病学特点尚不十分明确。罹患典型 IgG4 相关性疾病多为中老年患者,平均年龄 67 岁,男女比例近似 3∶1。

表 10-6-1　白塞综合征临床表现

受累部位	临床表现
胃肠道	1) 食管、胃肠道溃疡
	2) 回盲部穿通性溃疡
	3) 频繁发作肠瘘
神经系统	1) 脑实质神经白塞综合征
	2) 静脉窦血栓
	3) 动脉瘤、闭塞、夹层
	4) 脑膜炎
心血管系统	1) 动/静脉闭塞
	2) 动脉瘤
	3) 心腔内血栓
	4) 心肌纤维化
	5) 主动脉旁假性动脉瘤
	6) 主动脉窦瘤破裂
胸部其他器官	1) 肺动脉瘤
	2) 肺栓塞
	3) 肺出血
	4) 胸膜、心包血管炎

表 10-6-2　白塞综合征临床诊断标准

主要症状	次要症状
发作口腔溃疡伴	(1) 反复发作生殖器溃疡
	(2) 眼部病变(色素膜炎、视网膜血管炎)
	(3) 皮肤病变(结节性红斑、假毛囊炎、丘疹脓疱、痤疮结节)
	(4) 针刺反应阳性(24~48h 内脓疱形成)

主要症状伴两项次要症状即可做出诊断

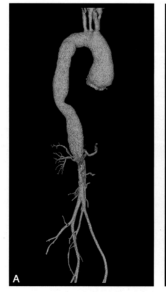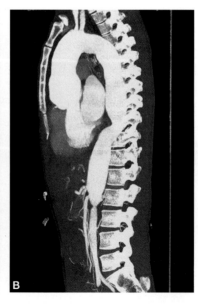

图 10-6-2　白塞综合征主动脉病变 CTA

【病理生理与临床表现】

IgG4 相关性疾病病理学表现是诊断疾病的关键。典型病理表现为淋巴浆细胞浸润、闭塞性静脉炎、轮辐状纤维化。

由于该病是一种多系统受累的疾病，因此临床表现及症状与受累器官及病变类型有关，见表 10-6-3。

表 10-6-3 IgG4 相关性系统性疾病病变类型及受累器官

病变种类：

1. 自身免疫性胰腺炎（淋巴浆细胞性硬化性胰腺炎）

2. 嗜酸性血管中心性纤维化（累及眶及上呼吸道）

3. 纤维性纵隔炎

4. 肥厚性硬脑膜炎

5. 特发性低补体小管间质性肾炎，合并大量小管间质性沉积

6. 炎性假瘤（眶、肺、肾及其他器官）

7. Küttner's 瘤（累及颌下腺）

8. Mikulicz's 病（累及涎腺及泪腺）

9. 多灶性纤维硬化（眶、甲状腺、腹膜后、纵隔及其他组织器官）

10. 主动脉及动脉周围炎

11. 炎性主动脉瘤

12. 腹膜后纤维化（Ormond's 病）

13. Riedel's 甲状腺炎

14. 硬化性肠系膜炎

【影像学表现】

1. X 线检查常多为阴性。

2. CT 特征性血管周围炎表现，为单支或多支血管受累的节段性管腔周围软组织密度影环绕，相应节段管腔可正常或狭窄。其他受累器官可有相关表现。同时经激素治疗后复查，病变明显缩小（图 10-6-3）。

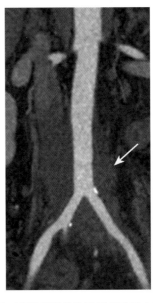

图 10-6-3 腹膜后纤维化及冠状动脉血管周围炎
腹主动脉远段（箭头）可见节段性软组织密度影环绕

3. MRI 显示病变常为稍长 T_1、稍长 T_2 信号影，包裹血管，其内可见分支血管穿行。DWI 病变可表现为弥散受限，增强扫描呈渐进性强化（图 10-6-4）。

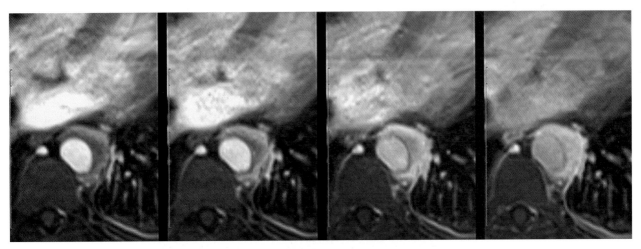

图 10-6-4 腹主动脉血管周围炎 MRI 表现
降主动脉血管周围半环形异常信号影，增强扫描呈渐进性强化

【鉴别诊断】

1. 主动脉管壁增厚性病变　主要包括主动脉动脉硬化、主动脉壁间血肿、主动脉附壁血栓、大动脉炎。

2. 腹膜后肿瘤性病变　淋巴瘤及转移瘤可表现为腹膜后腹主动脉周围多发结节，包绕腹主动脉生长，类似腹膜后纤维化表现。但与腹膜后纤维化不同，不易引起输尿管积液，同时身体其余部位可伴有淋巴结肿大，转移瘤可有其他部位原发灶。

第七节　主动脉肿瘤

一、原发性主动脉肿瘤

【概述】

原发性主动脉肿瘤罕见，分为良性和恶性，组织学分型良性的有黏液瘤和纤维黏液瘤。恶性的有纤维黏液肉瘤、黏液肉瘤、肉瘤、梭形细胞肉瘤、纤维肉瘤、平滑肌肉瘤、血管肉瘤和恶性纤维组织细胞瘤。

主动脉原发性肿瘤根据其发生部位可分为内膜来源、外膜来源及中膜来源。主动脉肿瘤表现多样，临床症状隐匿，患者就诊时常因已发生广泛的肿瘤栓塞、局部病变广泛或者已发生转移而不利于手术切除。主动脉原发性肿瘤患者的预后极差，平均生存期 1 年，5 年生存率只有 8%。

【临床特点】

良性肿瘤可无症状，因体检发现，或以晕厥等为主要症状。内膜来源的主动脉肿瘤的主要症状是由肿瘤组织细胞远处转移和栓塞造成，表现为外周动脉栓塞带来的不适，如肠系膜上动脉栓塞造成的腹痛（最常见），肾动脉栓塞造成的急性高血压，远端动脉搏动微弱，下肢乏力，甚至出现跛行、疼痛和骨折（髋骨和股骨），如果外周血管长期缺血还可出现皮肤损害。平滑肌肉瘤和纤维组织细胞瘤等恶性肿瘤可有椎骨以及肺转移出现胸痛和后背痛，极少出现急性大动脉破裂。外膜和中膜来源的肿瘤，主要是局部肿块压迫甚至浸润而出现相应临床症状。

【影像检查技术与优选】

主动脉原发性肿瘤的术前诊断依赖于临床表现和影像学检查，确诊还是需要病理诊断。影像学诊断方法包括经胸壁超声心动图（TTE）、经食管超声心动图（TOE）、CT、MRI 及主动脉造影等。经胸壁超声心动图操作便捷，显示升主动脉、腹主动脉肿瘤及累及范围较好，由于锁骨上窝探头位置不好把握以及胸骨遮挡等原因，对发生在主动脉弓及降主动脉

的肿瘤显示较为困难，经食管超声心动图虽然能够弥补上述不足，但操作较为繁琐，不易作为常规检查手段。CT 扫描速度快，空间分辨力高，是目前检查主动脉的主要方法，CT 平扫很难区分主动脉内膜肿瘤和动脉粥样硬化，价值有限，主动脉 CTA 可以直观清晰的观察主动脉全程及其分支血管管壁及管腔情况，但是对于主动脉肿瘤定位、定性诊断、肿瘤周围侵犯及远处转移等仍需结合常规动态增强 CT 扫描。MRI 组织分辨率高，发现病变较敏感，但是扫描时间较长，对于主动脉肿瘤的明确诊断还需要进行增强扫描。PET/CT 检查有助于肿瘤的定性并明确肿瘤的转移等情况。

【影像学表现】

超声检查显示主动脉管壁或管腔内占位性改变，管腔变窄，彩色血流频谱可显示病变处血流信号，根据肿瘤血供丰富与否，血流信号强弱不等。CTA 检查可显示主动脉腔内有不规则充盈缺损，管腔不规则狭窄或闭塞，主动脉远端不显影或显影欠佳，肿瘤中央可见液化坏死区，CT 动态增强检查可见肿瘤实质部分不均匀强化，密度高于血管壁及其周围组织，而低于管腔内密度，液化坏死区域未见强化，良性肿瘤病灶边界较清晰，恶性肿瘤与周围组织和器官分界不清，已经发生转移的主动脉肿瘤，PET/CT 检查可以显示其在全身多发脏器、软组织及骨骼的代谢活跃灶，对肿瘤进行分期（图 10-7-1）。

【诊断要点】

主动脉肿瘤罕见，临床症状隐匿，缺乏特异性，主要为肿瘤脱落栓塞或转移等并发症引起的各种症状。主动脉 CTA 检查常可见到管腔内充盈缺损、管壁增厚、管腔狭窄，以及所供血脏器的缺血改变。增强 CT 及 MRI 检查看到肿瘤的强化时，对肿瘤的诊断有较大帮助。最终的确诊仍然依靠病理学检查。

【鉴别诊断】

主动脉壁间血肿：主动脉壁间血肿的发病机制尚不清楚，动脉壁滋养血管破裂出血为其主要病理基础，高血压、动脉粥样硬化、创伤和医源性因素为其重要促发因素。CT 诊断主动脉壁间血肿的直接征象为主动脉壁呈新月形或环形增厚≥5mm；间接征象有①钙化内移征象，即钙化位于血栓内侧壁；②主动脉壁粥样硬化性改变；③内膜渗漏，其发生机制可能是主动脉壁在分离过程中导致了血管内膜的损伤，在内膜片上形成一个或多个小的渗漏孔，增强检查时，真腔内含造影剂的血液通过小的渗漏孔进入血肿（假腔）内，形成不规则形增强区（图 10-7-2）。

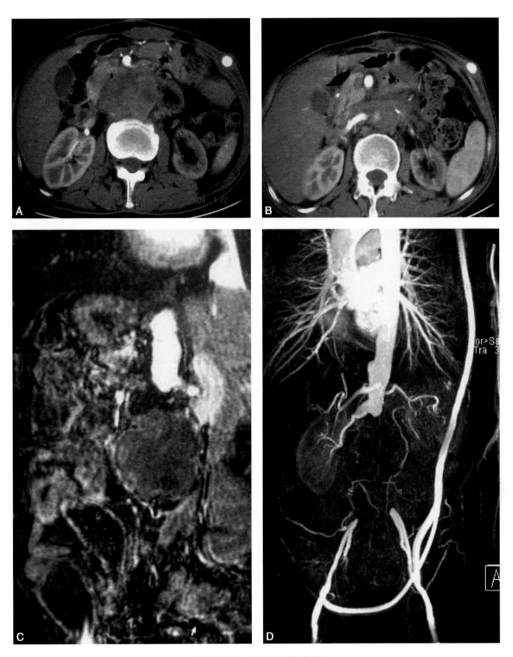

图 10-7-1　腹主动脉肿瘤

男性,52 岁。A、B. 增强 CT 显示腹主动脉于腹腔干动脉平面至双侧髂总动脉分叉前呈不规则团块影,境界欠清,病灶呈不均匀强化。周围脏器受压前移。C、D. MRI 显示腹主动脉与下腔静脉腹腔段之间见一稍低信号肿块影,包绕腹主动脉,下腔静脉明显受压变细,其旁腹主动脉段未见造影剂充填。左肾动脉受累,左肾萎缩。双侧髂外动脉远端分支减少。患者穿刺活检病理结果显示,腹主动脉上方间叶组织来源恶性肿瘤,形态符合平滑肌肉瘤,不除外血管内膜肉瘤

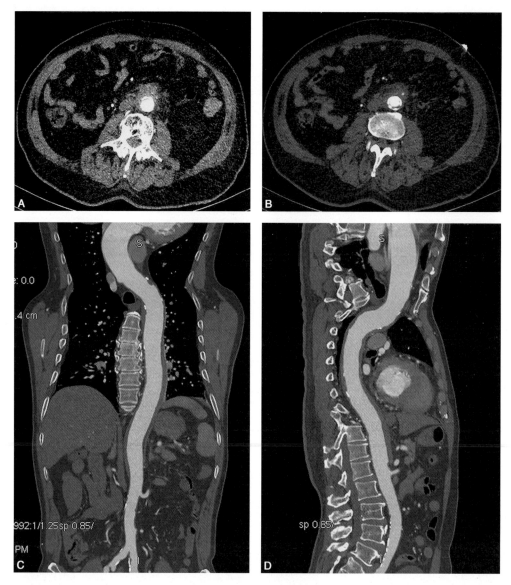

图 10-7-2 主动脉壁间血肿

A、B 为男性,83 岁,以"左季肋区疼痛 3 天,加重 1 天"为主诉入院,高血压病史 50 年。A、B 显示腹主动脉下段管壁周围团片状稍高密度影,内膜钙化斑块内移,病变累及肠系膜下动脉,并近段闭塞。C、D 为男性,68 岁,以"急性胸背部疼痛 8 小时"为主诉入院,高血压病史 10 年余。C、D 为主动脉曲面重建图像显示主动脉管壁周围低密度影,内膜钙化斑块内移

主动脉管腔内血栓形成:常见于动脉瘤、主动脉夹层及术后患者,主动脉管腔内可见环形低密度影,主动脉 CTA 检查表现为主动脉管腔内的充盈缺损,随着临床治疗及随访,血栓可减少。主动脉管腔内血栓形成较主动脉原发肿瘤常见,病史及相关实验室检查可对诊断提供帮助。

二、主动脉转移瘤

【概述】

主动脉转移瘤多为主动脉旁原发肿瘤直接侵犯主动脉,或是原发肿瘤增大包绕主动脉而形成,表现为原发肿瘤与主动脉边界不清,使主动脉推压、移位、狭窄。而原发肿瘤随血运转移,在主动脉生长为新发转移瘤者较为少见。

【临床特点】

主动脉转移瘤多是由主动脉旁肿瘤直接侵犯所致。肿瘤原发部位多位于纵隔、肺门、腹膜后等部位。例如肺癌、食管癌、腹膜后恶性间叶源性肿瘤、淋巴瘤、神经内分泌肿瘤等。常因肿瘤生长迅速、体积增大包绕主动脉,与主动脉边界不清,使主动脉管壁受侵,管腔狭窄、推压、位移。

患者常有原发肿瘤引起的症状,例如肺癌引起的胸痛、咯血;食管癌引起的吞咽困难;淋巴瘤引起的全身淋巴结肿大;或腹膜后肿瘤引起的腹胀、腹痛。另外有主动脉受侵引起的管腔狭窄造成的头晕、胸痛等症状;或其分支血管受侵引起的症状,如肠系膜上动脉受侵引起的腹胀,肾动脉受侵引起的高血压等症状。也可有输尿管受侵引起的输尿管扩张积水等症状。

【影像检查技术与优选】

超声检查可发现主动脉旁的异常回声,简便快捷,通过彩色多普勒观察主动脉及分支血管被包绕后的血流信号,可估计血管是否存在狭窄及评估狭窄程度。但超声检查无法观察肿瘤全貌,且超声检查易受肠道气体的影响,影响病变的显示。

CT 及 MRI 检查可以观察病变的大小、密度、形态及边界,增强检查可以观察肿瘤的强化特点并且明确肿瘤的供血动脉及引流静脉,从而判断病变的来源。另外,通过冠矢状位等多体位重建可以从多平面多角度分析肿瘤影像特征。

主动脉全程 CTA 检查通过观察主动脉及其分支血管的管腔情况,评估管腔受侵犯的程度,对明确肿瘤与主动脉的关系有重要价值。

PET/CT 检查不仅可以观察肿瘤自身的代谢情况,对肿瘤定性分析,同时通过全身扫描成像的特点,观察肿瘤有无远处转移灶,有利于肿瘤的分期。

【影像学表现】

超声检查:表现为主动脉及其分支血管被周围异常回声广泛包绕,主动脉本身及其周围器官可有受压、包埋改变,主动脉甚至可以发生移位。主动脉管腔内可有异常回声,提示肿瘤对主动脉管腔的侵犯。超声多普勒检查检测主动脉血流速度,评估主动脉管腔狭窄程度。

CT 及 MRI 检查表现:平扫检查常表现为主动脉旁的软组织肿块影,密度及信号不均匀,形态不规则,主动脉管腔与肿瘤分界不清,肿瘤体积较大时,肿瘤侵犯范围增加,增强检查时肿瘤常成不均匀强化,结合不同肿瘤的强化特征及临床相关表现,判断原发肿瘤的性质,通过轴位及冠矢状位结合观察,常可以明确肿瘤的供血动脉及引流静脉(图 10-7-3)。

主动脉 CTA 检查显示主动脉管腔狭窄,甚至有主动脉分支血管的侵犯,表现为血管周围有软组织肿块包埋,也可表现为管腔内的充盈缺损。主动脉 CTA 检查还可以判断原发肿瘤与主动脉之间有无异常的血管通道。

PET/CT 检查主要表现为原发肿瘤及转移灶的放射性异常浓聚,与主动脉分界不清。

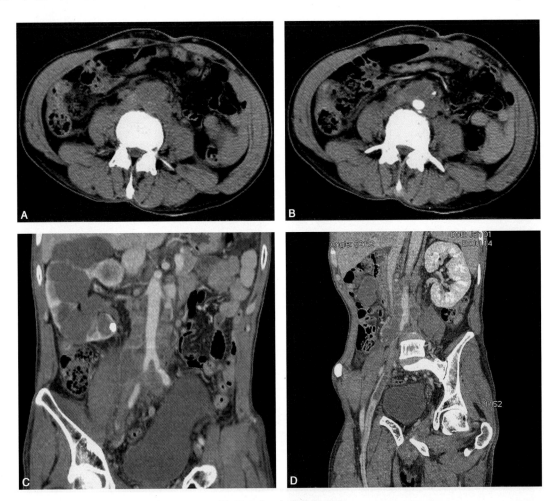

图 10-7-3 主动脉转移瘤

男性,62 岁,以"左下肢肿胀 20 余天,突发胸闷 3 天"为主诉入院。A. 腹膜后多发囊实性结节,部分融合,边缘模糊;B.增强检查示实性部分轻度强化,与主动脉管壁边界欠清晰;C、D.分别为冠状位、斜位重建图像,显示主动脉周围软组织肿块,与主动脉边界不清,并下腔静脉及双侧髂静脉内多发栓子形成。患者腹膜后淋巴结穿刺活检病理结果示:纤维结缔组织及横纹肌组织间癌浸润或转移

【诊断要点】

主动脉转移瘤常发生于主动脉旁肿瘤的直接侵犯,影像检查表现为主动脉旁的软组织肿块,与主动脉边界不清,包绕主动脉及其分支血管,引起相应血管管腔的狭窄、甚至闭塞。通常需要结合增强扫描或者 CTA 检查来明确肿瘤的性质及与主动脉的关系。

【鉴别诊断】

假性动脉瘤:假性动脉瘤是多种原因(多见于外伤、动脉硬化和感染)导致血管壁缓慢撕裂,在血管周围形成局限性血肿,其瘤壁仅由纤维结缔组织构成,而不具有正常的动脉壁结构,瘤内血流可通过一个或数个破裂口与母血管相通。其主动脉 CTA 表现为紧贴主动脉壁的软组织密度肿块中心显影,与相邻主动脉同步同程度强化,并经破口与相邻主动脉相通,瘤内可见大量血栓形成。胸腹主动脉假性动脉瘤由于瘤体周围血肿较大,较易误诊为肺部及腹膜后肿瘤,但结合多平面重建及三维重建能较清楚地显示瘤体及破口(图 10-7-4)。

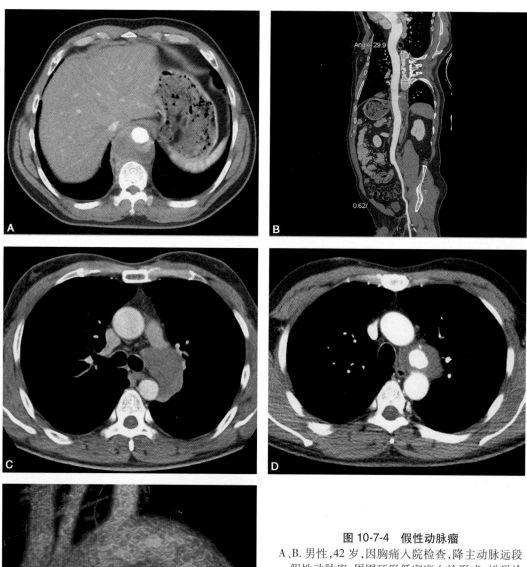

图 10-7-4 假性动脉瘤
A、B. 男性,42 岁,因胸痛入院检查,降主动脉远段一假性动脉瘤,周围环形低密度血栓形成,增强检查内可见稍高密度影;B. 从矢状位显示主动脉瘤与主动脉关系,可见一小破口与主动脉管腔相通。C~E. 女性,59 岁,以"腹痛 5 天,加重 7 天"为主诉入院;C、D. 主动脉弓旁低密度影,增强检查示肿块内造影剂填充,周围环形低密度血栓形成;E. 主动脉三维重建图像

穿透性粥样硬化性溃疡：穿透性粥样硬化性溃疡是主动脉粥样硬化病变上的溃疡穿透内弹力层，破入中膜形成。多发生于老年男性患者，多伴有高血压，好发于主动脉弓部及降主动脉。穿透性溃疡患者多伴有壁间血肿、主动脉管壁多发粥样硬化斑块形成等，CT平扫有时难以鉴别，需要结合增强扫描检查（图10-7-5）。

大动脉炎：大动脉炎是一种非特异性炎性动脉疾病，以节段性侵犯主动脉及主要分支和肺动脉为特征。基本病理特征是以中膜破坏为主的全层动脉炎。多为年轻女性，主要表现为管壁增厚，管腔狭窄、闭塞，增强检查可见到管壁的轻度强化（图10-7-6）。

特发性腹膜后纤维化：特发性腹膜后纤维化是一种临床少见病，以包绕血管生长的腹膜后腔纤维硬化组织增生为主要特征。而腹膜后恶性肿瘤虽多为独立的腹膜后巨大肿块，但亦存在包绕腹主动脉的肿块，易与特发性腹膜后纤维化相混淆。特发性腹膜后纤维化主要病理特点为纤维组织增生伴炎性细胞浸润。影像检查典型表现为以腹主动脉下端为中心，血管周围包绕软组织密度影，病灶可延伸至髂总血管周围，其上缘通常在肾动脉水平以下，主动脉及其周围器官无明显受压表现，主动脉与椎体间距无明显变化。由于纤维化向侧方发展，常有输尿管狭窄，近端输尿管扩张积水。

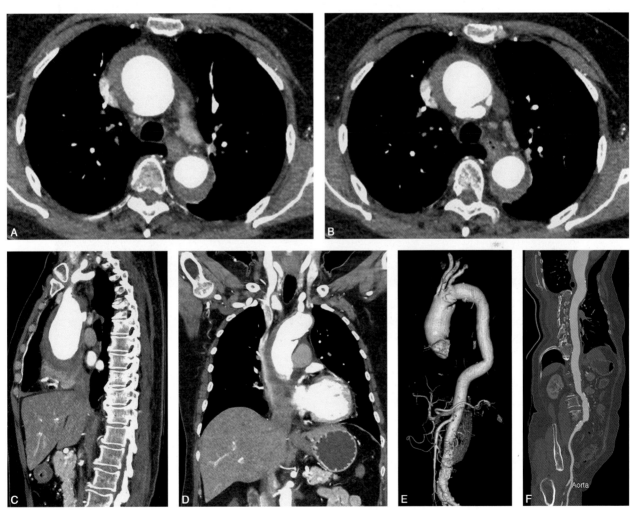

图10-7-5 主动脉粥样硬化性溃疡

女性，70岁，以"持续性胸痛11小时"为主诉入院；A、B.轴位显示壁间血肿并升主动脉后方不规则溃疡形成；C、D.MPR清楚显示升主动脉溃疡的大小和形态；E.VR全方位显示主动脉溃疡形成；F.主动脉粥样硬化改变：主动脉全程多处钙化斑块及混合斑块影

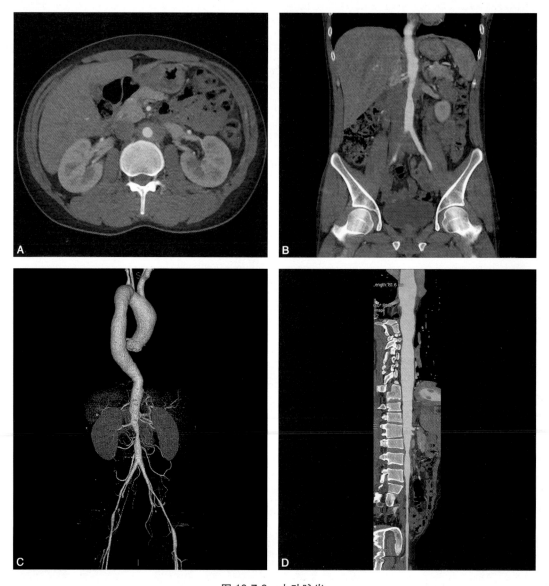

图 10-7-6 大动脉炎

男性,35 岁,以"间断发热 3 年,血压升高 2 年,再发加重 1 周"为主诉入院。CTA 轴位及重建图像显示腹主动脉多处管壁不规则增厚,管腔不均匀狭窄

第八节 外周动脉血管疾病

【概述】

1. **定义与诊断标准** 外周动脉疾病(peripheral arterial disease,PAD)按类型可分为动脉粥样硬化、血栓闭塞性脉管炎、纤维肌发育不良及动脉瘤等;按部位可分为下肢动脉疾病、肾动脉疾病、肠系膜动脉疾病、颈部动脉疾病等。本章主要介绍下肢动脉疾病。

外周动脉疾病包括除冠状动脉以外的其他动脉床的很多疾病,主要指病变在腹主动脉、肾动脉、肠系膜动脉和下肢动脉的疾病。其包括一系列由供应脑部、内脏器官和肢体的动脉的结构和功能改变而导致的非冠状动脉系统综合征,即指除冠状动脉之外的主动脉及其分支动脉的狭窄、闭塞或瘤样扩张疾病。

2. **病因、发病机制** 多种病理生理学机制可导致外周动脉这些非冠状动脉血液循环发生狭窄或瘤样病变,但动脉粥样硬化仍是主动脉及分支动脉受累的主要原因。其他不常见的引起外周动脉疾病的原因包括退行性变、外周压迫、肌纤维结构不良、外周血栓形成等。

3. **流行病学特点**

(1)患病率高:流行病学研究显示,PAD 在老年高危患者中广泛流行。我国的流行病学调查显示,年龄>35 岁的自然人群 PAD 患病率为 6%;年龄>60 岁的老年人中 PAD 患病率为 15%;年龄>50 岁的糖尿病患者中 PAD 患病率为 19%；PAD 在冠心病患者中患病率为 43%。据此推算，我国有 3 000 万以上的 PAD 患者。同时，我国人口基数大，随着我国人口老龄化进程加速，可以预计老龄化将导致 PAD 的患病率迅速上升，造成巨大的社会和经济负担，成为我国亟待解决的重大公共卫生医疗和社会问题。

（2）心脑血管事件高发：PAD 是心肌梗死、脑卒中及其他血管病死亡的强有力的预测因素，被称为冠心病的等危症。研究显示，PAD 患者的 5 年病死率约为 30%，其中 75% 死于心血管疾病。PAD 患者的心肌梗死危险增加 20%~60%，冠心病事件导致死亡危险增加 2~6 倍。

（3）重症患者残疾率高严重影响生活质量：PAD 引起的跛行严重影响生活质量，久治不愈的溃疡、缺血性静息痛等是老年人致伤致残的重要原因，每年因 PAD 截肢为（120~150）人/百万人，膝下截肢的 PAD 患者 2 年死亡率 30%，15% 再次行膝上截肢，15% 则需行对侧截肢。

【临床特点】

1. 症状

（1）肢体肿胀：肢体静脉回流障碍性疾病可出现肢体肿胀，多为单侧，平卧或抬高患肢后肿胀可减轻。

（2）肢体疼痛：静脉回流障碍性疾病可因血流淤滞而导致肢体沉重、胀痛，活动后加重，休息或肢体抬高后好转；动脉缺血性疾病可导致肢体末端疼痛，严重时静息状态即可出现，活动或肢体抬高后加重，休息后可缓解。

2. **体征**

（1）间歇性跛行：间歇性跛行是典型的表现，动脉缺血的患者可出现活动后肢体乏力、疼痛，停下休息后可缓解，再活动一段时间后又出现相似的症状。

（2）皮肤温度及颜色：慢性肢体动脉闭塞性疾病患者，肢体皮肤冰冷，色苍白或青紫，发生坏疽时皮肤呈现黑青色。

（3）结节红斑：血栓闭塞性脉管炎患者皮肤可出现红色的硬结、斑块，伴有灼热和压痛。

（4）静脉曲张：静脉疾病患者可有表浅静脉显露或曲张，如伴有血栓性浅静脉炎会有压痛等表现。

3. **辅助检查**

如今临床检查外周血管病变主要方法包括①触诊足背动脉、胫后动脉等动脉搏动是否减弱或消失。②踝肱指数（ABI）测定：ABI 是踝动脉收缩压与肱动脉收缩压的比值，ABI<0.9 提示有动脉闭塞可能；

ABI<0.8 动脉闭塞可能性高；0.5<ABI<0.8 提示有一处存在动脉闭塞；ABI0.3 提示存在血管钙化。③经皮氧分压（$TcPO_2$）测定，$TcPO_2$ 其值小于 40mmHg，提示有缺血表现。④各种血管功能及结构检查，主要包括：血流介导血管舒张反应（FMD）、数字减影血管造影（DSA）、多排螺旋 CT3D 血管成像（3D-CTA）、磁共振血管成像（MRA）以及高频彩色多普勒（HCDU）。

【影像检查技术与优选】

临床常用的检查方法是 CT 血管造影（CTA）、磁共振血管造影（MRA）、多普勒超声以及血管造影（DSA）。通常，需根据初步诊断选择一些简单迅速的检查方法，在疾病需要进一步诊治时，才会根据情况在门诊或住院时进行某些特殊检查。

1. CT　平扫可见动脉壁的钙化，CTA 能够清楚显示动脉粥样硬化造成受累血管狭窄、闭塞的位置、范围、狭窄程度及流入、流出血管，在显示通过侧支循环显影的远段动脉供血情况，以及明确管壁外钙化斑块情况时优于 DSA。CTA 的缺点是在评估血管钙化性狭窄时，严重钙化所致的伪影干扰局部血管的观察，容易造成血管程度的高估。CTA 在显示假性动脉瘤方面较 DSA 有优势，可清晰显示假性动脉瘤的形态、大小、瘤壁、腔内血栓及与母体血管的关系。CTA 在显示动静脉瘘的位置、数量、形状及侧支循环建立等方面均优于超声，并能较准确地与动静脉畸形及动脉瘤相鉴别，明确病变周围组织情况，为治疗的选择提供依据。CTA 准确率高，耗时短，特别是可同时显示骨折及周围软组织损伤情况，对于急诊手术方案的及时制订具有意义。因此，对于疑有动脉损伤的四肢外伤患者，CTA 可作为一种首选的血管成像方法。进行下肢 CTA 常需使用大量造影剂，在部分肾功能不全或急性肾衰竭患者的使用受到限制。而且下肢远端的动脉直径非常细小，对扫描技术要求高，同时需要高空间分辨力成像，从而获得更佳的诊断准确性。

2. MRI　MR 血管成像同样可以无创性显示外周动脉病变，与 DSA 相比敏感性和特异性都达到 90% 以上，但 MR 血管成像对动脉管壁钙化、支架的显示不如 CTA，而且不能将下肢血管与邻近骨骼同时显示，不利于外科手术的定位。

3. **多普勒超声检测**　已成为评估周围血管疾病的重要手段，它通过用高频的超声波来实时描记血流和探测血管内阻塞及异常结构，被广泛应用于各种动静脉疾病的筛查和诊断。可以作为下肢动静脉瘘的首诊检查方法,初步了解病变的部位、范围及受累动静脉血流动力学指标。在假性动脉瘤的诊断方面,彩色多普勒超声可发现母体血管与假性动脉瘤之间的往复血流束,是确定假性动脉瘤的有效方法,因此常被用来作为假性动脉瘤的首检方法。多普勒超声对腘动脉压迫综合征具有较好的筛查价值,当膝关节屈曲位时,患肢对抗外力用力跖曲时腘动脉收缩期峰压下降可诊断该病,但是多普勒超声假阳性率高,因此限制了其应用。

4. 血管造影(DSA) DSA 空间分辨力高于 CTA 及 MRA,在血栓闭塞性脉管炎疾病诊断中的位置仍然无法取代,DSA 可以提供周围血管清晰的影像学资料,它的步骤一般是穿刺后置入导管,在目标血管处注入造影剂,可显示受累血管管腔狭窄或闭塞,并明确病变的范围和程度,为介入手术做引导,还可评估介入手术的效果。但其属于有创检查,重复性差,不宜作为首选检查手段,而且 DSA 不能显示血管腔外的信息,对于血管壁钙化斑块的显示不如 CTA。

【影像学表现】

血管壁完整性破坏,比如动脉瘤、动静脉瘘等;血管壁厚度、内膜光滑度的改变,动脉粥样硬化、大动脉炎、脉管炎等;血流状况的改变,如血栓,血流淤缓。

【诊断要点】

根据典型的症状和体征,可以初步建立血管疾病的诊断,结合超声、血管造影、CT 或磁共振等辅助检查来确定本病的诊断。

一、外周血管动脉粥样硬化性疾病

【概述】

动脉粥样硬化(atherosclerosis)是一种全身性系统性疾病,患有外周动脉粥样硬化的患者未来心肌梗死的危险增加 4 倍,脑卒中危险增加 2~3 倍。外周动脉粥样硬化最常见的是下肢动脉的粥样硬化,下肢动脉粥样硬化(lower extremity arterial disease,LEAD)是全身动脉粥样硬化在肢体的表现,也是最常见的周围动脉性疾病,是由于动脉内膜脂质沉积,形成粥样斑块,使动脉管壁变硬、失去弹性,大量粥样斑块及继发血栓形成,导致血管狭窄或闭塞,导致一支或多支下肢动脉部分或完全闭塞,使下肢出现急性或慢性缺血症状。

【临床特点】

下肢动脉粥样硬化多发生于 50 岁以上人群,男

女比例为 8:1,最常累及股、腘动脉。患者早期可以无症状,但是存在下肢运动功能受损的表现,包括站立平衡能力的减弱、步行速度的减慢,病变进展出现下肢供血不足导致患肢发冷、麻木,出现间歇性跛行;后期以静息痛最为突出,严重时趾、足溃疡或坏疽形成,可伴局部蜂窝织炎、骨髓炎,甚至败血症。静息状态下 ABI<0.9,通常可诊断为下肢动脉粥样硬化。

【影像检查技术与优选】

彩色多普勒超声为常用筛查手段,该方法无创、方便且花费较低,但对于治疗的指导意义不大。CT血管成像(CTA)已成为下肢动脉硬化闭塞症的首选检查方法,不足之处是由于需使用含碘造影剂,对肾功能可能造成影响,肾功能不全者慎用。磁共振血管成像(MRA)同 CTA,亦可为下肢动脉动脉硬化闭塞症提供明确的影像学诊断,优点是无需使用含碘造影剂,但对钙化的分辨能力差,并可能会高估病变的严重程度。动脉血管数字减影造影(DSA),目前仍然是诊断下肢动脉粥样硬化的"金标准"。但作为一种有创检查,有一定的并发症发生率。

【影像学表现】

彩色多普勒超声:主要表现为血管内膜不光滑,内中膜增厚,管壁的斑块、管腔的狭窄或闭塞。

CT:下肢动脉粥样硬化在 CT 主要表现为管壁多发斑块,以钙斑及混合斑多见,管腔粗细不均匀,呈锯齿样及串珠样改变。当动脉完全闭塞时,闭塞端呈截断状、杯口状或鼠尾状,周围有较多侧支代偿血管形成(图 10-8-1)。

MRI:MRA 血管成像特征同 CT,斑块信号取决于其成分,但 MRA 显示率高,能提供血流流速情况,其评估了血管狭窄程度较精确。

DSA:能准确显示病变部位、范围、程度、侧支循环情况,延迟现象可评价远端流出道情况。

【诊断要点】

影像学发现管壁斑块的存在、管腔的狭窄或闭塞,即可诊断。

【鉴别诊断】

1. 急性下肢动脉栓塞 急性下肢动脉栓塞大部分是由心源性或血管源性栓子进入动脉,造成远端动脉管腔堵塞。腹主动脉分叉部、股动脉和腘动脉是最常见的栓塞部位。急性下肢动脉栓塞 CTA表现栓塞处动脉突然截断,远端无造影剂充盈,周边无明显侧支循环代偿,其他血管无明显粥样硬化表现。临床发病较急,症状严重。

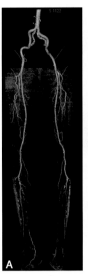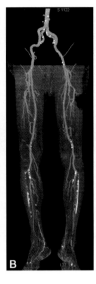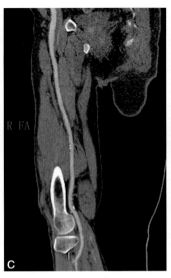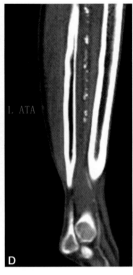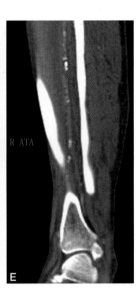

图 10-8-1　下肢动脉粥样硬化

男,59 岁,诉双下肢麻木、疼痛半年,CTA 图像示双下肢动脉多发粥样硬化斑块形成,管腔不同程度狭窄,诊断为下肢动脉粥样硬化;A~E 分别为下肢 CTA VR 像、下肢 CTA MIP 像、右侧股动脉 CPR 像、左侧胫后动脉 CPR 像以及右侧胫后动脉 CPR 像

2. **大动脉炎**　多见于年轻女性,主要征象是受累动脉管壁的向心性增厚,并造成受累部位动脉管腔狭窄或闭塞。CTA 表现为受累血管狭窄或闭塞,可伴狭窄后管腔扩张,甚至动脉瘤形成,管壁可有钙化及附壁血栓形成。

3. **血栓闭塞性脉管炎**　多见于青壮年男性,患者多有吸烟史,CTA 主要表现为受累动脉节段性的狭窄、闭塞,病变周围螺旋状的侧支血管是其特征性的表现。

二、外周血管非动脉粥样硬化性疾病

(一)血栓闭塞性脉管炎

【概述】

血栓闭塞性脉管炎(thromboangiitis obliterans,Buerger disease,TAO)是一种有别于动脉粥样硬化的、节段性的炎性闭塞性血管疾病。目前认为本病是由于小动脉痉挛和血栓形成造成闭塞,致使局部缺血。半数伴有雷诺现象,男性多见,以吸烟者为多。吸烟与本病的经过和预后关系密切。患者早期发生血管壁炎性反应、血管腔狭窄闭塞、伴腔内血栓形成,后期发生管壁的纤维化和机化、动静脉和神经被纤维组织包绕。本病起病隐匿,病情进展缓慢,常呈周期性发作,主要侵犯下肢中小动脉。

【临床特点】

本病多见于青壮年,好发于下肢。发生在下肢的主要临床表现为患肢疼痛、感觉异常、远端动脉搏动减弱、游走性浅静脉炎、间歇性跛行;病变继续发展可导致肢体持续性疼痛、间歇性跛行加重、小腿肌肉萎缩、动脉搏动消失;晚期组织缺血严重,发生坏疽或溃疡。

肢体抬高试验(Buerger 试验)患者平卧,患肢抬高 45°,3min 后,观察足部皮肤色泽变化;然后让患者坐起,下肢垂于床旁,观察肤色变化。若抬高后足趾和足底皮肤呈苍白或蜡黄色,下垂后足部皮肤为潮红或出现斑块状发绀时,称为阳性结果。电阻抗血流图测定,应用血流图测定仪,以测定组织的阻抗,来了解血液供应状况和血管弹性。患肢血流的波形,呈升支峰值幅度降低,降支下降速度减慢,其改变程度与患肢病变程度相平行。

【影像检查技术与优选】

DSA 是诊断 TAO 的"金标准",其他无创性检查的准确性由低到高依次为 MRA、CTA 和超声检查。

【影像学表现】

彩色多普勒超声:彩超可见内、中膜增厚>1.0mm,呈广泛中低回声,内膜面粗糙,管壁可见散、多发强回声,严重者呈"串珠样"排列,重症患者管腔为多段性狭窄。

CT:主要表现为下肢中、小动脉呈节段性狭窄或闭塞,可双侧或单侧受累,未受累段血管光滑平整,无明显钙化及斑块等粥样硬化表现;病变周围侧支血管呈螺旋状改变是其特征性表现(图 10-8-2)。

MRI:若血栓存在,血流信号缺失;再通后,血管表现为边缘模糊且不规则的较低血流信号;便阻近端侧支循环形成;MRA 对血栓较敏感,常表现为稍高信号;其可对新旧血栓进行判断,新鲜血栓两端膨隆,陈旧血栓两端呈杯口状。

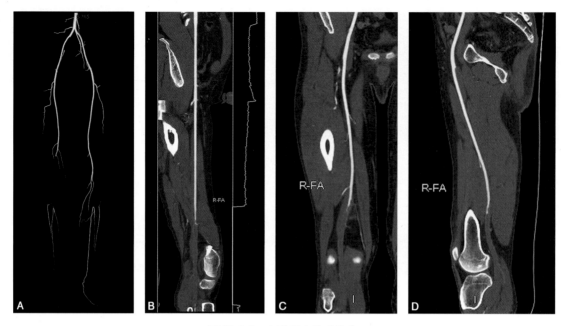

图 10-8-2 血栓闭塞性脉管炎
男,37岁,诉双下肢疼痛1周,CTA图像示右侧股动脉下段闭塞,管腔内充满低密度血栓,结合病史诊断为血栓闭塞性脉管炎

DSA:动脉呈节段性闭塞、狭窄,闭塞段之间的动脉和近心端动脉多属正常;动脉闭塞的近远端多有"树根"形侧支循环动脉;动脉没有迂曲、僵硬和粥样斑块影像。

【诊断要点】

青壮年男性,吸烟嗜好;肢体有不同的缺血表现;影像学发现下肢中、小动脉节段性狭窄闭塞,无钙化及斑块等粥样硬化表现,尤其发现病变周围侧支血管呈螺旋状改变,即可做出诊断。

【鉴别诊断】

1. **下肢动脉粥样硬化** 动脉粥样硬化病变多位于大、中动脉,血管腔广泛不规则狭窄及节段性闭塞,伴管壁多发钙化斑块;而血栓闭塞性脉管炎患者血管呈节段性狭窄闭塞,未受累段血管光滑平整,无明显钙化及斑块等粥样硬化表现。

2. **大动脉炎** 主要侵犯主动脉及其分支的起始部,管壁向心性增厚可造成受累部位动脉管腔的狭窄或闭塞;而血栓闭塞性脉管炎多发生于下肢中、小动脉及静脉,大动脉不易受累,多无动脉粥样硬化表现。

3. **特发性动脉血栓形成** 多并发于其他疾病,如结缔组织病(系统性红斑狼疮、结节性动脉周围炎、类风湿关节炎等)和红细胞增多症,也可发生于手术或动脉损伤后,鉴别需结合临床病史。

(二)纤维肌性发育不良

【概述】

纤维肌性发育不良(fibromuscular dysplasia,

FMD)是一种非炎症性、非动脉硬化性动脉血管病。病理上以平滑肌细胞发生成纤维细胞样转化为主要特征,可出现纤维增生、胶原沉积、内弹力板分裂、动脉中层弹力纤维减少。既可导致动脉的狭窄和闭塞,又可引起动脉瘤或血管夹层。病变呈节段性,可单发或多发,主要累及全身中等大小的动脉,以肾动脉和颈内动脉最常见,常为双侧对称病灶。患者多为青年人或中年人,女性多见。

【临床特点】

FMD是相对良性的疾病,只有少数FMD患者会出现症状。大多数FMD患者为造影中偶然发现。症状性FMD主要表现为器官缺血症状。查体以动脉听诊最为重要,可以闻及血管杂音。头颈部动脉FMD有些患者表现非特异性症状,如头痛、头晕、颈痛等。严重患者导致短暂性脑缺血发作和卒中。肾性高血压是肾动脉FMD最常见的临床表现。颅颈动脉FMD可因动脉夹层分离而出现头痛、Horner征或缺血性卒中,如伴有颅内动脉瘤可发生蛛网膜下腔出血或脑出血。

【影像检查技术与优选】

DSA是诊断FMD的"金标准",其他无创性检查的准确性由低到高依次为超声检查、MRA和CTA。

【影像学表现】

病灶的形态主要有三种:第一种是串珠样;第二种是平滑管状;第三种是憩室型。串珠样改变最常见(80%~85%),血管扩张和血管狭窄交替出现。

平滑管状改变(6%~12%)为一长段均匀狭窄。憩室型改变少见(4%~6%),动脉的一侧受累,逐渐扩大后会演变为囊状动脉瘤。

【诊断要点】

FDM 的诊断主要依靠影像学检查,可以发现特征性串珠样改变。

【鉴别诊断】

1. **动脉粥样硬化** 两者都可以导致血管狭窄,但比较容易鉴别。FMD 好发于年轻女性,病变最常位于受累动脉的中 1/3 段,一般无脑血管病危险因素。动脉粥样硬化好发于老年人,病变位于血管分叉部和近端,多有脑血管病危险因素。

2. **血管炎** 两者都多见于年轻人,都可以导致的血管狭窄。尤其是多发的内膜纤维组织形成的 FMD 在造影时与血管炎表现非常接近。大动脉血管炎患者 40% 没有急性期反应物的异常;FMD 患者发生急性卒中时也可以有炎症因子的升高。两者鉴别有一定困难,一般要依靠病理学检查。

(三) 下肢动脉瘤

【概述】

动脉瘤是由于动脉壁的病变或损伤,形成动脉壁局限性或弥漫性扩张或膨出的表现,以膨胀性、搏动性肿块为主要表现,可以发生在动脉系统的任何部位,而以肢体主干动脉、主动脉和颈动脉较为常见。

下肢动脉瘤主要由外伤和动脉粥样硬化引起,包括真性动脉瘤和假性动脉瘤两大类。

真性动脉瘤的瘤壁由动脉管壁全层构成,约 70% 发生于腘动脉,其次为股动脉,可单发或多发。真性动脉瘤是血管腔的局部异常膨大,病理特征为动脉瘤壁包含血管壁的内、中、外三层结构。真性动脉瘤的形状可以是囊状或梭形,囊状动脉瘤瘤体仅累及血管壁的部分周径,而梭形动脉瘤体累及血管壁整个周径。

假性动脉瘤是介入术后常见的血管并发症,也可见于动脉损伤、长期静脉注射吸毒或动脉粥样硬化性病变。假性动脉瘤最常位于股动脉,其次为髂动脉。假性动脉瘤是由于某种原因引起动脉管壁破裂,出血后被周围纤维组织包裹,而瘤腔仍与受损伤的母体血管相通。其病理特征为瘤壁由纤维组织形成,而无正常完整的内膜、肌层和外膜三层血管壁结构,瘤腔内常有血栓形成。

下肢动脉瘤的自然程不是扩张和破裂,而是血栓形成或栓塞。①真性动脉瘤:以腘动脉瘤多见,占所有下肢动脉瘤的 70%,发病率为 0.1%~2.8%。绝大部分发生在男性,约一半为双侧发生。②假性动脉瘤:多由外伤所致,亦可为动脉导管检查的并发症。以股动脉较常见,血管造影后的发生率为 0.1%~0.2%,介入治疗后的发生率为 3.5%~5.5%。

【临床特点】

真性动脉瘤临床可无症状,股动脉瘤有时可触及大腿"搏动性肿块",动脉瘤壁内可形成附壁血栓,血栓脱落可导致肢体远端动脉阻塞,导致远端肢体缺血、疼痛和肿胀,严重者出现溃疡和坏疽。直径<2cm 的动脉瘤,无明显临床症状者通常只需随访观察,而动脉瘤直径>2cm 并导致缺血闭塞性动脉瘤的患者可选择介入引导下溶栓治疗或外科切除。

假性动脉瘤临床表现为动脉穿刺部位摸到搏动性肿块或听诊闻及血管杂音伴周围皮肤淤斑。假性动脉瘤若未及时治疗,瘤体可不断扩大,导致破裂。

【影像检查技术与优选】

超声多普勒:可无创、动态地提供瘤体、破口大小,有无血栓形成及其血流动力学变化等情况。既可明确诊断,又可进行非手术的随诊及术后观察,目前已成为临床诊断动脉瘤的首选影像学检查方法。因而,对可触到腘、股部肿块的患者应行超声检查以除外动脉瘤。

螺旋 CT 血管造影:可显示动脉瘤的大小、范围、瘤壁的钙化及动脉瘤与周围组织的关系,具有创伤小、扫描速度快等优点。

磁共振血管造影:可双侧同时显示,有利于了解对侧血管情况。

下肢动脉造影:可显示动脉瘤的大小、范围等,最重要的是了解动脉瘤近、远端的流入道和流出道的情况及是否合并多发动脉瘤,这在确定治疗方案上非常重要。

【影像学表现】

超声:灰阶超声显示瘤体为不规则的无回声或混合回声,周围无明显的包膜,瘤体内回声随着发病时间不同而表现不同,新鲜的一般表现为无回声暗区,3~6d 后一般为混合回声区,一般小瘤体(长径 3cm 以下),经保守治疗约 10d 后瘤体内呈低回声并缩小。彩色多普勒超声显示瘤体内主要为红蓝相间血流。彩超较灰阶更易显示破口,频谱曲线随取样位置在瘤体内的改变而改变,越接近破口,收缩期流速越高。

CT:CTA 能清楚显示下肢动脉瘤发生的部位、大小、与周围组织的关系及其并发症,有利于手术计划的制订。真性动脉瘤 CTA 表现为动脉局限性梭形或囊性扩张,其内充满高密度造影剂,管壁较光整,与正常动脉管壁相延续,多合并弥漫性动脉粥样硬化表现。假性动脉瘤 CTA 表现瘤体位于母体血管的一侧,局部以缺口(瘤颈部)与母体血管相通,呈血管外囊袋状瘤腔,动脉瘤管壁欠规则,厚薄不一。当有附壁血栓形成时,表现为动脉管壁的条、片状低密度影(图 10-8-3)。

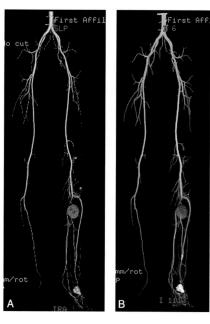

图 10-8-3 左侧胫后动脉假性动脉瘤
A. VR 像;B. MIP 像

MRI:对于下肢动脉瘤的 MRI 诊断,SE 序列 T_1WI 即可显示病变的部位、范围、大小,2D TOF MRA 和 DCE MRA 可清楚显示动脉瘤与母体血管的空间关系,即可做出真性动脉瘤和假性动脉瘤的正确诊断,SE 序列和 MRA 对下肢动脉瘤的诊断较为满意,基本上可替代血管造影。

下肢血管造影检查:可显示病变的部位、大小,并明确病变的范围和程度,为介入手术做引导,还可评估介入手术的效果。

【诊断要点】

下肢动脉瘤是一种少见的病变。可分真性动脉瘤和假性动脉瘤两大类。鉴别动脉瘤的真性与假性是影像学诊断中的首要前提,不同影像学方法对其判定的标准不同,例如,在 CTA 中,真性动脉瘤与母体血管接触面宽,血栓少或无,增强扫描时母体血管与动脉瘤同步显影为其特征性改变。

【鉴别诊断】

1. 血肿或炎性肿块 下肢假性动脉瘤并发感染时,会出现局部软组织红肿、疼痛和皮温升高的现

象,可被误诊为血肿或炎性肿块。假性动脉瘤一般可触及搏动,闻及血管杂音,而血肿或炎性肿块无上述特征。此外,假性动脉瘤在彩色多普勒超声可见不同程度的动脉血流信号,而血肿或炎性肿块无,结合临床病史有助于鉴别。

2. 下肢动静脉瘘 下肢动静脉瘘为动脉与静脉间的异常交通,动脉血通过瘘口未经过毛细血管床而直接流入静脉中,导致静脉压力增高,扭曲扩张。在 CTA 上表现为动静脉之间的异常交通,瘘口近侧动脉扩张,动静脉同时显影或静脉过早显影;而动脉瘤一般不累及静脉,动静脉间无异常交通,动脉期无静脉显影等特点可进行鉴别。

(四) 下肢动静脉瘘

【概述】

动静脉瘘为动静脉之间的异常交通,也称为动静脉短路,分为先天性及后天性,因动脉血直接流入静脉,可造成局部血管及组织器官的改变,严重者可引起全身血液循环的改变。

动静脉瘘可以分为先天性和后天性,临床以后者常见,后天性动静脉瘘多由于外伤、医源性损伤等原因引起。先天性动静脉瘘是由于胚胎原基在演变过程中动静脉间有异常交通引起的;动脉血通过瘘口未经过毛细血管床而直接流入静脉中,导致静脉压力增大,扭曲扩张,可造成局部血管及组织器官的改变。

【临床特点】

临床表现为局部杂音、震颤、浅静脉扩张和皮温增高,当瘘口较大且持续时间较长时,大量血液经瘘口迅速地流入静脉,导致静脉压增高明显,心脏的回流血量增加,可出现胸闷、心悸等症状。

【影像检查技术与优选】

根据临床表现及辅助检查,动静脉瘘的诊断并不困难,彩色多普勒超声、增强 CT、MRI 及 MRA 对明确病变的范围有较大帮助。对于表浅部位的动静脉瘘,超声可以非常准确发现动静脉瘘的部位、瘘口的大小、流速,对于定性诊断非常有帮助。CTA 或 MRA 可明确动静脉瘘的部位及范围,对动静脉的全景有所了解,且可从不同角度进行观察,有较可靠的诊断价值,尤其对后天性动静脉瘘单一瘘口者更为明显。对先天性动静脉瘘也有一定价值,但有时会有假阳性结果。最可靠的为动脉造影检查,DSA 检查可以明确瘘口的部位、大小以及附近血管扩大和侧支循环情况,但为有创检查,不做首选。

【影像学表现】

彩色多普勒超声:彩色多普勒超声诊断动静脉

瘘可以弥补动脉造影的不足,其对血流方向、血流速度、血流量等的检测为临床提供了更多的参考价值。彩色多普勒超声由于其无创和可重复性,成为动静脉瘘诊断、随访和疗效评估的重要手段。

CT:典型的下肢动静脉瘘 CTA 表现为动静脉之间异常交通,接口近侧动脉扩张,分支增多、紊乱,呈蜿蜒扭曲状,接口部位可见到扩张的动静脉同时显影或静脉早期显影(图 10-8-4)。

MRI:MRI T$_2$WI 和 MRA 能清楚显示动静脉瘘中异常增粗的供血动脉和迂曲扩张的引流静脉,定位准确;邻近引流静脉扩张,呈流空信号。

下肢血管造影检查:动脉造影能直观、准确地显示瘘口大小、周围血管扩张及侧支循环情况,但其结果也受多种因素影响,如瘘口处静脉压高于动脉压,瘘口大小,病变发生在末梢血管等;其次动脉造影为有创性检查,对碘过敏和肝功能不全者不宜做此种检查。

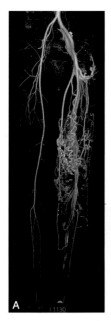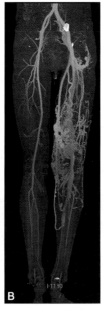

图 10-8-4　左下肢静脉瘘
A. VR 像;B. MIP 像

【诊断要点】

动静脉瘘的诊断一般并无困难。先天性动静脉瘘多在幼儿时可以发现肢体的肿胀、颜色改变。后天性动静脉瘘多发生在外伤后,患者可有搏动性肿块,而且局部有嗡嗡声。一侧肢体肿胀,静脉曲张和静脉瓣膜功能不全,肢体局部皮温比对侧的高,受伤部位有瘢痕、杂音和震颤时,应考虑到动静脉瘘的诊断。

【鉴别诊断】

1. 下肢动静脉畸形　下肢的动静脉畸形多继

发于动、静脉损伤,临床主要表现为病变部位肢体肥大、下肢浅静脉曲张、皮肤血管炎等。典型的下肢动静脉畸形由供血动脉、异常动静脉血管团和引流静脉三部分组成。动静脉瘘通常无畸形血管团存在,动、静脉间只有单一瘘口,而动静脉畸形交通支的数量较多,结合病史可进行鉴别。

2. 下肢动脉瘤　下肢动静脉瘘并瘤样扩张需与动脉瘤相鉴别,一般动脉瘤不累及静脉,动、静脉间无异常通道,局部浅表静脉无曲张或轻度曲张。

(五) 下肢大动脉炎

【概述】

大动脉炎(Takayasu arteritis,TA)是一种累及主动脉及其主要分支的慢性进行性非特异性炎症,以引起不同部位血管的狭窄或闭塞为主,主要临床表现为全身炎性反应以及受累脏器缺血症状。

本病病因迄今未明,多数学者认为本病为自身免疫性疾病,与体内产生免疫反应相关。大动脉炎基本病理特征是动脉壁全层炎症。炎症始于外膜滋养血管,随着中膜肉芽肿性炎症浸润和内膜肌纤维细胞的增生,血管壁发生纤维化,导致管腔向心性狭窄与闭塞,而间质金属蛋白酶和活性氧自由基的释放导致了动脉壁损伤,促进动脉瘤的形成。

本病在世界各地区患病率有所不同,亚洲地区比较常见,而西欧国家罕见,多见于年轻女性,男女比例为 1:8,发病年龄多为 20~30 岁。30 岁以前发病约占 90%,40 岁以后较少发病。

【临床特点】

全身症状:在局部症状或体征出现前数周,少数患者可有全身不适、易疲劳、发热、食欲缺乏、恶心、出汗、体重下降、肌痛、关节炎和结节红斑等症状,可急性发作,也可隐匿起病。当局部症状和体征出现后,全身症状可逐渐减轻或消失,部分患者则无上述症状。

局部症状体征:早期出现患趾发凉、麻木,间歇性跛行;随着病情发展,患肢缺血加重,足部或者小腿肤色苍白,温度降低,感觉减退,皮肤变薄,肌肉萎缩,骨质疏松,在严重的缺血下,出现溃疡或者坏疽。

实验室检查:①红细胞沉降率是反映本病病变活动的一项重要指标。红细胞沉降率增快多提示疾病活动时。②C 反应蛋白的临床意义与红细胞沉降率相同,为本病病变活动的指标之一。③其他少数患者在疾病活动期白细胞总数增高或血小板数增高,也为炎症活动的一种反应。

【影像检查技术与优选】

在大动脉炎综合征的影像检查中,无创检查包括 CT 血管成像（CTA）、磁共振血管成像（MRA）、超声检查等，有创检查方法为数字减影血管造影（DSA）。对临床怀疑多发性大动脉炎的病例，应首选无创性检查。CT、MR 及超声在观察血管内腔的同时还可观察血管壁的改变，如血管壁水肿及纤维化，为临床及介入治疗提供依据及帮助。目前 DSA 仍是血管病变诊断的主要诊断方法，具有检查范围广、无假阳性、造影剂用量小等优点，并可在做出诊断的同时进行介入治疗。

【影像学表现】

X 线：平片检查诊断价值不大。

CTA：CTA 表现为受累血管狭窄或闭塞，可伴狭窄后管腔扩张，甚至动脉瘤形成，管壁可有钙化及附壁血栓形成（图 10-8-5）。

MRI：MRA 是检查下肢大动脉炎较特异的方法。受累动脉管壁向心性增厚，后期导致管腔不同程度的狭窄或闭塞，部分伴有狭窄后扩张。病变处于活动期时，血管壁呈多环状增厚，内膜强化明显，血管外周轮廓模糊不清，脂肪抑制后信号升高。病变处于非活动期时，血管壁呈环形增厚的均一等高信号，无明显强化，边界清晰，外周为形态不规则的低信号，部分呈"火焰征"。

彩色多普勒超声：彩色多普勒超声能够很好显示动脉的内中膜厚度、斑块的大小及回声强弱、血栓或栓子的大小，结合彩色血流的充盈缺损及频谱的改变，能够反映狭窄或闭塞程度，因此在急性下肢动脉炎并血栓的早期发现及诊断方面起到了重要的作用，为临床及早进行治疗提供了依据，有利于疾病的治疗与患者的生活质量的提高。

下肢血管造影检查：血管造影技术被认为是诊断下肢动脉血管疾病"金标准"，但为有创性检查，因其损伤性、致栓的可能性和碘过敏等原因，对疾病的诊断和随访观察具有一定的局限性。

【诊断要点】

大动脉炎诊断需结合临床症状、体征与影像学检查。当影像上表现为动脉管腔不同程度的狭窄及闭塞，管腔狭窄具有向心性的特点，轮廓较光整，大多伴有侧支循环形成时，可帮助诊断。

【鉴别诊断】

1. **动脉硬化闭塞症**　动脉粥样硬化虽发病率较高，但其以老年男性好发，易累及下肢动脉、腹主动脉、肾动脉及冠状动脉，而较少累主动脉弓的主要分支近段，在影像学上表现为偏心性虫蚀状狭窄，管腔常为广泛不规则狭窄和节段性闭塞，故相对较易鉴别。

2. **血栓闭塞性脉管炎**　好发于有吸烟史的年轻男性，为周围慢性血管闭塞性常见。主要累及四肢中小动脉及静脉，下肢较常见。表现为肢体缺血、剧痛、间歇性跛行，足背动脉搏动减弱或消失，游走性表浅动脉炎，重症可有肢体端溃疡或坏死等，与大动脉炎鉴别一般并不困难。

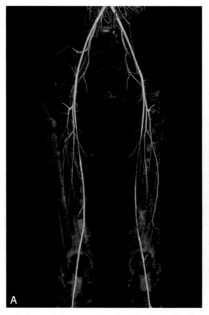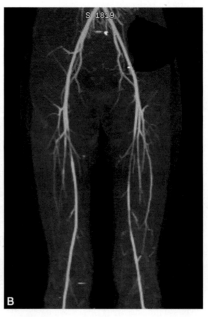

图 10-8-5　双侧股动脉炎
A. VR 像；B. MIP 像

第九节 与外周血管有关的综合征

一、腹主动脉血栓形成综合征

【概述】

腹主动脉血栓形成综合征(Leriche syndrome)又称主动脉分叉闭塞综合征,末端主动脉血栓形成综合征,渐进性主动脉末端部分血栓形成综合征,终末主动脉髂动脉闭锁综合征,慢性腹主动脉髂动脉阻塞,孤立性腹主动脉髂动脉病等。是指腹主动脉远端和髂动脉严重狭窄和/或闭塞,主要表现为下肢间歇性跛行、阳痿和股动脉搏动消失,是血管外科比较常见的大动脉闭塞性疾病之一。1940 年 Leriche 描述了主动脉分叉处硬化性阻塞引起的下肢缺血综合征,故称之为 Leriche 综合征。

Leriche 综合征发病率很低,尸检阳性率仅为0.15%。本病致病因素多数为动脉粥样硬化,由于腹主动脉末端-髂动脉的特殊分叉走行,局部易形成涡流,导致动脉内膜损伤,动脉内膜脂质沉积,进而内膜增生及粥样硬化斑块形成,达到一定程度后即影响血流通过,产生涡流,继而发生血栓形成,可使动脉管腔完全闭塞。而大动脉炎、肌纤维增生、血栓闭塞性脉管炎、动脉瘤、创伤和肿瘤也是其形成的原因,但是比较少见。

Ⅰ型 病变仅累及腹主动脉末端和髂总动脉,占该病的 5%~10%。临床较少见,具有典型 Leriche 综合征的三联征表现,间歇性跛行、性功能障碍、股动脉搏动消失。

Ⅱ型 病变延伸至髂外动脉,大约占该病的25%。病变涉及主动脉分叉段、髂总动脉、髂外动脉、股动脉近侧段。除三联征表现外,间歇性跛行尤其明显,通常腘动脉、胫腓动脉仍保持通畅。

Ⅲ型 病变累及腹股沟以远的下肢动脉,约占该病的 65%,以Ⅲ型最多见。病变自主动脉分叉至胫腓动脉的广泛范围,临床表现多严重,患者出现严重的间歇性跛行,可以合并肢体静息痛、肢体远端缺血、坏死或动脉性溃疡,截肢率较高。

Leriche 综合征发病率很低,尸检阳性率仅为0.15%。近年来随着人口老龄化趋势和饮食结构的改变,本病有增加的趋势。

【临床特点】

典型表现即 Leriche 三联症:①间歇性跛行或静息痛;②男性患者阳痿或阴茎勃起困难;③股动脉搏动减弱或消失。

运动时腰部、大腿、小腿易疲劳,下腰部、臀部、大腿和小腿肌肉有疼痛感,间歇性跛行。病变累及髂内动脉者,可产生坐位时臀部疼痛。

男性患者有阳痿,阴茎勃起困难等。阳痿的早期特点是性生活中出现疼痛,晚期则表现为阴茎持续性勃起困难。

不能触及下肢动脉搏动。双侧下肢对称性萎缩,部分患者可合并臀肌萎缩。然而,不能触及下肢动脉搏动在单侧病变、肥胖及腹股沟周围手术瘢痕患者并不十分准确,需通过无创性血管检查等手段进一步证实。

【影像检查技术与优选】

影像学检查为早期诊断提供了可靠的依据。腹部彩色多普勒超声检查,因其无创、定位和定性准确、阳性率高等特点,可以作为首选检查手段;CTA 和MRA 检查,可以显示病变部位及与邻近脏器组织的关系,有助于进一步定位、定性诊断;腹主动脉造影检查是诊断的"金标准",能确定阻塞的位置和病变程度,了解周围动脉包括肾动脉、髂动脉和远端动脉的情况,确定周围侧支循环,常作为腔内治疗的前序。踝肱指数(ankle-brachial index,ABI)检查,快速有效并且经济,目前也应用于本病的诊断。因为患侧肢体远端仍然有血流,所以患者 ABI 很少低于 0.3。

【影像学表现】

超声:彩色多普勒超声检查应作为本病的首选,适用于任何患者,并可以做出定位、定性诊断。Doppler 超声检查仪可测出动脉搏动强度及血流速度,先进的多功能 Doppler 超声检查可显示动脉的病变部位及病变程度,对临床诊断和治疗提供有力的佐证,因此为临床首选的筛查和跟踪手段。但是由于受到肠腔积气和肥胖的限制,同时难以测量动脉瘤的长径,腹主动脉与肾动脉的关系,有无髂动脉受累也难以肯定,因此还需要其他影像学检查进一步诊断。

CT、MR:CT/CTA 及 MRI/MRA 既可显示腹主动脉及近、远段管腔及其异常,还有助于观察管壁结构变化,并可以了解腹主动脉病变的性质,毗邻关系,以及邻近脏器、下肢血管的改变。可以补充血管造影的不足,对病变程度、活动性的判断和预后的评估均有一定帮助。随着 CTA/MRA 的进步,空间分辨率进一步提高,今后可望部分或逐步取代血管造影。因此该检查很有必要,对于疾病的进一步定位、定性均有价值(图 10-9-1、图 10-9-2)。

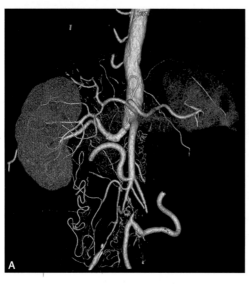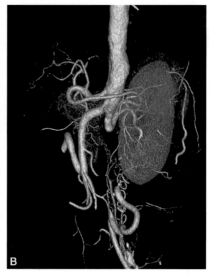

图 10-9-1 腹主动脉及双侧髂动脉 VR 像正位像及侧位像

腹主动脉下段、左侧髂总动脉及髂内外动脉管腔闭塞,右侧髂总动脉及髂内外动脉管腔纤细,肠系膜上动脉管腔增粗

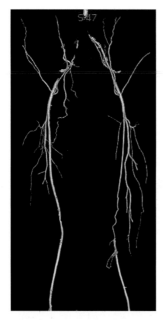

图 10-9-2 下肢血管 VR 像正位像

腹主动脉末端近分叉处、双侧髂总动脉、右侧髂外动脉近段及左侧股动脉中远段管腔闭塞

DSA:DSA 血管造影检查目前是本病诊断的"金标准",无论 CTA 或 MRA,对分支血管的显示均不如血管造影,动脉造影既可以显示血管腔鲜明的细节,也可以了解肾动脉、内脏动脉、髂动脉及其以远动脉的情况,可以确定病变部位和范围及其周围的侧支循环情况,有助于治疗方案的制订和术式的选择。

无创性血管检查:无创性血管检查具有快速、简便、无创、且经济有效等特点。本病患者踝/肱指数(ABI)多为 0.5~0.8,极少数患者<0.3,下肢动脉不同节段压力均较正常明显下降,一般踝部动脉压≤

6.7kpa(50mmHg),趾动脉压≤4.0kpa(30mmHg)。

【诊断要点】

大多数通过仔细的询问病史及体格检查就可确定诊断,可结合超声、CTA 及 MRA 检查,必要时行动脉造影术。需与神经源性跛行、关节炎、大动脉炎等疾病鉴别。

【鉴别诊断】

腹主动脉瘤血栓脱落:腹主动脉瘤血栓形成,为血流在扩张的动脉瘤腔内形成涡流,局部形成血栓所致。患者腹部多可触及搏动性肿块,影像学检查较易鉴别。

腹主动脉末端骑跨栓塞:临床上比较少见,但是死亡率和截肢率均高,需要急诊手术治疗。该病发病急,进展快,突然出现双下肢疼痛、麻木、感觉及运动功能障碍,患者多合并器质性心脏病、动脉粥样硬化、心房纤颤或动脉栓塞史,借此可鉴别。

腹主动脉夹层:为动脉夹层压迫真腔,远端血流缓慢形成血栓导致远侧动脉闭塞。急性主动脉夹层发病十分突然,患者多有不易控制的高血压,临床表现多有胸、背或腹部刀割样或撕裂样锐痛。

本病还需与腰椎间盘突出症、其他原因引起的阳痿鉴别。

二、腹腔动脉受压综合征/正中弓状韧带综合征

【概述】

正中弓状韧蒂(median arcuate ligament,MAL)是连接两侧膈肌纤维脚的纤维韧带,构成主动脉裂

孔的前缘。通常 MAL 位于腹腔干上方,为 10%~24%,该韧带可位于腹腔干前上方,少数情况下压迫腹腔干,严重的可引起临床症状,称为正中弓状韧带综合征(median arcuate ligament syndrome,MALS)。

MAL 压迫腹腔干的原因主要有①解剖因素,女性腹腔干开口更偏头侧,受 MAL 压迫发生率高。如果腹腔干在腹主动脉上发出位置过高或膈肌脚附着点过低均可能导致腹腔干受压,一般认为前者是腹腔干近端受压的主要影响因素。②呼吸因素,呼吸过程可以明显影响 MAL 对腹腔干近端的压迫程度,研究表明呼气时腹主动脉及其分支向头侧移位,易产生 MAL 对腹腔干的压迫;吸气时腹主动脉及其分支向尾侧移动,使腹腔干近端与 MAL 距离增大,不发生压迫或减轻压迫。

【临床特点】

大多数患者无症状,部分可有慢性腹痛和体重减低等症状。体格检查有时可听到腹部杂音,呼气末杂音增强。

【影像检查技术与优选】

多层螺旋 CT 血管成像具有对比度高、空间和时间分辨率高的优点,同时可以进行多平面重组,三维容积再现,最大密度投影技术等多种三维后处理方法,能全面直观地显示病变,并排除其他原因,已成为诊断该病的最主要检查方法。

【影像学表现】

腹腔干近端管壁上缘锐利的"V"形凹陷,或程度较重时表现为"钩状"结构。在较薄层 MIP 图像上,可显示腹腔干前上组织带状结构(MAL)膈肌脚纤维压迫腹腔干的直接征象。呼吸变化会对狭窄程度产生影响,吸气末狭窄程度轻而呼气末狭窄程度重(图 10-9-3~图 10-9-6)。

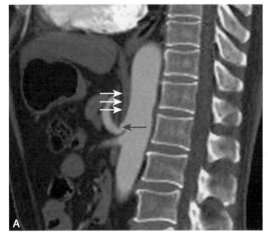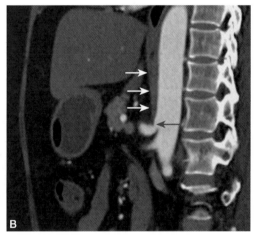

图 10-9-3　薄层 MIP 图像

腹主动脉前膈肌脚结构(白色箭头),下缘压迫腹腔干呈"V"形改变(红色箭头)

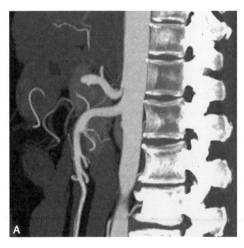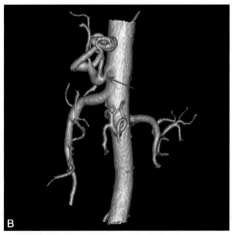

图 10-9-4　MIP、VR 图像

腹腔干近端上缘轻度压迹(红色箭头)

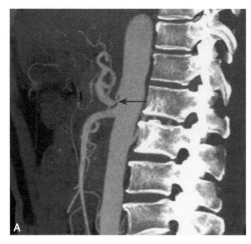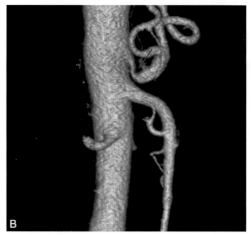

图 10-9-5　MIP、VR 图像
腹腔干近端呈"V"形狭窄(红色箭头)

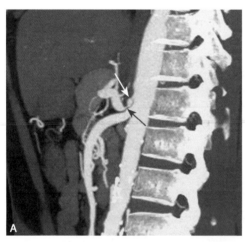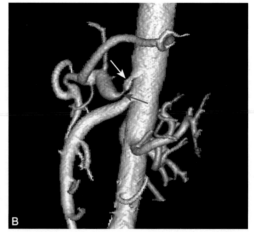

图 10-9-6　MIP、VR 图像
腹腔干近端呈"钩状"狭窄(红色箭头),起始处呈瘤样扩张(白色箭头)

【诊断要点】

①应在吸气末检查腹腔干受压,正常人群13%~15%在呼气末 MAL 可能压迫腹腔干,临床意义不大。②腹腔干重度"V"形压迫改变,狭窄远端扩张或呈典型的鱼钩样改变,这种改变代表腹腔干外压性狭窄来自于 MAL,同时代表了管腔受压的严重程度。③肠系膜上动脉与腹腔干侧支循环的建立,这表明腹腔干严重受压狭窄,同时肠系膜上动脉窃血是引起腹痛的原因之一。

【鉴别诊断】

MALS 典型的外压征象具有特征性,容易与其他病因引起的腹腔干狭窄鉴别。如动脉硬化性狭窄,常为年龄较大,腹腔干根部偏心性或向心性狭窄,常伴有钙化,壁内常可见斑块样结构;大动脉炎狭窄多为向心性狭窄,并可见多根动脉受累等,诊断困难时可采用呼吸变化扫描法判断对狭窄程度的影响。

三、髂总静脉受压综合征

【概述】

髂总静脉受压综合征(iliac vein compression syndrome,IVCS)又称 Cockett 综合征或 May-Thurner 综合征,是髂总静脉受到髂总动脉及腰骶椎的压迫和静脉内粘连结构形成,引起下肢和盆腔的静脉回流障碍,产生一系列临床症状和体征,常表现为下肢静脉曲张、肿胀,皮肤色素沉着、溃疡等。此综合征双侧均可发生,绝大部分见于左侧。

髂总静脉受压综合征的解剖基础在于右髂总动脉和腰骶椎对左髂总静脉的共同压迫和静脉内粘连结构的形成,引起了左髂总静脉受压处管径变化,静脉内粘连结构对静脉管径的影响明显。

髂总静脉受压综合征的解剖基础:

1. **腔-髂静脉与右髂总动脉和腰骶椎的解剖位置关系** 下腔静脉下段位于腰骶椎的右前方,腹主动脉下段位于腰骶椎的左前方;左髂总静脉起始部越过向前突出的腰骶椎的前方,而在左髂总静脉起始部的前方正好是右髂总动脉越过。简而言之,左髂总静脉受到其前方的右髂总动脉和后方的向前突出的腰骶椎的共同压迫,两者起着同等重要的作用。当下腔静脉分叉平面较低而腹主动脉叉平面较高,下腔静脉下段受到右髂总动脉压迫。当下腔静脉分叉平面较高而腹主动脉叉平面较低,只有左髂总静脉受到压迫。

2. **左右髂总静脉汇入下腔静脉的角度** 左髂总静脉汇入下腔静脉的角度比右侧大,使其容易受到右髂总动脉的压迫。

3. **左髂总静脉受压处管径的变化** 静脉内粘连结构对受压处左髂总静脉横径的影响非常明显。静脉内粘连结构存在时,受压处左髂总静脉的横径比右侧小;当无静脉内粘连结构存在时,受压处左髂总静脉的横径反而比右侧大。

【临床特点】

病变早期主要为下肢肿胀和乏力。患肢仅有轻度的水肿,尤其长期站立和久坐时出现。女性腰骶生理性前突明显,更易发生,女性患者可有月经期延长和月经量增多,以及因月经期盆腔内脏充血、静脉内压升高而使下肢肿胀等症状加重。一旦波及小腿和交通支静脉瓣膜就会出现与原发性深静脉瓣膜关闭不全的相似的症状,表现为下肢静脉曲张、下肢水肿、色素沉着等。病变加重出现严重深静脉瓣膜关闭不全的症状,如小腿溃疡等,或髂股静脉继发血栓形成。男性可出现精索静脉曲张和不育。

临床上,IVCS 并未引起足够的重视,大多数病例是在左下肢深静脉血栓形成后才得以诊断。一旦 IVCS 伴髂股静脉血栓形成,由于髂静脉在解剖上受压及静脉内粘连结构的存在,各种治疗措施效果均不满意,髂静脉由部分阻塞发展为完全阻塞,出现严重的血栓后遗症,如患侧下肢肿胀、疼痛、继发性大隐静脉曲张、反复下肢深静脉血栓形成等。已有学者指出,左下肢静脉曲张、左下肢深血栓与髂总静脉受压综合征有明显关系。当左髂总静脉直径狭窄接近 50% 时,随时可能发生左下肢深血栓形成。

【影像检查技术与优选】

目前 DSA 仍被认为时诊断 IVCS 的"金标准",DSA 能准确显示髂静脉的受压程度、盆腔侧支及腰升静脉的开放情况以及检测髂静脉内的压力梯度,但无法明确髂动静脉走行、髂静脉受压程度及受压类型等。

CTV 在明确髂静脉通畅性及侧支开放情况的同时,可对上述情况作充分评估。CTV 属于无创检查,在非血栓性 IVCS 的诊断方面基本可替代 DSA。可对可疑患者先行 CTV 检查,确诊后再行 DSA 检查并同期作腔内治疗。

MRA 不仅可显示静脉受压形态,还可直观显示受压静脉情况,征象显示更为明确。当髂静脉严重受压时,狭窄处血流加速或湍流引起信号减弱或消失,从而导致夸大髂静脉受压程度。同时,由于空间分辨率有限,不能清晰显示静脉瓣膜等结构,无法评价静脉瓣膜功能。

彩色多普勒超声在诊断 ICVS 方面的应用比较局限:髂静脉位置较深,极易受盆腔气体等因素干扰,对检查医师技术要求较高。

血管腔内超声可准确评估髂静脉的狭窄程度、病变范围、腔内分隔等,并可评估髂动静脉的解剖关系,但因其为有创检查限制了其临床诊断的应用。

【影像学表现】

髂静脉受压综合征行 DSA 检查分为直接征象与间接征象。直接征象如受压段血管横径增宽、局部区域暗影密度下降、受压部位形成粘连带且伴有点状或条状充盈缺损;间接征象如周围侧支循环逐渐建立等。

CT 诊断征象具体表现:①髂静脉出现狭窄症状时,CT 影像可见受压的髂静脉前后径明显缩小(见图 10-9-7),横径明显变宽,周围侧支循环出现异常;②继发性髂静脉血栓时,在周围高密度造影剂的衬托下,表现为管腔内充盈缺损的血栓影像;③髂静脉出现完全闭合症时,CT 检查可见大量侧支循环形成,髂静脉侧支供血明显充盈(图 10-9-7D),并见明显的静脉曲张。

彩色多普勒超声检查主要表现:①髂静脉受压出现狭窄症状,受腹腔压力影响,彩超下可见血流减少,血流频谱明显变直,管壁明显增厚;②髂静脉受压综合征合并急性髂股静脉血栓症状时,彩超可见静脉管腔中有条状实质性低回声,有血栓管腔因受压未变扁平,静脉出现扩张,未见彩色血流信号;③髂静脉受压综合征发展为慢性髂静脉闭塞时表现为髂静脉区域无血流信号,盆腔影像可见侧支循环血流信号。

【诊断要点】

需通过病史及查体明确患者下肢及盆腔静脉高压的表现,明确有无下肢深静脉血栓形成,并且结合下肢静脉造影、CT 血管造影等诊断。

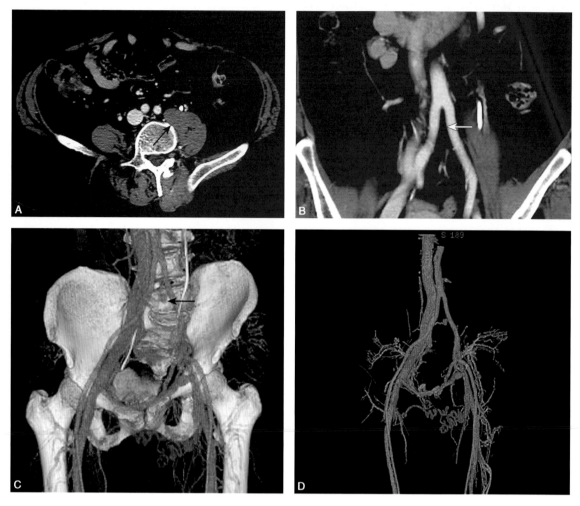

图 10-9-7 髂静脉受压综合征

A. CT 横断位示左髂静脉跨过脊柱前方处,受髂动脉和脊柱的双重压迫变窄;B. MPR 冠状位显示左髂静脉受压变窄几乎不显影;C. VR 直观显示左髂动脉紧贴压着左髂静脉,清楚地显示左髂静脉因为受压几乎不显影;D. VR 清楚显示左髂静脉从下腔静脉发出处狭窄闭塞,向左侧走行迂曲。双侧髂静脉至双侧股静脉可见多支侧支形成,走行迂曲紊乱

【鉴别诊断】

需要与原发性下肢深静脉瓣膜功能不全,其他原因导致的下肢深静脉血栓形成相鉴别。

四、胡桃夹综合征

【概述】

1. 定义与诊断标准

(1) 定义:胡桃夹现象是指左肾静脉在穿经由腹主动脉和肠系膜上动脉形成的夹角或腹主动脉与脊柱之间的夹角时受到挤压,常伴有左肾静脉血流速度下降,受压远端静脉扩张。当胡桃夹现象引起血尿、蛋白尿、左腰疼痛等临床症状时,称为胡桃夹综合征(Nutcracker syndrome, NCS),又称为左肾静脉压迫综合征。NCS 分为前胡桃夹综合征和后胡桃夹综合征,前胡桃夹综合征是指左肾静脉在汇入下腔静脉的行程中,于肠系膜上动脉与腹主动脉夹角内走行时受到挤压而引起左肾静脉高压现象;后胡桃夹综合征是指左肾静脉走行于腹主动脉与脊柱间并受到两者挤压。

(2) 诊断标准:①尿红细胞形态分析示非肾小球源性血尿;②尿中钙排泄量比正常(Ca/Cr<0.20);③膀胱镜或输尿管镜证实左输尿管口喷血;④肾活检正常或轻微病变;⑤腹部彩超、CT 或 MRI 表现为左肾静脉受压、扩张;⑥肾静脉造影示左肾静脉回流障碍,左肾静脉下腔静脉压力梯度>4mmHg 以上;⑦排除其他可能引起血尿的病因,如肿瘤、结石、结核、凝血功能异常、中毒和肾小球疾病等。

2. 病因、发病机制 在解剖学上,下腔静脉位于腹主动脉右侧,右肾静脉直接注入下腔静脉,行程短而直,而左肾静脉则需穿过腹主动脉和肠系膜上动脉之间的夹角,跨越腹主动脉前方注入下腔静脉。

正常情况下,肠系膜上动脉和腹主动脉之间的间隙被脂肪、腹膜、肠系膜、淋巴结等组织充塞,形成一个45°~60°的夹角,使左肾静脉不受挤压。

在某些情况下左肾静脉可受压:①肠系膜上动脉与腹主动脉夹角或间距太小。②肠系膜上动脉起源位置过低。③Treitz 韧带过短,悬吊位置过高。④获得性肾静脉压迫综合征。⑤青春期肾静脉压迫综合征。

3. **流行病学特点** 胡桃夹综合征好发于儿童及青春期的男性,尤为体形瘦长的青少年。

【临床特点】

临床表现为无症状性、直立性蛋白尿及发作性或持续肉眼(镜下)血尿,血尿多在剧烈运动后或傍晚出现。

【影像检查技术与优选】

1. B 超检查方便易行,常作为最常用的检查手段。多普勒 B 超检查在仰卧位、直立位 15min 后左肾静脉最窄处和最宽处内径及血流速度,由于对左肾静脉最窄处和最宽处内径的测量因人而宜,加上肠道气体对图像质量的影响,特别在儿童、青少年其左肾静脉在狭窄后几乎水平注入下腔静脉,使得狭窄部分测量更加困难,影响了超声对该疾病诊断的准确性。

2. 多层螺旋 CT 血管成像动脉及静脉期双期成像,获得的原始数据在工作站上进行三维图像的后处理,清楚真实地再现肠系膜上动脉与腹主动脉的空间结构及立体走向,从不同角度观察其异常病理形态,在临床应用广泛。

3. 增强 MRA 诊断胡桃夹综合征主要是从形态

学方面来确定有无左肾静脉受压的征象存在。3D-DCE MRA 检查前常规 MRI 扫描能排除肾先天畸形、外伤、结石、肿瘤、炎症等病变造成的血尿。MIP重组图像直观准确,可从任意角度观察,清晰地显示左侧肾静脉、肠系膜上动脉、腹主动脉的形态及三者之间的解剖关系及立体走向。

4. 本病诊断的"金标准"是左肾静脉造影,可以显示左肾静脉在通过肠系膜上动脉与腹主动脉之间受压的情况,左肾静脉远端扩张的情况,左肾静脉的引流静脉(生殖静脉、肾上腺静脉、腰升静脉及输尿管周围静脉)曲张及侧支循环建立的情况,但血管造影是有创检查。

【影像学表现】

1. **超声诊断** 其诊断标准为仰卧位左肾静脉狭窄前扩张部位近端内径比狭窄部位内径宽 2 倍以上可疑诊;脊柱后伸位 15~20min 后,其扩张部位内径比狭窄部位内径宽 3(或 4)倍以上,诊断较可靠。左肾静脉扩张近端血流速度≤0.09m/s。

2. **CT 血管成像(CTA)及磁共振血管成像(MRA)** 对胡桃夹综合征亦有一定的诊断价值,在相应平面增强扫描可以观察腹主动脉、腹腔干、肠系膜上动脉及双肾动脉的起源、走行、管壁及管腔情况,同时可以显示腹主动脉和肠系膜上动脉与受压的左肾静脉三者的解剖关系,获得静脉期左肾静脉的受压情况,测量腹主动脉与肠系膜上动脉夹角,胡桃夹综合征患者夹角变小,常<40°。左肾静脉走行于腹主动脉与肠系膜上动脉夹角时受压变窄,远端管腔扩张,扩张处管径/最狭窄处管径比值>3。有时能发现卵巢或精索静脉曲张(图 10-9-8)。

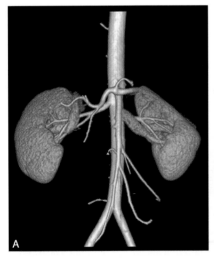
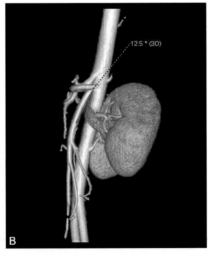
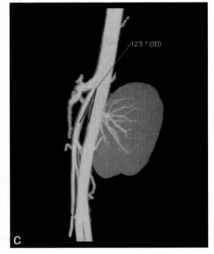

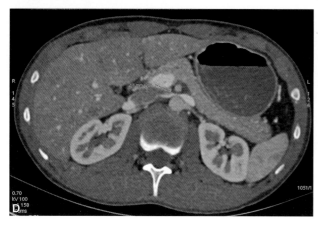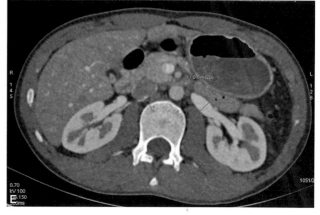

图 10-9-8　胡桃夹综合征

男性,17 岁,以"腹痛半年余"为主诉入院,双肾动脉 CTA 三维成像正位(A)显示腹主动脉及其主要分支;侧位(B、C)立体显示肠系膜上动脉与腹主动脉的关系,并测量其夹角,夹角变小,约 12.5°;左肾静脉在其间走行(D、E)轴位显示左肾静脉图像,左肾静脉跨越肠系膜上动脉及腹主动脉夹角时管腔受压变窄,约 2.1mm,远端管腔扩张,较宽处管腔约 11mm,两者比例>3。符合胡桃夹综合征的 CT 征象

　　3. 肾静脉造影,并测定左肾静脉和下腔静脉的压差　肾静脉造影可直接观察到左肾静脉在腹主动脉与肠系膜上动脉间受压,发现扩张、迂曲的侧支循环,以及静脉血逆流,甚至可在肾静脉跨过肠系膜上动脉附近出现造影剂充盈中断。左肾静脉内压力测定显示很大的个体差异。侧支循环越多,则下腔静脉和左肾静脉的压力梯度越低,血管造影检查测量其远端与下腔静脉的压力差>0.49kPa 以上,即可确诊。

　　【诊断要点】

　　胡桃夹综合征好发于青少年男性患者,常出现无症状血尿、蛋白尿,腰痛等临床症状。超声检查表现为左肾静脉受压远端管径:左肾静脉受压处管径>3,左肾静脉近端流速增快。CTA 检查及 MRA 检查表现为腹主动脉与肠系膜上动脉夹角变小,常<40°,左肾静脉走行于腹主动脉与肠系膜上动脉夹角时受压变窄,远端管腔扩张,扩张处管径与最狭窄处管径比值>3。血管造影检查测量其远端与下腔静脉的压力差>0.49kPa 以上,即可确诊。

　　【鉴别诊断】

　　胡桃夹综合征影像表现独特,在临床上常常需要与其他临床症状相似的疾病鉴别:

　　1. IgA 肾病　以儿童和青年人最常见,多见于男性,以反复发作性无症状肉眼血尿或镜下血尿,可伴有不同程度蛋白尿为主要临床表现。IgA 肾病常在感染后诱发加重,临床症状与胡桃夹综合征相似,而 IgA 肾病的最终确诊需要肾穿刺活检。

　　2. 过敏性紫癜性肾炎　过敏性紫癜性肾炎是儿童常见的继发性肾小球疾病,主要表现为血尿、蛋白尿,可出现于过敏性紫癜的整个病程,但多数发生于紫癜出现后 2~4 周。某些病例以肉眼血尿为首发症状,易于误诊。

(郑敏文　李　东　张永高)

参 考 文 献

1. Rogers IS, Massaro JM, Truong QA, et al. Distribution, determinants, and normal reference values of thoracic and abdominal aortic diameters by computed tomography(from the Framingham Heart Study). Am J Cardiol,2013,111:1510-1516.

2. Vriz O, Driussi C, Bettio M, Ferrara F, et al. Aortic root dimensions and stiffness in healthy subjects. Am J Cardiol, 2013, 112:1224-1229.

3. Wang W, Duan W, Xue Y, et al. Clinical features of acute aortic dissection from the Registry of Aortic Dissection in China. J Thorac Cardiovasc Surg,2014 Dec,148(6):2995-3000.

4. Erbel R, Aboyans V, Boileau C, et al. 2014 ESC Guidelines on the diagnosis and treatment of aortic diseases. Eur Heart J, 2014 Nov 1,35(41):2873-2926.

5. 中国医师协会心血管外科分会大血管外科专业委员会. 主动脉夹层诊断与治疗规范中国专家共识. 中华胸心血管外科杂志,2017(11):641-654.

6. Erbel R, Aboyans V, Boileau C, et al. 2014 ESC Guidelines on the diagnosis and treatment of aortic diseases. Eur Heart J, 2014 Nov 1,35(41):2873-2926.

7. Zamorano JL. The ESC Textbook of cardiovascular imaging. 2 nd. Oxford:Oxford Univ. Press,2015.

8. Evangelista A, Czerny M, Nienaber C. et al. Interdisciplinary expert consensus on management of type B intramural haematoma and penetrating aortic ulcer. Eur J Cardiothorac Surg, 2015,47:209-217.

9. Erbel R, Aboyans V, Boileau C, et al. 2014 ESC Guidelines on the diagnosis and treatment of aortic diseases. Eur Heart J,

2014 Nov 1,35(41):2873-2926.

10. 胡佳,万松.胸主动脉钝性创伤的诊治进展.中华创伤杂志,2013,29(3):229-232.

11. Dias-Neto M,Meekel JP,van Schaik TG,et al. High density of periaortic adipose tissue in abdominal aortic aneurysm. Eur J Vasc Endovascu Surg,2018,56(5):663-671.

12. Sever A,Rheinaboldt M. Unstable abdominal aortic aneurysms:a review of MDCT imaging features. Emerg Radiol,2016,23(2):187-196.

13. Erbel R,Aboyans V,Boileau C,et al. 2014 ESC Guidelines on the diagnosis and treatment of aortic diseases. Eur Heart J,2015,36(41):2779.

14. Alkhouli M,Shafi I,Patil P,et al. Percutaneous treatment of chronic distal aortic occlusion. JACC:Cardiovasc Interv,2014,7(12):e185-e186.

15. Rusthoven C G,Liu A K,Bui M M,et al. Sarcomas of the Aorta:A Systematic Review and Pooled Analysis of Published Reports. Annals of Vascular Surgery,2014,28(2):515-525.

16. 陈宇.外周动脉疾病的诊断及危险因素研究进展.心血管病学进展,2015,36(1):109-111.

17. 楼文胜,顾建平,苏浩波,等. iFlow 软件量化评估下肢动脉阻塞性疾病血流改变的价值.中华放射学杂志,2015,49(1):57-60.

18. 谷涌泉,张建,汪忠镐.膝下动脉缺血性病变腔内治疗技术的进展.中华外科杂志,2012,50(1):4-6.

19. He Y,Shiu YT,Pike DB,et al. Comparison of hemodialysis arteriovenous fistula blood flow rates measured by Doppler ultrasound and phase-contrast magnetic resonance imaging. Journal of Vascular Surgery,2018.

20. Demartino RR,Walsh TR,Powell RJ. Large traumatic thigh pseudoaneurysm with associated arteriovenous fistula. Journal of Vascular Surgery,2016,63(5):1375-1375.

21. 刘宏宇,孟维鑫,孙博,等.急性 Stanford A 型主动脉夹层的治疗策略——2014 年欧洲心脏病学会《主动脉疾病诊断和治疗指南》详细解读.中华胸心血管外科杂志,2015,31(6):321-324.

第十一章　肺血管疾病

第一节　概　述

一、肺动脉高压与肺血管疾病

西方国家普通人群中肺动脉高压患病率约为1%，在年龄>65岁人群中高达10%，最为常见的病因是，左心系统疾病所致肺动脉高压、呼吸系统疾病和/或缺氧所致肺动脉高压。发展中国家肺动脉高压患者的基础疾病多为先天性心脏病和感染性疾病等。肺动脉高压（pulmonary hypertension，PH）发病率和患病率分别为（5～10）/（百万人·年）和（15～60）/百万，约半数为特发性肺动脉高压（idiopathic pulmonary arterial hypertension，IPAH）、遗传性 PH 或药物相关 PH。结缔组织病也是常见病因，其中系统性硬化症最为多见（约占结缔组织病相关 PH 的 2/3）。

近年来 IPAH 平均诊断年龄为 50～65 岁，较 20 世纪 80 年代的 36 岁显著升高，原因尚不明确。我国 PH 病因分布与西方国家明显不同，我国最常见的病因为先天性心脏病，其次为 IPAH 和结缔组织病相关 PH。我国 IPAH 以中青年女性为主，老年患者相对少见。

肺血管疾病是指先天的、遗传的或获得性的肺循环结构和/或功能改变，包括肺动脉、肺静脉及肺微血管病变。肺动脉疾病包括：①肺动脉高压；②肺血栓栓塞；③肺血管炎；④肺动静脉畸形；⑤肺动脉瘤；⑥肺动脉夹层；⑦肺动脉吊带；⑧肺隔离症；⑨肺动脉肿瘤。肺静脉疾病包括：①肺静脉瘤；②先天性肺静脉狭窄、闭锁；③肺静脉阻塞病；④肺毛细血管瘤病。

肺血管疾病既可来自肺血管本身疾病，也可来自肺实质疾病、左心系统与右心系统疾病以及全身疾病，包括创伤性因素。

二、影像学技术在肺血管疾病中的应用价值

肺血管疾病，临床上常常以超声心动图的表现作为诊断和评估指标。诊断要点可分为直接征象和间接征象。直接征象，如肺动脉主干或分支内实性回声（血栓、肿块）等；间接征象，如肺动脉高压，右心增大，右心功能减退等。

随着多排螺旋 CT 的广泛应用，CT 血管成像（CT angiography，CTA）已作为肺血管疾病的首选检查方法；CT 可以清晰地观察肺血管的解剖，包括管腔的狭窄或扩张，管腔内有无充盈缺损，肺血管管壁有无增厚，此外还可以观察肺血管周围的情况，以及肺实质病变；双能量 CT，还能同时观察肺实质灌注和通气情况，进一步从功能学角度评估肺血管疾病，尤其在急性肺栓塞及慢性血栓栓塞性肺动脉高压中得到了广泛的应用。

放射性核素，在肺血管疾病中的应用主要是，肺动脉栓塞的诊断，包括肺灌注显像和肺通气显像。前者反映肺组织中血流灌注的分布情况，能够显示栓塞动脉所支配的肺叶、肺段血流分布的减低或缺失，后者主要反应肺通气功能和呼吸道的通畅情况。

三维对比增强肺动脉 MR 血管成像（MR angiography，MRA），也能直观显示肺血管疾病，因其不需要注射造影剂，可作为 CTA 碘造影剂过敏患者的替代性检查技术。但 MRA 检查时间长，不适合急诊检查；且不能清楚显示肺部病变及肺实质灌注情况，应用上存在一定的限制。

右心导管和肺动脉造影，是诊断肺动脉高压的"金标准"，肺动脉造影检查是诊断肺血管狭窄与扩张的"金标准"。右心导管检查可监测肺动脉平均压、肺毛细血管阻力及肺毛细血管楔压，可以用来评价药物治疗和介入治疗、外科治疗的疗效。但是，由于这是有创的检查手段，临床适应证非常严格。

三、影像学检查技术

（一）核医学检查

1. 肺灌注显像

（1）显像剂：常用放射性示踪剂 99m 锝（^{99m}Tc）标记的大颗粒聚合人血清蛋白（^{99m}Tc-MAA）。

（2）显像方法:检查前嘱患者吸氧5~10min,常规取仰卧位,双臂抱头,一次注射^{99m}Tc-MAA 111-185MBq(3-5mCi),注射前将混悬液摇匀,避免蛋白颗粒沉积。平面显像常取6~8个体位,包括前、后、右前斜、右后斜、左前斜、左后斜、左侧、右侧位。指南推荐采集条件:双肺同时包括在探头视野内,选用低能高分辨率准直器,采集矩阵256×256;放大率(zoom)1.5~2.0;窗宽20%。每个体位采集计数为5×105。断层采集探头旋转360°,共采集128个投影,每个投影采集5s,采集矩阵64×64。采集过程中嘱患者平稳呼吸,以减少呼吸运动对肺显像的干扰。图像重建推荐采用迭代重建,有序子集最大期望值法(ordered subset expectation maximization,OSEM),2次迭代8个子集。

2. 肺通气显像

（1）显像剂:目前较为常用的示踪剂主要是^{99m}Tc标记的二亚三胺五醋酸(^{99m}Tc-DTPA)和锝气体(^{99m}Tc-Technegas),特别是^{99m}Tc-Technegas,颗粒大小均匀,为目前较为理想的通气示踪剂。

（2）显像方法:将高放射性浓度(>370MBq/0.1ml)的^{99m}TcO4-注入锝气发生器的石墨钳锅内,在充满氩气的密闭装置内通电加温,^{99m}TcO4-蒸发形成锝气,嘱患者通过连接管及面罩吸入锝气。除通气断层显像每个投影采集10s,余采集方法及条件同肺灌注显像。

（二）胸部X线检查

胸部远达片、侧位胸片。

（三）肺动脉增强CT检查方法

1. 常规CTA扫描模式 扫描范围从肺尖至两肋膈角水平,扫描方向是足头方向。检查前对患者进行屏气训练。常规CT扫描参数:管电压100~120kV,有效管电流160~200mAs,螺距0.6~0.9,有条件者亦可选择大螺距(如3.2),扫描层厚应在3mm或以下。

2. 双能量CTA扫描模式 双能量CT肺动脉成像的扫描方案不一,大多数扫描方案均是进行单期(肺动脉峰值期)双能量CT扫描,观察肺实质内碘的分布,也有双期双能量CT扫描方案,即肺动脉峰值期和延迟期(肺动脉峰值期完成后20s),可用于鉴别急慢性肺栓塞。

3. 肺动脉CTA后处理技术 包括最大密度投影(MIP)、多平面重组(MPR)、曲面重组(CPR)及容积再现(VR)技术。不同疾病采用的图像后处理技术有所不同。比如肺栓塞影像后处理以横断面、矢状面及冠状面MPR为主,最大密度投影和容积再现仅作为辅助显示手段,注意测量左右心室最大横径,计算其比值。肺动脉瘤影像后处理,以横断面图像

和容积再现重组为主,容积再现技术能直观地显示肺动脉瘤的位置和形态。肺动静脉瘘后处理,以容积再现和薄层最大密度投影重组为主,通过三维旋转能以最佳的角度显示供血动脉、引流静脉及瘤体三者间的关系。肺隔离症影像后处理技术,以多平面重组、容积再现重组为主,可显示异位供血动脉、引流静脉及病变全貌。

（四）MRI检查

常规横断面及冠状面自旋回波序列,可充分展示肺动脉干及肺静脉干的解剖结构。利用梯度回波序列可获得类似对比增强的血管图像,可根据血管走行方向任意选取成像位置,对不能使用造影剂的患者,尤为适用。增强后快速动态扫描,为选择性显示肺动脉、肺静脉以及肺实质提供了优越的技术基础。

（五）超声心动图检查

超声心动图采集图像,包括经胸二维超声心动图、M型超声心动图和组织多普勒超声心动图。其中二维超声是检查的重点,常规采集左心室长轴、右心室流入道、大动脉短轴、左心室短轴、心尖四腔心、剑突下下腔静脉长轴等切面。重点观察右心是否扩大,右心室壁运动是否减低,肺动脉主干及左右肺动脉、右心房室有无异常回声。再用彩色多普勒观察三尖瓣反流程度、连续多普勒检测反流速度估测肺动脉压有无增高。

根据三尖瓣反流频谱峰值流速,常常高估肺动脉收缩压。当估测压力大于40mmHg时才认为存在肺动脉高压,且要结合是否有右心房和/或右心室增大的情况。如果有右心室流出道或肺动脉狭窄时,不能根据原有公式计算右心室压力。部分肺动脉高压患者反流量很小,可根据右心增大和反流束亮度增高,来提高诊断准确性,需反复测量反流速度防止低估。

（六）肺动脉造影和右心导管检查

肺动脉造影是评价肺血管形态及血流分布的重要手段,可结合CT肺动脉造影、肺通气灌注显像等其他影像技术,对肺血管畸形或肺动脉/静脉狭窄性疾病进行诊断。造影模式一般首选数字减影造影,能更好显示肺动脉外周灌注情况。行双侧肺动脉造影,而对于段或亚段肺动脉病变为主的患者,则需进行超选择肺动脉造影,且多体位投照,避免血管的重叠。

右心导管检查是确诊肺动脉高压、肺动脉高压诊断分类及指导治疗的重要检查手段,是确诊肺动脉高压的"金标准"。仰卧位时胸前壁和床面中间的位置作为零点较准位,代表左心房的水平。血流动力学参数的测定:推荐右心导管检查常规测定以下血流动力学参数。

1. 心率、体循环血压(有创或无创压);

2. 右心房压、右心室收缩压和舒张末压；

3. 肺动脉收缩压、舒张压和平均压；

4. 肺动脉楔压（PAWP），如无法测定可应用左心室舒张末压作为参照，房间隔缺损患者可直接测量肺静脉压；

5. 计算心输出量、全肺阻力等。

需强调所有压力测量应在正常呼气末（非屏气状态）时测定。对无心内或大动脉分流患者，建议采用热稀释法测量心输出量。

第二节 肺血管疾病

一、肺动脉高压

【概述】

肺动脉高压（pulmonary hypertension，PH）指肺动脉压力超过一定界值的一种血流动力学异常状态，静息状态下正常成年人平均肺动脉压力为（14±3）mmHg（1mmHg=0.133kPa），上限约为20mmHg。肺动脉高压定义为，在静息状态下经右心导管检查测得平均肺动脉压力（mean pulmonary artery pressure，mPAP）≥25mmHg。PH的血流动力学定义详见表11-2-1。

【病因及发病机制】

肺动脉高压并非一种独立的疾病，而是包括多种疾病导致肺动脉高压的一种后果。PH既可来源于肺血管自身的病变，也可继发于其他心、肺或系统性疾病等。引起PH的病因很多，但各类PH有共同的病理生理特征，即血管收缩、原位血栓形成及肺血管壁重构，其中血管壁增生和重构所导致的肺动脉闭塞，被认为是PH发病的标志。

肺动脉高压的发病机制主要有以下几点：

1. 内皮细胞对于维持血管的正常功能有着重要作用，内皮细胞代谢失常，可导致血管收缩与舒张的物质失衡、平滑肌细胞增殖的激活剂和抑制剂失

衡、促血栓和抗血栓调节剂失衡，以及致炎因子和抗炎因子失衡。

2. 5-羟色胺（5-HT）又名血清素，在外周组织中，通过作用于5-羟色胺受体1B/D、2A、2B发挥缩血管作用，抑制5-HT1B、2B受体，能减少低氧诱导的肺血管重构。

3. 约60%的遗传性PH患者，以及10%~20%的散发性IPAH患者，均存在骨形态发生蛋白受体Ⅱ（BMPRⅡ）基因突变的情况。

【临床分类】

肺动脉高压的临床分类详见表11-2-2。动脉性肺动脉高压（pulmonary artery hypertension）特指单纯性肺动脉病变引起的肺动脉压力升高。

【临床特点】

肺动脉高压患者临床上早期诊断困难。最早的症状为劳力性呼吸困难，其他常见症状包括胸痛、晕厥、咯血、下肢水肿、声嘶和心悸等。体征主要是右心功能不全的表现。

【影像检查技术与优选应用】

X线胸片：是常规必做的检查，对显示肺内病变、肺血管情况、心脏形态大小，有较大的价值，甚至能够提示肺动脉高压的初步诊断。

CT和CTA：可精确测量肺动脉直径，了解是否有肺实质、间质性病变及肺内占位病变，对显示肺和肺血管、纵隔及心脏等结构是其优势，但是对于评价血流动力学和肺动脉压力受限。

超声心动图：是评价肺动脉压力最有价值的无创影像学技术。能反映血流的方向、速度，较准确地反映肺动脉压力，除估测心室、心房、肺动脉压外，还可能发现肺动脉高压的病因，对继发性肺动脉高压的诊断更重要。

MRI：在评价肺动脉高压方面，不是首选的影像学评价技术。它在评价心室和心肌功能，评价心肌

表11-2-1 2015 ESC/ERS 肺动脉高压的血流动力学定义

定义	特征	临床分型
肺动脉高压	mPAP≥25mmHg	全部种类
毛细血管前肺高压	mPAP≥25mmHg	肺动脉高压
	PAWP≤15mmHg	肺疾病所致肺动脉高压
		慢性血栓栓塞性肺动脉高压（CTEPH）
		机制不明和/或多因素所致肺动脉高压
毛细血管后肺动脉高压	mPAP≥25mmHg	左心疾病相关性肺动脉高压
单独的毛细血管后肺动脉高压	PAWP>15mmHg	机制不明和/或多因素所致肺动脉高压
同时存在毛细血管前和毛细血管后肺动脉高压	DPG<7mmHg 和/或 PVR≤3WU	
	DPG≥7mmHg 和/或 PVR>3WU	

DPG：舒张期压力阶差（舒张期PAP-平均PAWP）；mPAP：平均肺动脉压；PAWP：肺动脉楔压；PVR：肺血管阻力；WU：伍德单位；所有数值在静息状态下测量

表 11-2-2　2015 ESC/ERS 肺动脉高压临床分类

1. 动脉性肺动脉高压(PAH)	3. 肺部疾病和/或低氧所致的肺动脉高压
1.1　特发性肺动脉高压	3.1　慢性阻塞性肺疾病
1.2　可遗传性肺动脉高压	3.2　间质性肺疾病
1.2.1　BMPR2	3.3　其他伴有限制性和阻塞性混合型通气障碍的肺部
1.2.2　其他	疾病
1.3　药物和毒物所致的肺动脉高压	3.4　睡眠呼吸暂停
1.4　相关性肺动脉高压	3.5　肺泡低通气
1.4.1　结缔组织病	3.6　慢性高原缺氧
1.4.2　HIV 感染	3.7　发育异常
1.4.3　门脉高压	4. 慢性血栓栓塞性肺动脉高压和其他肺动脉堵塞性疾病
1.4.4　血吸虫病	4.1　慢性血栓栓塞性肺动脉高压
1.5　肺静脉闭塞性疾病(PVOD)和/或肺毛细血管瘤病(PCH)	4.2　其他肺动脉阻塞性疾病
1.5.1　特发性	4.2.1　肺血管肉瘤
1.5.2　可遗传性	4.2.2　其他血管内肿瘤
1.5.2.1　EIF2AK4	4.2.3　肺动脉炎
1.5.2.2　其他	4.2.4　先天性肺动脉狭窄
1.5.3　药物和毒物所致	4.2.5　寄生虫(包虫病)
1.5.4　相关性	5. 原因不明和/或多种因素所致的肺动脉高压
1.5.4.1　结缔组织病	5.1　血液系统疾病;慢性溶血性贫血,骨髓增生性疾病,
1.5.4.2　HIV 感染	脾切除术
1.6　新生儿持续性肺动脉高压	5.2　系统性疾病,结节病,肺组织细胞增多症,淋巴管肌
2. 左心疾病所致的肺动脉高压	瘤病
2.1　收缩功能不全	5.3　代谢性疾病;糖原储积症,高血病(Gaucher disease),
2.2　舒张功能不全	甲状腺疾病
2.3　瓣膜病	5.4　其他:肺肿瘤血栓性微血管病,纤维纵隔炎,慢性肾
2.4　先天性/获得性左心流出道/流入道堵塞和先天性心	衰竭,节段性肺动脉高压
肌疾病	
2.5　先天性/获得性肺静脉狭窄	

组织受累的病变时,具有优势,但对肺实质成像较差,有成像时间长、对患者配合度依赖较高、空间分辨率低等缺点。

核素肺动脉通气/灌注(V/Q)显像:在临床开展不普及,主要适用于肺动脉栓塞、慢性阻塞性肺病等肺动脉高压的诊断。

右心导管和肺动脉造影:是有创的检查技术,但却是评价肺动脉高压程度的"金标准",也是评估肺动脉管腔狭窄与扩张情况的"金标准",但是操作复杂昂贵、有创、需要住院检查等,限制了它的广泛应用。

【影像学表现】

1. X 线胸片表现　90%的 PH 患者 X 线胸片有异常表现。PH 异常表现,包括右下肺动脉增宽≥15mm、右下肺动脉管径/气管管径≥1、肺动脉段明显突出、肺门增大、肺动脉及其二、三级分支血管扩张,伴远端外围分支纤细("截断"征)。透视下肺门搏动增强。常伴右心室增大。

2. CT 和 CTA 表现　CT 主要用于寻找导致肺动脉高压可能的原因,包括肺实质疾病、先天性心脏病、左心系统疾病、慢性血栓性疾病、肺血管病变等。

(1) CT 平扫:肺实质密度不均匀,表现为"马赛克"征。可出现小叶间隔增厚,中央小叶结节样密度增高。

(2) CTA:肺动脉高压在增强 CT 横断面图像上,主要征象是肺动脉干及肺动脉近段管腔的扩张,主肺动脉与同水平升主动脉直径比≥1(图 11-2-1A)。在肺动脉分叉近端 3cm 范围内,最宽处测量主肺动脉横径,并且其肺段动脉与支气管的外径比值>1 为 PH 最特异的表现。由于外周肺动脉狭窄或闭塞,血管收缩,导致中央肺动脉扩张(残根征)。舒张期横轴位测量左、右心室腔最宽处内径,右心室直径(RV)与左心室直径(LV)之比大于1(图 11-2-1B)。右心室游离壁厚>4mm;室间隔增厚并向左侧移位;右心房、上下腔静脉扩张为肺动脉高压的 CT 间接征象。右心力衰竭可有胸、腹水等表现。

(3) 双能量 CT:利用双能量 CT 技术可以显示全肺灌注状态,有助于肺动脉高压病因的鉴别诊断。

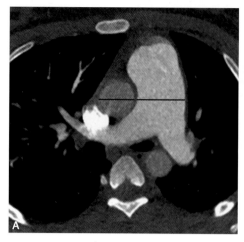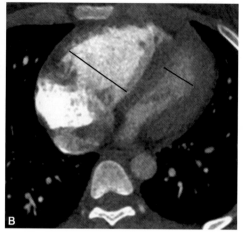

图 11-2-1　肺动脉高压

A. CT 增强横轴位图像显示,主肺动脉与同水平升主动脉直径比≥1;B. CT 增强横轴位图像显示,左、右心室腔最宽处内径,右心室直径(RV)与左心室直径(LV)之比大于1

如慢性血栓栓塞性肺动脉高压(CTEPH)双能量 CT 肺灌注成像的典型表现,为多发、边界清晰、节段性分布的灌注缺损,而特发性肺动脉高压则多表现为斑片状,非节段性不均匀分布,常无具体的灌注缺损。

3. 超声心动图表现　见图 11-2-2。

(1)定性评估指标:右心房室扩大、右心室肥厚、D 形左心室、室间隔收缩期平直、右心室流出道血流加速时间、肺动脉瓣 α 波减小或消失。

(2)血流动力学评估指标:三尖瓣反流速度、肺动脉瓣反流速度、肺动脉瓣前向血流加速时间、肺动脉瓣收缩中期关闭或切迹、右心室射血时间、右心室心肌做功指数、右心室长轴功能。

(3)最新指标及认识:TAPSE,即三尖瓣环收缩期位移,可用作右心室收缩功能的简单评估,当 TAPSE<17mm,提示右心室收缩功能减退。

最新 2015 年 ESC/ERS 指南更新了对肺动脉高压的理解,用危险程度来分级。故超声结论只需提示肺动脉高压即可,不用轻、中、重度的诊断。

4. MRI 表现　MRI 在 PH 患者的应用呈增加趋势,可用来评价心肺循环病理改变和功能状态。PH 患者可出现肺血流的"慢流现象","慢流现象"可引起栓塞或为栓塞的结果。通过偶数回波相位重聚及电影 MRI 等技术,可以鉴别"慢流现象"和血栓;主肺动脉血流特征分析,是采用速度编码电影磁共振成像技术在肺动脉瓣上 2cm 处测量。PH 患者的肺动脉反流百分比明显增加,与肺动脉平均压呈正相关,与肺动脉峰值流速呈负相关。因此,血流反流量的大小可作为诊断 PH 的重要参考指标。心脏 MRI 是检测心腔大小、心肌厚度和心肌质量的准确技术,还可以获得心输出量、每搏量、心室射血分数等心功能参数。PH 表现为进行性右心房、右心室扩大及肺动脉增宽。RV/LV 直径之比>1。扩大的右心室使得室间隔向左偏移,在短轴切面,左心室呈"D"形,而右心室由新月形变为圆形。电影动态 MRI 可得到多层面成像及三维成像,可直接测定右心功能。PH 患者室间隔弯曲度常改变,呈直线或凸向左心室,尤其重度 PH 多见。

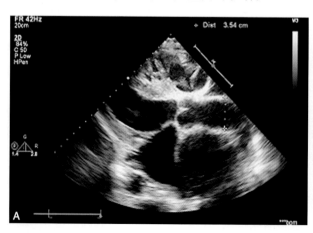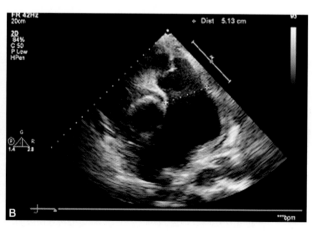

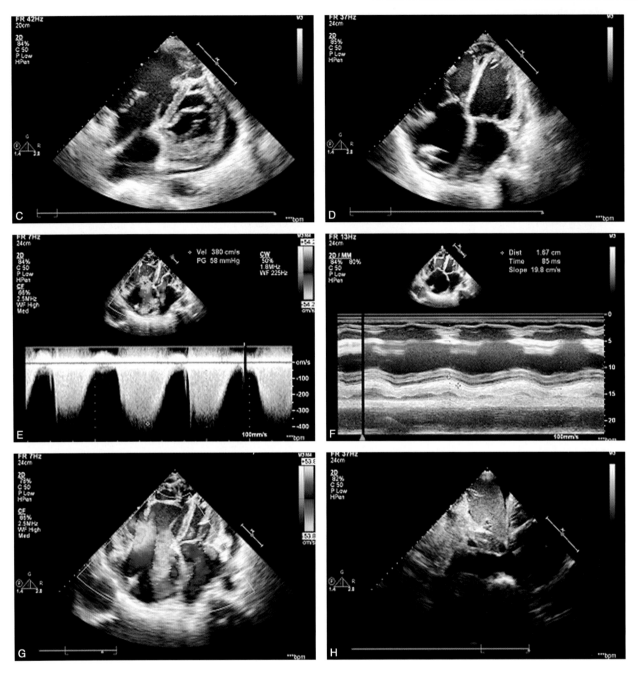

图 11-2-2　肺动脉高压

A. 左心室长轴切面测量右心室前后径增大;B. 大动脉短轴切面肺动脉主干内径增宽;C. 左心室短轴切面室间隔左移呈"D"型;D. 心尖四腔心切面显示右心明显增大;E. 四腔心切面三尖瓣反流压差明显增高;F. 心尖四腔心切面测量 TAPSE 显示右心室收缩功能轻度减低;G. 四腔心切面三尖瓣中大量反流;H. 剑突下下腔静脉切面显示下腔静脉增宽

5. **肺核素 V/Q 显像**　放射性核素对肺动脉高压病因的诊断,主要是明确有无肺动脉栓塞性 PH。如果核素 V/Q 扫描表现为不同程度的肺段或肺叶通气/灌注不匹配,提示存在肺栓塞,相比于常规 CTA,核素 V/Q 显像具有更高敏感性,其他原因所致 PH 患者肺核素 V/Q 显像结果可完全正常。

6. **肺动脉造影及右心导管检查**　肺动脉造影可对亚段以上水平肺动脉管腔进行评价,明确肺血管异常,提供鉴别诊断的意义。肺动脉造影还可判定哪些患者可从肺动脉血栓内膜剥脱术或肺血管球

囊成形术中受益;右心房压>14mmHg(1mmHg = 0.133kPa)、心指数<2.0L/(min·m²)、混合静脉血氧饱和度<60%提示患者预后不佳;而平均肺动脉压与预后相关性不佳。

根据右心导管检查测得的静息状态下肺动脉平均压,对肺动脉高压进行分级,共分为三级:25 ~ 35mmHg,轻度肺动脉高压;36 ~ 45mmHg,中度肺动脉高压;>45mmHg,重度肺动脉高压。根据测得的肺动脉楔压,提示有无肺静脉性肺动脉高压;根据测得的各心腔内血氧含量,可以评价分流性先天性心

脏病。

【诊断要点】

肺动脉高压的诊断要点,首先评价是否存在肺动脉高压及其程度,超声心动图可以做出基本的提示诊断,经右心导管测量肺动脉压力,是最终确诊肺动脉高压及其程度的方法;其次评价肺动脉高压导致的心功能和血流动力学意义,特别是右心功能不全的情况;第三尽可能诊断导致肺动脉高压的病因。

【鉴别诊断】

肺动脉高压是各种病因导致的一种后果,即引起肺动脉压力的异常升高。各种导致肺动脉高压疾病之间,存在鉴别诊断问题。另外,从影像学角度,肺动脉高压需要与表现为肺动脉高压改变的疾病进行鉴别,如先天性肺动脉扩张,其肺动脉局部明显增宽,但是却无右心室及肺动脉压力增高;如肺动脉瘤,表现为肺动脉局部呈瘤样膨隆,但是并没有肺动脉高压;如先天性肺动脉瓣狭窄,表现为 X 线胸片上,肺动脉段直立样凸出,但是并没有肺动脉高压,相反,右肺血减少,肺动脉压力相对降低。

超声心动图提示肺动脉压力升高,并通过三尖瓣反流计算肺动脉高压,因此其他原因导致三尖瓣关闭不全时,需要与是否由肺动脉高压导致的三尖瓣关闭不全鉴别。

二、肺动脉栓塞

(一)急性肺栓塞

【概述】

肺动脉栓塞(pulmonary embolism,PE)简称肺栓塞,是由于内源性或外源性栓子堵塞肺动脉,引起肺循环障碍的临床和病理生理综合征。栓子包括内源性栓子和外源性栓子,如血栓栓子、脂肪栓子、羊水栓子及空气栓子等。按发病时间可以分为①急性肺栓塞(acute pulmonary embolism,APE):指发病时间较短,一般在 14 天以内,新鲜血栓堵塞肺动脉者。若发病时间超过 14 天,在 3 个月以内者,为亚急性肺栓塞;②慢性肺栓塞(chronic pulmonary embolism,CPE):是指发病时间超过 3 个月,肺动脉血栓已机化者。血管进行性阻塞导致血管阻力不断增加,致使慢性血栓栓塞性肺动脉高压(chronic thromboembolic pulmonary hypertension,CTEPH)形成。

绝大多数急性肺栓塞患者都有诱因,如下肢或盆腔静脉血栓形成、长期卧床或不活动,慢性心肺疾病、手术、创伤、恶性肿瘤、妊娠及口服避孕药等。血流淤滞、静脉损伤和血液高凝状态等因素,综合作用易引起血栓形成。血栓脱落后可导致肺栓塞。栓子的脱落常与血流突然改变有关,如久病术后卧床者突然活动或用力排便。

静脉血栓栓塞症(venous thromboembolism,VTE)包括深静脉血栓和肺栓塞,其年发病率为(100~200)/10 万,为第三大常见心血管疾病。其中急性肺栓塞是 VTE 最严重的情况,是其发病、死亡及住院的主要因素。2004 年,通过对 6 个欧洲国家的总人数四亿五千四百余万人口流行病学调查中发现,有超过 317 000 人死于 VTE。其中,34%的患者死于突发致命性的 PE,59%的患者死于生前未诊断出的 PE,在早期死亡的患者中仅有 7%在死前明确诊断出 PE。年龄超过 40 岁的患者发生 PE 的风险较高,并且其危险度每十年将会提高近一倍,预计在未来越来越多的患者被诊断出(或者死于)PE。

PE 的临床表现缺乏特异性,临床表现取决于栓子的大小、数量、栓塞的部位及患者是否存在心、肺等器官的基础疾病。多数患者因呼吸困难、胸痛、先兆晕厥、晕厥和/或咯血而被疑诊肺栓塞,单纯依靠临床症状或实验室检查经常难以诊断。及时诊断肺栓塞可以指导临床干预并改善患者预后。

右心室压力超负荷可致心肌过度牵拉,导致 B 型利钠肽(BNP)或 N-末端 B 型利钠肽(NT-proBNP)释放。急性 PE 时血浆 BNP 水平反映右心室功能不全的程度。在血压正常的 PE 患者,BNP 和 NT-proBNP 的水平,对早期死亡率的阳性预测价值较低。然而,低水平 BNP 和 NT-proBNP 可预测患者短期转归良好。血浆肌钙蛋白升高在 PE 患者中有报道,且与预后不良相关。心型脂肪酸结合蛋白(H-FABP)是一种心肌损伤早期标志物,已被发现对 PE 的预后有预测价值。

【影像检查技术与优选应用】

X 线胸片:是必须做的检查。它能够观察双肺、肺血管和肺动脉高压心脏改变的基本表现,但是不能直接显示肺动脉内的血栓。

超声心动图:也是临床诊断路径中,必须做的检查方法,也特别适合于急诊患者的肺栓塞和肺动脉高压的评估。

胸部 CT 和肺血管 CTA:是目前临床上已经被指南推荐和广泛接受的肺栓塞诊断的主要影像技术。它能够同时显示肺实质病变和肺血管病变,这是该技术最大的优势。双能量 CT 检查新技术,还能同时观察肺实质灌注和通气情况,从而成为肺栓塞患者诊断和随访的首选检查。

MRI 血管成像：也能直观显示肺栓塞，但 MRI 成像检查时间长，不适合急诊检查；且不能清楚显示肺部病变及肺实质灌注情况，因此在临床应用中，不如 CT 和超声心动图应用的广泛。

放射性核素肺显像：对肺栓塞的检出率较高，但仍然低于 CT，而且不能确定栓子的部位和大小，且受到检查过程复杂、造影剂有辐射和半衰期等限制，临床应用不够广泛。

肺动脉造影：被认为是诊断肺栓塞的"金标准"，但操作较复杂，且为有创性检查，具有一定的危险性，且不能同时显示心肺病变，现已被 CT 肺动脉成像检查替代。右心导管和肺动脉造影，在少量肺栓塞治疗前和治疗后评估的患者中应用。

临床检查中，对于合并休克或低血压的疑似肺栓塞患者，采用下面的工作流程。

1. 疑似急性肺栓塞，推荐急诊行肺动脉 CTA 或床旁经胸超声心动图检查。

2. 疑似高危肺栓塞出现右心功能障碍时，推荐进行血清 D-二聚体检查，最好使用肺动脉 CTA，可行加压静脉超声（CUS）和/或食管超声心动图（TEE）检查，如发现静脉和/或肺动脉血栓，则支持肺栓塞的诊断。

3. 转到导管室的不稳定患者，如果冠状动脉造影排除急性冠状动脉综合征，而怀疑肺栓塞时可以考虑进行肺动脉造影检查。

【影像学表现】

1. X 线胸片表现　PE 如果引起肺动脉高压或肺梗死，X 线胸片可出现肺缺血征象，表现为肺纹理稀疏、纤细，肺动脉段突出或瘤样扩张，右下肺动脉干增宽或伴截断征，右心室扩大。也可出现肺野局部浸润阴影、尖端指向肺门的楔形阴影、盘状肺不张、患侧膈肌抬高、少量胸腔积液、胸膜增厚粘连等。胸片虽缺乏特异性，但有助于排除其他原因导致的呼吸困难和胸痛。

2. 肺核素 V/Q 显像表现　典型征象是与通气显像不匹配的肺段分布灌注缺损。其诊断的敏感性为 92%，特异性为 87%，且不受肺动脉直径的影响，尤其在诊断亚段以远肺栓塞中，具有特殊意义。但任何引起肺血流或通气受损的因素，如肺部炎症、肺部肿瘤、慢性阻塞性肺疾病等，均可造成局部通气血流失调，因此单凭此项检查可能造成误诊，部分有基础心肺疾病的患者和老年患者，由于不耐受等因素也使其临床应用受限（图 11-2-3）。

3. CT 和 CTA 表现　CT 平扫主要有以下征象：

（1）管腔局限性密度增高：可见于主肺动脉及左、右肺动脉；肺动脉血栓栓子数天至数周内可发生机化，使血栓成为致密影；

（2）局限性密度减低：表现为血栓的密度较周围肺动脉内血液密度低，提示血栓形成时间短，含水分较多，为新鲜血栓；

（3）接近栓子近侧肺血管增粗，而远段肺纹理

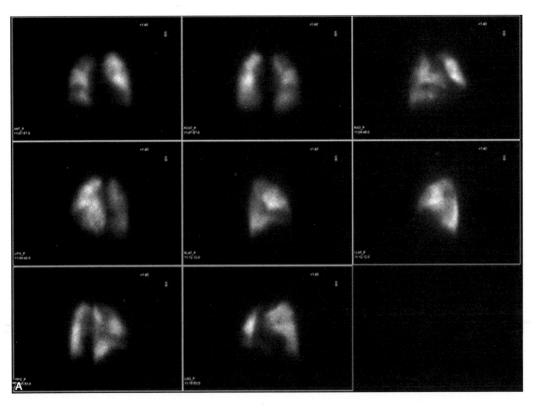

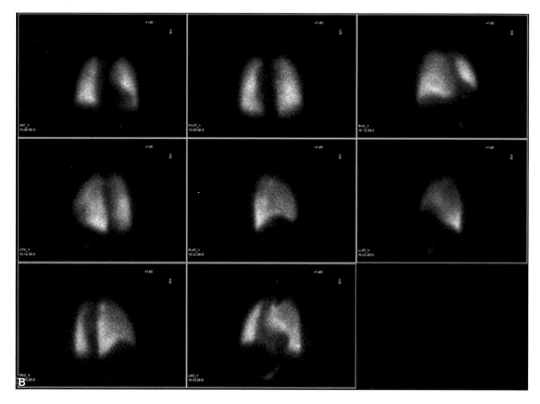

图 11-2-3　肺栓塞的肺灌注/通气显像图

女性,64 岁,活动后胸闷、气短 1 个月,加重 3 天。A. 肺灌注显像可见双肺多发肺段灌注减低或缺损区;
B. 肺通气显像可见两肺放射性分布均匀,未见放射性分布异常。肺灌注/通气不匹配,为典型的肺动脉
栓塞表现

变细或缺如;

（4）肺组织密度呈"马赛克"样改变,局限性的
血管纹理分布不均或稀疏,在肺窗内能观察到肺内
密度不均匀;

（5）肺梗死灶形成,以胸膜为基底的楔形实变,
尖端与供血肺动脉相连,周围为磨玻璃样渗出,有时
可见支气管充气征;

（6）胸膜增厚、胸腔积液以及肺动脉高压等。

增强 CT 扫描显示肺动脉内完全或部分充盈缺
损。根据血管内栓子的位置,将栓子分为 3 型。中

心型:栓子游离于血管中心,栓子周围为高密度造影
剂,多见于急性血栓（图 11-2-4）;偏心型,栓子位于
血管一侧,对侧充盈高密度造影剂;闭塞型,栓塞的
血管呈低密度而无造影剂充盈。

双能量 CT 不仅能够提供全肺和肺动脉的解剖
信息,而且还能直观显示肺灌注情况,表现为栓塞肺
动脉所供应的肺实质灌注降低,形状呈楔形、三角
形,正常肺实质灌注正常或代偿性增高。解剖和功
能信息相结合不仅仅提高了亚段以下肺动脉栓塞的
诊断率,特别提高小栓子或亚段以下栓子的检出,为

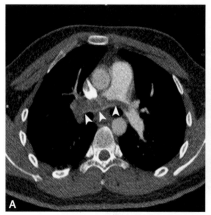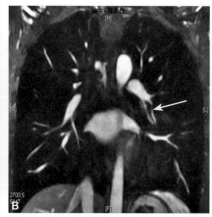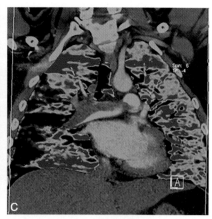

图 11-2-4　肺动脉栓塞（中央型）

A. CT 横断面,肺血栓骑跨于肺动脉主干;B. 肺动脉 3D-TOF MRA 冠状位显示,左下肺动脉干低信号充盈缺损影（箭）;
C. 双能量 CT 冠状面图像,右中下肺灌注缺损

肺栓塞的诊断提供了新的检查方法。当肺栓塞患者出现右心室功能障碍时,舒张期横轴位测量左、右心室腔最宽处内径,RV/LV>1。肺灌注缺损面积与右心室功能障碍有一定正相关。

4. 肺动脉造影表现 PE 的直接征象是肺动脉内造影剂的充盈缺损,伴或不伴"轨道征"的血流阻断;间接征象有肺动脉造影剂流动缓慢,局部低灌注,静脉回流延迟。

5. MRI 表现 MRI 不仅能显示肺动脉血栓的情况,还能显示肺灌注和右心功能情况,对于肺栓塞治疗前后疗效评估有价值。

6. 超声心动图表现

(1)直接征象:肺动脉主干和/或左右肺动脉、右心房和/或右心室探及血栓回声。其中肺动脉主干或左右肺动脉的新鲜血栓,多表现管状或指状低回声,而陈旧血栓多呈蚯蚓状或形态不规则。右心房室内的血栓多表现为椭圆形或蛇形,较容易脱落。

(2)间接征象:右心房室扩大和右心室壁运动减弱、室间隔左移、左心室变小、主肺动脉干增宽、肺动脉压增高、下腔静脉增宽等(图 11-2-5)。

【诊断要点】

1. 有肺栓塞的直接诊断依据,即肺动脉血管内的充盈缺损(血栓)形成;有肺栓塞的间接诊断依据,如病变区域肺实质的血流灌注减低、灌注不均,以及肺动脉高压改变,和右心房室增大、功能降低等。

2. 肺栓塞患者需整合临床严重程度评分、超声心动图、CTA 和生物标志物,确定患者的危险分层水平;并且根据危险分层水平,决定下一步的诊断和治疗策略。①首先根据是否存在休克或低血压,将怀疑急性肺栓塞的患者分为高危和低危。对于高危患者,强调尽早行 CT 肺动脉成像明确诊断,然后进行再灌注治疗;②非高危患者,进一步分为高度临床可能性和低中度临床可能性两组,对于高度临床可能性的患者,强调行 CT 肺动脉造影明确诊断;对于低中度临床可能性的患者,可以先行 D-二聚体检查,对于 D-二聚体阳性患者,再进一步行 CT 肺动脉成像。

3. 预后及危险度分层 欧洲心脏病学会将肺栓塞分为高危、中危和低危,与美国心脏学会指南有几点不同。首先,欧洲心脏病学会将简化型肺栓塞严重指数(sPESI)评分纳入指南。sPESI 包括年龄(>80 岁,1 分;肿瘤,1 分;慢性心脏病或慢性肺病,1 分;脉搏>110 次/min,1 分;收缩压<100mmHg,1 分;动脉血氧饱和度<90%,1 分)。sPESI≥1 为中危组,sPESI<1 为低危组,即使超声心动图或 CT 提示右心室劳损或者肌钙蛋白/脑钠肽升高。其次,指南还将中危组的患者分为中高危组和中低危组,前者要求

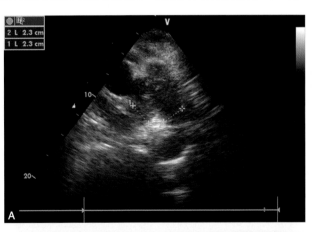

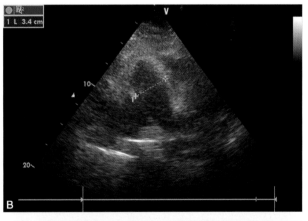

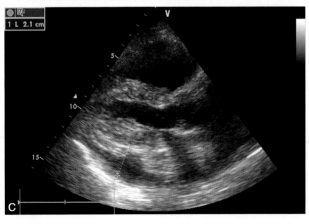

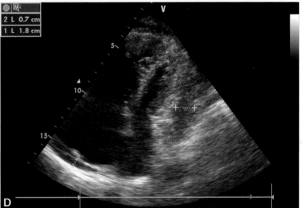

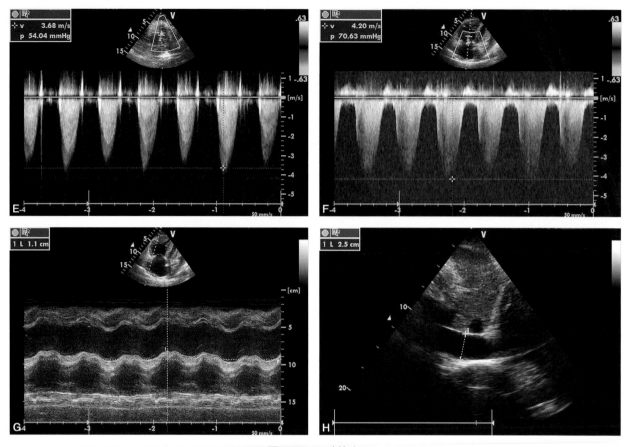

图 11-2-5　肺栓塞

A、B. 大动脉短轴切面显示肺动脉主干及左右肺动脉增宽,主干内见附壁低回声血栓形成;C. 左心室长轴切面测量右心室前后径增大;D. 心尖四腔心切面显示右心明显增大;E、F. 右心室流入道切面测量三尖瓣反流压差,反流压差明显增高,需反复测量三尖瓣反流压;G. 心尖四腔心切面测量 TAPSE 显示右心室收缩功能明显减低;H. 剑突下下腔静脉切面显示下腔静脉增宽

CT 或者超声心动图提示右心扩张/功能不全,并且血生物标记物(肌钙蛋白或者脑钠肽)升高,后者要求满足两者之一即可。低危组 sPESI 得分为 0,且无右心室扩张/功能不全及血浆生物标记物增加。

【鉴别诊断】

根据 CTA 表现的直接征象及间接征象,结合临床资料,大多患者可明确诊断。但很多患者常仅行 CT 平扫检查,因此重视肺栓塞的 CT 平扫表现,如肺栓塞区域透光度增强、栓塞血管近段增粗、及伴随出现的同侧胸腔积液等征象,可提醒临床医师进一步检查,从而确立或排除诊断。此外,还应注意在薄层图像上连续追踪观察,以免漏诊小的外周性肺栓塞。急性肺栓塞主要与以下疾病鉴别:

1. **慢性肺栓塞**　与急性肺栓塞通常共存,区别点在于:①急性肺栓塞管腔扩张,慢性分栓塞阻塞远端血管直径明显狭窄,支气管动脉扩张支持慢性肺栓塞;②急性肺栓塞 CTA 呈中心性或偏心性充盈缺损,与血管壁夹角呈锐角;慢性肺栓塞呈新月形充盈缺损,与血管壁夹角成钝角;③慢性肺栓塞栓子的 CT 值较高。

2. **原发性肺动脉肿瘤**　十分罕见,主要 CT 特征是肺动脉主干或近端肺动脉腔内低密度充盈缺损,边缘呈分叶状且呈"膨胀性"生长方式,病变段肺动脉扩张和肿瘤腔外侵犯。

3. **原发性肺动脉闭塞**　当肺栓塞致血管完全闭塞时,需要与原发性肺动脉闭塞鉴别。原发性肺动脉闭塞通常与先天心血管异常有关,最常见的是法洛四联症,以右肺动脉闭塞更常见,且单独出现;肺动脉近段闭塞特征性表现为,肺动脉闭塞段光滑,管腔突然变窄,腔内造影剂充盈正常,急性肺栓塞多可见低密度充盈缺损引起的管腔闭塞。

4. **肺动脉内造影剂充盈不均匀**　肺动脉/静脉造影剂充盈不均匀主要是表现在肺动脉远段或病变近心端的肺静脉,与扫描技术或疾病状态有关,通常结合肺静脉期或随访可以与肺动脉栓塞鉴别。

(二) 慢性血栓栓塞性肺动脉高压

【概述】

慢性血栓栓塞性肺动脉高压(CTEPH)是以呼吸困难、乏力、活动耐力减低为主要表现的一组综合征,其主要由于近端肺血管血栓栓塞及终末端肺循环重构,导致肺血管压力进行性升高及右心负荷逐渐增加。CTEPH是急性肺栓塞的一种长期并发症,急性肺栓塞后2年内有0.1%~9.1%的患者会演变为CTEPH。急性肺栓塞抗凝治疗3个月后,仍然合并有呼吸困难、体力减退或右心衰竭的患者,均应评估是否存在CTEPH。CTEPH的诊断需满足2个条件:①右心导管平均肺动脉压力≥25mmHg,肺毛细血管锲压≤15mmHg;②肺灌注显像显示至少一个肺段的灌注缺损,或肺动脉CTA或肺动脉造影发现肺动脉闭塞。

慢性肺栓塞的发病机制尚不十分清楚,静脉血栓栓塞依然是CTEPH的主要病因。急性肺栓塞后,由于凝血及纤溶系统功能异常,少数患者的栓子不能完全溶解并逐渐机化,造成肺血管床部分或完全阻塞,大多数患者阻塞的肺血管床超过40%。但是肺血管床阻塞的程度往往与肺动脉压力改变不一致,且无反复栓塞的情况下,肺动脉高压仍然进行性发展。这是因为肺动脉血管重塑、肺动脉内皮功能不全在肺动脉高压的形成中发挥了重要作用,并且肺血管内皮功能障碍,贯穿了CTEPH形成的整个病理生理过程。这一机制是血管对肺动脉高压的适应性反应,并加重肺动脉高压。有多种影响血管活性的物质参与,如内皮素-1(ET-1)、血栓素A2(TXA2)、一氧化氮(NO)等炎症介质,它们不仅参与了炎症反应,而且促进了血管重塑。

近25年来,临床疑诊肺栓塞率明显升高。国外文献统计CTEPH的累计发病率为0.57%~3.8%。国内无确切流行病学资料,可能与急性肺动脉血栓栓塞症漏诊、误诊率高,急性肺动脉血栓栓塞症治疗不规范,以及遗传差别有关。

CTEPH患者的临床表现主要分为两种:以肺栓塞偶然发生或复发引起的表现,以及没有急性肺栓塞病史的表现。前者主要表现为一次肺栓塞发生或复发引起的进行性加重的劳力性呼吸困难、咯血、伴或不伴右心功能障碍的体征,如疲劳、面色苍白、晕厥或者水肿,病程可以持续几个月至几年;然而,63%的患者没有急性肺栓塞的病史,进行性劳力性呼吸困难,迅速进展的疲劳是其最常见的症状,这与其他类型重型肺动脉高压,尤其是与原发性肺动脉高压难以区分。CTEPH的体征较轻微,包括胸骨左缘S2的肺动脉成分亢进、三尖瓣反流的收缩期杂音、右心衰竭的体征,即颈静脉怒张、下肢水肿、腹水、四肢发绀。另外,30%的CTEPH患者在周边肺野,尤其是肺下叶,可闻及血管杂音,是由部分受阻区域血液湍流造成的。

心电图出现右心室肥厚或负荷过重,以及右心房扩大的改变,可作为支持肺循环高压的诊断依据,但心电图对肺动脉高压的诊断准确性不高,所以对CTEPH的价值也有限,所以不能仅凭心电图正常就排除CTEPH。另外,肺动脉高压患者的一氧化碳(CO)肺弥散量(DLco)通常是降低的,典型为预期值的40%~80%,肺容积常轻到中度降低。动脉血氧分压(PAO$_2$)通常正常或稍低于正常值,动脉血二氧化碳分压(PACO$_2$)常因过度通气而降低。但这些辅助检查结果只作为肺动脉高压的表现,为CTEPH提供诊断线索。

【影像检查技术与优选应用】

肺核素V/Q显像是诊断CTEPH的首选影像学检查,核素V/Q显像可以证明源于血栓栓塞的1个或多个不匹配的缺损肺段。CT肺动脉血管成像(CTPA)和右心导管术,也是CTEPH诊断的必要检查。前者可以确定机化血栓的位置,后者可以评估肺动脉高压的严重程度。肺动脉造影是明确肺血管解剖学的"金标准",通过肺动脉造影可以精准显示肺动脉阻塞位置,及外科手术的可行性,并排除其他诊断的可能性。

【影像学表现】

1. CT表现

肺动脉血管病变征象:①完全闭塞,带状充盈缺损、血管突然变细和远端血管充盈。②部分闭塞,管腔狭窄、内壁不光滑、带状或网状影。可见血管狭窄,大血栓内部再通或见附着于动脉壁的机化血栓。偏心性、新月状充盈缺损则与血管壁呈钝角(图11-2-6)。③血栓钙化,但少见,需与肺内钙化结节相鉴别:慢性血栓可见管样钙化,且局限分布在动脉分叉处。④肺动脉高压征象,肺动脉主干直径宽于同层升主动脉直径,且>29mm;近段肺动脉不均匀增粗;肺动脉壁钙化、肺血管扭曲;右心室增大。

肺实质征象:①肺梗死导致的肺瘢痕,表现为基底面向胸膜的楔形影,逐渐缩小被条索影取代。②"马赛克"灌注征象,因血管远端闭塞及血流重新分配到开放的血管床,而表现为高低密度不均匀。③外周肺动脉血流灌注引起的局部区域磨玻璃样改变。④柱状支气管扩张,占2/3,发生于段及段以下支气管,邻近肺动脉严重狭窄或完全阻塞、收缩。

其他征象:①心包增厚或少量心包积液。心包积液提示预后较差。②侧支循环,支气管动脉在阻塞水平旁形成体-肺动脉的侧支循环。支气管动脉

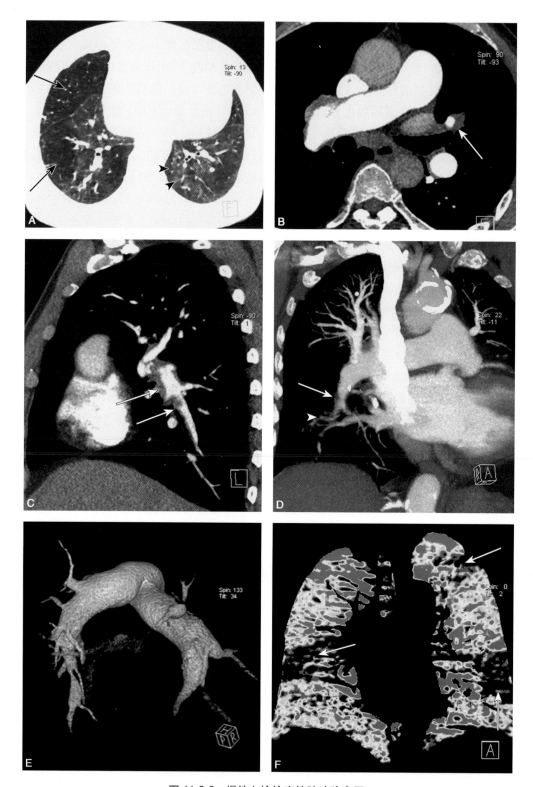

图 11-2-6　慢性血栓栓塞性肺动脉高压

A. CT 肺部平扫,肺窗横断位显示两肺密度不均匀,即"马赛克"征;B、C. CTA 横断位及矢状位,显示左上肺动脉分支附壁血栓,血管管腔狭窄(箭);D. 最大密度投影图像,示右下肺动脉局部附壁血栓(箭),远段分支稀疏、弯曲(箭头);E. 容积再现图像,示中央肺动脉增粗,外周肺动脉狭窄甚至闭塞,呈典型枯树枝样改变;F. 双能量肺灌注冠状位,显示两肺多发灌注缺损

近段异常膨大(直径大于 2mm),血管弯曲;支气管动脉扩张能够支持慢性或再次栓塞的诊断,且降低肺动脉内膜切除术后的死亡率,其他侧支循环开放,如膈下、肋间和胸廓内动脉,这些患者的咯血与侧支循环的形成有关。

CT 在 CTEPH 应用中除了诊断价值之外,还具有预后价值。科布角(Cobb angle),即室间隔与胸骨中点-胸椎棘突连线之间的夹角,一般于收缩期测量,能可靠评估 CTEPH 患者的肺血管阻力,当科布角为 67.55°时,预测肺血管阻力 ≥1 000dyn·s·

cm^{-5} 的敏感度及特异度分别为 72.5% 及 84%。室间隔偏曲能提示 CTEPH 患者的死亡率及预后。室间隔偏曲是与肺动脉收缩压成比例,室间隔左偏提示肺动脉收缩压>67mmHg。

双能量 CT:慢性肺栓塞的双能量 CT 肺灌注图像,典型表现为马赛克或地图状分布,而相应的肺动脉常难以检测到异常血栓,这与急性肺栓塞的肺灌注图像上局限性、三角形的表现不同,此表现代表肺内血流再分布,但这些表现不是慢性肺栓塞和 CTEPH 所特有,其他原因所致的肺动脉高压也可出现这种表现。血管源性的马赛克样病变的高密度区,对应于正常或高灌注的肺组织,可显示血管管径增粗,而低密度区常伴有血管管径变细,对应于双能量 CT 肺灌注图像上的低灌注区(图 11-2-6F)。气道病变所致的马赛克样区域,血管大小变化较少,血管灌注减少亦不明显。因此在双能量 CT 肺灌注成像上,与马赛克样病变中低密度区相一致的灌注缺损提示血管源性病变,而不一致者则提示气道源性病变。

2. 肺通气/灌注显像 V/Q 显像可用来区分肺动脉高压是血栓栓塞性的还是原发性或其他原因的,但多发的灌注缺损只提示 CTEPH 可能。CTEPH 时表现为一个或多个通气与灌注不匹配的节段性或较大的充盈缺损;V/Q 显像正常的几乎可以排除 CTEPH 的诊断。虽然其诊断敏感性较高,但其并不能在解剖上定位疾病的范围,也不能指导手术可行性。

3. MRA 表现 MRA 作为一项无创性的影像检查方法,对 CTEPH 诊断价值尚不明确,主要用于评价术前患者右心功能,并可评估右心室心肌有无脂肪浸润或纤维化;对 CTEPH 行肺动脉内膜剥脱术或肺动脉球囊扩张术的患者,可客观评价术后患者的右心功能是否有所改善,评价手术疗效。

4. 超声心动图表现 可以通过监测肺动脉高压,为大部分 CTEPH 患者提供重要诊断依据。肺动脉高压的患者,无论有无右心功能不全,都应排除 CTEPH 的可能。超声心动图可敏感地探测到肺动脉高压及右心功能不全,但诊断 CTEPH 的特异性不高。其表现为右心房、右心室扩张、右心室壁肥厚、右心室收缩功能异常、三尖瓣反流、室间隔左移、左心室缩小、左心收缩或舒张功能异常等。

5. 纤维血管镜 主要用于 CTEPH 的术前评估。这个过程有两个主要的目的,其一是在相对较轻的肺动脉高压患者中,预测其血流动力学结果,其二是预测肺动脉造影后不能确定的重度 PH 患者手术可能性。

6. 肺动脉造影及右心导管检查 绝大多数 CTEPH 患者肺动脉造影有以下两种或两种以上表现,双侧多见、杯口状充盈缺损、肺动脉条索状狭窄或突然狭窄、血管内膜不规则、叶、段肺动脉起始部完全阻塞等。如果 CTPA 和 V/Q 显像都不能明确诊断 CTEPH,或者是否需要手术,需要行肺动脉造影及右心导管造影检查,该两项检查对于明确诊断 CTEPH 以及评估手术可能性、预测术后肺动脉压恢复情况,有重要的价值。

【诊断要点】

1. 临床多有慢性肺栓塞病史,上述影像学图像上有肺动脉的附壁充盈缺损,管腔狭窄、闭塞,内壁不光滑、肺内带状或网状影;肺动脉壁钙化、肺血管扭曲;肺动脉高压征象;"马赛克"灌注征象。

2. 预后及危险度分层,无法治疗的 CTEPH 患者,其预后很差,死亡率高。随着外科技术的进步、治疗 CTEPH 患者的经验增加,以及手术期间的多科室合作,使得其在较好的治疗中心的手术死亡率降低到 4%~7%。由于其早期死亡率高达 17%~23%,所以在有经验的治疗中心,行内科及外科联合治疗是亟须考虑的。

CTEPH 生存率与肺动脉高压的程度呈负相关,有研究认为平均肺动脉压为 30mmHg 是预后不良的阈值。CT 在 CTEPH 也具有预后价值,科布角、室间隔偏曲能提示 CTEPH 患者的死亡率及预后。

【鉴别诊断】

1. **急性肺栓塞** 见上一节。

2. **肺动脉近段闭塞** 左肺动脉闭塞通常与先天性心血管异常有关,最常见的是法洛四联症。但右肺动脉闭塞更常见,且单独出现;肺动脉近段闭塞特征性表现:肺动脉闭塞段光滑,管腔突然变窄,腔内造影剂充盈正常,CPE 有多支血管异常。

3. **大动脉炎或肺血管炎** ①大动脉炎主要累及主动脉及其分支,约三分之一的患者累及肺动脉,或者单纯累及肺动脉(或者是各种肺血管炎),并且是疾病晚期的表现,主要表现是狭窄和闭塞,累及叶及叶以上肺动脉。②CT 表现为受累血管管壁增厚。主动脉、主动脉分支及没有血栓的肺动脉管壁增厚也具有诊断意义。

三、肺血管炎

肺动脉血管炎是指累及肺动脉的非感染性炎性

病变,组织病理学特点是血管壁内见急性或慢性炎性细胞浸润,继而导致血管阻塞和周围肺组织坏死。大动脉炎累及肺动脉,受累血管多为叶以上大动脉;结节性动脉炎多累及叶段肺动脉;坏死性肉芽肿性血管炎(又称韦格纳氏肉芽肿病)、坏死性血管炎、高嗜酸性粒细胞血症累及微小肺动脉;白塞综合征可累及大、中及微小肺动脉。

(一) 大动脉炎累及肺动脉

【概述】

大动脉炎(Takayasu's arteritis)主要累及大动脉及其重要分支,冠状动脉、肺动脉、主动脉瓣也可受累。病理表现为淋巴细胞、浆细胞浸润血管,血管肉芽肿性炎症,管壁破坏致血管狭窄或闭塞、动脉扩张、动脉瘤,血管腔内常有血栓形成。本病少见,发病率为(0.12~0.26)/10万,多见于青壮年女性,发病的高峰年龄在15~30岁;老人起病者少见。2001年北京中国医学科学院阜外医院郑德裕和刘力生教授根据该院700例资料并结合国外文献,提出了适合中国人的诊断标准(表11-2-3)。

表11-2-3　大动脉炎诊断标准

诊断标准
1. 发病年龄一般在40岁以下;
2. 锁骨下动脉(主要是左锁骨下动脉)狭窄或闭塞,致脉弱或无脉,血压低或测不出,或两上肢收缩压差大于1.33kPa,在锁骨上闻及Ⅱ级或更多级血管杂音;
3. 颈动脉狭窄或阻塞,致颈动脉搏动减弱或消失,颈部闻及Ⅱ级或更多级血管杂音,或有典型高安病眼底改变;
4. 胸、腹主动脉狭窄,致上腹或背部闻及Ⅱ级或更多级血管杂音,用相同袖带测下肢血压较上肢低2.67kPa;
5. 肾动脉狭窄致短期血压增高,或上腹部闻及Ⅱ级或更多级血管杂音;
6. 病变造成肺动脉分支狭窄或冠状动脉狭窄;
7. 主动脉瓣关闭不全、红细胞沉降率增快伴动脉局部有压痛。

上述7条中,除第1条必须具备外,还必须具备其他6条中至少2条才可确诊为大动脉炎

累及肺动脉的大动脉炎又称"肺动脉型"大动脉炎,有50%~80%可累及肺动脉及分支,右肺动脉更为常见,占50%~70%。早期表现为管壁增厚,慢性期可出现肺动脉壁钙化、管腔狭窄或闭塞,最终可致肺动脉高压。部分病例肺动脉受累可早于主动脉。

【临床特点】

大动脉炎患者症状复杂多样,早期不典型,常表现为低热、身体不适、乏力等,随着病情的进展,主要表现为受累动脉阻塞引起的症状,因累及血管的不同而异。当累及肺动脉时,临床表现取决于病程长短、肺动脉受累的范围以及狭窄的程度。由于病程初期未予以重视或未得到正确的诊断与治疗,随着病情进展,肺动脉因病变逐渐加重而产生狭窄、闭塞或迂曲、扩张等,肺血管阻力增加,导致肺动脉压力增高,右心室后负荷增加,出现劳力性呼吸困难、喘憋等方来就诊,当患者就诊时多数已合并中重度肺动脉高压。因此,大动脉炎累及肺动脉应尽早诊断,积极控制病情进展。

【影像检查技术与优选应用】

X线胸片:能够发现肺动脉血管的明显异常,以及肺动脉高压的心脏变现,是必须做的检查。

超声心动图:也是必须做的检查,它能够发现主动脉和左右肺动脉的病变,较为准确地评价肺动脉高压,以及判定右心系统功能。

CT:目前是临床工作中,最常用的检查技术。因为它能够直接显示和评价肺动脉的病变特征,是无创检查,也适合于急诊的筛查。

MRA:对于肺血管炎的诊断,不是临床常用的技术。

^{18}F-FDG-PET检查:也不是临床常用和普及的技术,较为昂贵。它的优势是能够发现和评价血管炎症累及主动脉和肺动脉的情况,并判断炎症的活性。

【影像学表现】

1. **X线胸片表现**　取决于肺血管炎受累的病程、范围和程度。较轻的病变,可以无特殊发现,较重的病变,可以表现为肺动脉的粗细不均、扩张等,心影可以扩大,表现为肺动脉高压的征象。

2. **超声心动图表现**　可表现为肺动脉高压的特征性表现(图11-2-7),如肺动脉高压章节所述。

3. **CT表现**　不仅可以显示动脉狭窄、扩张、动脉瘤和附壁血栓,还可以显示血管壁的增厚(图11-2-8)。

4. **MRI和MRA表现**　MRA可以清晰地显示动脉管腔的变化,增强扫描可以显示受累血管炎症改变及血管壁的增厚,表现为受累管壁强化,可以使大动脉炎在血管腔狭窄前的早期阶段就可诊断。此外,还可以用于评估治疗的反应和疾病的监测。

5. **肺核素V/Q显像**　大动脉炎累及肺动脉的显像特征与肺栓塞相似,受损肺动脉所支配的肺段,表现为灌注缺损,灌注/通气不匹配,但由于肺动脉型大动脉炎主要累及大、中动脉,常可见整个肺叶或多个肺段受损,范围较大,见图11-2-9。有研究报

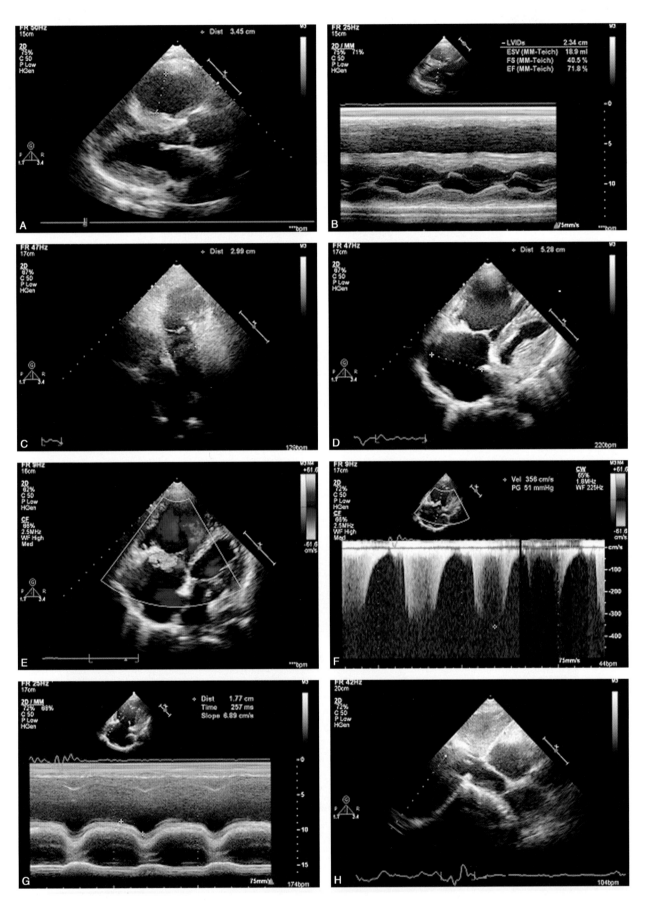

图 11-2-7　肺血管炎

A、B. 左心室长轴切面及 M 超显示右心室前后径增大；C. 大动脉短轴切面肺动脉主干内径增宽；D. 左心室短轴切面室间隔左移呈"D"形；E. 心尖四腔心彩色多普勒显示右心明显增大、三尖瓣中量反流；F. 四腔心切面三尖瓣反流压差明显增高；G. 心尖四腔心切面测量 TAPSE 显示右心室收缩功能轻度减低；H. 剑突下下腔静脉切面显示下腔静脉增宽

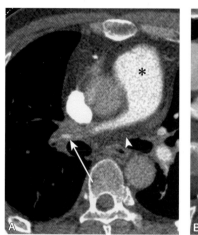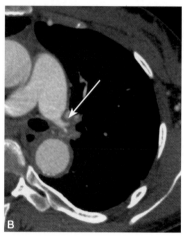

图 11-2-8 多发性大动脉炎累及肺动脉

A. 男性,41 岁,多发性大动脉炎,CTA 横轴位图像,右肺动脉主干管壁增厚、管腔狭窄(箭头);右肺动脉上支闭塞(箭);肺动脉高压(星);B. 女性,35 岁,多发性大动脉炎,CTA 横轴位图像,左肺动脉管腔狭窄(箭),远端血管显示不清

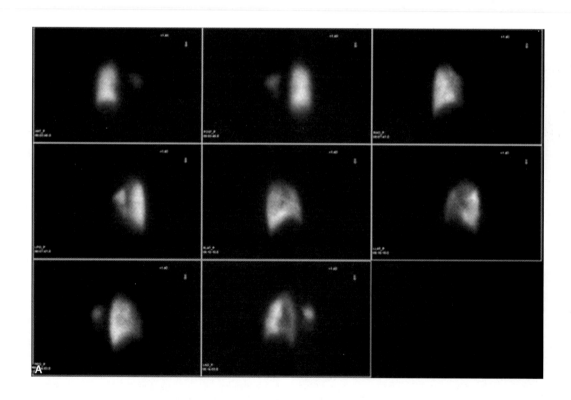

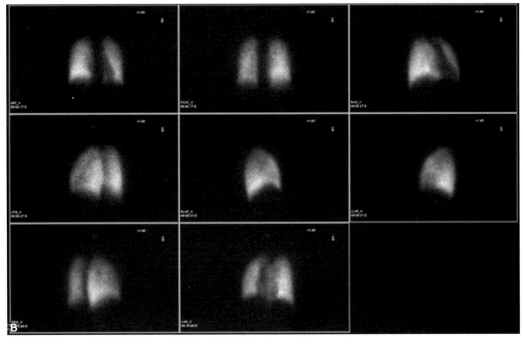

图 11-2-9 大动脉炎累及肺动脉的肺灌注/通气显像图

女性,43 岁,乏力、气促 2 年,伴反复晕厥。A.肺灌注显像显示,左肺上叶局部可见少量放射性摄取,余左肺未见显影,右肺未见放射性分布异常;B.肺通气显像显示,双肺放射性分布均匀,未见放射性分布异常。符合大动脉炎致左肺动脉主干闭塞的表现

道,[18]F-FDG PET 扫描和 CT 增强扫描有助于病变的定位,排除没有位于血管壁的其他浓聚灶。

6. 肺血管造影 肺血管造影能确定受累血管的部位和血管狭窄的程度;表现肺动脉呈鼠尾状变细、闭塞改变,远端分支不显影。肺动脉走行不自然,僵硬、扭曲变形,管腔多发狭窄,分支纤细。少数可见肺动脉瘤,表现为囊状或梭形,常累及主动脉及其分支。血管造影虽可以显示管腔的状况,但不能判断管壁的炎症情况和管壁的厚度,所以,对于通畅的血管,不能排除早期的血管炎,不能确定是否处于活动期。血管造影为有创性检查,单纯诊断性血管造影,目前已被 CT 等无创技术取代。

【诊断要点】

首先明确大动脉炎的存在,患者多为年轻女性,主动脉壁有增厚等典型改变,同时肺动脉主干,或叶段以上大、中血管受累,右肺动脉更为常见。受累动脉管壁在活动期明显增厚,后期管壁由增厚逐渐变为不规则,出现钙化;随年龄增长,有动脉硬化斑块形成,管壁不规则。受累管腔早期可以无狭窄,随着病变发展管腔狭窄、闭塞;部分可见管腔不规则扩张(动脉瘤),可呈串珠样改变;可继发血栓形成。其次,入动脉炎累及肺动脉,需要进一步评估肺动脉高压和右心功能不全情况。

【鉴别诊断】

1. 急性肺栓塞 大动脉炎累及肺动脉、急性肺栓塞均使血流通过减少或中断,肺核素 V/Q 显像均存在灌注缺损,容易误诊为肺栓塞。但肺动脉炎患者的 CTA 表现与肺栓塞明显不同,患者肺动脉内没有充盈缺损,而主要以肺动脉狭窄闭塞为主,少部分活动期患者可见肺动脉壁增厚。

2. 慢性肺栓塞 ①大动脉炎累及肺动脉,发病多为中青年女性,患者可有发热、乏力等全身症状,可有红细胞沉降率快、C 反应蛋白增高等炎性指标异常;而慢性肺栓塞大多有急性肺栓塞病史;②肺动脉炎影像学检查,可见肺动脉管壁增厚,血管变细、僵硬、扭曲,管腔以多发狭窄为主,呈鼠尾状改变,可同时存在瘤样扩张,部分患者可见肺动脉继发血栓形成导致充盈缺损;而慢性肺栓塞肺动脉,多呈偏心性完全或部分充盈缺损,典型表现为残根征。

3. 继发性肺动脉狭窄或闭塞 其他原因所致的肺动脉狭窄或闭塞,有其原发病表现,亦易于鉴别。

(二) 白塞综合征肺动脉炎

【概述】

白塞综合征(Behcet syndrome,BS)是一种以口腔溃疡、外阴溃疡、眼炎及皮肤损害为临床特征的累及多系统、多器官的全身性疾病。病程呈反复发作和缓解交替过程。白塞综合征有明显的区域性分布特点和性别差异,多发于 20~30 岁,我国也以男性患者多见,且男性较女性病情严重,更容易发生眼部

及大血管、心脏、神经系统受累。肺部病变大多病情严重,为白塞综合征最常见的致死原因之一,尤其是肺动脉瘤形成者,随时有破裂危及生命的风险。

白塞综合征的肺组织病变可分为血管病变和间质病变,以前者为主,病理学特征为毛细血管及不同口径动脉和静脉损害的节段性血管炎,有肉眼或显微镜下的血管炎改变。炎症渗出可以破坏动脉壁的弹力组织和肌组织,由纤维组织取代,形成动脉瘤或瘤样扩张,还可使血管内膜显著增厚、弹力纤维退行性变、栓子阻塞血管和栓子机化血管再通等,可造成肺血管闭塞,导致肺动脉高压、肺梗死。肺间质也可以有炎细胞浸润,造成内皮细胞增生及间质广泛纤维化。肺泡毛细血管周围炎可使内皮增生、纤维化,影响换气功能。胸膜下小静脉和毛细血管也可发生炎症造成渗出性胸腔积液。

白塞综合征肺部损害的临床表现主要为咳嗽、咯血、胸痛、呼吸困难等,没有特异性。咯血的主要原因有动脉瘤破裂、支气管血管吻合处破裂、血栓栓塞所致肺梗死、支气管黏膜溃疡等。呼吸困难通常是肺实质损害所致,包括支气管炎、肺气肿和肺纤维化,形成限制性或阻塞性通气障碍。胸膜炎样胸痛、咳嗽和发热与肺梗死或肺部感染有关。肺实质改变和其他肺部问题,多可通过影像学检查发现。实验室检查中抗核抗体、抗中性粒细胞胞质抗体(antineutrophil cytoplasmic antibody,ANCA)等阴性。部分患者出现阻塞性通气功能障碍。另外,60%以上患者出现针刺反应阳性。

【影像检查技术与优选应用】

对于白塞综合征患者的影像学检查行X线胸片、超声心动图、CT、和MRI检查都是必要的。X线胸片对于观察肺部和心脏大小形态是不可或缺的。CTA可提供良好的解剖细节,同时能够观察双肺、肺动脉和主动脉等是其优势;超声心动图评价肺动脉高压和右心功能不全,是不可或缺的;MRI检查,可以评价肺血管和心脏功能,但是临床应用较少。

【影像学表现】

1. **X线胸片**　肺动脉瘤表现为肺门血管突出或肺门快速增大,肺门周围边界清晰的圆形致密影;肺动脉瘤破裂或肺血管炎表现为肺局限性或弥漫性浸润影;肺梗死表现为肺实变、胸腔积液;上腔静脉血栓或头臂静脉血栓表现为上纵隔增宽;肺动脉高压,表现为心影的肺动脉段突出,右心房室增大。

2. **CT和CTA表现**　平扫时,肺内动脉瘤表现为肺内边界清晰的结节或肿块,中心肺动脉增粗,周围肺动脉呈枯枝样改变(图11-2-10),上腔静脉可增粗。增强扫描,肺动脉瘤强化程度与血管强化程度一致,血栓表现为管腔内附壁的充盈缺损,呈相对低密度,其上方可见明显强化的结节或条形影,为扩张的侧支循环。CTA常表现为肺动脉高压、肺动脉狭窄或闭塞、肺动脉瘤。CTA不仅可以显示动脉狭窄、扩张、动脉瘤和附壁血栓,还可以显示肺动脉管壁的增厚。

3. **超声心动图表现**　右心房、右心室增大,主肺动脉扩张等肺动脉高压改变。双肺门肺动脉管壁增厚、管腔狭窄多观察受限。白塞综合征还可累及心脏瓣膜,其中以二尖瓣和主动脉瓣脱垂常见,心脏也可表现为心衰和心肌梗死等。

4. **肺血管造影**　肺血管造影是诊断肺动脉瘤的"金标准",也能显示肺动脉高压、单个或多个肺动脉闭塞情况,但应考虑到侵入性检查存在一定的危

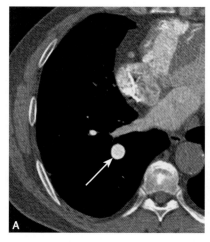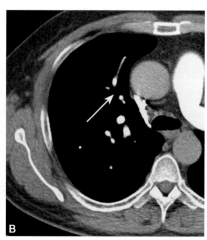

图11-2-10　白塞综合征肺动脉炎

男性,36岁,临床诊断为白塞综合征;A. CT增强横轴面图像,右下肺动脉分支可见瘤样扩张(箭);B. CT增强横轴面图像,右肺动脉分支可见闭塞

险性,如穿刺损伤及其并发症的问题,且白塞综合征病理基础为血管炎,动脉造影检查有可能会使病情复杂化,所以首先推荐无创检查。

5. **肺核素 V/Q 显像** 大部分患者肺核素 V/Q 扫描,可见双侧弥漫性或亚段灌注减低,与通气不匹配,此因病变区内的血管收缩、血管腔狭窄和血量减少及肺通气不良所致,有助于检出肺内病变。白塞综合征患者肺动脉血管闭塞合并肺外血栓形成,是在血管炎背景下形成的,是肺动脉壁炎症造成的狭窄及原位血栓,与通常意义上血栓脱落形成肺动脉血栓栓塞不同。容易诊断为肺血栓栓塞,忽略白塞综合征可能,或者轻易诊断白塞综合征肺血栓栓塞诊断成立。因为这关系到是否进行抗凝治疗,由此导致白塞综合征患者的预后也完全不同。

【诊断要点】

有临床符合诊断标准的白塞综合征表现;影像学有上述肺血管炎、肺动脉瘤、肺血管血栓形成等特征性改变;白塞综合征可以累及全身大、中血管,以及瓣膜等,需要全面检查和评价。

【鉴别诊断】

白塞综合征累及肺动脉的影像学表现,为肺动脉扩张或者狭窄闭塞改变,甚至形成假性动脉瘤,需与大动脉炎等鉴别。由于影像表现缺乏特异性,因此通过临床表现,如反复发作的口腔、生殖器溃疡、虹膜炎、消化道溃疡等,及临床检验指标进行综合诊断。

(三) 韦格纳肉芽肿

【概述】

韦格纳肉芽肿(Wegener's granulomatosis,WG)又称坏死性肉芽肿。1931 年 Klinger 首先报道,1936 年 Wegener 详细描述了其病理改变,1947 年被命名为韦格纳肉芽肿。对本病的定义是累及呼吸道的肉芽肿性炎症,和累及小及中等血管的系统性坏死性血管炎、坏死性肾小球肾炎。韦格纳肉芽肿是 ANCA 相关性血管炎中最常见的一种。该病是一种少见疾病,发病率为(2~12)/百万,患病率为(24~157)/百万。

1990 年美国风湿病学会(ACR)制定的诊断标准为以下 4 条中至少具有两条:①鼻腔、口腔炎症(痛性或无痛性口腔溃疡,或脓性或血性鼻涕);②胸片异常(胸部 X 线显示多发的结节病灶、稳定的浸润性病灶或空洞);③尿沉渣阳性;④活检为肉芽肿性炎症(病理学为动脉壁内或血管周围肉芽肿性炎症)。

韦格纳肉芽肿是一种系统性自身免疫性疾病,

与 ANCA、中性粒细胞等各种淋巴细胞、活性分子和细胞因子有关。一些病例报道与遗传和环境因素也有关。确切的病因以及引起 ANCA 产物激活的免疫反应过程还不清楚。本病的病理过程通常以鼻窦或副鼻窦黏膜和肺组织的局灶性坏死性肉芽肿开始,继而进展为全身小血管的血管炎。坏死性肉芽肿病变,主要由炎性细胞组成,病灶常发生坏死,并可形成空洞,也可表现为片状地图样的嗜碱性凝固性坏死,内有大量坏死细胞核碎片及融解性坏死形成囊腔,坏死灶周围有大量炎性细胞浸润。血管炎主要累及小动脉、小静脉,发病部位主要位于坏死灶周围,以白细胞碎裂性血管炎多见,表现为血管腔内及周围大量中性粒细胞浸润,管腔可狭窄或闭塞。

韦格纳肉芽肿可发生于任何年龄,高发年龄为 50~60 岁,男女之比为 3:2。韦格纳肉芽肿目前可分为两型:①局限型,主要累及上呼吸道,无肾脏受累,局限型是全身型的早期阶段。上呼吸道临床症状表现轻重不一是本病的主要特点,包括不规则高热,有鼻塞、脓性或血性分泌物、咳嗽咳痰、咽喉疼痛、声音嘶哑、耳痛、听力下降。②弥漫型或全身型约占 85%,90% 的患者可有肺部损害。病例累及肺部时,出现咳嗽、咯血、胸痛和呼吸困难。约 5% 的患者出现肺泡出血综合征,除咯血外还有严重贫血、呼吸困难。极少数人伴有胸腔积液。40% 的患者首次发现时就有肾脏损害,80%~90% 患者最终会进展到肾脏损害。除肺、肾受累外还累及皮肤、眼、心脏、神经关节、胃肠道出现相应症状。

急性期全身型患者中,90% 检测 c-ANCA(胞浆型 ANCA)阳性,其主要的特异性靶抗原为丝氨酸蛋白激酶 3(PR3);而轻度的局限型患者中,只有 40% 检测 c-ANCA 阳性。

【影像检查技术与优选应用】

X 线胸片是常规必做的检查;CT 对肺部和肺血管的检查,是首选的影像学诊断手段。

【影像学表现】

1. **X 线胸片表现** 典型的表现为两肺结节影或不规则肿块影,以多发为主。单发占 25%,直径数毫米到 10cm 不等。50% 的病例结节内坏死可形成空洞。空洞多为不规则的厚壁空洞,内壁不规则,其内有结节状或花瓣样阴影位于洞腔之内,或者类似于"丝瓜瓤"样改变,伴发感染时可出现液平。

此外,还可以出现局限性或者弥漫性肺内实变阴影,提示肺出血。不到 10% 的患者可有胸腔积液。

纵隔或肺门淋巴结肿大少见。不典型的表现还包括支气管血管束增粗、扭曲等间质性改变、气胸或支气管胸膜瘘。

2. CT 表现 CT上结节边缘多不规则,常位于支气管束周围。胸膜下可见楔形的梗死灶。当气管支气管黏膜或黏膜下出现肉芽肿时,显示气管支气管肿块或管壁不规则增厚、狭窄和肺不张。薄层CT扫描可发现引向结节或空洞的增粗的血管束阴影,呈滋养血管征,或血管束与结节形成"鼓槌"状阴

影。CT有助于发现淋巴结肿大,还可发现肺血管或感染,该CT表现可为小儿患者的唯一表现。

病变呈多发、散在、多种征象并存是慢性缓慢进展肉芽肿的特点,多数患者有两种或两种以上不同性质的病灶,对韦格纳肉芽肿诊断有一定的价值,如图11-2-11。

随着疾病的进展,结节和肿块往往在大小和数量上增加,有时合并,直径从几毫米到10厘米以上不等。在CT上,大多数大于2cm的结节被空泡化。

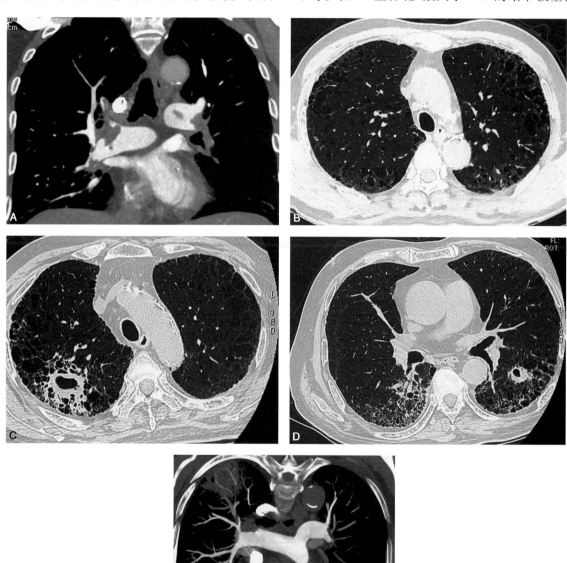

图 11-2-11 ANCA 相关性多血管炎-韦格纳肉芽肿
患者男性,65岁,因活动后胸闷、气短1个月入院。下肢深静脉超声提示双下肢深静脉血栓形成。实验室检查结果:D-Dimer↑,C反应蛋白及红细胞沉降率升高,尿红细胞(+),实验室检查提示免疫指标 MPO-ANCA(+),协和医院风湿免疫科会诊结果 ANCA 相关性多血管炎。A. 左右肺动脉主干内多发充盈缺损,提示急性肺栓塞;B. 双肺上叶胸膜下多发肺气肿、肺大疱;C、D. 4个月后复查,右肺上叶、左肺下叶新发片状实变伴厚壁空洞形成;E. 双侧肺动脉内血栓大部分已吸收

空腔通常为厚壁,内边缘不规则,但经过治疗后,空腔可能变得薄壁,尺寸变小。在一项研究中,多达15%的病例中可见晕征(肺损害周围毛玻璃样阴影的边缘)。对比增强 CT 扫描显示,大多数非空泡结节或肿块呈中心低密度,伴或不伴周围强化;低密度可能反映广泛坏死。

就韦格纳肉芽肿的 CT 诊断而言,当肺内病变呈多样性,而又不易用其他疾病解释时,应尽早的考虑该病的诊断,以免延误治疗。

【诊断要点】

最常见的影像学和 CT 异常,是肺结节和肿块,肺实变和弥漫性磨玻璃密度影,是第二常见的影像学表现(20% ~ 50%的病例),可能伴有或不伴有肺结节或肿块。这些病灶反映了以肺炎或肺泡出血形式出现的血管性肺疾病。实变区域可能具有随机分布,表现为模拟肺梗死的周围楔形病灶,或具有支气管周围分布。弥漫性双侧磨玻璃样表现为肺泡出血,约 10%的患者发生肺泡出血。如果临床大剂量抗生素治疗无效或同时合并鼻窦、眼的症状,可考虑本病可能。活检和临床实验室检查有助于诊断。

【鉴别诊断】

1. 肺部影像表现多种多样,出现渗出、实变和空洞时,要与肺炎、肺脓肿鉴别,单纯平片或 CT 不易区别。

2. 当肺内以多发结节为主要表现时,应该注意与结节病、变应性肉芽肿、血管炎及转移瘤等鉴别。结节病临床症状轻,以两肺门纵隔淋巴结肿大为主。而变应性肉芽肿和血管炎以一过性浸润性阴影为主。如有原发恶性肿瘤病史,应考虑转移瘤。

3. 与其他肺血管炎伴有肉芽肿的疾病,如Churg-Strauss 综合征(也称变应性肉芽肿性肺血管

炎)、淋巴瘤样肉芽肿病等鉴别颇为困难。即使进行病理检查,有时也不易区别,因为它们的镜下表现具有相似性,只是程度不同而已。

(四) 结缔组织病肺动脉炎
【概述】

血管炎可能与系统性疾病有关,或由系统性疾病引起(图 11-2-12)。常见的疾病包括胶原性血管疾病,如风湿性关节炎(RA)、系统性红斑狼疮(SLE)和系统性硬化,以及结节病和复发性多软骨炎。这种类型的血管炎被认为是继发性血管炎,尽管随着更多继发性血管炎的病因被发现,原发性和继发性血管炎的区别越来越模糊。

当结缔组织病累及血管时,管壁炎性细胞浸润,管壁增厚、管腔狭窄,继发小血栓形成,管腔闭塞。由于血管分布的广泛性,因此造成多脏器受损是其特点。累及肺小血管,发生肺小血管炎及肺间质纤维化,最终形成肺动脉高压。

【影像学表现】

1. **风湿性关节炎(RA)相关肺血管炎** 虽然RA 累及的肺病变很常见,但肺血管炎却是一个罕见的发现。与 RA 相关的肺血管炎可能局限于肺血管(孤立的肺血管炎),或者肺血管炎是更常见的全身系统性血管炎过程中的一部分受累血管。这些患者的胸片可能是正常的,也可能有肺动脉高压和间质混浊的症状。可见局灶性和弥漫性肺泡混浊和发育不全。

2. **系统性红斑狼疮(SLE)相关肺血管炎** 系统性红斑狼疮是最常见的胶原血管病变,累及肺部和胸膜,大约 50%到 70%的 SLE 患者可见肺和胸膜病变。肺血管炎相对少见,但可导致系统性红斑狼疮结节,这些可能会形成空洞。无症状弥漫性肺

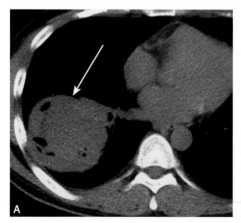
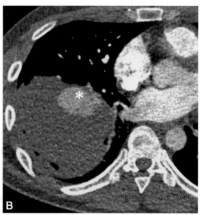

图 11-2-12 系统性血管炎
男性,35 岁,临床诊断为系统性血管炎;A. CT 平扫横轴面图像,右肺叶内片状出血(箭);B. CT 增强横轴面图像,右肺叶内血管瘤(星)

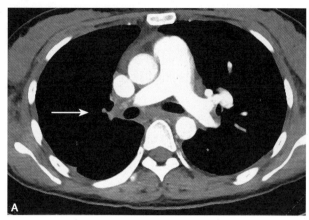
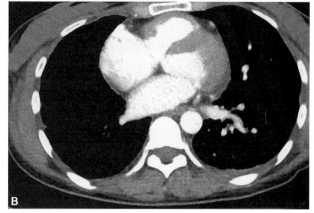

图 11-2-13 SLE 相关肺血管炎

女性,26 岁,临床诊断 SLE;A. CT 增强横轴面图像,右肺动脉主干可见狭窄(箭);B. CT 增强横轴面图像,右肺叶内未见肺动脉分支

泡出血是 SLE 患者尸检中常见的表现。虽然急性弥漫性肺泡出血并不常见,但系统性红斑狼疮较其他结缔组织疾病更常见。在一个病例系列中,系统性红斑狼疮住院患者中有 3.7% 出现弥漫性肺泡出血,其中 80% 的患者患有肺毛细血管炎。患有阻塞性睡眠呼吸暂停综合征的患者,通常伴有充血性心力衰竭、吸入性、感染或狼疮性肺炎。这些患者的胸部 X 线和 CT 表现为片状或弥漫性的磨玻璃影和实变。小动脉的坏死性血管炎在 CT 上表现为小叶中心结节;这种血管炎可能导致肺动脉高压,在 SLE 患者中占 0.5% 到 14%。其他导致肺动脉高压的因素包括复发血栓栓塞(图 11-2-13),血管病变,间质纤维化和缺氧。肺梗死伴空泡性实变也可见。

【诊断要点】

采用高分辨率薄层 CT 扫描,可以达到诊断结缔组织病肺动脉炎的诊断要求。肺透亮度降低、磨玻璃样改变、胸膜下小结节、间隔线、间质性改变,以及构成肺小血管炎的 CT 特征是其典型征象,同时可见细小支气管扩张。

【鉴别诊断】

肺内类风湿结节应该与肿瘤、结核、真菌感染等可能形成结节的疾病鉴别。对于孤立结节者应该考虑活检进一步诊断。在影像表现上无法区分类风湿关节炎的坏死性结节和 Caplan 综合征(也称为类风湿尘肺病)的结节性病变。

急性狼疮肺炎确诊前需除外普通细菌、结核、真菌、病毒和卡氏肺囊虫等感染因素导致的肺炎,多次反复的痰及血培养对诊断有重要意义。肺出血应与血性心力衰竭、感染、非心源性肺水肿等疾病相鉴别,肺活检对诊断有帮助。

四、肺动静脉畸形

【概述】

肺动静脉畸形(pulmonary arterio-venous malformation,PAVM)又称肺动静脉瘘,是一种少见的肺部血管疾病,发病率约为 1/2 600,是指肺部动脉系统与静脉系统的异常交通,引起血流短路,通常包括一条供血动脉和一条或数条引流静脉,以及它们之间的异常血管团。

本病男女发病率约为 1:2,大多为先天性,极少数可由创伤、血吸虫病和肿瘤等原因引起。好发于两肺下叶及中叶,可单发或多发,可局限于一侧肺内,亦可呈两肺弥漫性病变。瘘口多接近胸膜,在肺实质者少见。60%~90% 的先天性 PAVM 患者有家族性和遗传性毛细血管扩张症,又被称为 Rendu-Osler-Weber 综合征。病变部位缺乏正常的毛细血管床,肺动脉直接与静脉分支相通,使肺动脉内未经氧合的静脉血直接进入肺静脉回流至左心房,并进入体循环,形成心外型的右向左分流,分流量可达 18%~89%,使动脉氧分压、血氧饱和度和动脉血氧含量皆有不同程度的下降,引起一系列缺氧表现。但患者无通气障碍,PCO_2 正常。

先天性 PAVM 的发病机制有以下几种可能:①肺芽时期肺动静脉丛之间原始连接的间隔发育障碍而造成毛细血管发育不全,形成肺动静脉畸形。②胚胎期单支肺动静脉之间缺乏末梢毛细血管袢,易形成腔大壁薄的血管囊。③胚胎期多支肺动静脉之间的肺终末毛细血管床囊性扩张形成肺动静脉畸形。后天性 PAVM 可由肝硬化、外伤、手术、二尖瓣狭窄、放线菌病、结核病、血吸虫病、转移性甲状腺癌、范可尼综合征等引起。

PAVM 在病理上可分为两型。①囊型:囊型又可分为单纯和复杂两个亚型;单纯型为一支供血动脉与一支引流静脉直接交通,交通血管瘤样扩张,瘤囊无分隔;复杂型则为两支以上供血动脉及引流静脉异常交通,交通血管瘤样扩张,瘤囊常有分隔,或为迂曲扩张的血管,也可为相互连通的多支小血管。②弥漫型:较罕见,指肺内多发细小肺动静脉畸形,无瘤囊形成,常伴有肺外毛细血管扩张。

本病的临床特点取决于病变的严重程度,可以没有症状而被偶然发现。PAVF 主要通过以下几种方式引起相应症状:

1. 右向左分流,导致不同程度的低氧血症,分流量较大时,可出现不同程度的活动后气促、发绀。

2. 瘤囊破裂,可引起致命性的咯血和血性胸腔积液。

3. 肺组织毛细血管的过滤功能受损,可导致异位栓塞而引起心肌梗死、脑梗死、短暂脑缺血发作和脑脓肿等,临床表现为心前区疼痛以及抽搐、言语障碍、复视、暂时性麻木等神经系统症状,尤其是当供血动脉直径超过 3mm 时。

4. 合并毛细血管扩张症的患者,可有鼻出血、便血或尿血等症状。50%的患者查体可闻及病变区收缩期杂音,或双期连续性杂音,随吸气增强,呼气减弱。

【影像检查技术与优选应用】

X 线胸片是必不可少的初步检查,可以观察到异常血管而提示本病的存在。胸部 CT 平扫对病灶的检出能力高于 X 线胸片,但易与肺内占位性病变相混淆,需仔细观察是否有引向肺门的血管与其相连,必要时需行 CT 血管增强扫描。以往肺动脉造影是诊断肺血管疾病的"金标准",但随着 CTA 无创技术的发展、成熟,CTA 成为首要的无创检查方法

MRI 诊断 PAVM 的价值有限,但若行 MRA 并经 3D 重建后,则可大大提高病灶的检出率,MRA 主要适用于 CTA 检查的禁忌证,如碘造影剂过敏的患者。对弥漫性细小的 PAVM,上述影像技术均存在较大困难,肺动脉造影则为最佳的诊断工具。

【影像学表现】

1. **X 线胸片表现**　囊型 PAVM 表现为,单发或多发大小不等结节状或团块状影,密度均匀,少数可见钙化,边缘光滑锐利,多呈凹凸不平或浅分叶状。并可见一条或多条粗大迂曲的输入血管影,呈回纹针状结构、条带状改变,透视下可见与主动脉同时搏动;弥漫型肺小动静脉瘘表现为肺叶或肺段分布的多发葡萄状高密度影,也可仅表现为肺纹理增粗、扭曲、紊乱,甚至无阳性所见。分流量大时还可见心影增大。

2. **CT 和 CTA 表现**　囊型 PAVM 在 CT 平扫上表现为圆形或轻度分叶状致密影,边界清晰、光滑,密度均匀,合并出血后感染时,病灶周围可见血管样"毛刺"影。多位于肺门附近的肺内带,可见起自肺门的供血动脉与注入左心房的引流静脉。增强扫描病灶迅速强化,且与肺动脉强化程度一致,与其相连的血管显示更加清晰(图 11-2-14),左心房提前显影,延迟扫描,较大瘤囊可见造影剂排空延迟,复杂型常有造影剂残留。弥漫型肺小动静脉瘘,表现为多发"葡萄串"样小结节影,增强扫描与血管强化程度一致,常见一叶或多个肺叶受累。一般供血动脉、引流静脉扩张,引流静脉扩张尤著,肺静脉及左心房提前显影。

CTA 及其图像后处理技术,可以直观地从整体上显示病灶及与其相连的肺部血管,明确显示肺动静脉瘘瘤囊的大小、形态、部位、分布;清晰显示相通血管具体分别为哪一支肺动脉和肺静脉及其走向;且可准确测量供血动脉、引流静脉以及与瘤囊相通瘘口的大小。图像后处理以最大密度投影和容积再现为主。多平面重组有助于病灶的定位;最大密度投影技术可任意角度地旋转观察肺血管走行情况和解剖关系,但复杂的肺动静脉畸形由于动脉血管的重叠及肺静脉的干扰其空间关系显示不佳。容积再现图像立体感强、直观,空间关系较明确,对病变的空间定位和毗邻关系显示较好。

3. **MRI 和 MRA 表现**　在 MRI 上,动静脉畸形因血管流空效应呈低信号,而梯度回波快速扫描时,则可表现为高信号。如动静脉瘘内血流较慢,T_1WI 上呈中等信号,信号不均匀,T_2WI 上呈高信号。MRA 显示囊状 PAVM,可见瘤囊随肺动脉的显影而显影,引流静脉可提前显示,并有不同程度的迂曲扩张,较大的瘤囊可见造影剂排空延迟;弥漫型肺小动静脉瘘表现为多发"葡萄串"样小血池充盈,病变部位肺静脉提前显影。

4. **超声心动图声学造影**　从外周静脉注射震荡过的 9g/L 盐水或碳酸氢钠,产生小气泡,然后行超声心动图检查,正常情况下小气泡可完全被阻挡在肺毛细血管中,不会进入左心房,但存在 PAVF 时

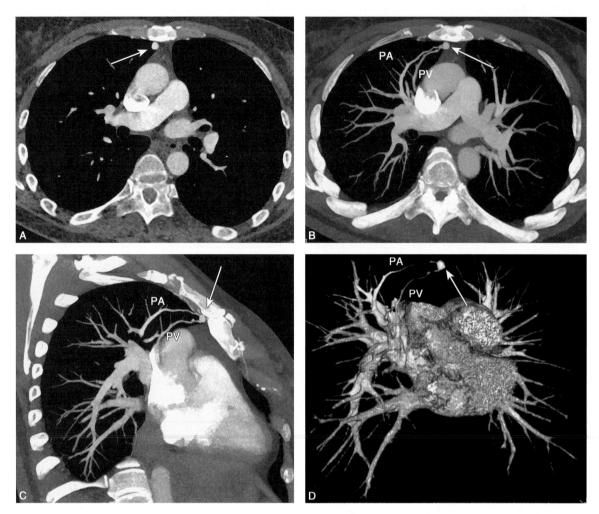

图 11-2-14 右上肺肺动静脉瘘
A. CTA 横轴面图像；B、C. 最大密度投影（MIP）图像；D. 容积再现图像，显示右肺上叶异常扩张肺动脉（PA）、提前显影的肺静脉（PV）及动静脉瘘瘤囊（箭）

左心房内很快出现气泡。

5. 肺动脉造影 将导管放置在肺动脉或右心室内，行肺动脉造影检查，可见单个或多个大小不等的瘤囊以及肺动脉分支（1 支或多支）几乎同时显影，而引流肺静脉（1 支或多支）提前显影，与瘤囊相通的肺动、静脉分支迂曲扩张。

【诊断要点】

需要显示出该病的直接诊断证据，即肺内粗大迂曲的供血动脉（肺动脉）和引流静脉（肺静脉），同时观察肺动静脉瘘的个数、大小及其肺段的分布，根据这些特征初步判断分流量的大小，是否需要干预治疗。

【鉴别诊断】

1. 肺癌 肺部肿块，边缘可见分叶、毛糙，可侵犯邻近组织，有阻塞性改变，增强扫描肿块强化程度低于邻近大血管；无畸形血管团和粗大的供血动脉和引流静脉。

2. 结核瘤 类圆形肿块，边缘光滑或有长毛刺，其内密度较低，可见钙化灶，增强扫描病灶不强化或者变现为边缘强化，周围可见卫星灶；无畸形血管团和粗大的供血动脉和引流静脉。

3. 炎性假瘤 有炎症病史，肿块通常较大且密度均匀；增强扫描肿块均匀强化，但程度低于肺动静脉畸形，无畸形血管团和粗大的供血动脉和引流静脉。

4. 静脉曲张 无供血动脉和畸形血管团，仅表现为肺静脉增粗迂曲。

五、肺动脉瘤

【概述】

肺动脉瘤是一种局限性的血管扩张性疾病，合并肺动脉壁的一层或多层的变性坏死。肺动脉瘤诊断标准为，主肺动脉内径超过 40mm 或各肺动脉段有超过正常值的 1.5 倍，或肺动脉内径/同水平升主动脉内径>2。

肺动脉瘤罕见，发病率与性别、年龄无关。肺动脉瘤的好发因素包括血管结构异常(如马凡综合征)、肺动脉高压、心脏结构异常(如动脉导管未闭、室间隔缺血、法洛四联症等)、感染、损伤、特发综合征等。病理表现为中层囊性坏死,内膜弹力纤维和平滑肌破坏,纤维组织增生,动脉壁变薄,扩张形成假性动脉瘤。

临床表现多为原发病症状,最常见的症状为劳力性气促,其次为咳嗽、咯血和胸痛,疼痛常位于心前区,偶可延伸至肩臂。临床体征与动脉瘤类型、部位、大小有关:主肺动脉巨大中央型动脉瘤,压迫心脏及其他大血管,可发生心律失常。合并肺动静脉交通者常有分流征象(发绀、杵状指)。周围型较小的动脉瘤则无症状。查体可闻及胸骨左缘第2肋间连续性机械样杂音伴震颤。

【影像检查技术与优选应用】

X线胸片和超声心动图检查,都是首选和必备的筛查技术。CTA对诊断肺动脉瘤有显著优势,容积再现图像可从不同角度重组血管,展现肺动脉瘤的形态特点,可以获得类似肺动脉造影的图像。

MRA和肺动脉造影,较少使用。

【影像学表现】

1. **X线胸片表现** 肺门增大,两肺纹理增粗加重,心脏扩大,肺门或肺内孤立或多发、圆形或梭形阴影、边界清楚、密度均匀、透视下有搏动。

2. **CT及CTA表现** 肺动脉主干及分支瘤样扩张。扩张的肺动脉内造影剂浓度与其他肺动脉一致,合并附壁血栓时,可见扩张的肺动脉内低密度的充盈缺损;合并肺动脉高压时,可见外围肺血管变细,双肺纹理增多,透亮度增强,心脏增大以右心系统为著。

3. **MRI表现** 肺动脉主干及分支瘤样扩张,较大者腔内可有异常信号,为血流紊乱或合并血栓形成所致。

4. **超声心动图** 肺动脉主干及分支瘤样扩张;右心室扩张,运动幅度降低。

肺动脉瘤影像学表现见图11-2-15。

【诊断要点】

肺动脉扩张的直径,达到诊断标准;需要结合临

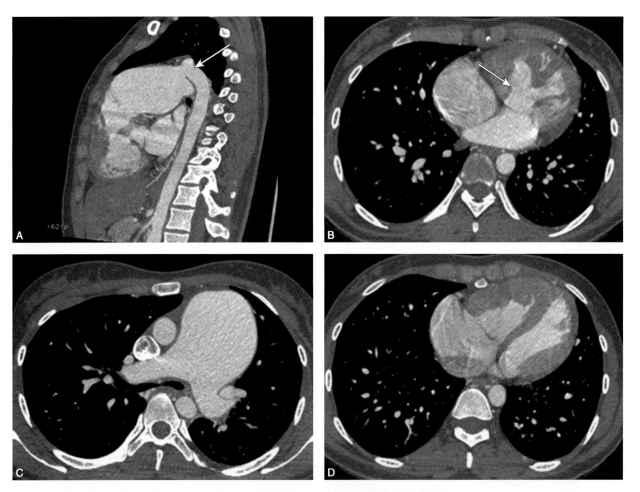

图11-2-15 肺动脉瘤

女性,29岁。A、B. 先天性心脏病,动脉导管未闭19.6mm,膜周部室间隔缺损13mm;C、D. 右心室明显增大,右心室壁明显增厚,肺动脉呈瘤样扩张,主肺动脉直径64mm

床和其他影像学改变,判断动脉瘤的病因;应用超声心动图评估心脏和瓣膜功能。

【鉴别诊断】

中央型肺动脉瘤需与纵隔或肺门淋巴结肿大相鉴别,胸片和 CT 平扫难以鉴别,CT 增强扫描可见与其他肺动脉同样的强化程度可资鉴别。

单发周围型肺动脉瘤,应与肺内多种结节性病灶相鉴别;多发性周围性肺动脉瘤,则需与肺内转移瘤、动静脉畸形等鉴别,增强扫描有助于鉴别。

六、肺动脉夹层

【概述】

肺动脉夹层,是指肺动脉内的循环血液,通过内膜破口进入肺动脉中层形成血肿并延伸剥离,属严重肺血管急症。如果肺动脉游离壁内膜出现第二个破口,夹层中的血液重新进入肺动脉血液循环。肺动脉夹层是一种极罕见的心血管疾病,生前检出率很低,多为尸检时意外发现,是慢性肺动脉高压最严重的并发症之一。

按照病因分为特发性和继发性肺动脉夹层,后者包括医源性肺动脉夹层(如不适当的介入操作)、主动脉夹层累及肺动脉等。主要危险因素为肺动脉高压,75%以上的肺动脉夹层患者有肺动脉高压,其他曾经报道过的少见病因有马方综合征、肺结核、梅毒、妊娠、特发性中层囊状坏死、淀粉样变性等。个别患者无相关危险因素,称为特发性肺动脉夹层。

肺动脉夹层的临床症状无明显特异性,胸痛占67%,呼吸困难占82%,发绀占52%,本病病程凶险,进展迅速,有33%的夹层可破裂入心包引起心包压塞而致死,也可破裂入纵隔或肺实质内,出现胸痛伴明显的肺动脉高压时应怀疑本病。

【影像检查技术与优选应用】

常用确认肺动脉夹层的方法是超声心动图和CTA。CT 有较高的时间和空间分辨率,再加上各种后处理技术的应用,肺动脉夹层的诊断得到了保证。多平面重组还可显示肺动脉夹层的破口位置、撕裂内膜片、累及范围、其周围与血管毗邻的情况及是否合并并发症。

【影像学表现】

1. **X 线胸片表现** 可见纵隔增宽、胸膜渗出、肺门增大、肺野透光度降低,X 线胸片对肺动脉夹层的诊断价值有限。

2. **CTA 表现** 横断面图像可见内膜片构成的线状充盈缺损,形成双腔肺动脉,亦可分辨出真腔与假腔,假腔显影较淡,管腔膨大。心包积液或胸腔积液,常预示有破裂的可能。多平面重组图像可以不同层厚、不同角度重组肺动脉影像,可以清楚显示肺动脉内腔、内膜片、累及范围及程度、有否血栓形成等,对指导治疗有重要价值。容积再现图像有助于直观显示肺动脉外形,对观察内腔不如多平面重组能提供更多信息(图 11-2-16)。

【诊断要点】

影像学检查易于发现肺动脉夹层。肺动脉干是夹层的好发部位,特别是存在肺动脉高压时。诊断要点包括,明确夹层的程度及分支累及情况;明确血液有无外渗情况,提示有无破裂风险;肺动脉夹层的患者肺动脉往往呈瘤样扩张,需要明确其周围组织的受压情况,如气管或冠状动脉有无受压变窄。

【鉴别诊断】

肺动脉夹层需要与真、假性肺动脉瘤、肺动脉壁间血肿、心包积血压迫肺动脉、及肺动脉溃疡相鉴别,与主动脉夹层鉴别诊断一致,此处不再赘述。

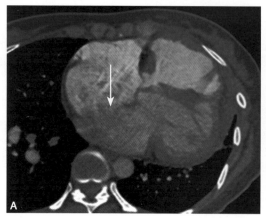
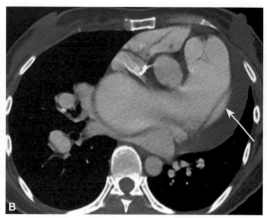

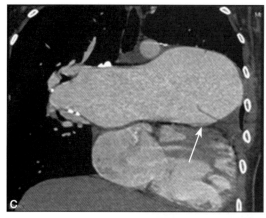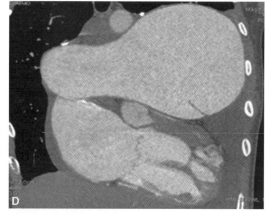

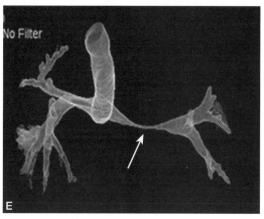

图 11-2-16　肺动脉夹层
女性,48 岁。A. 房间隔缺损 35mm,右心房室增大;B. 主肺动脉左侧壁旁肺动脉腔内可见条形负影,提示
肺动脉夹层,主肺动脉扩张;C. 主肺动脉腔内多个线状负影;D、E. 3 年后患者复查肺动脉 CTA,提示肺动
脉扩张较前加重,左主支气管、冠状动脉受压,管腔明显变窄

七、肺动脉吊带

【概述】

　　肺动脉吊带(pulmonary artery sling, PAS)是一种罕见的先天性心血管畸形,又名迷走左肺动脉,是左肺动脉异常起源于右肺动脉并向后穿行于气管、食管之间,最后进入左肺门,绕行的左肺动脉形成血管环并压迫气管支气管树。迷走左肺动脉可以是整个左肺动脉异常起源于右肺动脉,也可以是左上肺动脉正常起源于左肺动脉干,而左下肺动脉异常起源于右肺动脉,此种迷走左肺动脉类型更为罕见。PAS 比较罕见,占主动脉弓畸形的 3%~6%。肺动脉吊带容易合并动脉导管未闭、主动脉缩窄、卵圆孔未闭等心血管畸形。

　　通常情况下,在胚胎发育的早期,左、右肺动脉从肺芽两侧发出,随后,它们分别与两侧的第 6 对主动脉弓相连。如果在胚胎发育过程中,左肺动脉的发育速度落后于气管和支气管,不能和左侧的第 6对主动脉弓相连,则形成 PAS。

　　走行异常的左肺动脉可对其相邻的气管、支气管、食管产生不同程度的压迫,从而产生相关症状。

阵发性呼吸困难、咳嗽、喘鸣、气促和反复肺部感染是主要临床表现。50% 的患儿还合并其他先天性心脏病,如房间隔缺损、动脉导管未闭、室间隔缺损;另有报道患儿合并肛门闭锁、先天性巨结肠、胆道闭锁等其他器官畸形。临床上,气道不全梗阻引起的通气障碍是本病患儿最突出的表现,气管内分泌物的滞留可引起肺不张和肺炎,阵发性呼吸困难和反复肺部感染是患儿就诊的最常见原因。有临床表现的PAS 患儿都需要外科干预,如果不及时采取手术治疗,1 岁以内患儿的病死率高达 90%,手术成功率在80% 左右。

【影像检查技术与优选应用】

　　超声心动图检查是本病必须做的、且为首选的诊断技术。CT 血管成像可以确诊该病。

【影像学表现】

　　1. 超声心动图表现　正常三血管切面可显示主肺动脉发出左、右肺动脉分支,分别直接入左、右肺实质。PAS 胎儿三血管切面可见左肺动脉起源于右肺动脉。在二维多普勒超声技术的基础上,辅助时间-空间关联成像技术(STIC)的高分辨率仿真血流显像模式(HD live flow),可清晰显示主肺动脉及左右肺动脉的起源和走行情况，获得更多的诊断信息，提高胎儿 PAS 产前超声诊断的准确性。

2. **CTA 表现**　增强 CT 横断面显示左肺动脉异常起源于右肺动脉，并向后穿行于气管、食管之间，最后进入左肺门，形成血管环压迫气管支气管树（图 11-2-17A）。左肺动脉近段因气管压迫而有不同程度的狭窄。CTA 后处理技术，能够整体直观地显示主肺动脉、左右肺动脉及分支血管的起源位置和走行路径。尤其容积再现重组技术可以多角度观察异常起源的左肺动脉与相邻气管及食管的关系、测量异常起源的左肺动脉起始部位与主肺动脉分叉处的距离（图 11-2-17B）。

CTA 后处理还可评价气管、食管狭窄程度及长度，支气管树重组图像可显示气管、左或右主支气管有不同程度的狭窄（图 11-2-17C），并测量最窄处的内径及狭窄的长度。食管的狭窄改变一般通过食管吞钡检查或者最小密度投影（图 11-2-17D）进行评价。CT 测量主肺动脉、左右肺动脉内径：增强横断面图像上测量主肺动脉横径，平行于左右肺动脉；斜位最大密度投影特异性测量左右肺动脉干横径，测量部位一般选择在第一分支发出前。

检测其他合并畸形：明确是否合并其他心内、心外畸形。增强扫描心脏四腔位图可同时显示心脏各房室，能直观判断心脏房室的发育情况，对心脏房室的测量较为准确。

【诊断要点】

影像学检查易于发现肺动脉吊带，增强 CT 横断面可显示左肺动脉异常起源于右肺动脉并向后穿行于气管、食管之间，最后进入左肺门。支气管树重组图像可显示气管、左或右主支气管的狭窄程度。

【鉴别诊断】

根据典型肺动脉 CT 增强表现即可明确诊断。

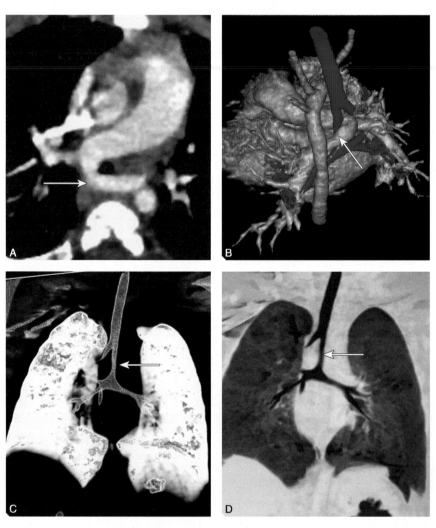

图 11-2-17　左肺动脉吊带

A. CT 增强横轴面图像；B. VR，左肺动脉（箭）异常起源于右肺动脉，并向后穿行于气管、食管之间，压迫气管；C. 支气管树重组图像；D. 最小密度投影，可见狭窄的气管（箭）

八、肺隔离症

【概述】

肺隔离症（pulmonary sequestration）是指肺组织发育不良的某一节或叶，与气管、支气管树的其余部分没有联系，并且与肺其他部分分离的先天性异常。肺隔离症占所有先天性肺畸形的 0.15% 至 6.40%。60% 的肺隔离症是在 20 岁之前被发现。50 岁以上的人群少见。然而，它是成年人的主要变异。有研究系统回顾了 1997—2016 年间接受肺隔离治疗的成年患者，诊断年龄中位数为 42 岁。肺叶外型肺隔离症患病率男女比例为 4:1。30% 的肺隔离症是偶然发现的。

目前，关于肺隔离症的发生机制有牵引学说和血管发育不全学说，其中牵引学说受到普遍承认。牵引学说认为，胚胎发育初期原肠及肺芽周围有许多内脏毛细血管与主动脉相连，当肺组织发生分离时这些相连的血管即逐渐减退吸收，但由于某些原因残存血管会成为主动脉的异常分支动脉，牵引一部分胚胎肺组织形成肺隔离症。

肺隔离症分为叶内型和叶外型，叶内型是指被隔离的肺组织与正常肺叶包在同一个脏层胸膜中；叶外型是指隔离的肺组织有自己独立的脏层胸膜，叶内型和叶外型肺隔离症均有异常的血管系统。肺隔离症的异常供血动脉通常为 1 支，但也有多达 5 支的报道。

肺隔离症多见于青少年，发病年龄通常为 10~40 岁，好发于男性，以叶内型肺隔离症多见，病变部位左侧多于右侧，肺隔离症患者的临床表现取决于病变类型及继发性改变。叶内型肺隔离症多见于青壮年，因其与支气管有正常或病理性通道，病灶局部易反复发生感染。叶外型肺隔离症一般无支气管相通，患者可长期无症状。有文献报道，超过 50% 的叶内型肺隔离症患者会在 20 岁以后出现症状，几乎 100% 会在 60 岁以前出现症状。肺隔离症最常见的症状为咳嗽、咯血，偶尔伴有胸痛。肺隔离症患者通常为少量咯血，但也有因大咯血、血胸而行急诊手术的文献报道。

【影像检查技术与优选应用】

CT 检查已成为肺隔离症的主要诊断手段，X 线胸片和心脏超声心动图诊断受限。MRI 较少用于该病的诊断。

【影像学表现】

1. **X 线胸片表现**　表现为圆形或椭圆形致密阴影，边缘光滑、清楚，密度多均一。多数病变阴影下缘与膈相邻。当病灶与支气管相通时，囊内液体排出，有气体进入，可形成单发或多发囊腔阴影，可有液平面。反复感染后阴影边缘模糊。

2. **CT 表现**　增强 CT 扫描对肺隔离症具有定性诊断意义，主要依据是发现异常的来自体循环的供血动脉（图 11-2-18）。当隔离肺不合并感染时，CT 扫描还可以区别叶肺内型与叶外型肺隔离症。利用 CTA 的重组图像可以清晰显示来自体循环的供血动脉以及隔离肺的静脉。

【诊断要点】

诊断主要依据是在增强 CT 图像上，发现肺叶内异常的来自体循环的供血动脉。同时需要观察该病变肺叶的肺静脉回流情况，以及是否有支气管分布。

【鉴别诊断】

1. **先天性囊性腺瘤样畸形**　是一种肺结构发

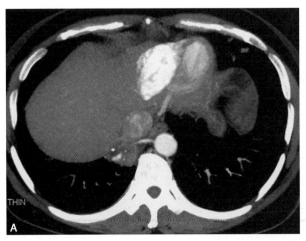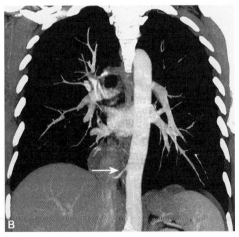

图 11-2-18　右下肺隔离症

女性,47 岁,肺隔离症。A. CT 增强横轴面 MIP 图;B. CT 增强冠状位 MIP 图,右肺下叶后基底段脊柱旁见一囊状低密度影,增强后可见起源胸主动脉的血管供血(箭)

育异常的疾病,多见于儿童,少数见于成人。病变区血供多来自肺循环,少数可来自体循环,如支气管动脉。影像表现为下叶多囊性肿块,有占位效应,大的囊内常有分隔,囊肿内含气体或气液平,完全充盈液体者少见。

2. 支气管源性囊肿 囊肿壁薄,其内液体可为水样密度或软组织密度,囊肿如与支气管相通,可形成含气囊肿或液气囊肿。无异常供血、引流血管。

3. 支气管黏液嵌塞 常由支气管腔内肿瘤、异物、感染等引起,也可为先天性,还可与肺隔离症伴发。影像学表现为沿支气管走行分布的管状、分支状、指状囊性病变,"指套征"为特征表现。

九、肺动脉肿瘤

【概述】

肺动脉肿瘤包括原发性肺动脉肿瘤和继发性肺动脉肿瘤。本章主要介绍原发性肺动脉肿瘤。原发性肺动脉肿瘤是指发生于肺动脉半月瓣和/或肺动脉干的原发性肿瘤。该病非常罕见,发病率仅为 $0.001\% \sim 0.03\%$,发病年龄从 3~86 岁均有报道,以中青年为主,男女发病率无明显差异。肺动脉肿瘤在肺动脉主干腔内生长,呈侵袭性,造成肺动脉阻塞,由于病变进展快,早期无症状,发现时阻塞程度多严重,甚至闭塞,并可与血栓同时并存。血流动力学改变与肺栓塞症状类似,包括肺动脉高压等。原发性肺动脉肿瘤绝大数为恶性,且为肉瘤,故本部分主要介绍肺动脉肉瘤。

肺动脉肉瘤多起自肺动脉主干背侧的内膜或中膜,可分为管壁肉瘤和内膜肉瘤。管壁肉瘤来源于肺动脉壁中层,主要为平滑肌肉瘤。内膜肉瘤占肺动脉肉瘤的绝大多数,故有学者认为可直接把肺动脉肉瘤等同于肺动脉内膜肉瘤。少数也可起源于左右肺动脉、肺动脉瓣和右心室流出道,一般多在腔内沿肺动脉壁向远端生长,也可向血管外蔓延,侵犯毗邻肺组织、支气管等。本病恶性程度较高,明确诊断时 50% 的患者已发生肺内或纵隔内转移,16% 的患者可发生远处器官转移,如肾、淋巴结、颅内、皮肤等。

原发性肺动脉肉瘤起源于肺动脉中具有多种分化潜能的内皮细胞,目前尚无针对肺动脉肉瘤危险因素的系统研究,具体病因及危险因素不详,大多数肺动脉肉瘤在没有前兆的情况下自发起病。关于原发性肺动脉肉瘤的发病机制文献有限,研究结果显示肺动脉肉瘤中罕见 APC/β-连锁蛋白突变,而存在

PDGFRA、MDM2 和 EGFR 等的表达,EGFR 可与 PDGFRA 同时活化以及伴随 MDM2 的扩增和过表达,其中血管内膜肉瘤常见 PDGFRA 扩增,其扩增与此基因的持续活化相关,可作为诊断该病的分子标志物。

一般起病隐匿,早期可无明显临床症状,当肿瘤向腔内突出造成阻塞,引起肺循环血流量减少、肺动脉高压时,可有临床症状,可表现为呼吸困难、咳嗽、胸痛伴或不伴咯血,及体重减轻、发热、贫血、夜间盗汗等恶性征象,严重时可造成死亡。

【影像检查技术与优选应用】

需结合多种影像手段,如 X 线胸片、CT 和 CTA、超声心动图、MRI、PET 等综合进行诊断。建议在CTA、MRI 不能确诊的情况下行 PET 检查。

【影像学表现】

1. X 线胸片表现 可见肺门部肿块,单侧肺动脉及近端分支增粗,典型肺动脉肉瘤的肺门血管呈"三叶草"征,对诊断有重要意义,但与肺门占位性病变及肺门淋巴结鉴别诊断困难。肿瘤阻塞肺动脉,导致肺血减少,可表现为肺纹理稀疏、纤细。发生转移时,可有心包积液和胸腔积液等征象。

2. CT 表现 CT 平扫可见肺动脉腔内不规则软组织密度灶,多为单侧,内部可有坏死、出血,少数肺动脉软骨/骨肉瘤病例可以出现骨化,增强扫描呈肿块可有或无强化,如病变累及纵隔,可见纵隔增宽。

CTA 表现酷似肺动脉栓塞,可见肺动脉内充盈缺损和/或完全闭塞。CTA 重组图像可见肺动脉主干内大块状充盈缺损,边界清晰,不规则分叶状,病变段肺动脉管壁僵硬、管腔扩张,并可伴有肿瘤腔外侵犯,少数病例可累及肺动脉瓣和右心室流出道(图11-2-19)。多平面重组图像可更清楚地显示肺动脉主干、左右肺动脉及分支走行及扩张情况,肿瘤组织常沿管壁呈浸润性匍匐生长,致使管壁僵硬,可累及远端细小分支,也可累及肺动脉管腔之外,晚期有远处扩散时,可表现为肺门淋巴结肿大以及相应器官的转移病灶。

3. MRI 表现 主肺动脉及左右肺动脉分叉处腔内大块状异常信号,为中等信号强度,T_1WI 与 T_2WI 信号相当,合并坏死、出血时信号不均匀,肿块边界清晰,可有分叶表现,增强扫描肿块可见明显不均匀强化,局部肺动脉扩张。MRA 表现类似 CTA,为肺动脉腔内不规则、分叶状充盈缺损和/或完全闭塞。

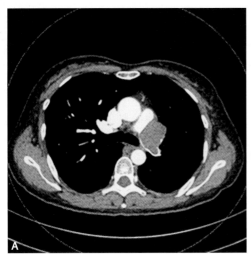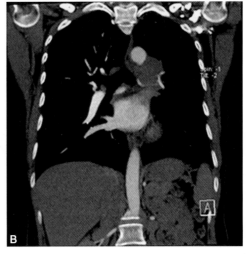

图 11-2-19　肺动脉肉瘤
A. 增强 CT 扫描,显示左肺动脉主干类圆形软组织密度影;B. 冠状位重建,显示肿瘤主要位于左
肺动脉主干与主动脉之间

4. 超声心动图表现　可表现为肺动脉高压和肺动脉内不均质实性低回声影,边界多不规则,可固定或呈絮状漂浮;部分患者可见肺动脉瓣或右心室流出道,甚至上腔静脉等部位。多有胸腔积液和心包积液(图 11-2-20)。

5. 正电子发射体层成像(PET)　PET 扫描可见病变部位 FDG 代谢增高,伴有转移瘤时,可见相应部位高代谢病灶。

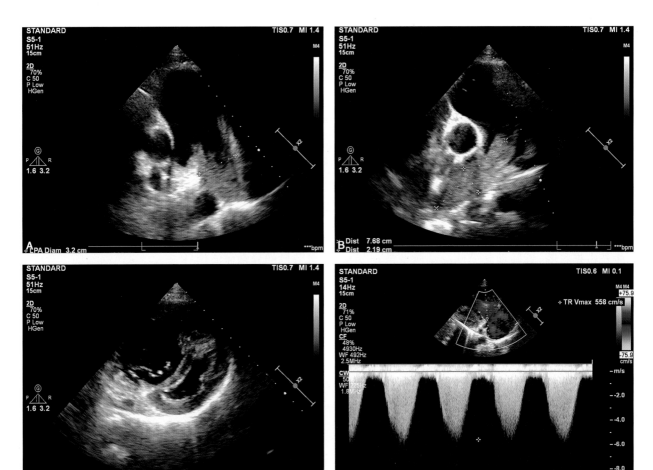

图 11-2-20　肺血管肿瘤
A. 肺动脉主干增宽及左肺动脉内实性低回声;B. 右肺动脉内实性低回声;C. 左心室短轴切面室间隔左移呈"D"形;
D. 右心室流入道切面三尖瓣反流压差明显增高

【诊断要点】

影像学提示肺动脉壁和腔内生长的肿瘤,临床上主要排除肺动脉血栓栓塞的诊断;拟诊断肺动脉肿瘤后,需要其引起的血流动力学异常,如肺动脉高压情况;需要观察肿瘤有无周围组织的侵犯和转移。

【鉴别诊断】

本病主要与慢性肺动脉血栓栓塞鉴别。鉴别点在于:

(1) 肺动脉肉瘤在 CT 上,多表现为主肺动脉及左、右肺动脉甚至右心室流出道内大块实性充盈缺损,肿块边界不规则,可见分叶或分隔现象,这些特征在中央型肺动脉血栓栓塞少见,肺栓塞一般均可于相应段及亚段肺动脉管腔内见低密度充盈缺损影。

(2) 肺动脉肉瘤在肺动脉管腔内呈膨胀性生长,部分病例可超出肺动脉向腔外生长,故原发性肺动脉肉瘤患者,病变部位充盈缺损影较同级肺动脉增粗;而肺栓塞管腔内充盈缺损并不引起明显的管腔膨胀性改变,管壁光滑。

(3) 肺动脉肉瘤内部组织可以出现坏死、出血和血管形成等,故密度不均匀,除了少数肺动脉骨/软骨肉瘤病例可以出现骨化外,一般不会出现钙化;而肺栓塞病灶成分单一,密度均匀,但慢性肺动脉血栓栓塞可出现钙化。

(4) PET 上肺动脉肉瘤可见代谢增高,伴或不伴其他部位高代谢灶;而肺栓塞一般代谢不高。

(5) 肺动脉肉瘤具有侵袭行为,可破坏周围肺组织或发生远处转移;而肺栓塞仅局限于肺动脉管腔。

(6) 肺动脉肉瘤起源于肺动脉内膜或中层,逐渐生长占据管腔,近肺动脉瓣侧肺动脉壁缺损呈虫蚀样改变,有学者将此征象定义为"蚀壁征",可早期鉴别诊断肺动脉肉瘤及肺栓塞。

第三节 肺静脉和毛细血管疾病

一、肺静脉瘤

【概述】

肺静脉瘤是一种以肺静脉的局部瘤样扩张为特征的静脉异常,包括原发性肺静脉瘤和继发性肺静脉瘤。肺静脉瘤非常罕见,发病年龄从 17~70 岁均有报道,男女发病率无明显差异。

本病的病因不明。原发性肺静脉瘤与异常的静

脉连接,静脉曲张。一些研究显示获得性静脉瘤通常和左心房压力增加和二尖瓣反流相关。目前报道的获得性肺静脉瘤较多,故本节主要介绍获得性肺静脉瘤。

病理可见静脉瘤壁薄,部分血管肌层缺损,弹性膜排列紊乱。肺静脉瘤从形态学上可分为三种:囊型,曲折型和冲突型。在文献报道的病例中,62%的冲突型和 19%的曲折型肺静脉瘤与瓣膜病相关,但没有囊型的肺静脉瘤与瓣膜病相关的文献报道。特发性肺静脉瘤可能发展成囊状静脉瘤。肺静脉瘤由于病变进展慢,早期无症状,随着时间逐渐增大,有破裂的风险。

本病一般起病隐匿,早期可无明显临床症状,当肺静脉瘤向腔内突出造成阻塞,引起肺循环血流量减少、支气管阻塞时可有临床症状,可表现为呼吸困难,心脏杂音,当静脉瘤大到引起并发症时需要手术治疗。

【影像检查技术与优选应用】

CT 和超声心动图都有较高的诊断价值。

【影像学表现】

1. **X 线胸片** 可见肺门肿块,左心室增大,以及可能存在的二尖瓣病变。

2. **CT 表现** CT 平扫可见肺静脉血管局部管腔增大,增强扫描,见肺静脉管径的瘤样扩张(图 11-3-1)。

3. **超声心动图表现** 经胸超声心动图,显示二尖瓣狭窄和增大的肺静脉,多普勒超声心动图显示从二尖瓣到肺静脉的血流信号。

【诊断要点】

CTA 显示肺静脉的瘤样扩张;超声心动图可见肺静脉的异常血流信号。

【鉴别诊断】

极其罕见,CT 和超声心动图可明确诊断。

二、肺静脉狭窄、闭锁

【概述】

肺静脉狭窄(pulmonary venous stenosis,PVS)是指由于先天或者后天获得因素,造成肺静脉管腔狭窄进而导致肺静脉血液回流受阻的一系列临床疾病。目前尚无文献资料显示人群中 PVS 的发生率,有国外学者报道在儿科尸检中发现先天性肺静脉狭窄(congenital pulmonary venous stenosis,CPVS)的发生率约为 0.5%。完全性肺静脉畸形引流矫治术后,获得性肺静脉狭窄的发生率为 9%~18%。

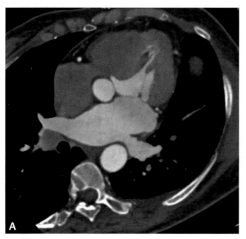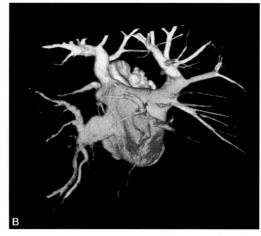

图 11-3-1 肺静脉瘤 CT 表现
A. 横断面增强图像；B. 容积再现图像，示左下肺静脉瘤样扩张

CPVS 是一种罕见的心血管系统畸形，正常情况下肺静脉属支逐步融合形成共腔，并与光滑的原始左心房后壁融合，同时与原始体静脉的连接逐渐退化，当肺静脉共同腔在被左心房包容，和与体静脉的联系发生退化的过程不彻底，或这一过程没有发生时，可产生肺静脉的狭窄或闭锁。

PVS 的病理改变：肺静脉开口、肺外肺静脉、肺内肺静脉或肺静脉-左心房吻合口等部位出现节段性或弥漫性内膜过度增生、中层增厚、管壁纤维化。肺静脉狭窄导致肺静脉血液向心回流受阻，肺淤血，肺静脉压升高最终导致后向性肺动脉高压及右心室的压力负荷增加。

根据受累部位 PVS 可以分为①完全性肺静脉畸形引流矫治术后吻合口狭窄：狭窄位于共同肺静脉干与左心房的吻合口。②肺静脉口狭窄：狭窄位于肺静脉左心房入口处。③肺静脉长管状狭窄：狭窄位于肺静脉开口以远的肺静脉，但肺实质内的肺静脉正常。④肺静脉弥漫性狭窄：肺实质内的肺静脉也出现狭窄。

先天性 PVS，可表现发育延迟、反复咯血、肺部感染、反复心力衰竭和中度以上肺动脉高压。临床表现主要取决于狭窄程度、狭窄静脉的数目以及合并的心内畸形。若 4 支肺静脉同时受累，症状出现较早，早期病死率高。如受累肺静脉支数较少，可青少年期才出现症状，或仅表现为偶发心悸、胸闷。本病可单独存在，但大多数合并各种心内畸形，以心内间隔缺损并左向右分流多见。

完全性肺静脉畸形引流矫治术后 PVS 的患儿的临床表现同 CPVS 相似，主要表现为反复呼吸道感染、运动耐量下降、呼吸困难、端坐呼吸等，最终出现右心室衰竭。心房纤颤射频消融术后并发肺静脉狭窄的患者，临床表现亦与肺静脉狭窄的数量及程度密切相关，轻度狭窄或单支肺静脉狭窄通常无临床症状，肺静脉多支受累、严重狭窄或闭锁主要表现为进行性呼吸困难、持续性咳嗽、反复肺部感染等症状。严重者可大量咯血，容易被误诊为肺炎、哮喘、肺栓塞或肺癌等。

【影像检查技术与优选应用】

X 线胸片是必须做的检查，可以提示肺充血与肺淤血征象，亦可以观察到右心室增大的表现，但是所能提供的信息有限。

超声心动图与彩色多普勒检查，是首选的检查技术，在肺静脉狭窄诊断过程中亦是非常重要的筛选手段；可以提示肺静脉狭窄，并且显示狭窄的形态和数目，以及合并的心内畸形，但是难以观察肺部感染以及气管发育不良。

CT 在该病的诊断中具有很大优势，是临床确诊的诊断方法。CT 可以任意层面重组图像，以通过不同角度的观察并测量出各肺静脉口的开口直径，从而详细评估肺静脉狭窄的部位与程度。

MR 检查可以提供肺动脉及肺静脉异常血流信息。缺点是检查时间较长，容易产生运动伪影，MR 检查小儿需要镇静，并且噪声大，对婴幼儿而言，其应用价值有限，因此临床应用较少。

【影像学表现】

1. **X 线胸片表现** 可以提示肺淤血征象，可以间接观察左心房和心脏的大小形态。

2. **超声心动图表现** 超声心动图检查发现如下征象提示肺静脉狭窄，在心动周期或呼吸周期中，肺静脉血流速度曲线始终不能回归至基线，即肺静脉血流频谱形态呈现单相回心血流频谱；某一段肺静脉回流消失；肺静脉最大血流速度>1.2m/

s;如果三尖瓣存在反流,反流流速>3m/s,即估计右心室收缩压>40mmHg。综合上述条件,肺静脉血流速度>1.6m/s,伴肺静脉血流频谱时相性消失可以明确诊断PVS;如果肺静脉血流速度<1.6m/s,但血流频谱时相性消失且肺静脉内径或其在左心房开口明显小于其他肺静脉内径50%以上,仍可诊断肺静脉狭窄。

3. CT表现　根据肺静脉管腔内径狭窄的程度分为3型:轻度狭窄(<50%)、中度狭窄(50%~75%)、重度狭窄(>75%)(图11-3-2)。

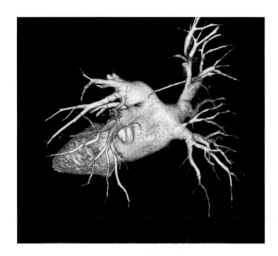

图11-3-2　肺静脉狭窄
容积再现图像,示右下肺静脉分支近心端重度狭窄

4. MRI表现　MRI血管成像(MRA)可显示肺静脉管腔内径狭窄的程度。

【诊断要点】

直接观察到肺静脉的狭窄或者闭塞,可以做出诊断;其次需要评估该狭窄有无血流动力学意义,即狭窄是否导致了肺循环高压、肺淤血等。

【鉴别诊断】

对于左下肺静脉,因其位于胸主动脉与左心房之间,易受压变扁,但不一定是狭窄,应动态观察注意鉴别。

三、肺静脉阻塞病

【概述】

肺静脉阻塞病(pulmonary veno-occlusive disease,PVOD)是一种可以引起肺动脉高压的临床病理综合征,其特点为肺毛细血管后微静脉或小静脉进行性闭塞导致肺血管阻力增加、右心力衰竭。该病临床上较为罕见,发病率约为0.1/100万~0.2/100万,因易被误诊为特发性肺动脉高压,实际发病率可能更高,可累及各年龄段,以50岁以下多见,儿

童中男女发病率相近,成年男性发病率较高。PVOD的病因尚不明确,感染一直以来被认为是其发病的病因之一。怀孕期间使用高水平雌激素、口服避孕药、病毒感染、骨髓移植和药物(如博来霉素,丝裂霉素)毒性可能与该病相关。

PVOD的病理改变主要为,小叶间隔静脉和小叶间隔前小静脉的管腔被疏松的、纤维化重构的内膜阻塞,小叶间隔静脉和间隔前小静脉中膜机化,胸膜和肺淋巴管扩张,在Ⅱ型肺泡上皮细胞内和细胞间隔,可见嗜铁细胞数量增加及大量的含铁血黄素。同时PVOD还可出现隐性肺泡内出血。病理生理表现为肺毛细血管后微静脉、小静脉弥漫性纤维化进而出现管腔狭窄、梗阻、闭塞,引起肺血管阻力增加,肺动脉压力增高,进一步导致右心力衰竭。

该病临床主要表现为,活动后进行性呼吸困难,还有其他症状,如咳嗽、咯血、胸痛、乏力、嗜睡及晕厥等,少数患者可出现弥漫性肺泡内出血和猝死。晚期可出现右心功能不全和右心衰竭的症状和体征,如呼吸频数、发绀、颈静脉怒张、肝颈静脉回流征阳性,伴有肺部浸润的患者双肺可闻及湿啰音。此外,PVOD容易合并胸腔积液、心包积液,很少一部分患者也可出现杵状指。PVOD进展快,预后差,发病到死亡平均2年。

【影像检查技术与优选应用】

超声心动图可以表现为肺动脉高压、右心增大及左心房内径正常的表现,但是无法观察肺组织的变化。高分辨CT对该病的诊断有很大帮助,但是需要密切结合临床。

【影像学表现】

PVOD的胸部影像学特点,主要为肺循环高压的表现。胸部平片和高分辨率螺旋CT平扫,可发现肺淤血、Kerley B线、间质性肺水肿、胸腔积液、肺动脉高压、右心房、右心室扩大、左心房正常等征象,CT平扫发现两肺广泛对称分布的小叶"磨玻璃样"改变,具有一定的特征性。有些病例还可见纵隔淋巴结肿大,可能与淋巴回流增加导致淋巴结水肿相关(图11-3-3)。

CT增强扫描,可以发现肺动脉高压的一系列表现,但是可以排除其他继发肺动脉高压的疾病。

【诊断要点】

影像表现为程度不同的肺循环高压、肺水肿征象,出现胸腔积液,肺动脉高压,右心房、右心室扩大,亦可有纵隔淋巴结肿大,但是无特异性,确诊需

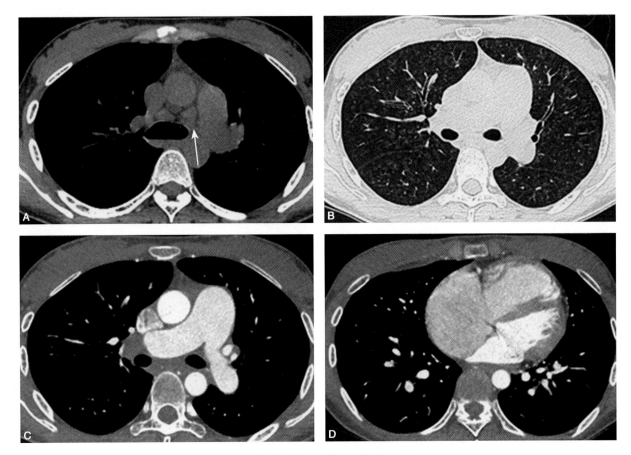

图 11-3-3 肺静脉阻塞病
女性,27 岁,胸闷、气短 4 个月。A. 纵隔内多发淋巴结,大者可达 14mm×8mm;B. 双肺弥漫斑片状磨玻璃样密度影;C. PA 为 33mm,AA 为 26mm,PA/AA=1.27;D. 右心房室明显增大,肺动脉高压改变。患者后经基因检测,确诊为 PVOD

要病理检查。

【鉴别诊断】

PVOD 除了需要与特发性肺动脉高压鉴别外,还需要与慢性血栓性肺高压及各种原因引起的肺静脉高压鉴别。

四、肺毛细血管瘤病

【概述】

肺毛细血管瘤病(pulmonary capillary hemangiomatosis,PCH)是一种极为罕见、预后不良的血管增生性疾病,是引起肺高压的病因之一。PVOD 和 PCH 一起约占肺动脉高压病例的 10%。PCH 较 PVOD 更为罕见,自 1978 年首次报道至今,英文文献中仅有 60 多例,国内仅有 2 例个案报道。由于该病极为罕见,大多数医生对其缺乏认识,极易漏诊、误诊。

PCH 是少见的肺部疾病,发病年龄为 2~71 岁,平均 30 岁,发病率无明显性别差异。PCII 患者 30% 有咯血,25% 有血性胸水的症状。PCH 进展期均可出现右心衰竭的症状,右心导管检查显示肺动脉压力升高,肺毛细血管楔压正常或降低。

【影像检查技术与优选应用】

血管造影是诊断本病最为准确的影像学检查方法。选择性肺动脉造影优于右心室造影。CT 检查具有很高的密度分辨率,能清楚地显示病灶的部位、大小、数量、形态、灶周改变。典型表现为密度变化,平扫与强化扫描显示病灶区与肺血管的强化程度和时间一致,利用 CTA 可起到血管造影的效果。MRI 可以作为不能行 CTA 检查或者碘造影剂过敏患者的替代性检查。

【影像学表现】

1. X 线胸片表现　胸片可见肺动脉增宽,及双肺下野散在的模糊结节影,小叶间隔增厚和胸腔积液较少见。

2. CT 表现　CT 可见双肺弥漫磨玻璃结节灶,边界较清,未见明显小叶间隔增厚(图 11-3-4)。

【诊断要点】

罕见,显示粗大扭曲的血管与血管团,并能找到病灶区的供血血管和引流血管提示诊断。

【鉴别诊断】

(1)其他肺动脉高压:毛细血管前改变,一般不

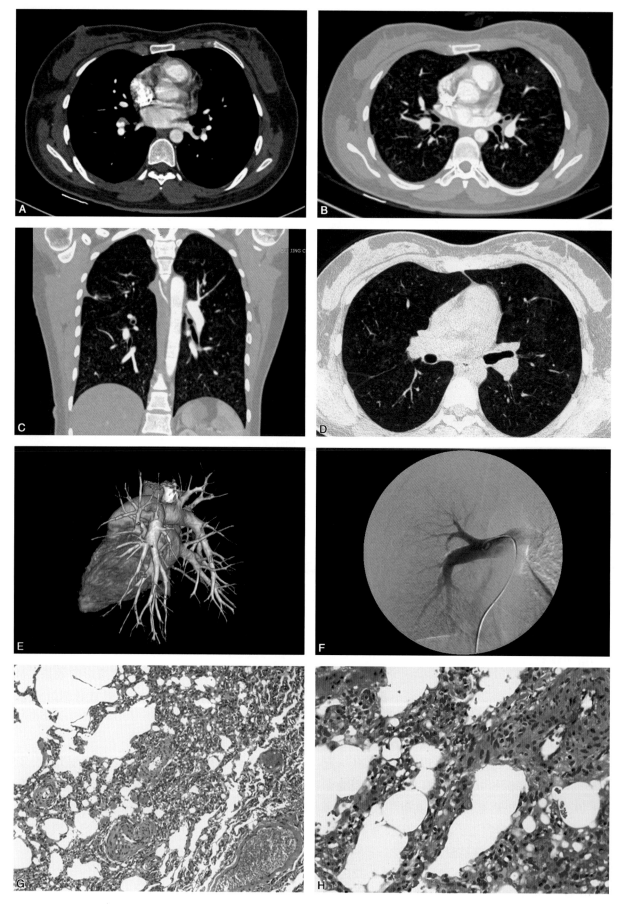

图 11-3-4 肺毛细血管瘤病

女性,19 岁,憋喘半年,无咳嗽、咳痰等呼吸道症状。A. 胸部纵隔窗轴位图像;B、C、D. 两肺弥漫性小叶中心磨玻璃影;D. 高分辨 CT,示肺内弥漫性中心磨玻璃影显示更清晰;E. 三维立体重建图,示肺动脉增宽,分支显示良好;F. 肺动脉造影示,肺动脉分支显示良好,右心导管示中度肺动脉高压;G、H. 病理镜检(HE 染色)图像示,肺泡间隔明显增厚,大量增殖的厚壁毛细血管(图片来源:首都医科大学附属北京朝阳医院放射科 马展鸿)

导致小叶间隔增厚,而 PVOD、PCH 是毛细血管及后毛细血管病变,导致毛细血管压升高,从而导致小叶间增厚。原发性肺动脉高压可产生肺外周血管稀疏,血栓栓塞性肺动脉高压可产生"马赛克"灌注不均的征象,但不会产生小叶间隔增厚;PVOD 则以小叶间隔增厚更多见;PCH 则可以无小叶间隔增厚,同时磨玻璃密度结节的边界较清。

(2)其他疾病:如纵隔纤维化、左心房黏液瘤、二尖瓣狭窄、左心衰,可有肺静脉扩张、小叶间隔增厚及磨玻璃结节,但这些疾病可以有特征性改变,如纵隔钙化、左心房充盈缺损、左心室流出道扩张等。

(张龙江　王海苹)

参 考 文 献

1. 中华医学会心血管病学分会肺血管病学组、中华心血管病杂志编辑委员会. 中国肺高血压诊断和治疗指南 2018. 中华心血管病杂志,2018,46(12):933-964.

2. 谢万木,黄可,张泽宇,等. ESC/ERS《肺动脉高压诊断和治疗指南》解读之定义与分类. 中华医学杂志,2016,96(10):827-829.

3. Aluja FJ,Gutierrez FR,Díaz FT,et al. Approach to pulmonary hypertension:From CT to clinical diagnosis. Radiographics,2018,38(2):170046.

4. Johns CS,Kiely DG,Rajaram S,et al. Diagnosis of pulmonary hypertension with cardiac MRI:Derivation and validation of regression models. Radiology,2018:180603.

5. Bonnet S,Paulin R. Small SeP or giant leap for pulmonary hypertension Research. Circulation,2018,138(6):624-626.

6. Zhang LJ,Lu GM,Meinel FG,et al. Computed tomography of acute pulmonary embolism:state-of-the-art. Eur Radiol,2015,25(9):2547-2557.

7. Galiè N,Humbert M,Vachiery JL,et al. 2015 ESC/ERS guidelines for the diagnosis and treatment of pulmonary hypertension:The Joint Task Force for the Diagnosis and Treatment of Pulmonary Hypertension of the European Society of Cardiology(ESC)and the European Respiratory Society(ERS):Endorsed by:Association for European Paediatric and Congenital Cardiology(AEPC),International Society for Heart and Lung Transplantation(ISHLT). Eur Heart J,2016,37(1):67-119.

8. Savarese G,Paolillo S,Costanzo P,et al. Do changes of 6-minute walk distance predict clinical events in patients with pulmonary arterial hypertension? A meta-analysis of 22 randomized trials. J Am Coll Cardiol,2012;60(13):1192-201.

9. Dunne RM,Ip IK,Abbett S,et al. Effect of evidence_based clinical decision support on the use and yield of CT pulmonary angiographic imaging in hospitalized patients. Radiology,2015,276(1):167-174.

10. Han QJ,Contijoch F,Forfia PR,et al. Four-dimensional flow magnetic resonance imaging visualizes drastic changes in the blood flow in a patient with chronic thromboembolic pulmonary hypertension after pulmonary thromboendarterectomy. Eur Heart J,2016,37(36):2802.

11. Schoenfeld C,Cebotari S,Hinrichs J,et al. MR Imaging—derived regional pulmonary parenchymal perfusion and cardiac function for monitoring patients with chronic thromboembolic pulmonary hypertension before and after pulmonary endarterectomy. Radiology,2016,279(3):925-934.

12. Mahmoud S,Ghosh S,Farver C,et al. Pulmonary Vasculitis:Spectrum of Imaging Appearances. Radiol Clin North Am,2016,54(6):1097-1118.

13. Castañer E,Alguersuari A,Gallardo X,et al. When to suspect pulmonary vasculitis:radiologic and clinical clues. Radiographics,2010,30(1):33-53.

14. Etievant J,Si-Mohamed S,Vinurel N,et al. Pulmonary arteriovenous malformations in hereditary haemorrhagic telangiectasia:Correlations between computed tomography findings and cerebral complications. Eur Radiol,2018,28(3):1338-1344.

15. Velthuis S,Buscarini E,Mager JJ,et al. Predicting the size of pulmonary arteriovenous malformations on chest computed tomography:a role for transthoracic contrast echocardiography. Eur Respir J,2014,44(1):150-159.

16. Haj-Yahia S,Sbaih M,Bali K,et al. Case report and management approach in idiopathic pulmonary arteries aneurysm. J Cardiothorac Surg,2018,13(1):110.

17. Abbas AE. Traumatic injury of the pulmonary artery:Transection,rupture,pseudoaneurysm,or dissection? Sometimes semantics do matter. J Thorac Cardiovasc Surg,2016,152(5):1437-1438.

18. Florczyk M,Wieteska M,Kurzyna M,et al. Acute and chronic dissection of pulmonary artery:new challenges in pulmonary arterial hypertension. Pulm Circ,2018,8(2):2045893217749114.

19. Giudici V,Kanani M,Muthialu N,et al Association of pulmonary sling and atypical tracheal tree arrangement in a young girl. Eur Heart J Cardiovasc Imaging. 2015,16(2):226.

20. Alsumrain M,Ryu JH. Pulmonary sequestration in adults:a retrospective review of resected and unresected cases. BMC Pulm Med. 2018,18(1):97.

21. Mussot S,Ghigna MR,Mercier O,et al. Retrospective institutional study of 31 patients treated for pulmonary artery sarcoma. Eur J Cardiothorac Surg,2013,43(4):787-93.

22. Erkanli K,Yazici P,Bakir I,et al. Pulmonary vein aneurysm

secondary to mitral regurgitation：rare and confusing lesion. Thorac Cardiovasc Surg，2014，62（1）：83-84.

23. Yun D，Jung JI，Oh YS，et al. Hemodynamic change in pulmonary vein stenosis after radiofrequency ablation：assessment with magnetic resonance angiography. Korean J Radiol，2012，13（6）：816-9.

24. Tachibana T，Nakayama N，Matsumura A，et al. Pulmonary hypertension associated with pulmonary veno-occlusive disease in patients with polycythemia vera. Intern Med，2017，56（18）：2487-2492.

第十二章　累及心血管的系统性疾病

第一节　概　述

系统性疾病可同时累及全身多系统的多个器官,种类繁多,病因不一,分类和诊断相对复杂、困难,出现心血管受累往往导致患者较严重的临床并发症,并提示相对不佳的疾病预后,需要及时采取特殊的临床治疗措施。了解累及心血管系统的不同系统性疾病,熟悉其病理生理过程和临床表现,掌握其在心血管系统的合理影像检查手段和典型影像学表现,具有重要临床意义。

累及心血管的常见神经系统疾病:肌营养不良症、线粒体病、Friedreich 共济失调、吉兰-巴雷综合征(Guillain Barre syndrome)、周期性麻痹、腓骨肌萎缩症等。该组疾病多有遗传倾向,心肌为主要受累靶点,由于取得活体心肌病理标本困难,通过心脏磁共振及核素显像等影像检查手段,对心肌进行组织特性和功能学评价有重要意义。

累及心血管的常见内分泌疾病:甲状腺功能亢进症、甲状腺功能减退症、肢端肥大症、甲状旁腺功能减退症、皮质醇增多症、原发性醛固酮增多症、嗜铬细胞瘤等,病因多为机体内分泌激素的异常分泌,影像表现无特异。甲亢性心脏病相对常见,分泌过量的甲状腺激素对心脏产生直接毒性作用或间接影响,引起期前收缩、房颤、房扑等心律失常,心脏扩大,心力衰竭,心绞痛等一系列症状。肢端肥大症患者的心血管系统受累可表现为动脉粥样硬化、左心肥厚、心脏扩大、血压升高、心肌单核细胞浸润和间质纤维化,约20%患者在确诊时有症状性心血管病,如高血压病、冠心病、心律不齐、传导阻滞、心脏瓣膜病等,降低血生长激素水平可使上述症状改善。

累及心血管的常见代谢性疾病:Fabry 病、糖原贮积病、糖尿病、家族性高胆固醇血症、高尿酸血症、高同型半胱氨酸血症、肥胖症和肥胖型心肌病等。

心血管病理生理改变包括代谢异常物质在心脏内的贮积、动脉粥样硬化等。

累及心血管的常见免疫系统疾病:系统性红斑狼疮、干燥综合征、白塞综合征、大动脉炎、结节性多动脉炎、皮肌炎、类风湿关节炎、血清阴性脊柱关节病、系统性硬化症等。该组疾病多数原因不明,以异常的自身抗体、免疫复合物形成、血管炎为特点,累及全身各部位的结缔组织和器官;心脏和血管为其常见受累靶器官,心血管受累形式多样,心脏瓣膜、心包、心肌、冠状动脉、心脏传导系统、各个层级的动脉和静脉系统均可受累。

累及心血管系统的常见血液系统疾病:血色病、淀粉样变性、贫血、溶血性疾病、高嗜酸性粒细胞综合征、血液黏滞度增加相关的疾病、血液肿瘤、组织细胞增多症。血色病是体内铁负荷过多、实质脏器内铁异常沉积导致脏器结构和功能异常的一种疾病,造成心血管损害,影像表现有特异性。淀粉样变性累及心脏,主要由于淀粉样蛋白在心肌内异常沉积,表现为浸润性、限制性心肌病,心脏 MRI 对其诊断特别有意义。高嗜酸性粒细胞综合征,可出现嗜酸细胞性对心脏的浸润性病变,早期病理组织学改变以心内膜炎、内层心肌坏死和心肌内血栓形成为特征;慢性期可见局灶性或弥漫的心内膜和内层心肌胶原纤维增生,心脏增强磁共振对其无创诊断作用大。血液系统肿瘤性病变如白血病、淋巴瘤及组织细胞增多症可对心脏或大血管发生浸润性病变,甚至在局部生成实体肿瘤。

第二节　神经系统疾病累及心脏

一、Friedreich 共济失调

【概述】

Friedreich 共济失调(Friedreich ataxia,FRDA)是

一种以渐进性共济失调为特征的常染色体隐性遗传病,是由位于 9 号染色体长臂(9q13-21.1)的 FRDA 基因缺陷所致。当出现典型临床表现和心脏器质性病变时,结合 FRDA 基因检测,18 号内含子 GAA 异常扩增即可确诊。FRDA 在西方人群的发病率约为 1/72.5 万~1/2 万,在东方人群中鲜有报道。大约三分之二的 FRDA 患者可出现心肌病。

【临床特点】

FRDA 通常在青春期发病(25 岁前),典型的临床表现包括神经系统症状(如渐进性共济失调、构音障碍、小腿腱反射消失、锥体束损害等),肌骨系统症状(如肌无力、脊柱侧弯、弓形足等),非梗阻性肥厚性心肌病,糖耐量异常/糖尿病,视神经萎缩和/或耳聋等。

FRDA 患者的心电图 QRS 持续时间多为正常,即使存在显著的左心室肥厚,也极少发生左心室束支阻滞,晚期可表现出 V_1、V_2 高 S 波,V_5、V_6 高 R 波。绝大多数 FRDA 心肌病患者,左胸导联出现 T 波异常(即倒置或扁平),而校正的 QT 间期正常,部分晚期患者存在心房颤动、心房扑动、房室折返性室上性心动过速。

【影像检查技术与优选应用】

FRDA 患者出现心脏异常的相关临床表现或体征时,应常规采用心脏超声心动图进行检查。心脏磁共振(CMR)虽不作为常规检查手段,但是在对患者心脏受累程度评估、心功能评价、心肌纤维化评价等方面有优势,在需要对该疾病进一步评估时应采用 CMR。

【影像学表现】

1. 超声心动图表现 FRDA 心肌病的典型心脏超声表现是左心室向心性肥厚,且大部分患者舒张末期心室壁厚度小于 15mm,没有流出道梗阻。有大型队列研究显示,大约 80% 的患者左心室几何结构(基于舒张期相对壁厚和指数化左心室质量)出现改变。约 40% 的患者表现为向心性重塑,35% 的患者表现为向心性肥厚,仅 5% 的患者表现为离心性肥厚。许多患者一直保有心室整体收缩功能,只有终末期患者才会出现射血分数降低伴心室搏动减弱和轻度左心室扩大。因此,该病进展的特点是早期向心性重塑,晚期向心性肥大。随着心肌纤维化逐渐发展,左心室壁变薄,左心室开始扩张,而射血分数长期保持稳定,仅在终末期下降,晚期 FRDA 心肌病患者的左心室纵向收缩功能显著降低,左心室扭转(twist)峰值降低,其左心室室间隔比后壁稍厚。左

心室的泵功能降低与心室向心性重塑相关,因此,基于左心室肥厚和射血分数受损的程度可对 FRDA 心肌病进行分期。

需要注意的是,FRDA 心肌病患者的舒张功能经常只是轻度受损,一种解释可能是左心室壁厚度的增加非常迅速,导致出现舒张功能正常的心室肥厚,只有晚期患者才会出现舒张功能异常,此外,超声心动图在鉴别舒张功能异常和舒张功能正常(即假阴性)存在困难也可能是出现这种结论的因素之一。目前有研究显示,舒张功能受损情况可以由 GAA 重复长度预测,而不是年龄或性别。从形态学的角度来看,FRDA 心肌病的超声心动图表现与心肌淀粉样变性类似。这可能是由于 FRDA 心肌病的向心性肥厚模式及肥厚心肌中可见颗粒样增强光点,这些表现与心肌淀粉样变性相似。然而,FRDA 心肌病通常没有心房增大或心包积液。另外,超声心动图可能存在以下限度:FRDA 患者经常表现出异常的身高和体重,当测量数据需要指数化时,这可能妨碍计算和结论。

2. CMR 表现 在临床上,FRDA 心肌病患者一般没有常规进行 CMR 检查,近年来有一些研究开始采用 CMR 对患者的心脏受累程度进行评估。这些研究表明左心室心肌质量与 GAA 重复数(GAA1 重复数>600)以及发病年龄呈正相关。左心室心肌质量随病程延长(>15 年)而减少,提示心脏变薄随病程延长而加重。近年来应用腺苷负荷 CMR 对 FRDA 患者的研究表明,FRDA 患者的心肌灌注储备指数显著降低。此外,受损的灌注储备与左心室肥厚程度或纤维化程度无关,提示灌注受损可能在病理生理级联反应中的早期就发生了。到目前为止,尚无采用 CMR 延迟强化来系统定量评估 FRDA 心肌病的纤维化的大型研究,因此,关于纤维化是否可能从左心室某些区域开始,从而与其他遗传性肥厚性心肌病相鉴别,目前尚不清楚。值得注意的是,最近的临床研究表明心肌纤维化确实是 FRDA 心肌病过程中的一个典型表现,在 FRDA 心肌病晚期经常观察到左心室壁变薄,也提示了心肌纤维化是疾病进展的表现。

【诊断要点】

当患者出现典型的多系统症状时,应采用 FRDA 基因检测,出现 18 号内含子 GAA 异常扩增即可确诊。对于已行基因确诊的患者,当出现非梗阻性肥厚型心肌病时,在排除其他原因后,可诊断 FRDA 心肌病。

【鉴别诊断】

左心室肥厚是心脏对各种刺激做出的生理性或病理性的非特异性反映,常见于运动员、各种心脏疾病(如致密化不全和肌源性肥厚型心肌病)、系统性疾病(如高血压、淀粉样变性、Fabry病)。导致左心室肥厚的最常见原因是高血压。这类患者有长期的高血压病史和降压药物治疗史,这些临床信息有助于判断左心室肥大的原因。对于其他原因导致心肌肥厚的病例,则需要更多的临床病史和特定症状来鉴别。在左心室向心性肥厚的患者,多发性骨髓瘤或慢性炎性疾病的病史可提示心肌淀粉样变性的诊断。由于Fabry病是一种多系统疾病,肾脏或神经系统等其他器官受累可能有助于提出正确的诊断。然而,在一些Fabry病患者,特别是女性患者,心脏可能仅受到基础病理(即心脏变异)的影响。心肌致密化不全通常可以通过典型的超声心动图征象来确诊,即心尖部出现肌小梁及小梁隐窝。如果怀疑心肌肥大是由于运动员心脏的生理适应,其心功能检查可显示正常或甚至超常的左心室功能。

二、线粒体病

【概述】

线粒体病是由细胞核或线粒体DNA缺陷,引起线粒体代谢异常而导致的一组异质性多系统疾病。线粒体病的临床表现多样,可以在任何年龄确诊,但较严重的线粒体病通常在婴幼儿期即可确诊。据估计,线粒体病的发生率约为1/5 000名新生儿。线粒体心肌病是指继发于涉及线粒体呼吸链的遗传缺陷,所导致的心肌结构和/或功能异常,同时不伴随冠状动脉疾病、高血压、心脏瓣膜病或先天性心脏病。

【临床特点】

不同综合征的患者可能出现不同的临床表现。例如,Kearns-Sayre综合征(KSS)的患者易患房室传导阻滞,导致晕厥、Adams-Stokes综合征或猝死。这些患者在发生心脏传导阻滞前常常存在视网膜病变和眼肌麻痹。因此,当出现眼肌麻痹时,应密切观察患者的心电图或24h动态心电监护。肌阵挛性癫痫伴肌肉破碎红纤维(myoclonic epilepsy with ragged red muscle fibers,MERRF)综合征和线粒体脑肌病伴高乳酸血症和卒中样发作(mitochondrial encephalo-myopathy,lactic acidosis,and stroke-like episodes,MELAS)综合征的患者,常常发生肥厚型心肌病和扩张型心肌病。MERRF患者可出现肌阵挛、全身抽搐、小脑共济失调、肌肉萎缩、血乳酸和丙酮酸升高,肌肉活检可见肌肉内特殊红染肌纤维。MELAS患者肌肉活检也可见肌肉内特殊红染肌纤维,但与MERRF患者不同的是MELAS患者早期发育正常,仅在3岁到成年之间出现症状。MELAS患者更易出现身材矮小、癫痫发作、偏瘫、偏盲和失明。

Barth综合征是一种X连锁遗传病,其特征是扩张型心肌病、中性粒细胞减少、骨骼肌无力和血/尿三甲基戊二酸升高,但这些表现不一定同时出现。除了Barth综合征外,DNJAC19和TMEM70基因缺陷症也可以导致心肌病、线粒体功能异常和血/尿三甲基戊二酸升高。DNJAC19基因缺陷所致的Hutterite综合征,主要表现为儿童期起病的扩张型心肌病、非进行性小脑共济失调、睾丸发育不良、生长缓慢和血/尿三甲基戊二酸升高。TMEM70基因缺陷患者大多数在新生儿期就出现肌张力降低、肥厚型心肌病、精神运动发育迟缓、血/尿三甲基戊二酸升高、高血氨症和乳酸酸中毒。

Leigh综合征又名为亚急性坏死性脑脊髓病,该病通常发生在婴儿期,常见的表现有腹泻、呕吐、发育迟滞、肌张力低,通常在几年内死亡;成年型Leigh综合征的临床表现有肌张力低、共济失调、眼肌麻痹和震颤、精神异常、自主神经功能障碍、睡眠障碍,以及癫痫发作。

【影像检查技术与优选应用】

超声心动图和心脏磁共振(CMR)均能对线粒体心肌病进行评估,超声心动图是评价线粒体心肌病的首选检查,但CMR在对心肌受累评估方面优于超声心动图,因此,对于已确诊为线粒体病的患者,如欲评估心肌受累程度或患者心电图及超声心动图为阴性时,应进一步行CMR检查来明确是否存在线粒体心肌病及病变严重程度。

【影像学表现】

线粒体病常见心脏表现包括肥厚型心肌病、扩张型心肌病、心律失常、左心室致密化不全(left ventricular noncompaction,LVNC)和心力衰竭,这些表现可能在代谢危象中会急剧恶化。在CMR中,线粒体心肌病常常表现出非缺血性延迟强化。线粒体肌病心肌受累影像学表现见图12-2-1。

1. **Kearns-Sayre综合征** KSS患者常出现心脏传导阻滞和扩张型心肌病,其常见的CMR表现为左心室下侧壁基底部出现非缺血性延迟强化,目前研究认为,这可能是与这些区域更易出现线粒体能量缺乏和/或左心室下侧壁所受的机械应力更大有关。

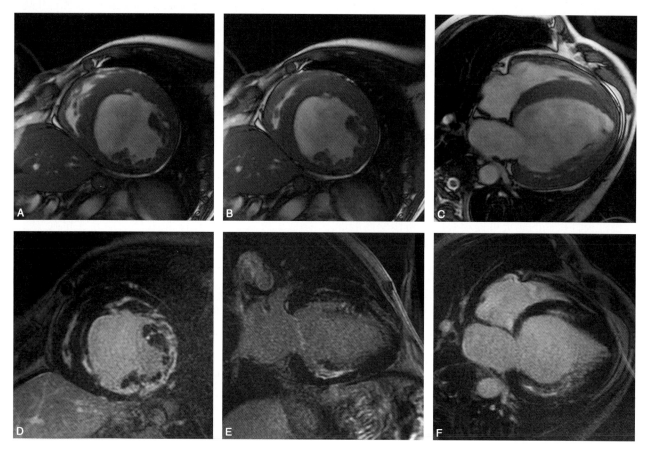

图 12-2-1　线粒体肌病心肌受累

男性,43岁,活动后胸闷、憋气30年,基因检测提示线粒体肌病。心脏MRI电影序列短轴两腔心(A.舒张末期,B.收缩末期)及四腔心层面(C)图像示左心室增大,左、右心室及室间隔心肌弥漫增厚,左心室收缩功能重度减低(LVEF=19.0%,RVEF=50.0%),延迟扫描见左心室及室间隔心肌内多发条片状延迟强化(D~F),心肌中层分布为主

2. **MELAS综合征**　MELAS患者的心肌病在CMR上的常见异常征象是,显著向心性心肌肥厚伴弥漫性左心室壁非缺血性延迟强化,目前认为这种表现的病理机制除了继发于细胞能量代谢紊乱和细胞死亡的心肌纤维化外,还可能与线粒体血管病变所导致的持续血管源性水肿和体液外渗有关,而这一机制同时也是MELAS患者卒中样发作的原因之一。

3. **Barth综合征**　常见心脏表现是扩张型心肌病和LVNC,有研究显示部分患者仅有心肌病的表现而缺乏其他临床症状,约一半的患者在出生1个月内诊断,因此对于仅表现出心肌病(LVNC或心内膜弹力纤维增生症)的男性婴幼儿,应注意筛查Taz基因突变,判断有无Barth综合征的可能性。Barth综合征患者的心肌异常在病理上表现为典型的心内膜弹力纤维增生症,其超声心动图表现为LVNC,但也可以有扩张型心肌病和肥厚型心肌病的表现。这类患者的超声心动图表现可以随着时间进展发生变化,例如,一开始表现为心肌肥厚、心室扩张、心功能较正常值偏高,随后变为单纯心肌肥厚但心功能正

常,最后可能出现单纯心室扩张并心功能降低,这种心脏重塑过程也被称为波动表型。

4. **其他**　其他的线粒体病均以心肌病合并心律失常为常见表现,例如,MERRF患者常见的心脏表现是心肌病,伴预激综合征(Wolff-Parkinson-White,WPW),而Leigh综合征患者的常见心脏异常包括肥厚型心肌病(非对称性室间隔肥厚)、扩张型心肌病以及心律不齐或传导异常(WPW常见),但目前尚不清楚是否有相对常见或特征性的影像学表现。

【诊断要点】

当患者出现典型的多系统症状时,结合基因检测即可确诊。对于已确诊的患者,出现心律失常或心肌病的表现时,在排除其他原因后,即可诊断线粒体心肌病。

【鉴别诊断】

线粒体病经常以综合征的形式出现,并导致多器官功能障碍,一般没有特征性的心血管系统受累表现。因此,当患者出现肥厚型心肌病、扩张型心肌病、心律失常、左心室致密化不全、心力衰竭时,首先

需要排查引起这些异常的常见病因,如冠状动脉疾病、高血压、心脏瓣膜病或先天性心脏病等。如果患者的临床表现符合某综合征(如 KSS、MERRF 综合征、MELAS 综合征、Leigh 综合征、Barth 综合征等),结合基因检测确诊为线粒体病,则有助于诊断线粒体心肌病。对于不明原因的左心室心肌病,如非缺血性延迟强化、心肌肥厚、LVNC 等,无论是否合并其他系统表现,线粒体病都应作为鉴别或需排除的诊断之一。

三、进行性肌营养不良

【概述】

进行性肌营养不良(progressive muscular dystrophy,PMD)是一组遗传性肌肉变性病,大多有家族史。临床以缓慢进行性加重的对称性肌无力和肌萎缩为特征,可累及肢体和头面部肌肉,少数可累及心肌,无感觉障碍。根据遗传方式、发病年龄、萎缩肌肉的分布、有无肌肉假性肥大、病程及预后,可分为不同的临床类型,包括假肥大型肌营养不良症:Duchenne 型肌营养不良症(Duchenn muscular dystrophy,DMD)、Becker 型肌营养不良症(Becker muscular dystrophy,BMD);面肩肱型肌营养不良(Facioscapulohumeral muscular dystrophy,FSHD);肢带型肌营养不良(imb-girdle muscular dystrophy,LGMD);Emery-Dreifuss 肌营养不良(Emery-Dreifuss muscular dystrophy,EDMD);眼咽型肌营养不良(Oculopharyngeal muscular dystrophy,OPMD);眼型肌营养不良(ocular muscular dystrophy);远端型肌营养不良(distal muscular dystrophy);先天性肌营养不良(congenital muscular dystrophy,CMD)。

【临床特点】

PMD 的病因及发病机制极为复杂,遗传因素(病理基因)所引起的一系列酶及生化改变在发病中起主导作用。目前对 DMD 和 BMD 致病基因的编码蛋白 dystrophin 蛋白(即抗肌萎缩蛋白)研究较多,dystrophin 位于 Xp21,是目前人类发现的最大的基因,长度为 2 400~3 000kb,约 79 个外显子,编码 3 685 个氨基酸,组成 dystrophin 蛋白,分子量 427kD。PMD 的肌肉基本病理改变为肌纤维坏死和再生,肌膜核内移,肌细胞萎缩与代偿性增大相嵌分布肥大肌细胞横纹消失,光镜下呈玻璃样变坏死肌细胞出现空泡增多、絮样和颗粒变性及吞噬现象。肌细胞间质内可见大量脂肪和结缔组织增生。肌活检组化检查见 dystrophin 缺失或异常。

本部分重点介绍 Duchenne 型肌营养不良症(DMD)。DMD 是最常见的 X 性连锁隐性遗传性肌病。由 Duchenne(1868)首先描述,发病率约为 1/3 500 活男婴。无地理或种族间明显差异。可有肢体无力、腓肠肌肥大、血清肌酸激酶(CK)增高等临床表现。患儿多有明确家族性,另有 1/3 患儿由新的基因突变所致病。患儿均为男性,多在 3~5 岁发病,起病隐袭,首发症状多为行走慢,容易跌倒,肌无力自躯干和四肢近端开始缓慢进展,下肢重与上肢鸭步,患者骨盆带肌无力,肌张力减低,由于髂腰肌和股四头肌无力,而登楼及蹲位站立困难,进而腰椎前凸,骨盆带肌无力致行走时向两侧摇摆。四肢近端肌萎缩明显,假性肥大以腓肠肌最常见,也可见于臂肌、三角肌、冈下肌等。可见轻度面肌无力,发音、吞咽、眼肌运动不受累,脚尖走路而跟腱挛缩,9~12 岁时常不能行走,要坐轮椅。多数患儿心肌受累,少数患儿心肌受损严重,可产生充血性心衰约 20 岁时患者出现呼吸道症状,晚期病情加重需呼吸机支持。约 1/3 患儿智力发育迟缓。

肌电图(electromyography,EMG)为典型肌源性损害,血清激酶谱:肌酸激酶(CK)、乳酸脱氢酶(LDH)、GOT、GPT 和醛缩酶等可增高,尤其是 CK 显著增高,可达正常者的 50 倍以上,尿中肌酸增加,肌酐减少,心电图多数异常,如 V_1 导联 RS 波幅增加,左前导联 Q 波深而窄。本型的病情是 PMD 中最严重的,预后不良。患者多在 25~30 岁以前死于呼吸道感染、心力衰竭或消耗性疾病。

【影像检查技术与优选应用】

超声心动图和心脏磁共振(CMR)均能对 PMD 心脏受累进行评估。超声心动图是评价 DMD 心脏受累的常规筛查检查,CMR 在对心肌组织定性方面优于超声心动图,尤其是评价心肌纤维化方面。

【影像学表现】

1. 超声心动图表现 PMD 心脏受累部分可表现为肥厚型心肌病,部分可表现为扩张型心肌病,DMD 患者心脏功能可正常或收缩功能减退(射血分数减低)。

2. CMR 表现 DMD 患者可有心肌水肿,可采用 STIR T_2WI、T_2-mapping 和 T_1-mapping 进行评价。STIR T_2WI 可受心室内慢血流高信号,运动伪影,成像不稳定性和主观评价等因素影响。T_2-mapping 由于对运动伪影不敏感,因此是评价心肌水肿的最佳方法。有研究表明,T_1-mapping 亦可用于评价心肌水肿。心肌水肿为病变急性期/早期表现。

DMD 心脏受累部分可表现为肥厚型心肌病,部分可表现为扩张型心肌病,CMR 可全面评价心肌厚度和准确评价心脏功能。DMD 可出现左心功能不全,收缩功能减退(射血分数减低)。部分患者可有左心室壁延迟强化(图 12-2-2)。研究表明,延迟强化患者射血分数较无延迟强化者低。局灶性延迟强化可见于心脏多个节段,其中以心室中部后下壁受累最常见。DMD 可有弥漫性心肌纤维化,可采用 native T_1-mapping 进行评价,采用细胞外容积分数(extracellular volume fraction,ECV)可评价心肌纤维化程度。左心室环周应变降低反映左心室的室壁运动减低。DMD 患者在出现左心室延迟强化和左心室射血分数降低之前就可存在环周应变降低。

【诊断要点】

1. 根据典型病史、遗传方式、阳性家族史、肌肉萎缩无力分布特点,结合血清肌酶升高,肌电图呈肌源性改变,肌肉活检病理为肌营养不良,或肌源性改变的特征,多数肌营养不良症可临床诊断。进一步确诊或具体分型诊断,需要用抗缺陷蛋白的特异性抗体进行肌肉组织免疫组化染色以及基因分析。

2. 血清肌酶检验 包括肌酸激酶(CK)、乳酸脱氢酶(LDH)等,DMD 患者 CK 升高显著,可达正常值的 20～100 倍以上。

3. 肌电图 肌电图呈现典型肌源性改变的特征,在疾病不同阶段,肌电图改变也可有变化。

4. 肌肉活检病理 表现为肌纤维变性、坏死,可见不透明纤维和肌纤维再生,可见肌纤维肥大,间质中结缔组织和脂肪组织增生,DMD 不同阶段病理改变也不相同,在疾病晚期以结缔组织增生为主。

5. 基因检查 对于 DMD 患者,有助于基因携带者检出和产前诊断,运用聚合酶链式反应(PCR)、多重连接探针扩增(MLPA)等技术,能检测 *dystrophin* 基因缺失和基因重复,对点突变可采用 mRNA 分析进行检测等。

6. 超声心动图和心脏磁共振主要用于评价心脏受累情况。

【鉴别诊断】

单纯通过影像难以与其他心肌病鉴别。

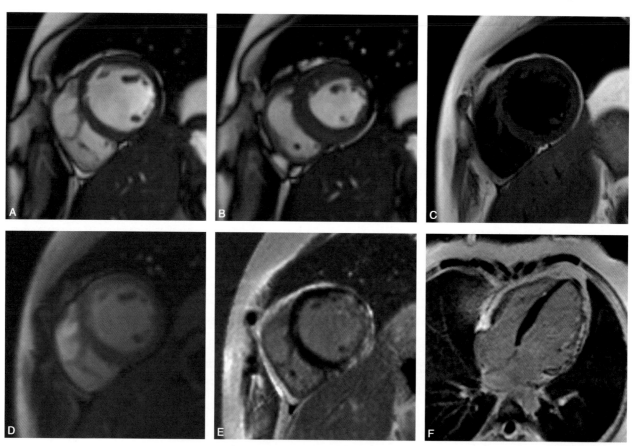

图 12-2-2 Duchenne 型肌营养不良症心肌受累

男性,13 岁,基因检查明确诊断 Duchenne 型肌营养不良症,下肢肌受累不能正常行走,血心肌酶升高。心脏 MRI 短轴两腔心电影序列(A. 舒张末期、B. 收缩末期)见左心室侧、下壁心肌节段性室壁运动减弱(LVEF=43.6%),同层面 T_2WI 黑血序列(C)心肌内未见明显异常高信号,首过灌注(D)未见心肌灌注缺损,延迟扫描(E、F)见左心室侧、下壁心肌内多发斑片状延迟强化,心肌中层或外膜下分布为主

第三节 内分泌系统疾病累及心脏

一、糖尿病

【概述】

糖尿病(diabetes mellitus,DM)是由于胰岛素分泌绝对或相对不足所引起的疾病,随着病程的延长,易并发微血管及大血管病变。糖尿病性心肌病(diabetic cardiomyopathy,DCM)是指糖尿病患者长期处于胰岛素抵抗和/或高血糖状态,导致心肌结构改变和功能异常的一种心肌疾病。需排除高血压、冠心病以及明显心脏瓣膜病等其他病因心肌病。

由于高血糖和胰岛素抵抗,心肌细胞器(线粒体、内质网等)结构、信号途径、酶学及基因学可能发生变化,以及炎症因子的作用,导致心肌肥厚、纤维化、心脏扩大和心力衰竭。

糖尿病是最常见的慢性病之一,也是心脏病和心源性猝死的独立预测因子,糖尿病患者的心血管病发生率及死亡率比非糖尿病患者高 2~3 倍,而且发生早,进展快,后果较严重。目前有关糖尿病性心肌病的发生率、患病率及死亡率均不清,与罹患本病的人群知晓率低、临床诊断较难和心内膜活检率低相关。

【临床特点】

患者除了糖尿病的临床表现和体征外,一般早期无明显临床症状,部分患者易出现乏力、疲劳、嗜睡等症状,过度活动后出现气促、胸闷、发绀等。心肌病症状常常被糖尿病症状掩盖,或呈非特异性的自主神经功能紊乱症状,如心率加快、直立性低血压、头晕、失眠、多汗以及心悸等,病情严重者可能发生心衰或猝死。

心电图可以检出部分无症状性心肌缺血患者。实验室检查可以发现患者血糖增高,无其他特异性指标,患者出现心衰表现时可有相关指标的异常。

【影像检查技术与优选应用】

糖尿病性心肌病主要表现为左心室壁肥厚和舒张功能减退,影像学检查主要有超声心动图和心脏磁共振检查,前者可以获得心脏形态学与功能指标,对心肌组织评价受限,易受声窗的限制和操作者技术的影响,后者软组织分辨率高,一站式检查能够获得心脏形态结构、功能、心肌灌注和心肌组织活性等信息,成为临床检测糖尿病性心肌病的首选影像学方法。

冠状动脉 CT 血管成像(CCTA)对于显示冠状动脉病变(如斑块负荷和管腔狭窄程度)非常有帮助。

【影像学表现】

(1) 超声心电图表现:超声心动图可以无创性检测心脏舒张功能障碍,提供糖尿病性心肌病的前兆信息,如左心室早期舒张充盈减少、心肌肥厚。

1) 常规二维超声及彩色多普勒超声心动图,能够检测到疾病发展中期的 E 峰/A 峰比值下降、左心室质量增加、左心室直径减小及二尖瓣 E 峰减速时间增加,晚期则可检测到射血分数减低。

2) 组织多普勒成像,可以检测到疾病发展中期 E/E' 比值>15(舒张功能障碍),晚期可通过观察整体/局部应力值和应力率值,来评价左心室收缩功能。

3) 二维斑点追踪超声心动图,可以在疾病早期检测到心肌纵向和周向应力值的减低,随着疾病进展,应力相关指标可以提示舒张和/或收缩功能的减低。

(2) 心脏磁共振(CMR)表现

1) 常规电影成像是亮血对比序列,平衡稳态自由进动序列(balanced steady state free procession,bSSFP)基于高信噪比、良好的心肌和血池对比以及快速成像的优势,心功能后处理软件能够半自动定量心室大小、容积、射血分数、心肌质量等常规心功能指标,已广泛应用于临床。

糖尿病性心肌病常见的心脏结构改变是心肌肥厚,高血糖和胰岛素抵抗可能引起左心室向心性重构。CMR 电影技术可观察到患者左心室心肌向心性重构、室壁增厚、质量增加。高血糖或高胰岛素血症也可能独立或代偿性影响 DM 患者右心室功能。

CMR 电影成像主要关注患者整体心功能状态,对心肌局部节段功能分析有限。当发现心功能异常时,患者多处于中晚期阶段,对于心肌病早期诊断敏感度不高。

2) 钆造影剂延迟强化(late gadolinium enhancement,LGE)是最先用于评估心肌组织活性的影像技术。钆-二乙烯三胺五乙酸(Gd-DTPA)是细胞外造影剂,进入正常心肌时快速廓清。当心肌部分区域存在梗死或淀粉样变等病理改变时,造影剂积聚在细胞外间隙,廓清受限。延迟 8~10min 后经 T_1WI 序列检查,即可主观评估正常和病变心肌信号的差异(图 12-3-1)。不同心肌病发病机制不同,心肌 LGE 分布区域和强化程度亦不相同,从而达到鉴别

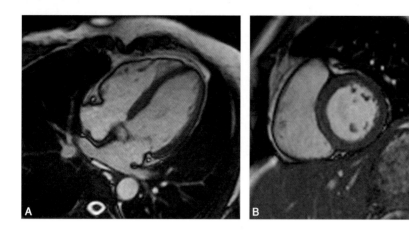
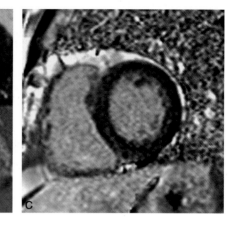

图 12-3-1　糖尿病心脏磁共振表现

男性,55 岁,糖尿病史 5 年。心脏 MRI 平扫四腔心(A)和左心室短轴位(B)及短轴位左心室中间段发现 LGE(C),心腔形态未见明显异常,LGE 显示左心室心肌弥漫性强化

诊断的目的。

心肌 LGE 还可预测患者预后,目前已有研究发现 DM 患者心肌 LGE 发生比例显著高于无 DM 患者,心肌 LGE 是 DM 患者发生心脏死亡事件的独立预测因子。需要注意的是,LGE 检查需要注射钆造影剂,不能用于严重糖尿病肾病患者;如果心肌弥漫性纤维化,易出现假阴性结果。

3) T_1-mapping 技术:作为新兴的定量 MRI 技术,能够评价弥漫性心肌纤维化并定量评估心肌不同节段 T_1 值和细胞外容积(extracellular volume,ECV)。常用序列包括改良 Look-Locker 反转恢复序列(MOLLI),饱和恢复单次采集序列(SASHA)和短 MOLLI 序列。

动物模型与临床病理结果证实,DM 兔子以及 2 型糖尿病患者可能发生心肌纤维化(图 12-3-2),但是 2 型糖尿病患者心肌 ECV 值是否高于正常人,目前研究尚存争议。心肌 ECV 值与某些血清学指标相关,如高敏 C 反应蛋白、甘油三酯以及糖化血红蛋白,这些血清学指标可能参与糖尿病患者心肌组织的重塑。

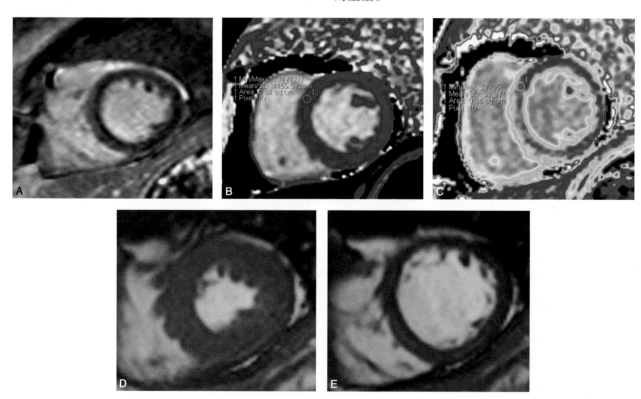

图 12-3-2　糖尿病心脏磁共振表现

女性,55 岁,糖尿病史 15 年。短轴位左心室 LGE(A)显示心肌弥漫性强化;短轴位心肌 T_1-mapping 图(B)、同层面 ECV(C)图、心脏收缩末期(D)与舒张末期(E)。室间隔初始 T_1 值升高(1 155ms),ECV 值升高(32.9%)

4) T_2-mapping 是另一种评估心肌组织特性的定量参数 mapping 技术,通过 T_2 准备稳态自由进动序列获取图像。心肌水肿是其 T_2 值升高的首要病因,T_2 值作为心肌组织特异性参数,能够鉴别正常与异常心肌组织。

5) 心肌应变分析技术:许多 MR 序列和后处理技术能够分析整体或局部心肌应变值,如心肌标记技术(myocardial tagging)、激发回波位移编码技术(displacement encoding with stimulated echoes, DENSE)以及组织追踪技术(tissue tracking, TT)。MR 应变技术通过计算不同节段心肌应变、应变率和扭转值等,有望早期监测不同类别心肌病力学的异常状况。

6) 心肌灌注成像通过静脉注射负荷腺苷和造影剂,分析心肌微循环状态,包括定性评价心内膜下低灌注,定量整体和局部心肌灌注储备指数(myocardial perfusion reserve index, MPRI)。MPRI 减低能够预测不良心血管事件,是有或无冠心病患者心脏死亡率的独立预测因子。

7) 磁共振波谱成像(magnetic resonance spectroscopy, MRS):通过应用磁共振化学位移现象测量具体物质分子成分含量,能够无创性定量心肌能量代谢,目前主要应用 ^{1}H 和 ^{31}P 波谱技术进行心肌 MRS 研究,DM 患者心肌脂肪变可能导致左心室向心性重塑和收缩功能异常,^{1}H MRS 能够定量心肌甘油三酯含量(myocardial triglyceride content, MTG);^{31}P MRS 能够定量磷酸肌酸与 ATP 比值(PCr/ATP),反映心肌高能磷酸盐代谢情况,DM 患者心肌能量代谢受损可能影响左心室舒张功能。

(3) CT 检查:多排螺旋 CT(MDCT)能够发现并评估冠状动脉钙化或粥样硬化斑块,通过容量分析获得心室的功能参数,被认为是无创性评价缺血性心脏病的首选检查,较少用于心肌病的诊断。CT 可对 2 型糖尿病患者的心室功能障碍进行有效评估,不足的是其具有辐射且需注射含碘造影剂。

(4) 核医学检查:核医学检查技术着重于心脏自主神经功能障碍,这是糖尿病早期的常见表现。

1) 门控心肌灌注显像(gated-SPECT):通过使用标记过的心肌灌注显像剂,同时评估心肌灌注和左心室功能,以及室壁厚度与运动的信息。

2) 正电子发射断层扫描(positron emission tomography, PET)尤其适用于肥胖或晚期左心室功能不全和冠状动脉疾病的患者。研究表明,无症状的 2 型糖尿病患者表现出心肌脂肪酸代谢增加,而舒张功能障碍与能量代谢参数之间没有明确相关性。

【诊断要点】

糖尿病性心肌病的影像学表现无特异性,主要表现为左心室壁肥厚和舒张功能减退。超声心电图及磁共振等影像学检查,可测量心室舒张及收缩功能,LGE 可见心肌中层强化,结合患者病史与实验室检查进行综合诊断,最终确诊需要心肌活检(微血管病变及 PAS 染色阳性者可确诊)。

【鉴别诊断】

主要与能引起心脏舒张功能减退和左心室壁肥厚的高血压性心脏病、肥厚型心肌病进行鉴别,需结合患者病史与实验室检查。

二、甲状腺功能亢进

【概述】

甲状腺功能亢进症(hyperthyroidism)指甲状腺腺体本身产生过多甲状腺激素,引起神经、循环、消化等系统兴奋性增高和代谢亢进的一组临床综合征。甲亢性心脏病(hyperthyroid heart disease, HHD)是指甲状腺功能亢进时,甲状腺素对心脏的直接或间接作用所致的心脏扩大、心功能不全、心房纤颤、心绞痛甚至心肌梗死、病态窦房结综合征和心肌病等,一系列心血管症状和体征的一种内分泌代谢紊乱性心脏病。

美国纽约心脏病协会提出 HHD 的诊断标准如下:

(1) 根据临床症状、体征和实验室检查,确诊为甲亢;

(2) 具有以下心脏异常的至少一项:①心脏增大;②心律失常,以房性心律失常为主,如阵发性或持续性心房纤颤等;③充血性心力衰竭;④心绞痛或心肌梗死;

(3) 除外同时存在的其他原因引起的心脏改变;

(4) 甲亢控制后上述心脏改变明显缓解或消失。

本病的发病机制尚未完全明确。自身免疫损伤、遗传易感性和精神刺激等因素均可诱发或导致本病,可能与下列因素有关:①甲状腺激素的作用与儿茶酚胺相同,兴奋腺苷酸环化酶,使心肌收缩力增强;②甲状腺激素直接作用于心肌收缩蛋白,发挥正性肌力作用,导致房颤和窦性心动过速,长期作用则左心室功能降低;③甲状腺激素扩张外周动脉,外周血管阻力降低,心脏输出量代偿性增加。上述机制共同作用导致了心动过速、心脏排出量增加、心房纤颤甚至心力衰竭。

甲亢患者年龄多在 20~40 岁间,女性与男性之比约为 5∶1。约 90% 甲亢患者有心脏改变,5%~20% 甲亢患者可出现心肌病变,即 HHD。HHD 患者多在 40 岁以上,男/女比率约为 1/2,儿童罕见,即使出现,其表现仅为心脏扩大而无心室肥厚。

【临床特点】

患者具有甲亢的常见表现:怕热、多汗、手指颤抖、情绪易激动、食欲亢进、多食、消瘦、肌无力、疲劳及肠蠕动亢进等。HHD 最常见临床症状为心悸,其次为劳力性呼吸困难。除了甲亢的典型表现如突眼、皮肤潮湿、肌肉震颤和甲状腺肿大,心血管表现有心尖搏动增强,收缩压升高,舒张压略降低,脉压增大,10%~15% 的甲亢患者出现各种心律失常,其中以房性期前收缩和窦性心动过速最常见,也可有房颤、房室传导阻滞及非特异性 ST-T 改变(ST-T 病理性下降和 T 波降低、双向或倒置)等。

患者血清促甲状腺激素(TSH)减低或正常,血清甲状腺激素总 T_3 和总 T_4、血清游离 T_3 和游离 T_4 增高以及血清反 T_3 增高。

甲亢时 ^{131}I 摄取率表现为总摄取量增加,摄取高峰前移。免疫学检查促甲状腺激素受体抗体的测定,如促甲状腺激素受体抗体(TRAb)或甲状腺刺激性抗体(TSAb)与甲状腺球蛋白抗体(TgAb)等指标异常。

【影像检查技术与优选应用】

可用于评价 HHD 的影像学检查方法包括:超声心动图、X 线、CT、MRI 及核医学检查,其中超声心动图和 MRI 在临床使用较为广泛,MRI 可通过后处理软件获得心功能参数。磁共振基于其无创、无辐射、软组织分辨率高,获取心脏形态结构、功能、心肌灌注和心肌组织活性等信息具有优势。此外,超声心电图、MRI 和 ECT 也是甲状腺病变的常用检查技术。

【影像学表现】

1. **超声心电图表现** 患者室间隔和左心室游离壁增厚,彩色多普勒血流显像心排血量增加。晚期心腔扩大,心功能减退。

2. **X 线胸片表现** 显示心脏增大(图 12-3-3),充血性心力衰竭时肺水肿、胸腔积液。

3. **CT 表现** 显示心脏增大,充血性心力衰竭时,征象类似扩张型心肌病;CT 的优势是排除冠心病的可能性。

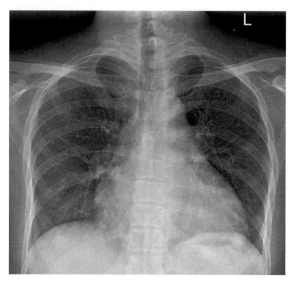

图 12-3-3 甲状腺功能亢进 X 线胸片表现
女性,27 岁,甲状腺功能亢进。后前位胸片,心影明显增大

4. **MRI 表现** 显示室间隔和左心室游离壁增厚,MRI 心功能分析可发现左心室容积增大(图 12-3-4),射血分数下降。

5. **核医学检查** PET/CT 可发现心脏氧化代谢增高。

【诊断要点】

患者有甲亢病史,心脏增大甚至充血性心力衰竭,除外高血压、冠状动脉粥样硬化等其他原因引起的心脏形态改变,可考虑 HHD。

【鉴别诊断】

HHD 的影像学表现无明显特异性,需与冠心病、心肌炎、风湿性心脏病、高血压性心脏病、扩张型心肌病和肥厚型心肌病鉴别。临床有甲亢的相关症状及实验室检查指标有助于确诊。

三、甲状腺功能减退

【概述】

甲状腺功能减退症(hypothyroidism)指多种原因导致的低甲状腺激素血症或甲状腺激素抵抗而引起的全身低代谢综合征。甲状腺功能减退性心脏病(hypothyroid heart disease)系甲状腺素合成、分泌或生物效应不足,致心肌收缩力减弱、心排血量和外周血流量减少而引起的一系列症状和体征的心脏病。

符合以下 4 个条件者,可诊断为甲减性心脏病:①符合甲状腺功能减退症的诊断标准;②心脏改变有以下三项中的一项:心脏增大,心包积液,心电图多导联 T 波平坦或倒置;③除外其他原因的心脏病;④经甲状腺激素替代治疗后明显好转甚至恢复。

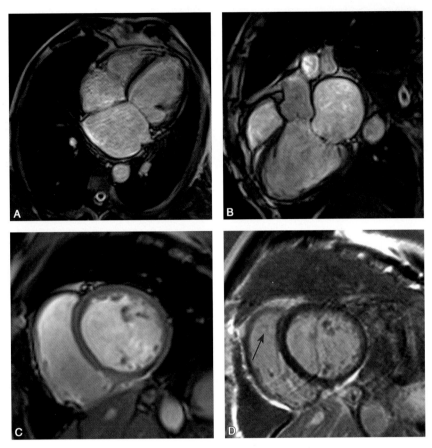

图 12-3-4　甲状腺功能亢进 MRI 表现

男性,55 岁,甲状腺功能亢进 23 年,胸闷气喘十年,临床诊断:甲状腺毒性心脏病。心脏 MRI 平扫四腔心(A)和三腔心(B)、短轴位左心室中间段舒张末期(C)与 LGE(D)显示全心扩大,室间隔线状延迟强化(箭)

甲状腺激素分泌不足可使心肌中多种酶活性受抑制,并影响参与钙处理和心肌细胞收缩特性基因的表达,导致心肌细胞形状和结构改变,损害收缩与舒张功能,继而心肌发生黏液性水肿、变性、部分坏死及纤维化。此外,甲状腺激素分泌不足也可致患者血脂异常、冠状动脉内皮功能障碍和舒张期高血压,发生动脉粥样硬化和冠心病,并演变成慢性心力衰竭。70%~80% 甲状腺功能减退症患者合并心血管病变。

【临床特点】

甲状腺功能减退患者一般表现为乏力、皮肤干燥、便秘、动作缓慢、怕冷及水肿等。如出现心脏病,则有心悸、胸闷、易疲劳、劳力性呼吸困难,严重者可出现端坐呼吸。心动过缓常见(一般约为 50 次/min)、心界扩大和心音低钝。心影扩大可由间质水肿、心包积液或心脏扩张所致,也可以是以上三种原因共同作用所致。老年人可出现心绞痛和心肌梗死。

心电图显示心率缓慢,QRS 波群低电压,T 波低平或倒置。实验室检查 FT_4、TT_4 显著降低,TSH 明显增高。

【影像检查技术与优选应用】

超声心电图、MRI 和 ECT 是甲状腺病变的常用检查技术。在评价心脏病变方面,超声心动图检查便捷,可发现患者心包积液、心脏增大、室壁收缩与舒张功能减退;常规 X 线胸片可发现心影增大、心包积液、肺淤血与肺水肿,胸腔积液等;与常规 X 线片相比,CT 能更加明确显示上述征象,且对冠状动脉的显示,是 CT 的优势;CMR 不仅能清晰显示心腔与室壁的改变,电影还可以实时显示心脏收缩与舒张功能的减低并评价心功能,对心包积液和胸腔积液的显示也优于其他检查。

【影像学表现】

超声心动图:可显示心包积液和非对称性室间隔肥厚,左心室舒张和收缩功能可有降低。

磁共振:显示患者心包积液、心脏扩大、心功能减退。此外有研究表明 T_1-mapping 测得原始 T_1 值与 FT_3 呈负相关,T_1-mapping 有助于评估患者的心肌损害水平(图 12-3-4)。

针对甲状腺肿大的功能减退患者,甲状腺核素的分布有一定的诊断价值。

【诊断要点】

患者有明确的甲状腺功能减退病史,影像学检查提示心脏增大、心肌收缩力减弱和左心功能不全,心包积液,可考虑甲状腺功能减退性心脏病。

【鉴别诊断】

本病需与冠心病、高血压性心脏病鉴别。对老年人尤其是女性,有原因不明的心脏扩大、心包积液及心电图表现为 QRS 低电压而心率不快者,应考虑甲状腺功能减退性心脏病。

四、甲状旁腺功能亢进

【概述】

甲状旁腺功能亢进症(hyperparathyroidism,HPT)简称甲旁亢,分为原发性、继发性和三发性,原发性甲旁亢(primary hyperparathyroidism,pHPT)是甲状旁腺激素(PTH)分泌过多引起的高血钙与低血磷为特征性临床表现的一组症候群。主要表现有广泛骨骼脱钙、泌尿系统多发结石及肾小管功能受损、神经肌肉应激性降低等症状,心血管系统受累表现包括高血压、心律失常、心脏钙化及心肌缺血,原发性甲状旁腺功能亢进患者发生高血压、血管硬化和心室肥大的风险增加。

PTH 对心脏具有正性变力、变时作用,并随细胞外液钙浓度而改变;PTH 还对心脏有直接兴奋作用,能增加心肌内源性去甲肾上腺素的释放,与异丙肾上腺素、肾上腺素等具有协同作用。PTH 分泌过多及高钙血症,致心肌收缩力增强、心率增快、耗氧量增加,钙负荷过重又可引起血管痉挛,当钙沉积于冠状动脉内膜和中层时,可造成管腔狭窄,从而出现血压增高、心绞痛甚至心肌梗死。高钙血症还可引起心肌间质钙沉着、心肌细胞钙超载,通过干扰线粒体细胞呼吸功能,激活心肌酶,损坏细胞膜,诱发心律失常,刺激氧自由基生成等,从而造成心肌的不可逆性损伤,甚至发生充血性心力衰竭。

约 50% 的甲旁亢患者有高血压,其严重程度与肾功能不全有关,患者主诉头痛、头昏。甲旁亢患者可发生多种心律失常,心肌缺血可引发心绞痛。有研究表明,有症状的 pHPT 患者在甲状旁腺切除术前和术后死亡率增加,死亡率的增加可能与心血管事件有关,左心室肥厚是心血管事件的有力预测因子。

【临床特点】

骨骼系统病变主要表现为周身骨、关节疼痛,多发纤维性骨炎及病理性骨折。泌尿系统病变表现为多尿、口渴、多饮、多发性肾及输尿管结石,晚期出现肾功能受损。神经肌肉兴奋性降低表现为浑身乏力、恶心、呕吐、腹胀、便秘,部分患者并发急性胰腺炎及溃疡病。心血管系统受累则出现高血压、心绞痛、心律失常、肾衰竭、心力衰竭等并发症。

心电图典型表现为 Q-T 间期缩短,可有心动过速、心动过缓、房室传导阻滞、室性期前收缩,甚至室性心动过速。实验室检查:血清总钙多次增高或游离钙升高,血清磷常减低,血 PTH、血 $1,25(OH)_2D$ 升高,碱性磷酸酶可升高;尿钙、尿磷排量增加。

【影像检查技术与优选应用】

超声、CT 和 ECT 可用于评价甲状旁腺病变,后者同时兼顾甲状旁腺功能检查。在评价甲状旁腺功能亢进性心脏病,超声心动图检查和 CMR 可以兼顾心脏形态学与功能学的评价,CT 则可直观显示心肌与瓣膜的钙化。

【影像学表现】

超声心动图可以显示左心室肥厚,E/A 比值可下降等心肌舒张功能降低;

CT 检查可发现心肌钙化、主动脉瓣和/或二尖瓣钙化;

磁共振检查可发现左心室肥厚,心肌钙化在 T_1WI 和 T_2WI 上均呈低信号;左心室收缩功能可无明显受损,舒张功能可受损。

PET/CT 可发现心脏氧代谢减低。

【诊断要点】

临床有明确甲状旁腺功能亢进病史,患者没有特征性的心脏病临床表现,超声心电图与 CMR 显示左心室壁肥厚,如 CT 发现心肌与瓣膜钙化并排除陈旧性心肌梗死、风湿性心脏病等疾病,可以考虑本病。

【鉴别诊断】

本病需与可发生心肌钙化的陈旧性心肌梗死、室壁瘤鉴别,与可发生瓣膜钙化的风湿性心脏病、二尖瓣畸形、感染性心内膜炎鉴别,结合病史及实验室检查可帮助鉴别。

五、甲状旁腺功能减退

【概述】

甲状旁腺功能减退症(hypoparathyroidism)简称甲旁减,是指甲状旁腺素分泌和/或效应不足而引起的一组临床综合征,可导致心脏损害,如果出现充血性心力衰竭,则称为甲状旁腺功能减退性心脏病。

甲状旁腺功能减退性心肌病的诊断标准:①甲状旁腺功能减退诊断明确,且长期未获有效治疗;②隐匿出现心脏增大及充血性心力衰竭;③有效控制甲状旁腺功能减退后心力衰竭症状得以纠正;④排除引起心肌病的其他病因。

甲状旁腺功能减退症分为原发性和继发性,后者是最常见的病因。甲状旁腺功能减退性心脏病的发生,主要与甲旁减引起的低血钙、低血镁及甲状旁腺激素(PTH)有关。PTH 与心血管系统关系密切,其代谢紊乱可导致心脏功能异常,甲状旁腺功能减退症若长期未获有效治疗,持续性低钙、低镁血症,可导致心室扩张和心功能不全,并可致多种心律失常。PTH 对心脏具有正性变力变时作用,此外 PTH 还增加心肌内源性去甲肾上腺素的释放,与异丙肾上腺素等具有协同作用。PTH 缺乏时,对心脏的正性肌力作用减弱,与低血钙、低血镁在致心力衰竭中起协同作用。

颈前路手术是获得性甲状旁腺功能减退症的最常见原因,约占总发病率的 78%,其中大部分(25.4%～83%)为暂时性改变,少数(0.12%～4.6%)为慢性病程,持续超过 6 个月。成人中仅次于颈前路手术的常见病因是自身免疫性疾病,罕见的遗传性疾病也可能导致甲状旁腺功能减退。

有研究表明,手术后甲状旁腺功能减退症患者,患心血管疾病的风险无明显增加,但非手术性甲状旁腺功能减退症患者,发生缺血性心脏病和其他心血管疾病的风险显著增加。

【临床特点】

甲状旁腺功能减退最终累及心脏是一个缓慢的过程,长期低血钙可引起心肌收缩力严重受损,乃至引起甲状旁腺功能减退性心脏病,表现为充血性心力衰竭和心脏扩大,且症状多隐匿发生,并可引起多种心律失常。严重时可出现心包积液与腹水。

心电图显示窦性心动过速,QT 时间延长,主要为 ST 段延长,伴异常 T 波。实验室检查血 PTH 减少,血清钙减低、血清磷增高。

【影像检查技术与优选应用】

常规 X 线胸片,可以显示心脏增大、心包积液,肺淤血与肺水肿;超声心动图检查和 CMR 检查主要用于显示心腔扩大,心功能减退,并与其他心脏疾病鉴别。

【影像学表现】

甲状旁腺功能减退性心脏病的影像学表现无特异性。X 线胸片可以发现心脏向两侧扩大,可有肺淤血、肺水肿表现。超声心动图与 CMR 检查,可以发现心脏各房室腔增大,左心室整体收缩功能减退,可有心包积液。

【诊断要点】

有明确甲状旁腺功能减退病史和心力衰竭临床表现,影像学检查提示心脏增大并心功能减退,可以提示本病。

【鉴别诊断】

需与心腔扩大的扩张型心肌病及其他原因所致心力衰竭疾病鉴别。

六、肢端肥大症

【概述】

肢端肥大症(acromegaly)是指在骨骺闭合之后,由于腺垂体分泌生长激素(GH)过多,导致全身组织增生、肥大及代谢紊乱的一组临床症候群。本病涉及心血管损害颇多,随病程延长,心脏增大加剧,尤其多见 50 岁以上的患者,受累明显者可诊断为肢端肥大症性心肌病(acromegaly cardiomyopathy)。

肢端肥大症的病因不明,主要病理为垂体生长激素细胞腺瘤或增生,极少数为下丘脑神经节细胞瘤分泌生长激素旺盛,引起软组织、骨骼及内脏的增生肥大,以及内分泌代谢紊乱。由外周组织分泌的异位生长激素释放激素,或生长激素的肿瘤导致肢端肥大症罕见。

生长激素过多,直接或间接通过胰岛素样增长因子-1(insulin-like growth factors-1,IGF-1)作用于心肌细胞中的 GH 及 IGF-1 受体,心肌细胞 RNA、DNA 和蛋白质合成增加,导致细胞增大、间质胶原沉积、间质纤维化、心脏扩大及左心室功能减退,出现心力衰竭和心律失常。过量 GH 的促玻璃质酸合成,致心肌间质中胶原增多,影响心肌的收缩和舒张功能。GH 可以提高苯丙酸的利用率,减少酪氨酸的利用及儿茶酚胺的储存,使肌肉的钙内流下降,心肌摄钙能力降低,心肌收缩力减弱,最终导致充血性心力衰竭。过多的 GH 可引起水钠潴留,致血压升高,心肌肥厚。心肌肥厚有助于维持收缩功能,但心肌肥厚可影响心脏舒张功能,等容舒张时间(isovolumic relaxation time,IVRT)和二尖瓣减速时间(mitral deceleration time,MDT)明显延长,E/A 比值降低。心肌细胞间胶原成分增加致心肌质量增加,出现淋巴细胞浸润和坏死的炎症反应,进一步加重心肌间质纤维化。肢端肥大症患者血清内 GH 不仅使动脉血管内皮损伤,并肌层增厚导致动脉硬化,还可通过交感神经调节血管张力及外周阻力增高舒张压,导致继发性心脏损害。

肢端肥大症并发心血管病的发生率较高,与心血管系统相关的合并症最为常见,其中高血压在疾病活动期患病率高达 50%。动脉粥样硬化、冠状动脉疾病、室间隔肥厚和左心室功能障碍也是常见的心血管异常表现,高达 20% 的患者可能出现症状性心脏病。若肢端肥大症患者出现心血管合并症、高血压、心肌病和睡眠呼吸暂停综合征,则死亡风险增加,这部分患者约占死亡人数的 60%。

【临床特点】

本病起病缓慢,病程长达 20 年以上,其病程可分为两期。①形成期:一般 20~30 岁起病,表现为手足厚大、头痛疲乏、腰背酸痛,头皮、脸皮增粗变厚、额多褶皱、口唇增厚,舌大而厚、言语模糊,音调低沉。继而头部骨骼增生脸形增大,下颌增长,眼眶上跨,前额骨、颧骨弓增大突出,同时手指足趾短粗,手足背厚而宽。②衰退期:当病情发展至高峰后渐现精神萎靡,多器官功能减退,视野障碍。最后因垂体功能减退、代谢紊乱、糖尿病等并发症、心力衰竭或继发感染而死亡。

肢端肥大症的心血管损害表现为三种。①充血性心力衰竭:约 20% 患者出现充血性心力衰竭,表现为心悸、气促、下肢水肿,心浊音界增大,心尖区及肺动脉瓣区收缩期杂音,肺部湿性啰音,系心脏肥厚及间质纤维化引起收缩及舒张功能障碍所致。②心律失常:表现为心悸、胸闷、头晕,严重者可有晕厥。高达 50% 患者可检出异常心电图,系与窦房结及房室结炎症及变性有关。此外 ST 段压低也较多见,伴或不伴 T 波异常。室内传导异常,尤其是束支传导阻滞及室上性或室性异位心律,发生率随病程延长而增多。③高血压:多为轻度升高,发病率为 25%~50%,若采用 24h 血压检测记录者,则检出率更高。

肢端肥大症患者心脏功能变化主要分为三个阶段:①早期主要表现为高动力性特征,即心率增快和心排血量的增加;②中期表现为双心室肥厚伴收缩舒张功能障碍;③末期发展为类似于扩张型心肌病的心力衰竭。

心电图 S-T 段上升,可有 T 波异常。左心室肥厚、劳损;室内传导阻滞(束支传导阻滞)等。实验室检查:①生长激素水平显著增高,本病患者的尿生长激素高达正常人的 50~100 倍;②血中 IGF-I 明显增高,血清中 IGF-I 的水平能够反映生长激素的水平,而且 IGF-I 半衰期长,血清浓度比较稳定;③葡萄糖抑制试验,口服葡萄糖 100g 后 1h 测定血浆 GH,测值达 10μg/L 者即可诊断。

【影像检查技术与优选应用】

常规 X 线胸片,显示心影增大;超声心动图和 CMR 显示心室壁肥厚,心腔扩大及相应心功能改变,LGE 可进一步明确心肌纤维化的范围与程度,可作为临床诊断和评估肢端肥大性心脏病的主要影像学检查。

【影像学表现】

1. **超声心动图表现** ①左心室壁对称性肥厚,少数合并右心室肥厚,左心室质量增加,晚期心腔可扩大;左心室舒张和/或收缩功能受损,左心室射血时间(LVET)缩短,射血前(PEP)时间延长,PEP/LVET 比值增大;②胸骨旁长轴切面主动脉根部(aortic root,AO)内径增加,且 AO 内径增加,不受病程、疾病活动性及血压的影响。

2. **CMR 表现** 左心室和/或右心室型肥厚,心室舒张功能受损,心肌纤维化,二尖瓣和主动脉瓣异常。

3. **冠状动脉 CT 成像** 冠状动脉 CTA 可评估冠状动脉斑块及管腔狭窄情况。

肢端肥大症累及心脏影像学表现见图 12-3-5。

【诊断要点】

患者有典型的肢端肥大症表现,影像学检查显示心室壁肥厚、心肌纤维化,排除其他原因心脏病,即可诊断。

【鉴别诊断】

本病患者高血压常见,晚期心力衰竭,易误诊为高血压性心脏病、扩张型心肌病与肥厚型心肌病,基础疾病是与上述疾病鉴别的关键。

七、嗜铬细胞瘤

【概述】

嗜铬细胞瘤(pheochromocytoma,PHEO)起源于肾上腺髓质、交感神经节或其他部位的嗜铬组织,持续性或间断性释放大量儿茶酚胺,引起持续性或阵发性高血压和多器官功能及代谢紊乱,累及心脏传导系统和心肌细胞时,可导致嗜铬细胞瘤性心脏病(pheochromocytoma cardiopathy)。有报道称,手术切除肿瘤能改善 96% 的患者心脏功能。

嗜铬细胞瘤在患者运动、情绪刺激或疾病等交感神经异常兴奋状态下,儿茶酚胺持续性升高或骤然升高,高儿茶酚胺血症通过增加心肌耗氧量、心肌血流动力学和心脏后负荷,导致心肌缺血;儿茶酚胺

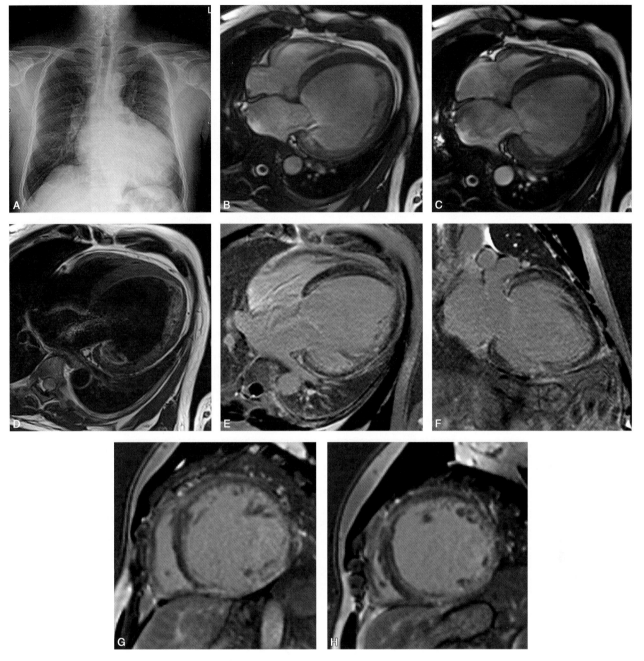

图 12-3-5 肢端肥大症累及心脏

患者,男性,50 岁,肢端肥大症、垂体生长激素腺瘤。胸片正位(A)显示心影增大,左心为主;3.0T 心脏增强 MRI,四腔心层面电影序列(B. 舒张末期,C. 收缩末期)示左心增大,左心室为著,左心室收缩运动重度减低(LVEF = 13.7%),左心室心肌厚薄不均,室间隔心肌稍厚(舒张末期 13~14mm),左心室侧壁中间段、心尖段心肌变薄;黑血 T_2WI(D)4 腔心层面示心肌内未见明显水肿信号;延迟强化扫描见(E. 四腔心层面,F. 两腔心长轴层面,G、H. 两腔心短轴层面)左心室心肌多发条片状延迟强化,心肌中层为著,亦可见心内膜下延迟强化

直接的毒性作用,加速心肌细胞死亡和纤维化。过量的儿茶酚胺刺激肾上腺素受体可引发轻度或重度心律失常。本病的主要病理改变是心肌肥大、坏死和纤维化,心脏扩大。

嗜铬细胞瘤和副神经节瘤比较罕见,心血管并发症可见于 20% 的嗜铬细胞瘤和副神经节瘤患者。

【临床特点】

临床表现如下:

(1)高血压症候群:80% ~ 90% 的嗜铬细胞瘤患者,伴有持续性或阵发性高血压,外周血管阻力增加,心动过速,即以高外周阻力和低心排为特点;

(2)嗜铬细胞瘤性心脏病:①心肌缺血或梗死的相关临床表现,如心绞痛;②心肌肥厚和心肌病,高儿茶酚胺血症可导致扩张型或肥厚型心肌病;嗜铬细胞瘤患者可出现应激性心肌病;③心律失常,以窦性心动过速最为常见,50% ~ 70% 的嗜铬细胞瘤患者有心悸的症状。

心电图显示窦性心动过速,病理性 T 波倒置,可有 ST 段抬高。实验室检查测定血、尿儿茶酚胺及其代谢物明显升高。

【影像检查技术与优选应用】

常规 X 线胸片,可见心影增大;超声、CT 和 MRI 既可诊断肾上腺或肾上腺外的嗜铬细胞瘤,又能评价患者心脏形态和功能改变,其中以 CMR 为主要检查。

【影像学表现】

嗜铬细胞瘤主要位于肾上腺,多数肿瘤较大,边缘清晰,血供丰富,强化明显,CT 和 MR 可明确诊断。

超声心动图可显示心室壁肥厚,心腔扩张、左心室收缩功能受损。

CMR 显示心室壁肥厚、心腔扩张、左心室收缩功能受损,若有心肌梗死,心肌呈透壁或心内膜下延迟强化。

嗜铬细胞瘤累及心脏影像学表现见图 12-3-6。

【诊断要点】

高儿茶酚胺血症、明确的嗜铬细胞瘤,以及心室壁肥厚、心腔扩大,部分可合并心肌梗死,排除其他原因心肌病,可以诊断嗜铬细胞瘤性心脏病。

【鉴别诊断】

需与其他原因所致的肥厚型心肌病、扩张型心肌病及心肌梗死鉴别。有阵发性或持续性高血压并找到原发肿瘤病灶可予鉴别。

八、原发性醛固酮增多症

【概述】

原发性醛固酮增多症(primary aldosteronism, PA)是肾上腺皮质病变引起醛固酮分泌增多,导致水钠潴留、体液容量扩张而抑制了肾素-血管紧张素系统,以高血压和低血钾为主要临床表现的盐皮质激素过多症。本病可导致多种并发症,包括高血压、心血管损害、心律失常、肾损害、代谢综合征、肌肉损伤、离子紊乱及碱中毒等,其中以高血压与心血管功能损害最为突出。

常见病因是肾上腺醛固酮瘤和特发性醛固酮增多症,少见病因包括家族性醛固酮增多症等。醛固酮增多增加水钠潴留,导致高血压,增加肾脏丢失镁和钾,降低动脉顺应性,全身血管阻力增加,导致血

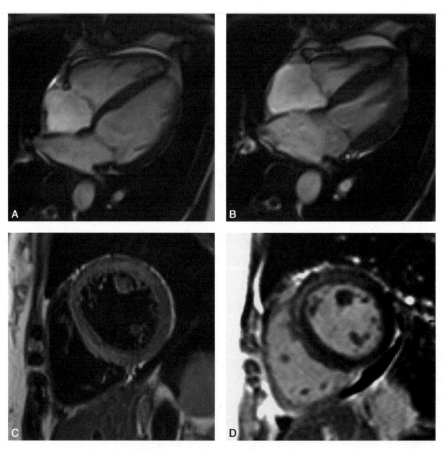

图 12-3-6 嗜铬细胞瘤累及心脏

患者,女性,43 岁,诊断右侧肾上腺嗜铬细胞瘤,3.0T 心肌增强 MRI 检查:四腔心长轴舒张末期(A)、收缩末期(B)电影图像示室间隔、左心室中间段及心尖段运动略减弱,左心室射血分数正常低限,LVEF = 55.3%;短轴 T_2WI 黑血图像(C)示室间隔及左心室前壁、前侧壁中间段及心尖段心肌中层高信号;短轴延迟强化图像(D)示室间隔及左心室前壁、前侧壁中间段及心尖段心肌中层延迟强化

管损害。原发性醛固酮增多症患者心肌组织损伤明显,一方面持续高血压促进心肌细胞肥大及心肌纤维化,另一方面较高的醛固酮水平增加了活性氧浓度,加大了心血管的损害。同时,高醛固酮水平引起的毒性作用可能与其他激素如血管紧张素、内皮素、缓激肽协同激活炎症细胞、刺激成纤维细胞的增殖及胶原的合成。即醛固酮水平升高引起的心血管损害可以独立于其对钠与血压的调控,是患者不良预后的主要因素。

原发性醛固酮增多症占高血压患者的5%~13%,在难治性高血压患者中PA可高达20%。研究表明,原醛症患者发生中风、心房颤动、冠状动脉疾病和心衰等事件的概率明显高于原发性高血压患者。

【临床特点】

继发性高血压、低钾血症所致肢体乏力是常见临床表现。继发于高醛固酮血症之后的水钠潴留及血管内皮功能的改变,导致血压升高、动脉硬化及心脏、脑、肾脏靶器官损害,患者可以出现心律失常、心肌梗死、心力衰竭、脑卒中等相应临床表现。

低钾血症可导致心电图QT间期延长,而QT间期延长极易导致室性心律失常甚至猝死。实验室检查血浆醛固酮升高、血钾减低。

【影像检查技术与优选应用】

腹部超声、CT和MRI,均可诊断肾上腺醛固酮腺瘤,又能评价患者心脏形态和功能改变,心脏检查以超声心动图和CMR为主要检查。

【影像学表现】

腹部超声、CT和MRI可以发现并诊断肾上腺醛固酮腺瘤,肿瘤一般较小,CT显示其密度较低,弱强化。超声心动图显示左心室壁增厚,左心功能正常或减低。CMR检查显示心脏增大、左心室壁增厚、左心室射血分数正常或减低,心肌可有延迟强化。

【诊断要点】

高血压和低血钾是患者的主要临床表现,心脏病变以左心室壁肥厚常见,缺乏特征性。

【鉴别诊断】

需与生理性心肌肥厚、肥厚型心肌病等鉴别,左心室壁肥厚的患者,有高血压与低血钾病史,明确的肾上腺醛固酮腺瘤,排除其他原因心脏病是其诊断依据。

第四节 Fabry病

【概述】

法布里病(Fabry disease,FD)又名安德森-法布里病(Andeson-Fabry disease,AFD)或α-半乳糖苷酶A缺乏病(alpha-galactosidase A deficiency),于1898年首先由英格兰的安德森和德国的法布里几乎同时报道,由此得名。本病为X性连锁显性遗传病,致病基因定位于X染色体,长臂中段Xq21至Xq24,由于N-脂酰鞘氨醇三己糖苷(globotriaosylceramide)及相关的糖鞘脂(glycosphingolipids)进行性积聚而引起的多系统疾病,可累及肾脏、心血管系统、眼部、神经系统及皮肤。至今Fabry患者群的确切发病率尚不清楚,国外报道在男性新生儿中的发病率约为1/110 000~1/40 000,国内尚无人群发病率统计数据。

【临床特点】

Fabry病常为多器官、多系统受累,出现皮肤、眼、耳、心脏、肾脏、神经系统及胃肠道等症状。男性患者临床表型多重于女性患者。面容:男性患者多在12~14岁出现特征性面容,表现为眶上嵴外突、额部隆起和嘴唇增厚。神经系统:神经受累表现为神经疼痛和少汗或无汗症,疼痛常常被描述为足底和手掌难以忍受的烧灼。皮肤受累典型表现为血管角质瘤。眼:多数患者可有眼部受累,主要表现为结膜血管迂曲、角膜涡状混浊、晶状体后囊混浊、视网膜血管迂曲,严重者可导致视力降低甚至丧失。胃肠道常见症状为腹泻、恶心、呕吐、腹胀、痉挛性腹痛、胃肠道吸收不良和便秘等。肾脏受累早期表现为尿浓缩功能障碍如夜尿增多、多尿、遗尿,随病程进展出现蛋白尿甚至达肾病综合征水平、肾功能受损。此外,也可有血尿、肾小管酸中毒。心脏受累多为疾病的晚期表现,常见心率失常、肥厚型心肌病(主要为左心室肥厚)、心脏瓣膜病变、冠状动脉病变、左心房增大,严重者心衰、心肌梗死。其他表现:骨质疏松、无菌性骨坏死、抑郁和焦虑、贫血、淋巴组织增生和肝脾肿大等。

【影像检查技术与优选应用】

Fabry心肌病的诊断需结合临床表现、实验室检查、家族史综合判断,确诊需依靠酶学检查和基因检测。超声心动图是临床无创影像学方法中,评价Fabry病心脏结构和功能的有效首先检查手段。CMR在Fabry心肌病心肌组织定性,尤其是心肌纤维化、心肌糖鞘脂沉积评价方面优于超声心动图。

【影像学表现】

1. **超声心动图表现** 见图12-4-1。

(1)左心室肥厚:Fabry病心脏受累的主要特征,主要表现为向心性肥厚,亦可见其他肥厚类型,包括室间隔非对称性肥厚、偏心性肥厚、心尖性肥

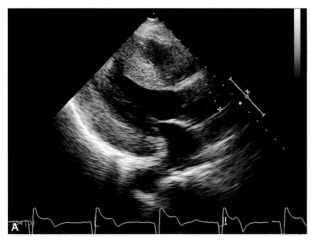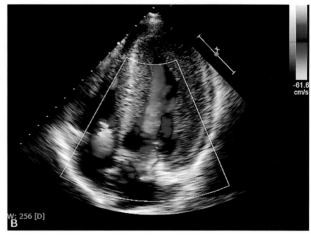

图 12-4-1 Fabry 病超声心动图
A. 左心室长轴切面提示左心室壁肥厚；B. 心尖四腔心切面彩色多普勒提示二尖瓣、三尖瓣少量反流

厚。左心室肥厚程度随年龄增长和 Fabry 病程度加重而增加。在不治疗的情况下，男性比女性更早出现左心室肥厚。左心室肥厚是心肌梗死、心衰和心源性死亡心血管事件的主要预测指标。

（2）Binary Sign（双层征）：左心室心内膜区高回声界面（心内膜由于糖鞘脂蓄积，所致富含糖脂平滑肌细胞，心内膜下含有游离糖鞘脂区域，心内膜下严重心肌受累区域的内缘）。低回声区域代表心肌中层和外层（无糖脂沉积）。由于在 83% 的 Fabry 患者中可见 Binary Sign，Binary Sign 曾被视为 Fabry 心肌病的标志特征。但是一项前瞻性研究结果显示，仅 20% 患者表现该征象。随访研究显示，Binary Sign 用于诊断 Fabry 心肌病的敏感度为 15.4%~20%，特异度为 73.3%~80%。因此，Binary Sign 不能作为确诊 Fabry 心肌病的可靠征象。

（3）乳头肌肥厚和高回声：乳头肌肥厚和功能异常，二尖瓣病变导致二尖瓣反流。Fabry 心肌病的乳头肌绝对肥厚程度超过 Friedreich 共济失调和心肌致密化不全，而且乳头肌大小/左心室周长比值高于高血压心脏病和心肌淀粉样变心肌病。而 HCM 的乳头肌特征是前外侧乳头肌前移或直接插入二尖瓣。但是，仅仅依赖乳头肌肥厚的征象尚无法与其他左心室肥厚类疾病鉴别。

（4）右心室肥厚和功能受损：31%~71% 的 Fabry 心肌病患者，存在右心室肥厚，其发生率与年龄正相关，男女受累机会相似。Fabry 心肌病患者右心室收缩功能通常正常，并且高于伴有同等程度肥厚的淀粉样变患者。随着疾病进展，可出现左右心室收缩和舒张功能障碍。组织多普勒有助于检出二维超声和多普勒超声显示正常的亚临床右心室功能受损。

（5）心房增大和顺应性降低：多为轻度~中度心房增大。左心房逆流速增快和持续时间延长提示左心房压增高。存在左心室肥厚患者，左心房收缩期应力和早期舒张期应力率常常降低。无论左心室是否肥厚，均存在左心房硬度增加和收缩期应力降低。

（6）瓣膜病变：部分患者可见二尖瓣增厚和冗长。二尖瓣和主动脉瓣反流常见，以轻度反流常见，罕见中重度反流，亦可见三尖瓣反流。偶尔可见轻度主动脉瓣狭窄。

（7）主动脉扩张：主动脉扩张与年龄和疾病严重程度正相关，与高血压不相关，男性比女性常见。

2. CMR 表现

（1）与超声心动图相比，CMR 可更准确评估心室大小、室壁厚度和左心室质量。准确对心肌肥厚进行分型，评价乳头肌形态。乳头肌不成比例肥厚有利于检出无左心室肥厚的 Fabry 病心肌受累。

（2）心肌组织定性：绝大多数局灶性纤维化，位于典型的外下侧壁的基底段，少数可见于室间隔、前壁、后壁或前外侧壁，无心肌肥厚 Fabry 病，也可出现心肌延迟强化。T_1-mapping 和 ECV 评价是目前的 CMR 新技术，对弥漫心肌纤维化评价更有优势。Fabry 病患者，初始 T_1 值反映细胞外间隙和细胞内间隙（糖鞘脂沉积）。因此 Fabry 病初始 T_1 值明显低于其他造成心肌肥厚的疾病（图 12-4-2）。在 Fabry 病左心室肥厚出现之前，即可有初始 T_1 值降低（细胞内间隙改变所致）。T_2WI 和 T_2-mapping：显示心肌炎症和水肿。

【诊断要点】

1. 影像学检查 可评价心肌是否受累。Fabry 病心肌病单纯通过影像学较难确诊，主要用于鉴别

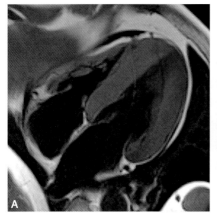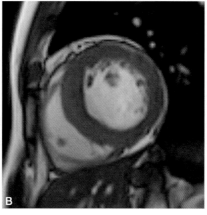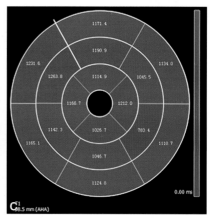

图 12-4-2　Fabry 病心肌 MRI 表现

男性,41 岁,大量蛋白尿,慢性肾功能不全,发作性晕厥,超声心动图发现左心室心肌肥厚,肾穿及心肌活检病理均符合 Fabry 病。行 3.0T 心肌平扫 MRI,四腔心层面 T_2WI 压脂黑血序列(A)及短轴两腔心层面电影序列(B)示左心室及室间隔心肌弥漫增厚(舒张末期室间隔 14~16mm),左心室收缩功能正常(LVEF = 70.1%),平扫 T_1-mapping 心肌 T_1 值定量牛眼图(C)显示心肌 T_1 值特征性弥漫减低(MOLLI 序列,平扫 T_1 正常参考范围 1 250~1 300ms)

其他原因所致肥厚型心肌病,有助于疾病危险程度分层和指导治疗(如酶替代疗法,enzyme replacement therapy,ERT)。

2. a-Gal A 酶学检测　a-Gal A(a-半乳糖苷酶 A)酶活性检测,在约 30% 的女性患者的酶活性可在正常范围,故而对于女性患者不能单纯靠酶活性做出诊断。外周血 a-Gal A 酶活性的建立,有助于高危人群筛查和家系成员的调查。

3. 病理检查　可获取肾脏、皮肤、心肌或神经组织。电镜下相应的组织细胞胞质内充满嗜铍"髓样小体",为 Fabry 病特征性病理表现。

4. 血、尿 GL3 和血浆脱乙酰基 GL3(1yso-GL3)测定　可作为 Fabry 病的一项生化诊断指标,Fabry 病男性患者血、尿 GL3 均明显高于健康人,部分女性患者血、尿 GL3 可高于健康人,较酶活性检测其敏感性高。研究结果显示血浆 lyso-GL3 检测的敏感性较血、尿 GL3 更高,尤其对于 Fabry 病女性患者。

5. 基因检测　是诊断 Fabry 病的金指标,可提取外周血 DNA 或 RNA、或提取头发毛囊 DNA 进行 GLA 基因检测。

【鉴别诊断】

CMR 有助于鉴别不同原因所致心肌肥厚,特别是左心室肥厚。

1. 心肌淀粉样变　心脏呈限制性改变,左心室向心性肥厚,双心房增大、心室正常或偏小。心室壁心内膜下或全层延迟强化,可伴血池信号减低,部分患者房间隔和心房壁延迟强化。临床上其他系统如皮肤、肾脏等证实淀粉样变。

2. 肥厚型心肌病　肥厚心肌斑点状或斑片状延迟强化。

3. 高血压或主动脉瓣狭窄致左心室肥厚　无特征性延迟强化或无延迟强化。高血压病史和存在瓣膜病变。

4. 运动员心肌病　长期高强度训练,可疑或轻度心肌肥厚,射血分数正常或增高。

5. 其他代谢性或浸润性疾病　代谢性疾病病史,如 SLE、炎性心肌病。

第五节　免疫系统疾病累及心脏

一、大动脉炎

【概述】

大动脉炎(Takayasu's arteritis,TA)是一种主要累及主动脉及其主要分支的原发性肉芽肿性血管炎,多见于年轻女性。其病因不明,目前认为是一种针对较大弹力动脉的自身免疫性疾病,以全层动脉炎为特征。美国风湿病学会对于诊断大动脉炎的分类标准见表 12-5-1。

表 12-5-1　美国风湿病学会大动脉炎分类标准

以下 6 项中出现 3 项或 3 项以上,考虑诊断大动脉炎(敏感性 91%,特异性 98%):
40 岁以前发病
肢体跛行
肱动脉搏动减弱
双臂血压不相等(压差>10mmHg)
锁骨下或主动脉杂音
血管造影发现主动脉或其主要分支,或肢体大动脉狭窄或闭塞的证据

【临床特点】

大动脉炎的临床表现主要包括血管功能不良和全身炎症。血管功能不良由血管狭窄、闭塞或血管瘤导致，常见表现包括跛行、脉搏减弱或消失、颈动脉杂音、高血压和双臂血压不对称。全身症状包括发热和不适，可伴有盗汗和体重下降。约 1/3 的患者可出现心脏受累，表现为由于主动脉根部扩张或瓣膜炎导致的主动脉瓣反流、冠状动脉疾病或心肌炎。实验室检查方面，常见红细胞沉降率和血清 C 反应蛋白的升高，轻度贫血和高丙种球蛋白血症亦常见。

【影像检查技术与优选应用】

多普勒超声：可评估局部动脉管腔狭窄和动脉瘤，亦可显示管壁的水肿，其优点是无电离辐射，无需应用碘造影剂，因此，是临床发现大动脉炎的首选和排查方法，缺点是对胸主动脉和细小血管的观察受限。

CTA：图像空间分辨率高，可同时评估全身动脉，对动脉血管管壁增厚、管腔狭窄、动脉瘤等十分有利，可显示大动脉炎晚期的管壁钙化和狭窄，也可以用于临床治疗后的随访，是目前临床首要的最重要的诊断工具。

MRI 和 MRI 血管成像（MRA）：可评估动脉管腔狭窄和动脉瘤，并能提供良好的软组织分辨率，以评估管壁的增厚和水肿，欧洲抗风湿病联盟 2018 年针对大血管炎影像评估的指南推荐，MRI 可作为诊断大动脉炎的首选影像学检查。但是由于我国国情不同，MRI 诊断血管病变的临床应用不够广泛。

经导管血管造影：是评估动脉管腔狭窄的"金标准"，可同时测量中心动脉压，必要时可进行治疗干预。其缺点是无法评估动脉管壁增厚，且为有创检查，目前已不推荐用于大动脉炎的诊断。

PET/CT：优点是可对动脉管壁的炎症强度进行定量，以临床指标为参照，评估疾病活动度，但不推荐其用于大动脉炎的首次诊断。另外，该项检查较为昂贵，开展不普及，检查的性价比不高。

【影像学表现】

1. **血管超声和超声心动图表现** 短轴图像示，主动脉及受累分支的管壁同心性增厚，无回声晕提示管壁水肿；长轴图像可显示内膜的不规则增厚，伴管腔轮廓不规则，称为"通心面征"。

超声心动图可显示主动脉壁增厚及主动脉根部直径的增大；瓣膜病变方面，最多见主动脉瓣关闭不全，二尖瓣关闭不全多为继发于此的功能性改变，而肺动脉瓣及三尖瓣关闭不全可继发于肺动脉高压。冠状动脉受累继而发生心肌梗死的患者中亦可显示左心室壁节段性运动异常，但阳性率较低（图 12-5-1）。

2. **CTA 表现** 受累动脉早期典型表现为"双环征"，即动脉中膜和外膜由于炎症而明显强化，而动脉内膜则表现为低强化。后期可见管壁钙化、管腔狭窄或闭塞、动脉瘤形成等改变。有研究认为，CT 图像上，主动脉管壁的显著增厚和延迟强化，可以反映血管炎性活动。

3. **MRI 表现** T_2WI 血管成像，可显示动脉管壁增厚水肿，T_1 增强扫描亦可见"双环征"及管壁延迟强化，也可显示管腔狭窄、扩张或血栓形成。

CMR 检查，心肌延迟强化多呈心内膜下或透壁性分布，提示隐匿的心肌缺血性病变，也可出现于壁间，可能与心肌炎有关（图 12-5-2）。

4. **FDG-PET/CT 表现** 沿动脉管壁的放射性核素摄取增高，呈平滑的线样分布。通常使用 4 级分类法进行半定量：0 级，血管无摄取（低于或等于

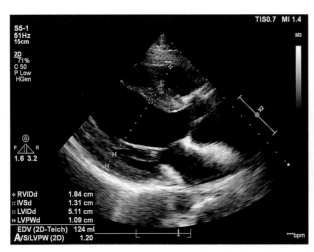
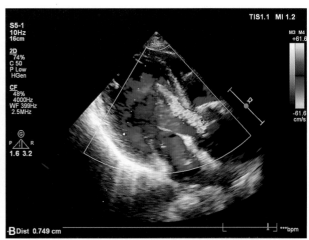

图 12-5-1 大动脉炎超声心动图

A. 左心室长轴切面可见左心室轻度增大，左心室壁增厚；B. 左心室长轴切面彩色多普勒提示主动脉瓣中大量反流

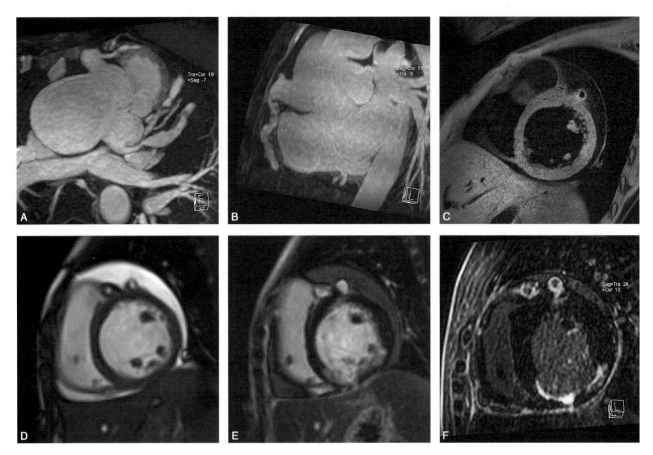

图 12-5-2　大动脉炎累及主动脉根部、冠状动脉及心肌 MRI 表现

女性,16 岁,临床诊断大动脉炎,血心肌酶升高。A、B.冠状动脉 MRA 最大密度投影图像可见左、右冠状动脉窦瘤样扩张,前降支、右冠状动脉近中段管腔多发狭窄伴瘤样扩张;C.冠状动脉 T_2WI 管壁成像可见前降支近段管壁增厚,外缘毛糙,T_2WI 信号增高,提示冠状动脉炎;D.左心室中段两腔心短轴层面电影序列图像示左心室稍增大(舒张末期直径 5.6cm),心肌变薄不明显;E.同层面延迟强化图像见下室间隔及下壁心内膜下及心肌中层斑片状延迟强化,前壁心肌中层片状延迟强化;F.1 年后复查心脏 MRI,增强后 MRA 新见右冠状动脉中远段闭塞,MRA 多平面重建图像新见左心室下壁心肌变薄伴心内膜下延迟强化,提示陈旧性心肌梗死,前壁心肌中层延迟强化变化不明显,可见前降支近段管壁延迟强化

纵隔摄取水平);1 级,血管摄取水平低于肝脏;2 级,血管摄取水平与肝脏相同;3 级,血管摄取水平高于肝脏。

【诊断要点】

大动脉炎的主要受累血管为主动脉及其主要分支,早期表现为管壁同心性的增厚水肿,后期表现为管腔狭窄、闭塞、扩张或动脉瘤形成,FDG-PET/CT 可见管壁线样摄取增高。超声心动图常用于诊断主动脉瓣关闭不全等瓣膜受累的表现,而磁共振心肌延迟强化可显示隐匿的心肌病变。

【鉴别诊断】

需与其他累及主动脉及其主要分支的疾病鉴别。感染性疾病方面,梅毒性主动脉炎表现为管壁增厚,常伴动脉瘤形成,亦可出现"双环征",可通过梅毒螺旋体抗体试验鉴别;结核性主动脉炎,以局灶性不规则管壁增厚为特征,伴多个囊状假性动脉瘤。其他累及主动脉的风湿病通常可通过临床特征加以

区分。FDG-PET/CT 中的动脉管壁高摄取需与动脉粥样硬化鉴别,后者通常呈散在点状高摄取,且摄取水平多低于肝脏。

二、白塞综合征

【概述】

白塞综合征是一种以复发性口腔溃疡及多系统受累为表现的风湿性疾病,常于 25~30 岁时满足诊断标准,男女患病比例大致相当,其多数临床表现被认为是由血管炎所致,全身血管均可受累,包括所有大小的动脉和静脉,病理表现为中性粒细胞血管反应或白细胞破碎性血管炎。

【临床特点】

白塞综合征多青年起病,呈慢性复发性病程。常见心血管外表现包括:复发性口腔溃疡、复发性外阴溃疡、眼部病变(前或后葡萄膜炎、视网膜血管炎等)、皮肤病变(结节红斑、针刺反应阳性等)及关节

炎。此外,亦可出现中枢神经系统、胃肠道、肺部及肾脏受累。

约1/3的白塞综合征患者出现大血管受累,包括①静脉病变:是早期表现之一,包括浅或深静脉血栓、上腔静脉综合征、布加综合征等;②动脉病变:颈动脉、主动脉及下肢动脉最常受累,肺动脉病变常见累及近端大分支的肺动脉瘤,造成咯血等症状,死亡率高;③心脏病变:约6%的患者还可出现心脏受累,包括瓣膜病变、心腔内血栓、心包炎、心内膜纤维化、冠状动脉病变、心肌炎、心律失常、房间隔膨出瘤等。

【影像检查技术与优选应用】

白塞综合征心血管受累表现多种多样,应结合临床选择恰当的影像学技术进行评估:血管超声,可作为下肢或上肢深静脉血栓的筛查手段,特别是近端的深静脉血栓。超声心动图,是评估心脏瓣膜病变的首选方法,亦可显示心腔内血栓、心内膜纤维化及近端大分支的肺动脉瘤,但对远端动脉瘤观察受限。

血管增强CT可评估腔静脉血栓的直接及间接征象,CTV可显示上下肢深静脉血栓,肺动脉CTA(CTPA)可显示肺动脉瘤,并可确诊肺栓塞;主动脉CTA,可发现主动脉受累的病变。

MRI静脉血管成像(MRV)亦可显示腔静脉血栓等疾病,心脏磁共振则可能用于评估心包炎、心腔内血栓、心内膜纤维化等病变。

经导管血管造影虽然是评估冠状动脉病变和动脉瘤的"金标准",但对完全栓塞的动脉瘤诊断受限,对血管壁的显示受限。该方法为有创性检查,限制了其临床应用。

【影像学表现】

1. 上腔静脉综合征 胸片可见纵隔增宽或右肺门阴影;增强CT可明确上腔静脉阻塞的位置及严重程度,征象包括上腔静脉腔内充盈缺损、狭窄或闭塞、软组织水肿、纵隔脂肪浸润和侧支循环形成。

2. 布加综合征 超声表现为肝尾状叶增生、肝静脉不显示、下腔静脉血栓或侧支循环,可伴血流模式及方向的改变;增强CT及MRI可见肝脏淤血表现,肝实质呈斑片状不均匀强化,静脉期肝静脉不强化,肝内再生结节形成。

3. 肺动脉瘤 超声心动图可显示累及主肺动脉及其左右肺动脉的动脉瘤;CTPA和MRA表现为囊状或梭状的动脉瘤样扩张,伴或不伴血栓。

4. 主动脉病变 CT为最佳检查技术,可以显示主动脉的炎性改变,如受累部位管壁增厚与钙化、溃疡、局部动脉瘤等。

5. 心脏病变 心脏瓣膜受累时,主要累及主动脉瓣和二尖瓣,三尖瓣亦可受累,超声心动图多见瓣膜关闭不全,部分伴脱垂,亦可出现赘生物样结节;瓣膜置换术后患者可能出现瓣周漏(图12-5-3)。

超声心动图可见心腔内不均匀强回声血栓团块,多位于右心室或右心房;增强CT可见心腔内充盈缺损,可合并或继发肺动脉栓塞。超声心动图可见心内膜强回声团块样病灶;MRI可显示心内膜下延迟强化(图12-5-4)。

【诊断要点】

白塞综合征心血管受累表现多样,肺动脉瘤表现为主肺动脉及其主要分支的囊状或梭状扩张,应注意早期识别;心脏瓣膜病变以主动脉瓣和二尖瓣关闭不全为主要表现;心腔内血栓多位于右心,超声心动图表现为不均匀强回声团块。累及主动脉的病变,主要表现为主动脉壁的多发溃疡和动脉瘤。

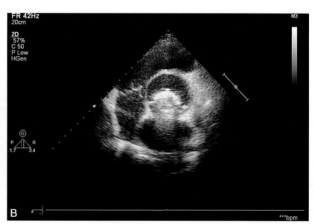

图12-5-3 白塞综合征换瓣术后瓣周漏超声心动图
A. 左心室长轴切面提示主动脉瓣机械瓣前方瓣周漏,漏口宽约9mm;B. 大动脉短轴切面提示机械瓣前方二分之一以上已经与心脏瓣环组织脱离

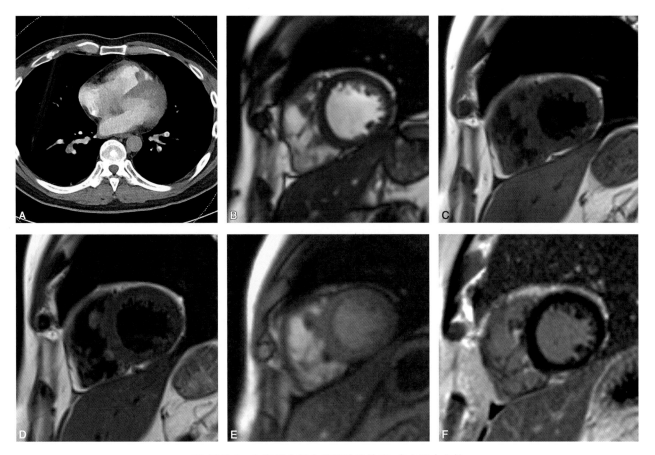

图 12-5-4 白塞综合征合并肺动脉栓塞、右心室内血栓

男性,44 岁,反复口腔及外阴溃疡 20 年,临床明确诊断白塞综合征。近期超声发现右心室内团块状等回声附着物(3.0cm×1.1cm),胸部增强 CT(A)可见双下肺动脉分支内多发充盈缺损提示肺动脉栓塞,右心室中下段腔内团块状充盈缺损,予抗凝治疗后进一步行增强心脏 MRI 检查,短轴两腔心电影序列(B),可见右心室室间隔侧肌小梁间附着多发团块状等信号(大者 1.3cm×0.8cm),T_1WI 黑血序列(C)呈等信号,T_2WI 黑血序列(D)呈高信号,首过灌注(E)未见明显强化,延迟扫描(F)大部分未见强化,边缘少量线样强化。结合心室内病变信号特点及其抗凝治疗后体积减小的情况,诊断右心室内多发血栓形成

【鉴别诊断】

白塞综合征心血管受累的影像学表现缺乏特异性,应结合临床特征进行分析。瓣膜病变需与感染性心内膜炎鉴别;心腔内血栓需与瓣膜赘生物、心房黏液瘤及心内膜纤维化相鉴别;腔静脉栓塞需与恶性肿瘤、各种因素所致高凝状态等其他原因相鉴别。

三、系统性红斑狼疮

【概述】

系统性红斑狼疮(Systemic Lupus Erythematosus,SLE)是一种由于致病性自身抗体及免疫复合物形成,引发机体多系统、多器官损伤的自身免疫性疾病。SLE 可累及全身各个系统,目前临床诊断常用美国风湿病协会(ACR)1997 年修订的分类标准(包括颊部红斑、盘状红斑、口腔溃疡、关节炎、浆膜炎、肾病变、神经系统异常、血液学异常、免疫学异常及抗核抗体,4 项或以上阳性并除外感染、肿瘤及药物等其他因素后可诊断),2017 年欧洲抗风湿病联盟

(EULAR)联合 ACR 推出了 SLE 最新的分类标准,引入计分权重体系。心血管系统是 SLE 的重要靶器官,冠心病在 SLE 患者中的发生率和死亡率均明显升高,在 SLE 患者长期预后分析中,心血管疾病为首要死因。

【临床特点】

SLE 可出现多种心血管病变,可累及心包、心脏瓣膜、冠状动脉、心肌及心脏传导系统等:

1. **心包** 心包受累最常见,约发生于 1/4 患者,表现为心包积液和心包炎,常为轻到中度,大量心包积液及心包压塞罕见,但可发生。

2. **心脏瓣膜** 心脏瓣膜受累多见,包括瓣膜增厚退变、赘生物形成及瓣膜破坏,可能与小血管炎相关,瓣膜病变常有血流动力学意义,可出现无菌性心内膜炎(Libman-Sacks 心内膜炎)亦可继发感染性心内膜炎。常需预防性应用抗生素甚至手术治疗。

3. **冠状动脉** 在 SLE 患者中冠状动脉粥样硬化疾病的发生率明显升高,其为多因素综合作用的

结果,冠状动脉狭窄引发的缺血性心肌病是 SLE 患者死亡的重要原因之一。与正常人群比较,35~44 岁 SLE 女性患者心肌梗死风险上升达 50 倍。SLE 患者亦可出现冠状动脉炎,表现为冠状动脉管壁增厚、冠状动脉狭窄及冠状动脉瘤形成,进一步造成心肌缺血。

4. 心肌及心脏传导系统 SLE 所致的心肌炎并不常见,多发生于病情活动时,病理改变包括沿心肌内小血管周围浸润的淋巴细胞及中性粒细胞、小血管壁透明变性及心肌内纤维化。患者可出现低热、心悸、活动后呼吸困难伴心肌酶升高,当心肌病变引发传导系统受累时可出现各种心律失常。

5. 其他 SLE 相关的心肌炎及心内膜炎、冠状动脉受累及微血管病变造成的心肌缺血梗死、SLE 所致的肺动脉高压、糖皮质激素治疗相关的心肌病均可最终导致患者心脏扩大、心力衰竭。另外,SLE 患者血液常呈高凝状态,易出现血管内或心腔内血栓。

【影像检查技术与优选应用】

超声心动图为评价心脏结构功能及瓣膜病变的首选检查方法。SLE 患者为冠心病高危人群,冠状动脉 CTA 为评价冠状动脉的首选无创影像方法,可显示冠脉粥样硬化斑块形态和成分、评价管腔狭窄程度,显示冠状动脉管壁增厚及冠状动脉瘤形成。心脏 MR 和核素显像在心肌病变的评估和鉴别诊断中更具优势,MR 尤其可显示心肌内梗死灶及炎性病变。SLE 患者常合并肾脏受累,在应用造影剂的增强 CT 或 MR 检查前,应评价患者肾功能。

【影像学表现】

1. 心脏瓣膜 超声心动图中最常见瓣膜异常依次为二尖瓣及主动脉瓣弥漫性增厚继而赘生物形成、瓣膜反流和狭窄,瓣膜异常可自行好转,有些持续存在但两次检查中形态和大小可发生变化。Libman-Sacks 心内膜炎的瓣膜赘生物形态、回声及大小不一,常附着于左心瓣膜的边缘及中间部,无自由摆动,瓣膜狭窄少见,赘生物亦可见于瓣环、腱索及心脏内膜表面。心脏增强 CT 可显示较大的瓣膜赘生物,并清晰显示瓣膜钙化。

2. 心包 心包积液常见,当心包积液不明显时,增强的心脏 CT 和 MR 对心包炎的显示更有优势,典型影像表现为心包毛糙增厚伴明显强化。

3. 冠状动脉 包括冠状动脉粥样硬化和冠状动脉炎,冠状动脉炎表现为管壁毛糙增厚伴强化,可见动脉瘤形成,冠状动脉明显狭窄病变对应供血区域心肌可出现缺血、梗死相应影像表现。

4. 心肌 心脏室壁运动弥漫减弱,心功能减退,CMR 对心肌炎的显示有特别优势(图 12-5-5),心肌内 T_2WI 信号增高提示心肌局灶水肿和炎症,心肌延迟强化,平扫 T_1 时间延长及 ECV 增加,提示心肌内炎症及纤维化,心肌炎性病变的延迟强化常分布于心肌中层及外膜下;微血管病变造成的微梗死灶表现为心内膜下小片状延迟强化伴灌注减低。

5. 其他 如合并肺动脉高压可见肺动脉主干增宽、右心增大、右心功能减退、室间隔平直等继发表现,心脏 MRI 较超声更好的显示右心形态结构并能够客观准确地计算右心室射血分数,中重度肺动脉高压患者心肌延迟扫描可见室间隔两端插入部心肌内斑片状延迟强化。可发现心腔或血管腔内血栓形成。

【诊断要点】

心包炎及心脏瓣膜病变,为 SLE 心脏受累的常见表现,SLE 患者为冠心病高危人群,对无明显症状的 SLE 患者,早期行影像学检查评估冠脉斑块负荷及冠心病风险有临床意义,SLE 心肌受累可为冠状动脉病变或微血管病变造成的缺血性改变,亦可呈心肌炎表现,肺动脉高压继发的心脏改变及心内血栓可见于 SLE 患者。

【鉴别诊断】

SLE 心血管受累影像表现复杂多样,缺乏特异性。在心脏瓣膜病变中,Libman-Sacks 心内膜炎需与感染性心内膜炎、风湿性心脏瓣膜病及退行性瓣膜病鉴别;对于出现血心肌酶升高及心肌病变表现的患者,需鉴别 SLE 造成的心肌炎性病变与微血管病变,或冠状动脉粥样病变造成的缺血性心肌病;对于冠状动脉受累,需鉴别粥样硬化病变与相对少见的冠状动脉炎。

四、结节性多动脉炎

【概述】

结节性多动脉炎(polyarteritis nodosa,PAN)是一种累及中等肌性动脉的血管炎,病理表现为局灶性血管全层坏死性炎症。其常起病于 50~60 岁,男女发病比例约为 2:1,约 1/3 的 PAN 发病与乙型肝炎病毒感染有关。

【临床特点】

典型的 PAN 多隐匿起病,病初表现为发热、乏力、体重下降及关节痛等全身症状。受累血管缺血进而导致多系统症状,常见单发神经炎、肠系膜缺血、肾损害、皮肤溃疡或梗死等。实验室检查常见贫

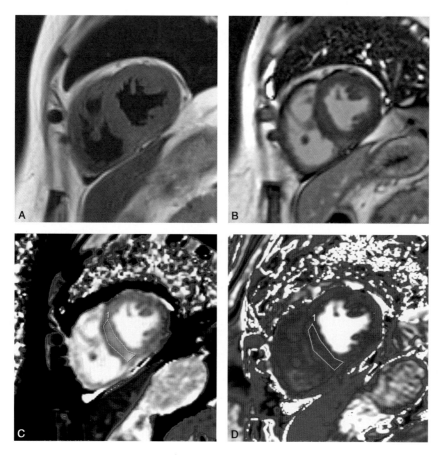

图 12-5-5　系统性红斑狼疮继发心肌炎 MRI 表现

女性,54 岁,临床明确诊断系统性红斑狼疮,血 CKMB、cTnI 显著升高,冠状动脉 CTA(-),行 3.0T 心肌增强 MRI 检查,平扫 T_2WI 黑血序列(A)见室间隔中段心肌稍增厚(舒张末期 13~15mm),下室间隔心肌中层小片状稍高信号,延迟扫描(B)见室间隔心肌中层条片样延迟强化,平扫 T_1-mapping(C)及 T_2-mapping(D)测量室间隔心肌 T_1 值(1 441ms)及 T_2 值(45ms)均显著升高,室间隔相同 FOV 区域测量 ECV(33%)轻度升高,诊断心肌炎性改变

血、血白细胞增多及红细胞沉降率增高,而缺乏特异的血清学标记物。

有 5%~20% 的 PAN 患者出现心脏受累,主要表现为冠状动脉炎,亦可见心肌炎和急性纤维性心包炎。充血性心力衰竭多继发于缺血性心肌病,或肾性高血压。心肌梗死多为隐匿过程,少见临床和心电图异常表现。

【影像检查技术与优选应用】

血管彩色多普勒超声:可显示动脉瘤,但对较小的动脉瘤检出受限。超声心电图,可显示左心室收缩功能的下降、瓣膜病变及心包病变。

CT 血管成像:可显示动脉管腔的狭窄、闭塞或扩张,亦可显示动脉管壁的增厚,但造影剂的使用限制了其在 PAN 肾脏受累患者中的应用。

心脏磁共振成像:可显示隐匿的心肌病变。

经导管血管造影:在显示受累动脉管腔的狭窄、扩张或动脉瘤时,是诊断 PAN 动脉受累的"金标准",但是目前逐渐被无创的 CTA 技术等替代。

【影像学表现】

1. **血管超声和超声心动图**　可见动脉瘤样改变,表现为无回声管状结构,彩色多普勒超声示血流信号。亦可能显示动脉管壁的增厚。超声心动图,最常见左心室收缩功能减退、轻度二尖瓣和/或三尖瓣关闭不全,心包炎时可见心包增厚。

2. **CT 血管成像**　可显示与血管造影表现类似的动脉管腔狭窄、闭塞及动脉瘤,同时可显示动脉管壁的增厚,亦可显示假性动脉瘤形成(图 12-5-6)。

3. **心脏磁共振成像**　"黑血"T_2 加权成像可示心肌内高信号,提示心肌水肿;负荷灌注序列成像可能显示心肌灌注缺损,延迟增强成像可显示心内膜下延迟强化,可能与隐匿的心肌梗死相关。

4. **经导管血管造影**　典型表现为多发的小动脉瘤,脏支和壁支动脉均可受累,冠状动脉多累及其主要分支和心外膜下小动脉,受累管腔可呈梭状或囊状,亦可表现为管腔节段性扩张;此外,管腔不规则、狭窄和闭塞亦常见,与动脉瘤样病变同时出现时可形成"串珠征"。

【诊断要点】

PAN 血管造影,典型表现为多发的小动脉瘤,可伴管腔狭窄或闭塞,形成"串珠征";CTA 可同时显

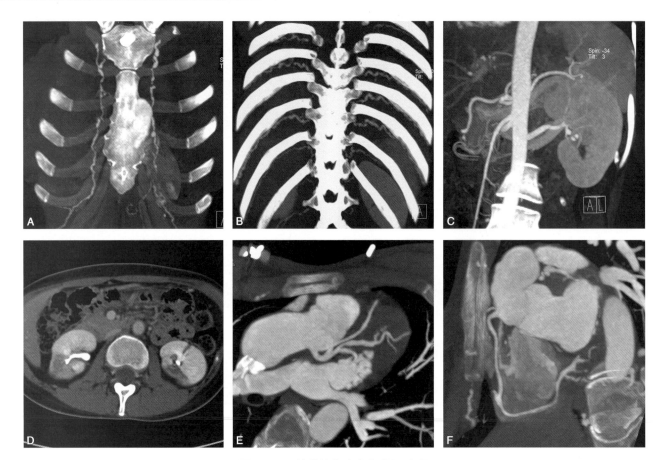

图 12-5-6 结节性多动脉炎 CTA 表现

女性，24 岁，四肢雷诺现象 3 年，双肾多发梗死，肾性高血压，血抗核抗体（ANA）、抗可溶性抗原（ENA）抗体、抗中性粒细胞胞浆抗体（ANCA）均阴性，CTA MIP 图像可见双侧内乳动脉（A）、肋间动脉（B）、肾动脉及肝动脉分支（C）多发管腔狭窄伴瘤样扩张，部分呈"串珠样"改变；冠状动脉 CTA MIP 图像示中间支（E）及右冠状动脉中、远段管腔（F）局部瘤样扩张，临床明确诊断结节性多动脉炎

示动脉瘤样或狭窄性病变，以及动脉管壁的增厚；超声心动图常见左心室收缩功能减退；心脏磁共振所示心肌延迟强化可显示隐匿的心肌病变。

【鉴别诊断】

冠状动脉病变需与川崎病的冠状动脉受累相鉴别，后者亦表现为冠状动脉瘤或串珠样改变，可通过临床病史进行鉴别；动脉瘤样改变亦需与动脉粥样硬化、感染及其他风湿免疫性疾病引起的动脉病变相鉴别；左心室收缩功能减退及心肌延迟强化，需与其他原因引起的缺血性心肌病等相鉴别。

五、抗中性粒细胞胞浆抗体相关性血管炎

嗜酸性肉芽肿性多血管炎（eosinophilic granulomatosis with polyangiitis，EGPA）、韦格纳肉芽肿（Wegener's granulomatosis，WG）及显微镜下多血管炎（microscopic polyangiitis，MPA）三种疾病因为具有相似的病理、临床和实验室特点而被归为一类疾病，称为抗中性粒细胞胞浆抗体（ANCA）相关性血管炎。这些疾病具有相同的组织学特点，主要累及小血管

（小静脉、毛细血管、小动脉），有相似的肾小球损伤，还具有相同的临床特点，包括易发生肾肺综合征，血ANCA 阳性率不尽相同。

（一）嗜酸性肉芽肿性多血管炎

【概述】

嗜酸性肉芽肿性多血管炎，亦被称作变应性肉芽肿性血管炎（allergic granulomatosis and angiitis）或 Churg-Strauss 综合征，以血管外肉芽肿形成和高嗜酸性粒细胞血症为特征。

【临床特点】

EGPA 发展包括三个临床阶段：第一阶段是哮喘，第二阶段是组织嗜酸性粒细胞增多，第三阶段是系统性小血管炎。EGPA 常有心脏受累，是引起死亡的主要原因之一，占 EGPA 死亡原因的 50%。心脏受累主要表现急性心包炎、慢性缩窄性心包炎、心脏填塞、心力衰竭、心律失常和心肌梗死。

【影像检查技术及优选应用】

超声心动图是首选的影像学检查方法，主要用于评估心脏功能和瓣膜病变。CT 可观察心脏和心包结构，对于冠状动脉、肺动脉和主动脉等病变的观

察显示,是其优势。心脏磁共振的主要优势,是观察心肌炎性病变、心肌纤维化及梗死灶。

【影像学表现】

1. **超声心动图表现** 主要表现为左心室室壁运动普遍减低、节段性室壁运动异常、左心室扩大、射血分数减低、心包积液、肺动脉高压以及瓣膜关闭不全。

2. **CT 表现** 冠状动脉受累主要引起心肌壁内小冠状动脉炎性狭窄和闭塞;缩窄性心包炎表现为心包弥漫性增厚、钙化;另外 CT 可见心脏扩大、肺动脉高压等表现。

3. **心脏 MRI 表现** 观察心肌炎性病变、心肌纤维化及微梗死灶。T_2 黑血序列心肌内高信号提示心肌内水肿及炎性病变,延迟扫描可表现心肌片状延迟强化,透壁性、心外膜以及心内膜下分布均可见,以心内膜下延迟强化为主,多与冠状动脉炎性病变和冠状动脉痉挛造成的心肌缺血性病变有关(图12-5-7)。

【诊断要点】

检查发现外周嗜酸性粒细胞增多,目前/既往有心肌炎病史和有阻塞性肺疾病,血 ANCA 阳性者,需要考虑嗜酸性肉芽肿性多血管炎。

【鉴别诊断】

嗜酸性肉芽肿性多血管炎需要与结节性多动脉炎鉴别。结节性多动脉炎伴有微动脉瘤,无本病的肺病变及哮喘史。另外结节性多动脉炎 ANCA 阳性少见,而 2/3 嗜酸性肉芽肿性多血管炎有 ANCA 阳性。

(二) 韦格纳肉芽肿

【概述】

韦格纳氏肉芽肿是一种病因不明累及中、小血管的坏死性肉芽肿炎性疾病,主要累及呼吸道和肾脏。心脏受累少见,心包、心肌、心内膜和冠状动脉均可受累。

【临床特点】

最初累及上呼吸道,表现为鼻窦炎、鼻溃疡及中耳炎等。疾病进程中,下呼吸道有时也可受累,最初的症状有咳嗽、咯血以及呼吸困难。心脏受累的临床症状并不常见,若因冠状动脉炎性改变引起冠状动脉闭塞,患者可有心绞痛的症状。

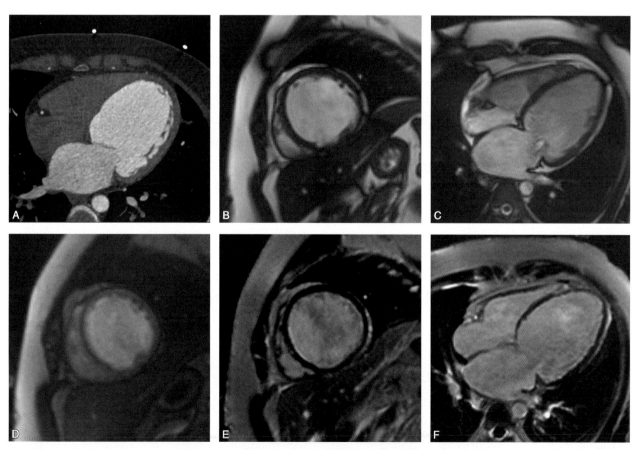

图 12-5-7 嗜酸性肉芽肿性多血管炎(EGPA)心肌受累

女性,28 岁,支气管哮喘,外周血嗜酸性粒细胞升高,临床明确诊断 EGPA。冠状动脉 CTA 检查见左心室增大(A),三支冠状动脉未见明确钙化及狭窄;进一步行心脏增强 MRI,短轴两腔心层面(B)及四腔心层面(C)电影序列左心房、左心室增大,二尖瓣反流,左心室心肌略变薄,左右心室收缩功能减退(LVEF = 30.2%,RVEF = 38.1%),同层面静息首过灌注(D)图像见左心室心内膜下环形线样灌注减低,延迟强化扫描(E、F)示左心室心内膜下环形线样延迟强化

【影像检查技术优选应用与影像学表现】

超声心动图是最常用的影像学检查方法：典型的表现是局限性室壁运动异常、中度二尖瓣反流、左心室收缩功能障碍以及心包积液。

CT 可用来观察冠状动脉管腔和心脏的基本结构以及毗邻结构。

心脏磁共振的电影序列可见心室收缩功能障碍、二尖瓣反流及心包积液；T_2 黑血序列心肌内高信号，提示心肌水肿及炎性改变；延迟扫描心肌可见线型、透壁样的延迟强化。患者可有扩张型心肌病表现。

【诊断要点】

韦格纳肉芽肿心脏受累少见，若患者有此病史，且影像学检查发现心功能异常、心包积液时，应考虑该病累及心脏的可能。

【鉴别诊断】

该病需要与结核性肉芽肿鉴别。临床上结核性肉芽肿可有结核菌素实验阳性，抗结核治疗有效。另外需要与其他引起呼吸道病变的感染性疾病鉴别，这些疾病可通过特殊染色和适当培养鉴别。

六、干燥综合征

【概述】

干燥综合征（Sjogren Syndrome，SS）是一种主要累及泪腺、唾液腺等外分泌腺体，以淋巴细胞浸润和特异性自身抗体（抗 SSA/SSB）阳性为特征的结缔组织病。多见于女性，好发年龄为 40～50 岁。本病分为原发性和继发性两种，类风湿关节炎、系统性红斑狼疮、系统性硬化等弥漫性结缔组织病患者，出现干燥综合征称为继发性干燥综合征。干燥综合征心脏受累相对罕见。

【临床特点】

常见的临床表现有口干燥症、眼干燥症、皮肤受累、关节痛等，实质脏器受累中肺间质病变，肝脏及肾脏受累，周围神经病变等较为常见。原发性干燥综合征心脏受累多为亚临床型，临床症状通常不明显，表现多样，干燥综合征患者出现心包积液并不少见，其他报道的心脏受累包括心包炎、心肌病变、瓣膜病变及心律失常等，某些心脏病变，如心肌炎导致急性心功能不全虽然少见，但可危及患者生命，应予以重视。另外，干燥综合征的自身特异性抗体（抗 SSA 和抗 SSB 抗体），可通过胎盘进入胎儿体内造成先天性房室传导阻滞。

【影像检查技术优选与影像学表现】

1. **超声心动图**　是干燥综合征患者首选的心脏影像学检查方法，最常见表现为少至中量心包积液，心脏舒张功能障碍为另一常见影像表现，另外可见心功能不全、肺动脉高压相关影像表现。

2. **CT**　可同时评价肺部间质病变情况，若出现心包炎，可伴有心包局限性或弥漫性的增厚。

3. **MRI**　软组织分辨率更高，对心包炎可清晰显示心包局限性或弥漫性增厚及其强化情况；有文献报道干燥综合征可出现自身免疫性心肌炎，MRI 对心肌内的炎性病变评价有特别优势，表现为心肌 T_2WI 像高信号、早期强化及延迟强化（图 12-5-8）。

【诊断要点】

对出现心包积液、心室舒张功能障碍等干燥综合征常见的受累表现，以及出现肺动脉高压伴或不伴肺间质病变，应考虑干燥综合征的诊断。对确诊干燥综合征的患者，应全面评价心脏结构和功能，如出现明显心功能不全表现，应考虑自身免疫性心肌炎的可能。

【鉴别诊断】

原发性干燥综合征需与合并其他免疫系统疾病的继发性干燥综合征相鉴别。干燥综合征心脏病变需要与结核性心包炎相鉴别，结核性心包炎常有低热、胸痛等临床症状，可出现大量的心包积液，干燥综合征造成的心包积液常无临床症状，大量心包积

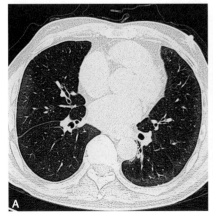
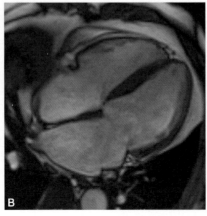
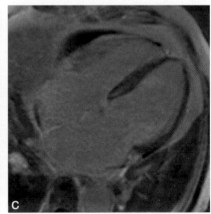

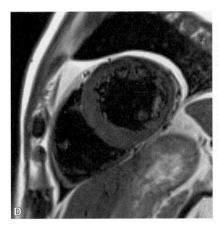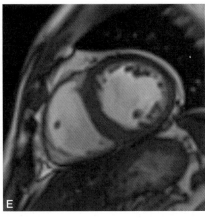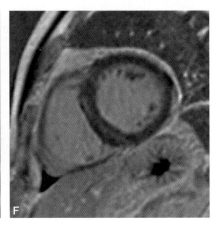

图 12-5-8　继发干燥综合征心肌受累

男性,63 岁,系统性硬化症继发干燥综合征,慢性心功能不全伴心房纤颤。胸部 CT(A)见双肺间质病变,心脏 MR 电影序列(B. 四腔心,E. 短轴两腔心)见左、右心房及左心室增大,LVEF=57.2%,RVEF=51.0%,室间隔基底段心肌增厚,舒张末期最厚 1.5cm,T_2WI 黑血序列(D)心肌未见明确水肿信号,延迟强化扫描(B、C 同层面,D、E、F 同层面)室间隔心肌中层条片状延迟强化,考虑心肌受累

液少见。

七、多发性肌炎/皮肌炎

【概述】

多发性肌炎(polymyositis,PM)/皮肌炎(dermatomyositis,DM)是一种以侵犯横纹肌为主的慢性非化脓性全身性炎症性肌病。女性多见,任何年龄均可发生,在 5~14 岁和 45~60 岁各出现一个高峰。心脏受累是 PM/DM 常见的并发症,也 PM/DM 患者死亡的重要原因之一。

【临床特点】

PM/DM 心脏损害的临床表现复杂多样,包括心力衰竭、心肌炎、心包炎,此外,冠状动脉受累所致心肌梗死亦有报道。其临床症状常不典型,最常见的是心力衰竭的临床表现,可有不同程度的胸闷、呼吸困难、咳嗽、咳痰,甚至发生胸痛、晕厥等;其次是心律失常,可表现为房性及室性期前收缩、束支传导阻滞、房室传导阻滞。

【影像检查技术与优选应用】

PM/DM 累及心脏,主要表现为心脏形态结构、功能及心肌的异常,不同的影像学检查技术有不同的优势。超声心动图是临床评价心脏结构及功能的首选方法;心脏 MRI 在评估 PM/DM 心脏损害中具有重要作用,除了可以明确心脏结构和功能改变,在心肌组织成像方面有独特优势,包括心肌梗死、纤维化及炎性改变,利于评估心脏受累情况并分析其受累机制;X线及 CT 在发现及评价 PM/DM 所致的肺间质性病变中具有重要作用,而在心肌受损评价中价值有限。

【影像学表现】

1. **超声心动图**　在肌炎累及心脏的诊断中缺

少特异性,14%~62% 的 PM/DM 患者,存在超声心动图异常,可表现为左心房或左心室增大,左心室及室间隔肥厚,左心室舒张功能不全等。

2. **心脏 MRI**　可有左心房、左心室增大,左心室射血分数减低等心衰表现,MRI 可发现心脏炎性改变(图 12-5-9),表现主要包括反映心肌水肿的 T_2WI 信号升高、反映血管渗出的心肌早期强化,以及反映心肌纤维化的延迟强化,符合两项或以上时,对心肌炎症的诊断准确率达 78%。心肌及心包炎症,可表现为心包、心外膜下心肌及中层心肌延迟强化,且多累及左心室下壁及侧壁。心脏 MRI 在早期发现亚临床阶段的心脏损害中具有重要价值。研究发现,无明显心脏相关临床症状的 PM/DM 患者 MRI 亦可出现心肌延迟强化,以心外膜下及中层心肌为著,被认为可能与心肌炎性改变有关,且出现延迟强化的 PM/DM 患者其 LVEF 较无强化者低。此外,MRI 还可用于随访评估疗效,研究表明,经糖皮质激素及免疫抑制剂治疗 6 个月后,PM/DM 心脏受累患者其延迟强化范围均较前减小,心功能较前改善。

【诊断要点】

PM/DM 患者心脏 MRI 检查,若出现心肌 T_2WI 信号增高、心肌早期强化及心外膜下心肌延迟强化,则高度提示心肌炎性改变,需考虑 PM/DM 累及心脏的可能。

【鉴别诊断】

PM/DM 患者心肌炎,需与缺血性心肌病鉴别,由于 PM/DM 也可引起血管炎,若 MRI 出现不典型心内膜下心肌强化,应警惕 PM/DM 冠状动脉受累可能。此外,PM/DM 造成的心肌炎须与其他原因引

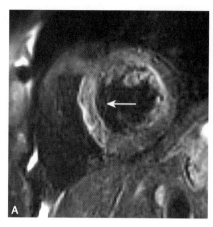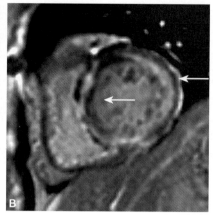

图 12-5-9　多发性肌炎心肌受累 MRI 表现

女性,54 岁,临床明确诊断多发性肌炎,血心肌酶升高。短轴两腔心层面心脏 MRI 黑血 T_2WI 压脂图像(A)室间隔及左心室前、侧壁心肌多发 T_2WI 高信号,同层面延迟强化图像(B)示室间隔、左心室及右心室游离壁心肌弥漫多发延迟强化,以心内膜下及心肌中层分布为主

发的心肌炎鉴别(如病毒感染,药物毒性等),PM/DM 为多系统病变,常有骨骼肌、皮肤、呼吸系统等受累,根据临床病史及实验室检查可行鉴别。

八、系统性硬化症

【概述】

系统性硬化症(systemic sclerosis,SSc)又称硬皮病,是一种复杂的多系统自身免疫性疾病,女性多见,常见发病年龄在 30~50 岁,以局限性或弥漫性的皮肤增厚、纤维化为特征,可同时累及心、肺、肾、消化道等多个系统。心脏作为系统性硬化症的重要受累器官,其病情发展对患者的预后有重要影响。

【临床特点】

心脏是系统性硬化症重要的受累靶器官之一,可表现为肺动脉高压及其继发的右心功能不全、多种心律失常、心脏瓣膜病变、心包积液、缺血性心肌病,以及收缩性和/或舒张性心功能不全,其起病隐匿,当出现明显心血管临床症状时,心脏结构及功能改变多不可逆,并导致不良预后,出现严重的心力衰竭以及恶性心律失常。

【影像检查技术与优选应用】

系统性硬化症累及心脏表现多样,不同的影像学检查技术有不同的优势。超声心动图是临床评价心脏结构及其功能的首选工具,可以明确诊断心包积液及瓣膜异常。心脏 MRI 是一项可靠且敏感的检查,具有软组织分辨率高及多参数成像的优势,可以用于明确心肌病变,包括心肌微血管病变,缺血病变,心肌纤维化及炎症,分析心肌受累机制。X 线及 CT 较少用于评估系统性硬化症患者心脏受累,但 X

线及 CT 可发现患者不同程度的肺间质纤维化,此时应注意进一步评估患者是否合并肺动脉高压。

【影像学表现】

1. 超声心动图表现　心肌纤维化导致心肌缺血,可引起心室舒张及收缩功能障碍,超声表现为 E/A 比值的异常及射血分数的下降,但心脏受累早期,射血分数下降不明显,超声检查敏感度较低。此外,在肺动脉高压的患者中,超声可以通过三尖瓣反流压差法估算肺动脉收缩压(PASP),静息状态下 PASP≥35mmHg 为肺动脉高压超声诊断标准。系统性硬化症累及瓣膜相对少见,以二尖瓣狭窄及反流最为常见,也可见主动脉瓣反流。

2. 心脏 MRI 表现　有研究显示,70%左右的系统性硬化症患者,心脏 MRI 检查都会发现异常,包括①心脏结构、功能异常:受累心肌缺血及纤维化会影响心脏收缩及舒张功能,MRI 表现为左、右心室射血分数减低,左、右心室舒张末容积增加,无肺动脉高压患者右心室体积也可增大,部分患者可发现左心室室壁变薄,以及节段性的室壁运动异常;②心肌 T_2WI 信号增高:患者心脏受累,导致心肌炎性损伤,心肌出现炎性水肿,表现为心肌 T_2WI 高信号;③心肌延迟强化:患者心肌延迟强化以心内膜下及心肌中层最为多见,多呈线样,反映心肌受累导致的心肌缺血及纤维化,由于心肌受累多累及小动脉及微循环,而心外膜冠状动脉多没有明显异常,故患者心肌延迟强化分布常与冠状动脉供血区无明显关系;④其他:心包受累可表现为心包积液,瓣膜受累可在电影序列上表现为相应瓣膜区域的反流信号,以二尖瓣反流多见。

系统性硬化症心肌受累 MRI 表现见图 12-5-10。

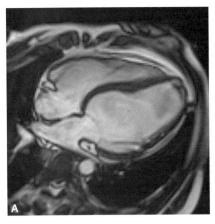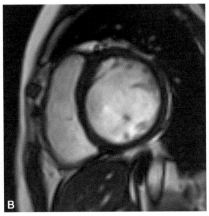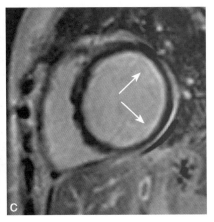

图 12-5-10 系统性硬化症心肌受累 MRI 表现

女性,23 岁,临床诊断系统性硬化症。四腔心层面电影序列(A)示左心室增大,心尖心肌变薄,两腔心短轴电影序列(B)示左心室增大,左心室侧壁心肌略变薄,同层面延迟强化图像(C)示左心室游离壁心内膜下线样延迟强化

【诊断要点】

系统性硬化症患者心脏受累,表现为左、右心室射血分数减低,室壁运动异常,可出现舒张末容积增大,心肌炎性改变在心脏 MRI 表现为心肌长 T_2 信号,部分患者心脏 MRI 表现为,心肌多发或弥漫线样延迟强化,以心内膜下及心肌中层为著。

【鉴别诊断】

有心肌内 T_2WI 高信号的系统性硬化症心肌受累,需要与其他原因所致的心肌炎鉴别,病毒性心肌炎患者通常有前驱感染病史,且心肌炎患者延迟强化多位于心外膜下,与系统性硬化症患者心内膜下及心肌中层延迟强化不同。

系统性硬化症患者室壁运动异常,及心内膜下强化还需要缺血性心肌病鉴别,缺血性心肌病患者通常有冠心病病史及冠状动脉狭窄病变,异常心肌节段与病变冠状动脉供血区分布相一致。

九、类风湿关节炎

【概述】

类风湿关节炎(rheumatoid arthritis, RA)是一种以对称性、多关节炎为主要表现的慢性、全身免疫性疾病,RA 是心血管疾病的独立危险因素之一,心血管受累也是 RA 患者预后不良的重要预测因素之一。

【临床特点】

心包炎是 RA 最常见的心血管并发症,多无临床症状,预后良好,极少数可发展为缩窄性心包炎;RA 心肌炎常同时伴心包炎,单纯心肌炎相对少见,急性重症患者可表现为恶性心律失常、急性心衰,慢性患者可转变为心肌病合并心力衰竭;此外,RA 患者冠心病及充血性心衰的发病风险均高于健康人群。

【影像学检查技术与优选应用】

超声心动图评估心脏结构与功能,是临床尤其急诊常用的一线检查方法。

X 线胸片及心脏 CT 可显示心脏基本结构,对心肌炎症和心脏功能评估欠佳,冠状动脉 CTA 对冠状动脉病变有较高的诊断价值。

心脏 MRI 能全面地评价心脏的结构功能、心肌灌注、心肌活性和炎性反应,且无创、无辐射,对 RA 心肌病变诊断及随访也具有很高的价值。

【影像学表现】

1. 超声心动图表现 在 RA 累及心脏的早期,心脏超声可以发现 E 峰、A 峰及 E/A 比值的异常,在左心室容量及室壁厚度均正常的情况下,RA 患者患者已出现亚临床的心功能减退。此外,32%～38% 的患者在超声心动图上表现出瓣膜增厚,瓣膜反流及狭窄。

2. 冠状动脉 CTA 表现 可发现 RA 患者冠状动脉粥样硬化,评估斑块性质及管腔狭窄程度,梗死心肌在 CT 上表现为局部心肌变薄,梗死心肌内可见脂肪密度影。心包受累导致缩窄性心包炎患者,CT 上表现为心包的增厚、钙化。

3. 心脏磁共振表现 RA 累及心脏可表现为心肌炎、心包炎或心肌缺血梗死等,心脏磁共振可以进行较好的评估(图 12-5-11)。心肌炎磁共振表现为局部或全心心肌 T_2 信号强度增高,钆造影剂早期强化示心肌/骨骼肌强化率增高,延迟强化示心外膜下为著延迟强化病灶,且病变不沿冠状动脉供血区域分布。心包炎表现为心包局限或弥漫增厚,心包腔不同程度积液,缩窄性心包炎可见心包粘连增厚、心脏变形、心房增大、心室舒张功能受限及室间隔矛盾

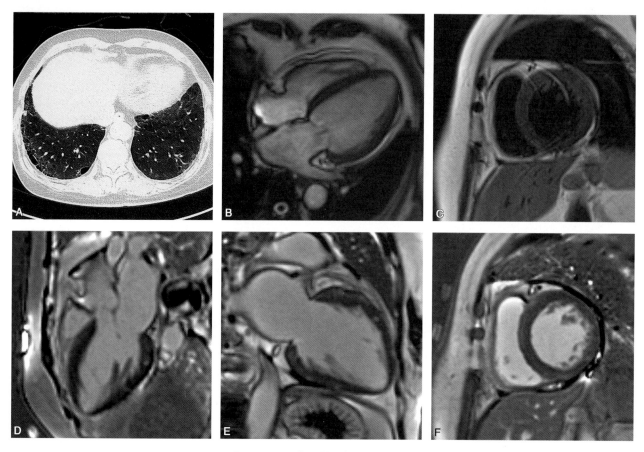

图 12-5-11 类风湿关节炎心肌受累

女性,59 岁,临床确诊类风湿关节炎,合并肺间质病变(A. 肺 CT),血心肌酶(cTnI)升高,超声心动图提示左心室增大、左心室收缩功能减退(36%),心肌病变可能,进一步行冠状动脉 CTA 及心脏增强 MRI,CTA 冠状动脉未见明确狭窄,心脏 MRI 电影序列(B. 四腔心)见左心房、左心室增大,二尖瓣反流,LVEF=47.3%,黑血 T_2WI 序列(C)心肌未见明确水肿信号,延迟强化扫描(D. 左心室三腔心层面,E. 左心室两腔心层面,F. 两腔心短轴)见左心室心肌中层多发小斑片状延迟强化,考虑心肌受累

运动,可见心包延迟强化。此外,RA 患者冠心病发病风险高于健康人,磁共振可发现心肌缺血或梗死病灶。

【诊断要点】

RA 累及心脏表现较为多样,若患者有 RA 病史,且影像学检查发现心功能异常,心肌或心包炎症、心肌缺血梗死或瓣膜病变,应考虑 RA 累及心脏的可能。

【鉴别诊断】

1. **其他结缔组织病相关的心肌炎** 单纯从心脏影像学表现上较难鉴别,需结合临床表现和实验室检查。

2. **风湿性心脏病** 急性风湿性心脏病患者心内膜、心肌、心包均可累及,表现为全心炎,以瓣膜病变最为显著,心肌炎和心包炎相对少见,而 RA 心肌炎常合并心包炎,心内膜炎相对少见。结合风湿热游走性多关节炎、链球菌感染等临床特点不难鉴别。

3. **缺血性心脏病** RA 患者冠心病发病风险明显增加。急性心梗早期亦可见 T_2WI 高信号伴延迟

强化,但病变以心内膜下为著或呈透壁性,累及范围符合冠状动脉供血区域分布,心肌灌注扫描示灌注减低或缺损,与 RA 心肌炎典型表现不符。

十、抗磷脂抗体综合征

【概述】

抗磷脂抗体综合征(anti-phospholipid syndrome, APS)是一种累及多器官的非炎症性系统性自身免疫性疾病,多见于年轻人,女性多见。临床以反复发作的动脉和/或静脉血栓形成、习惯性自发性流产、血小板减少以及持续的血清抗磷脂抗体阳性为主要特征。APS 可分为原发性抗磷脂抗体综合征(primary anti-phospholipid syndrome, PAPS)和继发性抗磷脂抗体综合征(secondary anti-phospholipid syndrome, SAPS)。PAPS 病因不明,SAPS 可见于系统性红斑狼疮、干燥综合征及类风湿关节炎等自身免疫性疾病。心脏是 APS 的重要靶器官之一,心脏损伤主要由于抗磷脂抗体对心脏组织的直接损伤,和因血管栓塞引起的心肌缺血。

【临床特点】

APS 的心脏表现包括冠状动脉病变、早发的动脉粥样硬化、心脏瓣膜病变、心内血栓,肺动脉高压和左心室功能不全等。其中心瓣膜病变是 APS 最常见的心脏损伤,以二尖瓣受累最常见,主动脉瓣受累次之。

【影像检查技术与优选应用】

超声心电图是 APS 心脏受累患者诊断和随访的首选检查,能够早期准确的诊断和评估心脏瓣膜病变,诊断心内血栓。增强 CT,可以显示心脏的基本结构,准确评估冠状动脉病变,同时观察心腔内的血栓,另外增强 CT 可以评估肺动脉栓塞;心肌磁共振成像,对于心肌缺血、炎性病变及心肌内纤维化的评价有特别优势,可能诊断超声或增强 CT 难以确诊的较小心内血栓。

【影像学表现】

1. **超声心动图表现** 瓣膜受累表现,包括瓣膜增厚(>3mm)、局部增厚累及瓣叶近端或者中份、不规则结节样瓣膜赘生物,瓣膜赘生物多为血栓,常表现为多个、孤立性病灶,二尖瓣的赘生物多位于心房面,而主动脉瓣的赘生物可位于心室面和血管面。另外可见瓣膜关闭不全,瓣膜狭窄相对少见。心腔内血栓表现为心腔内不规则强回声团块。

2. **CT 表现** 增强 CT 心腔内血栓表现为心腔内无强化的充盈缺损,可见较大瓣膜赘生物及瓣环钙化;出现肺动脉高压时肺动脉主干增宽、右心增大,合并肺栓塞时可见肺动脉内充盈缺损;冠状动脉 CTA 除可发现冠状动脉栓塞外,还可评估冠状动脉粥样硬化斑块的性质和管腔狭窄程度,对于陈旧性心肌梗死 CT 可见节段性心肌变薄及心肌内低密度影。

3. **MRI 表现** 因冠状动脉病变引起的心肌缺血或梗死表现为,与病变冠状动脉供血区相符合的节段性室壁变薄及运动异常,心肌首过灌注减低及心肌延迟强化,延迟强化以心内膜下为主,可透壁。因微小血管栓塞引起的心肌缺血或梗死常多发,分布于多支冠脉供血区内,常见心内膜下小片心肌延迟强化。部分患者可合并扩张型心肌病,表现为心腔扩大,室壁变薄。

系统性红斑狼疮继发抗磷脂抗体综合征影像表现见图 12-5-12。

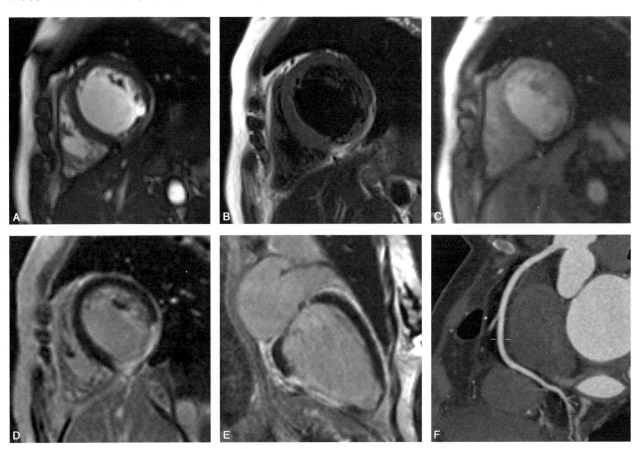

图 12-5-12 系统性红斑狼疮继发抗磷脂抗体综合征

女性,23 岁,诊断系统性红斑狼疮伴狼疮肾炎、神经狼疮。1 年前出现急性胸闷、憋气,血心肌酶升高,诊断"心肌炎"予足量激素治疗后好转,后出现重度二尖瓣关闭不全行手术治疗,血抗磷脂抗体阳性,诊断继发抗磷脂抗体综合征。心脏 MRI 见左心室下壁节段性心肌变薄、运动减弱(A. 电影图像,B. 黑血 T_2WI 图像),静息首过灌注缺损(C)伴透壁心肌延迟强化(D、E),符合心肌梗死后改变,CTA 右冠状动脉未见狭窄(F. 曲面重建图)

【诊断要点】

原发性抗磷脂抗体综合征的诊断,主要依靠临床表现和实验室检查,需要除外其他自身免疫性疾病、感染和肿瘤等疾病引起的血栓。诊断抗磷脂抗体综合征的同时,如果出现心脏的表现,如心肌梗死、瓣膜病变等,又不能以其他原因解释时,需考虑抗磷脂抗体综合征的心脏受累。

【鉴别诊断】

抗磷脂抗体综合征所致的动静脉血栓的形成,需要与其他易造成血栓的相关疾病相鉴别。心内血栓需要与心脏的肿瘤性病变相鉴别:心脏血栓增强扫描无明显强化,而心脏肿瘤性病变增强扫描可见强化。

抗磷脂抗体综合征相关瓣膜病变,需要与风湿性瓣膜病相鉴别。前者瓣膜病变一般是弥漫性的,局部病变常累及瓣叶中部或基底部,很少累及腱索;相反,在风湿性瓣膜病变中,典型的瓣膜增厚局限于瓣尖,伴有腱索增粗、融合、钙化等。

第六节 血液系统疾病累及心脏

一、高嗜酸性粒细胞综合征

【概述】

高嗜酸性粒细胞综合征(hypereosinophilic syndrome,HES)是一组疾病的统称,其特征是周围血嗜酸性粒细胞增多,以及组织中嗜酸性粒细胞浸润。诊断标准为血中嗜酸性粒细胞计数超过 1.5×10^9/L,持续时间超过半年,伴有一个以上器官受累,且除外引起嗜酸性粒细胞增多的其他原因。

【临床特点】

本病好发于 20~50 岁,男性多见。根据受累器官的不同表现出不同症状。心脏是易受累的器官之一,其病理学改变可分为三个阶段:急性坏死期、血栓形成期及纤维化期。早期患者无特异性临床表现,随着病情进展,可出现血栓栓塞引起的中风或四肢缺血性改变,晚期表现出呼吸困难、心衰等限制型心肌病症状。心包受累时,可以引起心包积液乃至缩窄性心包炎。冠状动脉受累时,可以出现心绞痛症状。

【影像学检查技术与优选应用】

超声心动图是最常用的影像学检查方法。近年来,心脏磁共振是一种评价 HES 心脏受累的新方法。

【影像学表现】

1. **超声心动图表现**　在心脏受累的起始阶段,通常无明显异常,也可表现为心室壁的水肿增厚。在血栓形成期,超声可以发现左心室或右心室尖部的血栓(图 12-6-1)。在纤维化期,超声上可以看到二尖瓣后叶增厚粘连,此期瓣膜的反流更加明显。此外,也可表现出左心室顺应性减低且充盈压升高。

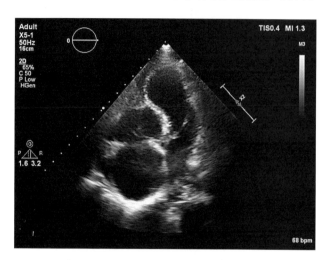

图 12-6-1　嗜酸性粒细胞增多性心内膜炎累及右心室

2. **心脏磁共振表现**　在观察心室内血栓、心肌炎性改变以及心肌纤维化等方面的价值较高。心脏磁共振可以在早期阶段发现心肌的炎性改变。在 T_2 黑血序列上,嗜酸性粒细胞浸润导致的心肌水肿表现为广泛高信号。

磁共振电影序列可以检测出心室壁增厚和局部室壁运动异常。延迟强化序列可以识别纤维化。在延迟强化扫描图像上有时可以看到心室壁呈特征性的"三层结构",外层为无强化的正常心肌,表现为低信号,中间层纤维化表现为心内膜下高信号,最内层是无强化的附壁血栓(图 12-6-2)。少数患者可有心包炎表现,主要表现为心包积液。

3. **CT 表现**　CT 可以观察左心室血栓及心包积液,此外,冠状动脉 CT 血管成像,可以评估冠状动脉情况。

【诊断要点】

诊断要点包括长期症状及周围血嗜酸性粒细胞增多。超声心动图上典型的表现是心室壁增厚、心室心尖部血栓、瓣膜反流、二尖瓣后叶增厚粘连及左心室顺应性降低等。心脏磁共振可以早期发现心肌水肿及识别心肌纤维化。

【鉴别诊断】

鉴别诊断包括限制型心脏病和肥厚型心肌病。根据患者周围血嗜酸性粒细胞水平和多器官受累的

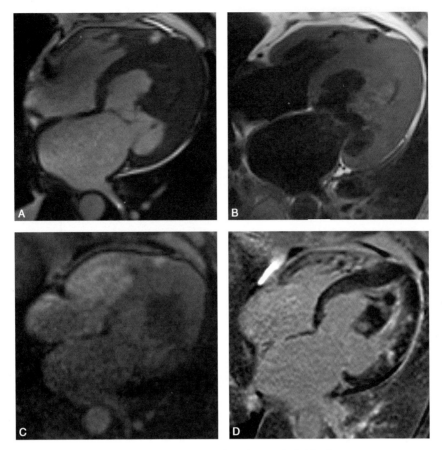

图 12-6-2　高嗜酸粒细胞综合征心脏磁共振表现

男性，45 岁，临床诊断、心内膜活检病理符合高嗜酸粒细胞综合征心脏受累。A. 四腔心长轴电影图像示左心房、左心室增大，室间隔、左心室心尖段心肌增厚，左心室心腔内团片状异常信号；B. 四腔心长轴黑血 T_2WI 图像示，左心室心腔内团片影呈混杂稍长 T_2 信号；C. 四腔心首过静息灌注图像示，左心室侧壁心内膜下散在灌注减低，左心室心腔内团片影无强化；D. 四腔心延迟强化图像示，室间隔、左心室壁多发心内膜下为主延迟强化，侧壁局部呈透壁样，左心室心腔内团片影无强化；诊断嗜酸粒细胞性心内膜炎伴左心室内血栓形成

症状不难进行鉴别。值得一提的是，超声上心尖部的血栓可能被误认为心尖肥厚型心肌病，使用造影剂增强技术可以有效鉴别两者。

二、淀粉样变性

【概述】

淀粉样变性（amyloidosis）是指由于淀粉样蛋白在细胞外沉积，导致多组织器官损伤的一组疾病。根据其前体蛋白的不同而分为多种类型，常见的类型有轻链型淀粉样变（AL）、转甲状腺素蛋白相关型淀粉样变性（TTR）、老年性系统性淀粉样变（SSA）及继发性淀粉样变（AA）。

【临床特点】

淀粉样变性可影响多个器官系统，包括胃肠道、肾脏、心血管、肝脏和神经系统等。其中，心脏受累很常见并且是淀粉样变性发病和死亡的主要原因。淀粉样心肌病的主要临床表现是心衰症状，包括呼吸困难、活动耐量减低、下肢水肿、肝脏增大以及腹水等。部分患者可表现出晕厥或晕厥前兆。其他少

见表现包括心脏传导系统受累引起的传导阻滞、心包受累引起的心脏压塞、房颤引起的血栓栓塞等。

【影像学检查技术与优选应用】

超声心动图常用于淀粉样心肌病的筛查。心脏磁共振可用于评估淀粉样心肌病，特别是在心肌病的早期心肌无明显增厚时。核素显像也是诊断淀粉样心肌病的成像手段之一，但是临床较少应用。

【影像学表现】

1. 超声心动图表现　淀粉样蛋白浸润心肌表现为，心室壁肌层出现颗粒样高回声（图 12-6-3），但这种表现并不敏感。早期的异常表现包括左心室壁增厚，包括左心室游离壁及室间隔，以及左心室舒张功能障碍，双心房扩大，左心室腔体积减小等。严重时可出现右心室舒张功能障碍。瓣膜、乳头肌增厚，以及轻到中度的心包积液也很常见。多普勒超声可以观察到逐步恶化的心脏舒张功能，并以此检测疾病的进展。

2. 心脏磁共振表现　CMR 对心肌淀粉样变的诊断具有特殊意义，尤其是在早期心肌无明显增厚

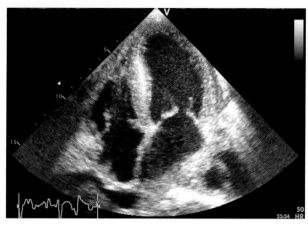

图 12-6-3 心肌淀粉样变性

或超声心动图无法与高血压性心脏病相鉴别时。典型患者出现特征性心肌延迟强化，表现为包括心房、心室的全心弥漫延迟强化，或心内膜下延迟强化，呈连续线样强化，室间隔可见"斑马征"（图 12-6-4）。T_1-mapping 技术和细胞外容积（extracellular volume，ECV）技术，可定量评价淀粉样物质沉积程度，实现早期诊断并预测临床预后，淀粉样变受累的心肌初始 T1 值及细胞外容积（ECV）均弥漫升高。

3. **放射性核素显像** 利用特异性示踪剂 ^{99}mTc-

DPD，有助于鉴别轻链型淀粉样变（AL）和转甲状腺素蛋白相关型淀粉样变性（TTR）。尽管心脏磁共振及 SPECT 都可以早期识别心肌受累，磁共振可能会低估心脏淀粉样浸润的程度。

【诊断要点】

超声心动图示心室壁肌层内出现颗粒样高回声，心脏磁共振表现出全心透壁或心内膜下广泛延迟强化，以及 SPECT 特异性示踪剂的心肌改变，都有助于心肌淀粉样变的诊断。

【鉴别诊断】

心脏淀粉样变性通常表现为心肌肥厚和充血性心力衰竭，易与肥厚型心肌病混淆，后者在超声心动图上通常表现为左心室舒张功能障碍，收缩功能正常，且双心房多无明显扩张，也不会出现颗粒状高回声。在磁共振延迟强化序列，肥厚性心肌病表现为肥厚心肌中层斑片状强化。

三、血色病

【概述】

血色病（hemachromatosis，HCH）是指体内铁负

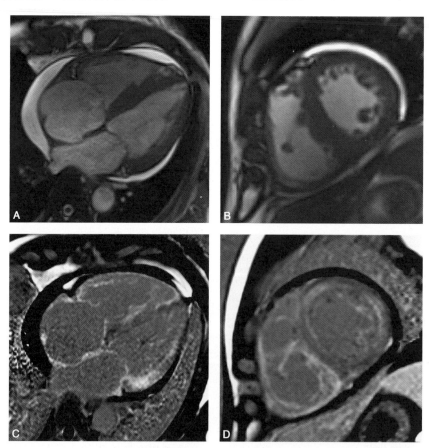

图 12-6-4 淀粉样变性心脏磁共振表现

女性，66 岁，临床诊断、心内膜活检病理证实，符合淀粉样变性心脏受累。短轴电影序列图像（A. 四腔心层面、B. 短轴两腔心层面）示室间隔、左右心室游离壁心肌增厚，心包积液，同层面延迟强化图像（C、D）示室间隔、左心室、右心室、房间隔、左心房、右心房及心脏瓣膜弥漫延迟强化，心内膜下为著

荷过多、实质脏器内铁异常沉积导致脏器结构和功能异常的一种全身性慢性铁代谢障碍疾病,由组织铁增加所导致,主要表现为含铁血黄素在组织中沉积,可累及全身的多个器官,如肝脏、脾脏、心脏、甲状腺、垂体、胰腺、肾上腺、生殖腺、皮肤等,主要表现为纤维增生、结构破坏及功能障碍等。该病呈世界性分布,亚洲罕见。

目前对血色病的诊断主要依靠血清间接铁沉积指标(如空腹转铁蛋白饱和度升高>80%、血清铁蛋白水平增高>161μmol/L 或>900μg/ml、血清铁增多>32μmol/L 或>180μg/dl 等)、基因检测及心内膜下心肌组织活检。

【临床特点】

自 Troussean 于 1865 年首次报道血色病累及心脏病例以来,根据病因可将该病分为两类。①遗传性(原发性):常染色体隐性遗传。②继发性:可继发于地中海贫血、镰状细胞病铁粒幼红细胞性贫血、过度输血等血液疾病。血色病心脏受累早期可无明显临床症状,或仅有胸闷气短,可能与左心室舒张功能减退有关。随后可表现为心脏收缩功能不全伴左心室轻-中度扩张,亦可出现心律失常,包括阵发性房性心动过速和心房扑动、心房颤动,房室传导阻滞、束支阻滞、心动过速、心动过缓、晕厥、猝死等。患者可出现空腹转铁蛋白饱和度、血清铁蛋白及血清铁的升高。血色病心脏受累所致的心力衰竭是该病死亡的主要原因。

【影像学检查技术与优选】

多项影像检查均有助于该病诊断,如胸部 X 线检查、超声心动图、CT、磁共振及放射性核素心室造影等。其中超声心动图是常用的影像学检查方法,可用于观察心脏形态及运动功能改变。心脏磁共振不仅可以显示心脏形态及功能,还对心肌铁沉积进行定量分析,对诊断及治疗效果的评估具有十分重要的作用,因而已成为评价血色病心脏受累的首选影像检查方法之一。

【影像学表现】

1. X 线胸片　可用于显示心脏形态改变,但敏感性欠佳。有心功不全者常显示心脏增大,疾病早期或症状不明显时心脏形态可无异常表现。

2. CT 表现　血色病受累脏器铁沉积较多时,CT 表现为受累脏器密度增高,但其敏感性及特异性较低,且在血色病早期诊断的应用中具有很高的假阳性率。

3. 超声心动图表现　在心脏受累的起始阶段,

可无明显异常表现,也可表现为心室壁轻度水肿增厚。晚期可表现为在左心室或全心扩张,心脏收缩及舒张功能减弱。

4. 心脏磁共振表现　磁共振检查在评估血色病心脏受累方面优于其他影像学检查,尤其在观察心肌铁沉积,以及后期心内膜纤维化等方面。血色病心脏受累可表现为心室增大,左心室射血分数减低,以及心肌信号的改变。平扫 T_2WI 黑血图像示,心肌信号明显减低,T_1-mapping 测得心肌 T_1 值明显减低(图 12-6-5),T_2-mapping 测得心肌 T_2 值明显减低。主要机制为铁具有较强的顺磁效应,心肌铁过载时组织细胞局部磁场不均匀,导致氢质子失相位,组织 T_1 及 T_2 弛豫时间均缩短,尤其以 T_2 弛豫时间缩短明显,在长 TE 的 GRE 序列 T_2*WI,可敏感地检测出轻度铁沉积,因而有助于该病的早期诊断。T_2* 被认为是目前非创伤性心肌铁沉积定量分析的唯一方法。磁共振电影序列可以检测出心室壁增厚和室壁运动异常。延迟强化序列可以识别纤维化。

【诊断要点】

诊断要点包括临床症状、实验室检查结果及心肌内铁沉积评估。心脏磁共振表现出的信号异常(心肌 T_1WI 高信号,T_2WI 及 T_2*WI 低信号)对于诊断具有重要提示意义。

【鉴别诊断】

早期鉴别诊断包括限制型心脏病和缩窄性心包炎。血色病晚期心脏受累的表现与扩张性心肌病比较类似,表现为心室扩大,收缩功能减弱,但血色病心肌 T_1、T_2 及 T_2* 弛豫时间缩短,且血色病通常会出现其他系统受累的症状。

四、Erdheim-Chester 病

【概述】

Erdheim-Chester 病(Erdheim-Chester disease,ECD)是一种罕见的且病因不明的非朗格汉组织细胞增多症,最初由 Jakob Erdheim 和 William Chester 在 1930 年提出,当时被描述成脂质肉芽肿病。常见于中老年患者(大于 40 岁),男性略多于女性。

【临床特点】

临床表现及进程多样。骨骼为 ECD 最常见的受累器官(大于 90%),50% 以上的患者可出现多系统受累表现,累及范围包括骨骼、腹膜后、肾脏、肺部、中枢神经系统、眼眶、心脏、胸腺、皮肤、鼻腔黏膜等,发生

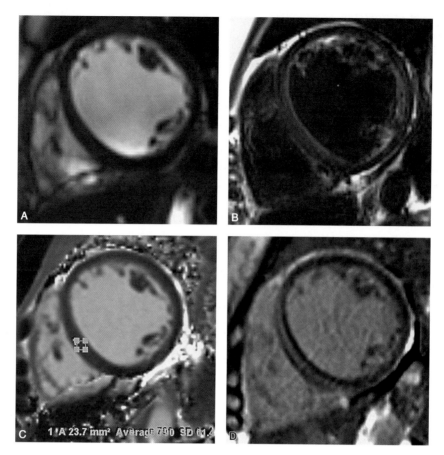

图 12-6-5　血色病心脏磁共振表现

女性,31 岁,再生障碍性贫血,长期输血。A. 短轴电影图像示左心室增大;B. 短轴黑血 T_2WI 图像,示左、右心室心肌呈弥漫短 T_2 信号;C. 短轴平扫 T_1-mapping 图像示,左心室心肌 T_1 值弥漫减低(3.0T MR,MOLLI 序列,平均 native T_1 值 790ms,正常参考范围 1 250~1 300ms);D. 短轴延迟强化图像示,室间隔心肌中层条状延迟强化。诊断血色病心肌受累

心血管和中枢神经系统受累的患者预后不佳。该病确诊依赖组织活检,但多系统受累的临床表现,结合相对特异的影像表现可对诊断做出明确提示。

ECD 心血管受累的发生概率较高(文献报道达 70%),与患者的不良临床预后直接相关;其临床症状不特异,表现主要包括:心包浸润及心包积液、心肌浸润、心脏肿块样病变、心脏瓣膜病变及心律失常。目前对于 ECD 患者推荐的一线治疗药物为干扰素-α,BRAFV600E 基因突变阳性的患者可应用特异性靶向药物。

【影像学检查技术与优选应用】

对 ECD 患者,首先是进行全身影像学评估,对心血管系统的影像学评估十分重要。常用方法包括超声心动图、心脏增强 CT 及心脏 MRI,其中增强 CT 及增强心脏 MRI 对心脏受累的评价最具优势。

【影像学表现】

ECD 在心血管系统中的表现多样(图 12-6-6),在 ECD 累及心脏的病例报道中,心包受累常见。

(1)表现为心包均匀增厚(右心室游离壁为著)及心包积液,可发生心包压塞;

(2)心脏本身的浸润病变,好发于右心,尤其是右心房及房室沟水平,可表现为局灶"肿瘤样"软组织肿块,亦可弥漫浸润、包裹心腔、心脏大血管及冠状动脉,病变 CT 密度、MRI 信号相对均一,与肌肉相近;增强后均匀强化,早期强化不明显;

(3)因富含纤维成分,在心脏钆造影剂增强延迟扫描(LGE)中表现为均一的明显延迟强化。

【诊断要点】

影像及病理综合诊断对本病具有重要意义。影像学显示骨、肾及心脏相关改变对于 ECD 诊断具有较强的提示作用;基因突变检测,约 50% 的患者存在 BRAF-V600E 突变,组织病理学检查是"金标准"。

【鉴别诊断】

ECD 心包受累需与心包炎、心包恶性肿瘤鉴别。心脏浸润性病变需与淋巴瘤、IGg4 相关疾病、结节病及淀粉样变等疾病进行鉴别。全身多器官受累,特征性的骨、肾周、心脏及大血管的影像表现及肿瘤标记物无异常等特点,有助于明确鉴别诊断。

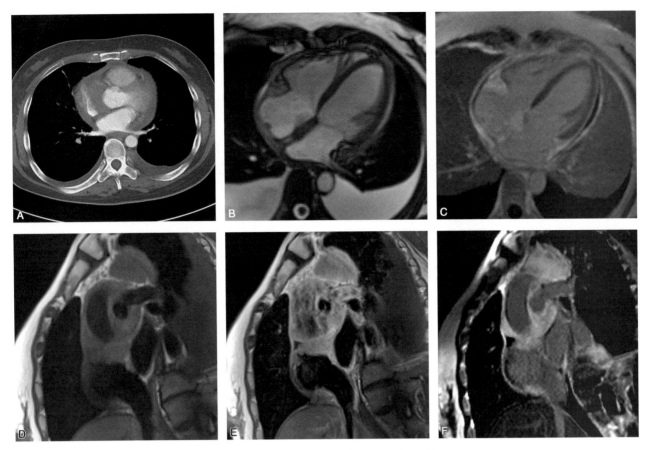

图 12-6-6 ECD 患者心脏 CT 及 MRI 表现

女性,46 岁,纵隔多发肿物伴多浆膜腔积液,纵隔肿物手术活检病理明确诊断 ECD。胸部增强 CT(A)可见心脏周围大血管间隙内包裹软组织密度影,密度及强化较均匀,双侧胸腔积液、心包积液,心脏增强 MRI 四腔心层面电影序列(B)见右心房室沟内及右心房外缘"包壳"样稍高信号伴心包增厚,延迟扫描明显均匀强化(C),心房水平短轴两腔心层面 T_1WI 黑血序列平扫(D)及早期增强(E)图像可见均匀等 T_1 软组织信号病变包裹升主动脉、主肺动脉及两侧心房,早期增强均匀强化,延迟扫描显著均匀强化(F)

第七节 结节病累及心脏

【概述】

结节病(sarcoidosis)是一种病因不明,以非干酪性肉芽肿形成为特点的可累及多器官的系统性疾病。其典型表现为双侧肺门淋巴结肿大、肺浸润性病变、眼部及皮肤病变,心脏、中枢神经系统、骨及胃肠道亦可受累。临床发现结节病心血管受累者比例约为 5%,但尸检发现心脏的亚临床受累比例远高于此(美国约 20%,日本近 60%)。2014 年心律协会(Heart Rhythm Society,HRS)专家共识,提出国际推荐的心脏结节病(cardiac sarcoidosis,CS)诊断标准(表 12-7-1),心脏 MR 及核素检查结果为心脏受累的重要诊断标准。

【临床特点】

心脏结节病的临床表现不特异,常见胸痛、心悸、呼吸困难及晕厥等,心电图异常包括传导异常、心律不齐、ST-T 非特异改变等,可引发充血性心力

表 12-7-1 HRS 2014 年专家共识推荐 CS 诊断标准

组织学诊断:心肌组织学中发现非干酪肉芽肿,除外其他原因(包括微生物病原染色阴性)
临床诊断:心外结节病的组织学诊断+满足 1 条以上下列无创临床/影像诊断标准+除外心脏表现的其他可能原因:
有皮质激素和/或免疫抑制剂治疗反应的心肌病或心脏传导阻滞
无法解释的左心室射血分数减低(<40%)
无法解释的持续(自发或诱发)室性心动过速
Mobitz 二度 Ⅱ 型或三度房室传导阻滞
心脏 PET 检查斑片样高摄取(符合 CS 分布形式)
心脏 MR 成像发现心肌 LGE(符合 CS 分布形式)
镓心肌显像(67Ga)高摄取(符合 CS 分布形式)

HRS:心律协会(Heart Rhythm Society);CS:心脏结节病(cardiac sarcoidosis)

衰竭、恶性心律失常及心源性猝死等严重后果。其在不同患者中的病变进程、分布及组织特性差异较大,受累最常见部位为心肌及传导系统,心包及瓣膜受累少见,结节病性血管炎可导致冠状动脉微血管病变。心脏结节病根据组织学病变进程可分为急性

期、中间期及终末期:急性期病灶出现淋巴细胞浸润及散在巨噬细胞组成的小肉芽肿,中间期形成成熟肉芽肿及微小瘢痕,终末期病变以纤维化为主,伴少量肉芽肿及慢性炎症。心内膜活检组织中发现非干酪样肉芽肿为其诊断"金标准",但敏感性较低(20%~50%)。

【影像检查技术与优选应用】

超声心动图:是评估心脏结构与功能、瓣膜运动情况,尤其是急诊常用的一线检查方法。

CT:是诊断肺部结节病的首选方法,心电门控增强 CT 可显示心脏基本结构,但对心肌早期炎性病变评估受限。

心脏磁共振:可全面评价心脏结构功能、心肌灌注、活性和炎性反应,对心脏结节病的诊断及随访有很高价值。但检查时间较长,危重症患者或幼儿往往难以配合检查,在起搏器及 ICD 植入患者中受限。

心脏核素成像:采用心肌灌注显像(^{99}mTc/201Th SPECT 或 82Rb PET)联合代谢显像(67Ga SPECT 或^{18}F-FDG PET)的模式,检测心肌炎症坏死的敏感性高,能同时反映结节病心脏内及心脏外病变的炎症活动性和范围。但图像空间分辨率低,诊断特异性较差,且有放射性。

【影像学表现】

心脏结节病病变的分布有一定特点,心肌受累为主,病变常多灶、随机分布,累及室间隔多于左心室后壁、多于右心室及左心室前壁、多于左心室侧壁,累及心外膜多于心肌中层、多于心内膜,局灶心肌透壁病变常见,亦可表现为病灶边缘模糊的弥漫心肌受累。

急性炎症期以肉芽肿局部浸润继发炎症为主,可见心室壁局部增厚伴节段性运动异常,心肌水肿及代谢增高的炎症相关表现;慢性期以心肌纤维化病变为主,表现为心室壁变薄伴节段性运动异常,左心室扩大及射血分数减低,可见室壁瘤形成,心肌内纤维化及瘢痕形成表现。

心脏 MRI 在急性期心肌内可见水肿信号(T_2WI成像高信号,T_2-mapping 中 T_2 值升高);急性期及慢性期心肌病变均表现为心肌延迟强化,慢性期心肌病变以纤维化为主,心肌常变薄,T_1-mapping 中基线T_1 值升高,ECV 升高显著(图 12-7-1)。

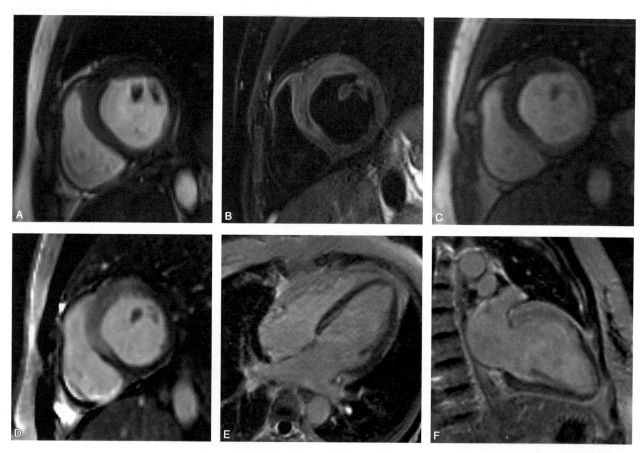

图 12-7-1 心脏结节病 MRI 表现

女性,49 岁,临床诊断结节病,频发室早、室速。心脏 MRI 短轴两腔心电影序列(A)见室间隔、左心室前壁心肌增厚、T_2WI 黑血序列(B)心肌信号增高,首过灌注(C)减低,伴心肌延迟强化(D. 短轴两腔心层面,E. 四腔心层面,F. 左心室长轴两腔心层面),大部分累及心肌全层,边缘可见局部呈心内膜下、心肌中层、心外膜下分布

心脏核素成像代谢显像心肌内炎性病变表现为 FDG 或 Ga 局灶高摄取,可出现心肌弥漫摄取不均匀,代谢显像高摄取而心肌灌注显像正常提示早期病变,代谢显像高摄取合并灌注缺损提示已出现心肌损伤,代谢显像低摄取合并灌注缺损提示终末期心肌瘢痕形成。

【诊断要点】

对出现心脏相关临床症状,或辅助检查异常的结节病患者,应进行心脏影像学评估,心脏 MR 及核素成像诊断价值较高,符合结节病分布形式的心肌内延迟强化,或代谢显像高摄取为相对特异影像表现。

【鉴别诊断】

心脏结节病的临床及影像表现多样而不特异,诊断相对困难,主要与其他炎性及浸润性心肌病鉴别,包括感染性心肌炎、扩张型心肌病、肥厚型心肌病、心肌淀粉样变性、致心律失常右心室心肌病(ARVC)等,心外结节病的病史是诊断心脏结节病的重要提示。

1. 感染性心肌炎 与结节病同为心肌炎性病变,晚期亦可出现心脏扩大及心律失常,感染性心肌炎可有前驱病毒感染病史,心脏 MRI 具有一定鉴别诊断价值,有文献报道感染性心肌炎 T_2WI 高信号较结节病检出率高且多灶,延迟强化以左心室侧壁常见,而结节病以室间隔基底部常见,可累及右心室,出现室壁瘤。

2. 扩张型心肌病(DCM) 需与结节病慢性期鉴别,特发性 DCM 表现为左心室或左右心室扩大,室壁各节段运动弥漫减弱,可伴室壁变薄,而结节病慢性期室壁变薄一般为局部节段性改变,以室间隔、左心室后壁最常见,可见室壁瘤形成。此外,结节病急性期 T_2WI 可见高信号,延迟强化以心外膜下为著,而特发性 DCM T_2WI 高信号少见,延迟强化不显著,一般以心肌壁内线状强化为著。

3. 肥厚型心肌病(HCM) HCM 表现为左心室壁增厚,结节病急性期也可见室壁局部增厚,特发性 HCM 可有家族史,心肌肥厚常呈非对称性,典型 MR 延迟强化表现为心肌中层散在斑片状强化,室间隔右心室插入部最常见,与结节病心肌延迟强化存在差别。

4. ARVC ARVC 有遗传倾向,以心肌内纤维脂肪组织浸润为特点,主要累及右心,可继而累及左心,右心室扩大、运动异常及微室壁瘤为典型影像表现,心肌延迟强化常见于右心室流出道及前壁基底部。

5. 心肌淀粉样变性 浸润性心肌病,可同时累及心房、心室、瓣膜,造成心肌及瓣膜增厚,与结节病相似可同时累及左右心,但结节病累及心房少见,典型心肌淀粉样变性有特征性心内膜下为著的弥漫心肌延迟强化,可与结节病鉴别。

(王怡宁 史河水 余建群 邓雯 彭礼清)

参 考 文 献

1. Florian A, Ludwig A, Stubbe-Drager B, et al. Characteristic cardiac phenotypes are detected by cardiovascular magnetic resonance in patients with different clinical phenotypes and genotypes of mitochondrial myopathy. Journal of cardiovascular magnetic resonance:official journal of the Society for Cardiovascular Magnetic Resonance, 2015, 17:40.

2. Towbin JA, Jefferies JL. Cardiomyopathies Due to Left Ventricular Noncompaction, Mitochondrial and Storage Diseases, and Inborn Errors of Metabolism. Circulation research, 2017, 121(7):838-854.

3. Birnkrant DJ, Bushby K, Bann CM, et al. Diagnosis and management of Duchenne muscular dystrophy, part 2:respiratory, cardiac, bone health, and orthopaedic management. Lancet Neurol, 2018, 17:347-361.

4. Birnkrant DJ, Bushby K, Bann CM, et al. Diagnosis and management of Duchenne muscular dystrophy, part 1:diagnosis, and neuromuscular, rehabilitation, endocrine, and gastrointestinal and nutritional management. Lancet Neurol, 2018, 17:251-267.

5. Gupta S, Duhan A, Marwah N, et al. Progressive muscular dystrophy of heart:diagnosis easily missed by clinicians. Asian Cardiovasc Thorac Ann, 2014, 22:80-82.

6. Lang SM, Shugh S, Mazur W, et al. Myocardial Fibrosis and Left Ventricular Dysfunction in Duchenne Muscular Dystrophy Carriers Using Cardiac Magnetic Resonance Imaging. Pediatr Cardiol, 2015, 36:1495-1501.

7. Mavrogeni S, Papavasiliou A, Giannakopoulou K, et al. Oedema-fibrosis in Duchenne Muscular Dystrophy:Role of cardiovascular magnetic resonance imaging. Eur J Clin Invest, 2017:47.

8. Power LC, O'Grady GL, Hornung TS, et al. Imaging the heart to detect cardiomyopathy in Duchenne muscular dystrophy:A review. Neuromuscul Disord, 2018, 28:717-730.

9. Yeung DF, Sirrs S, Tsang MYC, et al. Echocardiographic Assessment of Patients with Fabry Disease. J Am Soc Echocardiogr, 2018, 31:639-49 e2.

10. Kozor R, Grieve SM, Tchan MC, et al. Cardiac involvement in genotype-positive Fabry disease patients assessed by cardiovascular MR. Heart. 2016;102:298-302.

11. Lillian Barra, Tahir Kanji, Jacqueline Malette, et al. Imaging modalities for the diagnosis and disease activity assessment of Takayasu's arteritis: A systematic review and meta-analysis. Autoimmunity Reviews, 2018, 17: 175-187.

12. Dejaco C, Ramiro S, Duftner C, et al. EULAR recommendations for the use of imaging in large vessel vasculitis in clinical practice. Annals of the Rheumatic Diseases, 2018, 77 (5): 636-643.

13. Esh K, Beckman J. Takayasu arteritis: challenges in diagnosis and management. Heart, 2018, 104: 558-565.

14. Rhja S, et al. FDG-PET/CT(A) imaging in large vessel vasculitis and polymyalgia rheumatica: joint procedural recommendation of the EANM, SNMMI, and the PET Interest Group(PIG), and endorsed by the ASNC(J). Eur J Nucl Med Mol Imaging, 2018(Suppl 1).

15. d'Ersu E, Ribi C, Monney P, et al. Churg-Strauss syndrome with cardiac involvement: case illustration and contribution of CMR in the diagnosis and clinical follow-up. International journal of cardiology, 2018; 258: 321-324.

16. Caudron J, Fares J, Dominique S, Dacher JN. Diagnosis and follow-up of Wegener's granulomatosis by cardiac magnetic resonance. European heart journal, 2009, 30(12): 1537.

17. Generali E, Folci M, Selmi C, et al. Immune-Mediated Heart Disease. Advances in experimental medicine and biology. Germeny: Springer, 2017, 1003: 145-171.

18. A Rosenbohm, D Buckert, N Gerischer, et al. Early diagnosis of cardiac involvement in idiopathic inflammatory myopathy by cardiac magnetic resonance tomography. J Neurol, 2015, 262(4): 949-956.

19. Chaosuwannakit N, Makarawate P. Value of cardiac magnetic resonance imaging in systemic sclerosis. Reumatologia, 2018, 56(2): 92-98.

20. Atzeni F, Corda M, Gianturco L, et al. Cardiovascular Imaging Techniques in Systemic Rheumatic Diseases. Frontiers in medicine, 2018, 5: 26.

21. Mavrogeni SI, Sfikakis PP, Kitas GD, et al. Cardiac involvement in antiphospholipid syndrome: The diagnostic role of noninvasive cardiac imaging. Seminars in arthritis and rheumatism, 2016; 45(5): 611-616.

22. Hassan Alkhawam, Darshan Patel, James Nguyen, et al. Cardiac amyloidosis: pathogenesis, clinical context, diagnosis and management options. Acta Cardiologica, 2017, 72: 4, 380-389.

23. eudy J, Burke AP, White CS, et al. Cardiac Sarcoidosis: The Challenge of Radiologic-Pathologic Correlation. Radiographics, 2015, 35(3): 657-679.

第十三章　心力衰竭与影像学

第一节　概　　述

一、定义与诊断标准

心力衰竭(heart failure,HF)简称心衰,是一种由于心脏结构或功能异常所致的临床综合征,患者具有典型的症状(如气短、踝部水肿和疲乏),伴有颈静脉压升高、肺部湿啰音和外周性水肿等体征。心衰可导致患者静息/应激状态下心输出量减少和/或心腔内压力升高。心衰并不是一个独立的疾病,而是心脏疾病发展的终末阶段。

根据左心室射血分数(left ventricular ejection fraction,LVEF),心衰可分为射血分数降低的心衰(heart failure with reduced ejection fraction,HFrEF)、射血分数保留的心衰(heart failure with preserved ejection fraction,HFpEF)和射血分数中间值的心衰(heart failure with mid-range ejection fraction,HFmrEF)(表13-1-1)。根据心衰发生的时间、速度,分为慢性心衰和急性心衰。多数急性心衰患者经住院治疗后症状部分缓解,而转入慢性心衰;慢性心衰患者常因各种诱因急性加重导致急性心衰而需住院治疗。

二、病因与发病机制

1. **病因**　几乎所有的心血管疾病最终都会导致心衰的发生,心肌梗死、心肌病、血流动力学负荷过重、炎症等任何原因引起的心肌损伤,均可造成心肌结构和功能的变化,最后导致心室泵血和/或充盈功能低下。目前我国心衰的病因以冠心病、高血压病、心肌病、风湿性心瓣膜病为主,各年龄段心衰病死率均高于同期其他心血管病,其主要死亡原因依次为左心力衰竭(59%)、心律失常(13%)和猝死(13%)。

2. **发病机制**　心衰的发病机制并未完全明了。目前较为公认的观点是在急性或慢性心肌损伤后,心脏泵血能力下降,一系列的代偿机制被激活,包括肾上腺素能神经系统、肾素血管紧张素系统和细胞因子系统等,这两种系统可以通过增加水钠潴留、提高外周动脉收缩压、增强心脏收缩力和激活炎性介质来维持心脏的泵血功能,但过度表达的生物活性分子,可引发左心室的重塑,从而使心衰恶化。

三、流行病学特点

2016年欧洲心脏病学会(European Society of Cardiology,ESC)心衰指南显示,心衰患病率在发达

表 13-1-1　心衰的分类和诊断标准

诊断标准	HFrEF	HFmrEF	HFpEF
1	症状和/或体征	症状和/或体征	症状和/或体征
2	LVEF<40%	LVEF 40%~49%	LVEF≥50%
3		利钠肽升高,并符合以下至少1条:①左心室肥厚和/或左心房扩大;②心脏舒张功能异常	利钠肽升高,并符合以下至少1条:①左心室肥厚和/或左心房扩大;②心脏舒张功能异常
备注	随机临床试验主要纳入此类患者,有效的治疗已得到证实	此类患者临床特征、病理生理、治疗和预后尚不清楚,单列此组有利于对其开展相关研究	需要排除患者的症状是由非心脏疾病引起的,有效的治疗尚未明确

HFrEF为射血分数降低的心衰,HFmrEF为射血分数中间值的心衰,HFpEF为射血分数保留的心衰,LVEF为左心室射血分数;利钠肽升高为B型利钠肽>35ng/L和/或N末端B型利钠肽前体>125ng/L;心脏舒张功能异常指标见心衰的诊断和评估中的经胸超声心动图部分

国家约为成年人群的 1%～2%,在年龄大于 70 岁的人群中,升高到 10% 以上。在年龄大于 65 岁、因劳力性气短而到初级诊所的人群中,六分之一有未识别的心衰(主要为射血分数保留的心衰)。针对中国 10 省 20 个城市和农村的 15 518 人的一项调查显示,2000 年中国 35～74 岁人群慢性心衰患病率为 0.9%(男性 0.7%,女性 1.0%);北方(1.4%)高于南方(0.5%),城市(1.1%)高于农村(0.8%)。心衰患病率随着年龄增加显著上升。然而,心衰死亡率呈逐年下降趋势。中国心衰患者注册登记研究(China-HF)对 2012-2014 年 88 家医院 8 516 例心衰患者的分析结果显示,住院心衰患者病死率为 5.3%。由于我国心血管病患患病率近年持续上升,心血管病及其危险因素的流行增加,将导致心衰患病增加,特别是我国老龄化的趋势也使未来发展为心衰的人群可能更为庞大。

四、临床相关知识

(一)临床评估

心衰的临床评估依赖于既往病史和现病史、查体、实验室检查、心脏影像学及功能学检查。

1. 临床特点　典型症状主要有呼吸困难和疲劳感,发生在劳累或休息时,或者两种状态下皆有发生。急性心衰常有急性肺水肿和心源性休克的症状,其他症状包括心悸、眩晕、甚至晕厥、房颤、期前收缩、夜间心绞痛、咳嗽、右上腹疼、饱胀感或体重增加等,上述症状通常不具有特异性。体征主要有①容量负荷增加相关体征:颈静脉怒张、全身水肿、腹水、胸腔积液、外周水肿、肝脾大、左心室增大、舒张早期或中期奔马律、P2 亢进、两肺尤其肺底部有湿性啰音,还可有干啰音和哮鸣音;②心输出量减低的体征:交替脉、心动过速、低血压、脸色苍白、周围性发绀等;③终末期心衰患者可出现体重减轻和恶病质体征。

2. 实验室及影像学检查　心衰的初步确认检查包括:利钠肽(natriuretic peptide,NPs)测定、心电图(electrocardiography,ECG)和超声心动图。心脏磁共振(cardiac magnetic resonance,CMR)及核素检查,在心脏结构及功能的评估中有其独特的价值。

(1) NPs:NPs 的血浆浓度升高被用作一种初步诊断检测,若正常可排除心衰。在非急性情况下,B 型利钠肽(B-type natriuretic peptide,BNP)正常值上限为 35pg/ml,N 端 B 型利钠肽前体(N-terminal pro-B-type natriuretic peptide,NT-proBNP)正常值上限为 125pg/ml;在急性情况下,应使用较高的上限值

[BNP<100pg/mL,NT-proBNP<300pg/ml,A 型利钠肽中区前体(midregional pro-A-type natriuretic peptide,MR-proANP)<120pmol/L]。若利钠肽水平持续升高,提示预后不良。

(2) 心电图:心电图异常可提高心衰诊断的敏感性,但特异性低,临床上主要用于排除心衰。心电图完全正常的患者,心衰几乎是不可能的(敏感性为 89%)。

(3) 超声心动图:超声心动图是最有用的影像诊断方法,广泛用于疑似心衰患者的检测,以明确诊断。它可提供关于心室容量、心室收缩和舒张功能、室壁厚度、瓣膜功能和肺动脉高压的即时信息。这些信息对明确诊断并确定适宜的治疗极为重要。

(4) 心脏磁共振:CMR 检查检测心腔容量、心肌质量和室壁运动准确性和可重复性较好。超声心动图检查不能做出诊断时,CMR 是最好的替代影像检查。疑诊心肌病、心脏肿瘤(或肿瘤累及心脏)或心包疾病时,CMR 有助于明确诊断。

(5) 心脏 CT:心脏 CT 并不推荐用于单纯心衰的诊断和评估,更多的是用于心衰病因的诊断,如鉴别冠心病、心肌病、先心病等疾病,或者排除这些疾病导致的心衰。

(6) 核素检查:核素心血池显像及核素心肌血流灌注和/或代谢显像,对心肌灌注和活性的评估非常有价值。可准确测定左心室容量、左心室射血分数(LVEF)及室壁运动,以及诊断心肌缺血和心肌存活情况,并对鉴别扩张型心肌病或缺血性心肌病有一定帮助。

3. 临床评估　临床评估的目标:①判断是否存在心衰;②明确心衰的病因;③评估疾病的严重程度,判断预后,并且识别可能影响临床病程和治疗反应的并发症。传统的心功能评估方法是纽约心脏病协会(New York heart association,NYHA)的心功能分级法,该方法按照患者症状的严重程度进行心功能分级(表 13-1-2),此法适用于症状性心衰。

表 13-1-2　纽约心脏协会(NYHA)心功能分级

分级	症　　状
I	活动不受限。日常体力活动不引起明显的气促、疲乏或心悸
II	活动轻度受限。休息时无症状,日常活动可引起明显的气促、疲乏或心悸
III	活动明显受限。休息时可无症状,轻于日常活动即引起显著的气促、疲乏、心悸
IV	休息时也有症状,任何体力活动均会引起不适。如无需静脉给药,可在室内或床边活动者为 IVa 级;不能下床并需静脉给药支持者为 IVb

表 13-1-3　ACC/AHA 心衰分期与纽约心脏协会（NYHA）心功能分级的比较

ACC/AHA 心衰分期	定　义	患者群	NYHA 心功能分级
A 期（前心衰阶段）	患者为心衰的高危人群，无心脏结构或功能异常，无心衰症状和/或体征	高血压、冠心病、糖尿病、肥胖、代谢综合征，使用心脏毒性药物史、酗酒、风湿热史，心肌病家族史等	无
B 期（前临床心衰阶段）	患者已发展成器质性心脏病，但从无心衰症状和/或体征	左心室肥厚、陈旧性心肌梗死、无症状的心脏瓣膜病等	I
C 期（临床心衰阶段）	患者有器质性心脏病，既往或目前有心衰症状和/或体征	器质性心脏病患者伴运动耐量下降（呼吸困难、疲乏）和液体潴留	I ~ IV
D 期（难治性终末期心衰阶段）	患者器质性心脏病不断发展，虽经积极的内科治疗，休息时仍有症状，且需要特护干预	因心衰反复住院，且不能安全出院者；需要长期静脉用药者；等待心脏移植者；使用心脏机械辅助装置者	IV

根据心衰发生发展的过程，美国心脏病协会（American College of Cardiology/American Heart Association，ACC/AHA）提出心功能分期，将从心衰的危险因素进展成结构性心脏病、出现心衰症状，直至难治性心衰，划分成前心衰（A 期）、前临床心衰（B 期）、临床心衰（C 期）和难治性终末期心衰（D 期）4 个阶段。心功能分级与分期的对应关系见表 13-1-3。

（二）急性心衰

1. **定义及病因**　急性左心衰是指，急性发作或加重的左心功能异常所致的心肌收缩力明显降低、心脏负荷加重，造成急性心排血量骤降、肺循环压力突然升高、周围循环阻力增加，从而引起肺循环充血而出现的急性肺淤血、肺水肿，以及伴组织器官灌注不足的心源性休克的一种临床综合征，是心脏急性病变导致的新发心衰症状和体征，或慢性失代偿心衰的突然恶化。临床上以急性左心衰最为常见，急性右心衰较少见。常见的急性心衰的病因及诱发因素见表 13-1-4。

2. **影像学作用**　急性心衰发作迅速，可以在几分钟到几小时（如急性心肌梗死引起的急性心衰），或数天至数周内恶化。临床评估的主要目标是：①容量状态；②循环灌注是否不足；③是否存在急性心衰的诱因和/或合并症。常用的无创影像学方法为 X 线胸片、超声心动图，两者广泛用于急性心衰的判定和病情转归的观察。胸片可提供心脏增大、肺淤血、肺水肿及原有肺部疾病的信息；超声心动图可用于明确左右心室功能、室壁运动状态、瓣膜病变等结构性心脏病。CT 血管成像（computed tomography angiography，CTA）可作为排除肺动脉栓塞及主动脉夹层等血管因素所致急性心衰的一线检查方法。MRI 及核素检查由于检查时间较长，易受运动等伪影影响，患者不易配合，不适合在急性心衰

中推广应用；但在心衰的稳定期，在发现上述心衰诱发因素、做出评估和诊断乃至预后评价方面有较大价值。

表 13-1-4　急性心衰的病因及诱发因素

缺血性心脏病	分流
急性冠状动脉综合征	心脏压塞
急性心肌梗死的机械并发症	肺栓塞
右心室梗死	**高血压病，心律失常**
瓣膜病	高血压病
瓣膜狭窄	急性心律失常
瓣膜反流	**慢性心衰失代偿**
心内膜炎	依从性差
主动脉夹层动脉瘤	容量负荷过重
心肌病	肺栓塞
围生期心肌病	感染，尤其是肺炎
急性心肌炎	脑血管损伤
循环衰竭	外科手术
败血症	肾功能不全
甲状腺功能亢进	哮喘，慢性阻塞性肺病
贫血	吸毒
	酗酒

（三）慢性左心衰竭

1. **定义及病因**　在原有慢性心脏疾病基础上逐渐出现心衰症状、体征的为慢性心衰。慢性心衰症状、体征稳定 1 个月以上称为稳定性心衰。慢性稳定性心衰恶化，称为失代偿性心衰，若失代偿性心衰突然恶化则为急性心衰。慢性心衰的病因见表 13-1-5。

2. **影像学作用**　评价慢性心衰的常用影像学检查为胸片、超声心动图、CMR 和核素检查。评估目的是发现致病因素，以便在控制心衰症状的同时，针对病因进行治疗（详见本章第二至四节）。

表 13-1-5 慢性心衰的病因

心肌病	**代谢紊乱** [*]
冠状动脉疾病	病毒或其他病原体
心肌梗死 [*]	**心率和节律异常**
心肌缺血 [*]	长期缓慢性心律失常
长期压力负荷过重	长期快速性心律失常
高血压病 [*]	**肺源性心脏病**
梗阻性瓣膜病 [*]	肺心病
长期容量负荷过重	肺血管疾病
反流性瓣膜病	**高输出状态**
腔内(左向右)分流	**代谢紊乱**
心脏外分流	甲状腺功能亢进
非缺血性扩张型心肌病	营养失调(脚气病)
家族或遗传性疾病	**血流需求过量**
浸润性疾病 [*]	体循环动静脉分流
毒物或药物引起的损害	慢性贫血

[*] 表明这些疾病也能引起射血分数保留的心衰

第二节 影像学评估

一、心衰影像学评估的内容

无创心脏影像学技术对于发现心衰的诱因、明确心衰诊断及分期、患者预后评价等方面均有重要价值。影像学评估的内容包括:心脏形态结构、心脏功能、血流动力学和心肌血流供应(表 13-2-1)。

表 13-2-1 心衰患者影像学评估内容

结构	心输出量
腔室大小	**血流动力**
左心室结构	心内压力
充血或获得性形态异常	瓣膜梯度
心包疾病	瓣膜反流
瓣膜病	**心肌血流供应**
心肌组织特点	心外膜冠状动脉
功能	灌注
左心室收缩,舒张功能	心肌缺血
左心室不同步	存活性

二、临床评估流程及影像学检查适应证

1. 评估流程 疑诊心衰患者的临床评估流程见图 13-2-1。

2. 影像学检查的适应证 超声心动图、CMR 和核素心脏显像,是常用于心衰患者的主要无创检查方法。超声心动图是最有用的,广泛用于疑似心衰

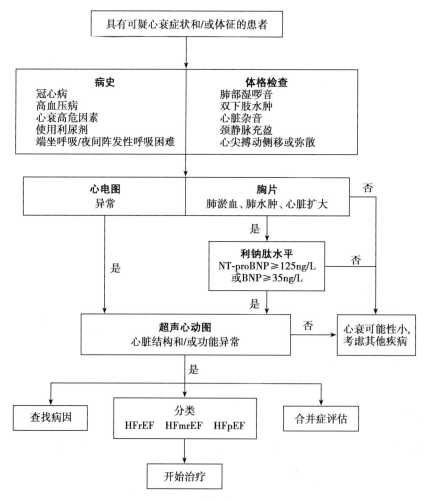

图 13-2-1 心衰临床评估流程图

NT-proBNP:N 端 B 型利钠肽前体;BNP:B 型利钠肽;HFrEF:射血分数降低的心力衰竭;HFmrEF:射血分数中间值的心力衰竭;HFpEF:射血分数保留的心力衰竭

表 13-2-2　心衰患者行 MRI、CT、核素显像的适应证

心衰患者行 MRI 的适应证

鉴别缺血性及非缺血性心肌病

评估心肌缺血

评估潜在存活的心肌节段

判断超声心动图图像质量不理想患者的左心室收缩
　功能

怀疑左心室肥厚的患者,评估室壁厚度,评估纤维化

检测心包或获得性结构疾病

评估心肌炎

判断有无心内肿块或血栓

怀疑心肌病的患者,定性心肌的特征
　包括:淀粉样变
　　　　肉瘤样病
　　　　非收缩性
　　　　铁沉淀
　　　　致心律失常型右心室心肌病
　　　　Chagas 病
　　　　Anderson-Fabry 病
　　　　高嗜酸粒细胞综合征
　　　　应激性心肌病

心衰患者行心脏 CT 检查的适应证

鉴别缺血性及非缺血性心肌病

判断超声心动图图像质量不理想患者的左心室收缩
　功能

检测心包或获得性结构疾病

判断有无先天性心脏病

判断有无心内肿块或血栓

心衰患者行心脏核素检查的适应证

鉴别缺血性及非缺血性心肌病

评估心肌缺血

S 评估存活心肌

判断超声心动图图像质量不理想患者的左心室收缩
　功能

患者检测以明确诊断。经胸超声心动图是评估心脏结构和功能的首选方法,可提供房室容量、左右心室收缩和舒张功能、室壁厚度、瓣膜功能和肺动脉高压的信息;LVEF 可反映左心室收缩功能,推荐改良双平面 Simpson 法;在图像质量差时,建议使用声学造影剂以清晰显示心内膜轮廓;组织多普勒和应变成像的可重复性和可行性已证实,对于存在发生心衰风险的患者,应考虑采用以识别临床前的心肌收缩功能异常(Ⅱa,C)。超声心动图是目前临床上唯一可判断舒张功能不全的成像技术,只有在超声检查后诊断仍然不明确时(如超声心动图显示不佳或怀疑非常见的心衰原因),一般才需要其他影像检查手段。CMR、CT 及核素检查的适应证见表 13-2-2。

第三节　影像学检查技术和表现

一、X 线胸片

(一) 主要表现

1. 肺循环异常　肺静脉回流受阻,导致肺静脉压力不同程度升高,出现肺淤血、间质性肺水肿和肺泡性肺水肿。

(1) 肺淤血:当肺毛细血管楔压达到 15 ~ 17mmHg 时出现,表现为肺血管纹理增多、边缘模糊,肺血重新分布,即上肺野血管扩张、下肺野血管变细,是早期左心衰的可靠证据(图 13-3-1)。

(2) 间质性肺水肿:当肺毛细血管楔压升高至 17 ~ 20mmHg 时,毛细血管内液体可渗出至肺间质内,引起间质性肺水肿。除肺淤血表现外,当水肿液

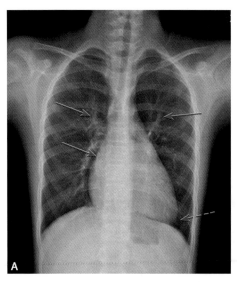
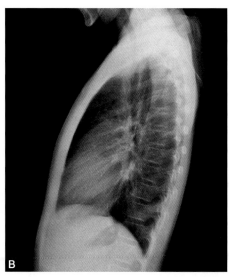

图 13-3-1　扩张型心肌病、心力衰竭 X 线检查图像
X 线胸片(A.正位;B.侧位)示,双肺纹理增粗、模糊,双上肺静脉增宽(实箭),左心房、室增大(虚箭)

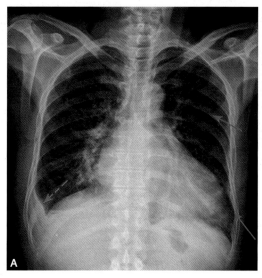
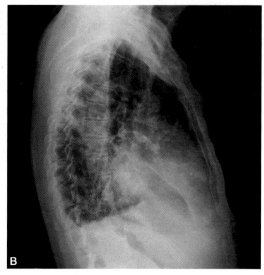

图 13-3-2　高血压Ⅲ级、心力衰竭 X 线检查图像

X 线胸片（A. 正位；B. 侧位）示，双肺野透过度减低，双肺纹理增粗、模糊，以双肺中下野为著，左肺野可见间隔线（实箭），肺门影增大，左心房、室增大，右侧胸腔积液（虚箭）

渗入到血管支气管周围间质内时，表现为轴位支气管壁厚度大于 1mm，呈"袖口征"；当水肿液渗入到小叶间隔，引起小叶间隔增厚时，可见间隔线（Kerley's A、B、C 线）（图 13-3-2）。

（3）肺泡性肺水肿：为静脉压进一步升高 > 25mmHg，血浆渗出至肺泡所致。根据 X 线分布和形态分为典型的中央型、不典型的弥漫型和局限型三种，多见于急性左心衰及尿毒症患者。中央型肺水肿表现为两侧肺门向肺野呈放射状对称性分布的密度增高影，其密度以肺门区最高，向外逐渐减低，呈"蝶翼征"；弥漫型肺水肿表现为两肺弥漫分布密度增高影，主要位于双肺野内中带；局限型肺水肿表现为密度增高影局限于一个肺叶，常见于右肺；肺泡性肺水肿时，病变的分布受重力影响而与体位有关，阴影可短期内快速、动态的变化，且多与间质性肺水肿并存。

2. **心脏扩大**　左心衰时主要为左心室和左心房增大（图 13-3-1），右心衰时主要表现为右心室和右心房增大。心脏扩大的程度与原有疾病有关，扩心病时心衰心影可明显增大，而冠心病心衰时心影增大不明显。

3. **其他伴发征象**　主要包括胸膜水肿增厚和胸腔积液（图 13-3-2）。

（二）诊断要点和价值

X 线胸片的诊断要点包括肺静脉淤血、间质性或肺泡性肺水肿和心脏增大，特别是影像学上肺淤血和间质性肺水肿的表现多早于临床表现，可为临床疑似左心衰的患者提供早期诊断依据，因此对疑似、急性或新发的心衰患者均应先行胸片检查。同时，可根据胸片反映出的肺静脉高压及肺水肿的不同

阶段和肺水肿的范围，了解心衰的程度，通过胸片的动态复查，可为心衰的发展或改善提供诊断依据。X 线胸片还有助于识别或排除肺部疾病，以及其他引起呼吸困难的疾病，尤其对肺部恶性肿瘤及间质性肺病等的鉴别提供依据。需要注意的是，20% 左右的急性左心衰患者胸片表现可正常，因此胸片表现正常时，并不能除外心衰，应结合临床表现、实验室检查及超声，必要时进一步行其他影像学检查明确诊断。

二、超声心动图

（一）主要表现

心力衰竭是由各种原因所致心脏疾病的一个严重或终末期表现，病因不同超声心动图表现也不尽相同，常常表现为左心房、左心室或全心增大；二、三尖瓣反流；左心室射血分数（LVEF）正常或降低，心室舒张功能减退等。示例见图 13-3-3、图 13-3-4。

（二）诊断要点和价值

经胸超声心动图是评估心脏结构和功能的首选方法，可提供房室大小、心室收缩功能和舒张功能、室壁厚度、瓣膜功能和肺动脉高压等信息。超声心动图是目前临床上唯一可判断舒张功能不全的成像技术，但单一参数不足以准确评估，建议多参数综合评估。负荷超声心动图也可用于心衰的评估。详情见《中国心力衰竭诊断和治疗指南》。

三、CT

（一）主要表现

1. **CT 平扫**　肺淤血表现为肺野密度增高，肺

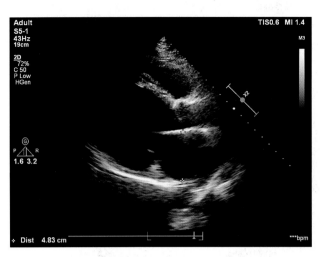

图 13-3-3　左心房扩大（图片由中国医学科学院阜外医院超声科田莉莉提供）

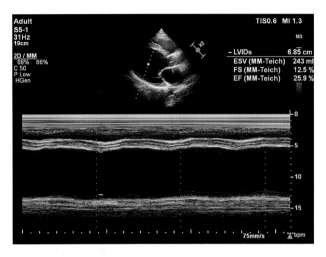

图 13-3-4　左心室扩大、LVEF 明显减低（图片由中国医学科学院阜外医院超声科田莉莉提供）

门影增大，支气管血管束增多增粗、边缘模糊，出现磨玻璃密度影。肺内以间质性肺水肿表现为主，此时肺野透过度减低，支气管血管束增粗、光滑，双肺

内散在磨玻璃密度影，小叶间隔均匀增厚；进展为肺泡性肺水肿时，两肺野透过度减低，广泛分布结节样、斑片样致密影及磨玻璃密度影，边缘模糊，部分呈大片融合状肺泡实变影，可见支气管充气征，病变以双下肺、背侧为著，可短期内快速变化，部分可伴有叶间胸膜及胸腔积液（图 13-3-5）。多有心脏增大，左心衰时表现为左心增大，右心衰时表现为右心增大，最终发展为全心大，可伴有心包积液（图 13-3-6）。缩窄性心包炎表现为心包增厚合并钙化（图 13-3-7）。

2. CT 增强

（1）心腔及心肌表现：CT 增强检查可精确测量各心腔的大小，心肌的厚度及心功能参数。左心衰时左心室舒张末期容积增大，可伴有左心房的增大或左心室壁心肌增厚；右心衰较为少见，表现为右心室舒张末期容积增大，可伴有右心房增大。射血分数值多下降，少数患者 EF 值正常见于 HFpEF。

（2）心衰常见病因的表现：①缺血性心肌病，表现为冠状动脉斑块形成，以及相应处管腔中-重度狭窄，受累心肌心内膜下密度减低，提示心肌缺血或心内膜下心肌梗死改变（图 13-3-8）。若存在透壁性心肌梗死，则心肌变薄，密度减低，节段性运动减低、消失或反向运动，重者可见室壁瘤形成。②肺栓塞，表现为受累肺动脉内中心性、偏心性、附壁性或完全性充盈缺损，可伴有肺动脉高压及右心室扩张，肺内可伴有"马赛克"征及肺梗死表现（图 13-3-9）。③心腔内血栓，多发生在左心房和左心室，表现为相应心腔内的充盈缺损影，无强化，多不随心脏的运动而摆动。④黏液瘤多发生在心房内，表现为软组织密度团块，可有少许钙化，增强呈轻度强化，可随瓣膜的开关而变化位置（图 13-3-10）。⑤恶性心包间皮瘤时，

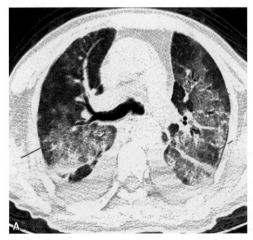

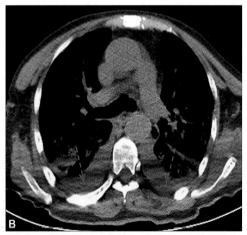

图 13-3-5　急性左心衰、肺水肿 CT 检查图像

男，74 岁。胸部平扫 CT（A. 轴位肺窗；B. 轴位纵隔窗）示，双肺纹理增粗、模糊，多发磨玻璃密度斑片影（实箭），部分融合成片状，以背侧为著，小叶间隔增厚（箭头）；叶间裂增厚，双侧胸腔积液（虚箭）

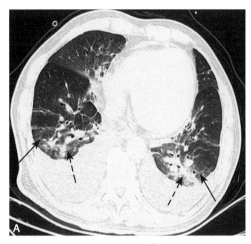
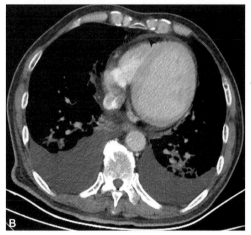

图 13-3-6　急性左心衰、间质性肺水肿 CT 检查图像

胸部增强 CT（A. 轴位肺窗；B. 轴位纵隔窗）示，双肺支气管血管束增粗（虚箭），双肺内散在磨玻璃密度斑片影（实箭），小叶间隔增厚；双侧胸腔积液；左心室增大，心包腔内少量积液（箭头）

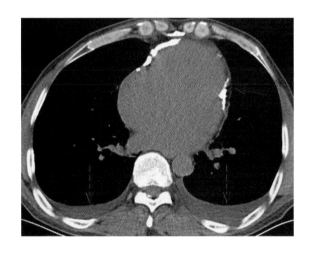

图 13-3-7　缩窄性心包炎、心衰 CT 检查图像

胸部 CT 平扫（纵隔窗）示，左心室前壁、心尖及右心室前壁处心包增厚伴钙化（实箭），双侧心室受压，心房增大。双侧胸腔积液（虚箭）

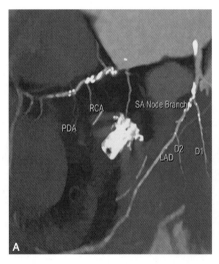
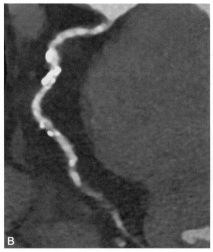

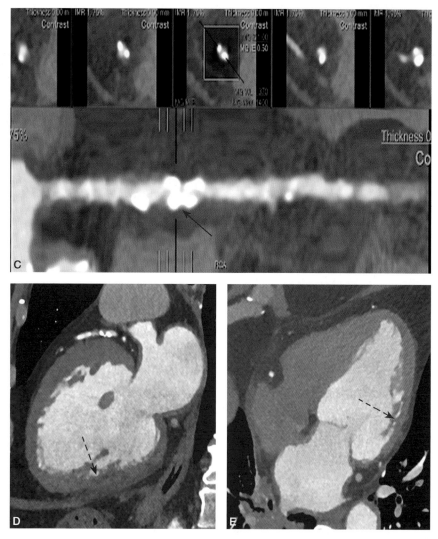

图 13-3-8 冠心病、心力衰竭冠状动脉 CTA 检查图像

冠状动脉 CTA(A. 2D; B. CPR; C. CPR; D. MPR; E. MPR)示,前降支、对角支及右冠状动脉弥漫性钙化斑块,其中右冠状动脉中段重度狭窄>70%(实箭);左心房、左心室增大,左心室侧下壁变薄、心内膜下密度减低(虚箭)

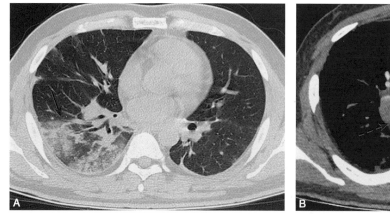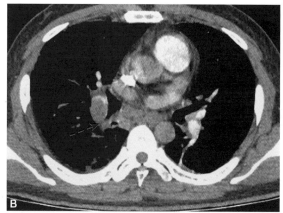

图 13-3-9 右肺动脉栓塞胸部增强 CT 检查图像

胸部增强 CT(A.轴位肺窗; B.轴位纵隔窗)示,右肺内见"马赛克"征(实箭),肺动脉干管径增粗,右肺下叶动脉内见偏心性充盈缺损(虚箭)

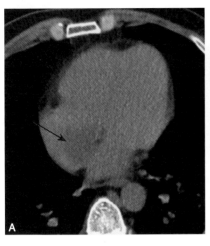
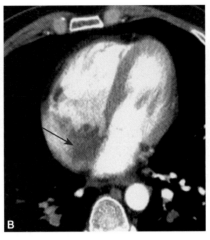
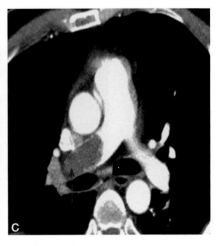

图 13-3-10　胸部增强 CT 检查图像

右心房黏液瘤、右肺动脉多发栓塞、急性右心衰。胸部增强 CT（A. 轴位平扫纵隔窗；B. 轴位增强动脉期；C. 轴位增强动脉期）示，右心房、室增大，右心房内见分叶状团块（实箭），未见明显强化；右肺动脉主干及其分支内多发充盈缺损影（虚箭）

可见心包不均匀增厚、局部呈结节状、不均匀强化、伴有大量血性心包积液，常表现为右心衰。⑥主动脉夹层时，表现为主动脉管腔增宽，呈真假双腔改变，可见内膜片及内膜破口。

（二）诊断要点和价值

CT 检查的诊断要点包括肺水肿、心脏增大及心衰诱因的识别。胸部 CT 检查对明确心衰时的肺部病变程度及范围具有重要的意义，尤其是对于间质性肺水肿细微结构的显示，有助于了解病情。冠状动脉 CTA 于心衰的主要用途是作为一种无创的诊断或排除冠心病的方法，建议冠心病验前概率低到中度、或者非侵入负荷试验模棱两可的心衰患者，没有相对禁忌证时，均可行冠状动脉 CTA 检查。同时，增强 CT 血管成像是确诊主动脉夹层、肺栓塞等心衰诱因的一线检查方法，对临床具有重要价值。

四、心脏磁共振

（一）主要表现

1. 心脏功能和结构异常的表现

（1）左心室功能异常：左心室收缩功能减退，表现为左心室腔扩大，LVEF 值减低；若左心室舒张功能障碍，则 LVEF 可保持正常范围，但流速编码 CMR 测量的左心室舒张早期（E）和心房收缩（A）的峰流速比值大于1，可伴有左心室舒张末期室壁增厚或左心房扩张。

（2）右心室功能异常：右心收缩功能减退时，表现为右心室腔扩大，右心室射血分数（RVEF）减低，可伴有右心房扩张。

2. 心衰常见原因的表现

（1）缺血性心肌病：缺血心肌节段或潜在存活的心肌节段表现为，药物负荷下心肌首过灌注减低或缺损，可伴有运动障碍，但钆造影剂延迟强化（late gadolinium enhancement，LGE）无异常延迟强化；梗死心肌节段或瘢痕心肌节段表现为节段性室壁变薄伴运动障碍，心肌灌注减低或缺损，且相应部位呈明显延迟强化。按照梗死范围的不同程度，分为心内膜下强化、次全透壁性强化、透壁性强化及无复流现象，部分患者可伴有室壁瘤或附壁血栓形成（图 13-3-11、图 13-3-12）。

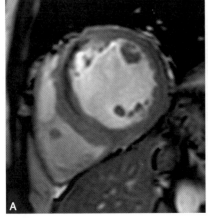
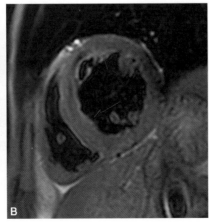
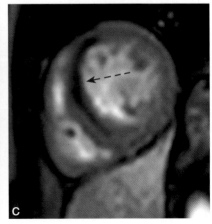

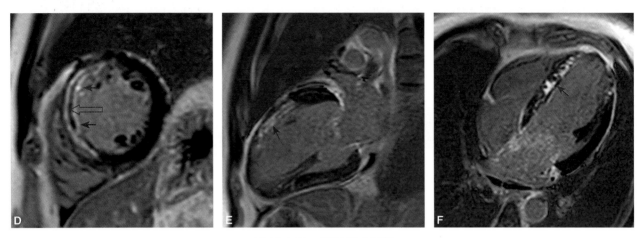

图 13-3-11 CMR 检查图像

心肌梗死,伴微循环障碍,心衰。CMR(A. 电影序列短轴位舒张末期;B. T₂WI 抑脂序列短轴位;C. 心肌首过灌注短轴位;D. LGE 短轴位;E. LGE 左心室长轴位;F. LGE 四腔心位)示,左心室舒张末期容积增大,左心室前间壁、前壁中远段及心尖部略变薄、收缩运动减弱,上述区域 T₂ 抑脂序列信号增高(实长箭),相应处灌注缺损(虚箭),延迟增强呈异常强化(实短箭),主要为次全透壁性,其内见条状无强化区(无复流现象)(空心箭)

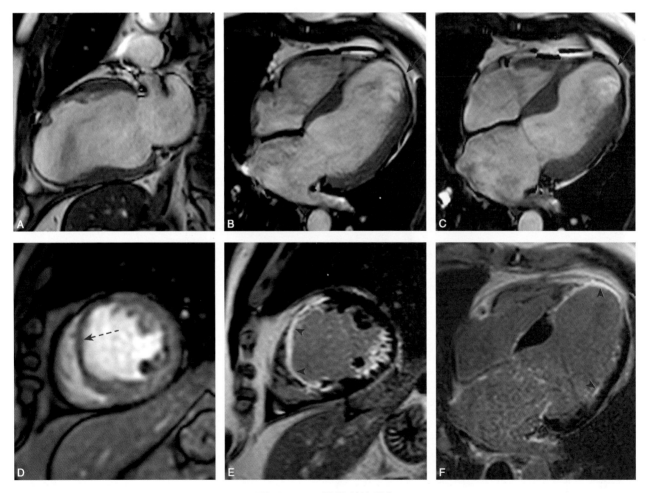

图 13-3-12 CMR 检查图像

心肌梗死伴室壁瘤形成,心衰。CMR(A. 电影序列左心室长轴位舒张末期;B. 电影序列四腔心位舒张末期;C. 电影序列四腔心位收缩末期;D. 心肌首过灌注短轴位;E. LGE 短轴位;F. LGE 四腔心位)示,左心室舒张末期容积增大,左心室前间壁、前壁中远段及心尖部变薄、收缩运动减弱,心尖部呈矛盾运动(实箭),上述区域灌注缺损(虚箭),延迟增强呈异常强化,侧壁呈心内膜下强化、其余为透壁性强化(箭头)

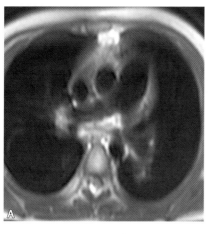
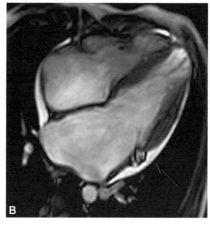
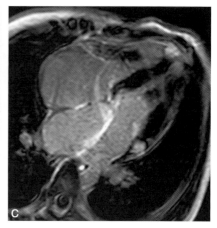

图 13-3-13 CMR 检查图像

限制型心肌病。CMR(A. SE 序列轴位;B. 电影序列四腔心位舒张末期;C. LGE 四腔心位)示,双房容积增大,左心室各壁厚度正常,心室收缩运动可、舒张运动明显受限,双室心肌 LGE 未见异常强化;肺动脉干增宽;心包内少量积液(实箭)

(2)肥厚型心肌病:左心室壁肥厚、舒张顺应性减低,舒张末期左心室壁最大厚度>15mm,室间隔最易受累,可伴有左心室流出道狭窄,常伴有左心房扩大。部分患者 LGE 可表现为左心室壁多发散在点片状强化,或室壁中层限局性团块状强化。

(3)限制型心肌病时:表现为舒张期双心室容积减小、顺应性降低,而室壁厚度和收缩功能正常,伴双心房高度扩大(图 13-3-13)。

(4)扩张型心肌病:表现为左心室或双心室扩大,伴室壁普遍变薄,可见左心室游离壁肌小梁增粗、增多,左心室弥漫性收缩运动减低,右心室舒张功能异常。部分患者 LGE 可表现为心肌壁内细线状或点片状强化(图 13-3-14)。

(5)心肌炎:急性期 LGE 表现为左心室侧壁心外膜下心肌及室间隔的局灶性增强,若受累心肌面积较大,则慢性期时可表现为壁内的线样强化。

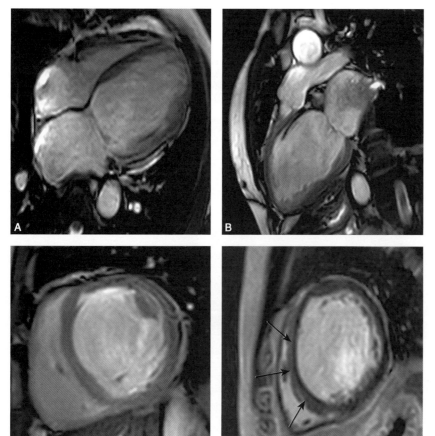

图 13-3-14 CMR 检查图像

扩张型心肌病。CMR(A. 电影序列四腔心位收缩末期;B. 电影序列左心室长轴位收缩末期;C. 电影序列短轴位收缩末期;D. LGE 短轴位)示,左心房、室扩大,左心室各壁心肌变薄,左心室心尖部及相邻前壁、侧壁、下壁中远段内层肌小梁增粗较紊乱,左心室整体收缩功能明显减低,舒张功能受限。延迟增强扫描室间隔中层轻度线样强化(实箭)

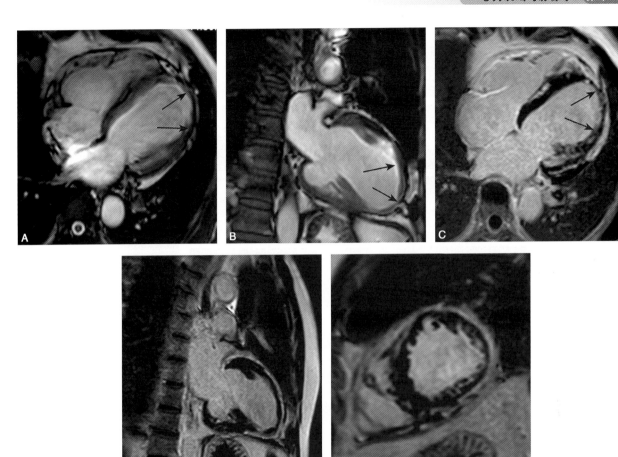

图 13-3-15　CMR 检查图像

应激性心肌病,心衰。CMR(A. 电影序列四腔心位舒张末期;B. 电影序列左心室长轴位舒张末期;C. LGE 四腔心位;D. LGE 左心室长轴位;E. LGE 短轴位)示,右心房、室及左心室扩大,左心室中远段及心尖部室壁变薄(实箭),运动明显减弱,相应部位未见异常延迟强化

(6) 应激性心肌病:表现为左心室大面积收缩功能异常,主要累及左心室中远段,尤其是心尖部,LGE 无异常强化或轻度强化与左心室受累程度不符。受累心肌节段收缩功能具有可恢复性(图 13-3-15)。

(二) 诊断要点和价值

CMR 是测量左右心室容量、质量和射血分数的参照标准,可为心衰患者提供多角度的影像信息。当超声心动图未能做出诊断时,CMR 是最好的替代影像检查,同时也是心衰病因判定的重要方法。

CMR 通过不同序列可以全面分析心衰的程度及病因:①CMR 电影序列,通过量化心室容积、功能和心输出量来评估心脏结构和整体心室性能,也可用于显示区域室壁运动异常或左心室血栓;②结合相位对比成像,能可靠地估算四个心瓣膜的反流体积/分数;③心肌形变或应变分析(如 tagging,tissue phase mapping 或 DENSE imaging)可直接评估心肌顺应性,进而评估心室舒张功能的障碍;④LGE 可以用来描述心肌组织的特征,用于鉴别缺血性与非缺血性心肌损害;⑤钆造影剂联合 CMR 可用于定量心

肌灌注和评价心肌活性(类似于 PET),无需辐射暴露;⑥T_1-mapping 可定量评估心肌弥漫性纤维化,为其与舒张功能障碍的相关性提供了重要证据;⑦^{1}H-MRS 检测肌酸(Cr)峰、胆碱峰和脂质(Lip)峰,即用心肌能量代谢来反映心衰程度。

五、核医学检查

(一) 主要表现

1. 心肌血流灌注成像和左心功能测定 常用的显像剂有^{201}TlCl(^{201}Tl-氯化亚铊)和^{99m}Tc-MIBI(^{99m}Tc-甲氧基异丁基腈)。应用 SPE/CT 负荷及静息态心肌灌注显像,可以评估心肌缺血及鉴别缺血性和非缺血性心衰。缺血性心肌病患者的心肌灌注显像,通常表现为单纯左心室腔增大、节段性放射性缺损(图 13-3-16)。使用^{13}N-NH$_3$进行门控 PET 显像也可被用于评估左心室几何形状、心肌灌注和收缩功能的判断。

2. 心肌代谢及心肌活力成像 利用^{18}F-FDG(^{18}F-氟代脱氧葡萄糖)PET 心肌代谢显像,通过对比血流与代谢情况,可以判别存活心肌。代谢与血

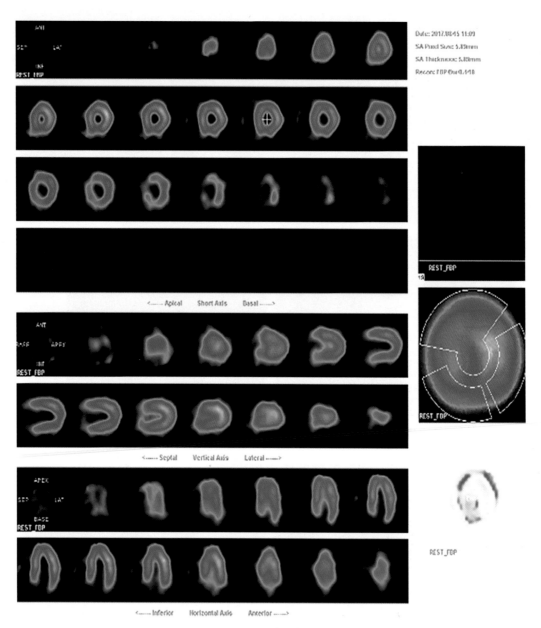

图 13-3-16　心脏核素检查图像

左心室心尖、下后壁有供血不足。运动/药物负荷心肌灌注显像示,左心室短轴、垂直长轴、水平长轴见
心肌各壁放射性分布不均匀,心尖、下后壁核素分布较静息显像明显稀疏。左心室腔增大

流越不匹配,即存活心肌越多(图 13-3-17)。根据[18]F-FDG 的摄取率,可对心肌病变严重程度进行分级:当摄取值为最大活性的 50%~60% 时,常提示为非透壁性心肌梗死;摄取值为最大活性的 10%~20% 时则提示为透壁性心肌梗死。肺动脉高压引起右心衰时,右心室心肌对[18]F-FDG 摄取增加。PET/CT 灌注扫描(^{13}N-NH3 和[82]Rb)肺动脉高压患者心肌缺血区域摄取减低。[11]C-ACE([11]C-乙酸盐)心肌 PET 显像可以评价心肌的有氧代谢,心衰患者[11]C-ACE 清除率较正常人明显下降,经 β 受体阻滞剂治疗后,[11]C-ACE 清除率上升。

3. **心脏神经功能的评价**　应用[123]I-MIBG([123]I-间碘苄胍,一种假性神经递质,与去甲肾上腺素有相似的结构)作为示踪剂,使用 SPE/CT 成像可以评价心脏交感神经系统的功能,判断心衰的严重程度和预后,并对 β 受体阻滞剂治疗心衰的疗效加以评价,高洗脱率及低心脏/纵隔比值提示预后较差。原发性扩张性心肌病患者[11]C-CGP12388 PET/CT 显像显示心肌 β-肾上腺素受体密度明显降低。通过[11]C-Hydroxyephedrine PET 受体显像也可观察心衰患者 β 阻滞剂治疗后的受体恢复状况。

（二）**诊断要点和价值**

放射性核素显像主要用于:①鉴别缺血性及非缺血性心肌病,缺血性心肌病和非缺血性心肌病引起心衰时,其放射性核素分布存在差异。②评估心肌缺血和存活心肌,PET/CT 是目前公认的判断心

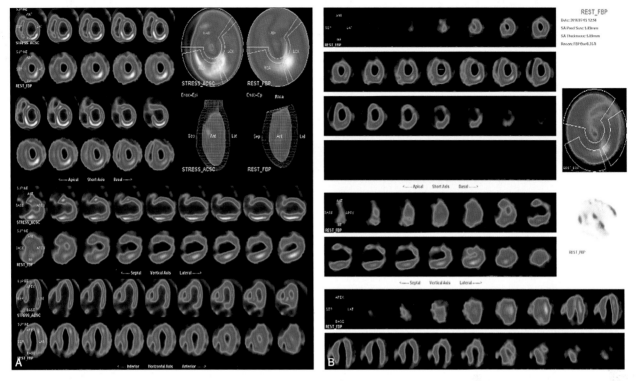

图 13-3-17 心脏核素检查图像

PET-CT 心肌 FDG 代谢显像(A)、SPECT 心肌灌注显像(B)示,左心室前壁灌注代谢不匹配,提示存在存活心肌;前间壁及前侧壁代谢及灌注基本匹配性略减低,提示非透壁性心肌梗死;心尖部灌注代谢匹配缺损,考虑瘢痕;左心功能不全

肌活性的"金标准"。心肌缺血时,显示心肌血流灌注减低,存活心肌的心肌代谢非常活跃。心肌灌注与代谢匹配,提示心肌坏死,与代谢不匹配则提示心肌存活。③判断超声心动图图像质量不理想患者的左心室收缩功能。此外,PET/CT 可通过对比心衰患者在药物治疗前后的心肌代谢变化,评价药物在治疗心衰的疗效。心脏自主神经系统的改变发生于心脏出现结构和功能明显异常之前,使用 PET/CT 受体显像可对心脏早期神经系统变化进行检测。

第四节　外科治疗的影像学评估

心衰发展进程与心肌重构密不可分,当常规药物治疗已无法有效逆转心肌重构进程时,应用外科治疗手段可以逆转心室重构,辅助甚至替代受损心脏的功能,改善心衰患者的预后和生活质量。心衰的外科治疗包括非移植外科治疗和心脏移植两大类,前者主要包括心脏再血管化治疗、瓣膜修补及置换术、心室重建术、机械循环支持技术、左心室辅助泵及全人工心脏。针对心衰病因不同,应施行相应的治疗策略。本节将对无创性影像技术在各项心衰外科治疗中的作用作一简单介绍。

一、影像学在冠状动脉血运重建中的价值

缺血性心肌病是指由冠状动脉疾病导致的显著受损的左心室功能障碍(LVEF≤35%~40%)。对于左心功能低下且存在冬眠心肌的缺血性心肌病患者,冠状动脉旁路移植术(coronary artery bypass graft,CABG)仍然是主要治疗方式之一。STICH 亚组临床分析结果表明,对合并 2~3 个不良预后因素(冠状动脉三支病变、左心室射血分数<35%和/或左心室收缩末期容积>75ml/m²)的患者,CABG 的获益远大于单纯内科口服药物治疗。2018 年 ESC 指南指出,对于冠心病合并心衰、LVEF≤35%的患者行心肌血运重建,优先考虑 CABG 治疗(Ⅰ类推荐)。

(一)术前影像学检查的主要技术和诊断价值

术前无创性影像评估的目的是评估患者冠状动脉病变程度、心功能状态及是否存在存活心肌,从而确认 CABG 的适应证。常用的检查为超声心动图、冠状动脉 CTA、CMR 及核素心肌显像。

1. X 线胸片　可显示缺血性心肌病引起的心影增大、是否存在肺循环异常、其他肺部原发病变及胸廓有无畸形等。对于判断冠状动脉病变程度及心肌存活方面缺乏价值。

2. CT 冠状动脉CTA是直观显示冠状动脉狭窄程度的最有价值的无创手段,对冠状动脉起源、走行、狭窄程度、斑块性质均可清晰显示(图13-4-1),担负着导管法冠状动脉造影"看门人"的角色。近年来,以冠状动脉CTA图像为基础的的血流储备分数(computed tomography angiography derived fractional flow reserve,CT-FFR)(图13-4-2)在冠状动脉狭窄的血流动力学评价方面开启了新的篇章。药物负荷的CT心肌灌注可以用来评估心肌缺血,发现存活心肌,但是由于技术评价尚未成熟等原因,尚未广泛应用于临床。对于年龄>70岁的老年人和/或有大量动脉粥样硬化的患者,应常规行升主动脉CTA检查,以除外瓷化主动脉(升主动脉管壁被钙化性粥样硬化斑块包绕)。

3. CMR CMR检测心腔容量、心肌质量和室壁运动准确性和可重复性较好,是评价存活心肌以及心肌血运重建后,左心室功能恢复潜力的成熟技术。心脏电影的静态图像可评估左心室舒张末期厚度,小于5~6mm提示透壁性心肌梗死,且无存活心肌。左心室舒张末期室壁厚度正常(≥6mm)而左心室收缩功能减退的患者,给予小剂量多巴酚丁胺后,左心室功能恢复,提示存在存活心肌。该方法特异性较好,有助于对疑似缺血诱发的慢性心衰患者治疗决策的制订。延迟增强显像可以用于识别梗死心肌的范围、分布、透壁程度、有无微循环障碍等,对患者的预后有较大价值(图13-4-3),因其较高的空间分辨率使其在评价内膜下和透壁梗死上较PET和SPE/CT有更大优势。但需注意,在评估急性心肌梗死时,延迟强化范围可能大于真正的梗死范围,从而造成高估。此外,CMR有助于鉴别其他引起心功能不全的病因,如心肌病、心肌炎、心肌淀粉样变性、心包疾病等。

4. SPE/CT 或 PET 心肌的核素成像是目前应用最广泛的评价心衰患者存活心肌的影像方法。SPE/CT通过检测心肌细胞有无血流灌注来评价心肌活性,通常采用²⁰¹TI作为显像剂,观察核素在心肌中的早期灌注及再分布,再分布后的核素浓聚提示有存活心肌。为提高SPE/CT检测的敏感度及特异度,

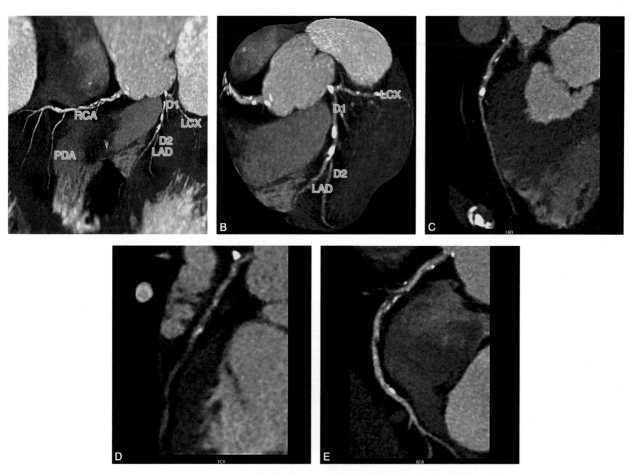

图13-4-1 冠状动脉CT检查图像

男,77岁,诊断为冠状动脉粥样硬化、冠心病三支病变、心衰。冠状动脉CTA(A.2D;B.VR;C~E.CPR)示,冠状动脉起源正常,冠状动脉分布呈右优势型;左主干-前降支近段多发混合斑块,弥漫中度狭窄;回旋支全程散在钙化及非钙化斑块,远段为著,重度狭窄;右冠状动脉全程多发混合及钙化斑块,中段重度狭窄

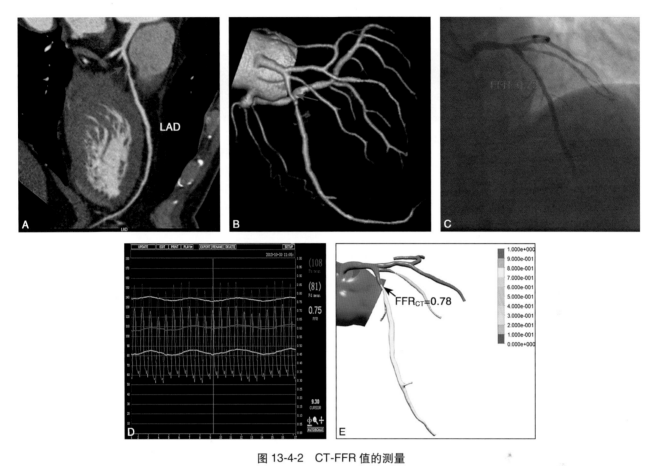

图 13-4-2　CT-FFR 值的测量

女性,48 岁,诊断为冠心病、心衰。冠状动脉 CTA 的 CPR 重建图像(A)及冠状动脉 CTA 的 VR 重建图像(B)显示前降支近段非钙化斑块(实箭),管腔重度狭窄>70%;C.冠状动脉造影显示的前降支近段重度狭窄>70%(实箭);D.实测前降近段病变处 FFR 值为 0.75;E.基于冠状动脉 CTA 的 CT-FFR 值为 0.78(实箭)

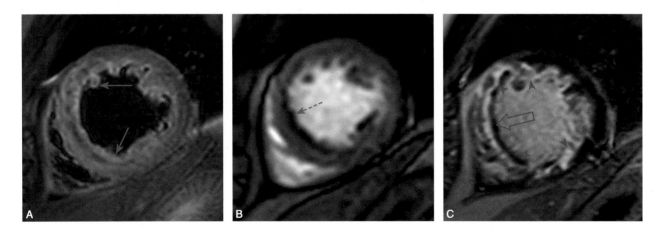

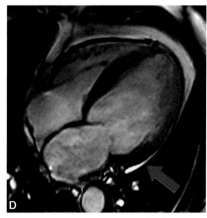
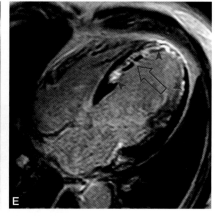

图 13-4-3　CMR 检查图像

男,41 岁,诊断为冠心病,左心室前壁、间隔壁、下壁及心尖部广泛心肌梗死,伴局部微循环障碍。CMR(A. T_2WI 抑脂序列短轴位,B. 心肌首过灌注短轴位,C. LGE 短轴位,D. 电影序列四腔心位舒张末期,E. LGE 四腔心位)示,左心室舒张末期容积增大,左心室前壁、间隔壁、下壁及心尖部广泛变薄、收缩运动减弱,上述区域 T_2WI 抑脂序列信号增高(实箭),相应处灌注缺损(虚箭),延迟增强呈异常强化(箭头),主要为透壁性,其内见条状无强化区(无复流现象)(空心箭);心包内少量积液(粗箭)

可进行药物负荷-再灌注-再注射显像和延迟静息再分布显像。但与 PET 显像比较,其具有价格上的优势,但是易低估存活心肌。PET/CT 对心肌活性的检测主要依赖于心肌灌注显像和心肌代谢显像。心肌灌注显像过程中,显像剂在存活心肌的摄取率很高,利用 PET 显像比较心肌血流和代谢间的匹配关系,评估心肌活性。当灌注与代谢匹配时,表明心肌坏死;当灌注与代谢不匹配时则提示心肌存活。

5. 超声心动图　常规的经胸超声心动图可以对心腔情况、瓣膜功能、室壁运动及射血分数等进行评估。运动或药物负荷超声则可检出是否存在可诱发的心肌缺血及其程度,并确定心肌是否存活。低剂量多巴酚丁胺超声心动图试验(low dose dobutamine echocardiography,LDDE)是用于判断心肌梗死后收缩功能储备能力的标准方法。冬眠心肌或顿抑心肌,在低剂量多巴酚丁胺的作用下收缩功能改善,而瘢痕或坏死心肌无改变,此方法简单、实用。但其重复性差、受操作者经验和手法的影响,以及声窗较窄等缺点限制了其在临床的广泛应用。

(二) 术后影像学随访

CABG 血运重建围手术期评估主要应用胸部 X 线摄影及超声心动图检查。胸片可观察术后肺内渗出病变及胸腔积气、积液的吸收情况、心影大小形态的转归。超声心动图常规用于观察心内结构、室壁运动及心功能的改善。CT 较高的时间分辨率及空间分辨率,使其在桥血管的显像上具有极高的敏感性和特异性,可替代导管法冠状动脉造影作为 CABG 术后随访的"金标准"。除观察桥血管的通畅情况外,还需对固有冠状动脉的病变进展进行评估。

磁共振及核素检查,用于评估血运重建后的心肌功能恢复情况,具体应用详见术前评估部分。

二、影像学在左心室功能不全患者瓣膜手术中的价值

许多心衰或左心室功能不全的患者都有明显的瓣膜病变。除了瓣膜病变本身导致的心衰外,大多数心衰的瓣膜异常都是功能性的。外科治疗在瓣膜病领域被广泛认可,常用的术式为瓣膜成形术及瓣膜置换术。

超声心动图作为心脏瓣膜病的首选影像学方法,在瓣膜病的诊断、治疗方式选择及术中、术后监测中能够提供精准、实时、全面的心脏信息,对心脏瓣膜病的临床管理起到了巨大作用。超声心动图除了在术前对瓣环大小、瓣叶装置及心功能等做到全面准确评估外,还能观察升主动脉及主动脉根部的改变,从而选择合适的手术方式。术中经食管超声心动图(transesophageal echocardiography,TEE)可实时显示人工瓣膜功能、位置、有无瓣周漏、双侧冠状动脉吻合口漏、人工血管血流是否通畅、其他瓣膜反流、心功能等,及时纠正瓣周漏、严重的瓣口反流或关闭不全,防止二次开胸手术对患者造成伤害。对于术后患者常规采用经胸超声随访很有必要,主要评估瓣膜形态、功能、心功能改善情况及是否存在并发症。经食管超声心动图与经胸超声心动图相比,可更清楚地显示漏口的大小、位置和人工瓣膜的位置关系,确定是否合并血栓、赘生物及感染性心内膜炎。

对于超声心动图质量不佳、不能明确诊断或存在其他心肌病变的患者,CMR 是更有价值的选择。CMR 可以直观观察瓣膜反流和狭窄的射血特征、心内结构的变化及心肌的组织学特征。可以准确测量心输出量、量化血流速度、反流量、反流分数、跨瓣压差等。尤其是近年来随着人工瓣膜材质的改进,人工瓣膜术后患者不再是磁共振检查的绝对禁忌。CMR 将在瓣膜病的诊断和疗效评价中发挥更大的作用。

三、影像学在评价左心室重建术中的价值

缺血性心衰时,由于室壁瘤继发心室病理性扩张,正常锥形左心室变成球形,收缩和舒张功能均受限。通过外科手段来恢复左心室的正常形状,降低左心室张力的心室重建术(surgical ventricular restoration,SVR)成为治疗心衰的重要手段之一。目前临床应用最多的外科术式主要包括,室壁瘤切除加心室内环缩补片成形术,和室壁瘤线性切除加毡片修补术(改良 Cooley 手术)。选择合适患者和保证心室重建效果是心衰外科治疗的重要原则。STICH 亚组分析表明,术前左心室收缩末期容积指数 $<60ml/m^2$ 和 LVEF $\geqslant33\%$ 的心衰患者从 SVR 中显著获益。

SVR 术前应对患者进行仔细全面地评估,包括心衰症状、精确测量左心室几何形态和血流动力学参数、仔细评估二尖瓣功能、评估心肌瘢痕的透壁程度,以及远离瘢痕区域的活性。全面的超声心动图评价,是 SVR 评估首选的成像工具。然而,有时由于超声声窗较小,心内膜下心肌边缘描画受限,左心室增大时心尖部探查受限等情况,超声心动图的应用受限。

CMR 正越来越多地用于心衰人群的无创成像,它是目前评价心肌解剖、局部和全心功能以及瘢痕扩展的最佳无创影像学手段,包括整体左心室和右心室体积和质量的评估,适用于所有大小和形状的心室,甚至广泛重塑的心脏。CMR 可用 LGE 检测心肌瘢痕,同时,CMR 可以评估存活心肌组织厚度和功能,这些组织可能是冬眠心肌或非缺血但功能障碍的心肌。另一方面,在远隔区域,特别是基底段,LGE 检测到瘢痕可以预测 SVR 术后左心室收缩和舒张功能恢复不良和不良临床结局。目前 CMR 的主要限制是,使用起搏器或用于心脏再同步治疗的装置的患者、存在严重心律失常或严重呼吸急促的患者,这些因素可能降低图像质量。

四、影像学在心衰循环辅助治疗中的价值

机械循环支持(mechanical circulatory support,MCS)是内科治疗无效的终末期心衰的重要治疗方式。短期的 MCS 可用于帮助患者渡过心肌梗死后或心血管术后并发的急性、可逆的心衰。长期的 MCS 则用于终末期作为心脏移植前的过渡支持治疗和永久替代治疗使用,能显著提高终末期心衰患者生存率和生活质量。

主动脉球囊反搏(intra-aortic balloon pump,IABP)是最为常用的 MCS 方法。其原理是:通过股动脉穿刺途径将一个球囊放置在降主动脉锁骨下动脉以远 1~2cm 至肾动脉之间,并与主动脉内球囊反搏泵相连接。在主动脉反搏泵控制与驱动下,心脏舒张期球囊充气,增加冠状动脉灌注压,改善冠状动脉血液循环;心脏收缩期,球囊排气,降低心脏射血后负荷,增加心脏排血量,使心脏残血量减少,同时降低了心脏的前负荷,从而达到减少心肌耗氧量,提高心脏功能的目的。

IABP 术前需要对置入路径的外周动脉及主动脉进行评估,CTA 是评估血管入路的主要方法,可以评估是否存在外周动脉闭塞或降主动脉畸形以避免置管失败,评估是否存在主动脉瘤及主动脉夹层等绝对禁忌证。术前的超声心动图检查,通常用于排除主动脉瓣关闭不全,后者是 IABP 的绝对禁忌证。术后,除临床症状、血流动力学指标监测外,如怀疑气囊尖端位置异常导致反搏量丧失,可用床旁胸片来观察导管位置。

五、影像学在心脏移植治疗中的价值

心脏移植是难治性终末期心衰患者的治疗选择。医生不仅需要准确判断患者病情,而且需要合理利用有限的捐赠器官。

(一)心脏移植术前的影像学评估

2016 年国际心肺移植学会心脏移植指南指出,心脏移植术前应全方位评估心脏(心功能状态、心衰病因)、机体及社会心理状态(如年龄、性别、衰弱)、各器官系统的合并症(包括年龄、肥胖、癌症、糖尿病、肾功能不全、脑血管和周围血管疾病),以及既往的烟草和药物滥用史等。

诊断性右心导管术仍然是评估和维持心脏移植候选人的重要测试,用来动态监测肺血管阻力,因为不可逆的肺血管阻力升高可能是心脏移植的禁忌

证。胸片及超声心动图常规用于检测心衰情况,前者可以发现心脏增大及肺循环的异常,后者则可以对心腔结构、心室功能及导致心衰的原发病因进行诊断及监测。由于某些特定的病因不仅可能与心衰的最佳风险/收益比相关,而且可能是心衰的相对或绝对禁忌证或者需要替代疗法,因此对心衰病因学的评价非常重要,这类疾病通常包括肥厚型心肌病、限制性心肌病、致心律失常性右心室发育不良/心肌病和浸润性心肌病(如心肌淀粉样变性)。CMR 在评价上述心肌病变中有较大价值。此外,应详细评估胸腔内异常的位置和解剖结构(通过 CMR 或胸部 CT)及慢性或先前感染(胸部 CT)的存在,以指导手术策略。

对于供体的评价,任何病史都是重要的,应包括脑死亡前任何心血管相关疾病、是否具有胸外伤、供体血流动力学稳定情况、升压药和强心剂要求、心脏停搏的持续时间、心肺复苏的必要性、低血压发作次数以及处理方法等因素;同时应进行传染病的筛选。上述工作将有助于规避供体缺陷。超声心动图是非常有价值的捐献者评估方法。

(二)心脏移植术后的影像学随访

1. 超声心动图在移植后随访中的应用 三维超声心动图是心脏移植后评估的重要方法。在移植术后即刻和围手术期,可用于发现术后并发症,如移植早期心脏功能不全,并用于长期随访来探查急性排斥反应及移植物血管病。随访期间须仔细定量心腔大小、心房形态容积、右心室收缩功能、收缩期和舒张期左心室功能参数、肺动脉压及明确是否存在三尖瓣反流、二尖瓣及主动脉瓣功能、是否存在心包积液等。心脏移植后移植功能障碍的影像监测见图13-4-4,心脏移植后移植物血管病的监测见图13-4-5。

建议以心脏移植后 6 个月为基线,进行全面的超声心动图评估。超声心动图检查显示随访参数与

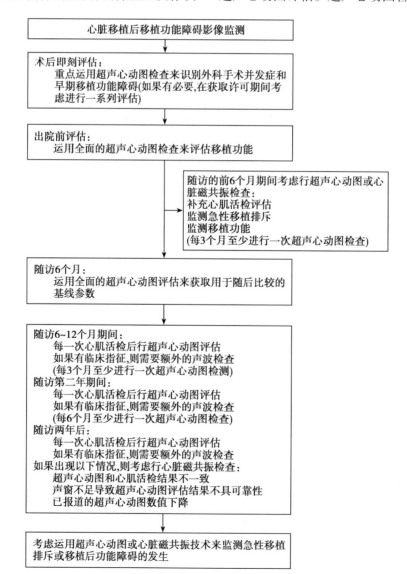

图13-4-4 心脏移植后移植功能障碍的影像监测及方法

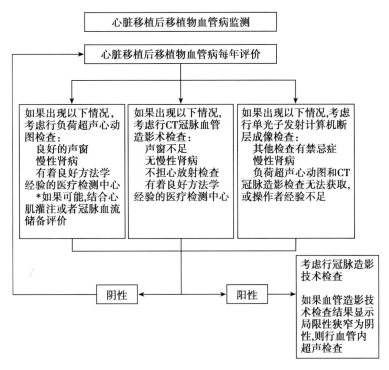

图 13-4-5 心脏移植后移植物血管病的监测及方法

基线检查无明显变化,对于急性排斥反应的阴性预测值高,但尚没有单一的收缩或舒张参数能够可靠地用于诊断。超声斑点追踪成像测定心肌长轴应变,可能作为潜在反映预后不良的指标,但并非是反映急性排斥的敏感指标,尚需结合心内膜活检来诊断和监测急性排斥或全心功能障碍。多巴酚丁胺负荷超声心动图,可能是一种合适的替代常规冠状动脉造影评估移心脏移植物血管病的手段。超声冠状动脉血流储备和/或心肌灌注声学造影,与负荷超声心动图相结合,可以提高移植物血管病检测的敏感度。

2. CT 可作为心脏移植物血管病的筛查手段,但由于移植心脏通常心率较快,CT 设备必须有足够的时间分辨率才能成功成像。CT 还可以用来评估冠状动脉的钙化程度,而冠状动脉钙化通常与心血管事件相关。当超声心动图难以获得满意图像时,CT 可以作为显示心腔结构,评价心功能的替代手段。药物负荷 CT 心肌灌注,可以用来替代 PET 发现微循环病变,但评价标准尚未明确等因素,尚未广泛应用。

3. CMR 并未推荐作为移植后评估的常规应用。通常在超声声窗受限、图像不理想的情况下,作为替代手段,可以用来评价心腔容积和功能,并在监测中排除急性排斥和移植物血管病。

4. 核素检查 并未推荐作为移植后评估的常规应用。通常在超声声窗受限,图像不理想的情况下,作为替代手段评价移植物血管病。

5. 其他有创影像学检查 用于移植后评价的有创影像方法包括:冠状动脉造影、血管内超声(intravascular ultrasound,IVUS)及光学相干成像(optical coherence tomography,OCT)。冠状动脉造影是诊断移植物血管病的"金标准"。IVUS 可以定量评价管腔面积、内膜厚度、斑块成分及管壁形态,其结合冠状动脉造影,是早期检测移植物血管病的"金标准"。OCT 可以用于早期检测移植物血管病,观察冠状动脉壁的形态学改变,在管腔面积、内膜厚度的测量上与 IVUS 有较高的一致性,且在空间分辨率上优于 IVUS,但是重复性较低。

(侯 阳 马 跃)

参 考 文 献

1. Ponikowski P, Voors AA, Anker SD, et al. 2016 ESC Guidelines for the diagnosis and treatment of acute and chronic heart failure: The Task Force for the diagnosis and treatment of acute and chronic heart failure of the European Society of Cardiology(ESC)Developed with the special contribution of the Heart Failure Association(HFA)of the ESC. Eur Heart J, 2016,37(27):2129-2200.

2. 中华医学会心血管病学分会,中华心血管病杂志编辑委员会. 中国心衰诊断和治疗指南 2014. 中华心血管病杂志, 2014,42(02):98-122.

3. Bonow RO,Mann DL,Zipes DP,et al. 心脏病学. 10 版. 陈灏珠, 译. 北京:人民卫生出版社,2016.

4. 陈伟伟,高润霖,刘力生,等.《中国心血管病报告 2017》概要.中国循环杂志,2018,33(01):1-8.

5. Bonow RO,Mann DL,Zipes DP,Libby P. 心脏病学. 第 10 版.陈灏珠,译.北京:人民卫生出版社,2016.

6. 中华医学会心血管病学分会心衰学组,中国医师协会心衰专业委员会中华心血管病杂志编辑委员会.中国心衰诊断和治疗指南 2018. 中华心血管病杂志,2018,46(10):760-789.

7. Authors/Task Force Members †,Document Reviewers †. 2016 ESC Guidelines for the diagnosis and treatment of acute and chronic heart failure. European Heart Journal,2016,18(8):2129.

8. Quail MA,Sinusas AJ. PET-CMR in heart failure-synergistic or redundant imaging?. Heart Fail Rev,2017,22(4)477-489.

9. Rommel KP,Lücke C,Lurz P,et al. Diagnostic and Prognostic Value of CMR T1-Mapping in Patients With Heart Failure and Preserved Ejection Fraction. Rev Esp Cardiol(Engl Ed),2017,70(10):848-855.

10. Faller, Kiterie ME, Lygate, et al. H-1-MR spectroscopy for analysis of cardiac lipid and creatine ; metabolism. Heart Failure Reviews,2013,18(5):657-668.

11. 石亚男,门素珍,孙孟华,等. PET-CT 在心衰中的临床应用.中国循证心血管医学杂志,2018,10(02):244-245.

12. 吕小棉,陈亚丽. 重症心衰外科治疗新进展.心血管病学进展,2017,38(03):288-291.

13. Panza JA,Velazquez EJ,She L,et al. Extent of coronary and myocardial disease and benefit from surgical revascularization in ischemic LV dysfunction. J Am Coll Cardiol, 2014, 64(6):553-561.

14. Jablonowski R,Engblom H,Kanski M,et al. Contrast-enhanced CMR overestimates early myocardial infarct size:mechanistic insights using ECV measurements on day 1 and day 7. JACC Cardiovasc Imaging,2015,8(12):1379-1389.

15. 胡盛寿.心衰外科治疗现状与进展.中国循环杂志,2016,31(03):209-213.

16. Oh JK,Velazquez EJ,Menicanti L,et al. Influence of baseline left ventricular function on the clinical outcome of surgical ventricular reconstruction in patients with ischaemic cardiomyopathy. Eur Heart J,2013,34(1):39-47.

17. Castelvecchio S,Garatti A,Gagliardotto,PV,et al. Surgical ventricular reconstruction for ischaemic heart failure:state of the art. Eur Heart J Suppl,2016,18(Suppl E):E8-E14.

18. Mehra MR,Canter CE,Hannan MM,et al. The 2016 International Society for Heart Lung Transplantation listing criteria for heart transplantation:A 10-year update. J Heart Lung Transplant,2016,35(1):1-23.

19. Badano LP,Miglioranza MH,Edvardsen T,et al. European Association of Cardiovascular Imaging/Cardiovascular Imaging Department of the Brazilian Society of Cardiology recommendations for the use of cardiac imaging to assess and follow patients after heart transplantation. Eur Heart J Cardiovasc Imaging,2015,16(9):919.

第十四章　创伤性心血管疾病

第一节　概　述

根据 2015 年美国国家创伤研究所统计,意外创伤是引起 1~46 岁美国人死亡的主要原因,在全美死亡原因中排名第三。心胸创伤引起的死亡占意外创伤致死的 25%,其中部分由心血管创伤引起。胸部开放性创伤最常见的原因是枪伤或锐器刺伤,胸部钝性创伤最常见的原因是车祸伤、挤压或爆炸伤。创伤性心血管疾病是指由各种意外原因(事故、医源性等)引起的穿透性心血管创伤、钝性心血管创伤及混杂性心血管创伤。

一、穿透性心血管创伤

心脏穿透性创伤和心脏钝性创伤是心脏创伤的两个最主要的机制,其中心脏穿透性创伤的致死率可以达到 70%~80%。在我国,锐器刺伤所致的心脏穿透性创伤最为常见。心脏创伤的部位与胸壁创伤的位置有关,右心室紧邻前胸壁,是最常累及的心腔,约占总比例的 62%。虽然左心室穿透性创伤的发病率较右心室稍低,但致死率高达 98%。心脏穿透性创伤最常见的死因是缺血性休克(77.5%)和心脏压塞(22.5%)。冠状动脉的穿透性创伤主要为心脏穿透性创伤的合并损伤,若创口较大,则快速引起心脏压塞;若创口较小则可能形成血栓,造成心肌缺血。主动脉穿透性创伤多是由枪伤或刀伤引起,尽管目前的创伤救治技术有了显著的提高,但是多数患者仍会当场死亡。

二、钝性心血管创伤

心脏钝性创伤主要发生在突然减速时,由减速过程中所产生的动能直接传递至心脏所致或心脏在胸骨和脊柱间受到挤压或撞击造成损伤。心脏钝性创伤可以表现为心脏震荡、心肌挫伤、心脏破裂、腱索或乳头肌断裂和/或各种心律失常等。急性心肌梗死是一种罕见的胸部钝性创伤的并发症,主要机制是由减速过程中产生的剪切力致冠状动脉斑块破裂、冠状动脉痉挛、冠状动脉血栓形成或夹层等。主动脉创伤的致死率很高,能到达医院并接受救治的多数是钝性创伤,由机动车撞击或高处坠落的减速伤所致。大多数钝性主动脉创伤多因机动车正面撞击所致(72%),其次是侧面撞击(24%),然后是后面撞击(4%)。90% 的主动脉钝性创伤发生在主动脉峡部(左锁骨下动脉与动脉韧带连接处之间),其次是升主动脉根部及主动脉裂孔处。

三、混杂性心血管创伤

混杂性心血管创伤的可能原因包括医源性创伤、烧伤、电击伤、全身炎症反应综合征和多系统创伤等。随着心导管治疗和血管腔内治疗的普及,医源性心血管创伤发病率越来越高,其中 90% 是动脉创伤,10% 是静脉创伤。最常见的医源性动脉创伤是股动脉(42%),其次是肱动脉(17%)、腋动脉(14%)、髂动脉(11%)和主动脉(4%)。大多数创伤通过血管缝合或简单的血栓切除术修补,约 20% 的病例需要行复杂的血管重建。本章主要探讨医源性冠状动脉和主动脉创伤性病变。

第二节　心脏创伤性病变

心脏创伤性病变包括心脏穿透性创伤、心脏钝性创伤、心包创伤、创伤性瓣膜功能异常等,实际临床工作中,上述病变往往合并存在。其中,心脏穿透性创伤是医院最常见的心脏创伤,钝性创伤次之。

【临床特点】

心脏创伤的患者多具有典型的外伤史(刀刺、枪击、车祸、高空坠落、爆炸等)或医源性操作史(心脏外科手术、心包穿刺等)。

创伤累及上腹部和心前区者,应高度怀疑心脏创伤的可能。患者的临床症状根据创伤的严重程度差异很大,可以表现为心脏骤停而无任何生命体征,也可以生命体征完全正常。

心脏穿透性创伤的伤者大多数因失血过多或心脏骤停而失去抢救的机会,能够到达医院并接受抢救的患者,大部分表现为心包压塞。Beck's三联征(心音低钝、低血压和颈静脉怒张)、奇脉(吸气时收缩压显著下降)和Kussmaul's征(吸气时颈静脉扩张)均是心包压塞的临床表现,但并非可靠征象。心脏钝性创伤的临床表现包括心包压塞、低血容量性休克或严重的心功能不全等;除此之外还可能出现心律失常的表现,最常见的是室性期前收缩,其确切机制尚不明了。

心包创伤及瓣膜创伤很少单独存在,多合并心脏的损伤。小而孤立的心包撕裂会导致心包疝,如心包破口足够大,甚至可以引起心脏疝,临床表现为急性心功能不全的相关症状与体征;创伤引起的瓣膜功能异常(如瓣叶撕裂、乳头肌功能不全或腱索断裂),早期往往无临床症状而后期出现延迟性心衰。

在心脏创伤病例中,心脏传导异常很常见。因此,常规12导联心电图(ECG)有助于诊断及病情的评估。窦性心动过速是最常见的心律失常,其他异常包括T波和ST段改变、心动过缓、传导阻滞、房颤、室性期前收缩、室性心动过速甚至室颤等。血常规、血生化、凝血功能、血气分析等常规实验室检查可以评估失血的程度以及输血治疗后的疗效,有时也可以用来判断是否有隐匿性出血。血清心肌酶(CK-MB、肌钙蛋白T、肌钙蛋白I)的水平与损伤的识别与转归的相关性研究结论各异,并非绝对可靠,但可以作为其他诊断方法的辅助检查。

【影像检查技术与优选应用】

详见表14-2-1。

【影像学表现】

1. 心脏穿透性损伤

(1)X线胸片表现:可以发现骨性胸廓的损伤、胸腔积气、积液、积血;纵隔增宽往往提示心脏和大血管损伤的可能。

(2)超声心动图表现:心脏穿透伤患者,可出现大量心包积血或发现有血流随着心动周期往返于心腔与心包之间,心腔壁回声连续性中断。外伤所致的肌部室间隔缺损,由于位置特殊易漏诊甚至误诊为三尖瓣反流;若外伤累及膜周部室间隔时,可同时伴发二尖瓣的损伤;彩色多普勒可显示为左、右心腔之间彩色的异常血流沟通。

(3)CT表现:心脏穿透性损伤,心腔内的血液进入心包腔内形成心包压塞,可见心包内大量稍高密度积血影,若心腔或心腔间隔破口较大,局部可见心腔壁或心腔间隔连续性中断。增强检查时,可见造影剂经破损的心腔壁外溢至心包腔内。除此之外,还可显示骨性胸廓的骨折、胸腔积气/液、纵隔血肿等。

2. 心脏钝性损伤

(1)X线胸片表现:可以发现骨性胸廓的损伤、胸腔积气、积液、积血;纵隔增宽往往提示心脏和大血管损伤的可能。

(2)超声心动图表现:心脏钝性损伤表现多样。当心脏破裂时,多普勒超声心动图可见心包与破裂心腔之间的血流交通。部分钝挫伤患者多伴有外伤性室间隔缺损,显示为心室水平高速分流。当心肌挫伤时,二维超声心动图可显示为局部室壁舒缩运动减弱,合并心律失常时可见心脏舒缩运动节律紊乱,心输出量减低(<50%)。

表14-2-1 心脏创伤性病变影像检查技术比较

检查技术	优 势	劣 势
超声	快速便捷,为早期诊断常用检查方法,对于心包压塞、心腔破裂、室壁运动、室间隔损伤、瓣膜损伤及血流动力学改变敏感	存在假阳性的可能,对于情况不稳定的患者使用受限,对有气胸、纵隔积气的患者使用受限,无法评估胸部损伤的整体情况(如肋骨骨折)
X线胸片	为基础检查手段,可以评价骨性胸廓的损伤、胸腔积气、积液/血;纵隔增宽往往提示心脏和大血管损伤的可能	诊断的敏感性及特异性均较低,提供的诊断信息有限,无法满足后期手术或治疗的需求
CT	快速检查,敏感性和特异性均较高,可以提供全面的创伤信息,血管增强检查可以反映心脏的部分损伤	无法评价血流动力学及室壁的运动情况
血管造影	心腔造影可以提供一些影像诊断信息	为有创性检查,现已被超声检查所取代
MRI	心脏MR延迟强化可以评价损伤后的心肌缺血情况	检查时间较长,无法用于急性心脏创伤的评价,不能在检查室内进行常规急救

（3）CT表现：心脏钝性损伤时，若心腔破裂，表现为心包压塞，具体征象与穿透性心脏损伤类似；若心肌挫伤，在增强扫描时发现局部心肌灌注减低。

3. 心包损伤

（1）超声心动图表现：心包破裂可见心包腔内液性暗区（积液）与强回声气体反射（积气）。发生心包疝时，可见心包回声连续性中断，部分心腔嵌顿，甚至全心移位，心跳节律紊乱，心输出量减低（<50%）。

（2）CT表现：心包破裂创口较小时，表现为心包腔内稍高密度影及透亮影（积血、液、气）；若创口较大，则表现为心脏移位，甚至空心包。

4. 创伤性瓣膜功能异常

超声心动图表现：瓣膜撕裂时，瓣膜回声连续性中断，彩色多普勒血流成像收缩期，见高速血流经破口处射入心房。腱索断裂时，可见瓣膜脱垂（超过瓣环连线水平），彩色多普勒血流成像收缩期，见瓣口处高速反流信号。乳头肌功能不全时，彩色多普勒血流成像显示为收缩期瓣口处高速反流信号。

心脏创伤影像学表现见图14-2-1、图14-2-2。

【诊断要点】

心脏创伤性病变患者具有典型的创伤病史，以胸部多发伤为著，临床表现及实验室检查所能提供的诊断信息有限，临床以超声和CT检查为主，其中超声是心脏的主要检查手段。创伤所致心脏病变多样，最常见的是心腔破裂所致心包压塞，合并瓣膜及心腔间隔损伤时，超声可见血流动力学改变；心肌挫伤或心律失常时，超声可见室壁运动的异常及心输出量的减低。

【鉴别诊断】

创伤所致心肌缺血需与心肌挫伤鉴别，两者在超声检查时均可见室壁运动减弱及心功能减退，但心肌缺血多是由冠状动脉创伤所致，冠状动脉造影可明确诊断。

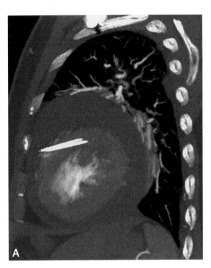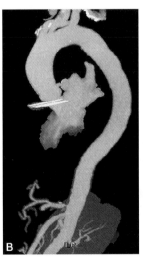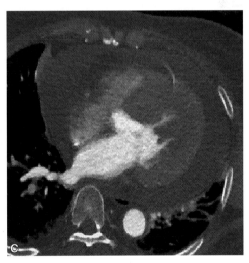

图 14-2-1　异物致心脏损伤一例

女性，64岁，2个月前与人吵架，情绪激动时将缝衣针戳进胸口，当时未予进一步处理，近1个多月来自觉胸闷、气短。A. 矢状位示胸骨后方长条形高密度影，延伸至左心室前壁心肌，心包大量积液；B. MIP示两条金属异物影；C. 横轴位示心包大量积液

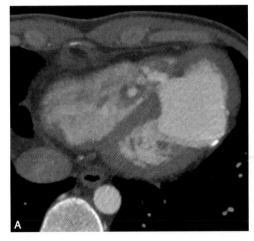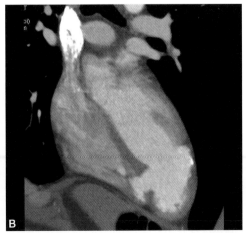

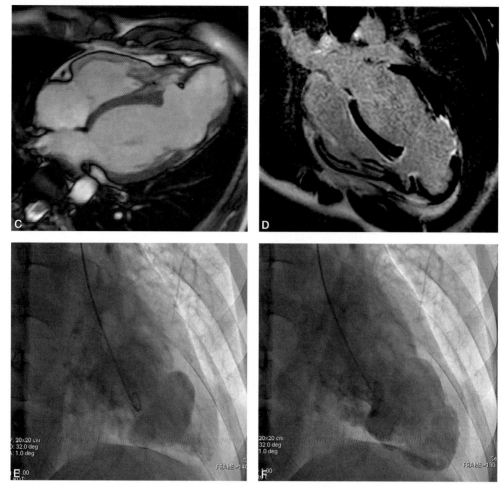

图 14-2-2　外伤致室间隔穿孔、左心室室壁瘤形成一例

男性,23 岁,16 年前从三轮车上坠下,后听诊发现心尖区杂音,未予进一步诊治,2 个月前与人争吵后出现气促,无发绀、咯血。A、B. CT 横轴位及 MPR 示室间隔中段缺损,以远左心室腔呈瘤样膨凸,室壁薄,其内未见肌小梁,局部钙化;C. MR 电影序列示室间隔远段连续性中断,毗邻左心室下壁、侧壁及前侧壁远段室壁明显变薄;D. MR 延迟增强示下间隔、下壁及侧壁远段透壁性强化,室壁瘤瘤颈部环形强化;E、F. 左心室造影分别示收缩期及舒张期室壁瘤形态变化

创伤所致瓣膜关闭不全需要与风湿性心脏病所致瓣膜病变鉴别。后者多累及二尖瓣,瓣叶增厚等器质性病变,早期引起瓣口狭窄,晚期心腔增大可合并瓣膜关闭不全。

创伤所致房室间隔破裂需要与先天性房/室间隔缺损鉴别。后者在儿童期即可发现左向右分流病变存在,缺损发生部位有规律;创伤所致的房/室间隔破裂没有固定的位置,且有其他损伤的表现。

第三节　冠状动脉创伤性病变

胸部钝性创伤引起的冠状动脉血栓形成及 ST 段抬高型心肌梗死罕见。在报道的病例中,左前降支因靠近心前区最易受累。对于临床怀疑心肌梗死的患者,应早期行冠状动脉造影,明确有无冠状动脉创伤,并及时行介入或手术治疗恢复血供。随着冠状动脉腔内治疗的普及,医源性的创伤也越来越受

到人们的关注。

【临床特点】

冠状动脉创伤患者多具有典型的外伤史(刀刺、枪击、车祸、高空坠落等)或冠状动脉介入治疗史。单纯冠状动脉创伤的患者罕见,大多数患者合并有胸廓骨性结构的骨折、气胸、血胸、心脏创伤、肺组织创伤等,因此临床表现复杂多样,可以表现为胸痛、呼吸困难、意识不清、休克、心脏骤停等。单纯的冠状动脉破裂引起急性心包压塞,可以表现为 Beck's 三联征、奇脉和 Kussmaul's 征等。

冠状动脉创伤时,心电图的结果类似心肌缺血或梗死,多表现为 ST 段抬高或压低,但这种改变不具有特异性,因为心肌挫伤时也可以出现。

血常规、血生化、凝血功能、血气分析等常规实验室检查主要用于评估失血的程度以及输血治疗后的疗效,有时也可以用来判断是否有隐匿性出血。血清心肌酶(CK-MB、肌钙蛋白 T、肌钙蛋白 I)的变

表 14-3-1　冠状动脉创伤性病变影像检查技术比较

检查技术	优　势	劣　势
超声	快速便捷,早期用来评价心脏的损伤情况	仅能评价心脏的创伤情况,提示冠状动脉创伤的可能,不能直接显示冠状动脉病变
X 线胸片	为基础检查,可以评价骨性胸廓的损伤、胸腔积气、积液/血;纵隔增宽往往提示心脏和大血管损伤的可能	无法评估冠状动脉创伤性病变
CT	冠状动脉 CTA 可以评价冠状动脉血栓形成、夹层等所致的管腔狭窄或阻塞。心肌局部灌注减低可以提示心肌缺血	CTA 检查对患者心律、呼吸要求较严格,很多创伤患者无法配合,使用受限
血管造影	评价冠状动脉创伤性病变的"金标准",除诊断外还可以进行血管腔内治疗,恢复冠脉血供	为有创性检查,存在医源性损伤的风险。需要辅助抗血小板治疗,增加出血风险
MRI	心脏 MR 延迟强化可以评价损伤后的心肌缺血情况	一般不能直接显示冠状动脉病变。临床很少用于急诊的检查

化,对于冠状动脉创伤引起的心肌缺血或梗死有一定的价值,可以提示心肌缺血或梗死存在的可能,也可以评估治疗后的疗效,但特异性有限。

【影像检查技术与优选应用】

详见表 14-3-1。

【影像学表现】

1. **冠状动脉血栓形成**　当存在创伤性冠状动脉血栓时,因心肌缺血,超声检查可以发现局部室壁舒缩运动减弱,左心室射血分数减低(<50%)等表现;CT 增强检查时可以发现局部心肌灌注减低,如合并冠状动脉粥样硬化可以显示冠状动脉钙化斑块影;但无论超声检查还是 CT 增强检查均无特异性。

当临床表现、ECG、实验室检查及超声或 CT 检查提示急性心肌梗死存在的可能时,应立即行急诊冠状动脉造影检查,明确栓塞的血管,并行腔内介入治疗或手术治疗恢复冠状动脉血供。在冠状动脉造影检查时可以看到栓塞的血管显影中断,经溶栓治疗或血栓抽吸治疗后,损伤的冠状动脉可以呈双腔样表现(夹层)或管壁不光整、管腔狭窄(斑块破裂)。如有条件可以行血管内超声检查(IVUS),明确夹层或斑块累及范围,为后续介入治疗或手术治疗提供有益的信息。

2. **医源性冠状动脉破裂和夹层**　医源性的冠状动脉创伤性病变,主要与患者本身的血管状态(粥样硬化斑块、血栓形成等)以及操作过程中导丝、导管和球囊、支架的损伤有关。大部分医源性冠状动脉破裂在术中即被发现,可见典型征象:造影剂溢出至血管轮廓外,局部血管收缩。有条件的医院可以在杂交手术室行术中 CT 检查,显示心包内大量高密度影,即心包积血所致心包压塞(血与造影剂混合,密度较正常血液更高)。

医源性冠状动脉夹层多发生在球囊或支架释放

时,大部分患者在术中被发现,表现为局部管腔内壁不光整,可见龛影突出于支架轮廓外,或当球囊收缩后,管腔呈双腔样表现。少数患者因损伤范围较小,术中造影时未见明显异常,经 IVUS 发现局部微小的内膜损伤。

【诊断要点】

冠状动脉血栓形成具有典型的创伤病史,虽然临床表现、实验室检查、ECG 检查、超声或 CT 检查不具有特异性,但综合上述检查可以提示冠状动脉病变存在的可能,行冠状动脉造影检查发现冠状动脉血栓形成所致血管闭塞即可诊断。医源性的冠状动脉破裂和夹层往往在术中即可发现突出于支架轮廓外的龛影或双腔样改变,部分微小损伤也可以通过 IVUS 检查明确诊断。

【鉴别诊断】

心肌挫伤的临床表现与冠状动脉血栓形成相似,实验室检查均可见心肌酶的变化,ECG 也可表现为 ST 段的压低或抬高,超声检查时征象相似,但在行冠状动脉造影后心肌挫伤并未见明显冠状动脉异常,冠状动脉创伤所致血栓形成可见血管狭窄或闭塞的典型征象。

冠心病:许多有冠心病病史的患者,在创伤后由于压力或精神因素的影响,可以表现为心肌缺血症状加重甚至心肌梗死,这类患者在行冠状动脉造影时,也可以看到血管的重度狭窄甚至闭塞,与单纯创伤性冠状动脉病变不易鉴别,但创伤被认为是疾病发生或加重的诱因。

第四节　主动脉创伤性病变

胸部外伤导致的主动脉创伤致死率很高。研究显示,未经适当治疗的患者,医院死亡率 6h 内为

30%,24h 内为 40%~50%,4 个月内为 90%,因此快速、准确诊断及高效处理对于挽救患者的生命至关重要。除此之外,随着血管腔内治疗的发展,医源性主动脉创伤的发病率也越来越高。

【临床特点】

主动脉创伤患者多具有典型的外伤史(刀刺、枪击、车祸、高空坠落等)或医源性操作史(各种血管穿刺、血管腔内治疗等)。主动脉创伤性病变没有特异性的临床表现,多是胸部外伤引起的胸痛、咳嗽或呼吸困难等症状,胸痛的位置可以是胸腔深部、胸骨后或双侧肩胛间。在多发伤的患者中,测量血压可以提供一些有用的诊断信息,根据主动脉创伤的部位或严重程度的不同,可以表现为上肢血压减低或消失;上、下肢血压不等;双侧上肢血压不等。听诊发现心前区或肩胛间收缩期杂音时,也应怀疑主动脉创伤的可能。

单纯主动脉创伤心电图可以表现为窦性心动过速,只有合并心脏的损伤时,才会出现明显的异常,如 T 波或 S-T 段的改变。血常规、血生化、凝血功能、血气分析等常规实验室检查,可以评估失血的程度以及输血治疗后的疗效,还可以用来判断是否有隐匿性出血。

【影像检查技术与优选应用】

详见表 14-4-1。

【影像学表现】

1. 创伤性主动脉破裂

(1) X 线胸片表现:主要目的是发现纵隔血肿,评价标准为纵隔宽度超过 8cm,或者超过胸廓宽度的 25%。除此之外,气管右偏、左主支气管下降、任何主动脉弓表现的异常,或者主动脉与肺动脉间隙的浑浊,都应怀疑主动脉损伤的可能。

(2) 超声心动图表现:二维超声心动图可以显示内膜和肌层的部分撕裂或断裂,表现为稍高回声的线样影,漂浮于管腔内(内膜撕裂)、主动脉管壁局部不均质实性光团(壁间血肿)或假性动脉瘤。当主动脉完全破裂时,二维超声心动图表现为主动脉壁的连续性中断、血胸、纵隔积血,彩色多普勒超声可见高速动脉血流自破裂口从主动脉管腔向外泵出。

(3) CT 血管成像表现:*Rachel E. Heneghan* 等根据治疗策略的不同将主动脉创伤分为三度。

1) 轻度(无需手术,无需强制随访):主动脉内膜撕裂、局限性壁内血肿,累及范围<10mm。正常的内膜、中膜及外膜在 CT 图像上无法区分,当内膜损伤时,可以表现为管腔内的低密度线样影;当中膜损伤时,可见局部管壁增厚,有时增厚的管壁内见斑点状强化影。轻度损伤由于只损伤了内膜或中膜,因此主动脉外周脂肪间隙清晰,轮廓完整。

2) 中度(择期行腔内治疗或手术):主动脉瘤形成。当内膜及中膜完全断裂,仅外膜完整时,由于主动脉内压力较高,局部管壁向外瘤样突出,血液经管壁破口进入瘤腔内,形成动脉瘤。动脉瘤内血液流速较低,容易形成附壁血栓,表现为瘤壁不规则增厚,呈附壁稍低密度影。中度损伤虽然外膜完整,但主动脉局部轮廓向外突出(图 14-4-1)。

3) 重度(急诊行腔内治疗或手术):主动脉完全破裂,形成假性动脉瘤。主动脉壁三层结构完全断裂时,血液大量泵出,表现为主动脉连续性中断,造影剂外溢,局部大量混杂密度影,主动脉周围脂肪间隙浑浊(图 14-4-2)。

2. 创伤性动脉瘤 创伤性动脉瘤多为假性动脉瘤,在"创伤性主动脉破裂"中已有讨论,本节不再赘述。

表 14-4-1 主动脉创伤性病变影像检查技术比较

检查技术	优 势	劣 势
超声	快速便捷,早期用来评价心脏的损伤情况。可以评价部分主动脉根部的创伤	对于情况不稳定的患者使用受限,对除主动脉根部以外的创伤使用受限,无法评估胸部损伤的整体情况(如肋骨骨折)
胸部 X 线平片	为基础检查手段,可以评价骨性胸廓的损伤、胸腔积气积液/血;纵隔增宽往往提示心脏和大血管损伤的可能	诊断的敏感性及特异性均较低,提供的诊断信息有限,无法满足后期手术或治疗的需求
CT	CT 血管成像是标准检查,除此之外可以评价全身其他部位的创伤情况。CT 血管成像还为后期手术或血管腔内治疗提供有价值的信息	无法评价血流动力学情况,对于心脏的合并损伤价值有限
血管造影	血管创伤评价的"金标准",主要用于需要血管腔内治疗患者	作为有创性检查,诊断性用途已经被 CT 取代;可能增加医源性损伤的风险
MRI	MR 血管成像可以显示主动脉的夹层、假性动脉瘤等	由于检查时间较长,不适用于急性主动脉创伤的评价,急救措施一般无法在检查室内进行

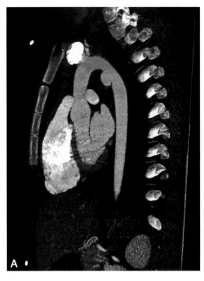

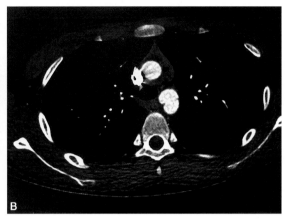

图 14-4-1　主动脉峡部动脉瘤
男,14 岁,车祸伤

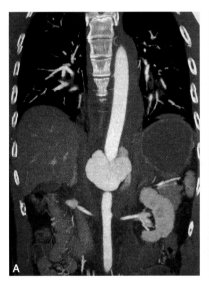

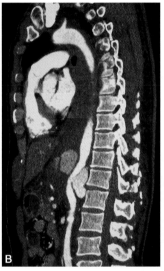

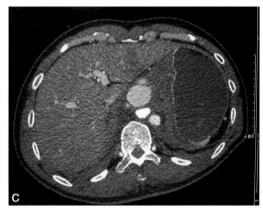

图 14-4-2　主动脉食管裂孔处破裂,腹膜后巨大血肿形成
男,53 岁,胸部外伤

3. 创伤性动静脉瘘 主动脉-下腔静脉瘘多为腹主动脉瘤的并发症,创伤性主动脉-下腔静脉瘘罕见,但时有报道。主动脉与下腔静脉间瘘口的形成,使高压力的动脉血流忽然转向低阻力、大容量的静脉系统,显著降低了外周动脉血压,增加了中心静脉内压力、血流阻力及容量。外周动脉循环血量减少及灌注压下降,从而使组织缺血缺氧,初期的反应是外周血管收缩并使毛细血管压下降,继而血容量代偿性增加并继发性血浆成分增加,细胞外液及组织间液亦增多。由于动脉压降低、中心静脉压升高、有效循环血量减少等病理生理学改变,使机体代偿以保持脑和冠状动脉的灌注并维持相对正常的动脉血压,通过增加静脉回流量、提高心肌收缩力和心率、提高外周血管阻力以提高交感神经的作用和促进肾

脏的肾素分泌。由于心脏前负荷增加,导致心肌肥大,继而心脏增大,如果未及时治疗则发生充血性心力衰竭。

(1) 超声心动图表现:二维超声心动图可直接显示动静脉瘘口,近瘘口处下腔静脉增宽;彩色多普勒超声显示瘘口处五彩样血流从动脉分流至静脉,持续整个心动周期,扩张的下腔静脉内可出现涡流。多普勒频谱,瘘口处可检测到高速双期动-静脉分流频谱,瘘口近心端动脉血流速度加快,呈低阻型频谱。静脉内动脉样血流频谱是诊断的主要依据。

(2) CT 表现:对于正常成人,腔静脉的最大强化程度低于主动脉强化程度,且前者出现的时间要滞后于后者大约 12s,出现主动脉-下腔静脉瘘时,下腔静脉强化时间和强化程度几乎与主动脉相同。

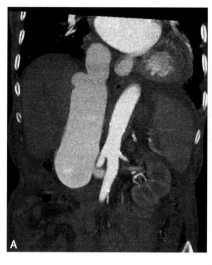
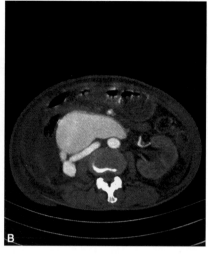
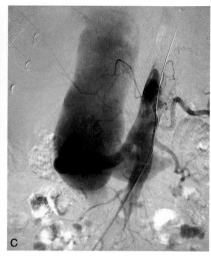

图 14-4-3　右肾切除术后 CTA 与 DSA 表现

女性,75 岁,右肾切除术后,CTA 与 DSA 均显示右肾动脉与下腔脉间血流交通

增强扫描早期即可观察到造影剂进入增宽的下腔静脉内(图 14-4-3A、B),并与邻近的腹主动脉呈等密度,且下腔静脉和腹主动脉间正常的解剖间隙消失,还可以观察到病变周围的水肿和血肿。主动脉与下腔静脉之间异常通道的显示是诊断的直接征象,多层螺旋 CT 的血管重组技术使该征象的显示更容易。

(3) 数字血管造影(DSA)表现:血管造影检查可见主动脉与下腔静脉同时显影;动-静脉间异常交通显示,可以是畸形的血管团,也可以是动-静脉间的粘连;以及下腔静脉的明显增宽(图 14-4-3C)。

4. **医源性主动脉夹层**　医源性主动脉夹层是一种致命的并发症,可在心脏开放性手术、复杂经皮冠状动脉介入治疗(PCI)、胸主动脉瘤腔内修复术(TEVAR)和经导管主动脉瓣膜置换术(TAVR)后发生。在开放性手术中,主动脉夹层可以通过肉眼诊断,即主动脉壁呈蓝色。在另外三种治疗中,DSA 检查可直接在术中显示夹层的存在(图 14-4-4)。

【诊断要点】

CT 血管成像检查是主动脉创伤性疾病的首选检查方式。在创伤性主动脉破裂中,主动脉壁连续性中断,周围可见造影剂外溢,是最直接的征象;当假性动脉瘤形成时,主动脉局部轮廓向外突出,但周围脂肪间隙清晰;主动脉-下腔静脉瘘时可见主动脉与下腔静脉同时显影,并可见两者间的交通血管,同时下腔静脉明显增粗。医源性主动脉夹层多发生在术中,DSA 检查可以直接显示夹层的存在。

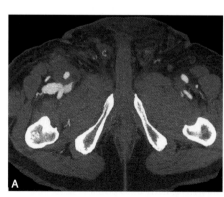
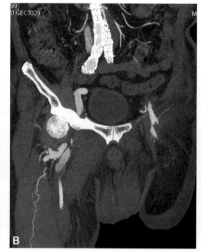
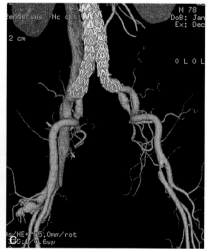

图 14-4-4　主动脉腔内支架植入术后股动静脉瘘合并假性动脉瘤

男性,78 岁,因腹主动脉瘤行主动脉腔内支架植入术,术后血压下降,血色素降低,右下肢肿胀,行主动脉增强 CT 扫描。A. 横轴位示右侧股深动脉近端可见小破口,周围可见造影剂聚集形成假性动脉瘤,同时与股静脉相通,股静脉提前显影;B. 冠状位 MIP 示右侧股深动脉近端小破口,周围形成假性动脉瘤,右侧股髂静脉及下腔静脉提前显影;C. VR 示腹主动脉远段及双侧髂总动脉支架,右侧股髂静脉及下腔静脉可见显影

【鉴别诊断】

在主动脉创伤性病变中,创伤性动脉瘤与创伤性主动脉破裂(假性动脉瘤)需要仔细鉴别,因为诊断的不同将直接影响患者的生存。在部分主动脉破口较小的病例中,其与局限性的血肿动脉瘤类似,但主动脉破裂后血肿周围的脂肪间隙浑浊,而动脉瘤因主动脉壁外膜完整,其周围脂肪间隙清晰。

(史河水　高　扬)

参 考 文 献

1. Streatfield PK, Khan WA, Bhuiya A, et al. Mortality from external causes in Africa and Asia: evidence from INDEPTH Health and Demographic Surveillance System Sites. Glob Health Action, 2014, 7:25366.

2. Becker A, Elias M, Mizrahi H, et al. Blunt heart trauma. J Trauma, 71(1):261.

3. Gosavi S, Tyroch AH, Mukherjee D, et al. Cardiac Trauma. Angiology, 2016, 67(10):896-901.

4. Karrel R, Shaffer MA, Franaszek JB. Emergency diagnosis, resus_citation and treatment of acute penetrating cardiac trauma. Ann Emerg Med, 1982, 11(9):504-517.

5. Sugg WL, Rea WJ, Ecker RR, et al. Penetrating wounds of the heart: an analysis of 459 cases. J Thoracic Cardiovasc Surgery, 1968, 56(4):531-545.

6. Altun G, Altun A, Yilmaz A. Hemopericardium related fatalities: a 10-year medicolegal autopsy experience. Cardiology, 2005, 104(3):133-137.

7. Sinha A, Sibel M, Thomas P, et al. Coronary Thrombosis without Dissection following Blunt Trauma. Case Rep Cardiol, 2016, 2016:8671015.

8. Fabian TC, Richardson JD, Croce MA, et al. Prospective study of blunt aortic injury: multicenter trial of the American Association for the Surgery of Trauma. J Trauma, 1997, 42(3):374-380.

9. Fabian TC, Davis KA, Gavant ML, et al. Prospective study of blunt aortic injury: helical CT is diagnostic and antihypertensive therapy reduces rupture. Ann Surg. 1998; 227(5):666-676.

10. Dzau MACVJ. 血管医学(精). 北京:北京大学医学出版社, 2009.

11. Mylonas KS, Tsilimigras DI, Texakalidis P, et al. Pediatric Cardiac Trauma in the United States: A Systematic Review. World J Pediatr Congenit Heart Surg, 2018, 9(2):214-223.

12. Lee WA, Matsumura JS, Mitchell RS, et al. Endovascular repair of traumatic thoracic aortic injury: clinical practice guidelines of the Society for vascular surgery. J Vasc Surg, 2011, 531:187-192.

13. Arthurs ZM, Starnes BW, Sohn VY, et al. Functional and survival outcomes in traumatic blunt thoracic aortic injuries: an analysis of the National Trauma Databank. J Vasc Surg, 2009, 49:988-994.

14. Parmley LF, Mattingly TW, Manion WC, et al. Non-penetrating traumatic injury of the aorta. Circulation, 1958, 176:1086-1101.

15. Heneghan RE, Aarabi S, Quiroga E, et al. Call for a new classification system and treatment strategy in blunt aortic injury. J Vasc Surg, 2016, 64(1):171-176.

第十五章　预防心脏病学与放射影像学

第一节　心血管病危险因素

一、我国心血管病危险因素及其流行病学情况

（一）高血压

高血压是最常见的心血管病危险因素，目前估测全国患者数为 2.7 亿。《中国居民营养与慢性病状况报告（2015 年）》调查结果显示，农村高血压患病率为 23.5%，城市为 26.8%，总体为 25.2%。2012 年 18 岁以上人群高血压患病的知晓率、治疗率和控制率分别为 46.5%、41.1% 和 13.8%，数据水平较低，隐患巨大。在世界范围内，接近 62% 的脑卒中和 49% 的冠心病归因于收缩压升高。

另外值得一提的是，继发性高血压占高血压患者的 10%。病因包括肾实质性疾病、动脉粥样硬化性肾动脉狭窄或肾动脉纤维肌性发育不良、原发性醛固酮增多症、皮质醇增多症及阻塞性睡眠呼吸暂停综合征等。

（二）血脂异常

据《中国居民营养与慢性病状况报告（2015 年）》显示，中国 18 岁及以上人群血脂异常的患病率为 40.4%，较 2010 年的 34% 明显升高；总体数据显示，男性高于女性，城市高于农村。血脂异常的知晓率、治疗率和控制率分别为 31%、19.5% 和 8.9%，数据水平较低。

（三）糖尿病

糖尿病（diabetes）是冠心病的"等危"疾病。2013 年发布的中国慢性病调查数据显示，中国成人糖尿病标化患病率为 10.9%，糖尿病前期检出率为 35.7%，糖尿病的知晓率、治疗率和控制率分别为 36.5%、32.2% 和 49.2%。

（四）超重与肥胖

《中国居民营养与慢性病状况报告（2015 年）》调查结果显示，2012 年 18 岁以上成人超重率为 30.1%，肥胖率（体质量指数 ≥25kg/m²）为 11.9%，较 2002 年分别上升了 7.3% 和 4.8%。更令人担忧的是，青少年（7~17 岁）的超重率为 9.6%、肥胖率为 6.2%，较 2002 年的 4.5% 和 2.1% 均有明显升高。

（五）吸烟

2015 年中国成人烟草调查结果证明，标化的中国人群现在吸烟率为 27.7%，其中 15 岁以上男性为 52.1%、女性 2.7%，男性仍处于高水平，估测全国有 3.16 亿人口正在吸烟。中国青少年吸烟状况堪忧，2014 年调查显示青少年吸烟率为 6.9%，其中男性 11.2%、女性 2.2%。另外，2010 年数据显示，全国约 72.4% 的非吸烟人群（7.38 亿）遭受了"二手烟"的危害。2015 年实施公共场所禁烟措施后，这种情况有所好转。

（六）代谢综合征

中华医学会糖尿病学分会公布了代谢综合征（metabolic syndrome）诊断标准，具备以下 4 条中的 3 条即可诊断。①超重或肥胖，体质量指数（BMI）≥25kg/m²；②高血糖：空腹血糖高于 6.1mmol/L，和/或餐后 2h 血糖高于 7.8mmol/L，和/或已经确诊糖尿病并采取治疗者；③高血压：血压高于 140/90mmHg 者，和/或已经确诊高血压采取治疗者；④血脂异常：空腹血总胆固醇高于 1.7mmol/L，和/或空腹血高密度脂蛋白（HDL）低于 0.9mmol/L（男性）[低于 1.0mmol/L（女性）]。2002 年中国健康与营养调查结果显示，我国 18 岁以上成人代谢综合征患病率为 6.6%，2010 年中国慢性病检测报告，依据美国国家胆固醇教育计划（NCEP）成人治疗组第三次报告（ATP Ⅲ）代谢综合征的定义，大于 18 岁成年人代谢综合征患病率为 33.9%，显示了其严峻的形势。

（七）大气污染

2019 年中国医学科学院阜外医院吕滨教授团队发表在 *JAMA Network Open* 上的研究结果显示，大气

污染已成为心血管病的危险因素,其中 PM2.5(细颗粒物)是主要致病成分。PM2.5、SO_2、NO_x、总悬浮颗粒浓度与心血管病发病和死亡呈正相关关系。2010至 2012 年北京市 PM2.5 浓度平均为 96.2μg/m³,2005 至 2012 年上海 PM2.5 浓度平均为 38.61μg/m³,2009 至 2011 年广州 PM2.5 浓度平均为 41.4μg/m³。PM2.5 浓度每增加 10μg/m³,当日缺血性心脏病发病增加 0.27%且心血管病死亡风险增加 0.9%~3.2%,其中 65 岁以上老年人群更为敏感。

(八) 身体活动不足

中国健康与营养调查显示,在 1991 至 2011 年,18~60 岁居民身体活动量呈下降趋势;2014 年数据显示,国民身体活动体质指标达标率仍在下降,尤其是 9~22 岁学生的身体活动不足现象突出。

(九) 不合理膳食

在 1992 至 2012 年,中国居民膳食脂肪供能比呈上升趋势,碳水化合物供能比呈下降趋势,胆固醇摄入量增加,水果蔬菜摄入量不足,这些因素都不利于心脏病的预防。2012 年膳食钠的摄入量高于推荐量的 1 倍以上(摄入食盐 14.5g/d,推荐量<6g/d)。

二、我国心血管病患病与死亡情况

据《中国心血管病报告 2017》所述,包括心脏、脑血管等全身血管疾病,我国推算心血管疾病患者数约 2.9 亿,其中冠心病约 1 100 万,肺心病 500 万,风湿性心脏病 250 万,各种原因心力衰竭 450 万,先天性心脏病 200 万。如果把高血压作为独立疾病的话,患者数约 2.7 亿,占 18 岁以上成人的 25.2%。

在疾病死亡情况方面,2015 年心血管病死亡率仍占首位,高于肿瘤和其他疾病。2015 年农村心血管病死亡率为 298.42/10 万人口,其中心脏病死亡率为 144.79/10 万人口,脑血管病死亡率为 153.63/10 万人口;城市心血管病死亡率为 264.84/10 万人口,其中心脏病死亡率为 136.61/10 万人口,脑血管病死亡率为 128.23/10 万人口。2015 年农村、城市居民心血管病死亡占全部死因的比率分别为 45%和 42.6%,平均每 5 例死亡中就有 2 例死于心血管病。

(一) 冠心病

2013 年全国调查显示,15 岁以上人群缺血性心脏病的患病率为 1.02%,60 岁以上人群患病率达到 2.78%,全国患者数约 1 140 万。以北京地区为例,2007 至 2012 年,25 岁以上北京户籍人口冠心病的年龄标化住院率为 515.3/10 万人口,住院病死率从 3.3%下降为 2.2%,其中急性心肌梗死的住院病死

率从 11.3%下降为 8.5%。2015 年中国城市居民冠心病死亡率 110.67/10 万人口,农村为 110.91/10 万人口,农村地区略高于城市地区。

(二) 心脏瓣膜病

20 年前,我国瓣膜病的主要病因是风湿性心脏病;随着人口老龄化,越来越多的瓣膜病是由于瓣膜退行性变导致的;另一部分患者是由于主动脉瓣先天性发育为二瓣畸形导致的。根据中国瓣膜外科手术的病因分布,风湿性瓣膜病占 32%,先天性瓣膜病占 21%,退行性瓣膜病占 16%,心内膜炎占 4%,瓣环扩张占 5%,其他病因占 22%。

(三) 心律失常

2004 年数据显示,35~59 岁人群中房颤患病率为 0.42%,60 岁以上为 1.83%,年龄和性别校正后的患病率为 0.77%。2016 年全国共有 7.3 万例患者植入起搏器,最常见的病因为病态窦房结综合征(占 48.9%),其次为房室传导阻滞(占 38.3%)。近几年,心脏转复律除颤器(ICD)和心脏再同步化治疗(CRT)以 10%以上的增长速度发展。各种经导管射频消融病例数同样以 10%以上的速度增加。

(四) 先天性心脏病

先天性心脏病简称先心病,是先天性出生缺陷致死病因的主要疾病,在城市出生缺陷死亡患者中占 50%,农村患者中占 58%。先心病占 5 岁以下儿童所有致死原因的 18%。我国每年增加约 20 万的新生先心病患者,目前全国放开"二孩"政策,会有更多的先心病患者出生。

(五) 心力衰竭

2000 年一项调查显示,中国 35~74 岁人群慢性心力衰竭患病率为 0.9%,且随着年龄增加显著上升。2012—2014 年我国心衰患者的住院病死率为 5.3%,急诊心衰患者的病死率约为 9.6%,可见这是一个死亡率很高的严重状况。在心力衰竭的主要合并症中,瓣膜病的比率逐年下降,高血压、冠心病和慢性肾脏病成为主要合并症,感染仍是诱发心力衰竭的首要原因,其次为劳累、应激反应及心肌缺血。

(六) 外周血管疾病

下肢动脉粥样硬化性疾病是中老年人常见的疾病,以北京地区社区随机调查结果为例,下肢动脉粥样硬化性疾病的患病率约 16.4%,在糖尿病和代谢综合征患者中占比更高,达到 24%。另外,30%的脑血管病患者和 25%的缺血性心脏病患者中合并下肢动脉粥样硬化性疾病。颈动脉为常见的动脉粥样硬化病变的发生部位。在 40~80 岁人群中,高达 60%,

病变主要分布在颈总动脉远端及颈内动脉、颈外动脉分叉部。肾血管疾病主要为动脉粥样硬化病变导致的肾动脉狭窄,随着年龄增加而增加。

(七)肺血管病

2012 年全国调查数据显示,40 岁以上人群慢性阻塞性肺病(COPD)的患病率为 9.9%,死亡率由 2006 年的 105.1/10 万人口降为 2012 年的约 73.7/10 万人口。肺动脉血栓栓塞(PE)是相对常见的肺血管病之一,《中国心血管病报告 2017》显示,肺栓塞占所有住院患者的 0.1%,但是随着生活方式的改变,肺栓塞的发病率有明显升高。

三、心血管病危险因素与放射影像学证据

(一)各种危险因素对心血管病的预测价值

1. 年龄 年龄是心血管病的最主要危险因素之一,基于弗明汉心脏研究(Framingham heart study)40 年随访结果,年龄导致的主要心血管病事件发生率参考下表(表 15-1-1),该表说明随年龄增加,各种心血管病的发病率都在增加。

2. 其他危险因素 高血压、糖尿病、高血脂、吸烟等危险因素能导致或促进冠心病的发病(危险度 >1.0),且随年龄增加而升高,参考表 15-1-2。

(二)北京社区人群中主要心血管病危险因素与冠状动脉病变

1. 心血管病危险因素 参考中国医学科学院阜外医院吕滨教授团队发表的资料,对北京社区随机抽样横断面调查结果显示,在平均年龄 52.76 岁(男性)和 53.75 岁(女性)的样本中,高血压发病率超过 30%,高脂血症发病率约为 20%,糖尿病发病率超过 10%,男性吸烟比率超过 40%,说明普通社区人群心血管病危险因素较多(表 15-1-3)。

表 15-1-1 根据年龄分组获得的每千人心血管事件发生的病例数

年龄/岁	各种心血管病		冠心病		脑卒中		充血性心力衰竭		外周血管疾病	
	男性	女性	男性	女性	男性	女性	男性	女性	男性	女性
36~44	5	2	6	1	—	—	—	—	—	—
45~54	15	7	11	4	2	1	2	1	2	1
55~64	28	16	21	11	5	3	6	3	6	3
65~74	39	24	26	14	10	8	9	6	7	4
75~84	59	40	33	19	21	14	19	13	6	4
85~94	73	58	31	22	9	26	28	26	4	1

表 15-1-2 常规危险因素对冠心病发病的预测价值(每千人冠心病发病例数)

危险因素	年龄 35~64 岁				年龄 65~94 岁			
	发病率/千人		危险度(RR)		发病率/千人		危险度(RR)	
	男性	女性	男性	女性	男性	女性	男性	女性
胆固醇≥240mg/dl	34	15	1.9	1.8	59	39	1.2	1.2
高血压≥140/90mmHg	45	21	2.0	2.2	73	44	1.6	3.0
糖尿病	39	42	1.5	3.7	79	62	1.6	2.1
ECG-心室肥厚	79	55	3.0	4.6	134	94	2.7	3.0
吸烟	33	13	1.5	1.1	53	38	1.0	1.2

1mg/dl=0.026mmol/L

表 15-1-3 北京社区人群中冠心病危险因素调查结果

基本资料	男性 (n=697)	女性 (n=783)	p
年龄/岁[*]	52.76±7.86	53.75±7.71	<0.01
高血压病/%	30.8	31.4	0.81
高脂血症/%	21.2	18.3	0.15
糖尿病/%	13.5	10.3	0.06
吸烟史/%	43.5	5.6	<0.01
冠心病家族史/%	9.6	11.4	0.27

2. 冠状动脉病变在不同年龄和性别人群中的分布 参考中国医学科学院阜外医院吕滨教授团队发表的上述人群资料,对北京社区随机抽样横断面调查结果显示(表 15-1-4、表 15-1-5),以冠状动脉钙化积分(CACS)为定量指标(该指标是国际上公认的能够量化评估冠状动脉粥样硬化病变程度的标准),数据显示了随着年龄的增加,男性和女性的冠状动脉病变程度趋于严重(图 15-1-1),且整体来说,男性的冠状动脉病变发病率和病变程度在各个年龄组

表 15-1-4 北京社群人群各年龄组不同性别的冠状动脉病变（钙化）程度

年龄/岁	性别	例数	百分位数							
			25%	40%	50%	60%	70%	75%	80%	90%
30~39	男	18	0	0	0	0	0	0	0	2
	女	5	0	0	0	0	1	3	5	6
40~49	男	257	0	0	0	0	0	0	4	45
	女	260	0	0	0	0	0	0	0	0
50~59	男	291	0	0	0	3	21	30	43	179
	女	341	0	0	0	0	0	0	2	52
60~69	男	106	0	0	13	32	95	152	249	748
	女	151	0	0	0	10	35	51	84	209
70~79	男	25	0	99	173	301	737	811	857	2 056
	女	26	0	0	25	75	237	262	465	1 531
total	男	697	0	0	0	0	14	30	42	189
	女	783	0	0	0	0	0	0	6	63

表 15-1-5 北京社区人群按性别及年龄分组冠状动脉钙化的阳性率和积分表

年龄/岁	男性			女性		
	例数	钙化阳性率	钙化积分（均值）	例数	钙化阳性率	钙化积分（均值）
30~39	18	11.1%	0.56	5	2.0%	1.20
40~49	257	23.3%	18.63	260	8.8%	9.67
50~59	291	42.3%	55.30	341	21.1%	21.34
60~69	106	55.7%	178.25	151	46.4%	91.05
70~79	25	72.0%	564.04	26	57.7%	288.12
总体人群	697	37.6%	77.31	783	23.1%	39.64

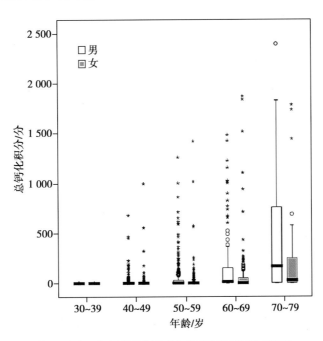

图 15-1-1 北京社区人群各年龄组不同性别冠状动脉钙化积分分布箱图

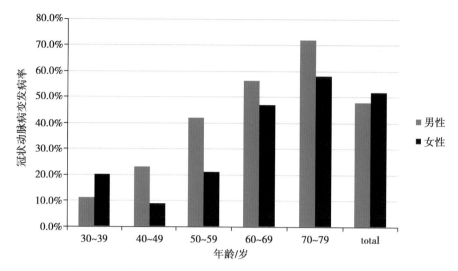

图 15-1-2 北京社区不同年龄组间男女冠状动脉病变阳性率比较

均高于女性(图 15-1-2)。

(三)我国不同地区之间冠心病危险因素和病变程度存在差异

1. 冠心病危险因素的差异 参考中国医学科学院阜外医院吕滨教授团队在 2013 年发表于 *Journal of Clinical Medicine* 的研究,对北京社区(代表北方)和广州社区(代表南方)随机抽样横断面调查结果显示(表 15-1-6),各种危险因素包括体质量指数、高血压、糖尿病、血脂异常、家族史和吸烟,北京(北方)均高于广州(南方),且有统计学差异。

2. 冠状动脉钙化积分的比较 北京人群总体冠状动脉钙化率(37.6% 和 26.1%)及钙化积分(中位数 53.5 分和 20 分)均显著高于广州人群(均 $p < 0.05$)。由此说明,在我国北方人群中无论男性还是女性,冠状动脉病变严重程度均显著高于南方人群,见表 15-1-7 和图 15-1-3A~C。

表 15-1-6 北京和广东社区人群危险因素的比较

	总体		男性		女性	
	北京	广州	北京	广州	北京	广州
年龄(平均)/岁	57.3	58.5	57.2	58.6	57.4	58.2
BMI/(kg/m²)	25.2	23.4*	25.4	23.2*	25.0	23.7*
高血压	42.9%	32.7%*	47.3%	34.3%*	37.7%	30.7%
糖尿病	11.4%	5.0%*	10.7%	4.8%*	12.3%	5.3%
血脂异常	30.2%	27.8%	29%	28.6%	31.6%	26.7%
家族史	22.4%	11.3%*	21.4%	13.3%*	23.7%	14.7%
吸烟	34.7%	32.8%*	63.4%	56.2%*	1.8%	0%

BMI:体质量指数;* 为北京与广州人群比较,差异有统计学意义,$p < 0.05$

表 15-1-7 北京和广州人群中冠状动脉病变程度(钙化积分)的比较

	总体		男性		女性	
	北京	广州	北京	广州	北京	广州
钙化积分	164.9	64.0	207.2	65.8	72.9	59.4
25th	22	7	23	5.8	15.5	9.5
50th	53.5	20	77	20.5	35	17
75th	133.5	80	165	68.8	94	92
90th	442	192.8	728	200	228	190

25th:第 25 百分位数;50th:中位数;75th:第 75 百分位数;90th:第 90 百分位数

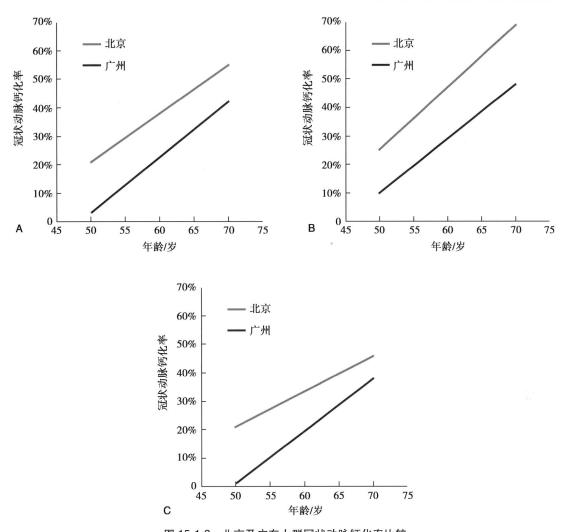

图 15-1-3　北京及广东人群冠状动脉钙化率比较
A. 人群总体冠状动脉钙化率比较;B. 男性冠状动脉钙化率比较;C 女性冠状动脉钙化率比较

（四）国内居民与美籍华人冠心病危险因素和病变程度存在差异

1. 冠心病危险因素的差异　参考中国医学科学院阜外医院吕滨教授团队于 2013 年发表在《中华放射学杂志》的研究,对北京社区(代表国内居民)和美国多种族动脉粥样硬化研究(MESA 研究,代表美籍华人)随机抽样横断面调查结果显示(表 15-1-8),中国居民体质量指数偏大、腰围偏粗、血压偏高、正在吸烟明显高于在美国生活的华人,且有统计学差异;而胆固醇水平、血糖水平、肌酐水平相当;高血压治疗率相当,但是高血脂治疗率明显低于在美国生活的华人。

2. 冠状动脉钙化积分的比较　中国居民(以北京地区为代表)冠状动脉钙化率(37.6%)较美籍华人的冠状动脉钙化率(48.2%)低,这可能与美籍华人入选者的平均年龄大有关(美籍华人入选者平均年龄为 61 岁,中国居民入选者平均年龄为 54.7 岁)。但是,中国居民(以北京地区为代表)冠状动脉病变的钙化程度却显著高于美籍华人(钙化积分

平均数分别为 219.8 分和 172.8 分)(表 15-1-9)。

图 15-1-4 显示了同样的结果,更有趣的发现是,冠状动脉钙化的发病率随着年龄的增长发生了交叉,女性约 62 岁之后和男性约 68 岁之后,中国居民(以北京地区为代表)女性和男性的冠状动脉钙化发病率开始超过在美国生活的美籍华人,整体来说平均 65 岁前,中国居民(以北京地区为代表)冠状动脉钙化发病率低于美籍华人,65 岁之后则开始发生反转。

（五）高危险因素患者冠状动脉病变程度更重

心血管病危险因素已经被广泛证实与动脉粥样硬化发生与发展相关,引用中国医学科学院阜外医院吕滨教授团队的文献所示(表 15-1-10),患者具有危险因素的数量与冠状动脉病变严重程度相关,即患者所具有的危险因素越多,冠状动脉病变越严重、冠心病风险越高(OR 值越高),表现为患者的冠状动脉钙化积分越高。表 15-1-11 显示为代谢综合征患者(高危人群)较非代谢综合征(低危人群)患者的冠状动脉粥样硬化病变发生更早,且钙化积分更为严重。

表 15-1-8 国内居民(北京地区为代表)与美籍华人(MESA 研究数据)冠心病危险因素的比较

	男性			女性		
	美籍华人	北京地区	p	美籍华人	北京地区	p
样本平均年龄/岁	61.0	54.7	<0.001	60.6	55.6	<0.001
体重指数/(kg/m²)	24.1	25.3	<0.001	23.9	25.9	<0.001
总胆固醇/(mg/dl)[a]	190.5	188.8	0.084	195.9	198.8	0.016
HDL 脂蛋白/(mg/dl)[a]	45.3	48.9	<0.001	53.2	54.7	0.035
LDL 胆固醇/(mg/dl)[a]	117.3	110.1	<0.001	114.2	117.6	0.01
甘油三酯/(mg/dl)[a]	144.4	152.2	0.909	143.6	134.6	0.268
收缩压/mmHg	122.8	133.6	<0.001	123.7	131.4	<0.001
舒张压/mmHg	75.3	83.8	<0.001	69.3	78.9	<0.001
血糖/(mg/dl)[b]	102.2	103.1	0.402	95.5	98.7	0.005
肌酐/(mg/dl)[c]	1	0.9	<0.001	0.8	0.7	<0.001
腰围/cm	87.7	90.3	<0.001	86	86.4	0.016
糖尿病/%	14.2	13.2	0.688	11.4	11.0	0.660
高血压治疗/%	26.3	27.1	0.003	26.8	32.3	0.002
降脂治疗/%	11.6	3.1	<0.001	15.4	4.2	<0.001
吸烟						
曾吸烟/%	35.3	15	–	1.9	1.6	–
正在吸烟/%	10.6	64.9	<0.001	1.9	4	<0.001

[a] 1mg/dl=0.026mmol/L;[b] 1mg/dl=0.055 5mmol/L;[c] 1mg/dl=88.4μmol/L

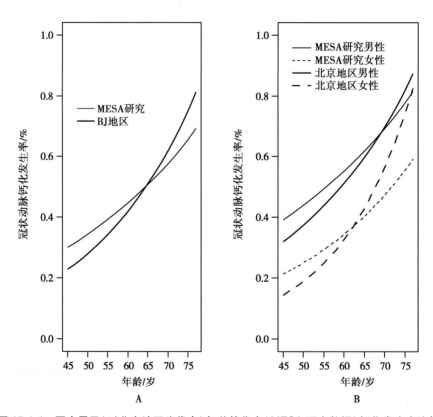

图 15-1-4 国内居民(以北京地区为代表)与美籍华人(MESA 研究数据)钙化发生率比较

A. 冠状动脉钙化的发病率随着年龄的增长在显著增加,整体来说平均 65 岁前,中国居民(以北京地区为代表)
冠状动脉钙化发病率低于美籍华人,65 岁之后则开始超过美籍华人;B. 女性约 62 岁之后和男性约 68 岁之后,
中国居民(以北京地区为代表)女性和男性的冠状动脉钙化发病率开始超过在美国生活的美籍华人;BJ:北京;
MESA:多种族动脉粥样硬化研究

表 15-1-9　国内居民(北京地区为代表)与美籍华人(MESA 研究数据)冠状动脉病变(钙化积分)的比较

冠脉钙化积分	男　性			女　性		
	美籍华人	北京地区	p	美籍华人	北京	p
0	42.4%	54.3%	–	61.3%	70.5%	–
>0~<1	57.7%	45.6%	0.965	38.8%	29.6%	0.720
1~10	8.9%	7.1%		7.2%	5.5%	
11~100	23.3%	18.8%		19.1%	12.4%	
101~400	18%	10.4%		9.3%	8.1%	
≥401	7.5%	9.3%	0.066	3.2%	3.6%	0.001
平均钙化积分	206.4	257	<0.001	139.1	182.5	<0.001

表 15-1-10　心血管病危险因素的多少对冠状动脉病变程度的影响

危险因素个数	风险度(OR)	95%置信区间	p	校正后风险度(OR)	95%置信区间	p
0	–	–	–	–	–	–
1	1.60	1.11~2.31	0.01	1.40	0.94~2.10	0.10
2	1.84	1.29~2.63	0.00	1.49	1.01~2.20	0.04
3	2.12	1.46~3.06	0.00	1.68	1.12~2.52	0.01
≥4	3.12	2.10~4.62	0.00	2.59	1.68~3.99	0.00

心血管危险因素指高血压、高脂血症、糖尿病、腹型肥胖、家族史、吸烟;OR:校正后风险度(OR,odds Ratio)是指校正性别年龄后

表 15-1-11　代谢综合征患者与非代谢综合征患者冠状动脉钙化积分的比较

性别	年龄/岁	非代谢综合征					代谢综合征					p
		例数	25th	50th	75th	90th	例数	25th	50th	75th	90th	
男	35~44	79	0	0	0	41	25	0	0	12	36	0.03*
	45~54	283	0	0	14	105	141	0	0	13	91	0.94
	55~64	130	0	1	79	396	66	0	22	182	652	0.02*
	65~74	66	14	165	566	951	29	0	11	212	796	0.01*
女	35~44	61	0	0	0	0	12	0	0	0	1	0.45
	45~54	272	0	0	0	1	129	0	0	0	29	0.01*
	55~64	132	0	0	2	74	108	0	0	33	150	0.02*
	65~74	52	0	39	163	364	62	0	36	238	781	0.42

* 表示代谢综合征患者与非代谢综合征患者冠状动脉钙化积分比较有统计学意义

第二节　心血管病风险评估与预防

一、基于心血管病危险因素的风险评估体系

(一)基于各种危险因素的评分系统

1. 弗明汉风险评分(Framingham score) Framingham 风险评分来自于弗明汉心脏病研究(Framingham Heart Study),它是根据胆固醇水平和非胆固醇因素,计算患者未来 10 年发生冠心病的概率。非胆固醇因素又分为高危因素、主要危险因素和其他因素。高危因素包括:①糖尿病;②已经具有冠心病的证据,例如有过心脏病发作,做过冠状动脉支架或

者冠状动脉搭桥手术等;③心脏外的动脉已经发生动脉硬化,如导致末梢血液循环障碍、腹主动脉瘤和中风等。主要危险因素包括:①男性>45 岁,女性>55 岁;②吸烟;③高血压,指血压≥140/90mmHg 或正在接受高血压病治疗;④高密度脂蛋白<40mg/dl;⑤一级亲属中男性发生冠心病时<55 岁,女性发生冠心病时<65 岁。其他危险因素包括:①肥胖;②高饱和脂肪酸和高胆固醇饮食;③运动少、高半胱氨酸和脂蛋白 a 水平升高。

上述各种危险因素中,具有高危因素中的任何一项者,在 10 年中发生冠心病的可能性>20%(即 10 年心脏病危险>20%);具有 0~1 个主要危险因素者 10 年心脏病危险>10%;具有 2 项或 2 项以上主要危险因素者 10 年心脏病危险可以是<10%、10%~

20%或>20%。虽然在弗明汉风险评分计算公式中，不包括"其他危险因素"，但临床工作中，这些因素仍然被认为是冠心病的危险因素。男性弗明汉积分的具体测算方法可参考表 15-2-1~表 15-2-6;女性弗明汉积分的具体测算方法可参考表 15-2-7~表 15-2-12。

表 15-2-1 男性年龄因素积分

年龄/岁	分值	年龄/岁	分值
20~34	-7	55~59	8
35~39	-3	60~64	10
40~44	0	65~69	12
45~49	3	70~74	14
50~54	6	75~79	16

表 15-2-2 男性高密度脂蛋白(HDL)因素积分

高密度脂蛋白/(mg/dl)	分值
≥60	-1
50~59	0
40~49	1
<40	2

1mg/dl = 0.026mmol/L

表 15-2-3 男性收缩压(SBP)因素积分

收缩压/mmHg	没有治疗	接受治疗
<120	0	0
120~129	0	1
130~139	1	2
140~159	1	2
≥160	2	3

表 15-2-4 男性胆固醇因素积分

总胆固醇/(mg/dl)	20~39 岁	40~49 岁	50~59 岁	60~69 岁	70~79 岁
<160	0	0	0	0	0
160~199	4	3	2	1	0
200~239	7	5	3	1	0
240~279	9	6	4	2	1
≥280	11	8	5	3	1

表 15-2-5 男性吸烟因素积分

	20~39 岁	40~49 岁	50~59 岁	60~69 岁	70~79 岁
不吸烟	0	0	0	0	0
吸烟	8	5	3	1	1

表 15-2-6 弗明汉冠心病风险评分及其风险度(男性)

评分	<0	0	1	2	3	4	5	6	7	8	9	10	11	13	14	15	16	≥17
风险度	<1	1	1	1	1	1	2	2	3	4	5	6	8	12	16	20	25	≥30

风险度是指患者未来10年发生冠心病的概率(%)

表 15-2-7 女性年龄因素积分

年龄/岁	分值
20~34	-7
35~39	-3
40~44	0
45~49	3
50~54	6
55~59	8
60~64	10
65~69	12
70~74	14
75~79	16

表 15-2-8 女性高密度脂蛋白(HDL)因素积分

高密度脂蛋白/(mg/dl)	分值
≥60	-1
50~59	0
40~49	1
<40	2

表 15-2-9 女性收缩压(SBP)因素积分

收缩压/mmHg	没有治疗	接受治疗
<120	0	0
120~129	0	1
130~139	1	2
140~159	1	2
≥160	2	3

表 15-2-10 女性胆固醇因素积分

总胆固醇/（mg/dl）	20~39 岁	40~49 岁	50~59 岁	60~69 岁	70~79 岁
<160	0	0	0	0	0
160~199	4	3	2	1	1
200~239	7	5	3	1	0
240~279	9	6	4	2	1
≥280	11	8	5	3	1

表 15-2-11 女性吸烟因素积分

	20~39 岁	40~49 岁	50~59 岁	60~69 岁	70~79 岁
不吸烟	0	0	0	0	0
吸烟	8	5	3	1	1

表 15-2-12 弗明汉冠心病风险评分及其风险度（女性）

评分	<0	0	1	2	3	4	5	6	7	8	9	10	11	13	14	15	16	≥17
风险度	<1	1	1	1	1	1	2	2	3	4	5	6	8	12	16	20	25	≥30

风险度是指患者未来 10 年发生冠心病的概率（%）

弗明汉风险评分（FRS）应用性别、年龄、总胆固醇、高密度脂蛋白（HDL）、收缩压及吸烟危险因素，来预测未来 10 年发生冠心病的风险。但是，FRS 预测冠心病风险时存在一些缺陷，如只能预测未来 10 年风险，不能预测终生风险；没有考虑到家族史及代谢因素；尤其对于年轻个体，FRS 有低估冠心病风险的可能；在某些区域，对于特定种族，FRS 高估了冠心病的风险。另外，FRS 是否能应用于其他人群还有疑问。

2. 国人缺血性心血管病风险评分（ICVD 评分） 国人缺血性心血管病（ischemic cardiovascular disease,ICVD）预测模型基本参考了弗明汉评分，是预测 10 年内冠心病风险的模型，该模型更加简化，且增加了体质量指数（BMI）和糖尿病，但减少了高密度脂蛋白这个参数。另外，ICVD 评分系统还增加了预测未来 10 年冠心病发病的相对风险度。ICVD 预测男性风险度具体测算方法见表 15-2-13 ~ 表 15-2-18；ICVD 预测女性风险度具体测算方法见表 15-2-19 ~ 表 15-2-24。

表 15-2-13 男性年龄因素积分

年龄	分值
35~39	0
40~44	1
45~49	2
50~54	3
55~59	4
≥60 岁，每增加 5 岁得分加 1 分	

表 15-2-14 男性收缩压（SBP）因素积分

收缩压/mmHg	积分
<120	-2
120~129	0
130~139	1
140~159	2
160~179	5
≥180	8

表 15-2-15 男性体质量指数（BMI）因素积分

体重指数/（kg/m²）	积分
<24.0	0
24.0~27.9	1
≥28.0	2

表 15-2-16 男性总胆固醇、吸烟和糖尿病因素积分

危险因素	积分
总胆固醇/（mg/dl）	
<200	0
≥200	1
吸烟	
是	2
否	0
糖尿病	
是	1
否	0

表 15-2-17　ICVD 总积分预测 10 年冠心病风险（男性）

ICVD 总积分	预测 10 年冠心病绝对风险/%
≤-1	0.3
0	0.5
1	0.6
2	0.8
3	1.1
4	1.5
5	2.1
6	2.9
7	3.9
8	5.4
9	7.3
10	9.7
11	12.8
12	16.8
13	21.7
14	27.7
15	35.3
16	44.3
≥17	≥52.6

表 15-2-18　ICVD 总积分预测 10 年冠心病与
各年龄组对照的相对风险（男性）

年龄/岁	平均风险	最低风险
35~39	1.0	0.3
40~44	1.4	0.4
45~49	1.9	0.5
50~54	2.6	0.7
55~59	3.6	1.0

　　最低风险是根据收缩压<120mmHg、体质量指数（BMI）<24kg/m²、总胆固醇<140mg/dl、不吸烟、无糖尿病的同龄人所求得的风险

表 15-2-19　女性年龄因素积分

年龄/岁	分值
35~39	0
40~44	1
45~49	2
50~54	3
55~59	4
≥60 岁,每增加 5 岁得分加 1 分	

表 15-2-20　女性收缩压（SBP）因素积分

收缩压/mmHg	积分
<120	-2
120~129	0
130~139	1
140~159	2
160~179	3
≥180	4

表 15-2-21　女性体重指数（BMI）因素积分

体重指数/（kg/m²）	积分
<24.0	0
24.0~27.9	1
≥28.0	2

表 15-2-22　女性总胆固醇、吸烟和糖尿病因素积分

危险因素	积分
总胆固醇/（mg/dl）	
<200	0
≥200	1
吸烟	
是	1
否	0
糖尿病	
是	2
否	0

表 15-2-23　ICVD 总积分预测 10 年冠心病风险（女性）

ICVD 总积分	预测 10 年冠心病绝对风险/%
-2	0.1
-1	0.2
0	0.2
1	0.2
2	0.3
3	0.5
4	1.5
5	2.1
6	2.9
7	3.9
8	5.4
9	7.3
10	9.7
11	12.8
12	16.8
≥13	21.7

表 15-2-24　ICVD 总积分预测 10 年冠心病与
各年龄组对照的相对风险（女性）

年龄/岁	平均风险	最低风险
35~39	0.3	0.1
40~44	0.4	0.1
45~49	0.6	0.2
50~54	0.9	0.3
55~59	1.4	0.5

　　最低风险是根据收缩压<120mmHg、体质量指数（BMI）<24kg/m²、总胆固醇<140mg/dl、不吸烟、无糖尿病的同龄人所求得的风险

3. **根据代谢综合征预测冠心病风险的积分系统** 代谢综合征(metabolic syndrome, MS)是多种危险因素的集合,主要包括高血压、高血脂、糖尿病、腹型肥胖等,如果再加上年龄,与弗明汉风险评分(FRS)相似。MS冠心病风险评分,也是仿照FRS预测患者未来10年的冠心病风险,即在10年中发生心脏病或心脏病事件的可能性,<10%为低风险,10%~20%为中等风险,>20%为高风险。男性和女性的代谢综合征积分系统和方法分别参考表15-2-25~表15-2-31和表15-2-32~表15-2-38,获得总分后的评价标准参考上述弗明汉积分系统。

表 15-2-25 男性年龄因素积分

年龄/岁	分值	年龄/岁	分值
20~34	-9	55~59	8
35~39	-4	60~64	10
40~44	0	65~69	11
45~49	3	70~74	12
50~54	6	≥75	13

表 15-2-26 不同年龄组男性腰围因素积分

腰围/cm	分值				
	20~39岁	40~49岁	50~59岁	60~69岁	≥70岁
<90	0	0	0	0	0
90~<95	4	3	2	1	0
95~<100	7	5	3	2	1
100~<105	9	6	4	2	1
≥105	11	8	5	3	1

表 15-2-27 男性血压(收缩压)因素积分

收缩压/mmHg	未治疗	治疗后
<120		
120~129	0	1
130~139	1	2
140~159	1	2
≥160	2	3

表 15-2-28 男性血压(舒张压)因素积分

舒张压/mmHg	未治疗	治疗后
<80	0	0
80~84	0	1
85~89	1	2
90~99	1	2
≥100	2	3

表 15-2-29 男性血脂(高密度脂蛋白)因素积分

高密度脂蛋白/(mg/dl)	分值
≥60	-1
50~59	0
40~49	1
<40	2

表 15-2-30 男性血脂(甘油三酯)因素积分

甘油三酯/(mg/dl)	分值
<150	-1
150~199	0
200~499	1
≥500	2

表 15-2-31 男性血糖因素积分

空腹血糖/(mg/dl)	分值
<100	-1
100~109	0
110~125	1
≥126	2

表 15-2-32 女性年龄因素积分

年龄/岁	分值	年龄/岁	分值
20~34	-7	55~59	8
35~39	-3	60~64	10
40~44	0	65~69	12
45~49	3	70~74	14
50~54	6	≥75	16

表 15-2-33 不同年龄组女性腰围因素积分

腰围/cm	分值				
	20~39岁	40~49岁	50~59岁	60~69岁	≥70岁
<80	0	0	0	0	0
80~	4	3	2	1	1
85~	8	6	4	2	1
90~	11	8	5	3	2
≥95	13	10	7	4	2

表 15-2-34 女性血压(收缩压)因素积分

收缩压/mmHg	未治疗	治疗后
<120		
120~129	0	3
130~139	2	4
140~159	3	5
≥160	4	6

表 15-2-35　女性血压(舒张压)因素积分

舒张压/mmHg	未治疗	治疗后
<80	0	0
80~84	1	3
85~89	2	4
90~99	3	5
≥100	4	6

表 15-2-36　女性血脂(高密度脂蛋白)因素积分

高密度脂蛋白/(mg/dl)	分值
≥60	-1
50~59	0
40~49	1
<40	2

表 15-2-37　女性血脂(甘油三酯)因素积分

甘油三酯/(mg/dl)	分值
<150	-1
150~199	0
200~499	1
≥500	2

表 15-2-38　女性血糖因素积分

空腹血糖/(mg/dl)	分值
<100	-1
100~109	0
110~125	1
≥126	2

(二)　预测冠心病验前概率的模型

验前概率(pre-test probability,PTP)是指根据患者的年龄和性别以及有无心绞痛症状来预测患者患冠心病的概率(%)。Diamond and Forrester("戴梦得和福利斯特")冠心病验前概率模型是国际通用的较为成熟和简单的模型,见表 15-2-39。

Diamond and Forrester 冠心病预测模型简单有效。根据患者年龄、性别及胸痛症状三个信息,将患者冠心病风险加以评估。验前概率在 15%~85%之间的患者为冠心病中度可能性,在其两侧的分别为低度可能性及高度可能性。简单分析后可以看出,年龄增大,风险越高,心绞痛症状越典型,风险越大。

表 15-2-39　Diamond and Forrester 冠心病预测概率模型

年龄	女性			男性		
	非心绞痛胸痛	不典型心绞痛	典型心绞痛	非心绞痛胸痛	不典型心绞痛	典型心绞痛
30~39	0.8	4	26	5	22	70
40~49	3	13	55	14	46	87
50~59	8	32	79	22	59	92
60~69	19	54	91	28	67	94

(三)　急性冠脉综合征的风险分层

急性心肌梗死(AMI)是高度风险的疾病,因此在临床实践中,对急性冠脉综合征(ACS)的患者十分重视,国际上的风险评估模型也很多。

1. Killip 分级　这是评估 AMI 是否合并急性心力衰竭的一个模型。Killip Ⅰ级:指 AMI 患者无心力衰竭;Killip Ⅱ级:指有轻度至中度的心力衰竭,肺啰音听到的范围小于两肺野的 50%,出现第 3 心音,静脉压升高;Killip Ⅲ级:指有重度心力衰竭、肺水肿,肺啰音听到的范围大于两肺野的 50%;Killip Ⅳ级:为心源性休克的患者。

2. TIMI 风险评分　是对 ACS 风险分层的工具,包括:①年龄>65 岁;②3 个或 3 个以上冠心病危险因素(如冠心病家族史、高血压、高胆固醇血症、糖尿病或吸烟等);③已知有冠心病史(冠状动脉狭窄大于等于 50%);④心电图的 ST 段改变>0.05mV;⑤近 24h 内有严重的心绞痛发作;⑥近 7d 内有口服阿司匹林史;⑦心肌损伤标志物(cTnI 或 cTnT)升高。存在 1 个变量时计 1 分,然后累计其变量的数量和,评分范围为 0~7 分。根据患者的危险评分值,将其分成如下 3 组:低分组(0~2 分);中分组(3~4 分)和高分组(5~7 分)。表 15-2-40 为根据 TIMI 积分预测心血管事件(包括 14d 内的总死亡、新发生或复发的心肌梗死、严重缺血需紧急血运重建)的风险概率。

表 15-2-40　TIMI 积分预测心血管事件发生概率

积分	心血管事件概率/%
0~1	4.7
2	8.3
3	13.2
4	19.9
5	26.2
6~7	40.9

表 15-2-41　GRACE 评分参数和积分系统

Killp 分级	得分	收缩压/mmHg	得分	心率/(次/min)	得分	年龄/岁	得分	CK/(mg/dl)	得分	危险因素	得分
Ⅰ	0	<80	58	<50	0	<30	0	0~0.39	1	院前心跳骤停	39
Ⅱ	20	80~99	53	50~69	3	30~39	8	0.4~0.79	4	ST 段下移	28
Ⅲ	39	100~119	43	70~89	9	40~49	25	0.8~1.19	7	心肌酶升高	14
Ⅳ	59	120~139	34	90~109	15	50~59	41	1.2~1.59	10		
		140~159	24	110~149	24	60~69	58	1.6~1.99	13		
		160~199	10	150~199	38	70~79	75	2.0~3.99	21		
		≥200	0	≥200	46	≥80	91	>4.0	28		

具体评分办法:根据各项危险因素进行评分,最后将各积分相加,99 分及以下为低危,100~200 分为高危,201 分及以上为极高危

3. GRACE 危险评分　GRACE(global registry of acute coronary event)评分是根据患者的年龄、血压、心率、有无合并心力衰竭和心肌酶等其他危险因素等,来预测 ACS 患者院内死亡风险和出院后 6 个月内的死亡风险。表 15-2-41 是 GRACE 的评分参数和积分系统;表 15-2-42 是 GRACE 的评分对患者死亡风险的预测模型。

表 15-2-42　GRACE 评分对患者死亡风险的预测模型

危险级别	Grace 评分	院内死亡风险/%
低危	≤108	<1
中危	109~140	1~3
高危	>140	>3

危险分级	Grace 评分	出院后 6 个月死亡风险/%
低危	≤88	<3
中危	89~118	3~8
高危	>118	>8

4. Duke 评分　通过心脏负荷运动试验(运动平板或蹬车试验)评估患者发生心血管事件的风险。

Duke 运动平板评分计算方法:Duke 评分 = 运动时间(min)−5×ST 段下降程度(mm)−4×心绞痛指数。

心绞痛指数计算方法:无胸痛记"0"分,有胸痛发生记"1"分,如果因胸痛造成运动停止记"2"分。

根据上述评分,分为低度风险组(Duke 评分 ≥ 5)、中度风险组(−10 ≤ Duke 评分 ≤ 4)和高度风险组(Duke 评分 ≤ −11)。

(四)心脏外科手术风险评分表

采用欧洲评分(EURO score)评价外科围手术期患者的死亡风险。表 15-2-43 列出了心脏外科术前患者的死亡风险评分的计算方法,根据患者相关因素和心脏病的相关因素打分,加在一起的总分即为患者的风险积分。0~2 分为低危组,患者围手术期死亡率 0.8%;3~5 分为中危组,患者围手术期死亡率 3.0%;

≥6 分为高危组,患者围手术期死亡率 11.2%。

表 15-2-43　心脏外科手术风险评分表
【EUROScore 评分(欧洲)】

患者相关因素	得分
年龄(60 岁以上每增加 5 岁)	1
女性	2
慢性肺病	1
心外动脉瘤	2
神经功能障碍	2
既往心脏手术史	3
血清肌酐>200μmol/L	2
活动性心内膜炎	3
术前病情危重	3

心脏相关因素	得分
不稳定型心绞痛需注射硝酸盐类药物	2
EF 30%~50%	1
EF<30%	3
近期心肌梗死(90d 以内)	3
肺动脉收缩压>60mmHg	2
急症手术	2
非孤立冠状动脉旁路移植	2
胸主动脉手术	3
心梗后室间隔破裂	4

(五)基于经导管冠状动脉造影的评分系统(Syntax 评分)

SYNTAX(Synergy between PCI with Taxus and Cardiac Surgery)研究的结果首次公布于 2008 年欧洲心脏病学年会(ESC)和美国介入心脏病大会(TCT)。SYNTAX 研究提出了 SYNTAX 积分(表 15-2-44),它是根据冠状动脉病变解剖特点进行危险分层的积分系统,分为低危(≤22 分)、中危(23~32 分)和高危(≥33 分)三组,SYNTAX 积分较为精确地量化评估了冠脉病变的复杂程度。

表 15-2-44 SYNTAX 积分系统

冠脉节段	右优势型冠脉	左优势型冠脉
1. 右冠状动脉近段	1	0
2. 右冠状动脉中段	1	0
3. 右冠状动脉远段	1	0
4. 右冠状动脉-后降支	1	/
16. 右冠状动脉-后侧支	0.5	/
16a. 右冠状动脉-后侧支第一分支	0.5	/
16b. 右冠状动脉-后侧支第二分支	0.5	/
16c. 右冠状动脉-后侧支第三分支	0.5	/
5. 左主干	5	6
6. 前降支近段	3.5	3.5
7. 前降支中段	2.5	2.5
8. 前降支心尖段	1	1
9. 第一对角支	1	1
9a. 第一对角支 a	1	1
10. 第二对角支	0.5	0.5
10a. 第二对角支 a	0.5	0.5
11. 回旋支近段	1.5	2.5
12. 中间支	1	1
12a. 第一钝缘支	1	1
12b. 第二钝缘支	1	1
13. 回旋支远端	0.5	1.5
14. 左后侧支	0.5	1
14a. 左后侧支 a	0.5	1
14b. 左后侧支 b	0.5	1
15. 后降支	n.d.	1

表 15-2-45 基于病变不良特征的评分

病变不良特征评分	
血管狭窄	
完全闭塞	×5
50%～99%狭窄	×2
完全闭塞	
大于 3 个月或闭塞时间不详	+1
钝型残端	+1
桥侧支	+1
闭塞后的第一可见节段	+1/每一不可见节段
边支(边支小于 1.5mm)	+1
三叉病变	
1 个病变节段	+3
2 个病变节段	+4
3 个病变节段	+5
4 个病变节段	+6
分叉病变	
A、B、C 型病变	+1
E、D、F、G 型病变	+2
角度小于 70°	+1
开口病变	+1
严重扭曲	+2
长度大于 20mm	+1
严重钙化	+2
血栓	+1
弥漫病变/小血管病变	+1/每一节段

SYNTAX 研究发现,在经皮冠状动脉介入(PCI)组,冠心病事件(MACE)随 SYNTAX 积分升高而升高;在糖尿病亚组 SYNTAX 积分 23～32 及大于 32 组中,PCI 组 MACE 均较冠状动脉搭桥(CABG)组高。因此得出推荐意见,在糖尿病患者中,SYNTAX 积分大于 33 分者推荐 CABG 治疗,SYNTAX 积分小于 32 分视情况可以选择 PCI 治疗,但胰岛素依赖型糖尿病患者推荐 CABG 治疗。SYNTAX 积分较低和中等的患者接受 PCI 或 CABG 均是合适的,而高积分的患者应行 CABG 治疗。

基于 SYNTAX 评分系统,还可以进一步根据病变不良特征进行评分,以便评估 PCI 介入治疗能否成功的可行性,见表 15-2-45。

二、血液生物标志物与遗传因素

(一) 血液生物标志物

1. **常规血液生化指标** 临床常规血液生化指标体系均已被熟知,主要包括:①血脂指标,如总胆固醇(TC)、高密度脂蛋白胆固醇(HDL)、低密度胆固醇脂蛋白(LDL)、甘油三酯(TG),以及载脂蛋白体系如载脂蛋白(a)等。②胰岛素抵抗和糖尿病,如血糖、糖化血红蛋白;高胰岛素抵抗指标,如高胰岛素血症,合并有高甘油三酯、低 HDL、小而密的 LDL 蛋白粒子,其他指标包括腹型肥胖、高血压等,提示代谢综合征的指标。在临床血生化检验中,常常加入了高敏 C 反应蛋白这一重要的指标。

2. **其他非临床常规应用的血液生物标志物** 以下为完成了前瞻性临床试验后,被认为具有不同程度预测冠心病事件价值的血液生物标志物。

(1) 炎症指标:①高敏 C 反应蛋白;②脂蛋白磷脂酶 A2;③细胞间黏附分子-1;④血清淀粉样蛋白 A;⑤白介素-6 和白介素-18;⑥髓过氧化物酶;⑦可溶性 CD40 配体。

(2) 可变血栓指标:组织纤维蛋白溶酶原激活剂,纤溶酶原激活物抑制剂-1,纤维蛋白原,同型半胱氨酸,D-二聚体。

(3) 氧化低密度脂蛋白。

(4) 改变的脂质:脂蛋白(a),低密度脂蛋白颗粒大小。

在上述这些较新的生物标志物中,高敏 C 反应蛋白、同型半胱氨酸和脂蛋白(a)均有较多前瞻性临床试验的研究结果,且具有临床商品化的标准检测方法,其他标志物则或多或少缺乏临床试验证据,在常规血生化检测指标基础上是否有附加价值,目前并没有定论。除高敏 C 反应蛋白外,其他血液生物标志物尚不能增加到冠心病事件预测的风险评分系统中,有待进一步研究。

但也有研究结果显示,上述生物标志物与常规血脂指标一样,具有预测未来发生心血管病事件风险的价值。按照预测价值(风险度,RR 值大小)由高到低排序依次为:高密度脂蛋白胆固醇、高敏 C 反应蛋白+总胆固醇、高敏 C 反应蛋白、总胆固醇/高密度脂蛋白胆固醇、载脂蛋白(b)、血清淀粉样蛋白 A、血清细胞间黏附分子-1、低密度脂蛋白胆固醇、总胆固醇、白介素-6、同型半胱氨酸和脂蛋白(a),以上均能具有预测心血管病事件风险的价值($RR \geqslant 1.0$)。

(二) 心血管病的遗传因素

1. 常见心血管病的遗传因素

(1) 心肌病:心肌病有较为清晰的心血管疾病的遗传因素,主要导致了扩张型心肌病、肥厚型心肌病和致心律失常性右心室发育不良等原发性心肌病和代谢性心肌病。

肌收缩蛋白编码基因突变是导致肥厚型心肌病的最常见原因,包括已经报道的编码肌原纤维的粗肌丝蛋白、心脏肌球蛋白结合蛋白 C 等。代谢性心肌病临床表型也常常是心肌肥厚,由编码具有一般细胞生物学功能蛋白质的基因突变引起。X 染色体 GLA 编码的溶酶体水解酶 α 葡萄糖苷酶 A 蛋白突变引起 Fabry 病。该病是全身受累的疾病,其突出表现是心肌向心性肥厚和进展性心电生理缺陷。X 连锁溶酶体相关膜蛋白 2(LAMP2)突变导致 Danon 病。该病是一个涉及肝脏、神经系统、骨骼肌、心肌的多系统疾病,尤其发生于儿童期的心肌普遍肥厚为其特点。腺苷一磷酸活化蛋白酶 γ_2 调节亚基(PRKAG2)突变引起糖原贮积性心肌病,主要表现为心肌肥厚和心室预激。

扩张型心肌病 30%～50% 为家族性发病。大多数扩张型心肌病突变为常染色体显性遗传,基因突变发生在负责编码许多有重要细胞功能的蛋白质基因上,如收缩力的产生与传输、代谢、钙稳态、RNA 剪接和转录调控。桥粒蛋白突变诱导心肌细胞生物学重编程,最终导致心肌细胞死亡,这些细胞归属于

纤维脂肪系,导致心肌层纤维脂肪变性,是造成心律失常性右心室发育不良的主要原因。

(2) 先天性心脏畸形:心脏畸形是最常见的人先天性发育缺陷,发病率约为(500～700)/10 万人口。该病既可能是显性突变,也可能是隐性突变,或是复杂的遗传情况,通常改变转录因子或信号蛋白质,这两者在心脏发育中负责指导和结合细胞与组织的空间结构。但是,突变导致的畸形多样性是否与背景基因、胎儿环境、后天因素有关,尚不得而知。临床常见的先天性心脏病中,房间隔缺损、室间隔缺损、法洛四联症、二叶主动脉瓣、二尖瓣脱垂等,均与基因突变有一定关联。

Holt-Oram 综合征:上肢发育异常和心脏间隔缺损,也称为心-手综合征。手臂畸形合并 ASD、VSD、PDA 等心脏和血管畸形。该病源于 TBX5 突变(转录因子基因)。

Noonan 综合征:常染色体显性遗传疾病,也称心-面综合征,发病率约(40～100)/10 万人口。临床表现为面部畸形(如两眼分离,上睑下垂),身材矮小,胸部畸形等,80% 合并心脏畸形,最常见的是肺动脉瓣狭窄(40%),房间隔缺损(30%),室间隔缺损和动脉导管未闭(各占 10%),心肌肥厚等。多个参与信号转导途径的蛋白质基因突变导致该病发生。

Digeorge 综合征:也称为颚-心-面综合征,或 22q11.2 染色体缺失综合征,是一种常染色体显性遗传病,发病率约(25～40)/10 万人口。该病临床表现为甲状旁腺发育不全引起低血钙;胸腺发育不全;神经系统异常,以及心脏流出道缺陷。

21-三体综合征(唐氏综合征):是最常见的人类染色体数量缺陷,发病率约为 16/10 万人口。临床具有特征性面部外观,智力低下,传导性听力丧失,40%～50% 合并心脏畸形,如房室间隔缺损、大动脉转位等。

Turner 综合征:女性发病率约为 40/10 万人口。临床表现为身材矮小,颈蹼,弓形手臂等。约 20%～50% 伴有先心病,其中主动脉缩窄占 50%～70%,可伴有主动脉瓣二瓣畸形,以及无房间隔缺损的肺静脉畸形引流。该综合征是 X 染色体部分或完全缺失所致,导致 45,X 染色体核型。

2. 动脉粥样硬化的遗传因素 由于基因与环境等外界因素的交互作用,破译动脉粥样硬化,如冠心病的遗传基础变得相当复杂和困难。目前最为人所知的是载脂蛋白 E(apo E)基因多肽性之间的关系。该基因能够编码三种常见异构体(E2、E3、E4),

与冠心病的不同危险分层相关。荟萃分析显示，载脂蛋白 E e4 等位基因携带者的冠心病风险升高42%。全基因组关联研究（GWAS）发现，染色体9p21 共同多肽性与冠心病关联，其他与血脂水平、糖尿病等关联的基因均有所报道，但是均在研究阶段，没有获得临床应用的突破。

3. 心脏性猝死风险的遗传学因素

（1）遗传性原发性心律失常疾病，如先天性长QT 间期综合征、短 QT 间期综合征、Brugada 综合征、儿茶酚胺敏感性多形性室性心动过速或室颤；

（2）有心律失常性遗传性器质性疾病，如肥厚型心肌病、右心室发育不良或心肌病；

（3）可诱导心律失常和心脏性猝死的遗传性倾向，如药物诱导的"获得性"长 QT 间期综合征、电解质和代谢性致心律失常效应；

（4）复杂获得性疾病的遗传学调节，如冠心病、急性冠脉综合征、充血性心功能不全、扩张型心肌病。

三、影像学参与的冠心病风险评估体系

冠心病风险评估是临床干预的前提，也决定着临床路径的选择和对治疗结果（outcome）、预后的判断。既往的模型一般是基于临床信息进行风险评估，随着影像学的发展，冠状动脉 CT 血管成像（coronary CT angiography，CCTA），心脏磁共振（cardiac magnetic resonance imaging，CMR），单光子发射计算机断层成像术（single-photon emission computed tomography，SPECT）和正电子发射断层成像术（positron emission tomography，PET）技术普遍应用于临床，其提供的冠状动脉粥样硬化斑块、冠状动脉血流、心肌灌注、左心室功能、存活心肌、心肌纤维化等信息，均对冠心病风险评估有着重要价值。

（一）CT 对冠心病风险评估

1. 冠状动脉钙化积分　CT 对钙化十分敏感，并可以定量，因而是目前最佳的评价冠状动脉钙化的影像学方法。钙化在 CT 上的量化指标称为冠状动脉钙化积分（CACS）。目前国际通用的 CACS 积分方法是 Agatston 法，它是基于钙化斑块的密度及面积的量化方法。

多种族动脉粥样硬化研究（multi-ethnic study of atherosclerosis，MESA）是 CACS 对冠心病危险分层的代表性多中心研究。MESA 研究结果表明，可以将钙化积分分为 0 分、<100 分（轻度）、100~400 分（中度）、>400 分（重度）4 个等级，通过对主要不良心血

管事件（major adverse cardiac events，MACE）分析，发现 4 个等级 MACE 的发生概率具有显著差异，0 分提示低风险，>400 分风险显著升高（图 15-2-1）。

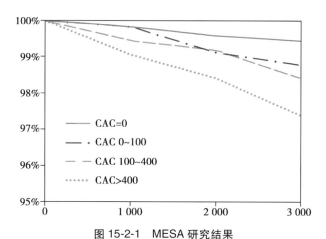

图 15-2-1　MESA 研究结果

冠状动脉钙化积分分为 0、0~100、100~400、>400分，随着钙化积分的增加，患者的 MACE 事件会随之增加，因而可以对人群进行危险分层

2. 冠状动脉 CT 血管成像（CCTA）

冠状动脉粥样硬化斑块评估：CCTA 由于是注射造影剂后的扫描，因而能够显示冠状动脉血管壁上的非钙化斑块（钙化扫描是非增强扫描，不能显示管腔和非钙化斑块），可以大致将冠状动脉粥样硬化斑块分为钙化斑块、非钙化斑块及混合斑块。CCTA 还可以量化各种成分的斑块体积，包括钙化斑块、纤维斑块和脂质斑块，其中纤维斑块、脂质斑块及总体斑块的体积提示着不良的预后。

2016 年出版的冠心病 CCTA 诊断数据报告系统（CAD-RADS），首次定义了 CCTA 评估冠状动脉易损斑块的征象：①点状钙化：钙化点沿冠状动脉血管长轴的纵向长度小于 3mm；②正性重构：斑块处血管外壁的宽度大于近端及远端管腔平均值的 10% 以上；③餐巾环征：低衰减斑块的周围出现强化环形带；④低密度斑块：斑块测量 CT 值<30Hu，代表脂质成分丰富。4 个征象有两个或者两个以上，则可以定义为易损斑块，这样的斑块发生急性冠状动脉不良事件的概率增加。ROMICAT Ⅱ 研究表明，CT 易损斑块征象与血管狭窄率，均预示着不良的预后（图 12-2-2）。

3. 基于 CCTA 冠状动脉斑块和狭窄的风险评估模型　国际多中心的 CONFIRM 研究（Coronary CT Angiography Evaluation for Clinical Outcomes：An International Multicenter Registry）建立了基于 CCTA 的风险评估模型，主要包括是否存在斑块、是否存在梗阻性（狭窄率≥50%）病变、病变支数，及一些半定量的斑块积分，如受累冠状动脉节段积分（segment involvement score，SIS）反映受累血管范围，受累节段

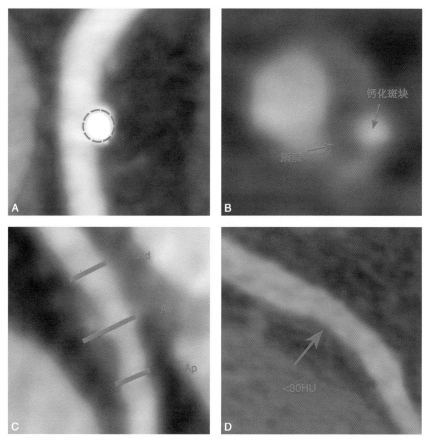

图 15-2-2　CAD RADS 定义的 4 种冠状动脉易损斑块 CT 征象
A. 点状钙化；B. 餐巾环征；C. 正性重构；D. 低密度斑块

狭窄积分（segment stenosis score, SSS），反映病变狭窄程度；这些信息均可以对冠心病患者进行危险分层。

对于未造成梗阻的病变（狭窄率<50%），SIS 发挥着重要的风险评估意义。研究显示 SIS>5 时，会出现 MACE 统计学意义增加的拐点。一旦出现梗阻性病变（狭窄率≥50%），则冠心病事件的风险显著升高。研究结果显示非梗阻性斑块、梗阻性单支病变、梗阻性两支病变、梗阻性三支病变的 2 年 MACE 发生率分别为 0.8%、1.6%、5.3%、7.0%。国内阜外医院吕滨教授团队的回顾性队列研究在 CONFIRM 研究的基础之上加入了斑块位置及斑块的性质信息，结果发现这些信息也可以为患者的危险分层提供支持（图 15-2-3）。

4. 基于 CT 功能学的风险评估　CT 的功能学评估主要包括 CT 动态负荷心肌灌注（CT perfusion, CTP）和基于 CCTA 的冠状动脉血流储备分数（CT-based coronary blood flow reserve fraction, CT-FFR）技术。这些功能学的评估从血流动力学意义的角度为冠心病的风险分层提供了新的证据。

CTP 可以得到左心室心肌血流量的量化指标，主要包括心肌灌注量（myocardial blood flow, MBF）、心肌血流量（myocardial blood volume, MBV）、达峰时间（Time to peak, TTP）、组织通过时间（Tissue transit time, TTT）和血管到组织渗透率（Ktrans）。通过对冠状动脉狭窄区域心肌血流量的量化分析，可以对冠状动脉狭窄的远端供血心肌是否缺血进行评价（图 15-2-4）。在负荷状态下，出现心肌血流量的降低则风险高，需要积极血运重建治疗；如果心肌血流量没有明显下降，则说明冠状动脉狭窄没有功能意义，则可以考虑保守治疗，且患者相对安全。

CT-FFR 是以静息 CCTA 数据为基础，采用计算流体力学（CFD）方法模拟冠状动脉内血流与压力，再经过包括图像分割和冠状动脉树提取，进行微循环阻力估算，通过 Navier-Stokes 方程及计算流体力学评价，获取冠状动脉树任意一点的 FFR 值（图 15-2-5）。PLATFORM 研究结果显示，CT-FFR 可以有效地对患者进一步危险分层，且在不增加总体 MACE 事件的前提下，减少约 60% 的侵入性冠状动脉造影。

5. CT 其他信息对冠心病风险分层的意义　除了上述内容以外，CT 电影成像还可以获得如左心室大小、室壁运动和心功能情况等传统功能学指标。

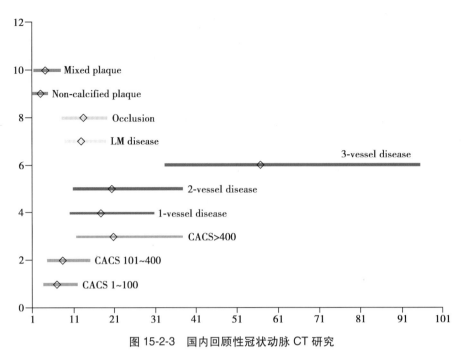

图 15-2-3 国内回顾性冠状动脉 CT 研究

研究表明,除了钙化积分及冠心病累及支数,斑块的位置及性质也提示着预后信息,研究发现左主干病变,混合斑块及非钙化斑块(相对于钙化斑块)提示着主要不良心脏事件的增加

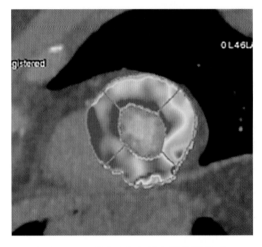

图 15-2-4 CT 动态负荷心肌灌注技术

结果分析提示,左心室游离壁灌注减低,存在心肌缺血

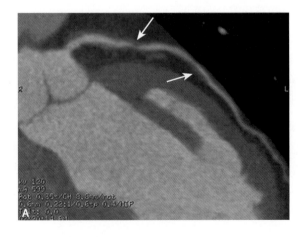

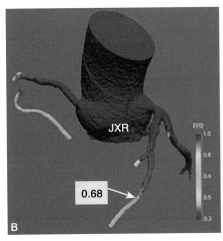
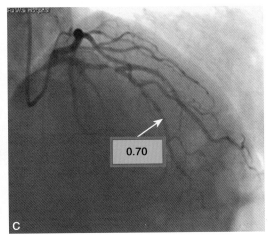

图 15-2-5　CT-FFR 测量冠状动脉血流动力学

CT 示前降支近、中段局限性非钙化斑块,CT FFR 结果显示,前降支中段狭窄处 FFR 值 0.68,冠脉
造影测得 FFR 值为 0.70,低于界值 0.8,该狭窄具有血流功能学意义

研究表明,左心室功能是冠心病患者风险分层的重要参数(图 15-2-6)。对于稳定性冠心病,心功能正常者 5 年存活率 93%,而心功能减退者只有 58%。但是,CT 电影成像需要全期像扫描,X 射线辐射剂量偏高,临床应用不如超声心动图更加简便。

CT 的另一优势是对脂肪组织敏感,近期关注心外膜下脂肪体积的研究日益增多,而且很多研究显示,心外膜下脂肪体积可以提供冠心病危险分层的额外信息。ROMICAT Ⅱ研究发现,具有易损斑块征象患者的心外膜下脂肪体积显著高于不具有易损斑块征象的患者,也间接反映出心外膜下脂肪体积对危险分层的意义(图 15-2-7)。2018 年在《柳叶刀》杂志上发表的文献显示,冠状动脉周围脂肪的 CT 值密度可以代表炎症反应的程度,从而可以对冠心病患者进行风险评估。研究发现,以 70.1Hu 为界点将患者分为两组,脂肪密度大于 70.1Hu 的患者 MACE 发生率显著高于脂肪密度小于 70.1Hu 的患者。

(二) 其他影像学技术对冠心病风险分层的意义

1. 心脏磁共振 CMR 影像最大的优势是可以评估左心室运动及心功能信息(图 15-2-8),前面已经提到心功能信息是冠心病风险评估的重要参数。CMR 另一重大优势是可以通过钆造影剂延迟强化(late gadalinum enhancement,LGE)识别心肌纤维化(图 15-2-9)。与病理学的对照可以发现,LGE 代表的心肌纤维化可以和病理学上心肌细胞纤维化对应,而且,研究表明 LGE 的出现,预示着 MACE 发生率的升高。

CMR 在预测 ST 段抬高性心肌梗死的主要不良事件(MACE)方面有很大的潜力。Thomas Stiermaier 等人建立了一项包括 738 例 PCI 治疗后 ST 段抬高型心肌梗死(STEMI)患者的前瞻性、随机、多中心队列研究,获得了基于 CMR 的 STEMI 患者不良心脏事件预测评分系统,并经过另一项 458 例患者的前瞻性队列研究进行验证。本研究的主要终点是随访 12

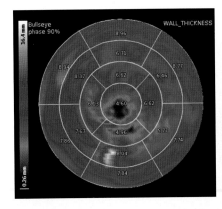
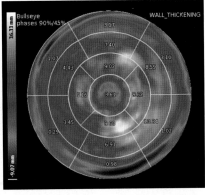
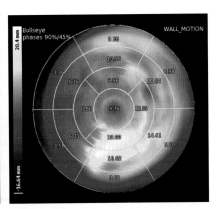

图 15-2-6　CT 对左心室功能的评价

CT 通过全期像扫描(0~100%),每相隔 10%RR 间期拆分图像,可以组成心脏电影序列,基于此,可以得出左心室功能信息,不仅可以计算射血分数,还可以观察左心室壁厚度,室壁增厚率,室壁运动幅度。这些信息均对患者的预后产生重要的影响

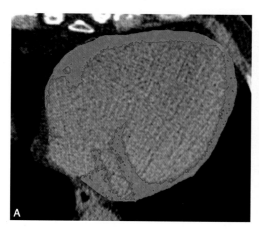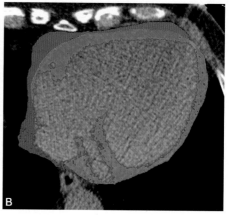

图 15-2-7　心外膜及纵隔内脂肪
CT 平扫可以准确量化心外膜及纵隔内脂肪体积

个月内发生的 MACE 事件,包括死亡、再次心肌梗死和充血性心力衰竭。该 CMR 评分系统中的参数主要包括:左心室射血分数(LVEF)、梗死面积、微血管阻塞(MO)。若左心室射血分数≤47%计为 1 分,左心室梗死面积≥19%计为 1 分,左心室微血管阻塞≥1.4%计为 2 分。依据累加得分,将患者分为低危组(0~1 分)及高危组(≥2 分)。研究发现,CMR 评分系统对 MACE 事件的预测具有很好的作用(ROC 曲线下面积 AUC = 0.76),CMR 评分高危组(≥2 分)患者的 MACE 发生率较高。将 CMR 评分系统与临床危险因素模型(包括年龄、心率、血压、心力衰竭症状 Killip 分级、梗死部位、心电图-ST 段改变、实验室检查和病史)相结合,可进一步提高对 STEMI 后 MACE 的发生进行危险预测(AUC 由 0.74 提高至 0.83)。

CMR 钆增强扫描后的延迟强化(LGE)代表的心肌坏死,结合左心室射血分数(LVEF)为代表的左心室功能参数,显示了更加强大的心脏疾病患者预后评估价值。Dominik Buckert 等人对多中心 2 422 例已知或怀疑冠心病(CAD)的患者进行随访研究,主要终点定义为心源性死亡和非致死性心肌梗死,中位随访时间为 2.86 年。该研究采用多模型法对左心室射血分数及 LGE 征象的预测能力进行评估后,确定 LVEF 评估 CAD 患者危险分层的最佳阈值为 50%和 35%。研究同时发现,LGE(LGE 累及心肌节段数及受累心肌节段运动情况)与左心室射血分数联合应用,会使以 LVEF 为基础建立的风险预测模型得到显著改进。LVEF 值≤50%以及≤35%结合 LGE 这一 CMR 表现,可以很好地区分稳定性冠心病患者的低、中、高预后风险。

临床实践和研究表明,在缺血性心脏病中,LGE 是独立于左心室射血分数和其他常规临床标志之外的不良心脏事件的主要预测因子。心内膜下 LGE 的范围和程度,还能够提示再血管化治疗后心脏功能的恢复情况进而指导预后评估。当心肌收缩功能异常,而无 LGE 或 LGE 透壁程度<25%时,则可有效预测患者心室壁增厚率和心肌收缩功能恢复。

急性心肌梗死区的微血管阻塞(microvascular obstruction,MVO)同样具有重要的临床意义(图 15-2-10)。MVO 又称无复流现象,表现为在类似透壁延迟强化的背景下出现的心内膜下或心肌中心的低信号区,代表梗死区心肌微循环损害、心肌无法全部恢复再灌注,原因可能有缺血再灌注损伤、末端微血管栓塞以及患者个体因素。研究表明,较之于 LGE 定义的梗死面积,MVO 是主要不良心脏事件更好的预测因子。

CMR 心肌灌注成像技术与 SPECT 有相似的诊断心肌缺血和评估预后和风险的价值。有研究报道,CMR 负荷灌注诊断心肌缺血患者,3 年内心脏事件发生的风险比无缺血者增加 12.5 倍,负荷 CMR 异常可作为不良心脏事件的独立预测因子。

基于心肌细胞外容积(myocardial extracellular volume,ECV)的评估是近年来 CMR 较为热点的研究方向(图 15-2-11)。ECV 扩大是许多心脏病变的病理生理特征,无论是局限性的瘢痕组织、弥漫性的纤维化、心肌淀粉样变性及水肿,都可以引起细胞外间隙的变化即 ECV 值增大。多数研究表明,心肌梗死部位的 ECV 值显著高于正常对照组,肥厚型心肌病和心肌淀粉样变的心肌 ECV 亦会升高。CMR 评价 ECV 尚处于早期探索阶段,有关 ECV 对心脏事件发生的预测价值的研究较少。但已有少数大样本前瞻性研究表明,ECV 对心脏不良事件风险的预测效能,可与公认的独立预测因子左心室射血分数相类比。相信随着相关研究广度和深度的增加,ECV 可能成为重要的心脏疾病的评价指标。

LGE 还常见于各种不同类型的心肌病和/或心肌炎性病变,表现为左心室心外膜下和心肌壁间延迟强化,这与缺血性心脏病的心内膜下和透壁性强化有明显差别。肥厚型心肌病患者 LGE 常见于肥厚心肌区域内室间隔与左心室游离壁交界处;扩张型心肌病的间隔纤维化表现为壁间强化征象;心肌炎则表现为局部心外膜下强化;心肌淀粉样变呈现为特征性的弥漫性强化。对于冠心病抑或心肌病、心肌炎、代谢性疾病等患者,LGE 的存在都是该类疾病不良心脏事件的主要预测因子。

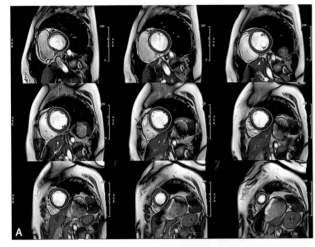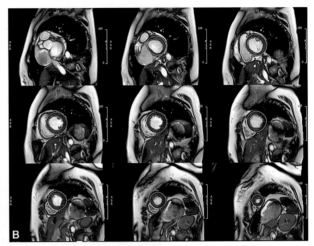

SAX3D Stack LV Function			
EDV:	167.38 ml	RVEDV:	133.19 ml
ESV:	92.56 ml	RVESV:	64.22 ml
SV:	74.82 ml	RVSV:	68.97 ml
EF:	44.70 %	RVEF:	51.78 %
CO:	5.18 l/min	RVCO:	4.77 l/min
CI:	3.00 l/min/m²	RVCI:	2.77 l/min/m²
HR:	69.2/min		
Myo Mass (Diast):	124.44 g		
Myo Mass (Syst):	109.18 g		
Phase Diastole:	24		
Phase Systole:	12		

图 15-2-8　CMR 心功能
心脏连续短轴电影图像测量左、右室心功能,心腔轮廓如图所示,舒张末期心底至心尖连续层面(A),收缩末期心底至心尖连续层面(B),红线-左室心内膜,绿线-左室心外膜,黄线-右室心内膜;可计算包括多种心功能参数(C)

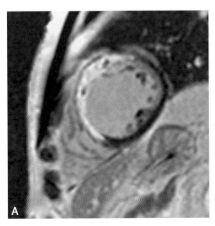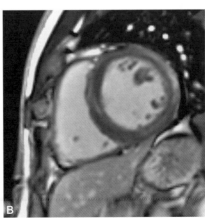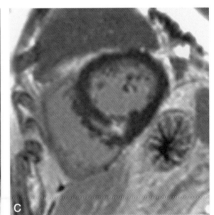

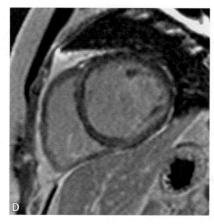
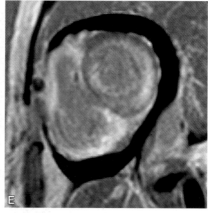

图 15-2-9　CMR-LGE

A. 前降支供血区心肌梗死,左室前壁及前间隔心内膜下及心肌中层延迟强化,透壁程度>75%;B. 病毒性心肌炎,左室前壁及侧壁心外膜下延迟强化,下壁及室间隔心肌中层延迟强化;C. 肥厚型心肌病,室间隔心肌不均匀增厚,心肌中层斑片状延迟强化;D. 扩张型心肌病,左室扩大,心肌变薄,室间隔心肌中层线样延迟强化;E. 心肌淀粉样变性,左室、右室心肌增厚,弥漫延迟强化,心内膜下为主

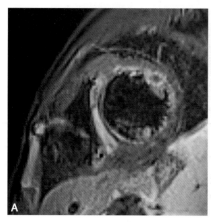
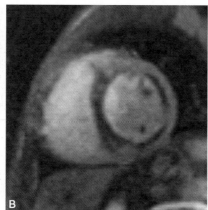
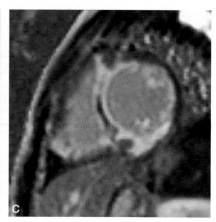

图 15-2-10　微血管闭塞(MVO)

14 岁男性患者,心脏不明原因停搏复苏后,血心肌酶升高。心脏增强 MRI 见左室运动弥漫减弱(LVEF=33.0%),平扫 T_2WI 黑血压脂序列左室短轴两腔心层面(A)见左室心肌弥漫片状水肿信号,室间隔呈透壁样,左室游离壁分布于心内膜下;同层面静息首过灌注图像(B)示水肿心肌呈灌注缺损表现;延迟强化(C)图像见左室弥漫心内膜下延迟强化,室间隔透壁延迟强化,其中心见条状低信号,符合微血管闭塞表现,提示预后不良

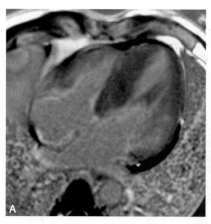
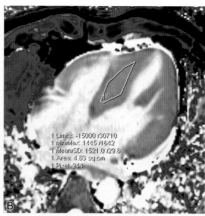
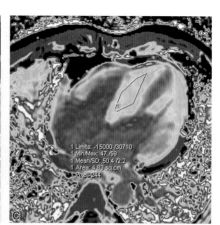

图 15-2-11　CMR-ECV

43 岁男性患者,轻链型系统性淀粉样变诊断明确,心内膜活检病理诊心肌淀粉样变性。3.0T 增强 MRI 延迟强化扫描四腔心层面可见左室心肌弥漫增厚,左室侧壁心内膜下模糊片状延迟强化,但总体心肌延迟强化不重,行 T_1-mapping 分析(MOLLI 序列),native T_1(B)伪彩图见心肌 T_1 值弥漫升高,室间隔测量 T_1 值 1 521ms,同层面室间隔 ECV(C)测量值 50.4%,显著升高提示预后不良。患者于 MRI 检查 2 个月后去世

2. **核医学检查** 目前核医学检查在心脏领域的应用,主要包括两项技术,一是单光子发射计算机断层(SPE/CT)检查,二是正电子发射断层(PET)。SPE/CT 其主要优势是可以半定量和定量评价心肌血流灌注,是评价心肌灌注的传统临床一线方法。研究表明心肌灌注信息,可以在解剖学信息的基础上,提供额外的风险评估价值。PET 检查是一种心肌葡萄糖代谢显像的方法,是目前判断心肌细胞活性最准确的方法,可以帮助确定和鉴别坏死心肌与可逆性缺血心肌。判断有无存活心肌对临床极为重要,有存活心肌的患者,治疗及其预后良好;PET 检查还可以对介入治疗、冠状动脉搭桥手术,以及心脏手术治疗效果进行监测,或进行术前指导,降低心血管不良事件发生。

核医学检查可以量化心肌血流量,应用负荷前和负荷后的心肌血流量的对照,可以评价心肌血流储备(图 15-2-12)。研究显示心肌血流储备分数<2.0(负荷后心肌血流量/负荷前心肌血流量<2.0),提示着不良预后,而且通过与受累冠状动脉节段狭窄积分(segmental stenosis score,即冠状动脉管腔狭窄≥50%的节段数)相结合,可以将冠心病患者分为4个风险等级,受累节段狭窄积分>4,并且心肌血流储备分数<2.0,预示着最高的风险。这个结果也充分说明解剖加功能的综合评估,是未来冠心病风险评估的趋势。

核医学检查可以提供心肌缺血的部位、范围和严重程度等重要信息,在结合心电门控扫描技术时,又可对左心室运动功能进行评价,是评估冠心病危险程度以及预后的有效检查手段,为临床长期治疗方案的制订(如患者选择单纯药物治疗还是再血管化治疗)提供了重要的参考依据。

大量的临床研究表明,心肌灌注成像(myocardial perfusion imaging,MPI)可用于已确诊冠心病患者的危险分层,常用的模型如下:①总积分(Sumed score,SS),是指所有心肌节段放射性分布评分的积分总和。②负荷总积分(summed stress score,SSS),它是负荷显像心肌节段异常的积分总和,进行心肌缺血严重程度的评估,累及一个心肌节段,并根据缺血的严重程度分为0~4分(0 为正常,1 为轻度缺血,2 为中度缺血,3 为重度缺血,4 为心肌灌注缺损,即心肌梗死),共17个心肌节段,每个心肌节段积分的总和即为SSS。SSS 评分正常为0~3分,轻度4~8分,中度9~13分,重度≥14分,评分越高,发生心脏事件的风险越大。③静息总积分(Summed rest

score,SRS),它是静息显像心肌节段异常积分的总和,在多数情况下(少数情况是指有活力的冬眠心肌),代表心肌梗死的范围和程度。SRS≥2,表示有心肌缺血和 SRS<2,表示心肌基本正常。④差值总积分(summed difference score,SDS),SDS = SSS−SRS,即反映心肌缺血的心肌节段积分的总和。SDS 是预测心肌梗死最强的预测因子,轻度心肌缺血 SDS<2;中度缺血 SDS 为 2~6;重度缺血为 SDS≥7。也有学者按 SDS 分为 SDS>4 为心肌存在缺血,SDS≤4 基本正常。⑤灌注总不足(Total perfusion deficit,TPD),是将总积分(SS)转化为受累心肌占全部心肌面积的百分比(%),即受累左心室心肌(%LV)= SS×(100÷所有心肌节段可能的最差评分总和)%,例如,假设 SS = 13(即 SSS 为 13),左心室按 20 个节段模型,最差评分为 4(根据心肌缺血严重程度,从轻到重,按 0、1、2、3、4 五位评分法),则最差总积分为 20×4 = 80,最后,LV% = 13×(100÷80)% = 16.26%,即 TPD = 16.26%,目前认为 TPD≥10% 是进行介入治疗的指征之一。

此外,在负荷状态下,左心室心腔缺血性扩大(transient ischemic dilation,TID)及左心室射血分数(LVEF)下降均为评价冠心病严重程度的指标。负荷 MPI 对预测冠心病患者心脏事件有着高度的阴性预测价值,负荷 MPI 结果正常或轻度异常患者的心脏事件风险低,这样的患者可以接受药物治疗;MPI 中、重度心肌缺血的患者,可从血运重建术获得比单纯药物治疗更多的益处,包括降低心脏事件发生率。

近年开始广泛应用于临床的心电图门控 MPI(G-MPI)在判断心肌缺血的同时能够提供左室射血分数等左室功能参数,G-MPI 进一步增加了传统 MPI 预测恶性心脏事件(心脏性死亡及非致死性心肌梗死)的价值。

在评估心脏的危险度方面,MPI 也存在不足。第一,MPI 缺乏冠状动脉管壁结构异常的信息。当动脉管壁出现粥样硬化改变时,不能仅仅依靠 MPI 的结果确定疾病的进展与预后。第二,在危险因素少,患冠心病可能性低的患者中,MPI 显像存在一定程度的假阳性。

四、心脏影像为冠心病 I 级和 II 级预防提供的证据

(一) 冠心病 I 级预防

根据患者心血管危险因素对其采取相应干预措

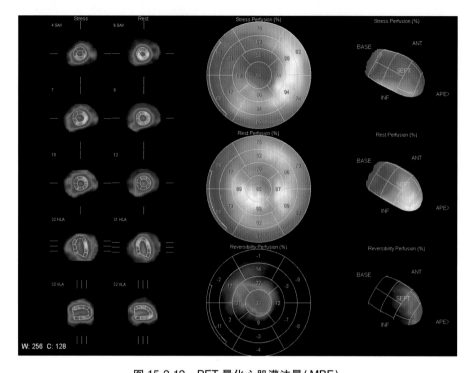

图 15-2-12　PET 量化心肌灌注量（MBF）
通过负荷态与静息态心肌血流图对比可以看出，左心室前壁近心尖处心肌缺血

施,以防止心血管事件的发生称为心血管疾病Ⅰ级预防。预防内容包括各种冠心病危险因素的控制。

1. 戒烟　吸烟为冠心病的危险因素,应避免任何形式暴露于烟草污染中。

2. 控制血压　高血压为心血管疾病的危险因素,应严格控制血压,血压控制的目标值一般是低于140/90mmHg。

3. 控制血脂水平　降低低密度脂蛋白（LDL）、升高高密度脂蛋白（HDL）,降低甘油三酯（TRIG）水平以减少心血管风险。LDL 作为调脂治疗的第一靶目标,极高危患者应使其值<1.8mmol/L,高危患者应<2.6mmol/L,低到中危患者维持水平<3.0mmol/L。

4. 控制糖尿病、改善胰岛素抵抗　糖尿病患者应使其糖化血红蛋白<7.0%。

5. 控制体重　使体质量指数（BMI）维持在 20～25kg/m²,男性腰围<94cm,女性<80cm。

6. 保持健康饮食　低饱和脂肪酸饮食,低盐饮食,多吃全麦食品、蔬菜、水果和鱼类,控制酒精摄入量（男性每天 20g 以内,女性 10g 以内）。

7. 适当运动锻炼　每周保证至少 150min 中等强度的有氧运动或 75min 的高强度有氧运动。

8. 预防性用药　服用小剂量阿司匹林（每天75mg）对于心血管高危患者或已有心血管病变的患者有获益;高危患者服用他汀药,使 LDL 水平达标;糖尿病患者年龄>40 岁,若无禁忌应服用他汀类以

降低心血管风险。

（二）冠心病Ⅱ级预防

冠心病Ⅱ级预防是指对已患有冠心病者,控制其发展和防止并发症,使其有效地康复。同时避免冠心病发作的原因,如饱餐、大量饮酒、过劳、精神紧张、情绪激动、突然的寒冷刺激等。在上述方法效果不明显时,应在医生指导下选用扩冠状动脉药物、β受体阻滞剂等,以防止冠心病恶化。一旦冠心病急性发作,如发生严重心绞痛,必须卧床休息,马上服用扩冠状动脉药物,最好进行就地治疗,待情况稳定后再送往医院。这样可以减少心肌梗死的产生。冠心病恢复期开始逐步康复锻炼。

冠心病Ⅱ级预防简单的治疗干预策略应遵循A～E 原则。A:阿司匹林和血管紧张素转换酶抑制剂（ACEI）药物;B:β受体阻滞剂（β-blocker）和控制血压（Blood pressure control）;C:戒烟（cigarette quitting）和降胆固醇（cholesterol-lowering）;D:合理饮食（diet）和控制糖尿病（diabetes control）;E:运动（exercise）。

（三）心脏性猝死

预防心脏病学的核心任务是防止心血管病严重不良事件（MACE）的发生,其中心脏性（心源性）猝死是重中之重。

1. 心脏性猝死相关临床表现　可以从以下四个角度看心脏性猝死:

（1）前驱症状:主要是新出现的或加重的心血

管症状,如胸痛、心悸、呼吸困难、疲乏等,可以持续几天至几个月;

(2) 终末事件的开始:指临床状态的突然改变,如心律失常、低血压、胸痛、呼吸困难、眩晕等,可以瞬间或 1h 后发展为心脏骤停;

(3) 心脏骤停:突然虚脱,丧失有效循环、意识丧失;可以在几分钟内或几周发展为生物学死亡;

(4) 生物学死亡:复苏失败或初步复苏后的电、机械或中枢神经功能丧失。

2. 心脏性猝死的病因和诱因

(1) 冠状动脉异常

1) 冠状动脉粥样硬化,包括慢性病变伴急性或一过性缺血(血栓、痉挛、生理应激)、慢性病变伴先驱的心肌梗死、急性心肌梗死;

2) 冠状动脉先天性异常,如冠状脉起源于肺动脉、冠状动静脉瘘、左冠状动脉起源于右冠窦、冠状动脉发育不全等;

3) 冠状动脉栓塞,主动脉瓣或二尖瓣所致心内膜炎、机械瓣术后、自体瓣膜异常或左心室内血栓、血小板栓塞;

4) 冠状动脉炎,如川崎病、结节性多动脉炎、梅毒累及冠状动脉开口等;

5) 各种冠状动脉开口部阻塞,如马方综合征合并主动脉夹层、冠状窦夹层或破裂、主动脉瓣黏液变性息肉、乳头状瘤等导致冠状动脉开口阻塞;

6) 冠状动脉功能性阻塞,如痉挛、心肌桥。

(2) 心室肌肥厚

1) 左心室肥厚伴冠心病;

2) 肥厚型心肌病,包括梗阻性和非梗阻性;

3) 主动脉瓣病变导致的左心室肥厚;

4) 原发性或继发性肺高压,如严重的慢性右心室超负荷,妊娠肺高压。

(3) 心肌病和心功能不全

1) 慢性充血性心功能不全,如缺血性心肌病、特发性扩张型心肌病、酒精性心肌病、心肌炎后心肌病、围生期心肌病等;

2) 急性和亚急性心功能不全,如大面积急性心肌梗死、急性心肌炎、主动脉瓣狭窄或换瓣后球瓣栓塞;

3) 心脏结构的破裂,如心室游离壁破裂、二尖瓣装置破裂、室间隔破裂等;

4) 心室顺应性下降导致急性肺水肿。

(4) 炎症性、浸润性、肿瘤性和退行性病变

1) 病毒性心肌炎,包括急性期或者心肌炎后间质纤维化;

2) 血管炎相关的心肌炎;

3) 结节病;

4) 进行性系统性硬化;

5) 淀粉样变;

6) 血色病;

7) 特发性巨细胞性心肌炎;

8) Chagas 病;

9) 心脏神经节炎;

10) 致心律失常性右心室发育不良;

11) 右心室心肌病;

12) 神经肌肉疾病,如肌营养不良症、Friedreich 共济失调、营养不良性肌强直;

13) 心肌内肿瘤,包括原发性和转移性;

14) 阻塞性腔内占位,包括肿瘤和血栓。

(5) 心脏瓣膜病

1) 主动脉瓣狭窄和关闭不全;

2) 二尖瓣破裂和脱垂;

3) 心内膜炎;

4) 人工瓣膜功能障碍。

(6) 先天性心脏病

1) 主动脉瓣和肺动脉瓣狭窄;

2) 左向右分流疾病导致艾森曼格综合征;

3) 先心病手术后远期。

(7) 电生理异常

1) 传导系统异常,如希氏束-浦肯野系统纤维化、异常传导通路,如预激综合征;

2) 复极异常,如先天性 QT 间期异常、获得性长 QT 间期综合征、Brugada 综合征、早复极综合征;

3) 无明确原因的心室颤动。

(8) 神经激素和中枢神经系统导致的电不稳定

1) 儿茶酚胺依赖型多形性室性心动过速;

2) 其他儿茶酚胺依赖的心律失常;

3) 中枢神经系统相关的疾病。

(9) 婴儿猝死综合征和儿童猝死

1) 婴儿猝死综合征,如呼吸控制功能不成熟、长 QT 间期综合征、先天性心脏病、心肌炎;

2) 儿童猝死,如艾森曼格综合征、先天性心脏病术后、心肌炎、电功能遗传病(如长 QT 间期综合征)、没有可识别的器质性或功能性异常。

(10) 其他

1) 剧烈运动后的猝死;

2) 心脏钝性外伤;

3) 静脉回流机械障碍,如急性心包压塞、大块

肺栓塞、急性心内血栓形成；

　　4）主动脉夹层；

　　5）毒性和代谢紊乱，如电解质紊乱、代谢紊乱、抗心律失常的致心律失常的作用、非心脏药物的致心律失常作用；

　　6）类似心脏性猝死，如急性酒精中毒、急性哮喘发作、空气或羊水栓塞。

（四）心脏 CT 为冠心病Ⅰ级和Ⅱ级预防提供的证据

　　如前所述，通过 CT 非增强扫描获得的冠状动脉钙化积分（CACS）可以用来评估冠状动脉粥样硬化病变程度、定量评价斑块负荷，通过 CACS 是否进展的变化可以反映冠心病危险因素的控制情况（图 15-2-13），从而达到评价冠心病Ⅰ级预防疗效的作用。

　　冠状动脉钙化进展反映冠心病Ⅰ级预防效果：据中国医学科学院阜外医院吕滨教授团队发表的资料显示，冠状动脉钙化进展较多发生在男性、年龄大、吸烟、糖尿病、高血压、高胆固醇血症、早发心血管病家族史等高危因素患者中，因此对这些患者的Ⅰ级预防尤其重要。图 15-2-14 显示，随年龄增加，冠状动脉钙化积分增加情况会更加普遍，且男性在 65 岁前均高于女性。

　　1. 危险因素及其治疗情况对冠心病Ⅰ级预防的影响　引用中国医学科学院阜外医院吕滨教授团队的数据，以钙化积分进展为冠心病Ⅰ级预防的"终点事件"，单因素 Cox 回归分析显示，心血管危险因素对冠状动脉钙化进展产生影响，男性、增龄、肥胖、糖尿病、高血压、吸烟、糖尿病治疗及高血压治疗为预测冠状动脉钙化进展的危险因素（p 均<0.001）；多因素 Cox 回归分析显示，年龄、男性、糖尿病、高血压、吸烟，是具有统计学意义的预测指标（表 15-2-46）。

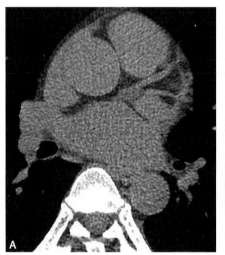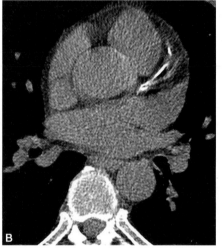

图 15-2-13　冠状动脉钙化扫描

女性，50 岁，既往有糖尿病，高血压，高脂血症病史。A. 初次冠状动脉钙化扫描各支冠状动脉未见钙化；B. 3 年后随访，冠状动脉钙化积分 636 分，显示为明显增长

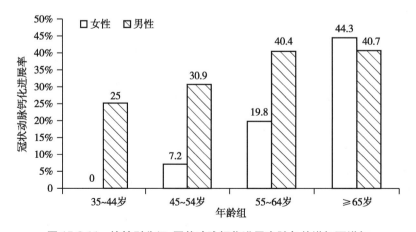

图 15-2-14　按性别分组，冠状动脉钙化进展率随年龄增加而增加

表 15-2-46　危险因素对钙化进展影响的单因素及多因素 Cox 回归分析

	单因素 Cox 回归 HR(95%置信区间)	p	多因素 Cox 回归 HR(95%置信区间)	p
男性	2.12(1.60~2.82)	<0.001	1.57(1.08~2.30)	0.020
年龄/岁	1.05(1.04~1.07)	<0.001	1.06(1.04~1.07)	<0.001
糖尿病	3.04(2.17~4.25)	<0.001	1.98(1.16~3.39)	0.012
糖尿病治疗	3.22(2.15~4.82)	<0.001	1.15(0.52~2.54)	0.724
冠心病家族史	0.90(0.65~1.26)	0.544	–	–
体重指数/(kg/m²)	1.06(1.02~1.10)	0.004	0.95(0.90~1.01)	0.077
高血压	1.80(1.38~2.36)	<0.001	1.27(1.10~2.01)	0.026
高血压治疗	2.10(1.60~2.76)	<0.001	1.41(0.89~2.25)	0.143
高胆固醇血症	1.39(0.98~1.98)	0.064	1.25(0.89~2.25)	0.143
吸烟	1.93(1.47~2.53)	<0.001	1.71(1.19~2.45)	0.003

多因素 Cox 回归为纳入性别、年龄、糖尿病、糖尿病治疗、高血压、高血压治疗、体重指数、吸烟后的多因素回归分析

2. 颈动脉内膜增厚联合冠状动脉钙化积分对冠心病预防的价值　引用中国医学科学院阜外医院吕滨教授团队于 2010 年发表在《岭南心血管病杂志》上的研究数据,共纳入近 1 000 例社区自然人群进行研究,采集患者的各项危险因素、血生化指标、颈动脉内膜增厚情况、冠状动脉钙化积分等指标体系,综合评价冠心病风险与各项危险因素的关联,从而指导冠心病的预防(表 15-2-47、图 15-2-15)。

表 15-2-47　入选人群的一般资料和冠心病危险因素

基本资料	男性(n=475)	女性(n=507)
年龄/岁	53.10±10.15	55.35±9.57
身高/cm	169.62±7.83	157.34±5.54
体重/kg	72.21±10.44	62.25±9.73
体重指数/(kg/m²)	25.27±6.87	25.13±3.66
心率/(次/min)	73.09±10.89	73.54±10.06
收缩压/mmHg	129.58±18.20	128.69±19.70
舒张压/mmHg	81.65±10.39	76.16±10.38
高血压病/%	41.7	42.6
降压治疗/%	63.1	74.1
总胆固醇/(mg/dl)	180.78±34.76	189.55±32.43
甘油三酯/(mg/dl)	151.70±154.01	123.14±70.49
高密度脂蛋白/(mg/dl)	48.42±10.58	55.87±11.51
低密度脂蛋白/(mg/dl)	103.49±30.13	109.21±28.43
血肌酐/(mg/dl)	73.05±14.66	58.11±20.58
高脂血症/%	36.6	31.8
降脂治疗/%	3.5	3.7
血糖/(mg/dl)	97.43±31.34	94.37±23.16
糖尿病/%	9.7	8.7
降糖治疗/%	65.2	65.9
吸烟史/%	78.5	4.9
正在吸烟/%	63.6	3.6
饮酒史/%	61.3	6.3
正在饮酒/%	54.9	5.3
脑卒中/%	4.6	6.7
冠心病家族史/%	22.5	27.6

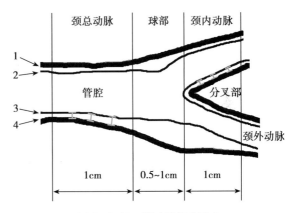

图 15-2-15　颈动脉超声检查

血管内膜厚度(IMT)测量部位及方法示意图,即测量管腔-内膜界面与中层-内膜界面之间的距离

本组数据显示,男性颈总动脉(CCA)和颈内动脉(ICA)的血管内膜厚度(IMT)大于女性,且冠状动脉钙化发病率和钙化积分均是男性高于女性,提示男性冠心病预防负担重于女性(表 15-2-48)。

表 15-2-48　男性与女性测量颈动脉内膜厚度(IMT)与冠状动脉钙化的对比

	男性	女性	p
颈总动脉 IMT/mm	0.86±0.19	0.80±0.17	<0.001
颈内动脉 IMT/mm	0.65±0.15	0.60±0.14	<0.001
冠状动脉钙化阳性率/%	46.9	32.3%	<0.001
冠状动脉钙化积分	152.4	81.6	<0.001

表 15-2-49 和图 15-2-16 数据显示,男女性别内各年龄组间的颈总动脉 IMT 和颈内动脉 IMT 均随年龄的增加而增加(p<0.001)。同时发现,以冠状动脉钙化为代表的粥样硬化病变的发病情况及严重程度均与颈动脉血管内膜厚度相关,提示了心脑血管动脉粥样硬化病变共同的发病机制以及病变分布和发病严重程度的同步性(图 15-2-17)。

表 15-2-49　随年龄增加男性和女性人群的颈动脉血管内膜厚度增加

年龄/岁	男性			女性		
	n	颈总动脉 IMT	颈内动脉 IMT	n	颈总动脉 IMT	颈内动脉 IMT
40~49	43	0.68±0.13	0.57±0.12	1	0.70	0.40
50~59	179	0.82±0.17	0.62±0.13	191	0.73±0.14	0.56±0.13
60~69	131	0.90±0.18	0.68±0.16	146	0.79±0.15	0.60±0.11
70~79	73	0.92±0.18	0.68±0.14	112	0.86±0.17	0.64±0.12
≥80	49	1.00±0.20	0.76±0.15	57	0.94±0.19	0.70±0.16
p		<0.001	<0.001		<0.001	<0.001

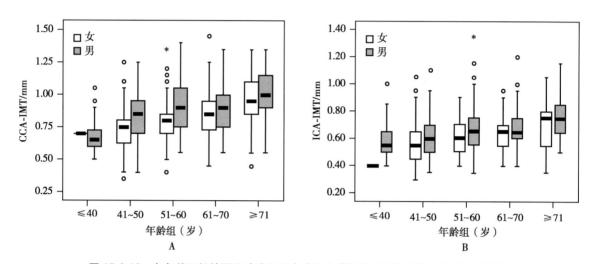

图 15-2-16　各年龄组间的颈总动脉和颈内动脉内膜厚度(IMT)均随年龄增加而增加

A.颈总动脉内膜厚度与年龄的关系;B.颈内动脉内膜厚度与年龄的关系;CCA:颈总动脉;ICA:颈内动脉;IMT:血管内膜厚度

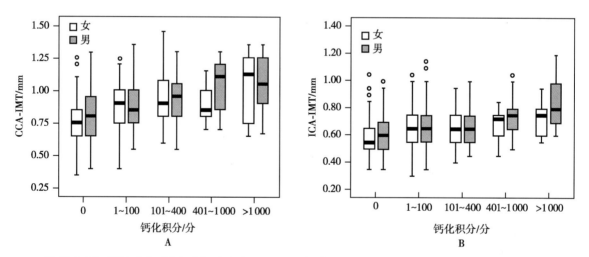

图 15-2-17　颈总动脉(CCA)和颈内动脉(ICA)血管内膜厚度(IMT)随冠状动脉钙化积分增加而增加

A、B 图分别示男、女组间冠状动脉钙化积分增加,颈总动脉(CCA)和颈内动脉(ICA)血管内膜厚度(IMT)也在增加,说明了两处血管的动脉粥样硬化病变发病与严重程度均存在相关关系

3. 心脏 CT 与冠心病 Ⅱ 级预防

冠状动脉钙化积分预测冠心病:研究发现冠状动脉钙化积分(CACS)对于诊断冠心病(1 支以上冠状动脉管腔狭窄≥50%)具有较高的敏感性和阴性预测能力,但特异性较低。2002 年 Budoff 等对 1 851 例行冠状动脉造影和 CACS 进行对照研究,结果显示 CACS 诊断冠心病的敏感性为 95%,特异性为 66%,阴性预测值为 98%。

由于钙化斑块可以存在于非阻塞性冠状动脉病变中,无症状患者中冠状动脉钙化的存在,只能说明存在冠状动脉粥样硬化及冠心病风险、有必要进行进一步检查,但并不能据此认定存在血管重构及血管重构的程度。因此,作为临床医师必须意识到冠状动脉钙化表明存在动脉粥样硬化,但更多的情况并没有显著性狭窄。

早在 2006 年,AHA 指南及 NCEP ATP Ⅲ 指南均指出,对于具有多个危险因素的患者,或者高冠状动脉钙化积分(高于同性别年龄组的 75th 上限),原则上均需要进行强化的降 LDL 治疗。

CACS 可以预测有症状人群的冠心病事件。Detrano 等在一项针对 491 例行冠状动脉造影和 CT 检查患者的 30 个月随访中发现,与钙化积分处于最低 4 分位中的患者相比,高 CACS 与冠心病事件增加相关(OR 值 10.8,95%置信区间 1.4~85.6)。

CACS 也能够预测无症状人群的冠心病事件。Shaw 等对 10 377 例(女性占 40%)无症状个体进行平均 5 年的随访,结果显示不论男性还是女性,其 CACS 均是死亡的独立预测因素($p<0.001$),风险会随着基线钙化积分成比例增加(校正危险因素后 CACS 在 11~100、101~400、40~1 000 的相对危险度分别为 1.7、2.5 和 4.0)。这项大型观察数据表明,将冠状动脉钙化纳入传统危险因素对于预测全因死亡率提供了额外信息。

CACS 的阴性预测价值很高。Sarwar 等对 1990 年至 2008 年发表的 49 个原创性研究进行荟萃分析,共 85 000 例患者的研究结果发现,25 903 例无 CAC 患者中仅有 146 例(0.56%)在平均 51 个月的随访中发生心血管事件,并据此总结出 CAC 阴性,预示着未来心血管事件发生的可能性极低。

中国医学科学院阜外医院吕滨教授团队发表资料连续入选 120 例(平均年龄 58.9 岁,男性占 61.7%)初次 CT 冠状动脉血管成像(CCTA)结果为单支孤立性非钙化斑块为主病变、且管腔狭窄约 50% 的患者,根据其治疗情况分为"未接受他汀类药物治疗"组、"一般他汀治疗组"(服用他汀药物,但是 LDL 胆固醇没有下降到理想水平)和"强化他汀治疗组"(服用他汀药物,LDL 胆固醇下降到理想水平)。1.5~2 年后复查 CCTA,测量结果显示,"强化他汀治疗组"与"未接受他汀治疗组"相比,前者冠状动脉斑块总体积减少 16.2%,而后者却增加了 15.2%,说明强化他汀治疗能够缩小冠状动脉斑块体积,从而起到抑制斑块进展的作用,斑块负荷相对较大的患者更易从强化他汀治疗中获益,这同时说明了 CT 对冠心病 Ⅱ 级预防起到了筛查、斑块定量评估和斑块及冠心病事件随访的作用(表 15-2-50、图 15-2-18、图 15-2-19)。

表 15-2-50　不同他汀药物治疗后斑块特征年变化率的比较

每年斑块变化	强化他汀治疗组	一般他汀治疗组	未接受他汀治疗组	p
低密度斑块体积/mm³	−7.1±13.1	−2.8±7.6	0.9±12.7	<.001
总斑块体积/mm³	−16.4±35.0	−0.1±25.6	12.3±32.4	<.001
斑块体积百分比/%	−6.2±11.8	−1.8±11.2	3.5±12.1	<.001

结果以均值±标准差形式表示

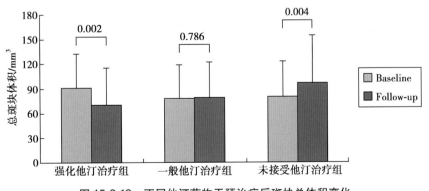

图 15-2-18　不同他汀药物干预治疗后斑块总体积变化

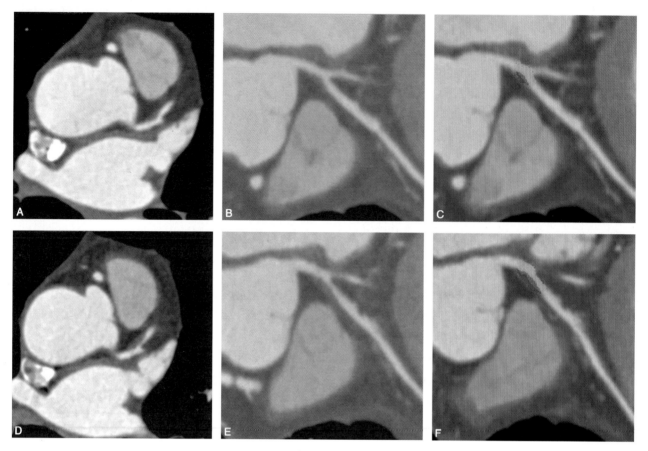

图 15-2-19 CCTA 检查显示中度非钙化斑块的自然进展
女性,55 岁,未服用他汀药物。A、B、C. 斑块的基线资料;D、E、F. 24 个月后复查 CCTA,斑块明显进展

(吕 滨 安云强)

参 考 文 献

1. 陈伟伟,高润霖,刘力生,等.《中国心血管病报告 2017》摘要. 中国循环杂志,2018,33(1):1-8.

2. Zhennan Li, Zhihui Hou, Weihua Yin, et al. Effects of statin therapy on progression of mild noncalcified coronary plaque assessed by serial coronary computed tomography angiography:A multicenter prospective study. Am Heart J,2016,180:29-38.

第十六章 心血管病的循证放射学及其发展方向

第一节 心血管病诊断的循证放射学

一、心血管病放射影像学研究中的伦理学

（一）医学伦理学概述

1. 医学伦理学含义 医学伦理学是运用一般伦理学原理，研究和解决医疗实践和医学发展中道德问题的科学。医学伦理学经历了"古代医德学"、近现代的"医学伦理学"，以及当代的"生命伦理学"，体现了时代发展在整个人类医学相关领域的道德水平的提高，以及涉猎范围、应用广度和深度的发展变化。它已经不仅仅是"医患关系""医医关系""医疗机构"之间的关系，更加上升到生命这一广泛的学科领域，涉及了生命科学、卫生保健、卫生改革与政策等，超越了生物医学模式，变成生物-心理-社会医学模式。

2. 医学伦理学基本原则 美国学者比彻姆和查尔瑞斯提出了四原则，即"尊重原则""不伤害原则""有利原则"和"公正原则"。

（1）"尊重原则"，即医务人员尊重患者的伦理原则，如尊重患者的生命及其价值、尊重患者的人格、尊重患者的隐私权、尊重患者的自主权；

（2）"不伤害原则"，指医务人员的行为，应该对患者尽可能地避免造成伤害。但是有时候负面伤害难以避免，如药物的毒副作用。因此，该原则的出发点首先是医疗行的动机和意向是好的，杜绝有意和责任伤害，其次是提供最佳诊治方法，第三是选择获益大于伤害的诊治方法给患者；

（3）"有利原则"，即为患者做有利的事，不做损害的事，选择让患者获益的诊治方法；

（4）"公正原则"，指社会人群在公共医疗卫生服务方面，应该获得与个人支付能力匹配的服务水平，全体社会力求使每个社会成员均达到基本生存标准。

3. 涉及患者的医学伦理 任何创新的诊断技术、药物、手术器械、体内植入物等，在临床应用于患者前，都要经过严格的临床试验，必须经过医学研究伦理委员会的严格审查通过后，才可实施。即使器材、药品等上市后已经成功应用于临床，很多临床研究仍需要经过伦理委员会的审核，这是因为很多研究是前瞻性的，都会涉及伦理的问题，需要确定是否符合上述四个原则。另外，即使是临床常规工作，因为存在不可预知的风险，同样需要患者签署"知情同意书"。

（1）受试者的知情同意：在临床研究的伦理审核中，"知情同意书"是被审查的核心内容之一，它体现了医生（研究者）的义务性，包括医生帮助患者了解疾病及其状态和诊疗计划的义务，也包括患者的义务，即协助医生做出决定；体现了患者的意向性和自愿性，即患者有意向了解病情和研究方案，并自愿参与其中。

一份合格的临床医学研究的"知情同意书"，应该包含以下几部分内容。

1）"知情同意书"告知页：在此部分需要详细地告知患者①该项研究的基本情况，以及患者为什么要签署"知情同意书"；②研究背景，即该研究的意义；③研究目的；④研究方法与内容；⑤研究过程与期限；⑥研究流程；⑦参与研究的风险；⑧参与研究的获益；⑨研究的赔偿与补偿；⑩该研究有无替代检查；⑪保密性，主要对患者的个人信息和疾病信息进行保密；⑫自愿参加与退出；⑬可能的利益冲突；⑭研究终止。

2）"知情同意书"签字页：主要包括患者的①同意参加研究的声明；②患者对"风险与获益"的知情声明；③患者自愿参加或退出的声明；④患者同意研究者利用自己资料并保密原则的声明；⑤参加研究的患者（受试者）、监护人代表、研究者共同签名及签署日期。

（2）临床医疗工作中的知情同意：在临床医疗

工作中,即使是所谓的临床常规操作和诊断技术,同样需要患者签署知情同意书,因为这些操作和诊断技术,尤其是有创手术操作,均存在不可预知的损伤患者(或者是并发症)的可能性。这些知情同意书通常包括"手术或有创操作知情同意书""麻醉知情同意书""输血或血制品知情同意书""某种特殊检查或治疗知情同意书""使用自费药品或医疗耗材知情同意书"等五大类。"知情同意书"的内容包括①基本信息,如姓名、性别、年龄、科室、住院号、门诊号、病历号等;②病情、诊断和检查方案;③拟施上述手术、操作、检查等可能出现的风险、并发症、特殊情况等;④术中、检查中紧急情况处置授权;⑤授权特定的医生实施手术;⑥患者知情选择、签名;⑦患者家属签名(法定监护人、委托代理人、同意对该患者实施手术的其他直系亲属);⑧告知医生的陈述、签名;⑨见证人签名(重大手术时可采用);⑩签署时间。

(二)心血管病放射影像学的伦理问题

1. 心血管病临床影像检查的伦理 在临床医学影像学工作中,无论是研究哪个系统的疾病,无论是采用什么影像学设备,检查都可能造成患者出现不良反应、并发症、甚至是损伤和死亡。以下以心血管病 CT 和磁共振影像学检查为例,阐述知情同意等伦理方面的问题。

(1)心血管 CT 检查:心血管病 CT 检查必须施行碘造影剂增强扫描,因此存在碘过敏的风险。在检查前,需要给患者讲解这项检查的必要性(适应证)、询问有无禁忌证、检查过程中可能出现的风险等。开单医生或者 CT 预约人员需要排除 CT 检查禁忌证或相对禁忌证,如既往碘过敏病史、目前正在发病的支气管哮喘、甲状腺功能亢进、怀孕等,以及询问心、肝、肾功能情况。

"知情同意书"常常合并在检查申请单中,需要包含以下内容:①基本信息,如姓名、性别、年龄、科室、住院号、门诊号、病历号等;②患者主诉、现病史、临床表现、危险因素等信息;③拟行 CT 检查的目的、检查部位等;④CT 检查中可能出现的风险、并发症、特殊情况等,如碘过敏反应,最严重情况可以发生过敏休克和死亡;碘造影剂渗漏的特殊情况,导致检查失败的情况等;⑤根据患者的病情,可能出现突发病情加重的意外情况,如主动脉夹层的破裂,导致患者的死亡;⑥患者知情同意、签名;⑦患者家属签名(法定监护人、委托代理人、同意对该患者实施检查的其他直系亲属或陪同人员);⑧告知医生的陈述、签名;⑨签署时间。

心血管影像 CT 检查的申请单和知情同意书格式可参考表 16-1-1。

表 16-1-1　CT(增强)检查的申请单和知情同意书模板

×××医院 CT 检查申请单和知情同意书			
患者姓名:	年龄:	性别:	科室(病房):
门诊号:	住院号:	病历号:	影像号:
患者主诉和现病史:			
患者临床表现和危险因素:			
拟行 CT 检查的目的、检查部位、特殊要求:			
知情同意书内容			
1. CT 增强检查的禁忌证和相对禁忌证:如既往曾发生使用碘造影剂后,出现碘过敏或过敏样严重不良事件、目前已经怀孕、目前存在没有控制的甲状腺功能异常、目前存在支气管哮喘病、目前有严重的肾功能不全、目前有严重的心功能不全而不能配合检查、目前有严重频发的心律失常(如果需要观察心脏和冠状动脉)等。 2. CT 检查中可能出现的风险、并发、特殊情况:①碘过敏反应,最严重情况可以发生过敏休克和死亡;②碘造影剂渗漏的特殊情况;③导致检查失败的情况,如患者心律不齐、心律失常等;患者在检查中呼吸和运动;④根据患者的病情,可能出现突发病情加重的意外情况,如主动脉夹层的破裂,导致患者的死亡;⑤X 线辐射,均在安全范围内。 3. CT 检查后可能出现的情况:①延迟碘过敏反应;②造影剂诱导肾病(CIN),表现为肾功能短暂或一过性降低;③胃肠道反应,呕吐等。 4. 知情同意声明:我已经被告知上述并不限于上述检查风险,并在完全理解了上述风险存在可能性的基础上,接受该项检查。一旦发生上述风险和意外,医生会采取积极应对措施。			
患者签名:		签字时间:	
监护人/家属签名:		签字时间:	
谈话医生签名:		签字时间:	

（2）心血管磁共振检查：心脏磁共振（CMR）检查是一项应用大型 MRI 设备的影像学检查。在检查前，需要给患者讲解这项检查的必要性（适应证）、询问有无禁忌证、检查过程中可能出现的风险等。开据 CMR 检查单的医生以及 CMR 预约人员，需要排除 CMR 检查禁忌证或相对禁忌证，以及询问心、肝、肾功能情况。

"知情同意书"常常合并在检查申请单中，需要包含以下内容：①基本信息，如姓名、性别、年龄、科室、住院号、门诊号、病历号等；②患者主诉、现病史、临床表现、危险因素等信息；③拟行 CMR 检查的目的、检查部位等；④磁共振强磁场可能导致的危险；CMR 检查中可能出现的风险、并发症、特殊情况等；⑤增强检查时，可能出现造影剂过敏（钆造影剂说明书）；根据患者的病情，可能出现突发病情加重的意外情况，如主动脉夹层的破裂，导致患者的死亡；⑥患者知情同意、签名；⑦患者家属签名（法定监护人、委托代理人、同意对该患者实施检查的其他直系亲属或陪同人员；⑧告知医生的陈述、签名；⑨签署时间。

CMR 检查的申请单和知情同意书格式可参考表 16-1-2。

2. 常见的心血管病放射影像学研究设计与伦理问题 各种医学研究，特别是前瞻性研究，需要患者知情同意，并需要患者自愿参加研究；即使是回顾性研究，因为需要应用患者的临床资料以及医学影像学资料，都存在着医学伦理的问题。根据科研设计的不同，以下简述心血管放射影像学常见研究类别的伦理问题。

（1）诊断准确性的研究：这是临床最常见的影像学研究模式，主要用于验证影像学技术的图像质量及诊断准确性、可重复性。这往往需要设立诊断方法的"金标准"或者"参照标准"，这就存在着对患者的"重复和过度"检查问题。例如，冠状动脉 CT 血管成像（CCTA）作为新技术应用前，需要与作为"金标准"的经导管冠状动脉造影（ICA）进行对照研

表 16-1-2 MRI 检查的申请单和知情同意书模板

×××医院磁共振（MRI）检查申请单和知情同意书			
患者姓名：	年龄：	性别：	科室（病房）：
门诊号：	住院号：	病历号：	影像号：
患者主诉和现病史：			
患者临床表现和危险因素：			
拟行 MRI 检查的目的、检查部位、特殊要求：			
知情同意书内容			
1. 强磁场的危险性：MRI 检查室内的磁场非常强，任何进入检查室内人员，如果体内植入或体外携带的铁磁性物品（含铁金属）都会被强大的磁场吸引，严重者会造成人身伤害。因此，进入 MRI 检查室前被检查者和家属均应仔细阅读。若有所列的随身物品，必须取出，不能带入 MRI 检查室；不能取出的体内植入物，应向医护人员咨询，以评估可否做 MRI 检查。如钥匙、手表、手机、硬币、项链、耳环、首饰、发卡、磁卡、腰带、带有金属的衣服和内衣等；有手术史、钢钉及钢板等金属植入史、体内有假牙、电子眼、义眼及假肢等、金属节育环、妊娠、金属碎片溅入史等情况，必须告知医生及护士。			
2. 以下情况者被视为 MRI 增强检查的禁忌证：装有心脏起搏器（磁共振兼容的除外）、可植入性除颤仪（ICD）等；体内有铁磁性金属植入物（如人工心脏瓣膜、人工耳蜗、药物剂量控制装置、胰岛素剂量泵、动脉瘤夹术后、冠状动脉支架术后 3 个月内），存在上述情况者需要慎重检查，检查前需要咨询医生和查阅上述医用器材的说明书；既往有使用钆造影剂过敏病史；有幽闭综合征病史患者；急性或慢性肾功能不全患者，钆造影剂可能会引起肾源性系统性纤维化，但极其罕见。			
3. MRI 检查中可能出现的风险、并发症、特殊情况：①极少数患者使用 MRI 增强造影剂（钆剂）后，有出现过敏反应的可能性，严重者可危及生命；②钆造影剂渗漏于皮下的特殊情况；③导致检查失败的情况；④根据患者的病情，可能出现突发病情加重的意外情况，如恶性心律失常、主动脉夹层的破裂等，导致患者的死亡；⑤MRI 检查没有 X 线辐射。			
4. MRI 检查后可能出现的情况：①钆造影剂延迟过敏反应；②钆造影剂诱导肾源性系统性纤维化；③其他可能出现的不良反应。			
5. 知情同意声明：我已经被告知上述并不限于上述检查风险，并在完全理解了上述风险存在可能性的基础上，接受该项检查。一旦发生上述风险和意外，医生会采取积极应对措施。			
患者签名：		签字时间：	
监护人/家属签名：		签字时间：	
谈话医生签名：		签字时间：	

究,评价 CCTA 诊断的准确性。如果研究设计是前瞻性的,已知需要患者采用两种有 X 射线辐射的检查技术,因此必须通过伦理委员会的审查,入选患者也必须知情同意。类似这样的研究存在的伦理学问题必须阐述清楚,包括①患者知情同意书;②患者安全与风险说明;③患者病情和临床资料的隐私保护;④出现不良事件的上报和处理原则,包括赔偿与补偿;⑤患者获益,如检查费用的减免。

如果研究是回顾性的,如因患者先采用了 CCTA 检查后发现了冠状动脉病变,然后临床医生建议患者行 ICA 检查,这样的研究可以申请"知情同意"豁免。因为此为回顾性的,未对患者的诊疗流程发生影响,只是应用了患者的影像学和临床资料。但因这样的研究存在入选患者的偏倚,所以研究价值受限。

(2) 新技术临床适用性的研究:近几年心血管影像新技术较多,如在 CT 领域出现的 CT 心肌灌注(CTP)、CT 血流储备分数(CT-FFR)等;在 CMR 领域出现的 T_1-mapping 成像、细胞外容积(ECV)计算等。在临床应用前,新技术都应该进行严格的临床试验,这是因为这些技术需要在患者身上加以验证,验证其可行性、可重复性和准确性等,势必存在医学伦理问题。

影像学临床试验的要求与药物临床试验相同,需要极为严格的研究方案设计、伦理审查、第三方检查、数据管理和分析、不良事件上报等工作流程和关键环节,都需要经过伦理委员会的审批和把关。涉及的医学伦理问题主要包括:①患者知情同意;②患者安全与风险说明;③患者病情和临床资料的隐私保护;④出现不良事件的上报和处理原则,包括赔偿与补偿;⑤患者获益,如检查费用的减免;⑥方案偏离、修改等的报备等。

(3) 临床诊断路径研究:既使是临床常用的、成熟的新技术,在替代老技术时,也需要证明其不会对患者的诊疗产生不良后果,这需要前瞻性、随机分组的对照研究,研究层次和要求也很高。例如国外一项关于急性胸痛、疑诊急性冠脉综合征的研究,传统的诊断路径是首选 ICA(冠状动脉造影)检查,替代的诊断路径是 CCTA 检查。该研究采用前瞻性随机分组对照研究,随机将患者分成 ICA 组和 CCTA 组,发现后者能够显著减少患者在急诊室的留观时间、降低费用,且患者安全性并无降低。因此得出结论,对此类患者既往需要行 ICA 检查,现在可以采用 CCTA 作为替代。这样的研究临床价值很高,但同时试验设计和知情同意均需要通过伦理委员会的审查。

这种研究通常称为随机对照试验(RCT 研究,randomized controlled trial),涉及的医学伦理问题主要包括:①患者知情同意;②患者安全与风险说明;③患者病情和临床资料的隐私保护;④出现不良事件的上报和处理原则,包括赔偿与补偿;⑤患者获益,如检查费用的减免;⑥方案偏离、修改等的报备等。

(4) 基于影像学的队列研究:完整收集患者的临床资料(包括症状、危险因素、血液检验指标、服用药物等)、影像学资料及其他相关资料,定期随访患者的临床事件和结局,研究上述资料与临床事件及结局的关系,此为队列研究。因为需要患者配合、同意使用其资料并接受随访等,有时甚至需行进一步检查随访,所以须获得患者的知情同意,这些都应符合伦理的要求。队列研究存在的伦理问题主要有:①患者知情同意;②患者安全与风险说明;③患者病情和临床资料的隐私保护;④出现不良事件的上报和处理原则,包括赔偿与补偿原则;⑤患者获益说明。

(5) 影像学与其他技术的联合研究:CT 和 CMR 技术已经成熟并常规应用于临床,但是其他的技术或者检查尚未经临床广泛使用,这样的联合应用研究也需要医学伦理学审核。例如,应用 CCTA 观察评价冠状动脉斑块是一项常规的技术,但是用某些特殊血生化标志物来预测易损斑块目前还未成为常规的检查技术,如金属基质蛋白酶(MMP)、人可溶性 CD40 配体(sCD40L)酶联免疫分析,如果需要患者配合抽血检查,就一定会涉及知情同意原则,需要考虑伦理问题。

联合研究存在的伦理问题主要有:①患者知情同意;②患者安全与风险说明;③患者病情和临床资料的隐私保护;④出现不良事件的上报和处理原则,包括赔偿与补偿原则;⑤患者获益说明。

二、心血管循证放射学及研究设计

循证放射学(Evidence-based Radiology,EBR)于 1999 年被引入中国,它的核心是在循证医学原则的指导下,采集临床实践中的影像学证据,从中提取客观的诊断性信息,用于放射学技术与信息的评价和筛选,指导临床医疗实践,并制订科学决策,包括疾病诊断、临床检查路径、治疗策略制订、研究设计、教育与培训、卫生经济决策等。

1. 循证放射学研究的层次

(1) 第一层次,即技术效能研究,验证某项影像

学技术的图像质量、测量的准确性和技术操作的可重复性;

(2)第二层次,即诊断效能和可重复性研究,是放射学医师采用该技术对某一疾病的诊断准确性和可重复性进行研究,是临床医师认同该技术的基本依据;

(3)第三层次,即临床诊断检查路径研究,证明采用该成像技术对改变患者诊断效率、及相对于传统诊断路径的优劣;

(4)第四层次,即医学干预价值的研究,证明采用该医学成像技术后,对改变患者治疗手段、治疗适应证和治疗疗效的价值;

(5)第五层次,即疾病预后的研究,证明采用该医学成像技术后,对改变患者安全性和短期、中长期预后的价值;

(6)第六层次,即社会效能评价,研究该医学成像技术的投入产出比或花费-有效性(cost-effectiveness),并与传统诊断技术进行比较。这六个层面的研究由浅入深,涵盖了临床诊断和治疗的全过程,为疾病的管理提供影像学依据。

2. 循证放射学常见的研究模式和设计

(1)影像技术的研究:研究某种影像设备或技术的成像能力、图像分辨率和测量准确性及检查成功率等。例如,在应用双源CT对冠状动脉血管成像(CCTA)前,需要评价其技术成功率、辐射剂量和图像质量等。该类研究应该尽可能采用连续病例,不加干预和挑选,才能反映临床真实状况。

与既往同类设备的对比研究,例如双源CT与既往64排CT行CCTA的技术参数、图像质量、辐射剂量等比较,应该尽可能采用前瞻性随机对照试验设计,才能有可比性,结果才能让临床所信服。

同类设备不同扫描方案的对比研究,例如,比较双源CT低辐射剂量和低碘造影剂用量("双低模式")与传统扫描参数行CCTA的对比研究,对比两组图像质量、辐射剂量和造影剂用量等。这样的研究设计,应该尽可能采用前瞻性随机对照试验设计,才能有可比性,结果才能让临床所信服。

(2)诊断效能和可重复性研究:即对某一影像技术进行诊断准确性和检查(诊断)重复性的研究,是最常见的影像学研究模式,是基于图像异常诊断某种疾病的准确性评价,这些研究必须设立"金标准"或者"参照标准",而且进行"头对头"(head-to-head)对照(即每一例入选患者,在间隔不长的时间段内,既有被研究技术的图像,也有"金标准"或"参照标准"的图像),采用盲法对图像进行分组判读,对诊断结果采用统一诊断标准。

例如,验证双源CT诊断冠心病的准确性,这是最经典的"临床诊断性试验"设计。在同一组患者需要完成CCTA检查,同时在尽量短的时间内完成"金标准"冠状动脉造影检查,满足小样本量≥30例,采用盲法分析图像,应用"四格表法"列出真阳性(a)、真阴性(d)、假阳性(b)、假阴性(c)例数,得出诊断敏感性(a/a+c)、特异性(d/b+d)、阳性预测值(a/a+b)、阴性预测值(d/c+d)和准确性(a+d/a+b+c+d)。操作者特征曲线(receiver operating characteristic,ROC)下面积测量(AUC)表示该技术的诊断效能,AUC越大,诊断效能越高。

诊断可重复性(reproducibility):反映该技术的可靠性和操作的稳定性。通常采用两位读片者间(inter-reader)和一位读片者前后两次之间(intra-reader)的Kappa值反映可重复性的高低,Kappa值>0.8为优秀,0.6~0.8为良好,<0.6为一般。另外,可以应用变异度值(variability)反映读片者之间的差异程度,即变异度(%)=(读片者1-读片者2)/(读片者1和2的平均数)×100%。如果一项测量指标的测量变异度在2倍标准差(standard deviation)之内,或者不超过测量值的绝对值的10%,是比较理想的,否则说明测量的离散度比较大,该技术或者测量指标不够稳定。

(3)临床诊断路径评价:一种疾病可能有多种诊断技术,需要找到最经济有效、最方便获得和最安全的诊断路径。例如,急性胸痛患者在急诊室的境况:不确定是否是急性冠状动脉综合征(ACS)时,是采取传统的急诊室一般检查流程,或急诊冠状动脉造影流程,还是行CCTA的诊断流程?对于这个问题,国际上已经发表了ROMICAT研究,即采用前瞻性随机分组对照的研究设计,将连续患者随机分到标准流程组(standard care,对照组)和试验组(标准流程+CCTA),验证是否CCTA检查能够获得更好效果。终点结果(endpoints)显示,试验组代表的新诊断流程能够减少患者留观时间,并减少不必要的有创造影检查等,使患者更加获益,因此说明CCTA检查流程在同类患者中值得推广应用。

PROMISE研究:该研究发表在《新英格兰杂志》上,它回答了一个研究假设,即CCTA作为相对较新技术在诊断冠心病时与传统影像技术有等同的价值(非劣效试验)。该研究采用前瞻性随机对照研究(randomized controlled trial,RCT)设计,结果具有说服力,样本量符合设计要求。一组患者入选试验组(CCTA组),另一组患者入选对照组(传统技术组,如负荷心电图、负荷超声、负荷同位素SPECT等检查),对照两组的诊断效能和3.5年后的主要心血管病不良事件(MACE)发生率。结果说明CCTA作为新技术的临床诊断冠心病路径,具有与传统诊断路径相当的安全性、有效性。

(4)指导医学干预(治疗):评价影像信息对指导患者治疗方案制订的价值。例如,在行CCTA后,排除了患者患冠心病的可能性(阴性检查),患者既减少了急诊观察和诊断时间,又减少了不必要的药物治疗。反过来,发表在《柳叶刀》杂志上的SCOT-HEART研究证实,CCTA后发现了高危病变患者(如冠状动脉左主干病变、前降支分叉重度狭窄病变等),及时采取治疗干预措施,如行冠状动脉介入治疗(percutaneous coronary intervention, PCI),降低了患者严重心血管不良事件(major adverse cardiac events, MACE)的发生,包括减少了心源性猝死和急性心肌梗死发生,使患者获益。

在影像信息指导下,有多少治疗可以避免或者提高治疗成功率?例如,将来在CCTA基础上的血流储备分数(fractional flow reserve, FFR)成像(CT-FFR)可将冠状动脉解剖的狭窄信息与血流FFR信息结合,精准判定导致血流受阻或者心肌缺血的"肇事"病变,有的放矢地进行干预治疗,提高疗效,降低医疗成本。这样的研究设计可以采用注册登记队列研究,也可以采用多中心前瞻性随机对照试验的研究模式。

(5)评估预后的效能:采用影像技术对试验组与非试验组进行比较,有多少(百分率)患者病情得到改善?一项发表在《美国心脏杂志》(*American Heart Journal*)的研究证实,采用CCTA技术不仅能够定量测量冠状动脉斑块负荷(体积、狭窄程度等指标),同时可以提示与非强化组和无他汀药物治疗组对照,强化他汀药物治疗能够抑制斑块的进展甚至逆转斑块的体积大小。

在验证影像检查后,有多少患者(百分率)降低了发病率(morbidity)及质量校正生存(quality-adjusted life)下的患病概率(expectancy)?上述SCOT-HEART研究即证明了采用CCTA检查能够降低心血管病不良事件的发生率。

证明在某种影像技术指导下,患者每年生存费用的降低和患者治疗有效性评估(patient utility assessment)。上述SCOT-HEART同时证明,CCTA检查后,减少了患者接受其他影像学检查的数量,但是增加了患者服用治疗性药物的比率,但是该研究没有显示治疗费用的比较。目前这类研究发表很少,有待于进一步加强研究。

(6)评价技术的社会效能:从社会角度评价某项影像技术的获益-花费分析(benefit-cost analysis)和性价比分析(cost-effectiveness analysis)。国际上有论文研究对比不同影像学技术的花费和诊断效能,进行不同诊断路径的性价比分析,但是很少有研究能够在社会群体水平上分析某项影像技术或者某个临床诊断路径的获益-花费分析,这有待于进一步加强研究。

三、心血管放射影像学的质量评估与改进

心血管病放射影像学检查的质控工作涉及检查前、检查中和检查后三个环节的规范化应用。检查前的质控内容主要包括:适应证/禁忌证的确定、检查知情同意书的签署、检查注意事项的告知等;检查中的质控内容主要包括:扫描范围和模式的确定、扫描参数的选择、造影剂注射方案、扫描成功与否的判定、原始图像的重建、辐射剂量控制等;检查后的质控内容主要包括:图像存储、图像后处理、诊断报告书写与签发、临床资料的收集与会诊、患者治疗等结局和满意度,等。因此,心血管放射影像学的质量评估,反映了患者检查和诊断的全部过程,同时各种心血管放射影像检查都需要有规范或指南可循。

(一)心血管CT检查的质量控制与要求

2016年,国际心血管CT协会(SCCT)发表了《心脏冠状动脉CT成像的操作和图像采集指南》(JCCT 2016;10:435-449);2017年,国内专家组共同发表了《心脏冠状动脉CT血管成像技术规范化应用中国指南》[《中华放射学杂志》2017;51(10):13-23],对于冠状动脉CT血管成像有了一个很好的操作指南可循,有利于国内同行操作的规范化应用。该指南的写作内容就是按照检查前、检查中和检查后三个主要环节划分,并且对人员和设备要求也做了介绍与说明(图16-1-1)。

1. **对工作人员和设备的基本要求** 人员和设备必须满足基本要求,才能保障心血管CT检查的成功和质量的保证。

(1)对工作人员的基本要求:①有相应临床操作资质;②具备心血管病各种相关知识,例如,病理和病理生理、解剖学、心内科及心外科等临床知识;

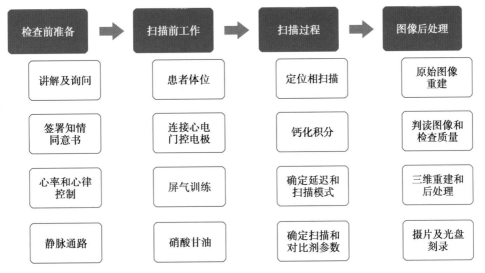

图 16-1-1　冠状动脉 CT 血管成像（CCTA）操作流程
主要涉及检查前、检查中和检查后三个环节，每个环节都有质量控制的要求

③具有实习、培训超过 3 个月的实际工作经验；④具有剂量和辐射安全管理经验。

（2）对 CT 设备的基本要求：①心脏和冠状动脉成像需要≥64 排 CT，或者双源 CT；小儿先天性心脏病（特别是检查冠状动脉）需要采集图像快、高时间分辨率的设备；②主动脉、肺动脉、外周血管等检查，≥16 排 CT 也可完成；③设备配有后处理工作站和心血管专用软件包。

2. 适应证和禁忌证　心血管 CT 检查，属于大型设备的昂贵检查，必须符合基本的检查适应证；如果有涉及禁忌证的检查，质控就无从谈起。

（1）适应证：各种心血管病均可以行 CT 检查，特别适合于疑诊冠心病的筛查、冠心病治疗后的随访复查、急诊胸痛的检查、各种主动脉疾病的初诊和复查、各种肺血管病（肺动脉和肺静脉）的检查、心肌病与冠心病的鉴别诊断、复杂先天性心脏病、外周血管疾病等。

（2）禁忌证：绝对禁忌证，包括既往有严重碘造影剂过敏病史、甲状腺功能亢进未治疗或已治疗但甲状腺功能不达标、支气管哮喘未治疗或已治疗但支气管哮喘症状未控制、怀孕；相对禁忌证，包括较为严重的心脏或肝或肾功能不全、冠状动脉检查时心律失常或心率过快、患者不能配合等。

3. 知情同意书和注意事项　心血管 CT 检查都需要给患者注射造影剂，可能会产生过敏反应和类过敏反应，甚至可导致患者死亡，这些不良事件是不能预测的，因此检查前患者必须签署知情同意书。知情同意书有无签署是质量控制工作的重点。知情同意书的内容参见本章第一节。

4. 图像采集和造影剂注射等检查规范　图像采集或扫描模式以及配合碘造影剂的注射技术是心血管 CT 检查操作的主要内容，由于各种心血管病会采用不同的采集模式、扫描范围、延迟时间、造影剂注射方案等，在此难以赘述，仅列出相应的核心质量控制内容如下。

（1）图像采集：对患者的射线辐射应遵守 ALARA（as low as reasonable achievable，尽可能低）原则，但是前提是保证能够诊断。辐射剂量的控制主要技术手段，包括降低管电压（kv）、降低管电流（或自动调制）、减少曝光时间（如尽可能使用大螺距扫描，采用前瞻性心电门控技术）、减少扫描范围等。这里值得一提的是，对于冠状动脉心电门控采集技术，在指南中建议采用前瞻性心电门控（包括舒张期和收缩期的采集时间窗），不建议使用回顾性心电门控采集技术（全心动周期曝光，辐射剂量过大）。对于原始图像重建，建议采用尽可能小的重建圆径（FOV），以便提高图像的空间分辨率。

（2）碘造影剂注射：碘造影剂的应用也应该遵循 ALARA 原则，给予患者的碘造影剂的剂量越少，对患者血液红细胞和肾功能的损害就会越小。但是，前提也是保证心血管成像有足够的强化对比效果。其使用的基本原则为随患者体重或体质量指数（BMI）增加而增加造影剂用量的"个体化"原则，按照碘流率（iodine delivery rate, IDR）方案（IDR 参考了患者体重、患者靶血管的增强程度和碘造影剂浓度等影响强化程度的各个方面）科学应用、关注患者的心脏和肾脏功能情况、密切结合 CT 设备性能。

5. 图像质量评估和辐射剂量要求　图像质量

能够满足诊断需求,是影像学质量控制的根本目标,必须制订出检查成功与否,以及图像质量评价体系。辐射剂量控制,也是 CT 检查中质量控制的重要环节,是衡量技师操作水平的重要指标。

(1) 图像质量评估:包括扫描是否成功、图像质量是否达到诊断要求,若扫描不成功,则患者不能离开离开,应确保成功以后才能让患者离开 CT 室。扫描失败的情况主要包括人为因素所致的扫描部位错误、扫描范围不足、造影剂注射失败等;也可能是设备因素,如设备故障、部分图像中的信息丢失等。即使扫描成功,也可能因其他各种原因导致图像质量难以评估,如心律失常、呼吸运动、金属或高浓度造影剂伪影等。图像质量评估一般可分为优良、中等和差,图像优良和中等可以诊断,图像差(或仅在部分层面)就不能诊断了。例如,以冠状动脉成像为例(其他血管成像,因为没有心脏搏动伪影,图像差的可能性较小),图像质量"差",常常表现为部分冠状动脉运动伪影、心脏跳动产生的错层伪影、图像对比度(contrast)低于 250Hu、图像噪声(noise)高于 40Hu、金属(金属瓣膜或起搏器等)伪影,等。

(2) 辐射剂量控制:X 线辐射剂量控制与评估是多因素、综合、个体化的评估过程,应该具体情况具体分析。辐射剂量的总和随体重(或体格大小)增加而适度增加。目前 ≥64 排螺旋 CT 或者双源 CT,心脏和冠状动脉成像的辐射剂量应该控制在 5mSv 以下,先天性心脏病(指婴幼儿)应该控制在 1mSv 以下,肺动脉和肺静脉等肺血管扫描应该控制在 3mSv 以下,全主动脉扫描控制在 5mSv 以下,外周血管控制在 5mSv 以下。

6. 图像存储与传输 图像扫描采集完成只是完成了一半的检查工作,图像存储与传输还需要另一半的工作,即图像的后处理,包括原始图像重建、三维重建、传输存储图像、打印胶片、刻录光盘等。原始图像重建的几个环节十分重要,包括重建 FOV、重建核的选择、心动周期内的不同期相等;三维重建常用的技术,包括多层面重组(MPR)、最大密度投影(MIP)、容积再现(VR)等,操作的关键是能够发现病变所在,并了解临床最需要展示的病变特征和周围关系,以及病变的精细化测量等。目前存储海量图像数据的方式主要依赖于图像存储与传输系统(picture archiving and communication system,PACS),刻录光盘(作为医院存留,也推荐给予患者存留)都是很好的办法。选择主要的直观图像打印成胶片,仍是目前较为实用和通用的会诊和看片的模式。

7. 诊断报告书写与签发 诊断报告是临床对影像学需求的核心内容,需要结合临床需求和疾病的特殊性,制定规范化的"格式化"影像报告和数据系统(Radiologic and data system,RADS)。例如,目前临床上采用国际通用的基于 CCTA 图像对冠心病的报告系统,称为冠心病-影像报告和数据系统(CAD-RADS),该系统详细介绍了如何书写 CCTA 诊断报告,以及这些诊断的内容对于指导对患者的下一步治疗所起的作用,具体参见指南[JACC Cardiovascular Imaging 2016;9(9):1099-1113]。另外,按照物价和收费合规的要求,每一项扫描都有收费标准,诊断报告中条目,都应该对应着相应的扫描和收费内容。一份合格的诊断报告,除了患者的基本信息外,还应该包括图像采集、图像重建、造影剂应用、不良反应等检查中的核心参数,以便可重复检查,同时发生的不良反应,也是对下一次检查避免发生类似风险的很好提示。

上级医生审核签发诊断报告,也是质量控制的有效手段。没有独立执业资质的医生、缺乏工作经验的低年资医生等都需要上级医生对诊断报告进行把关。签发报告的核心是减少误漏诊、发现书写报告中的错误(例如,左右写反了,描述内容与诊断结论不符等)、进一步回答临床医生的问题、判定图像质量和报告质量、危急值评价,以及根据经验,在结论中提出是否需要会诊和进一步检查等。

8. 临床反馈与患者结局 最终衡量心血管影像检查质量的标准是临床反馈和患者结局(outcomes)。我们的影像质量和诊断质量是否满足临床需求、诊断是否正确、诊断的细节是否对治疗策略有帮助、患者是否获得更好的结局、患者最终对医疗服务是否满意,这些是相互关联的,是医疗质量控制最核心的目的和评估指标体系。

(二) 心血管磁共振检查的质量控制与要求

2013 年,欧美学者联合发表了《标准化心血管磁共振(CMR)扫描协议 2013 年更新版》(Journal of Cardiovascular Magnetic Resonance,2013,15:91),详细叙述了行 CMR 检查的适应证、患者准备、扫描技术、造影剂应用、图像分析与诊断等环节,对于临床应用起到指导作用。2015 年,国内专家组共同发表了《心肌病磁共振成像临床应用中国专家共识》[《中华心血管病杂志》,2015;43(8):673-481];2017 年,国内专家组又发表了《磁共振成像安全管理中国专家共识》[《中华放射学杂志》,2017,51(10):725-731]。对于 CMR 成像有了详细的操作指南,有利于国内同行进行操作的规范化应用。

1. 对工作人员和设备的基本要求 人员和设备必须满足基本要求,才能保障 CMR 检查的成功和质量的保证。

(1) 对工作人员的基本要求:①有相应临床操作资质;②具备心血管病各种相关知识,例如,病理和病理生理、解剖学、心内科和心外科等临床知识;③具有 CMR 实习、培训超过 3 个月的实际工作经验;④具有磁共振操作和患者安全管理经验。

(2) 对磁共振设备的基本要求:①1.5T 或 3.0T 高场超导磁共振成像机;②磁共振兼容高压注射器;有条件的单位,需要磁共振兼容的心电监护仪(心肌负荷试验必备);③设备配有后处理工作站和心血管专用软件包。

2. 适应证和禁忌证 CMR 检查属于大型医用设备的昂贵检查,必须符合基本的检查适应证;如果有违背禁忌证的检查,质量控制和安全控制就无从谈起。

(1) 适应证:各种心血管病均可以行 CMR 检查,但是由于磁共振属于高端的大型影像学设备,操作较为复杂且成像时间较长,目前临床应用,特别是急诊患者,更多首选超声心动图和心血管 CT 检查。CMR 特别适用于疑诊各种心肌受累疾病的检查,包括心功能的分析、冠心病心肌缺血与梗死和室壁瘤的评价,心脏肿瘤和复杂先天性心脏病等。

(2) 禁忌证:绝对禁忌证,包括各类起搏器(目前磁共振兼容的起搏器除外)或可植入式复律除颤器(ICD)、体内铁磁性植入物(其他体内金属物需要向医师咨询或者查阅产品说明书),以及钆类造影剂过敏史,以判定患者接受磁共振检查的安全性。相对禁忌证,包括较为严重的肾功能不全,禁用含钆造影剂;急性肾功能不全和慢性肝病患者,慎用钆造影剂;幽闭综合征患者不能配合等。

3. 知情同意书和注意事项 CMR 检查有其特殊性,也有检查的绝对禁忌证,根据需要可能要给患者注射钆造影剂,可能会产生过敏反应和类过敏反应,严重可致患者死亡,这些不良事件是不能预测的,因此检查前患者必须签署知情同意书。知情同意书有无签署是质量控制工作的重点。知情同意书的内容,参见本章第一节。

4. 图像采集和造影剂注射等检查规范 图像采集或扫描模式及配合钆造影剂的注射技术是心血管 CMR 检查操作的主要内容,相应的核心质量控制内容如下。

(1) 图像采集:第一步,做黑血和亮血的形态学检查,扫描范围自主动脉弓上至心脏膈面;第二步,行心脏电影检查,观察心脏运动功能,采用稳态自由进动梯度回波(SSFP),扫描体位包括左心室两腔心、四腔心、左心室流出道和左心室短轴位等;第三步,首过法心肌灌注扫描,采用快速扰相梯度回波(Turbo FLASH,不同厂家名称可能不尽相同);第四步,钆造影剂延迟强化扫描。

上述扫描完成后,就完成了常规 CMR 检查的规定程序。根据临床开展工作的情况,可以选择以下检查内容,如①负荷心肌灌注扫描;②心肌组织定性扫描(反转恢复 T_2 加权自旋回波、亮血 T_2 加权成像、T_2* 自旋回波成像等,通常采用心脏短轴位),T_1 或 T_2-mapping 成像(通常采用 MOLLI 或 SHMOLLI 或类似序列);③血流测定扫描,采用相位对比流速编码电影成像法。

(2) 钆造影剂注射:剂量为 0.1mmol/kg,注射流速 3~7ml/s,经肘前静脉注入造影剂后给予 20ml 生理盐水,流速相同。延迟强化扫描时,一般在给予上述造影剂后追加造影剂 0.05~0.1mmol/kg,于造影剂注射后 10~15min 开始扫描。

5. 图像质量评估 包括扫描是否成功、图像质量能不能达到诊断要求。只要患者配合完检查,CMR 扫描失败的情况非常少见。各种原因可能会导致图像质量欠佳,如心脏和大血管搏动伪影、心律失常(心律不齐)伪影、呼吸运动伪影等。图像质量评估一般可分为优良、中等和差,图像优良和中等可以诊断,图像差(或仅在部分层面)就不能诊断了。

6. 图像存储与传输 图像扫描采集完成,只是完成了一半的检查工作,还需要另一半的工作,即图像的后处理,包括原始图像重建、三维重建、心功能分析、特殊参数测量、传输存储图像、打印胶片、刻录光盘等。CMR 具备很多功能学成像特点,对各个心腔收缩期和舒张期体积的分析,从而获得心脏收缩功能指标、对血流测量获得舒张功能和跨狭窄的压力阶差、对 T_1 和 T_2-mapping 的测量,评价心肌组织特性等,是 CMR 图像后处理的优势所在。目前存储图像数据的方式主要依赖于图像存储与传输系统(picture archiving and communication system,PACS),刻录光盘(作为医院存留,也推荐给予患者存留)都是很好的办法。选择主要的图像打印成胶片仍是目前较为实用和通用的会诊和看片的模式。

7. 诊断报告书写与签发 CMR 诊断报告同样需要制定规范化的"格式化"影像报告和数据系统

(Radiologic and Data System, RADS)，但是目前临床上尚没有国际通用的报告格式模板。按照物价和收费合规的要求，每一项扫描都有收费标准，诊断报告中条目，都应该对应着相应的扫描和收费内容。与上面的 CT 报告相同，一份合格的 CMR 诊断报告，除了患者的基本信息外，还应该包括图像采集、图像重建、造影剂应用、不良反应等检查中的核心参数。

CMR 诊断报告更需要上级医生审核签发，因为 CMR 目前开展不够普及，非常规开展 CMR 工作的单位和医生的诊断经验不足，建议拟开展这项工作的单位和医生，要到相对有经验、开展工作量较大的医院学习。

8. 临床反馈与患者结局 最终衡量 CMR 工作质量的标准，是临床反馈和患者结局（outcomes）。CMR 诊断质量、诊断的量化指标，是指导临床决策和评价患者预后的指标体系的重要部分。

（三）心血管病放射影像学工作质量的改进

1. 建立标准化操作规范和加强培训 尽快建立起各种心血管病的标准化、规范化操作体系，包括检查前、检查中、检查后三大环节，在权威专业杂志发表专家共识或指南，使国内同行有据可依、有章可循。然后不断地、持续地进行广泛的宣传和技能培训，形成"自觉按照规范和指南操作"的文化氛围。只有坚持不懈地努力，全国各级医院才有可能做到"注重质量，规范化操作"这一质控目标。

2. 持续改进工作流程 保持与临床医生多学科团队协作（multidisciplinary team, MDT）的会诊制度，满足临床医生的各项需求，是提高扫描效率和提高诊断报告水平的唯一路径。例如，急性主动脉夹层患者，通常进行急诊的主动脉 CT 增强扫描，这对于主动脉的诊断没有问题。然而，若男性患者超过 45 岁、女性超过 50 岁，有很大可能合并冠心病，冠心病，排查对于主动脉外科急诊手术的安全十分重要。根据临床需求，需要改变扫描模式和工作流程，可以先行冠状动脉血管成像（前瞻性心电门控采集），马上追加一个全主动脉成像（非心电门控螺旋采集），这样不用让患者来 CT 室两次，一次扫描完成，降低了搬运患者出现的风险，同时让手术也变得更加安全。

3. 建立质量评估的操作规程与反馈机制 心血管放射影像学检查越来越多，也越来越普及。如何在全国范围内开展质量控制是一个重大的课题。国家卫生健康委员会（原国家卫生和计划生育委员会）医政医管局委托国家心血管病中心开展医疗质量

控制和评估工作专门成立了"国家心血管病专业质控中心"，并在此质控中心下成立了"心血管影像专家工作组"，因此具备了专家团队。接下来重要的是，建立一套涵盖所有心血管影像检查的质控指标体系，并在全国医院中施行随机抽样调查，方能初步掌握全国心血管影像开展工作的实际情况，用真实的数据回答各种质控的重要问题。最后，还需要将这些数据变成查找日常工作中，影响医疗质量的问题和整改措施，反馈给各级医院，并指导他们进行持续的质量改进，最终获得医疗水平和医疗质量的共同进步与提高。

四、心血管循证放射学的重要证据和近年的相关指南

现代西方医学的核心是建立在最佳科学证据上的循证医学，循证放射学是循证医学的重要组成部分。临床实践充分证明，对于疾病诊断、治疗效果等最核心的证据就是医学影像学的发现。因此，以欧洲心脏病学会（European Society of Cardiology, ESC）近年颁布的指南为例，以下重点阐述了各种影像学技术在不同心脏病诊疗中的应用价值。

（一）证据的有效性和推荐应用

1. Ⅰ类证据（推荐应用） 指有明确研究证据和/或专家共识认为该影像学检查方法有用和有效，患者获益远大于损害。

2. Ⅱ类证据（推荐应用） 指有不同研究结论的证据和/或对该种影像学检查方法没有达成共识。Ⅱa 类证据（推荐应用），指有较多的证据证明该影像学检查方法有用或有效，患者获益大于损害。Ⅱb 类证据（慎重推荐），指有较少的证据证明该影像学检查方法有用或有效，患者也可能不获益。

3. Ⅲ类证据（不推荐） 指有明确研究证据和/或专家共识认为该影像学检查方法无用和无效，甚至有害，患者不获益。

为了给临床或者患者最好的推荐，上述Ⅰ类和Ⅱa 类证据可以用于对患者实施诊断检查，或采取某种治疗，因为总体上对患者有利。Ⅱb 类检查需慎重；但是Ⅲ类证据的技术或者治疗，由于对患者不利或者有害而不能采用和实施。对于Ⅰ类或者Ⅱ类证据的技术或治疗方案，还需要评价证据的强度或等级，以表明是否需要强力推荐实施，还是一般推荐实施。

A 级证据是指采用多中心随机对照试验研究（RCT），这样的证据反映实际客观情况，证据等级最高。B 级证据是指采用单中心随机（或非随机）对照

试验研究,证据的等级略低于 A 级证据。C 级证据是指证据来源于专家共识或个人意见,而不是 RCT 研究,这样的证据级别较低。

(二) ESC 颁布的心血管病诊疗指南的影像学价值

1. 2013 年 ESC 关于稳定性冠心病的管理指南 本指南[2013 ESC guidelines on the management of stable coronary artery disease. EHJ 2013, 34(38):2949-3003]列出了各种诊断冠心病的临床技术,如心电图负荷试验、负荷超声心动图、负荷 SPE/CT 和 PET、负荷 MRI 及冠状动脉 CT 血管成像(CCTA)等,每项技术诊断冠心病具有不同的敏感性和特异性。CCTA 基于解剖学诊断依据,主要观察冠状动脉血管腔的狭窄和动脉粥样硬化斑块情况,其他影像学技术主要是通过观察心室运动和心肌血流灌注,反映冠状动脉血管可能的狭窄状况,可以认为是功能学成像。

指南认为,对于冠心病验前概率(pre-test probability,PTP)较低的患者(冠心病可能性<50%),CCTA 可以作为检查技术(Ⅱa 类推荐,C 级证据)。对于 PTP 中等(冠心病可能性 50%~85%)患者,可以选用上述负荷心肌灌注评价技术(Ⅰ 或 Ⅱa 类推荐,B 级或 C 级证据)。每一项技术检查完后,可以根据结果决定进一步交叉检查,如 CCTA 后,发现冠状动脉存在 50%~80%狭窄病变,可以建议患者行负荷心肌灌注检查。反过来,如果负荷心肌灌注检查结果阳性或者模棱两可,可以行 CCTA 验证血管狭窄情况。患者 PTP>85%的高危患者,或者临床冠心病的诊断比较典型、或者 ACS 患者,可以直接行有创的冠状动脉造影检查。

2. 2013 年 ESC/EACTS 关于冠心病再血管化治疗的指南 本指南[2013 ESC/EACTS guidelines on myocardial revascularization. EHJ 2014, 35(37):2541-2619]列出了各种诊断冠心病的临床技术及其严格的适应证。例如,对于无症状患者,无论是冠状动脉解剖诊断(包括造影和 CCTA),还是功能诊断技术(包括负荷超声、SPECT/PET、MRI 或融合技术)均不建议实施检查(Ⅲ 类推荐,A 或 B 级证据)。即使对于临床有症状的患者,PTP 低(冠心病可能性<15%),同样不采用上述所有检查(Ⅲ 类推荐,A 或 C 级证据)。对于中等 PTP 患者(冠心病可能性 15%~85%),可以采用功能检查技术(Ⅰ 类推荐或 Ⅱa、Ⅱb 推荐,A 级证据)。对于 PTP 高的患者(冠心病可能性>85%),推荐直接行冠状动脉造影

(Ⅰ 类推荐,A 级证据),而不建议行其他检查(Ⅲ 类推荐,A 或 B 级证据)。

3. 2014 年 ESC 关于主动脉疾病的诊断和治疗指南 本指南[2014 ESC guidelines on the diagnosis and treatment of aortic diseases. EHJ 2014, 35(41):2873-2926]列出了能够诊断主动脉疾病的影像学技术,如经胸超声心动图(TTE)、经食管超声心动图(TEE)、CT 血管成像、MRI 血管成像、经导管主动脉造影。其中 TTE 和 CT 最容易使用;TEE、CT 和 MRI 均能够可靠诊断主动脉疾病;但是 MRI 成像时间长、花费较高;主动脉造影为有创检查,且不能观察主动脉壁。总体来说,对于主动脉疾病或者急性胸痛疑诊主动脉夹层等疾病,首先完成床旁的超声检查(Ⅰ 类推荐,C 级证据),做初步的排查,然后采用主动脉 CT 血管成像确诊(Ⅰ 类推荐,C 级证据)。CT 成像是目前最理想的主动脉疾病诊断的影像工具,包括在急诊的应用。

4. 2014 年 ESC 关于急性肺动脉栓塞的诊断和管理指南 本指南[2014 ESC guidelines on the diagnosis and management of acute pulmonary embolism. EHJ 2014, 35(43):3033-3080]阐述了对于急性肺栓塞的诊断流程。对于急性肺栓塞合并休克或低血压患者,建议立即行肺血管 CT 血管成像(CTPA),不能立即实施的,可以行床旁超声检查,包括下肢深静脉血栓检查(Ⅰ 类推荐,B 级证据),但最终还是需要 CTPA 确诊(Ⅰ 类推荐,A 级或 B 级证据)。对于急性肺栓塞不合并休克或低血压患者,根据临床表现判断是否具有肺栓塞的可能性。中低可能性者,可以首先实施 D 二聚体(D-dimer)检测,阳性或可疑阳性者立即实施 CTPA 检查(Ⅰ 类推荐,A 级或 B 级证据)。对于肺栓塞高可能性患者,建议立即行 CTPA 检查(Ⅰ 类推荐,A 级证据)。在此过程中,不建议行肺血管造影(Ⅱb 类推荐,C 级证据)或同位素肺灌注通气成像(V/Q Scintigraphy)(Ⅱa 类推荐,B 级证据)。

5. 2014 年 ESC 关于肥厚型心肌病的诊断和管理指南 本指南[2014 ESC guidelines on the diagnosis and management of hypertrophic cardiomyopathy. EHJ 2014, 35(39):2733-2779]强调了超声成像对于该病的诊断地位。对于疑诊肥厚型心肌病(HCM)患者,首先建议行静息 2D 和多普勒心脏超声检查(Ⅰ 类推荐,B 级证据),然后做瓦氏(Valsalva)试验和站立(standing)试验。左室流出道(LVOT)压差<50mmHg 的无症状患者,建议 1 年后复查该项超声检查。但是对

于有症状患者,应再次进一步做负荷超声检查,再判定 LVOT 压差(Ⅰ类推荐,B 级证据)。对于 LVOT 压差≥50mmHg 患者,建议外科行 LVOT 疏通手术治疗,并采用超声术前指导(Ⅰ类推荐,C 级证据)。只有在经胸超声诊断不确定,或者声窗、图像质量不满意时,可以考虑经食管超声(TEE)或者 MRI 检查(Ⅱa 类推荐,C 级证据),MRI 增强扫描可以观察心肌延迟强化,提示瘢痕纤维组织(Ⅰ类推荐,B 级证据)。

6. 2014 年 ESC/ESA 关于非心脏手术时对于心血管的评估和管理指南 本指南[2014 ESC/ESA Guidelines on Non-cardiac Surgery:Cardiovascular Assessment and Management. EHJ 2014,35(35):2383-2431]阐述了在综合医院进行非心脏手术时是否需要行心脏超声和负荷运动试验的问题。急诊手术时,无论患者心功能状况是否稳定,均不建议行心脏超声或运动负荷试验(Ⅲ类推荐,C 级证据)。对于择期手术患者,心功能不稳定时,建议行心电图和心脏超声检查(Ⅰ类推荐,C 级证据);心功能稳定(无心功能不全)患者,如果没有心血管病危险因素、或者手术风险中低危(<5%),则不建议行心电图、心脏超声以及符合运动试验(Ⅲ类推荐,C 级证据);但是对于心功能稳定(无心功能不全)患者,如果有 1~2 项心血管病危险因素、或者手术风险中高危(1%~5%或>5%),则建议行心电图、心脏超声检查(Ⅰ类或Ⅱb 类推荐,C 级证据);如果有 3 项以上心血管病危险因素、或者手术风险高危(>5%),则建议行心电图、心脏超声甚至运动负荷试验检查(Ⅰ类或Ⅱb 推荐,C 级证据)。

7. 2016 年欧洲心血管疾病预防指南 本指南[2016 European Guidelines on Cardiovascular Disease Prevention in Clinical Practice. Atherosclerosis 2016,252:207-274]阐述了影像学指标在心血管病风险评估中的价值。在进行心血管事件风险评分时,应考虑冠脉钙化积分的影响(Ⅱb 类推荐,B 级证据);颈动脉粥样硬化斑块也是心血管事件预测的危险因素(Ⅱb 类推荐,B 级证据);颈动脉超声测量的内膜厚度不作为心血管事件预测的危险因素(Ⅲ类推荐,A 级证据)。

8. 2018 年美国心脏病学会等多家学会联合推出了《心血管成像电离辐射优化使用的安全性和效能的最佳实践专家共识》[2018 ACC/HRS/NASCI/SCAI/SCCT Expert Consensus Document on Optimal Use of Ionizing Radiation in Cardiovascular Imaging:Best Practices for Safety and Effectiveness. JACC 2018; 71:e284-351],汇集并解释了当前与使用电离辐射有关的心血管成像知识,提出了安全性和有效性的最佳实践指南。选择低辐射剂量成像模式、保证设备质量和校准、提高操作员熟练度和及时监测和追踪辐射剂量,在一定程度上能减少患者和医务人员的暴露程度。此外,医务人员还要树立个人防护意识,正确佩戴剂量检测器,穿戴个人屏蔽装置,减少在 X 射线下的暴露时间以及尽可能远离高散射区域。由于核医学显像内照射的特殊性,患者在检查后应多补水和排泄,以降低体内有效剂量,医生应尽可能限制接触带有放射性药物的注射器或患者的时间。尽管目前辐射暴露所致的风险不容忽略,但是严格依照专业学会指南,在辐射防护最优原则下进行临床实践,可以权衡各项成像技术的风险和效益,选择最佳的影像技术,在最小的辐射暴露下获取最大的临床价值。

9. 2018 年 ESC 晕厥诊断及治疗指南 本指南[2018 ESC Guidelines for the diagnosis and management of syncope. EHJ 2018,e 1-69;doi:10.1093/eurheartj/ehy037]阐述了对于可疑心脏结构异常的患者,推荐超声心动图进行诊断及危险分层(Ⅰ类推荐,证据等级 B);肥厚型心肌病的患者有晕厥病史,静息状态下左室流出道压差<50mmHg,推荐运动中行二维超声心动图及多普勒超声,明确跨左心室流出道压差数值(Ⅰ类推荐,证据等级 B)。

10. 2018 年 ESC 孕期心血管疾病管理指南 该指南[2018 ESC Guidelines for the management of cardiovascular diseases during pregnancy. European Heart Journal 2018;00,1-83]阐述了可应用的影像学检查手段。胎儿心脏畸形风险增高时,推荐由有经验的医师进行胎儿心脏超声检查(Ⅰ类推荐,证据等级 C)。孕期女性有无法解释或新出现的心血管症状或体征,推荐超声心动图检查(Ⅰ类推荐,证据等级 C),如果超声心动图无法确诊,推荐 MRI 进行检查(Ⅱa 类推荐,证据等级 C),患者在严重情况下可考虑 CT 或电生理检查(Ⅱb 类推荐,证据等级 C)。有主动脉疾病的女性,怀孕前建议行主动脉的 CT/MRI 检查(Ⅰ类推荐,证据等级 C),有二叶式主动脉瓣畸形的女性,怀孕前建议行升主动脉的检查(Ⅰ类推荐,证据等级 C)。对于怀疑有静脉血栓的患者,如果超声结果是阴性的,可考虑行磁共振检查,明确有无静脉血栓(Ⅱa 类推荐,证据等级 C)。孕期中可应用右心导管明确肺动脉高压的诊断,但指征要严格把握(Ⅰ类推荐,证据等级 C)。

11. 2018 年 ESC 冠心病心肌再血管化治疗指南 该指南［2018 ESC/EACTS Guidelines on myocardial revascularization. EHJ 2018；e1-96］列出了各种诊断冠心病的临床技术及其严格的适应证。同 2013 年版指南比较，添加了治疗后应用无创影像学随访的内容。再血管化治疗后的无症状高危患者，推荐 6 个月后进行无创影像学随访（Ⅱb 类推荐，证据等级 C）。PCI 术后 1 年，CABG 术后 5 年，推荐常规的无创负荷影像学检查（Ⅱb 类推荐，证据等级 C）。

12. 2018 年 ESC 第四版心肌梗死通用定义 该文［Fourth universal definition of myocardial infarction 2018. JACC 2018；72：2231-2264］对心肌梗死的定义进行了新修订，增加了影像学在诊断心肌梗死中的应用。超声心动图的优势是能综合评估心脏的结构和功能，特别是心肌厚度、增厚/变薄和运动状况。静脉内使用超声造影剂，能改善心内膜边缘的可视化，并能用于评估心肌灌注和微血管阻塞。组织多普勒和应力成像，允许定量测定整体和节段心肌功能。血管内超声使用造影剂，针对特定的分子过程，已被研发出来，但这些技术目前还没用于心肌梗死的诊断。

放射核素示踪剂能够使有活力的心肌细胞直接成像，包括 SPE/CT 示踪剂铊-201、锝-99m 和替曲磷，以及 PET 示踪剂 F-2-氟脱氧葡萄糖（FDG）和铷-82。放射核素技术是唯一经常可用的、直接评估心肌活力的方法，尽管相对低的成像分辨率，使其对检出小面积的心肌梗死存在不足。

心脏磁共振（CMR）的高组织对比和分辨率，可对心肌结构和功能进行精确评估。顺磁体造影剂可用于评估心肌灌注和心肌梗死后纤维化，以及量化心肌损伤后导致的细胞间隙的增大（ECV）。CT 心肌灌注评估在技术上是可行的，但至今未得到广泛应用。对于在急诊室或胸痛单元的 ACS 患者，尤其是在就诊时 cTn 正常的低中危患者，CT 冠脉血管成像可用于诊断 CAD。对这些患者行 hs-cTn 和 CCTA 检查可以减少留院时间、减少随访检查次数并降低费用。然而，心肌梗死的诊断并不能仅凭 CCTA 来确定。

第二节　心血管病放射学研究及其发展方向

一、心血管放射影像学研究的发展方向

临床医学研究的模式主要包括病例报道（case report）、横断面研究（cross-sectional study）、病例对照研究（case control study）、队列研究（cohort study）（注册登记）、随机对照试验（randomized control trials）、综述（review）、荟萃分析（meta-analysis）等，后两者属于文献复习的范畴。这些研究模式的论证强度不同，越是论证强度高的研究设计，越倾向于前瞻性队列或随机对照试验，执行难度越大，见表 16-2-1。

表 16-2-1　常见的临床研究设计类型及其论证强度

研究设计类型	性质	可行性	论证强度
病例报告	--	好	+/-
论文综述	--	好	+/-
荟萃分析	--	较好	+
叙述性研究	前瞻/回顾	好	+/-
横断面研究	横断面	好	+
病例对照研究	回顾性	好	+
队列研究	前瞻性	较好	+++
随机对照试验	前瞻性	较差	++++

临床涉及的影像学研究内容见表 16-2-2。表中内容显示，越是贴近临床重大的问题，研究设计倾向于前瞻性队列或者随机对照试验，可操作性或者可行性降低，研究的难度加大，这就是影像学目前较少开展这方面研究的主要原因。

表 16-2-2　与影像学相关的研究内容的设计

影像学研究内容	性质	可行性	应用强度
扫描技术参数	前瞻性/回顾性	好	++++
图像质量和辐射剂量	前瞻性/回顾性	好	++++
患者检查安全性	前瞻性/回顾性	好	++++
影像技术的诊断效能	前瞻性/回顾性	好	+++
疾病精准诊断与分型	前瞻性/回顾性	较好	++
临床诊断路径与策略	前瞻性	较差	+
指导治疗方案	前瞻性	较差	+
评价治疗效果和预后	前瞻性	较差	+
疾病风险评分系统	前瞻性	较差	+/-
影像检查的卫生经济学	前瞻性/回顾性	较差	+
新技术临床试验	前瞻性	差	-

从表中内容可以看出，多年以来心血管影像学的研究模式常采用叙述性研究和回顾性的病例对照研究设计，研究内容更多的是有关技术类的，缺乏与临床诊断路径、指导治疗、评估预后、新技术临床试验等的研究内容，紧密结合临床疾病和临床需求的研究极少，这将是今后整个学科、全体同道们研究和发展的方向。

结合当前心血管放射影像学快速的发展现状，

简单列举一些笔者认为的研究热点和研究方向如下。

1. 多模态影像学融合技术　由于各种影像学技术各有优缺点，设备或者图像融合成为当前设备的一种发展方向，如 PET/CT、SPECT-CT、PET/MRI 的组合等。这些设备或者新技术能否带来临床检查或者诊断路径的变化？能否提高精准化诊断水平？能否提高患者临床结局？这就是影像学的研究方向之一。

2. 心血管功能学成像新技术　例如，既往冠状动脉 CT 血管成像（CCTA）能够显示血管的病变部位和范围、管腔狭窄程度、斑块成分等信息，采用 CT 血流储备分数（CT-FFR）这一新的技术，能够提供狭窄远端血流受阻信息，这就会引起临床诊断路径和策略的变化。哪些患者需要进一步评估冠脉血流？CT-FFR 结果能不能准确指导治疗策略的确定，以及能不能提高患者的安全性和降低心血管事件？解剖学和功能学诊断的结合是对患者风险评估、选择合理治疗方案的科学模式。

这个体系的建立过程以及由此带来的临床变化，就是影像学的研究和发展方向。

3. 临床诊断路径和流程　经过 10 余年循证医学研究证实，CCTA 已经成为经导管冠状动脉造影（CAG）和经皮冠状动脉介入（PCI）治疗等有创诊治前的"看门人"检查技术，也就是说，CCTA 初步取代了 CAG 作为冠心病诊断首选技术的传统模式。以此为思路，心脏磁共振（CMR）对各种心肌病变的诊断可以改善临床疑难病例的诊断现状，更为终末期心脏病、心力衰竭治疗策略和预后评估提供有力依据，有待于加快临床开展和普及推广应用。

4. 治疗策略和预后的影像学评估　例如，发表在《柳叶刀》上的 SCOT-HEART 研究，证明了若 CCTA 检查后发现冠状动脉高危病变，并进行及时干预治疗，可以降低中长期冠心病严重不良事件（MACE）发生，从而提示患者接受 CCTA 检查是可以获益的。该研究利用影像学作为工具，评价了患者风险、改善了预后结果，因此此类研究模式非常重要。

5. 心血管影像的队列研究　如果每一例接受心血管 CT 或者 CMR 检查的患者都具有完整的临床资料，包括危险因素、血生化指标、遗传因素等，加上完整的影像学测量数据，这样的前瞻性设计的队列研究结合未来完成的中长期随访，就有可能提出有关疾病的预警和预测模型及风险评估模型，将会在疾病预防中应用于更多的患者。

6. 人工智能　人工智能（artificial intelligence，AI）用于临床医学，特别是影像医学是目前最新的研发方向，它建立在大数据和计算机技术基础之上，采用深度学习（deep learning）和机器学习（machine learning）的 AI 技术识别病变的性质，判定病变的程度，并有可能形成自动化诊断报告，这将提高诊断效能，并迅速让各级别医院、各级别医生的诊断质量达到同等的水平。其他心血管放射影像学的新技术，例如 CT-FFR、CT 心肌灌注（CTP），CMR 评估心肌水肿、T_1-mapping 等，与各种 AI 影像学分析和诊断报告软件一样，都需要做多中心前瞻性随机对照试验，经得起临床试验验证后，方可用于临床实践，这为心血管影像学临床研究和发展，提供了前所未有的机遇。

二、心血管影像与放射组学

伴随着精准医疗（Precision Medicine）时代的到来，当我们尝试以细微的差异去重新分类和治疗疾病时，需要影像学图像提供更多量化的、细微的诊断信息。随着大量图像分析软件的开发及大数据集的建立，高通量的提取量化图像特征，并将这些特征转换为可以挖掘的数据，随后对量化数据进行分析，最终应用于临床决策，我们将这个过程称为放射组学（Radiomics）。

（一）放射组学的工作流程

1. 高质量、标准化图像的获取　目前影像图像的获取可以通过多种非侵入性的方法实现。理想状态下，这些图像需要经过预处理，以保证扫描及重建参数的均匀性及一致性。标准化的采集与重建参数，是影像组学可靠性及可重复性的关键。

2. 感兴趣区（region of interest，ROI）的勾画及分割　感兴趣区的勾画及分割是提取特征最关键的一步，目前可以通过手动、半自动及自动多种方法实现，随后通过三维容积重建的方法获得兴趣容积（volum of interest，VOI）。

3. 特征提取和量化　图像的提取是一个从影像图像中获取有意义的量化特征信息的过程，而量化特征主要包括两个大类：

（1）描述性特征（semantic features）：这些概念通常是被放射科医生以描述性的方式体现在诊断报告中的，但在影像组学中是以计算机辅助的方式来量化这些特征。

（2）不可知性特征（agnostic features）：这一类

特征是通过计算机算法计算出的量化特征,可以被划分为第一级的(first-order statistics)、第二级的、更高级别的统计学数据。

4. 数据的挖掘与分析、数据库的建立及共享
在最后的阶段,通过分类器获得的具有显著性代表的特征,将会和相应的临床数据整合到一起,用于进一步的分析及挖掘,最终影响临床决策。

(二) 放射组学在心血管领域的初步应用

放射组学在心血管领域的应用,目前可谓寥寥无几。Kolossváry 等人用影像组学的方法识别有"餐巾环征"(napkin-ring sign)的冠状动脉斑块,这种斑块因为含有较大的"脂核"和薄纤维帽,而被认为是一种易损斑块,因此对它的识别较为重要。在这项研究中纳入了 2 674 例患者,均为因稳定性胸痛来进行冠状动脉 CTA 检查的患者,有专家识别出 30 例具有"餐巾环征"斑块特征的患者作为实验组,并建立对照组,结论表明了放射组学特征对于"餐巾环征"斑块的辨别能力显著提升。总体来看,4 440 项放射组学参数中的 20.6%(916/4 440)具有显著统计性差异($p<0.0012$);9.9%(440/4 440)参数的曲线下面积值>0.80。说明了这些放射组学特征,对识别"餐巾环征"斑块具有一定的提升价值。

Doonan 等人用颈动脉斑块的回声密度和纹理特征,鉴别和判断颈动脉斑块的不稳定性。研究纳入 160 例行颈动脉内膜切除术的患者,以病理结果为"金标准"。研究结果表明,纹理特征得到的结果独立于其他特征,与组织学上的整体斑块不稳定性显著相关($p=0.02$),因此被认为是诊断颈动脉不稳定斑块的有效影像学指标。

(三) 放射组学的展望

放射组学是一个新兴发展的影像学领域,随着放射技术的不断发展,为了进一步加深对疾病的认识、并且使评价及治疗更加精确,因此对于量化图像的分析技术日益增加。放射组学的诞生对于精准医疗的发展有望起到巨大的推动作用。

三、心血管放射影像学与人工智能

(一) 人工智能在心血管领域的研究和应用现状

人工智能进入影像学领域具有得天独厚的优势,这是因为影像学图像早就实现了格式的标准化,目前统称为医学数字成像和通信(digital imaging and communications in medicine, DICOM)图像,是医学图像和相关信息的国际标准(ISO 12052)。另外,DI-COM 医学图像是由数据组成的,特别利于计算机的辅助计算和信息的识别。这些因素使得 AI 在医学影像学领域的应用不仅得到快速发展,而且展示了非常巨大的应用潜力。

1. 机器学习的基本工作原理和分类 机器学习(machine learning, ML)是人工智能的分支领域,广义上定义为通过从大数据集中提取特征来自动获取知识的能力,即通过识别变量之间的交互模式来解决大数据之间复杂问题的各种技术。机器学习分为监督学习、无监督学习和深度学习(deep learning, DL)。

监督学习的特征是使用带标记的数据集及有相应的输出标签,通过已有的一部分输入数据与输出数据之间的对应关系,生成一个函数,将输入映射到合适的输出,监督学习可以解决的问题包括分类、回归和模型预测。监督学习算法需要大量的数据集来训练模型和验证数据集。

无监督学习的特征是使用未标记的数据集,将未标记的数据聚类到不同的组中,用来预测未知的结果,该算法用于发现数据集的隐藏模式来发现新的疾病机制、基因型和表型。无监督学习的主要限制是难以识别初始聚类模式,由于最终的聚类模式依赖于初始聚类模式,有可能导致不准确的决策,因此,它需要在多个群体中进行验证。

深度学习的特征是可以模仿人脑的操作,利用多层人工神经网络,从输入训练数据集产生自动预测。深度学习的算法有,递归神经网络(recurrent neural networks, RNN)、卷积神经网络(convolutional neural network, CNN)和深度神经网络(deep neural network, DNN)等。卷积神经网络和递归神经网络在图像和语音识别中占主导地位。虽然深度学习有高效率、可塑性强,以及普适性等优势,但训练成本高、模型正确性验证复杂、不善于解决某些特定问题等是其限度。

2. 影像 AI 在心血管病诊断中的初步应用

(1) 对心血管图像的自动识别和分割:机器学习已用于心血管影像的自动化特征提取和标注,减少了技术操作人员后处理图像的时间。例如,AI 在冠状动脉 CT 血管成像(CCTA)图像中对冠状动脉树自动分割和识别,自动形成血管三维图像;在心脏磁共振(CMR)中对左心室心内膜和心外膜边缘自动识别,有利于自动计算出心脏容积,从而计算出心脏功能指标。该技术准确性达到 90%,平均标注时间小于 0.5s。

机器学习也可应用于对超声心动图图像的自动识别。有研究显示,基于深度学习的算法,可实现心室壁的自动标注,可提供准确、重复性高的左室射血分数和长轴应变的评估。

(2) 对心血管病变的自动发现和识别:例如,机器学习可以自动识别冠状动脉 CT 血管成像(CCTA)的病灶,得到较高的敏感性(93%)、特异性(95%)和准确性(94%)。深度学习技术已被用于对 CCTA 图像中钙化斑块的定量识别,准确性达 83%,提示可以减少行常规心脏钙化积分的 CT 扫描,降低患者所接受的辐射剂量。

利用超声图像心脏组织应变的特征,AI 可以帮助区分肥厚型心肌病和运动员的生理性心肌肥大,敏感性和特异度分别为 96% 和 97%。

(3) 对急诊患者的快速诊断:有 AI 对急诊胸痛患者管理的报道指出,AI 能够对患者的临床、实验室和影像学资料进行回顾性分析,协助医生诊断急性冠脉综合征,AI 模型达到了 99% 的诊断成功率。

(4) 对心力衰竭患者的诊断:无监督学习模式利用二维或三维的超声心动图数据可以识别心肌病或射血分数保留的心力衰竭。利用递归神经网络,可以预测心衰的发生。

(5) 预测心肌缺血和血运重建:在有创冠状动脉造影结果的指导下,AI 应用核医学的单光子发射 CT(single-photon emission computed tomography,SPECT)心肌灌注扫描图像,采用机器学习算法(Logit Boost),可以将得到的几种图像特征和临床参数结合,如患者性别、高血压和糖尿病病史、基线心电图的 ST 段改变、负荷运动时心电图改变和临床症状等,来预测血运重建。结果显示 AI 预测血运重建的能力与临床医生的诊断效能相似。

机器学习联合 CCTA 的定量参数可以提高预测心肌缺血的准确度。以有创的血流储备分数(FFR)诊断为"金标准",训练 CCTA 检查中的特异性定量指标,结果显示,机器学习预测病灶缺血的诊断效能,优于单纯的狭窄程度、低密度非钙化斑块体积、斑块总体积以及验前概率。这些数据初步表明,AI 由于结合了临床表现、危险因素,以及冠状动脉定量狭窄指标和斑块特征等综合参数,建立起更加强大的风险评分系统,可以提高 CCTA 预测心肌缺血的能力,减少不必要的有创检查。

3. 美国国家食品药品管理局(FDA)批准上市的心血管人工智能产品 AI 研发和临床转化应用呈现快速发展态势。FDA 在近 2 年审批通过了共

10 项 AI 产品,其中 7 项与心血管领域相关,对 AI 产品的简单介绍如下。

(1) 2017 年 1 月 5 日,FDA 批准了第一个心血管领域的 AI 应用程序,即 Arterys Cardio DL。它通过深度学习算法来分析心脏的 MRI 图像,并自动勾画出心室的内外轮廓,分析出心脏功能指标。它与血流分析软件一起,可以提供全面的心脏解剖学和血流图像分析数据,它的准确度可与有经验的医生进行手动分割媲美。

(2) 2017 年 7 月,FDA 批准了一个 AI 心电图分析平台,称为 Cardiolog Technologies。该技术是一项基于云计算的心电图监测分析网络服务,使用动态心电图监测,帮助医生来筛查心房颤动和其他心律失常。

(3) 2018 年 7 月 16 日,FDA 通过了一个基于 AI 的冠状动脉钙化评分算法产品,称为 Zebra Medical Vision。该产品用于对冠状动脉钙化进行自动计算。

(4) 2018 年 11 月 20 日,心电图人工智能自动分析诊断系统(AI-ECG Platform)获得 FDA 的注册批准,成为我国首项获得美国 FDA 批准的人工智能心电产品。在心律失常、房室肥大、心肌缺血、心肌梗死心电诊断方面,较传统方法拥有优势,其准确性达到 95% 以上。

(5) 2018 年,智能手表 Study Watch 的心电图功能(on-demand ECG feature)获得了美国 FDA 的认证许可。Study Watch 是一款"处方专用设备",并非面向消费者。只有当医生指定佩戴时,患者才会从医生处获取 Study Watch 用来进行心电监测。

(6) 2018 年 9 月 12 日,Apple Watch Series 4 的两项新功能获得了 FDA 的许可。其中一项为心电图监测功能,另一项功能则能够检测到用户不规则心律并告知用户。

(7) 2018 年 1 月,FDA 批准了一项基于 AI 的"Wae 临床平台"。Wae 平台可以监测患者的生命体征,帮助预测由心脏病或呼吸衰竭导致的猝死。这项人工智能技术对解放有限的医疗资源具有重大意义。"Wae 临床平台"集成了医院工作站和包含患者药物史、年龄、生理状况、既往病史、家庭情况等实时数据的数字医疗记录信息。基于这些信息,"Wae 临床平台"可以感知生命体内的细微变化,并在致命情况发生前 6h 发送警报。

(二)人工智能在心血管放射影像领域的应用前景与限度

AI 在心血管病影像诊断领域具有极其广阔的

应用前景。一是由于临床存在巨大的应用需求,二是由于心血管病诊断的解剖学和病理学要求较为单纯,比较容易满足临床的需要;三是影像学设备的成像性能越来越好,图像的质量能够满足于 AI 计算的要求。

1. 心血管病的基本诊断 例如,对于冠状动脉斑块和管腔狭窄程度的诊断、对于先天性心脏病心腔和血管解剖异常的诊断、对于主动脉管壁动脉硬化和管腔的诊断与测量(包括主动脉夹层、动脉瘤等)、对于心肌病的心肌和心脏功能的评估等,目前的 AI 技术均已经能够实现自动化诊断,这是建立在医生手工标记的基础之上的,在这些领域,相信 AI 在未来可以初步取代部分医生或技师的手工操作,提高工作效率和诊断的“同质化”和规范化。

2. 心血管病血流动力学和功能学诊断 目前 AI 还难以实现对心血管血流速度、流量和压力的测量,相信在未来影像大数据基础上,会逐步实现 AI 自动化测量某些功能学方面的指标。目前,应用 CCTA 横断面静态图像,AI 技术已经实现了自动化标记冠状动脉血管树,进而自动化(约 3s)运算和获得冠状动脉血流储备分数(CT-FFR)值的图像,协助医生判断引起血流障碍的缺血病变。

3. 进行风险评估,预测患者结局 由于影像学的 AI 技术在近几年兴起,尚缺乏大规模的基于 AI 的前瞻性队列研究结果。基于 CCTA 冠状动脉图像的 CONFIRM 研究,率先报道了机器学习预测冠心病不良事件(MACE)的最新研究成果。结果显示,机器学习的预测模型的准确性,高于基于单纯 CCTA 图像的预测模型。机器学习预测患者 5 年全因死亡率的可行性和准确性,优于传统的 Framingham 风险评分(Framingham risk score,FRS)。另有研究证实,结合了核医学心肌灌注图像的各种参数和临床信息的机器学习模型,在预测 3 年恶性心血管事件的准确性上,优于目前的评估方法。

4. 人工智能在临床研发和应用的限度

(1)数据集的数量和质量不能满足研发的需求:在心血管影像领域,许多研究都是使用相对较小的数据集进行的,而机器学习若基于较小数据集所建立的模型,并不能很好的推广应用。

(2)心血管病变的复杂性:例如先天性心脏病种类繁多复杂,影像表现多样,目前没有已知的机器学习方法可以解决这些问题。

(3)机器学习模型的欠拟合或过拟合:当机器学习算法无法捕获数据的基本趋势时出现欠拟合,当机器学习算法不仅捕获数据,而且捕捉数据的噪声和不准确的数据时出现过拟合。

(4)AI 的开发需要更多验证:机器学习软件应该在涵盖广泛人群特征和多种检查设备的多中心研究中开发和验证。另外,需要对训练集以外的数据进行正式验证。因此,机器学习模型可能需要逐步发生改变。

总之,机器学习在心血管影像中显示出了巨大的潜能,当前已经展示出良好的开端和初步的令人满意的结果。理论上讲,只要有良好的质量、足够大的图像集,有经验医生对图像病变的精准标注,有诊断“金标准”或者“参照标准”的对照,AI 一定能够实现它的初步诊断的目标。在经过临床不断地测试和修正,不断地自我学习,AI 影像学工具也会越来越好。相信在不久的将来,心血管病影像学 AI 工具一定会获得长足的进步。

(吕 滨)

参 考 文 献

1. Neumann FJ, Sousa-Uva M, Ahlsson A, et al. 2018 ESC/EACTS Guidelines on myocardial revascularization. The Task Force on myocardial revascularization of the European Society of Cardiology(ESC)and European Association for Cardio-Thoracic Surgery(EACTS). G Ital Cardiol (Rome), 2019, 20 (7):1-61.

2. No authors listed. 2018 ESC Guidelines for the diagnosis and management of syncope. Rev Esp Cardiol (Engl Ed), 2018, 71(10):837.

3. Piepoli MF, Hoes AW, Agewall S, et al. 2016 European Guidelines on cardiovascular disease prevention in clinical practice: The Sixth Joint Task Force of the European Society of Cardiology and Other Societies on Cardiovascular Disease Prevention in Clinical Practice (constituted by representatives of 10 societies and by invited experts) Developed with the special contribution of the European Association for Cardiovascular Prevention & Rehabilitation (EACPR). Eur Heart J, 2016, 37 (29):2315-2381.

4. Saar JA, Maack C. Diagnosis and management of acute pulmonary embolism. ESC guidelines 2014. Herz, 2015, 40(8): 1048-1054.

5. Erbel R, Aboyans V, Boileau C, et al. 2014 ESC Guidelines on the diagnosis and treatment of aortic diseases. Kardiol Pol, 2014, 72(12):1169-1252.

6. Elliott PM, Anastasakis A, Borger MA, et al. 2014 ESC Guidelines on diagnosis and management of hypertrophic cardiomyopathy. Kardiol Pol, 2014, 72(11):1054-1126.

7. Kristensen SD, Knuuti J, Saraste A, et al. 2014 ESC/ESA

Guidelines on non-cardiac surgery:cardiovascular assessment andmanagement. Kardiol Pol,2014,72(11):857-918.

8. Montalescot G, Sechtem U, Achenbach S, et al. 2013 ESC guidelines on the management of stable coronary artery disease:the Task Force on the management of stable coronary artery disease of the European Society of Cardiology. Eur Heart J,2013,34(38):2949-3003.

9. Hirshfeld JW Jr, Ferrari VA, Bengel FM, et al. 2018 ACC/HRS/NASCI/SCAI/SCCT Expert Consensus Document on Optimal Use of Ionizing Radiation in Cardiovascular Ima-

ging:Best Practices for Safety and Effectiveness:A Report of the American College of Cardiology Task Force on Expert Consensus Decision Pathways. J Am Coll Cardiol,71(24):e283-e351.

10. Regitz-Zagrosek V, Roos-Hesselink JW, Bauersachs J, et al. 2018 ESC Guidelines for the management of cardiovascular diseases during pregnancy. Eur Heart J,39(34):3165-3241.

11. Thygesen K, Alpert JS, Jaffe AS, et al. Fourth Universal Definition of Myocardial Infarction (2018). J Am Coll Cardiol, 72(18):2231-2264.

中英文名词对照索引

致 谢

继承与创新是一部著作不断完善与发展的主旋律。在本书付梓之际，我们再次由衷地感谢那些曾经为本书前期的版本作出贡献的作者们，正是他们辛勤的汗水和智慧的结晶为本书的日臻完善奠定了坚实的基础。以下是本书前期的版本及其主要作者：

《中华影像医学·心血管系统卷》（2007 年出版，丛书总主编：吴恩惠）

主　编　李坤成

编　委（以姓氏笔画为序）

王　浩	中国医学科学院中国协和医科大学阜外心血管病医院	赵希刚	首都医科大学宣武医院
王佩芬	复旦大学医学院附属中山医院	郑　宏	中国医学科学院中国协和医科大学阜外心血管病医院
王照谦	大连医科大学附属第一医院	袁旭春	深圳市孙逸仙心血管病医院
朱　铭	上海交通大学医学院附属新华医院	夏黎明	华中科技大学同济医学院附属同济医院
许乙凯	南方医科大学南方医院	梁长虹	广东省人民医院
孙立军	第四军医大学西京医院	韩　萍	华中科技大学同济医学院附属协和医院
杜祥颖	首都医科大学宣武医院	曾津津	首都医科大学附属北京儿童医院
李坤成	首都医科大学宣武医院		
李永忠	首都医科大学宣武医院	**其他参加编写人员**	
吴　健	上海市胸科医院	王贵生	广东省人民医院
何作祥	中国医学科学院中国协和医科大学阜外心血管病医院	王翠艳	山东省医学影像研究所
宋云龙	中国人民解放军空军总医院	刘加立	中国医学科学院中国协和医科大学阜外心血管病医院
张立仁	中国医学科学院中国协和医科大学北京协和医院	刘　明	中国医学科学院中国协和医科大学阜外心血管病医院
张兆琪	首都医科大学附属北京安贞医院	刘其顺	广东省人民医院
杨小平	首都医科大学宣武医院	杨敏福	中国医学科学院中国协和医科大学阜外心血管病医院
杨延辉	首都医科大学宣武医院		
赵　斌	山东省医学影像研究所	徐海波	华中科技大学同济医学院附属协和医院
赵绍宏	中国人民解放军总医院	黄美萍	广东省人民医院
赵世华	中国医学科学院中国协和医科大学阜外心血管病医院	彭红娟	山东省医学影像研究所